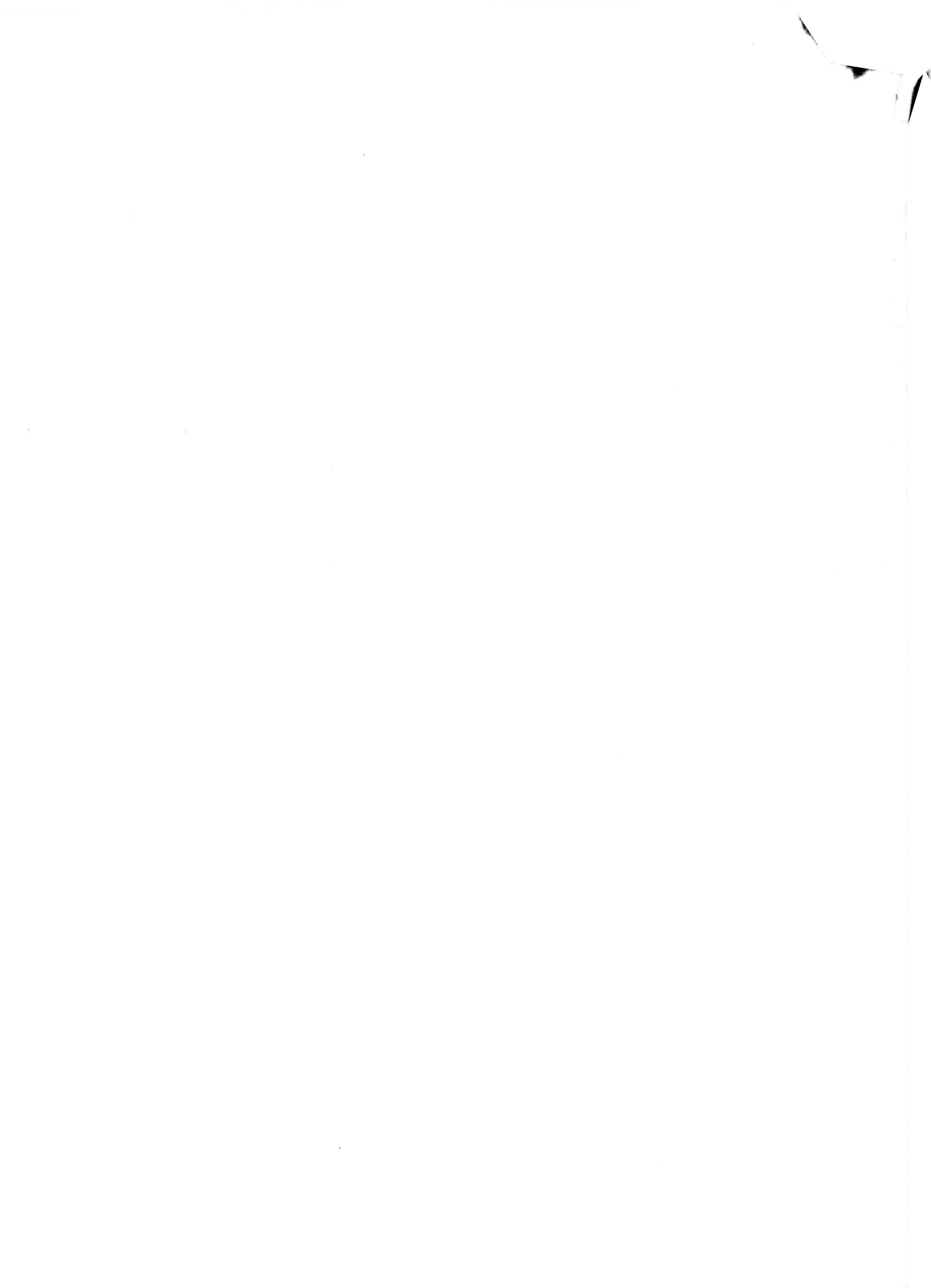

Dingermann · Kreis · Rimpler · Zündorf
Pharmazeutische Biologie 1

Reihe „Pharmazeutische Biologie"

Reinhard Pharmazeutische Biologie 1

Grundlagen für Studium und Praxis

Begründet von
Ernst Reinhard, Tübingen

Fortgeführt von
Theodor Dingermann, Frankfurt/M.
Wolfgang Kreis, Erlangen
Horst Rimpler, Freiburg/B.
Ilse Zündorf, Frankfurt/M.

Mit 15 Fotos von Bettina Rahfeld, Halle/Saale

7., völlig neu bearbeitete und erweiterte Auflage
97 Tabellen, 555 Abbildungen

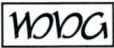 Wissenschaftliche Verlagsgesellschaft mbH Stuttgart

Anschriften der Autoren

Prof. Dr. Theodor Dingermann
Institut für Pharmazie
Johann Wolfgang Goethe-Universität
Marie-Curie-Str. 9
60439 Frankfurt a. M.

Prof. Dr. Wolfgang Kreis
Institut für Pharmazeutische Biologie
Friedrich-Alexander-Universität Erlangen-Nürnberg
Staudtstr. 5
91058 Erlangen

Prof. Dr. Horst Rimpler (em.)
Institut für Pharmazeutische Wissenschaften
Albert-Ludwigs-Universität
Stefan-Meier-Str. 19
79104 Freiburg

Dr. Ilse Zündorf
Institut für Pharmazie
Johann Wolfgang Goethe-Universität
Marie-Curie-Str. 9
60439 Frankfurt a. M.

Bibliografische Information der Deutschen Nationalbibliothek

Die Deutsche Nationalbibliothek verzeichnet diese Publikation in der Deutschen Nationalbibliografie; detaillierte bibliografische Daten sind im Internet unter http://dnb.d-nb.de abrufbar.

7., völlig neu bearbeitete und erweiterte Auflage

ISBN 978-3-8047-2107-4

© 2009 Wissenschaftliche Verlagsgesellschaft mbH, Birkenwaldstr. 44, 70191 Stuttgart
www.wissenschaftliche-verlagsgesellschaft.de
Printed in Germany
Satz: Mitterweger & Partner, Plankstadt
Druck und Bindung: Stürtz GmbH, Würzburg
Umschlaggestaltung: Atelier Schäfer Esslingen

Titelbild. Links: Entwicklungsgang eines HI-Virus. Details siehe S. 214 (Ilse Zündorf). Rechts: Blatt-Protoplasten, deren Zellwand durch enzymatische Behandlung entfernt wurde (Science Photo Library).

Vorwort

Es war die ganz eindeutige Intention des Initiators dieses mittlerweile als Standardwerk etablierten Lehrbuchs, Prof. Dr. Ernst Reinhard, Pharmazeutische Biologie aktuell aber „prüfungsnah" für Studierende der Pharmazie aufzuarbeiten. Dieser Absicht folgt der neue „Reinhard" in seiner mittlerweile 7. Auflage ganz konsequent, und dies ist auf den ersten Blick erkennbar.

Der neue „Reinhard" ist reich und farbig bebildert. Er erleichtert so das Lernen und Verstehen biologischer Strukturen und biochemischer Reaktionswege.

Ein zweites, ebenso relevantes Element ergänzt den selbst gesteckten Anspruch des Lehrbuchs, Pharmazeutische Biologie für Studierende der Pharmazie „prüfungsnah" darzubieten. So wurden die Inhalte den Anforderungen des Gegenstandskatalogs für die erste Pharmazeutische Prüfung angepasst, und ihre Darstellung folgt der formalen Gliederung des Prüfungskatalogs für die Pharmazeutische Biologie.

Natürlich wurde das Lehrbuch inhaltlich gründlich überarbeitet. Aus heutiger Sicht überflüssige oder überholte Textstellen und Abbildungen wurden gestrichen. Andererseits wurden Text und Abbildungen aktualisiert, wobei auch Erkenntnisse aus der jüngsten molekularbiologischen Forschung und Anpassungen bei der Systematik der Arzneipflanzen berücksichtigt wurden. Alle Änderungen aufzuzählen, würde den Rahmen dieses Vorworts deutlich sprengen.

Wie in den vorhergehenden Auflagen, gehen die im Lehrbuch behandelten Themen an vielen Stellen über die Anforderungen des 1. Prüfungsabschnittes hinaus und erschließen Wissensgebiete des 2. Prüfungsabschnittes, wodurch das Buch zu einem der „Referenzwerke" der Pharmazie im späteren Berufsalltag avanciert.

Ein Kapitel werden manche Studierende vermissen: Das vergleichsweise neu in die Approbationsordnung aufgenommene Teilgebiet „Humanbiologie" innerhalb der Pharmazeutischen Biologie. Nach sorgfältiger und kritischer Diskussion sind wir zu der Überzeugung gelangt, dass ein so komplexes Gebiet den Umfang des Buches sprengen würde, wenn man es in einer an das Grundkonzept des Lehrbuchs angepassten Art abhandeln würde. Hier wünschen wir uns ein konstruktives Feedback unserer Leserinnen und Leser. Momentan sind wir der Meinung, dass man sich dieses Teilgebiet der Prüfungsfächer des 1. Ausbildungsabschnitts unter Zuhilfenahme des im gleichen Verlag erschienen Lehrbuchs „Anatomie, Physiologie, Pathophysiologie des Menschen" der Autoren Thews, Mutschler, Vaupel erarbeiten sollte. Mag sein, dass sich diese Einschätzung bei einer nächsten Auflage ändern wird.

Die Autoren sind zuversichtlich, mit dem neu strukturierten und in der Bebilderung großzügig ausgestatteten „Reinhard" in seiner 7. Auflage das Angebot an zeitgemäßer Lehrbuchliteratur deutlich bereichert zu haben.

Erlangen, Frankfurt/M., Freiburg/B.,
im Herbst 2008

Die Verfasser

Inhaltsverzeichnis

1 Cytologie

1.1 Morphologische Grundlagen der Zelle

Das Leben auf der Erde hat im Laufe der Evolution eine ungeheure Vielfalt und Mannigfaltigkeit von Organismen hervorgebracht. Die drei Domänen der Lebewesen (Bacteria, Archaea, Eukarya) haben vieles gemeinsam: Ablauf der Glykolyse (s. Kap. 4.5.2), semikonservative Replikation der DNA (s. Kap. 3.3) und genetischer Code (s. Kap. 3.1.3), Synthese von Proteinen durch Transkription und Translation (s. Kap. 3.2.3), Besitz von Plasmamembranen (s. Kap. 1.3) und Ribosomen (s. Kap. 1.4.9), etc.

In Gestalt von Archaea, Bakterien, Protisten, Pilzen, niederen und höheren Pflanzen, den verschiedenartigsten Typen im Tierreich und schließlich im Menschen begegnet uns das Leben in den unterschiedlichsten Organisations- und Differenzierungsstufen, in einer überwältigenden Formenfülle. Diese Formenmannigfaltigkeit reicht vom einzelligen Organismus bis zu den hochdifferenzierten Säugetieren

Neben dieser Vielzahl der Formen steht eine Vielfalt der physiologischen Leistungen sowie der Anpassungen an unterschiedliche Lebensbedingungen.

Alle Lebewesen sind aus Zellen aufgebaut, aus einer Zelle die Einzeller, z. B. Bakterien, aus vielen Zellen die Vielzeller. Die Zelle ist die kleinste, noch selbstständig lebensfähige morphologische Einheit, die mit allen Fähigkeiten des Lebens ausgestattet ist. Auch im vielzelligen Organismus sind die einzelnen Zellen relativ selbstständig. Unter bestimmten Bedingungen können aus dem Verband herausgelöste Zellen in geeigneter Nährlösung lange weiterleben und sich vermehren. Viren, Viroide und Prionen, zählen nicht zu den Lebewesen; sie nehmen eine Sonderstellung ein.

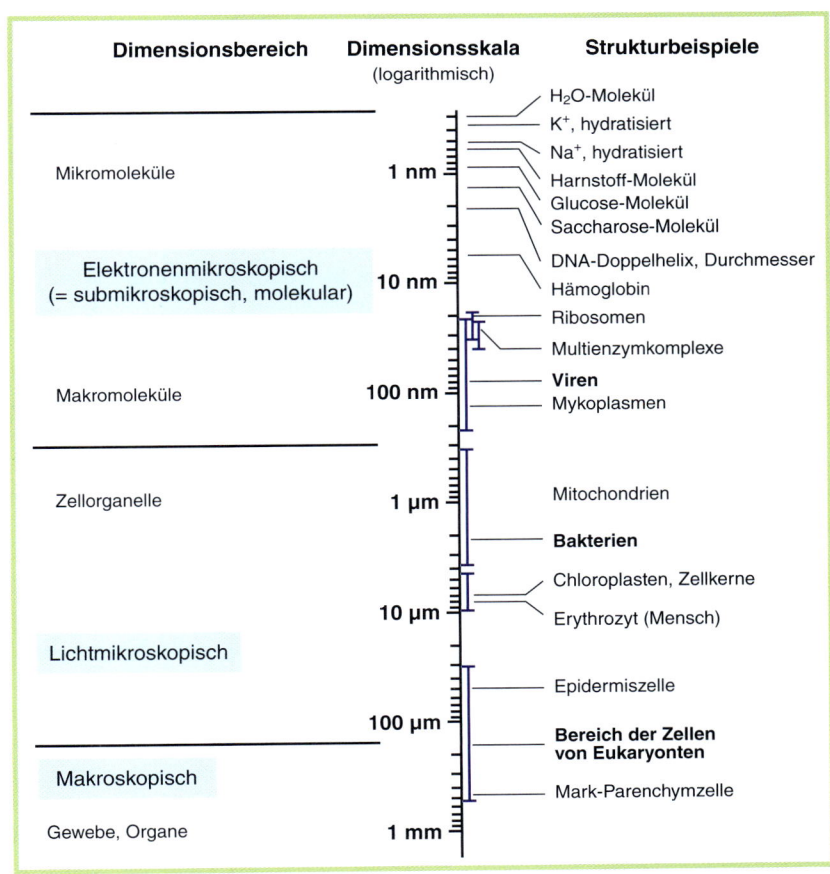

Abb. 1.1 Größenordnungen von Zellen und Molekülen

Tab. 1.1 Zellgrößen

Lein – Fasern	etwa 5 cm
Mark – Parenchymzelle	etwa 0,4 mm
Epidermiszelle	etwa 0,05 mm = 50 µm
Escherichia coli	etwa 0,003 mm = 3 µm

Aus bestimmten, aus Pflanzen isolierten Zellen können wieder ganze Pflanzen regeneriert werden. Solche Zellen sind **omnipotent.** Dies bedeutet, dass jede einzelne Zelle eines vielfältig differenzierten Organismus über die genetische Information des gesamten Organismus verfügen kann.

Die Zelle steht mit ihrer Umgebung in einem stetigen Energie- und Stoffaustausch. Sie kann auf Änderungen ihrer Umgebung reagieren, d. h. sie ist reizbar. Schließlich vermag sie sich zu vermehren. Man kann die Zelle in Partikel aufteilen, welche außerhalb der Zelle in so genannten zellfreien Systemen noch Teilfunktionen erfüllen können. Alle Funktionen, welche lebendiger Substanz zugeordnet sind, können jedoch nur innerhalb der elementaren Funktionseinheit Zelle erfüllt werden.

> Zellen können nur aus Zellen hervorgehen, entweder durch Teilung oder bei der Befruchtung durch Verschmelzung. Stoffwechsel, Wachstum und Vermehrung sind charakteristische Eigenschaften der lebenden Zelle.

Zellen begegnen uns in den verschiedensten Differenzierungsformen. Bereits die einzelligen Lebewesen zeigen vielfältige, morphologische und physiologische Abwandlungen dieser Grundeinheit des Lebens. Noch vielfältiger abgewandelt ist die Zelle in den vielzelligen hochdifferenzierten Organismen. Hier begegnen uns Zellen als Leitelemente, als Nervenzellen, als Epidermiszellen, als Drüsenzellen, als Assimilationszellen, als Blutzellen usw.

Tab. 1.2 Beispiele für Unterschiede zwischen pflanzlichen und tierischen Zellen

	Tierische Zelle	Pflanzliche Zelle
Zellwand	–	+
Zentralvakuole	–	+
Plastiden	–	+
Streckungswachstum	–	+
Glykocalyx (Antigenstrukturen)	+	–
Golgi-Apparat	kompakt	dispers

Zellen können die verschiedensten Formen und Größen besitzen. Dies entspricht ihren unterschiedlichen Funktionen. Die kleinsten Zellen finden sich bei Bakterien. Mikrokokken haben einen Durchmesser von etwa 0,2 µm. Die Größe einer Tier- oder Pflanzenzelle liegt zwischen 10 und 200 µm. Jedoch gibt es von diesen Durchschnittsgrößen sehr starke Abweichungen (Tab. 1.1, Abb. 1.1).

Vereinfachend kann man sagen, dass die Größe von Viren im unteren Nanometer-, die von Bakterien im unteren Mikrometer- und die von Zellen höherer Lebewesen im oberen Mikrometer-Bereich liegt.

1.1.1 Zellen der Bakterien, Samenpflanzen und Säugetiere

Eine Zelle ist vom Protoplasma erfüllt. Im **Protoplasma** von Eukaryonten lassen sich **Zellkern** und **Cytoplasma** unterscheiden. Das Cytoplasma besteht aus einer hyalinen, flüssigen Grundsubstanz, dem **Cytosol** und den darin eingebetteten Zellorganellen und Einschlüssen. **Eukaryontische Zellen** besitzen in der Regel **einen Zellkern,** sie sind **monoenergid.** Dieser ist durch eine Doppelmembran, die **Kernhülle,** vom Cytoplasma abgetrennt und besteht aus **Kernplasma** (Karyoplasma), **Chromosomen** und **Nukleoli.** Manche Zellen haben mehrere Zellkerne, sind also **polyenergid. Kernlose Zellen,** wie Zellen in Siebröhren oder Erythrocyten, haben nur eine sehr kurze Lebensdauer. **Prokaryonten** besitzen in ihren Zellen nur so genannte **Kernäquivalente** (Nukleoide). Diese lassen sich im Mikroskop nach entsprechender Anfärbung als unregelmäßig geformte Strukturen erkennen.

Das Protoplasma (der Protoplast) ist immer von einer Hülle umgeben, die es nach außen begrenzt, der **Plasmamembran.** Diese Plasmamembran ist eine **Lipoproteidmembran,** die in ihren Grundstrukturen und in ihrem chemischen Aufbau bei den Zellen aller Lebewesen sehr weitgehende Übereinstimmungen zeigt. Bei **tierischen Zellen** ist der Plasmamembran eine sehr dünne Schicht von Glykolipiden, Glykoproteinen und Mucopolysacchariden vorgelagert. Diese Schicht, die Glykocalyx, trägt u. a. Antigenstrukturen und Hormonrezeptoren. Sie spielt eine wesentliche Rolle bei immunologischen Vorgängen, bei Wechselwirkungen zwischen Zellen und bei der Kommunikation der Zelle mit der Außenwelt. Tierische Zellen besitzen jedoch keine den pflanzlichen Zellen vergleichbare Zellwand (Tab. 1.2).

Bei den **Zellen höherer Pflanzen** wird der Protoplast von einer festen **Zellwand** umhüllt. Diese besteht in der Hauptsache aus **Cellulose** und ist bereits im Lichtmikroskop leicht sichtbar. Auch die Zellen der **Pilze** und **Bakterien** haben zusätzlich zur Plasmamembran eine mehr oder weniger feste **Zellwand.** Hauptbestandteil der Zellwand der **Pilze** ist das **Chitin** (*N-Acetylglucos-amin,* polymerisiert). Die Zellwände der **Bakterien** sind sehr komplex zusammengesetzt und werden aus mehreren Grundsubstanzen aufgebaut. Für die Stütz-funktion wesentlich ist hier die **Mureinschicht.**

1.1.1.1   Eukaryontische Zellen

Zur Aufklärung der Struktur der Zelle haben vor allem Lichtmikroskopie und Elektronenmikroskopie ent-scheidend beigetragen. Das Auflösungsvermögen des Lichtmikroskops ist durch die Wellenlänge des sichtba-ren Lichts begrenzt. Es liegt etwa bei 0,2 µm. Das ent-spricht etwa dem 1000fachen Auflösungsvermögen des menschlichen Auges. (Tab. 1.3). So bietet eine Zelle, etwa die **embryonale Zelle eines Eukaryonten im Licht-mikroskop** ein relativ einfaches Bild (Abb. 1.2).

Die Zellen von Pflanzen, Tieren und anderen Euka-ryonten sind komplexer und größer als jene der **Proka-ryonten** (siehe unten). Das Wesentliche bei der euka-ryontischen Zellfunktion ist die Kompartimentierung der Zelle.

Bei pflanzlichen Zellen ist die **Zellwand** als mehr oder weniger dicke Schicht zu sehen. In manchen Fällen ist schon im Lichtmikroskop eine deutliche Schichtung zu erkennen. Die Zellwand ist stellenweise von **Tüpfeln** durchbrochen. Durch diese Tüpfel verbinden Plasma-kanäle (Plasmodesmen) die Protoplasten benachbarter Zellen. Es sind Bahnen des Stoffaustausches zwischen den Zellen. Alle Protoplasten einer Pflanze bilden über die Plasmodesmen eine Einheit, den **Symplasten.** Die Plasmamembran pflanzlicher oder tierischer Zellen

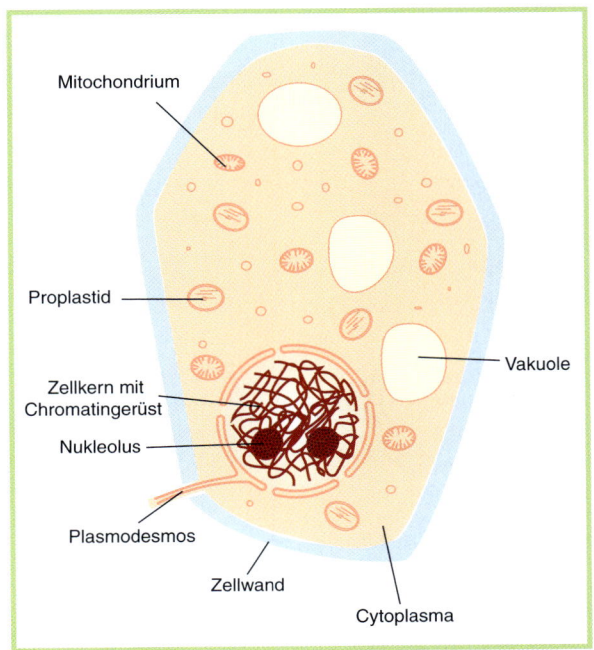

Abb. 1.2 Schema einer meristematischen Pflanzenzelle im Licht-mikroskop

ist im Lichtmikroskop nicht sichtbar. Das **Cytoplasma** sieht man als durchsichtige, hyaline körnige Masse. Da-rin liegt der **Zellkern** (Nukleus, Karyon) als kugeliger oder elliptischer, formveränderlicher Körper. Bei ent-sprechender Färbung kann man im Zellkern ein feines Netzwerk, das **Chromatingerüst,** erkennen. Im Zellkern fallen noch durch ihre starke Lichtbrechung kugelige Körperchen, die **Nukleolen** oder Kernkörperchen, auf. An der Grenze des Auflösungsvermögens des Licht-mikroskops liegen die **Mitochondrien.** Nur mit sehr guten Mikroskopen und besonderen Techniken lassen sie sich als meist stäbchenförmige Gebilde wahrnehmen. In embryonalen pflanzlichen Zellen sind zusätzlich Pro-plastiden zu erkennen. In pflanzlichen und tierischen Zellen finden sich mehr oder weniger zahlreiche **Vakuo-len** unterschiedlicher Größe. Bei **ausdifferenzierten pflanzlichen Zellen** (Abb. 1.3) nimmt eine große **Zen-tralvakuole** den größten Teil des Zellinnern ein. Das **Cytoplasma** bildet nur noch einen **dünnen wandstän-digen Belag.** Es lassen sich deutlich **Plastiden** nachwei-sen, je nach Funktion der Zelle **grüne Chloroplasten,** **farblose Leukoplasten** und **gelbe** oder **orangegefärbte Chromoplasten.** Schon im Lichtmikroskop ist zu sehen, dass der grüne Farbstoff der Chloroplasten, das Chloro-phyll, nicht gleichmäßig in diesen verteilt, sondern in bestimmten Bereichen, den **Grana** angereichert ist. Daneben sind **tote Zelleinschlüsse,** z. B. **Stärkekörner, Oxalatkristalle** oder **Aleuronkörner** zu erkennen.

Tab. 1.3 Größe von Zellbestandteilen

Lichtmikroskopie (Grenze des Auflösungsvermögens 0,2 µm = 200 nm)	
Chloroplasten	4,0 – 8,0 µm
Mitochondrien	0,5 – 0,8 µm = 500 – 800 nm

Elektronenmikroskopie (Grenze des Auflösungsvermögens 0,8 nm)	
Dictyosomen	0,2 µm = 200 nm
Ribosomen	10 – 15 nm
Elementarmembran	6 – 8 nm
Hämoglobin	6,4 nm
DNA-Helix	2,5 nm

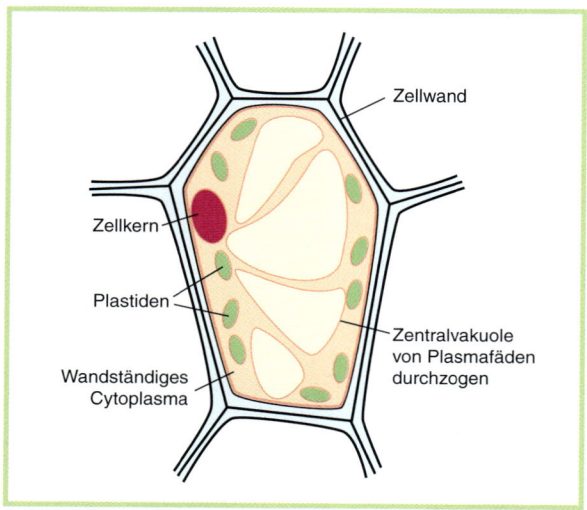

Abb. 1.3 **Differenzierte Pflanzenzelle**

Die **Zellen der Tiere** haben **keine Zellwand** und besitzen im Gegensatz zu den Pflanzenzellen **keine Plastiden**.

Das **Elektronenmikroskop**, welches das Auflösungsvermögen des Lichtmikroskopes um etwa das 500fache übertrifft, liefert ein wesentlich erweitertes Bild der Zelle (Tab. 1.3). Mit seiner Hilfe kann man erkennen, dass zahlreiche **Membransysteme** und Strukturen das im Lichtmikroskop so leer erscheinende Cytoplasma erfüllen und dieses in viele voneinander getrennte **Reaktionsräume (Kompartimente)** aufteilen (Abb. 1.4). Nun lässt sich die **Plasmamembran** als feine Doppellinie um das Cytoplasma erkennen. Das **Cytoplasma** selbst wird vom Röhren-, Zisternen- und Bläschensystem des **Endoplasmatischen Retikulums (ER)** durchzogen. Dieses steht in unmittelbarem Kontakt mit der Plasmamembran sowie der Kernmembran. Die **Kernmembran** ist eine Doppelmembran, die von Poren

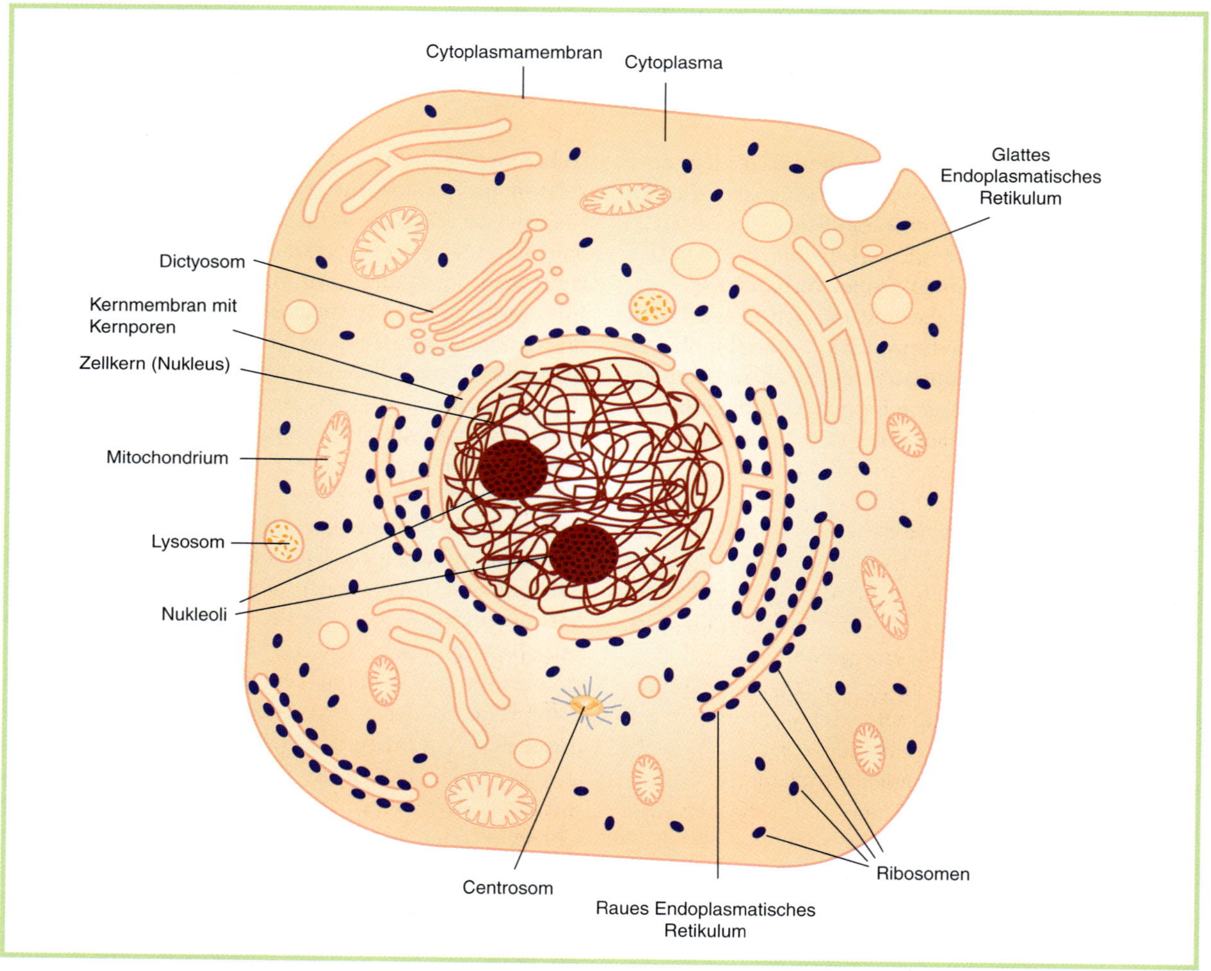

Abb. 1.4 **Schema der Feinstruktur einer tierischen Zelle**

Tab. 1.4 Anzahl von Organellen pro Zelle (Eucyte)

Kern	1
Mitochondrien	500–200000
Dictyosomen	20 bis mehrere Tausend
Ribosomen	etwa 10^6

durchbrochen ist. Sie ist ein Teil des Endoplasmatischen Retikulums.

Die Membranen des Endoplasmatischen Retikulums sind an der Außenseite teilweise dicht mit kleinen rundlichen Körnchen besetzt, die sich auch frei im Cytoplasma finden. Es sind die **Ribosomen,** resp. deren Untereinheiten. Der Teil des Endoplasmatischen Retikulums, der mit Ribosomen besetzt ist, erscheint im Elektronenmikroskop rau und körnig und wird deshalb als **raues Endoplasmatisches Retikulum** (Raues ER) bezeichnet. An die Membranen des so genannten **glatten Endoplasmatischen Retikulums** sind keine Ribosomen gebunden. In Pflanzen zieht sich das Membransystem des Endoplasmatischen Retikulums als einsträngiger **Desmotubulus** durch die Plasmodesmen und ist so mit dem Membransystem der Nachbarzellen verbunden.

Als Stapel übereinandergeschichteter, lang gezogener Hohlräume, so genannter Zisternen, erscheinen die **Dictyosomen.** Sie finden sich in mehr oder weniger großer Anzahl in der Zelle (Tab. 1.4). In ihrer Gesamtheit werden sie als **Golgi-Apparat** bezeichnet.

Besonders in den peripheren Bereichen des Cytoplasmas finden sich röhrenförmige Gebilde, die **Mikrotubuli.** Dies sind filamentöse Strukturen. Sie sind am Aufbau des **Cytoskeletts** beteiligt und regulieren u.a. Bewegungsvorgänge in der Zelle.

Die **Mitochondrien,** die im Lichtmikroskop gerade noch als stäbchen- oder kugelförmige Gebilde zu erkennen sind, zeigen im Elektronenmikroskop eine sehr charakteristische Feinstruktur. Einer äußeren Hüllmembran liegt in geringem Abstand eine innere an, die stark in den Innenraum des Mitochondriums, die so genannte **Matrix,** hinein gefaltet ist.

Eine ähnliche Feinstruktur zeigen die **Chloroplasten** der höheren Pflanzen. Auch hier wird der Innenraum – hier **Stroma** genannt – von einer Vielzahl von Lamellen, den **Thylakoiden,** durchzogen.

Die **Vakuolen** der pflanzlichen und tierischen Zelle werden von einer Biomembran vom Plasma abgegrenzt. Die **Biomembran,** die bei differenzierten pflanzlichen Zellen die große zentrale Zellsaftvakuole umgibt, wird **Tonoplast** genannt. Weitere Organellen, die von einer Biomembran umgeben sind, sind **Lysosomen, Peroxisomen** und **Glyoxysomen.**

Je weiter man in den Feinbau der Strukturen der Zelle eindringt, desto mehr zeigt sich die grundsätzliche Einheitlichkeit alles Lebenden. Dies wurde besonders eindrucksvoll, als man in den letzten Jahrzehnten über die Erforschung der Feinstruktur der Zelle hinaus in den makromolekularen Bereich vorzudringen vermochte. Im Feinbau der Zellkomponenten, in ihrem molekularen Aufbau, besteht eine weitgehende Übereinstimmung zwischen Organismen der verschiedensten Systemzugehörigkeit.

Trotz der Bereicherung der Cytologie durch das Elektronenmikroskop wären die Kenntnisse der Zelle ohne entsprechende chemische, biochemische, molekulargenetische und biophysikalische Arbeiten doch sehr unvollkommen. Nach Veraschung der Zellen lässt sich der Gehalt an Mineralstoffen, an anorganischen Ionen analysieren.

Nach entsprechender Extraktion ist es möglich, durch vielfältige Aufarbeitungsgänge und Nachweisverfahren eine Übersicht über den Bestand der Zelle an organischen Molekülen zu gewinnen. Durch Homogenisierung von Zellen und Fraktionierung des Homogenisates in der Ultrazentrifuge gelingt es, den größten Teil der Zellorganellen zu isolieren sowie ihren chemischen Bau und ihre Enzymausstattung zu bestimmen. So können Kenntnisse über die Funktion der einzelnen Zellbestandteile sowie über die Verteilung der einzelnen Moleküle in der Zelle gewonnen werden. Dabei ergab sich, dass die verschiedenen Zellorganellen nicht nur durch eine charakteristische Form, sondern auch durch eine spezifische Enzymausstattung gekennzeichnet sind. Diese Enzymausstattung, vor allem die für die

Tab. 1.5 Lokalisierung wichtiger Enzyme und Stoffwechselvorgänge in der Zelle

Zellkern

DNA-Polymerasen (Reduplikation der DNA), RNA-Polymerasen (Transkription der DNA unter Bildung von mRNA, tRNA und rRNA)

Leitenzym: NAD-Pyrophosphorylase

Mitochondrien

Enzyme des Citratzyklus, Atmungskette (Elektronentransport), Oxidative Phosphorylierung (ATP-Synthese), Fettsäureabbau
Leitenzyme: Glutamatdehydrogenase, Cytochromoxidase

Raues Endoplasmatisches Retikulum

Proteinbiosynthese (Ribosomen), Verteilung von Stoffwechselprodukten

Leitenzym: Proteindisulfid-Isomerase

Tab. 1.5 Lokalisierung wichtiger Enzyme und Stoffwechselvorgänge in der Zelle (Fortsetzung))

Ribosomen

Proteinbiosynthese (Translation)

Lysosomen

Hydrolytische Enzyme (Hydrolasen)
Leitenzym: Saure Phosphatase

Peroxisomen

Leitenzym: Katalase

Plasmamembran

Energieverbrauchende Transportsysteme, ATPasen, Permeasen
Leitenzym: 5'-Nukleotidase

Chloroplasten

Elektronentransport, Reduktion von Kohlendioxid, Reduktion von Nitrit zu NH_4^+, Reduktion von Sulfat, Synthese von Aminosäuren, Synthese von Fettsäuren

Leitenzym: Ribulosebisphosphat – Carboxylase-Oxygenase

Dictyosomen / Golgi-Apparat

Bildung der Plasmamembran und sekretorischer Vesikel
Leitenzym: Galactosyltransferase

Glattes Endoplasmatisches Retikulum

Lipidsynthese, Steroidsynthese, Hydroxylierungen, Biotransformationen

Leitenzym: Glucose-6-Phosphatase

Mikrotubuli

Cytoskelett, Steuerung von Bewegungsvorgängen, Spindelfasern

Cytosol

Glykolyse, Pentosephosphatzyklus, Fettsäuresynthese, Mononukleotid-Synthese, Aminoacyl-tRNA-Synthetase

Glyoxysomen

Umwandlung von Reservefetten in Kohlenhydrate (u. a.)
Leitenzyme: Isocitrat-Lyase, Malat-Oxidase

Funktion der Organellen wichtigen Enzyme, die so genannten Leitenzyme (Marker-Enzyme), geben Aufschluss über die Funktion der verschiedenen Zellorganellen (Tab. 1.5). Der allgemeinen Übereinstimmung der Zellstruktur entspricht eine relative Einheitlichkeit grundsätzlicher Zellfunktionen. Viele Vorgänge des Stoffwechsels und der Energiegewinnung laufen in allen lebendigen Systemen recht ähnlich ab. Alle Organismen, die bisher untersucht wurden, arbeiten z. B. mit ähnlichen Enzymen des Glucoseabbaus, des Fettsäurestoffwechsels, der Zellatmung oder der Photosynthese.

1.1.1.2 Prokaryontische Zellen

Wesentlich einfacher ist die Zelle der Prokaryonten zusammengesetzt. Sie besitzt, wie bereits erwähnt, **keinen Zellkern** sondern nur ein **Kernäquivalent (Nukleoid)** d. h. ein ringförmiges DNA-Molekül (Tab. 1.6). Von den eben aufgezählten Zellorganellen der Eukaryonten-Zellen sind in der Prokaryonten-Zelle nur die **Ribosomen** vorhanden. Die **Funktionen anderer Zellorganellen der Eukaryonten-Zelle werden bei den Prokaryonten von der Plasmamembran übernommen.** Beispielsweise sind zahlreiche Enzyme des Energiestoffwechsels, die bei Eukaryonten an Mitochondrien gebunden sind, bei Prokaryonten in der Plasmamembran lokalisiert. Bei photoautotrophen Bakterien enthalten lamellenartige Ausstülpungen der Plasmamembran, die **Thylakoide,** die Photosynthesepigmente. Sie entsprechen funktionell den Thylakoiden der Chloroplasten höherer Pflanzen. Die Feinstruktur einer prokaryontischen Zelle zeigt die Abbildung 1.5.

> Zellen von Prokaryonten weisen eine wesentlich geringere Kompartimentierung auf, als die Zellen der Eukaryonten. Sie besitzen als einzige Biomembran die Plasmamembran, welche ihr Cytoplasma umgibt.

Tab. 1.6 Vergleich von Prokaryonten- und Eukaryontenzelle

	Procyte	Eucyte
Größenbereich	$0,3-2,5\,\mu m$	$10-200\,\mu m$
Zellkern	–	+
Organisation des Genoms	Ein zirkuläres DNA-Molekül	Mehrere lineare Moleküle in Chromosomen
Introns in Genen	–	+
Histone	–	+
Ribosomen	70 S	80 S
Kompartimentierung	Gering	Hoch entwickelt
Cytoplasmamembran	+	+
Mitochondrien	–	+
Plastiden	–	+
Mikrotubuli	–	+
Peptidoglykan als Zellwandsubstanz	+	–

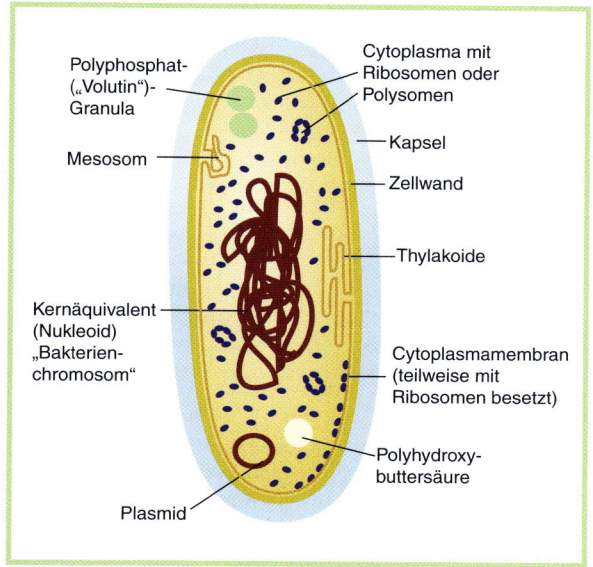

Abb. 1.5 **Schema des Aufbaus einer Bakterienzelle**

Labels:
- Polyphosphat-(„Volutin")-Granula
- Mesosom
- Kernäquivalent (Nukleoid) „Bakterienchromosom"
- Plasmid
- Cytoplasma mit Ribosomen oder Polysomen
- Kapsel
- Zellwand
- Thylakoide
- Cytoplasmamembran (teilweise mit Ribosomen besetzt)
- Polyhydroxy-buttersäure

1.1.2   Die stoffliche Zusammensetzung der Zelle

1.1.2.1   Am Aufbau der Zelle beteiligte Elemente

Von den rund 100 bekannten chemischen Elementen sind nur etwa 20 am Aufbau der lebenden Substanz beteiligt (Tab. 1.7.) Vorwiegend handelt es sich um die leichteren Elemente des Periodensystems. Die sechs am häufigsten vorkommenden Elemente sind **Kohlenstoff, Wasserstoff, Stickstoff, Sauerstoff, Phosphor** und **Schwefel.** Sie werden vorwiegend für den **Aufbau der organischen Strukturen der Zellen** benötigt. Ihr Anteil an der lebenden Materie beläuft sich auf 96 %, davon stellt Phosphor etwa 1 % und Kohlenstoff 50 %. Die Elemente **Natrium, Magnesium, Chlor, Kalium** und **Calcium** sind mit etwa 0,01 % bis 1 % am Aufbau der Zelle beteiligt. Sie liegen hauptsächlich in Form von Mineralsalzen vor, die in ihre **Ionen** dissoziiert sind. Die wichtigsten mineralischen **Kationen** sind Na^+, K^+, Mg^{2+}, Ca^{2+}, die wichtigsten mineralischen **Anionen** Cl^-, SO_4^{2-}, CO_3^{2-}, NO_3^-, PO_4^{3-}, wobei bei Pflanzen das Cl^--Ion am ehesten entbehrlich ist.

Tab. 1.7 Am Aufbau der Zelle beteiligte Elemente

	Element	Wichtige Funktionen
Hauptbestandteile aller Zellen (mit 1–50 % am Zellgewicht beteiligt) Elemente, die in geringerer Menge in allen Zellen vorkommen (0,01–1 %)	Wasserstoff (H) Stickstoff (N) Sauerstoff (O) Phosphor (P) Schwefel (S) Kohlenstoff (C)	Universelle Bausteine aller Zellen Beteiligung am Ablauf biophysikalischer Prozesse in der Zelle; Kofaktoren bei enzymatischen Reaktionen
Spurenelemente (<0,001 %), nicht in allen Zellen vorkommend	Natrium (Na)* Magnesium (Mg) Chlor (Cl)* Kalium (K) Calcium (Ca) Bor (B) Fluor (F) Silicium (Si) Vanadium (V) Mangan (Mn) Eisen (Fe) Cobalt (Co) Nickel (Ni) Kupfer (Cu) Zink (Zn) Molybdän (Mo) Iod (I)	z. B: Kofaktoren bei enzymatischen Reaktionen

* Weniger bei Pflanzen, hauptsächlich bei tierischen Zellen

Am strukturellen Aufbau des Organismus ist nur Calcium in Form von Calciumphosphaten in den Knochen der Vertebraten in nennenswerter Menge beteiligt.

Weitere Elemente, die in der Zelle vorkommen, sind **Spurenelemente**. Zu ihnen gehören **Bor, Fluor, Silicium, Vanadium, Mangan, Eisen, Cobalt, Nickel, Kupfer, Zink, Molybdän** und **Iod**. Ihr Anteil an den Organismen beträgt im Allgemeinen weniger als 0,001 %. Eine **Ausnahme** bildet das **Silicium**. Es ist vorwiegend am Aufbau von Strukturen beteiligt, z. B. in den Schalen von Diatomeen (Kieselalgen) oder den verkieselten Stängeln von Schachtelhalmen und Gräsern.

1.1.2.2 Aufgaben von Ionen in der Zelle

Ionen sind für die Aufrechterhaltung fast aller Zellfunktionen von grundsätzlicher Bedeutung (Tab. 1.8). Von ihnen werden u. a. **Permeabilität, Kontraktilität** und **Reizvorgänge** beeinflusst. Magnesiumionen regulieren z. B. auch den Aggregatzustand der Ribosomen und erfüllen damit eine besondere Funktion bei der Proteinbiosynthese. Kationen wirken außerdem als Gegenionen zu negativ geladenen Makromolekülen, z. B. Proteinen, Nukleinsäuren und Phospholipiden. Beispielsweise kommt dem Zusammenspiel von Ca^{2+}-Ionen mit den in der Membran gebundenen negativ geladenen Phospholipiden eine wichtige Funktion bei der Regelung der Membranpermeabilität zu. Magnesium und Calcium sind auch als Kofaktoren von vielen Enzymen in der Zelle zu finden.

Darüber hinaus beeinflussen Ionen die Lösungseigenschaften vieler Zellbestandteile, die elektrische Ladung der Zelle und die Funktionen eines Großteils der Makromoleküle und Organellen einer Zelle.

In der Zelle wird ständig ein spezifisches **Gleichgewicht der verschiedenen Ionen** aufrechterhalten. Geringste Abweichungen im Ionengleichgewicht einer Zelle führen zu starken Störungen. Mangelerscheinungen und Mangelkrankheiten können die Folge von Störungen des Ionengleichgewichts des Organismus sein.

Neben den bereits aufgezählten anorganischen Ionen der Zelle sind noch organische Elektrolyte für die Zelle von Bedeutung, z. B. organische Säuren, Aminosäuren, Peptide und Proteine.

In der pflanzlichen Zelle dienen Ionen einerseits zur Aufrechterhaltung und Regulation von Zellfunktionen (Tab. 1.8). Zum anderen sind sie wichtige Nährstoffe der Pflanzen. Die Pflanze vermag Elemente aus anorganischen Ionen in organische Substanzen einzubauen, zu „assimilieren", z. B. Schwefel aus SO_4^{2-} oder Stickstoff aus NO_3^- (s. Kap. 4.6.5). Das Defizit von Anionen, das bei diesen Prozessen entsteht, wird von der Pflanze durch Synthese organischer Säuren ausgeglichen, z. B.

Tab. 1.8 Ionen und einige ihrer Funktionen in Zellen

Ion	Funktionen
NO_3^-, NH_4^+	Stickstoffquelle für organische Verbindungen
Na^+	Beteiligt bei Bildung von Aktionspotentialen und an aktiven Transportvorgängen
Mg^{2+}	Kofaktor vieler Enzyme, Zentralatom im Chlorophyll
PO_4^{3-}	Einbau in org. Verbindungen, z. B. Nukleinsäuren, Koenzyme, Phospholipide; Schlüsselrolle bei Energieübertragungsreaktionen
SO_4^{2-}	Schwefelquelle für org. Verbindungen, z. B. schwefelhaltige Aminosäuren
Cl^-	Osmoregulation, vor allem bei Tieren
K^+	Wirkung auf Pflanzenkolloide, Antagonist zu Ca^{2+}, beteiligt an der Osmoregulation bei Pflanzen
Ca^{2+}	Kofaktor in Enzymen, Bestandteil von Membranen, Regulation der Membranaktivität, Antagonist zu K^+, Knochensubstanz
I^-	Bestandteil des Thyroxins (Schilddrüsenhormon), reichlich in einigen Meeresalgen
BO_3^{3-}	Wichtig für manche Pflanzen, wahrscheinlich als Enzym-Kofaktor
SiO_4^{2-}	Einlagerung in Zellwände, Kieselskelett der Diatomeen, Strukturbestandteil
Mn^{2+}	Kofaktor vieler Enzyme
Fe^{2+}, Fe^{3+}	Kofaktor vieler Sauerstoff übertragender Enzyme und des Elektronentransports; Zentralatom des Blutfarbstoffs
Co^{2+}, Co^{3+}	Zentralatom des Cobalamins (Vitamin B_{12})
Ni^{2+}	Bestandteil der Urease
Cu^{2+}	Kofaktor vieler Sauerstoff übertragender Enzyme
Zn^{2+}	Kofaktor vieler Enzyme, besonders von Dehydrogenasen
MoO_4^{2-}	Kofaktor einiger Enzyme

Oxalsäure, Äpfelsäure, Fumarsäure und Citronensäure. Neben ihrer allgemeinen Funktion als Substrate energieliefernder Prozesse dienen diese Anionen in der Pflanze auch zur Aufrechterhaltung des Ladungsgleichgewichtes in den Zellen.

K^+ ist für die pflanzliche Zelle wichtig, Na^+ dagegen kaum. In vielen Pflanzen ist Ca^{2+} mengenmäßig am stärksten vertreten.

Alle Ionen in den Zellen sind hydratisiert. Die Dipole der Wassermoleküle gruppieren sich in mehr oder weniger geordneten Schalen um sie. Hierdurch verändern sich ihre Beweglichkeit und ihre Permeabilitätseigenschaften. Die Hydratation eines Ions ist seiner Ladung direkt und seinem Durchmesser umgekehrt proportional. Je stärker die Ladung, desto mehr Wassermoleküle sind an der Hydratationshülle beteiligt. Auch Proteine sind auf Grund ihrer Ladungen immer hydratisiert. Durch die Ausbildung von Hydrathüllen um Ionen liegt ein Teil des Zellwassers immer gebunden vor. Man unterscheidet deshalb zwischen freiem und gebundenem Wasser. Etwa 5 % des Zellwassers sind so stark gebunden, dass sie als Lösungsraum nicht zur Verfügung stehen.

Ionen schwerer Elemente finden sich vor allem als Bestandteile prosthetischer Gruppen oder von Koenzymen, z. B. Fe^{2+} oder Co^{2+} in Enzymen von Elektronentransportketten, Zn^{2+} in verschiedenen hydrolytisch wirksamen Enzymen, sowie im Hormon Insulin.

1.1.2.3 Die Rolle des Wassers beim Aufbau und der Funktion der Zelle

Wasser hat im lebenden Organismus unter allen Verbindungen den **mengenmäßig höchsten Anteil** an der Zusammensetzung der Zellen. Der Wassergehalt variiert je nach Organismus, ist aber immer recht hoch. Im Durchschnitt beträgt der Anteil des Wassers am menschlichen Organismus 63 %. Bei Pilzen kann er 83 %, bei Quallen 98 % betragen. Er ist auch im gleichen Organismus in unterschiedlichen Geweben verschieden. Beispielsweise enthält die menschliche Lunge 70 %, die Muskelmasse 83 % Wasser. Der Wassergehalt verändert sich auch im Laufe der Entwicklung. Der zwei Monate alte menschliche Embryo enthält 94 %, das Neugeborene 69 % Wasser. Beim fertig ausgebildeten, vielzelligen Organismus kann sich der Wassergehalt nur noch geringfügig ändern. Ein Wasserentzug von 10 % führt beispielsweise bei Säugetieren zu schweren Funktionsstörungen. Starker Wasser- und Ionenverlust sind lebensbedrohliche Erscheinungen bei manchen Erkrankungen, z. B. der Cholera (s. Kap. 7.3.1.3).

Der geringste Wassergehalt findet sich in Sporen von Pilzen und Bakterien oder in den Samen von Pflanzen. Er liegt dort zwischen 10 % und 20 %. Keiner der mit dem Leben verbundenen Vorgänge kann bei völliger Abwesenheit von Wasser ablaufen.

Die Funktionen des Wassers sind vielfältig. Es dient als **Lösungsmittel** für Elektrolyte und Nichtelektrolyte, als **Dispersionsmittel** für die kolloidal gelösten Makromoleküle des Cytoplasmas, als **Transportmittel** für aufzunehmende und auszuscheidende Substanzen, als **Substrat** bei einer Reihe von **enzymatischen Reaktionen** sowie als **Wasserstoffdonator bei** den Prozessen der **Chemo- und Photosynthese.**

Wasser ist also von fundamentaler Bedeutung für alle Lebensprozesse. Die wichtigsten Eigenschaften des Wassers lassen sich auf die Dipolnatur des Wassermoleküls zurückführen. Diese Polarität bedingt die hohe Dielektrizitätskonstante und die innere Struktur des Wassers, die durch Bildung von Wasserstoffbrücken zustande kommt.

1.1.2.4 Die organischen Bausteine der Zelle

Siehe auch Kapitel 4.2 – 4.4

Zum Aufbau der Zelle und zur Wahrnehmung ihrer vielfältigen Funktionen sind zahlreiche, sehr verschiedenartige chemische Verbindungen nötig. Doch lässt sich die Mannigfaltigkeit der einzelnen Verbindungen in der Hauptsache auf einige wenige Stoffklassen zurückführen (Tab. 1.9).

Der überwiegende Teil der organischen Substanz eines Organismus liegt in **hochmolekularer Form** vor, als **Proteine, Nukleinsäuren** und **Polysaccharide.** Diese Makromoleküle mit Molekülmassen von 1000 bis zu mehreren Millionen sind Polymere, die aus kleinen Grundbausteinen zusammengesetzt sind. **Niedermolekulare organische Substanzen** sind in großer Vielfalt in jeder Zelle vorhanden. Jedoch sind die Konzentrationen dieser Stoffe, gleichgültig ob es sich um

Tab. 1.9 Stoffliche Zusammensetzung einer Bakterienzelle

Stoffklasse	Prozentualer Anteil am Gesamtgewicht
Wasser	80
Trockenmasse	20
Trockenmasse:	
Ionen	1,3
Kleine organische Moleküle (Bausteine, Zwischenprodukte)	1,3
Proteine	10
Ribonukleinsäuren	3
Desoxyribonukleinsäure	0,4
Polysaccharide	2
Lipide	2

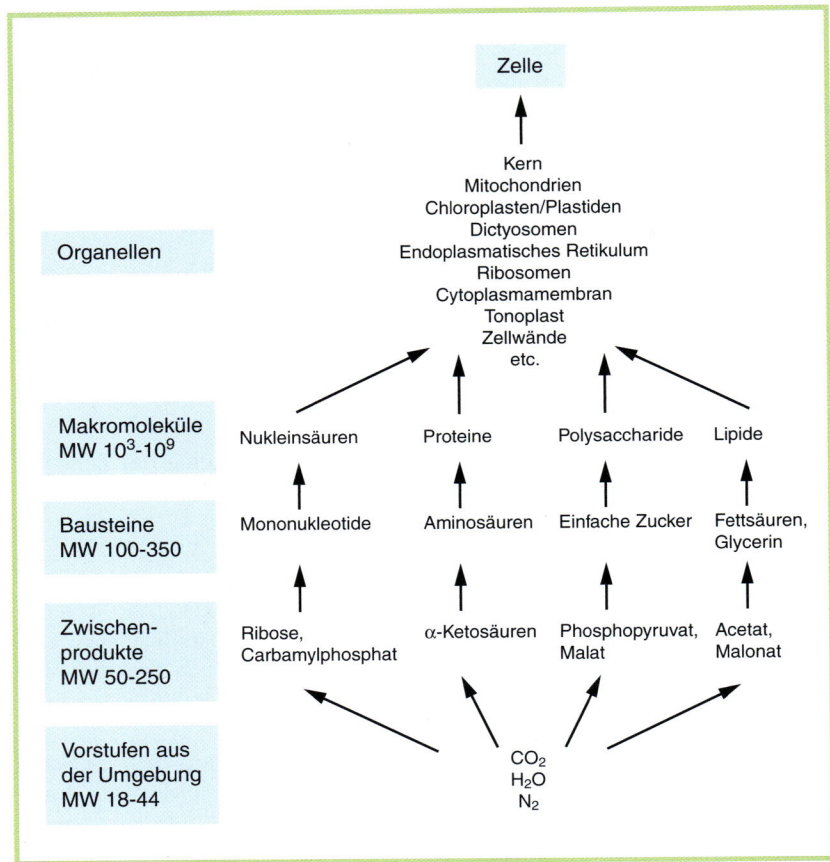

Abb. 1.6 Die Hierarchie der molekularen Organisation in der Zelle

Aminosäuren, Zucker, Nukleotide oder **Koenzyme** handelt, sehr begrenzt. Sie sind Zwischenprodukte bei synthetischen Prozessen, Energiequellen oder Abbauprodukte für die energieliefernden Reaktionen sowie Kofaktoren oder Koenzyme von Enzymen. Charakteristisch für diese niedermolekularen Zellbestandteile ist in der Regel eine **relativ kurze Lebensdauer.** Wird eine derartige Substanz von einer Zelle aufgenommen oder in ihr gebildet, so wird sie meist sehr schnell durch nachfolgende Reaktionen umgesetzt (Abb. 1.6).

Makromoleküle haben in allen Zellen die gleichen Funktionen. Die **Nukleinsäuren dienen der Speicherung und Übertragung der genetischen Information. Die meisten Proteine** der Zelle sind **Enzyme,** andere dienen jedoch auch als **Strukturelemente.** Proteine sind nach Struktur und Funktion die vielseitigsten Biomoleküle. Manchen Proteinen kommen auch **Speicherfunktionen** zu (z. B. Legumine, Prolamine, Ferritin). Die **Polysaccharide** haben hauptsächlich zwei Funktionen. In Form von **Stärke, Glykogen** u. a. dienen sie als **Speicherformen** für energieliefernde Prozesse. Andere Polysaccharide, z. B. **Cellulose,** sind **Strukturelemente** pflanzlicher Zellwände. Auch **Lipide** üben zwei grund-

sätzliche Funktionen aus. Einige sind **strukturelle Hauptbestandteile aller Biomembranen,** andere dienen als **Energiespeicher** für energieliefernde Prozesse in der Zelle.

Makromoleküle verleihen Lösungen spezifische, so genannte kolloidale Eigenschaften. Diese beruhen auf den Bindungen innerhalb der Makromoleküle und zwischen verschiedenen Makromolekülen. Das Protoplasma ist eine solche kolloidale Lösung, ein Sol.

Neben diesen Makromolekülen und ihren Grundbausteinen sind noch **anorganische Ionen** sowie **Wasser** an der stofflichen Zusammensetzung der Zelle beteiligt. Außer den „primären" Bestandteilen der Zelle enthält vor allem die Pflanzenzelle zahlreiche **Sekundärstoffe,** wie z. B. Alkaloide, Cardenolide oder Anthranoide.

●●● Zusammenfassung

Die Zelle ist die kleinste noch selbstständig lebensfähige morphologische Einheit. Sie zeigt alle Eigenschaften des Lebens. Sie steht mit ihrer Umgebung in einem ständigen Stoff- und Informationsaustausch, sie kann sich teilen und dadurch vermehren. Grundsätzlich zu unterscheiden sind die Zellen der Prokaryonten (Procyte) und die Zellen der Eukaryonten (Eucyte). Zellen enthalten das Protoplasma und werden von einer Membran (Plasmamembran, Plasmalemma) umgeben. Im Protoplasma der Eucyten sind Cytoplasma und Zellkern zu unterscheiden. Ein Procyte besitzt an Stelle eines Zellkerns nur ein Kernäquivalent.

Zellorganellen. Das Cytoplasma besteht aus dem Grundplasma oder Cytosol (Hyaloplasma) und darin eingebetteten Zellorganellen und Einschlüssen. Die wichtigsten Zellorganellen der Eukaryonten sind Mitochondrien, Dictyosomen, Endoplasmatisches Retikulum, Ribosomen, Mikrotubuli und bei Pflanzen zusätzlich Plastiden. Bei Prokaryonten sind von diesen Zellorganellen nur die Ribosomen vorhanden.

Kompartimentierung. Durch die Membransysteme der Zellorganellen wird die Zelle der Eukaryonten in zahlreiche Reaktionsräume (Kompartimente) gegliedert. Die Zelle der Prokaryonten ist nur geringfügig kompartimiert. Sie besitzt als einziges Membransystem die Plasmamembran, die in manchen Fällen knäuel- oder lamellenartige Ausstülpungen erkennen lässt, denen spezielle Funktionen zukommen.

Stoffliche Zusammensetzung. Die am Aufbau der organischen Strukturen vorwiegend beteiligten Elemente sind Kohlenstoff, Wasserstoff, Stickstoff, Sauerstoff, Phosphor und Schwefel. Andere Elemente, die hauptsächlich in Form ihrer Ionen in den Zellen vorkommen, sind am Ablauf biophysikalischer Prozesse beteiligt, z. B. Mg^{2+}, Ca^{2+}, K^+. Andere, nur in Spuren vorkommende Elemente sind z. B. Eisen, Kupfer, Mangan, Zink, Molybdän u. a.

Ionen. Ionen spielen in der Zelle eine Rolle bei der Regulation der Permeabilität, bei der Kontraktilität und bei Reizvorgängen. Darüber hinaus beeinflussen Ionen die Lösungseigenschaften vieler Zellbestandteile, die elektrische Ladung der Zelle und die Funktion von Makromolekülen und Organellen. In der Zelle wird ständig ein spezifisches Gleichgewicht verschiedener Ionen aufrechterhalten. Für die Pflanze sind Ionen wichtige Nährstoffe, die sie aus dem Boden aufnimmt.

Organische Substanzen. Den überwiegenden Teil der organischen Substanz eines Organismus stellen Makromoleküle, Proteine, Lipide, Polysaccharide und Nukleinsäuren. Niedermolekulare organische Substanzen sind in den Zellen nur in geringer Konzentration enthalten und werden im Zellstoffwechsel rasch umgesetzt.

1.2   Chemie, Struktur, Funktion von Zellwänden, Interzellulärsubstanz und Glykocalyx

1.2.1   Bakterien

Bakterien besitzen, von ganz wenigen Ausnahmen abgesehen, eine **Zellwand.** Dieser Zellwand kann bei manchen Bakterien nach außen eine **Kapsel** aufgelagert sein. Nach innen grenzt an die Zellwand die **Plasmamembran,** die das **Cytoplasma** umhüllt. Im Cytoplasma befinden sich u. a. **Ribosomen** und ein **Nukleoid.** In manchen Fällen lassen sich in Bakterienzellen **Plasmide** nachweisen. (s. Abb. 1.5).

1.2.1.1   Kapseln

Manche Bakterien sind von einer Kapsel umgeben. Dies ist eine schleimartige Hülle, deren Dicke ein Mehrfaches des Durchmessers des Bakteriums betragen kann. Die Kapselsubstanzen sind chemisch und immunologisch sehr spezifisch; die Zusammensetzung der Kapsel ist artspezifisch.

Kapseln bestehen überwiegend aus Polysacchariden, z. B. bei Klebsiellen und Pneumokokken (Abb. 1.7). Bei *Leuconostoc mesenteroides* besteht die Kapsel aus Dextran, einer Substanz, die als Plasmaersatzmittel oder als Analysenhilfsmittel (Gelfiltration, Sephadex) Verwendung findet.

Auch Proteine und Polypeptide kommen als Kapselbestandteile vor. Bei Streptokokken besteht die Kapsel aus Hyaluronsäure. Die Kapsel der Milzbrandbazillen (*Bacillus anthracis*) besteht aus einem D-Glutaminsäure-Polypeptid.

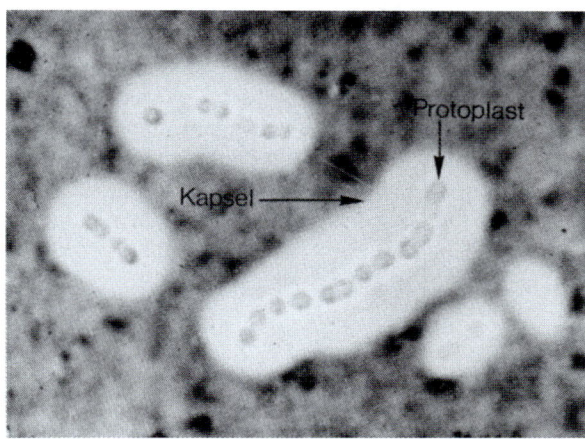

Abb. 1.7 Pneumokokken mit Kapsel (x 200)

Kapselsubstanzen sind Träger von Antigenstrukturen. Es sind die Vi- bzw. K-Antigene. Sie erlauben eine serologische Typisierung. Innerhalb einer Art kann die chemische Zusammensetzung der Kapsel variieren, Stämme mit gleicher Kapselsubstanz bilden einen Typ. Bei Pneumokokken sind beispielsweise etwa 80 Kapseltypen bekannt, die sich serologisch unterscheiden lassen. Dies ist auch wichtig für die Immunisierung. Man kann nicht allgemein gegen Pneumokokken immunisieren, sondern nur gegen einen oder mehrere Stämme mit bestimmten Kapseltypen. Impfstoffe gegen bekapselte Pneumokokken sind polyvalent und enthalten Kapselpolysaccharide von bis zu 23 Serotypen. Damit kann eine aktive Immunisierung gegen die hauptsächlichen pathogenen Pneumokokken erreicht werden.

Die Kapsel erfüllt vielfältige Funktionen (Tab. 1.10). Sie bietet den betreffenden Bakterien einen gewissen Schutz gegen Phagozytose. Dies trifft z. B. für Pneumokokken, Streptokokken der Typen A und C, Klebsiellen und *Haemophilus influenza* zu. Es kommt dadurch zu einer Erhöhung der Virulenz. Daher die Bezeichnung Vi(=Virulenz)-Antigene. Pneumokokken beispielsweise sind nur im bekapselten Zustand pathogen. Formen, die durch Mutation die Fähigkeit zur Kapselbildung verloren haben, sind apathogen, da sie rasch von Lymphozyten phagozytiert, d. h. ins Zellinnere aufgenommen und dadurch unschädlich gemacht werden. Bekapselte Formen dagegen werden nur schlecht phagozytiert, können sich so im Organismus schnell vermehren und damit pathogen wirken. Kapselbildung ist jedoch nicht in allen Fällen ein Zeichen von Virulenz. Vi- resp. K-Antigene sind je nach ihrer chemischen Natur thermolabil (Proteine) oder thermostabil (Polysaccharide). Sie blockieren in der Regel die Agglutination mit den Antigenstrukturen der Bakterienzellwand (O-Antigene, Kap. 1.2.1.4).

Weiterhin bildet die Kapsel einen Schutz gegen das Eindringen von Phagen (Bakterienviren) in die Zelle. Sie bietet auch einen Schutz gegen die Einwirkung von Lysozym und anderen lytischen Enzymen.

Die Kapseln prägen auch den Kolonietyp. Stämme mit Kapseln bilden glatte Kolonien, so genannte S-Formen (s=smooth), solche ohne Kapseln bilden raue Kolonien, so genannte R-Formen (r=rough).

Tab. 1.10 Kapselfunktionen

Schutz vor Phagozytose
Schutz vor lytischen Enzymen
Schutz gegen Phagen
Antigenstrukturen (Vi, K)

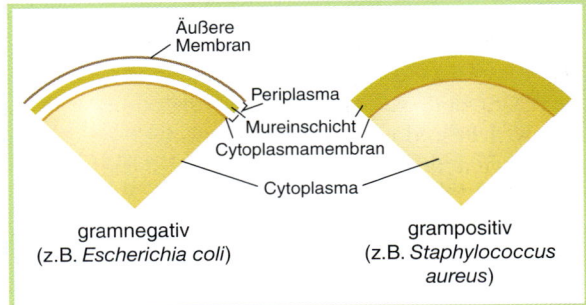

Abb. 1.8 Schema des Baus gramnegativer und grampositiver Zellwände.

1.2.1.2 Zellwand

Die Zellwand der Bakterien hat sehr unterschiedliche Funktionen (Tab. 1.11). Sie verleiht den verschiedenen Bakterienarten ihre charakteristische Gestalt und bietet der Bakterienzelle die notwendige Stabilität gegen mechanische und osmotische Belastungen. Ohne die Zellwand würde das Bakterium platzen. Die Zellwände der Bakterien sind relativ feste, starre, zugleich aber auch elastische, mehrschichtige Strukturen (Abb. 1.8). Sie sind aus mehreren makromolekularen Komponenten aufgebaut. Ihr Anteil am Trockengewicht der Bakterienzelle beträgt zwischen 20 und 30 %. Während des Wachstums eines Bakteriums ist sie in stetigem Aufbau und Umbau begriffen.

Darüber hinaus sind Bestandteile der Zellwand Antigenstrukturen, Phagenrezeptoren und Toxine. Die Zellwand bietet einen gewissen Schutz gegen das Eindringen von Antibiotika, ist aber gleichzeitig auch Angriffsort einiger Antibiotika. Darüber hinaus sind zahlreiche Enzyme in der Zellwand lokalisiert, z. B. auch solche, die ihren Träger Resistenz gegen Antibiotika verleihen (Kap. 3.3.5.4).

Tab. 1.11 Funktionen der Bakterien-Zellwand

Lipopolysaccharid-Schicht
Antigenstrukturen
Phagenrezeptoren
Permeationshindernis für Antibiotika

Mureinschicht
Form
Mechanische Festigkeit
Angriffsort von Antibiotika

Verschiedene Bestandteile der Zellwand wirken bei Säugetieren toxisch (Endotoxine gramnegativer Bakterien) (Kap. 7.1.3.2).

Im Prinzip besteht jede Bakterienzellwand aus einer **Stützschicht** und einer **plastischen Schicht.** Beide sind eng miteinander verzahnt und durchdringen sich gegenseitig. Die Stützschicht (die **Mureinschicht**, das **Murein**) umgibt als geschlossener Beutel, als mehr oder weniger dichtes Netz (Sacculus) die Zelle.

Die plastische Schicht ist ein Komplex hochmolekularer Verbindungen. Es finden sich in ihr **Lipoproteine, Lipopolysaccharide, Proteine, Lipide, Polysaccharide** und **Teichonsäuren.** Die Beteiligung dieser Verbindungen am Aufbau der Zellwand ist bei den einzelnen Bakterienarten sehr unterschiedlich.

Grampositive Bakterien

Die Zellwand grampositiver Bakterien (s. Kap. 7.1) erscheint im Elektronenmikroskop als etwa 30 nm dicke, kontrastreiche, mehrschichtige Hülle. Sie ist von der Plasmamembran durch eine transparente Zwischenschicht getrennt. In dieser Zwischenschicht, sind verschiedene Enzymsysteme lokalisiert.

Die **Stützschicht** ist bei grampositiven Bakterien sehr **mächtig ausgebildet**, während die plastische Schicht in ihrer Ausdehnung zurücktritt. Neben *Murein* sind *Teichonsäure* und *Polysaccharide* die mengenmäßig am stärksten vertretenen Bausteine der Zellwand grampositiver Bakterien. Aber auch *Proteine* und *Lipide* kommen vor.

Gramnegative Bakterien

Die Zellwand gramnegativer Bakterien ist komplexer und vielschichtiger gebaut als die der grampositiven (Abb. 1.9). Die Mureinschicht (Peptidoglykanschicht) ist nur einschichtig. Sie ist jedoch im Wesentlichen ebenso aufgebaut wie die Mureinschicht der grampositiven Bakterien.

Charakteristisch für die Zellwand gramnegativer Bakterien ist die so genannte **äußere Membran.** Diese besteht aus Phospholipiden, Proteinen und dem Lipopolysaccharid (LPS) (Abb. 1.9). Letzterem kommen ganz wesentliche Funktionen der Zellwand zu. Die „äußere Membran" ist als Phospholipiddoppelschicht (Lipidmembran) ausgebildet. Sie enthält Porine. Diese bilden, in trimerer Anordnung wassergefüllte Poren mit einem Durchmesser von etwa 1 nm, die die lipophile Membran für kleine hydrophile Moleküle durchgängig machen. Hierdurch wird die „äußere Membran" etwa 10-mal durchlässiger als die Plasmamembran. Die Selektivität der Porine ist gering. Meist unterscheiden sie

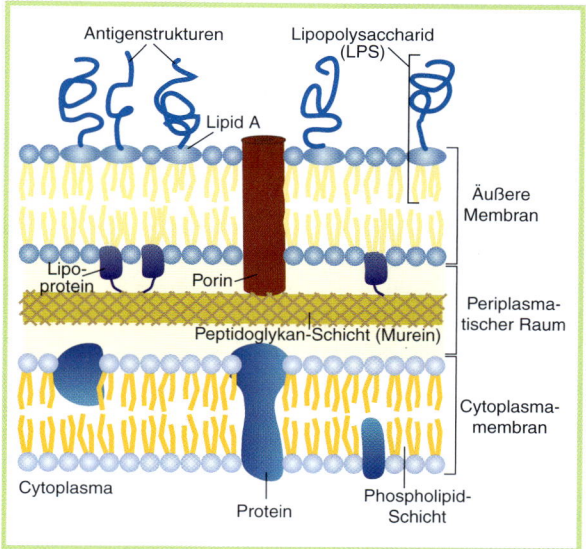

Abb. 1.9. Bau der Zellwand gramnegativer Bakterien

sich nur hinsichtlich ihrer Eigenschaft entweder Kationen oder Anionen passieren zu lassen. Daneben finden sich in der „äußeren Membran" hochspezifische Transportsysteme, darunter Siderophore, Eisenbindeproteine. Dies sind Chelatbildner, die Eisen als Komplex gelöst halten. Sie sind außerordentlich wichtig für die Eisenversorgung schnell wachsender Bakterien. Sie können auch als Pathogenitätsfaktoren betrachtet werden, wenn sie mit dem Wirtsorganismus um das Eisen konkurrieren.

In die Oberfläche der „äußeren Membran" ist über das Lipid A der Lipopolysaccharid-Komplex gebunden (Abb. 1.9). Der Raum zwischen der „äußeren Membran" und der Plasmamembran wird als **Periplasmatischer Raum** bezeichnet. In ihm ist die **Mureinschicht** angeordnet und über Proteine in der Plasmamembran und der „äußeren Membran" verankert. Im Periplasmatischen Raum finden sich verschiedene lösliche Proteine, z.B. Enzyme zur Inaktivierung von Antibiotika

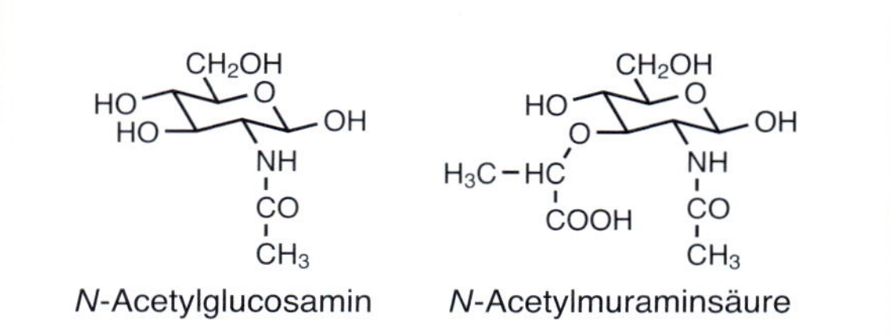

Abb. 1.10 Die beiden Aminozucker der Stützschicht der Bakterienzellwand

(Kap. 3.3.5.4) und Enzyme zum Abbau hochmolekularer Nährstoffe, die als solche die Plasmamembran nicht durchdringen können. Trotz der Unterschiede im mengenmäßigen Anteil ist die Stützschicht oder Mureinschicht bei grampositiven und gramnegativen Bakterien im Prinzip gleich gebaut.

Die Grundbausteine der Mureinschicht sind *Aminozucker* und *Aminosäuren*. Als Aminozucker lassen sich *N*-Acetylglucosamin (NAc) sowie *N*-Acetylmuraminsäure nachweisen. *N*-Acetylmuraminsäure ist der Milchsäure-Ether des *N*-Acetylglucosamins (Abb. 1.10).

> *N*-Acetylglucosamin ist in der Natur weit verbreitet als Bestandteil natürlicher Polymere. Chitin, das hauptsächliche Strukturmaterial des Außenskeletts von Insekten, ist ausschließlich aus *N*-Acetylglucosamin aufgebaut. *N*-Acetylglucosamin findet sich auch in der Zellwand vieler Pilze. Dieser Aminozucker kommt ebenfalls in tierischem Bindegewebe vor. Die *N*-Acetylmuraminsäure findet sich dagegen nur als Bestandteil der Zellwand von Bakterien.

In der Mureinschicht sind die beiden Aminozucker alternierend β-1,4-glykosidisch miteinander verknüpft. Sie bilden lange Polysaccharidketten, die ringförmig die Bakterienzelle umgeben (Abb. 1.11). Jede Bakterienzelle wird von zahlreichen solcher Ringe umspannt. Diese Ringe werden zu den Zellenden hin fortlaufend kleiner.

Während sich bei allen bisher untersuchten Bakterienarten diese beiden Aminozucker finden, lassen sich bei unterschiedlichen Bakterienarten **verschiedene Aminosäuren** nachweisen. Als Beispiel soll im Folgenden nur der Bau der Stützschicht von *Staphylococcus aureus*, also eines grampositiven Bakteriums, geschildert werden. Hier finden sich an Aminosäuren in der Stützschicht D- und L-Alanin, D-**Glutaminsäure**, L-**Lysin sowie Glycin**.

> Das Vorkommen von Aminosäuren auch in der D-Konfiguration ist charakteristisch für bakterielle Zellwände.

Diese Aminosäuren sind in der Reihenfolge L-Alanin, D-Glutaminsäure, L-Lysin und D-Alanin jeweils zu Oligopeptiden verknüpft. Die Verbindung mit einer Polysaccharidkette erfolgt über den Lactat-Rest eines *N*-Acetyl-Muraminsäuremoleküls (Abb. 1.12). An jedem der Polysaccharidringe, die die Bakterienzelle umspannen, finden sich also zahlreiche Oligopeptidketten. Die Peptidketten zweier benachbarter Polysaccharidringe sind jeweils mit Hilfe eines **Pentaglycylglycin-Moleküls** untereinander quer vernetzt. Diese Verknüpfung erfolgt über die freie Aminogruppe des *Lysins* der einen Peptidkette zur freien Carboxylgruppe des endständigen D-**Alanins** der benachbarten Peptidseitenkette (Abb. 1.13). Durch diese Quervernetzung erhält die Stützschicht ihre Festigkeit.

Bei gramnegativen Bakterien fehlt das Zwischenstück des Pentaglycylglycin-Moleküls. Ihre Peptidseitenketten werden von der freien Aminogruppe einer Diaminosäure direkt zur Carboxylgruppe eines endständigen D-Alanins verbunden. Die Diaminosäure kann, wie bei grampositiven Bakterien, L-Lysin oder eine andere entsprechende Aminosäure sein.

Die Mureinschicht besteht aus einem Glykopeptid und bildet ein Netzwerk, das die Bakterienzelle umgibt. Die relativ großen Maschen dieses Netzes werden von der plastischen Schicht der Zellwand sowie von der Plasmamembran ausgefüllt. Bei gramnegativen Bakterien bildet die Mureinschicht ein einschichtiges Netz, bei grampositiven eine mehrschichtige Schale.

Vermutlich hat jede Bakterienart ihr eigenes, spezifisches Murein. Die Unterschiede liegen in den Peptiden und Quervernetzungen sowie den Substituenten der Aminozucker.

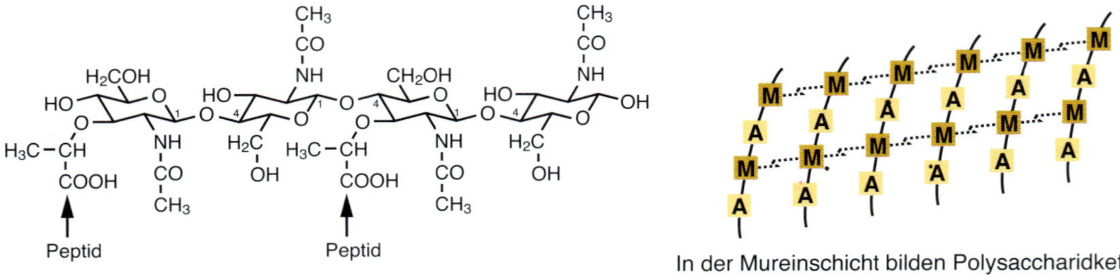

Verknüpfung von *N*-Acetylmuraminsäure (**M**) und
N-Acetylglucosamin (**A**) im Murein

In der Mureinschicht bilden Polysaccharidketten
aus *N*-Acetylmuraminsäure und
N-Acetylglucosamin zahlreiche „Ringe"
um die Bakterienzelle (grobschematische Darstellung)

Abb. 1.11 Polysaccharidketten der Mureinschicht

Abb. 1.12 Mucopeptideinheit (Peptidoglykan) aus einer Bakterienzellwand

Glykosidische Bindungen können durch **Lysozym** (*N*-Acetyl-Muramidase) hydrolysiert werden. Es bricht die glykosidische Bindung zwischen dem C-1 der *N*-Acetylmuraminsäure und dem C-4 des *N*-Acetylglucosamins. Hierdurch wird die Polysaccharidkette des Mureins zum Disaccharid *N*-Acetylglucosamin-*N*-Acetylmuraminsäure abgebaut. Durch seine Fähigkeit, Peptidoglykane der bakteriellen Mureinschicht abzubauen und damit insbesondere grampositive Bakterien abzutöten, zählt Lysozym zu den wichtigsten, unspezifischen Abwehrmechanismen des menschlichen Organismus gegen Infektionen.

1.2.1.3 Biosynthese der Stützschicht und Angriffsorte von Antibiotika

Die Stützschicht muss während des Wachstums einer Zelle ständig erweitert werden. Sie wächst durch Einsetzen neuer Mucopolysaccharide. Dazu müssen die

Tab. 1.12 Antibiotika, die die Biosynthese der Bakterienzellwand hemmen.

Phosphonomycin hemmt die Verknüpfung von Phosphoenolpyruvat mit *N*-Acetylglucosamin.

Cycloserin hemmt die Enzyme Alanin-Racemase und D-Alanyl-D-Alanin-Synthetase und blockiert damit die Synthese des Muramylpentapeptids.

Vancomycin, Ristocetin blockieren den Transport der Mureinvorstufen durch die Cytoplasmamembran.

Bacitracin unterbricht den Polyprenolzyklus.

Penicilline, Cephalosporine verhindern die Vernetzung der Mureinvorstufen mit dem Murein durch Hemmung der Transpeptidase.

Peptidbrücken zwischen zwei Polysaccharidringen geöffnet werden. Einlagerungsenzyme setzen dann zwischen die auseinander klaffenden Ringe einen neuen Ring und verbinden ihn über neue Quervernetzungen mit den beiden alten Ringen. Beim Wachstum der Bakterienzelle werden so zwei Enzymsysteme tätig. Ein lytisches, das die Quervernetzungen der Peptidseitenketten (Muroendopeptidasen) und der glykosidischen Bindungen der Aminozucker (Lysozym) löst (Abb. 1.13), und ein synthetisierendes, das neue Bindungen knüpft (z. B. Transpeptidase).

Unter normalen Wachstumsbedingungen halten sich Abbau- und Aufbauvorgänge in der Stützschicht (Mureinschicht) die Waage. Wenn jedoch durch Anti-

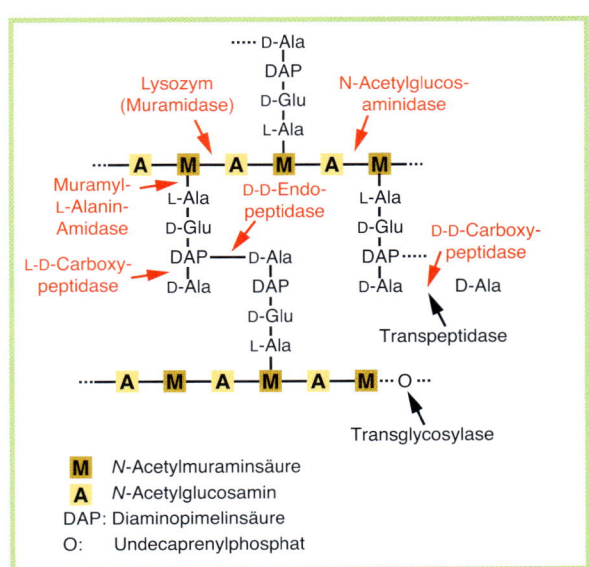

Abb. 1.13 Struktur des Mureins von *Escherichia coli*. Die Angriffspunkte der spezifischen Murein-Hydrolasen sind rot hervorgehoben.

biotika die Biosynthese der Mureinschicht gestört wird, gewinnen die abbauenden, autolytischen Prozesse die Oberhand, die Zelle „verdaut" ihre eigene Zellwand, verliert damit ihre Festigkeit und platzt.

Die Biosynthese der Mureinschicht kann durch mehrere Antibiotika gestört werden, die in verschiedene Schritte der Biosynthese eingreifen (Tab. 1.12).

Der Aufbau der Grundbausteine für die Mureinschicht erfolgt teils im Cytoplasma, teils in der Plasmamembran. In der Zellwand werden diese dann zu Ringen polymerisiert und mit schon bestehenden Teilen der Mureinschicht vernetzt. Dieser letzte Schritt der Biosynthese der Mureinschicht wird von Penicillinen und Cephalosporinen blockiert.

▍ Biosynthese der Grundbausteine im Cytoplasma

Im Cytoplasma erfolgt die Synthese des *N*-Acetylglucosamins (Abb. 1.14). Es liegt als Uridin-diphosphat-*N*-acetylglucosamin vor. Ein Teil dieser Mole-

küle wird mit Milchsäure zur Muraminsäure verknüpft. Hierbei wird jeweils ein Molekül **Phosphoenolpyruvat** mit der Hydroxylgruppe am C-3 des Glucosamins verbunden. Bereits dieser Schritt der Biosynthese kann durch ein Antibiotikum, das **Phosphonomycin**, gehemmt werden. Schrittweise werden dann L-Alanin, D-Glutaminsäure und L-Lysin mit der Muraminsäure verknüpft. Die Peptidseitenkette wird vervollständigt durch die Verbindung mit einem D-Alanin-Alanyl-Dipeptid. Die Synthese dieses Peptids erfolgt durch eine **Alanin-Racemase** und eine **D-Alanyl-D-Alanin-Synthetase**. Beide Enzyme werden durch **Cycloserin** gehemmt. In Gegenwart von Cycloserin kann also die Peptidseitenkette der Muraminsäure nicht aufgebaut werden. Damit ist die Synthese einer weiteren Muraminvorstufe, des Uridinphosphat-Muramylpentaptids, beendet. N-Acetylglucosamin und das Muramylpentapeptid werden im Cytoplasma über β-1,4-glykosidische Bindungen verknüpft. Dabei können höher molekulare Komplexe beider Grundbausteine entstehen. Diese sind an UDP gebunden.

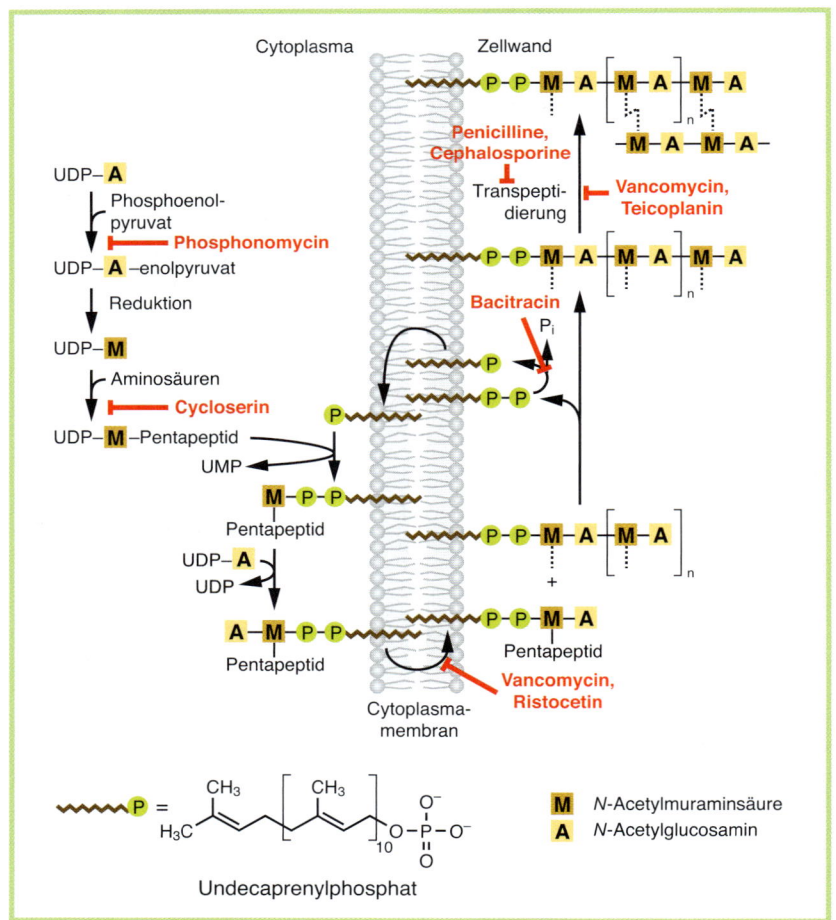

Abb. 1.14 Synthese der Peptidoglykanschicht. Die Angriffspunkte einiger Antibiotika sind hervorgehoben. Das Undecaprenylphosphat (unten) ist wichtig für den Transport der Vorstufen durch die Plasmamembran.

Transport durch die Plasmamembran

Die Biosynthesevorstufen müssen nun durch die Plasmamembran in die Zellwand transportiert werden. Dazu werden sie durch ein membranständiges Enzym mit einem Lipid verknüpft. Dies ist der Phosphatester eines polyisoprenen Alkohols, das **Undecaprenol** (= Bactoprenol) (Abb. 1.14). Unter Abspaltung von Uridinmonophosphat wird Muramylpentapeptidphosphat mit Undecaprenylphosphat verbunden. Membranenzyme katalysieren die Anknüpfung von fünf Glycinmolekülen an das Muramylpentapeptid. Gebunden an Undecaprenylphosphat können die Muraminvorstufen durch die Plasmamembran transportiert werden. Der Transport durch die Membran wird durch die Antibiotika **Vancomycin** und **Ristocetin** gehemmt. Vancomycin bindet zudem fest an die D-Ala-D-Ala-Enden der zur Quervernetzung anstehenden Peptidoglykaneinheiten der bakteriellen Zellwand, außerdem wird die Peptidoglykan-Synthese gehemmt.

Auf der Außenseite der Plasmamembran wird Undecaprenyldiphosphat abgespalten. Die Mureinbausteine werden in die Zellwand eingebaut. Undecaprenyldiphosphat wird in der Plasmamembran gespalten in Undecaprenylphosphat und Phosphat. Hierdurch wird Undecaprenylphosphat wieder frei für den Transport weiterer Mureinbausteine durch die Plasmamembran. Die Spaltung des Undecaprenyldiphosphats wird durch **Bacitracin** gehemmt. Bacitracin unterbricht damit den Undecaprenylzyklus. Wenn Undecaprenylphosphat nicht mehr regeneriert werden kann, wird in der Folge der Transport der Mureinvorstufen durch die Plasmamembran unterbunden.

Abb. 1.15 β-Lactamantibiotika (Penicilline, Cephalosporine) besitzen eine Strukturähnlichkeit mit dem D-Alanyl-D-Alanin, dem eigentlichen Substrat der Transpeptidase. Sie werden daher vom Enzym als „Substrat" erkannt und umgesetzt. Bei der Reaktion mit Penicillin spaltet die Transpeptidase in Analogie zur Spaltung der D-Alanyl-D-Alanin-Peptidbindung die β-Lactambindung im Penicillinmolekül. Es entsteht ein Penicilloyl-Transpeptidase-Komplex. Dieser kovalente Komplex kann nicht weiter reagieren. Die Transpeptidase wird so durch Penicillin „abgefangen". Die Pfeile zeigen die Bindungen, die von den Transpeptidasen gespalten werden.

Einbau der Vorstufen in die Zellwand

In der Zellwand erfolgt nun der Einbau der Mureinvorstufen in das bereits vorhandene Mureinmolekül. Hierzu müssen die neu einzubauenden Teile mit bereits vorhandenem Murein verknüpft werden. Dies erfolgt über die freie Aminogruppe des endständigen Glycins und die freie Carboxylgruppe des endständigen Alanins zweier Peptidseitenketten. Diese Quervernetzung wird durch das Enzym Transpeptidase katalysiert, das in der Zellwand lokalisiert ist. Es spaltet das endständige D-Alanin des Muramylpentapeptids ab und knüpft die Peptidbindung zwischen zwei Peptidseitenketten (Abb. 1.15).

Die Abspaltung des endständigen Alanins kann auch durch D,D-Carboxypeptidasen erfolgen. Im Gegensatz zur Transpeptidase kann dieses Enzym keine neue Peptidbindung knüpfen, sondern lediglich das endständige D-Alanin von der Vorstufe abspalten. Beide Enzyme werden durch **Penicilline** und **Cephalosporine** gehemmt. Diese Antibiotika **blockieren** damit **die Quervernetzung der neuen Mureinbausteine mit dem Murein,** den letzten Schritt in der Biosynthese der Stützschicht. Bei der Hemmung der Transpeptidase und der Carboxypeptidase durch Penicilline und Cephalosporine handelt es sich um kompetitive Hemmungen aufgrund der Strukturähnlichkeit dieser Antbiotika mit D-Alanyl-D-Alanin. Viele Bakterien enthalten mehrere Transpeptidasen, die vermutlich an unterschiedlichen Teilprozessen des Wachstums beteiligt sind.

Weitere Penicillin- bzw. allgemeiner β-Lactamantibiotika-empfindliche Enzyme, nämlich die D,D-Endopeptidasen, hydrolysieren die D-Ala-m-A_2pm-Peptidbindungen (Abb. 1.13), die von den Transpeptidasen geknüpft werden.

Die Bakterienzelle enthält Murein-Hydrolasen, die den Mureinsacculus auflösen können (Abb. 1.13). Diese sind für das Wachstum der Bakterienzelle unentbehrlich. Wachstum und Teilung eines Bakteriums sind nur dann möglich, wenn gleichzeitig auch der Mureinsacculus erweitert wird. Hierzu müssen ständig Maschen im Netzwerk geöffnet werden, damit neue Mureinbausteine eingefügt werden können. Diese Auflösung des Netzwerkes des Mureins erfolgt ringförmig in der Mitte einer Bakterienzelle. Der Mureinsacculus wird damit in zwei Tochtersacculi geteilt. Im normalen Lebenszyklus eines Bakteriums halten sich Transpeptidasen und Hydrolasen das Gleichgewicht. Wird durch β-Lactamantibiotika die Transpeptidase aus diesem System „herausgefangen", dann wird der Mureinsacculus einseitig von den Hydrolasen abgebaut und die Bakterienzelle platzt durch ihren Innendruck auf (Abb. 1.16).

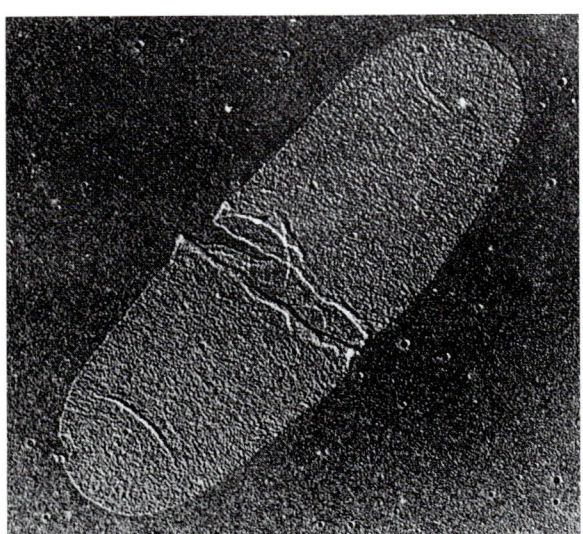

Abb. 1.16 Mureinsacculus einer Penicillin-lysierten *Escherichia-coli*-Zelle. Man erkennt deutlich, dass die Mureinhydrolasen den Mureinsacculus nur in der Mitte der Bakterienzelle ringförmig auftrennen. Elektronenmikroskopische Aufnahme eines isolierten Mureinsacculus bei einer Vergrößerung von 5,4 x 10⁶. (Aufnahme: Dr. H. Frank)

Die Hemmung der Biosynthese der Stützschicht verläuft bei gramnegativen und grampositiven Bakterien nach den gleichen Prinzipien, da auch die Biosyntheseschritte bei beiden Bakteriengruppen im Wesentlichen gleich sind.

Dass gramnegative Bakterien dennoch von manchen der hier aufgeführten Antibiotika, z. B. den Engspektrumpenicillinen, nicht angegriffen werden können, hat folgende Ursachen: Manche Penicilline, z. B. **Penicillin G**, vermögen nicht die dickere plastische Schicht der Zellwände gramnegativer Bakterien zu durchdringen. Sie können also gar nicht an den Ort ihrer Wirkung gelangen. Erst wenn polare Gruppen in das Molekül eingeführt werden, z. B. die Aminogruppe beim **Ampicillin**, oder die Carboxylgruppe beim **Carbenicillin**, vermögen solche Penicilline, ebenso wie die Acylureidopenicilline, auch die plastische Schicht gramnegativer Bakterien zu durchdringen. Dies sind Penicilline mit einem erweiterten Wirkungsspektrum. Sie zählen zu den so genannten Breitspektrumantibiotika.

> Antibiotika, die in die Biosynthese der Zellwand eingreifen, sind nur gegen wachsende Bakterien wirksam, also solche, bei denen die Biosyntheseprozesse gerade ablaufen. Gegen ruhende Bakterien sind sie unwirksam.

Der Verlust der Zellwand führt in der Regel zum Zelltod. Solche Antibiotika, z. B. die Penicilline, wirken bakterizid. In gewissen Fällen können Bakterien jedoch auch ohne Zellwand überleben, als amöboide Zellen, ohne feste Gestalt, so genannte Listerformen. Nach Absetzen des Antibiotikums regenerieren diese Formen ihre Zellwand und vermehren sich wieder. Dies kann Grundlage von Rezidiven (Krankheitsrückfällen) sein. Es gibt auch einige wenige, von Natur aus wandlose Bakterien, die Mykoplasmen. Sie verursachen Krankheiten bei Tieren und Pflanzen und finden sich auch beim Menschen. Zu den Mykoplasmen zählen die kleinsten zellulären Lebewesen. Sie sind mit 100 nm Durchmesser kleiner als Pockenviren.

1.2.1.4 Antigenstrukturen, Phagenrezeptoren und Toxine in der Zellwand

Auf der Oberfläche grampositiver und gramnegativer Bakterien finden sich Strukturen, die als Antigene wirken. Es sind die so genannten **O-Antigene**. Auch finden sich Phagenrezeptoren, d. h. spezifische Bindungsstellen für Bakterienviren. Vor allem bei gramnegativen Bakterien wirken manche Zellwandbestandteile als Toxine.

Gramnegative Bakterien

In den äußeren Oberflächenschichten der plastischen Schicht gramnegativer Bakterien finden sich Lipopolysaccharid-Komplexe als Träger der antigenen Eigenschaften der Zellwand. Am besten untersucht sind die Lipopolysaccharid-Komplexe (LPS) von Salmonellen. Ein solcher Komplex besteht aus langkettigen Heteropolymeren, auf denen sich chemisch und funktionell drei Regionen unterscheiden lassen (Abb. 1.17).

Die **Region I,** der äußerste Abschnitt, besteht aus sich wiederholenden Einheiten von Oligosacchariden aus Dreier- und Fünferkombinationen verschiedener spezifischer Zuckermoleküle, die in spezifischer Reihenfolge miteinander verknüpft sind. Diese Oligosaccharideinheiten sind Bestandteile der Oberfläche der Bakterienzellwand. Es sind die antigenen Determinanten, die Haptene der Körper- oder O-Antigene der Bakterienzellwand, die im Säugetierorganismus die Bildung von O-spezifischen Antikörpern auslösen. Wegen ihrer Polysaccharidnatur sind diese Antigene der Bakterienzellwand thermostabil.

Die O-spezifische Oligosaccharidkette von *Salmonella newington* besteht z. B. aus 10 bis 20 sich wiederholenden Einheiten von Trisacchariden. Ein solches Trisaccharid setzt sich jeweils aus Mannose, Rhamnose und Galactose zusammen.

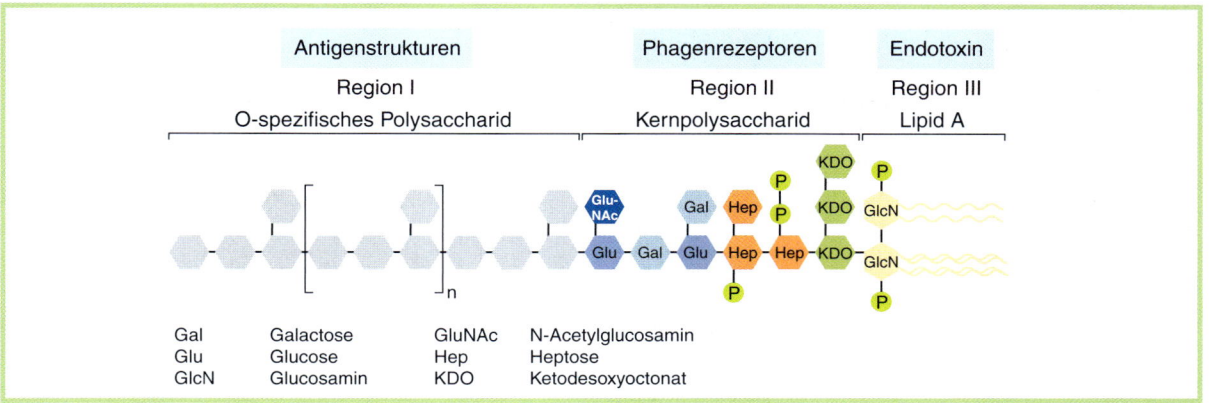

Antigenstrukturen | Phagenrezeptoren | Endotoxin
Region I | Region II | Region III
O-spezifisches Polysaccharid | Kernpolysaccharid | Lipid A

Gal Galactose   GluNAc N-Acetylglucosamin
Glu Glucose   Hep   Heptose
GlcN Glucosamin KDO   Ketodesoxyoctonat

Abb. 1.17 Schema des Lipopolysaccharid-Komplexes in der Zellwand von gramnegativen Bakterien. Die genaue Chemie des Lipid-A- und des Polysaccharidanteils – vor allem der O-spezifischen Seitenkette – ist von Spezies zu Spezies unterschiedlich.

Infolge der großen Variationsmöglichkeiten in der chemischen Zusammensetzung der Oligosaccharide, in der Sequenz der Zuckerbestandteile und der Art der Bindung der Zucker gibt es eine große Zahl von unterschiedlichen O-Antigenen mit unterschiedlicher serologischer Spezifität. Die Unterschiede in der Zusammensetzung der O-Antigene sind ebenfalls **Grundlage für eine Typendifferenzierung** innerhalb einer Bakterienart (Abb. 1.18). Die O-spezifischen Seitenketten können durch Mutation verändert werden, auch die Aufnahme von Phagennukleinsäure in das Genom eines Bakteriums kann zu einer Veränderung der O-Antigene führen.

Die **Region II** eines LPS besteht ebenfalls aus einem Oligosaccharid. Es besteht aus fünf oder mehr Zuckermolekülen und wird als Core- oder Kernpolysaccharid

bezeichnet. Bei Salmonellen besteht es z. B. aus Ketodesoxyoctonat, und einer Folge von Heptosen, Glucose, Galactose und Glucosamin. Solche Core-Polysaccharide können als Phagenrezeptoren fungieren.

Die **Region III** des LPS besteht aus einem Lipidpolysaccharidprotein, dem so genannten Lipid A. Es ist über die Ketodesoxyoctonsäure gebunden. Dieses Lipid A wirkt im Säugetierorganismus als Toxin. **Es sind die Endotoxine gramnegativer Bakterien.**

Beim Absterben von Bakterienzellen (Zell-Lyse) wird der LPS-Komplex freigesetzt. Die endotoxische Wirkung ist jedoch nur auf den Lipoid-A-Anteil zurückzuführen. Die wichtigste Reaktion des Körpers auf Endotoxine ist das Fieber. Auf diese pyrogene Wirkung der Endotoxine lassen die Arzneibücher Injektabilia prüfen.

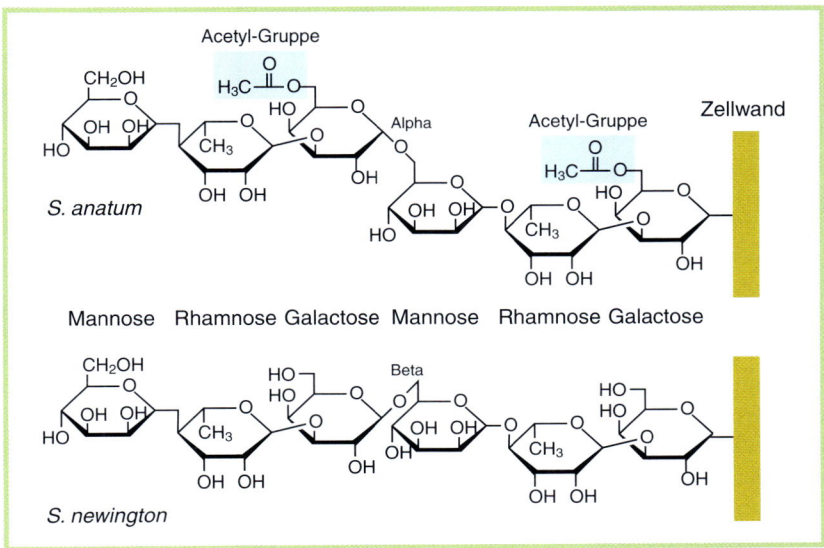

Abb. 1.18 Antigenstrukturen von *Salmonella*-Serotypen

Das Lipid A ist ein Phospholipid, das bei den verschiedenen Arten der gramnegativen Keime ähnlich aufgebaut ist. Deshalb ist auch die toxische Wirkung der Endotoxine im Prinzip übereinstimmend.

▌ Grampositive Bakterien

Bei grampositiven Bakterien spielen Verbindungen der Teichonsäure in der Zellwand die Rolle von Antigenstrukturen und Phagenrezeptoren.

Teichonsäuren bestehen aus Ketten von *Ribit*- oder *Glycerol*-Molekülen, die über Phosphodiesterbindungen miteinander verknüpft sind. Weiter enthalten alle Teichonsäuren D-Alanin. Als zusätzliche Komponenten können Mono-, Di- oder Trisaccharide aus Glucose, *N*-Acetylglucosamin, Galactose oder Mannose enthalten sein. Über Phosphodiesterbindungen sind die Teichonsäuren mit Murein verbunden. Sie sind innerhalb oder zu beiden Seiten der Stützschicht lokalisiert.

1.2.2   Samenpflanzen

Alle pflanzlichen Zellen sind von einer Zellwand umgeben. Sie verleiht der Zelle die **äußere Form** und gibt ihr die notwendige **mechanische Festigkeit**. Die Zellwände Höherer Pflanzen lassen sich in vier Schichten, nämlich **Mittellamelle**, **Primärwand**, **Sekundärwand** und **Tertiärwand** unterteilen.

1.2.2.1   Bildung einer neuen Zellwand

Der **Aufbau einer neuen Wand** erfolgt durch den **Phragmoplasten.** Dies ist ein Plasmakörper in der Äquatorialebene einer Zelle, die sich im Endstadium der Kernteilung befindet. Im Phragmoplasten finden sich zahlreiche, parallel gerichtete Mikrotubuli. In der Umgebung des Phragmoplasten sind zahlreiche Dictyosomen zu beobachten. Von diesen werden mit **Protopektinen** gefüllte Vakuolen, die **Golgi-Vesikel** abgeschieden. In der Telophase wird die Bildung einer neuen Zellwand erkennbar. Kleine, färbbare, halbflüssige, zunächst nicht zusammenhängende **Golgi-Vesikel** lassen sich in der Äquatorialebene der Zelle nachweisen. Diese fließen schließlich zusammen. Der Inhalt der Golgi-Vesikel bildet die **Zellplatte** aus Pektin. Die Membranen der Golgi-Vesikel fließen zur Plasmamembran beiderseits der Zellplatte zusammen. Die Zellplatte bildet die erste Trennungsschicht zwischen den beiden Tochterzellen. Sie wird von Kanälen des Endoplasmatischen Retikulums durchzogen, die in der fertigen Zellwand die **Plasmodesmen** bilden, die

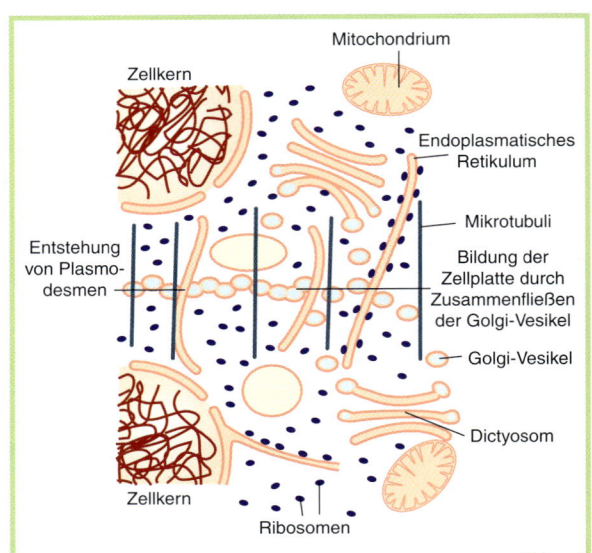

Abb. 1.19 Bildung der neuen Zellwand. Im Phragmoplasten bilden sich durch Zusammenfließen von Golgi-Vesikeln die Mittellamelle und die Cytoplasmamembranen der beiden neuen Zellen. Mikrotubuli sind ebenfalls beim Aufbau der Zellplatte beteiligt.

mehr oder weniger deutlich im Lichtmikroskop als **Tüpfel** sichtbar sind (Abb. 1.19). Noch während des Wachstums der Zellplatte wird von beiden Tochterzellen weiteres Zellwandmaterial auf sie aufgelagert. Es entstehen so beidseitig der Zellplatte die Primärwände. Sie schließen die Zellplatte zwischen sich ein. Diese wird im weiteren Verlauf der Zellwandbildung zur **Mittellamelle**.

Eine besondere Rolle bei der Bildung der Zellplatte spielen **Mikrotubuli**, die in einem Doppelring an jeder Seite der Teilungsebene angeordnet sind. Sie leiten die

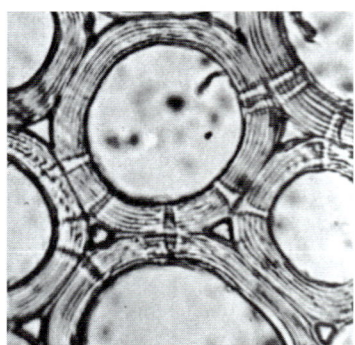

Abb. 1.20 Zellen mit verdickten Wänden, deren Schichtung deutlich zu erkennen ist (Sekundärwände). Die Wände sind von Tüpfeln durchbrochen. (Aus W. Nultsch, A. Grahle, Mikroskopisch botanisches Praktikum für Anfänger, Georg Thieme Verlag, Stuttgart 1968)

Golgi-Vesikel nach innen, bis diese die Teilungsebene erreichen. Dort fusionieren die Golgi-Vesikel miteinander, bilden so die Zellplatte, sowie zu beiden Seiten davon die Plasmamembran. Der Ring aus Mikrotubuli bewegt sich kreisförmig nach außen, während die Golgi-Vesikel weiterhin Vorstufen zur wachsenden Zellplatte hinzufügen. Schließlich fusioniert die Zellplatte mit der Zellwand der Mutterzelle und trennt damit die zwei durch die Zellteilung entstandenen Tochterzellen.

Die **Dictyosomen** des Golgi-Apparates (Kap. 1.4.5) bilden und sezernieren auch die Polysaccharide der Grundsubstanz der pflanzlichen Zellwand, Primär- und Sekundärwand, liefern also Hemicellulosen und Pektine.

Die in diese Grundsubstanz eingebauten **Cellulosefibrillen** werden jedoch **nicht vom Golgi-Apparat geliefert.** Cellulose wird von einem Enzymkomplex, der **Cellulose-Synthetase** synthetisiert. Dieser Enzymkomplex ist an die Plasmamembran der Zelle gebunden. Zuckernukleotide aus dem Cytosol, hauptsächlich UDP-Glucose, werden durch die Plasmamembran nach außen transportiert und durch die Cellulose-Synthetase an der Außenfläche der Plasmamembran zu Cellulose verknüpft. Neu gebildete Celluloseketten lagern sich sofort zu Mikrofibrillen zusammen und bilden so eine Schicht auf der Plasmamembran. Da die Celluloseschichten an der Außenseite der Plasmamembran gebildet werden, wird jede neue Wandlamelle unter der vorherigen abgeschieden. Die sekundäre Zellwand besteht daher aus konzentrisch angeordneten Lamellen. Diese schichtweise Verdickung der Celluloseschichten wird als **Appositionswachstum** bezeichnet. Die Schichtung der pflanzlichen Sekundärwände ist im Lichtmikroskop zu erkennen (Abb. 1.20).

Die Zellwand wird von zahlreichen Poren, den Tüpfelkanälen durchzogen (Abb. 1.20). Durch diese Tüpfelkanäle ziehen sich das Endoplasmatische Retikulum und andere Bestandteile des Protoplasmas hindurch und vernetzen so die Protoplasten benachbarter Zellen. Diese Plasmastränge, die Plasmodesmen, verbinden also die Protoplasten eines Gewebes zu einem gemeinsamen Protoplasten, dem **Symplasten.** Die Plasmodesmen bilden somit Transportwege für den Stofftransport zwischen den Zellen eines Gewebes.

Auch Pflanzenviren, z. B. das Tabakmosaikvirus, können sich über die Plasmodesmen von Zelle zu Zelle ausbreiten.

Der pflanzlichen Zellwand kommen also Trenn- und Transportfunktionen zu. Die Transportfunktion der Zellwand äußert sich auch im extrazellulären Wasser- und Stofftransport. Diesem liegen Diffusionsvorgänge zugrunde. Er kann durch Ausbildung besonderer Wandstrukturen gelenkt und geregelt werden.

1.2.2.2 Schichtenbau der Zellwand

Die Zellplatte bildet in der fertigen Zellwand die **Mittellamelle** (Abb. 1.21), die die einzelnen Zellen eines Gewebes zusammen hält. Sie besteht aus **Pektinen** und erscheint im Elektronenmikroskop homogen. Auf die Mittellamelle lagern die beiden neu entstandenen Zellen beidseitig ihre Primärwand auf. Dies erfolgt bereits während des Wachstums der Zellplatte. **Die Primärwand** bildet eine feine elastische, verformbare Haut. Sie wird aus **Pektin und Hemicellulosen** aufgebaut, ist also chemisch ähnlich zusammengesetzt wie die Mittellamelle. In diese Grundsubstanz (Matrix) aus Pektin und Hemicellulosen sind miteinander verflochtene, submikroskopische Cellulosefibrillen als Gerüstsubstanz eingestreut (**Streutextur**). Die Primärwand ist elastisch und dehnbar und kann sich der Größenzunahme beim Wachstum der Zelle anpassen. Nach Erreichen der endgültigen Zellgröße verbinden Proteine die eingestreuten Cellulosefibrillen und stabilisieren so die Primärwand. Beteiligt an diesem Stabilisierungsprozess sind u. a. hydroxyprolinreiche Glykoproteine (HPRG, siehe unten).

Gegen Abschluss des Streckungswachstums der Zelle wird auf die Primärwand eine Verdickungsschicht abgelagert, die **Sekundärwand** als eigentliche **Festigungsschicht der Zellwand.** In der Sekundärwand herrschen die **Cellulosefibrillen** vor, der Anteil der Grundsubstanz (Matrix) tritt zurück. Die Cellulosefibrillen sind hier parallel gelagert und verkleben streckenweise miteinander. Dies verleiht der Sekundärwand eine **Paralleltextur.** Die Fibrillen verlaufen meist schraubenförmig

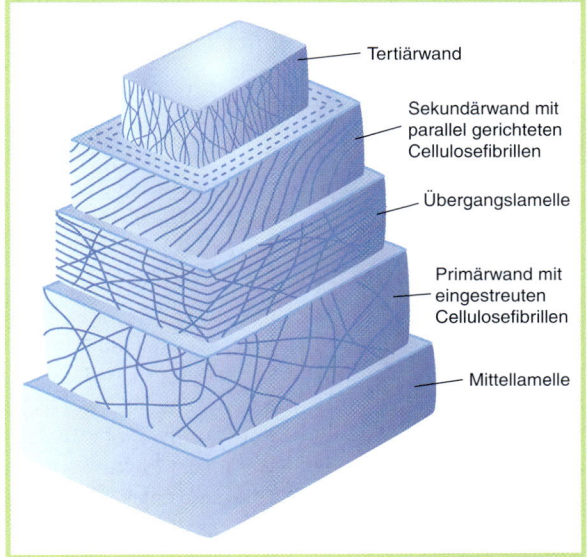

Tertiärwand

Sekundärwand mit parallel gerichteten Cellulosefibrillen

Übergangslamelle

Primärwand mit eingestreuten Cellulosefibrillen

Mittellamelle

Abb. 1.21 Schema des Schichtenbaus der pflanzlichen Zellwand

um das Zell-Lumen herum (Schraubentextur). Das wird vor allem in den Ring- und Schraubenverdickungen der Tracheiden und Gefäße deutlich (Kap. 2.1.5). Die Sekundärwände pflanzlicher Zellen können, besonders bei Steinzellen oder Faserzellen, erhebliche Stärke erreichen. Die Sekundärwand weist immer einen **Schichtenbau** auf. Dieser äußert sich in einer mikroskopisch sichtbaren **Lamellenstruktur** der Sekundärwand. Besonders deutlich ist dies bei Sklerenchymfasern zu erkennen. Die einzelnen Schichten werden nacheinander durch **Appositionswachstum** aufgelagert. Die Strichrichtung der Fibrillen der verschiedenen Lamellen verkreuzt sich meist, wodurch die Sekundärwand zusätzlich verfestigt wird. In der Sekundärwand lagern sich kettenförmig verknüpfte Cellulosemoleküle zu einem Mizellarstrang (Elementarfibrille) zusammen. In manchen Abschnitten des Mizellarstranges sind die Cellulosemoleküle so geordnet, dass sich die Struktur eines Kristallgitters ergibt. Diese Bereiche werden als Mizellen bezeichnet. Sie wechseln mit weniger geordneten Abschnitten der Mizellarstränge ab.

Mehrere **Mizellarstränge** lagern sich zu einer **Mikrofibrille** zusammen. Die Zwischenräume zwischen den Mikrofibrillen sind die Intermizellarräume. Sie sind für Wasser und kleinere Moleküle zugänglich. Die Mikrofibrillen können sich zu **Makrofibrillen** zusammenlagern. Die Art der Anordnung der Mikrofibrillen in einer Ebene wird als Textur bezeichnet.

Durch den Aufbau aus Fibrillen ergibt sich in der Zellwand ein System feiner Kapillaren, wo Wasser, Ionen und kleinere Moleküle aufgenommen und geleitet werden können.

Der Sekundärwand ist schließlich eine innere, **sehr dünne Tertiärwand**, aufgelagert. Ähnlich der Primärwand besteht sie zum großen Teil aus Pektinen als

Grundsubstanz. In die Tertiärwand sind wieder Fibrillen eingelagert. Im Gegensatz zur Primärwand sind die Fibrillen hier jedoch parallel geschichtet, weisen also wie in der Sekundärwand eine Paralleltextur auf.

> Die pflanzliche Zellwand besteht aus einer gelartigen Grundstruktur (Matrix), in die mehr oder weniger dicht Cellulosefibrillen eingelagert sind. In der Zellwand der Pflanze finden sich Cellulose, Pektine, Hemicellulosen und Polypeptide.

In der lebenden Zelle ist die Zellwand durch Wasser stark gequollen. Sie erlaubt im Gegensatz zur Plasmamembran die freie Diffusion von Wasser und Ionen und ist für im Wasser gelöste Stoffe permeabel (freier Diffusionsraum).

Durch sekundäre Ein- und Auflagerungen, also **Inkrustierungen** und **Adkrustierungen**, werden Struktur und Eigenschaften der Zellwand stark verändert.

1.2.2.3   Die chemische Zusammensetzung der pflanzlichen Zellwand

Gerüstsubstanzen

Die wichtigste pflanzliche Gerüstsubstanz ist die **Cellulose.** Dies ist eine hochpolymere Verbindung, die sich aus Glucosemolekülen zusammensetzt, die 1,4-β-glykosidisch miteinander zu langen, gestreckten Ketten verknüpft sind. Die Ketten- oder Fadenmoleküle der Cellulose kommen in der Natur nie frei vor, sondern stets in einem Kettengitterverband. Große Teile dieses Verbandes sind kristallin angeordnet (Mizellen). In den Sekundärwänden von Pflanzenfasern sind etwa 70 % der Ketten kristallin geordnet und etwa 30 % ungeordnet.

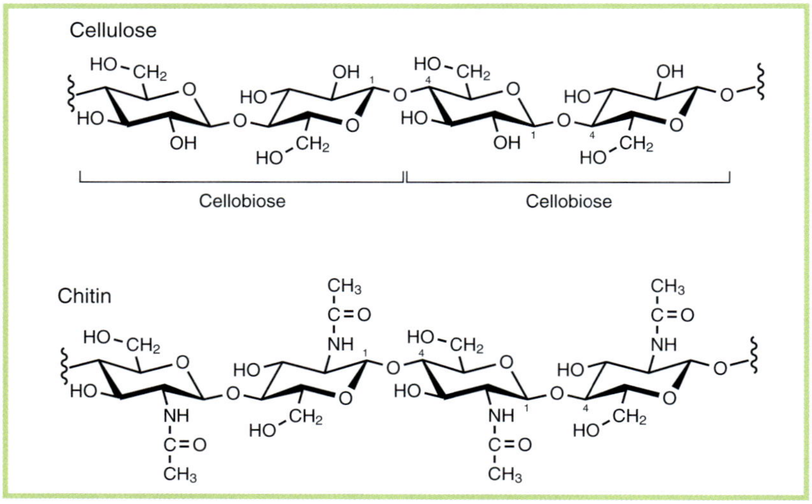

Abb. 1.22 Gerüstsubstanzen pflanzlicher und pilzlicher Zellwände

Die Cellulose kommt in allen Zellwänden von Höheren Pflanzen vor, ebenso in den Zellwänden der Grünalgen. Auch bei Rot- und Braunalgen ist sie verbreitet (Zellwände von Algen s. Kap. 10 und 11). Die Zellwände von Pilzen enthalten entweder Cellulose oder Chitin als Gerüstsubstanz (Abb. 1.22).

Grundsubstanzen

Neben der Cellulose kommen, sowohl in der Primär- als auch in der Sekundärwand, Heteropolymere vor, die man den zwei Polysaccharidklassen **Pektinstoffe** und **Hemicellulosen** zuordnet.

Pektinstoffe: Der Grundbaustein der Pektine ist die **Galacturonsäure.** Diese ist durch α-1,4-glykosidische Bindungen zu hochpolymeren Ketten verbunden. Die α-1,4-Polygalacturonsäure ist die Pektinsäure, eine vielwertige Säure, mit zahlreichen Carboxylgruppen. Die Carboxylgruppen können mit Mg^{2+}- oder Ca^{2+}-Ionen leicht Salze bilden (Pektate). Pektinsäure ist eine sehr schwache Säure. In der Pflanze ist ein großer Teil der Carboxylgruppen mit Methylalkohol verestert. Solche veresterten Pektinsäuren werden als **Pektine** bezeichnet. Durch die zahlreichen hydrophilen Gruppen können Pektine starke Hydrathüllen ausbilden. Sie sind außerordentlich stark quellbar (Abb. 1.23).

> Pektine sind im wesentlichen Polygalacturonsäuren, mit wechselnden Anteilen von D-Galactosyl-, L-Arabinosyl- oder L-Rhamnosylresten.

Hemicellulosen: Hemicellulosen sind kurzkettige und teilweise lösliche Polymere, die aus Xylosyl-, Glucosyl-, Galactosyl-, Arabinosyl- oder Mannosylresten aufgebaut sind. Je nach dominierendem Zucker spricht man von **Xylanen**, **Galactanen** oder z. B. von **Arabino-** galactanen, wenn Arabinose und Galactose im Polymer etwa gleich häufig sind.

Hemicellulosen dienen in der Pflanze, neben ihren Funktionen beim Aufbau der Zellwand, vielfach als **Reservesubstanzen**.

Die Polysaccharide der Matrix sind also chemisch außerordentlich heterogen. Diese Heterogenität der chemischen Zusammensetzung ist offensichtlich die Voraussetzung für wichtige physiologische Funktionen der Matrix-Polysaccharide. Sie sind z. B. an der Steuerung des Pollenschlauchwachstums im Griffel beteiligt. Oligosaccharide der Matrix wirken offensichtlich auch regulierend auf Wachstums- und Entwicklungsvorgänge der Pflanze ein.

Glykoproteine: In der Zellwand der Pflanzen finden sich Glykoproteine mit einem hohen Anteil an hydroxylierten Prolinen. Sie werden deshalb als **Hydroxyprolinreiche Glykoproteine** (HPRG) bezeichnet und sind im Pflanzenreich ubiquitär. In vielen Primärwänden können Glykoproteine bis zu 10 % des Trockengewichts ausmachen. HPRG bilden in der Zellwand ein räumliches Netzwerk und tragen so zur Verkittung und Verfestigung der Zellwand bei. Die Hydroxyprolin-Reste sind meist glykosyliert. Bei den Pinopsida sind es 79 bis 86 %; bei den Angiospermae findet man bei den Monocotyledoneae 25 bis 34 % und den Dicotyledoneae 87 bis 97 % glykosylierte Proline.

1.2.2.4 Inkrustierungen

Die Zellwand verändert nicht nur ihre Gestalt durch die Bildung von sekundären Verdickungsschichten. Sie verändert sich auch in ihrer stofflichen Zusammensetzung. Zu der bereits vorhandenen Grundsubstanz der Matrix und der Gerüstsubstanz der Cellulosefibrillen treten durch nachträgliche Einlagerung weitere Wand-

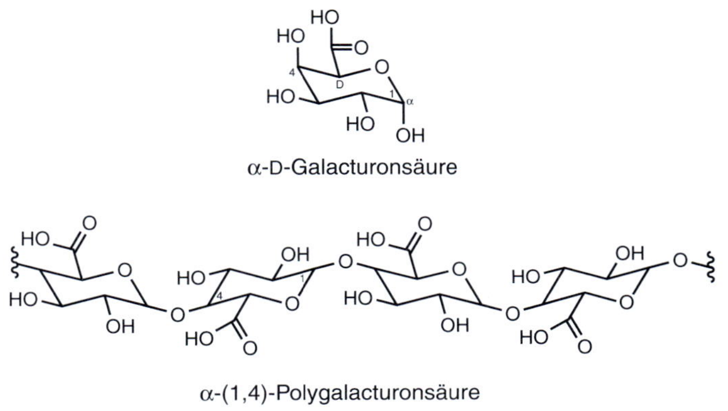

α-D-Galacturonsäure

α-(1,4)-Polygalacturonsäure

Abb. 1.23 Grundsubstanzen pflanzlicher Zellwände

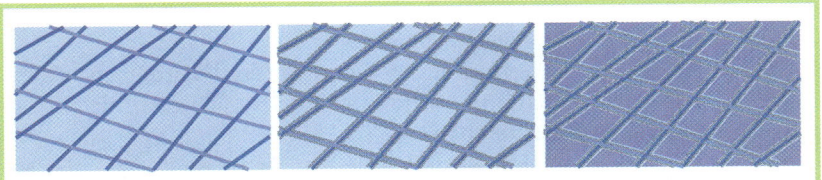

Abb. 1.24 Inkrustierung der pflanzlichen Zellwand

stoffe, so genannte **Inkrusten** hinzu. Erst durch solche Inkrustationen wird die Wand zu einem starren, festen Gehäuse (Abb. 1.24).

Der weitgehende Ersatz der Grundsubstanz (Matrix) der Zellwände durch Lignin verleiht den Zellwänden die Fähigkeit, starken mechanischen Belastungen zu widerstehen. Auf diese Weise werden Zellen stabilisiert, deren Form nach Absterben der Protoplasten nicht mehr durch den Turgordruck aufrechterhalten werden kann.

Verholzung

Die wichtigste Zellwandinkrustierung ist die **Verholzung** oder **Lignifizierung.** Bei der Differenzierung der pflanzlichen Gewebe verholzen einzelne Zellen, Zellgruppen oder ganze Zellverbände. Im Allgemeinen stirbt die Zelle nach der Verholzung (Lignineinlagerung) der Zellwand ab. Von dieser Lignifizierung kann je nach Zell- und Gewebetyp die Mittellamelle und die Primärwand (manche Bastfasern) oder die Sekundärwand (z. B. Leitelemente des Xylems, Steinzellen) betroffen sein. In den Sekundärwänden erfolgt die Verholzung durch Umkleidung der Cellulosefibrillen mit Lignin. Bei der Verholzung der verschiedenen Schichten der Zellwand wird die Grundsubstanz der Matrix weitgehend durch Lignin ersetzt. Lignineinlagerungen finden sich bei Farnen und Samenpflanzen.

Lignineinlagerungen können in **Mittellamelle, Primärwand** und **Sekundärwand** mit Phloroglucin-HCl (Rotfärbung) oder Anilinsulfat (Gelbfärbung) nachgewiesen werden (Reagenzien DAB/PhEur).

Man kennt drei chemisch verschiedene Formen von Ligninen, bei Liliidae, Magnoliidae und Pinopsida. Vorstufen der Lignine sind Phenylpropane wie *p*-Cumarylalkohol, Sinapylalkohol und Coniferylalkohol, die sich von Zimtsäure und damit vom Phenylalanin ableiten (Abb. 1.25). Sie werden im Cytoplasma gebildet und als Glykoside über Golgi-Vesikel aus der Zelle ausgeschieden. In der Zellwand werden die Glykoside durch eine β-Glucosidase gespalten. Die freigesetzten Alkohole werden enzymatisch vermutlich unter Einwirkung von Peroxidasen zu Radikalen dehydriert und polymerisieren zum dreidimensionalen Lignin. Die Riesenmoleküle des Lignins durchwuchern das Gerüst der Cellu-

lose-Mikrofibrillen. Die ursprüngliche Zellwandmatrix wird durch Lignin ersetzt. Lignin ist nach der Cellulose mengenmäßig die zweithäufigste organische Substanz in der Natur.

> Lignine sind Mischpolymerisate aus Phenylpropanderivaten, die in den Interfibrillärräumen der Zellwände polymerisiert werden. Die Ligninmoleküle sind mit den Polysacchariden der Zellwand kovalent verknüpft.

Einlagerung von Gerbstoffen

Die Grundsubstanz wird jedoch nicht vollständig durch Lignin ersetzt. Es können des weiteren Gerbstoffe, Kernholzfarbstoffe und Mineralstoffe eingelagert werden. Diese Einlagerungen erfolgen erst nach längerer Zeit in die ausdifferenzierte Zellwand. Ein typisches Beispiel für solche Einlagerungen ist die Bildung des gefärbten Kernes mancher Hölzer. Man spricht deshalb auch von einer Verkernung. Hierunter wird vor allem die Einlagerung von Gerbstoffen verstanden.

Mineralisierung

Zellwände enthalten Mineralstoffe. In alternden Zellen häufen sich oft schwer lösliche Substanzen wie Kieselsäure und Calciumsalze an. Auch schwer lösliche Mangan- und Eisensalze können in Zellwänden eingelagert werden. Sie füllen im Laufe der Zeit die Räume zwischen den Cellulosefibrillen aus. Auf diese Weise werden vor allem Epidermen von Blättern, aber auch die Zellwände von Hölzern mineralisiert. Die Mineralisierung der Zellwand kann einen so hohen Grad erreichen, dass besondere mineralisierte Protuberanzen (Auswucherungen) gegen das Zellinnere gebildet werden. Solche Cystolithen finden sich gehäuft in manchen Pflanzenfamilien, z. B. den Moraceen, und tragen zur mikroskopischen Charakterisierung von Drogen bei, beispielsweise die Cystolithen von Hanf (*Cannabis sativa*, Fam. Cannabaceae), die sich dort in Haarbildungen finden.

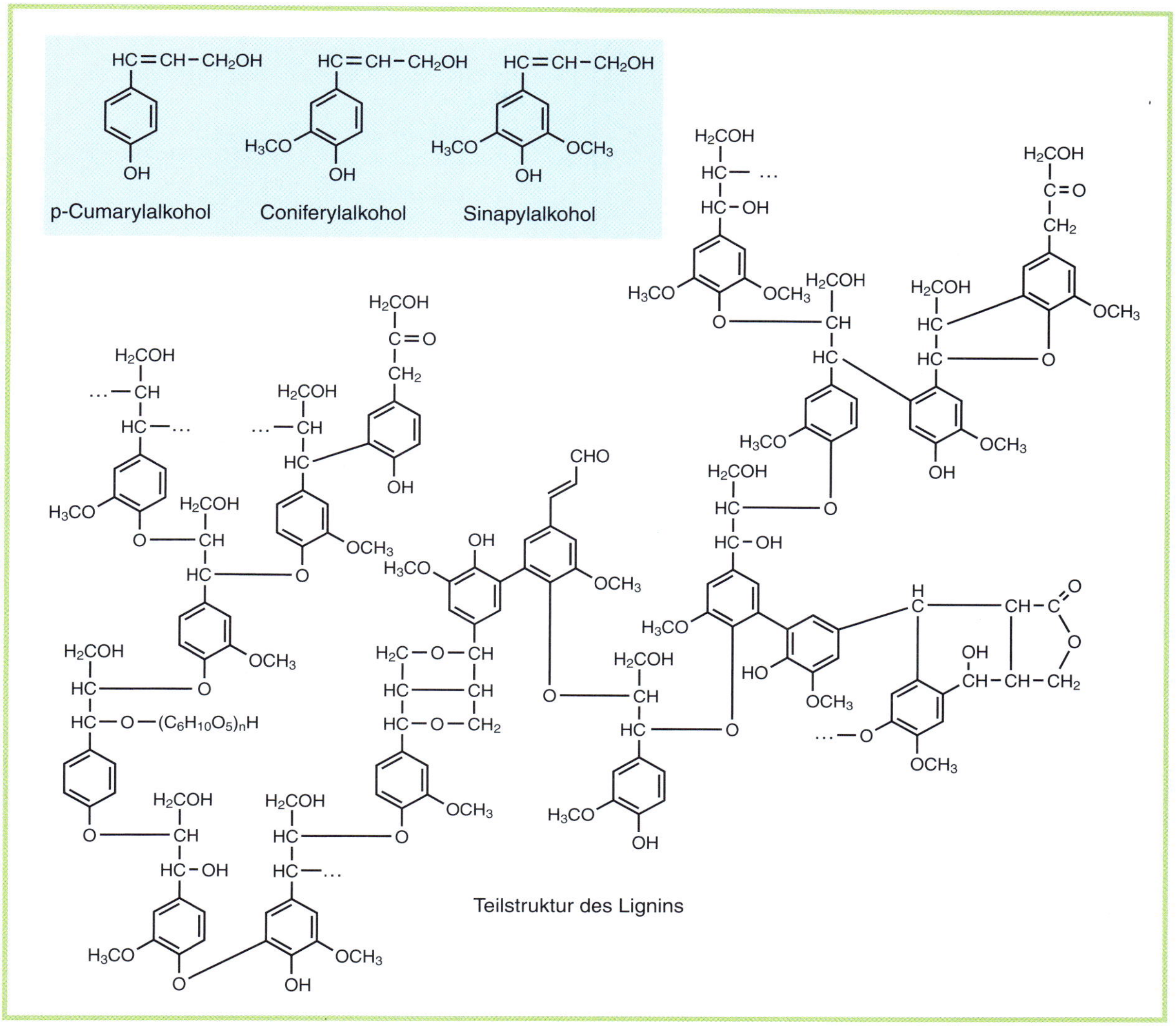

Abb. 1.25 Grundbausteine des Lignins (hier Lignin der Pinopsida). Die Ligninmoleküle bilden komplexe dreidimensionale Gerüste. Die Vorstufen *p*-Cumarylalkohol, Sinapylalkohol und Coniferylalkohol sind oben farblich unterlegt dargestellt. Der histochemische Ligninnachweis mit saurem Phloroglucin beruht auf Halbacetalbildung mit den Carbonylgruppen des Lignins.

1.2.2.5 Adkrustierungen

Bildung einer Cuticula

Zellen von äußeren Abschlussgeweben werden nach außen mit einer für Wasser schwer durchlässigen Schicht, der **Cuticula,** überzogen. Sie besteht aus lipophilen Substanzen (**Cutin**) und lässt sich besonders nach Anfärbung durch Fettfarbstoffe (z. B. Sudan-III-Glycerol) mikroskopisch nachweisen. Die Cuticula wird als halbfeste Masse durch die Außenwand der sich differenzierenden Zellen ausgeschieden und erstarrt dort infolge nachträglicher chemischer Veränderungen. Bei Pollenkörnern ist die Cuticularschicht oft auffallend strukturiert. Die Außenschicht der Pollenkörner, die cutinisierte Exine, gibt diesen ein charakteristisches Aussehen. Die Cuticula selbst kann noch durch eine **Wachsschicht** nach außen abgegrenzt werden. Zahlreiche Blattdrogen lassen deutlich die aufgelagerte Cuticula erkennen, z. B. Uvae ursi folium PhEur.

Verkorkung

Bei manchen Zellen ist der Zellwand auf der Innenseite eine Schicht aus einem lipophilen Wandstoff (**Suberin**) aufgelagert. Dies ist die Kork- oder Suberinlamelle. Diese **Suberinlamelle** findet sich beispielsweise in „Korkzellen" des Periderms, in Zellen der Hypodermis

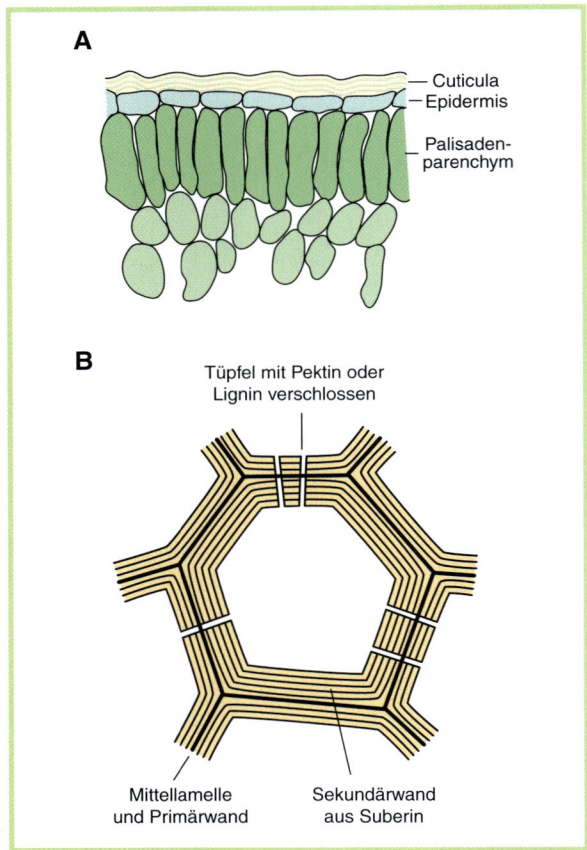

Abb. 1.26 Adkrustierungen: A. Cuticula bei Bärentraubenblättern, **B.** Feinbau einer verkorkten Zellwand

oder Endodermis sowie in Exkretbehältern. Nach Bildung der Korklamelle stirbt die Zelle rasch ab. Die Korklamelle wird auf die Primärwand aufgelagert und bildet in verkorkten Zellen die Sekundärwand, die also in solchen Fällen aus Suberin besteht, dem keinerlei Gerüstsubstanz eingelagert ist. Nach elektronenmikroskopischen Befunden wechseln in der Suberinschicht Lamellen aus Suberin mit monomolekularen Lipidfilmen ab. Diese unterbinden, als extrem hydrophobe Zwischenschichten, sehr weitgehend den Wasserdurchtritt durch solche Zellwände (Abb. 1.26).

1.2.3   Säugetiere

Tierische Zellen (s. Abb. 1.4) haben keine stabile Zellwand, besitzen aber in der Regel eine aufwändige extrazelluläre Matrix. Diese besteht aus fibrillären Proteinen wie Kollagen und Glykoproteinen.

Die extrazelluläre Matrix übernimmt ganz unterschiedliche Aufgaben:

- Sie hält Zellen in Geweben zusammen
- Sie trägt zu den mechanischen Eigenschaften von Geweben und Organen bei (Knochen, Knorpel, Haut)
- Sie beeinflusst den Stofftransport
- Sie enthält wichtige „Antennen" für die Zell-Zell-Kommunikation

Nervengewebe besitzt nur wenig extrazelluläre Matrix, Knochen und Knorpel hingegen sehr viel. Auch die **Basalmembran** ist eine Form der extrazellulären Matrix. Es handelt sich hierbei um eine Schicht, die an der basalen (unteren) Seite von Epithelien zu finden ist und die als stabilisierende Schicht Epithel mit dem darunterliegenden Gewebe mechanisch verbindet bzw. physiologisch von ihm trennt, z. B. Nierenzellen von einem Blutgefäß.

Die Zusammensetzung der so genannten **extrazelluären Matrix** zeigt zell- bzw. gewebetypische Unterschiede. Die extrazelluläre Matrix der Knochenzellen besteht hauptsächlich aus Kollagen und Calciumphosphat und verleiht den Knochen ihre Stabilität. Andere extrazelluläre Matrices bestehen aus riesigen Molekülen, deren molekulare Masse mehr als 100 Millionen Dalton betragen kann. Diese komplex aufgebauten **Proteoglykane** bestehen im Wesentlichen aus langen Mucopolysaccharid-Ketten, die kovalent mit Proteinen verknüpft sind.

●●● Zusammenfassung

Zellwände. Die Zellen von Bakterien sind von einer festen, komplex zusammengesetzten Zellwand umgeben. Für die Stützfunktion wesentlich ist die Mureinschicht. Aufbau und Umbau der bakteriellen Zellwand kann durch verschiedene Antibiotika (Penicilline, Cephalosporine, Vancomycin) spezifisch gehemmt werden.

Zellen höherer Pflanzen besitzen eine Zellwand, deren Hauptbestandteil in der Regel Cellulose ist.

Die pflanzliche Zellwand gibt der Zelle die äußere Form und verleiht ihr mechanische Festigkeit. Sie weist einen Schichtenbau auf. Die Mittellamelle, die aus der Zellplatte entsteht, besteht aus Pektinen. Die Grundsubstanz (Matrix) der Primärwand wird aus Pektin und Hemicellulosen aufgebaut. In diese Matrix aus Pektin und Hemicellulose sind Cellulosefibrillen eingestreut. Die Primärwand ist elastisch verformbar. Die Sekundärwand ist die eigentliche Festigungsschicht der pflanzlichen Zellwand. Sie besteht hauptsächlich aus Cellulosefibrillen. Diese sind parallel gelagert. Die Sekundärwand weist immer einen Schichtbau aus unterschiedlich gelagerten Schichten von Cellulosefibrillen auf. Dieser Schichtenaufbau erfolgt durch Appositionswachstum. Die Tertiärwand besteht wieder in der Hauptsache aus Pektinen, in die Cellulosefibrillen eingelagert sind. In die Zellwand sind Inkrusten eingelagert,

z. B. Lignin, Gerbstoffe (Phlobaphene) und Mineralsalze. Auflagerungen auf die Zellwand (Adkrusten) sind Cutin und Suberin. Pflanzliche Zellwände bestehen aus Grundsubstanzen und Gerüstsubstanzen. Wichtigste Gerüstsubstanz der Zelle höherer Pflanzen ist Cellulose (Grundbaustein β-D-Glucose). Grundsubstanzen sind Pektine (Grundbaustein Galacturonsäure) und Hemicellulosen.

Die **Zellwände von Pilzen** können Cellulose oder Chitin (Grundbaustein *N*-Acetylglucosamin) als Gerüstsubstanz enthalten.

Tierische Zellen besitzen keine Zellwand, besitzen aber in der Regel eine komplexe extrazelluläre Matrix aus fibrillären Proteinen und Glykoproteinen.

1.3 Biomembranen

1.3.1 Chemie und Aufbau

Membranen sind wesentliche Strukturelemente der Zelle, für deren Funktionen sie eine zentrale Rolle spielen. **Die Plasmamembran,** bei pflanzlichen Zellen auch **Plasmalemma** genannt, grenzt den **Protoplasten** nach außen ab. Bei Pflanzen setzt sich diese äußere Plasmamembran über die Plasmodesmen in den Membranen der Nachbarzellen fort. Hier begrenzen also die Plasmamembranen eines Gewebes oder auch des gesamten Organismus eine Einheit, einen **Symplasten.** Membranen umschließen Vakuolen im Inneren der Zelle, z. B. die **Tonoplastenmembran** die große Zentralvakuole bei Pflanzenzellen. Weiter werden wichtige Zellorganellen, wie **Mitochondrien, Chloroplasten, Dictyosomen,** der **Zellkern** usw. von Membranen umgeben. Das Membransystem des **Endoplasmatischen Retikulums** bildet

Tab. 1.13 Membranfunktionen

Abgrenzung und Kompartimentierung innerer Milieus

Diffusionsbarriere

Osmotische Regulation

Stoffaustausch (passiver, aktiver und Massen-Transport)

Energietransformation (Photosynthese, Atmung)

Elektronentransport

Drüsenfunktion

Sensorische Erregungsbildung

Reizleitung in Nerven

Träger von Enzymen

Chemische Informationsübertragung

Stoffwechselvorgänge

in der Zelle ein ausgedehntes System von Kanälen, deren Lage sich ständig verändert. Durch Membranen wird die Zelle der Eukaryonten in zahlreiche Reaktionsräume, so genannte Kompartimente, gegliedert, die besondere Stoffwechsel-, Transport- und Speicherfunktionen übernehmen. Etwa 60 bis 90 % der Zellmasse sind Membranen. Der geordnete Verlauf von Lebensprozessen hängt wesentlich davon ab, dass bestimmte Stoffe durch die Membran hindurchtransportiert, andere wiederum zurückgehalten werden.

Membranen trennen zwar **Zellkompartimente** voneinander, erlauben jedoch einen **spezifischen Stofftransport** zwischen den Kompartimenten. Sie sind also im strengen Sinne stets **selektiv permeabel** und regeln den spezifischen Ein- und Austritt von Molekülen und Ionen in die und aus der Zelle, resp. in die verschiedenen Kompartimente innerhalb des Protoplasten.

Biologische Membranen sind also keineswegs nur Hüllen. Es sind vielmehr **hochspezifische Vermittler** zwischen Innen und Außen, also zwischen Zelle und Umgebung oder zwischen Organell und Cytosol. Die unterschiedlichen Funktionen verschiedener Zellen und Organellen bedingen die Konstruktion der jeweiligen Membran und die Eigenschaften der darin eingelagerten Proteine.

Biomembranen dienen einerseits als **Diffusionsbarrieren,** andererseits ermöglichen sie einen **selektiven Stoffaustausch. Sie erfüllen** somit **Trenn- und Verbindungsfunktionen.** Biomembranen bilden die **strukturelle Basis von Enzymen** und können damit spezielle Stoffwechselfunktionen erfüllen. So werden z. B. zahlreiche **Energietransformationen** im Zuge der Photosynthese oder der Atmung durch membrangebundene Enzyme katalysiert und laufen an Membranen ab. Schließlich sind Biomembranen beteiligt an **Reizaufnahme, Erregungsbildung, Reizleitung** und chemischer Informationsübertragung (Tab. 1.13).

1.3.1.1 Stoffliche Zusammensetzung

Organisation und Funktion der Biomembranen beruhen auf ihrer stofflichen Zusammensetzung: Lipide, Proteine, Kohlenhydrate. Lipide sind für die Integrität der Membranen verantwortlich, Proteine regulieren den Stofftransport und dienen als Signalempfänger, Kohlenhydrate sind an Lipide oder Proteine (Glykolipide, Glykoproteine) gebunden und an Zell-Zellerkennung oder der spezifischen Erkennung bestimmter Moleküle beteiligt. Die Dicke der Biomembranen beträgt durchschnittlich 7 bis 8 nm. Biomembranen können sich auch zu **Doppel- oder Mehrfach-Membranen** parallel anordnen, wie etwa bei Mitochondrien und Zellkern oder der Myelinscheide von Nervenzellen.

Lipide (s. Kap. 4.4) bilden die Grundsubstanz, die Matrix der Membranstruktur. Auf Grund ihrer hydrophoben Eigenschaft bilden sie die Phasengrenze zwischen zwei wässrigen Kompartimenten.

Für die Stabilität der Membranen sind ferner neutrale Lipide, **Steroide** wie **Cholesterol** wesentlich. Cholesterol kommt v. a. in den Membranen tierischer Zellen vor. Cholesterol lagert sich in die Zwischenräume von benachbarten Phospholipidmolekülen ein, versteift damit die Lipiddoppelschicht und vermindert ihre Fluidität und Permeabilität.

Die **Proteine** (s. Kap. 4.3) der Membranen können **Strukturproteine oder Enzyme** sein. Die Ausstattung mit Enzymen variiert stark, je nach den speziellen Funktionen einer Membran. Eine Gruppe von Enzymen, die **Adenosintriphosphatasen** (ATPasen), scheint jedoch in allen Membranen vorzukommen. Diese Enzyme spalten ATP und setzen so die Energie frei, die für den aktiven Transport von Stoffen durch die Membran notwendig ist.

Manche Biomembranen enthalten beträchtliche Mengen an **Kohlenhydraten** (s. Kap. 4.2). Diese befinden sich an der Außenseite der Membran und sind kovalent an Lipide oder Proteine gebunden. Der Kohlenhydratanteil von Glykolipiden kann sich verändern, z. B. wenn eine Zelle zur Tumorzelle entartet.

Außerdem sind ein- oder mehrwertige **Kationen,** insbesondere Ca^{2+} und Mg^{2+}, Bestandteile der Membranen. Sie sind für deren Stabilität sehr wesentlich.

Diese grundsätzliche chemische Zusammensetzung ist allen bisher untersuchten Zellmembranen gemeinsam, wohl kann sich aber der chemische Charakter der Lipide, ihr Mengenverhältnis und die speziellen Eigenschaften der Proteinschichten mit dem Zelltyp und der Funktion der Zelle ändern.

1.3.1.2 Struktur von Membranen

Biologische Membranen, also die Plasmamembran, der Tonoplast und die Biomembranen von Zellorganellen im Inneren der Zelle, haben die gleiche Grundstruktur. Sie lassen sich im Elektronenmikroskop nach entsprechender Kontrastierung als Doppellinien darstellen und bestehen aus Lipid- und Proteinmolekülen.

Biomembranen sind veränderliche, fließende Strukturen. Die meisten der Lipid- und Proteinmoleküle sind in der Membranebene beweglich.

Die **Lipidmoleküle** sind in einer zusammenhängenden Doppelschicht angeordnet. Diese bildet die Grundstruktur einer Biomembran. Die Lipiddoppelschicht dient als Diffusionsbarriere für viele wasserlösliche (hydrophile) Moleküle.

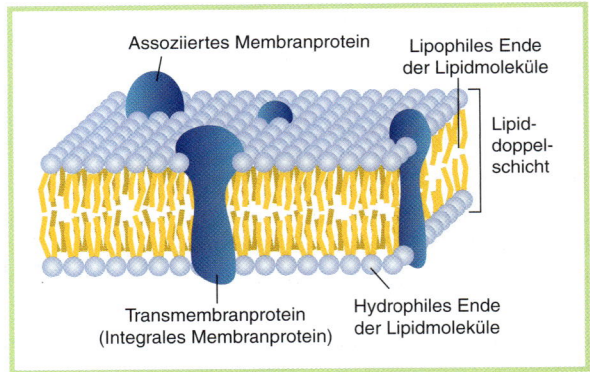

Abb. 1.27 Zellmembran. Schematische, dreidimensionale Abbildung eines kleinen Ausschnitts

Die **Proteinmoleküle** sind in die Lipiddoppelschicht integriert oder an eine ihrer Oberflächen assoziiert (Abb. 1.27). Integrale Proteine bilden die Basis für die Transportleistungen der Zelle, z. B. als Ionenpumpen, oder Carrierproteine, sowie für Signaltransduktion. Assoziierte Proteine sind reversibel an die Oberfläche von Membranen gebunden.

Die Membranproteine vermitteln die meisten, spezifischen Funktionen einer Biomembran, z. B. als Transportproteine, Enzyme, Rezeptoren oder Bindungsproteine zum Cytoskelett. **Biomembranen sind asymmetrisch.** Die innere und die äußere Oberfläche unterscheiden sich in der Zusammensetzung ihrer Lipide und Proteine. Dies spiegelt unterschiedliche Funktionen der verschiedenen Bereiche einer Biomembran wider.

Viele Proteine können frei in der Membran wandern, manche scheinen auch in spezifischen Membranregionen verankert zu sein. Die freie Beweglichkeit eines Proteins in einer Membran kann dadurch behindert sein, dass es mit einer cytoplasmatischen Domäne an das Cytoskelett gebunden ist oder dadurch, dass es sich zusammen mit anderen Proteinen auf einem **Lipidfloß** (lipid raft) befindet. Die Lipide, aus denen diese Flöße aufgebaut sind, haben eine andere Zusammensetzung als die umgebenden Phospholipide und können Proteine festhalten.

Eine Biomembran besitzt daher eine **Mosaikstruktur,** die veränderlich ist und damit unterschiedliche Domänen mit unterschiedlichen Funktionen bilden und verändern kann. Man spricht deshalb von einer flüssigen Mosaikstruktur oder beschreibt die Membranen nach dem „Fluid mosaic"-Modell.

Biomembranen sind nicht fest und starr. Die Membranen unterschiedlicher Zellorgane können ineinander übergehen und dabei ihre Funktionen wechseln.

> Die Grundstruktur einer biologischen Membran besteht aus einer Doppelschicht von Lipidmolekülen.

1.3.1.3 Membranlipide

Die Lipidschicht biologischer Membranen ist ein Flüssigkeitsfilm, dessen Moleküle sich in seitlicher Richtung bewegen können. Dabei sind die Lipidmoleküle in der Membran so angeordnet, dass ihr hydrophiles Ende nach außen, ihr lipophiles Ende nach innen gerichtet ist (Abb. 1.28). Die Lipidmoleküle sind gewöhnlich in ständiger thermischer Bewegung und können sich innerhalb der Membranebene frei bewegen. Trotzdem ist die Doppelschicht stabil, da die Lipidmoleküle in ihr die günstigste Orientierung haben.

Ein wichtiger Faktor für die Fließeigenschaften der Biomembranen von tierischen Zellen ist das Cholesterol. Darüber hinaus beeinflusst es die Durchlässigkeit für kleinere wasserlösliche Moleküle und erhöht die mechanische Festigkeit der Lipiddoppelschicht.

Wichtig für die Fluidität von Biomembranen ist auch der Bau der Fettsäuremoleküle in den Membranlipiden.

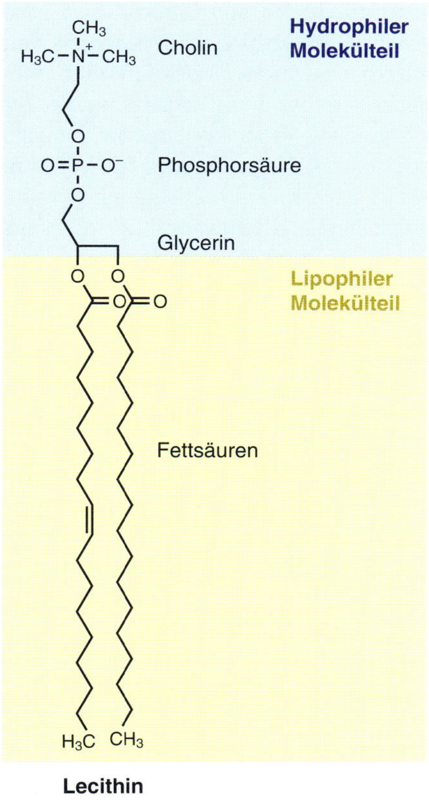

Abb. 1.28 Aufbau eines Phospholipids

In der Regel liegt in einem Molekül eine ungesättigte und eine gesättigte Fettsäurekette unterschiedlicher Länge vor. Dies verhindert Phasentrennungen in der Lipiddoppelschicht.

Membranlipide haben selten eine spezifische biologische Funktion. Da sie aber die Grundsubstanz einer Biomembran darstellen, bestimmen sie auch im Wesentlichen deren physikochemischen Eigenschaften, vor allem die Flexibilität und Fluidität. Membranlipide bestehen aus einer polaren (hydrophilen) Kopfgruppe und einem unpolaren (hydrophoben) Schwanzteil. Es sind also amphipathische (amphiphile) Verbindungen.

Den lipophilen, unpolaren Bereich bilden die Acylreste von langkettigen, gesättigten (Palmitinsäure, Stearinsäure) oder ungesättigten (Ölsäure, Linolsäure, Linolensäure, Arachidonsäure, Myristinsäure) Fettsäuren. Die Fluidität einer Biomembran wird durch ihre chemische Zusammensetzung bedingt. Im Vergleich zur Palmitinsäure führt ein höherer Anteil von Myristinsäure, Ölsäure oder Linolsäure zu einer erhöhten Fluidität einer Biomembran.

Bei den **Glycerolipiden** sind die Fettsäuren über Esterbindungen mit Glycerol verbunden.

Die polare Kopfgruppe der Membranlipide besteht aus Phosphosäureestern oder Zuckerresten. Diese können elektrisch neutral oder positiv bzw. negativ geladen sein.

Cholesterol und andere Sterole besitzen als polare Gruppe eine Hydroxylgruppe. Die starre, planare Steroidstruktur, sowie eine unpolare Kohlenwasserstoff-Schwanzgruppe sind zwischen die Fettsäurereste eingelagert. Sie haben einen verfestigenden, stabilisierenden Effekt auf die benachbarten Acylkettenbereiche.

1.3.1.4 Membranproteine

Spezifische Aufgaben biologischer Membranen werden überwiegend von Membranproteinen erfüllt. Viele Membranproteine, so genannte Transmembranproteine, erstrecken sich durch die Lipiddoppelschicht hindurch. Sie besitzen lipophile Bereiche, welche mit den Lipidmolekülen im Inneren der Doppelschicht in Wechselwirkung treten. Die hydrophilen Abschnitte der Transmembranproteine (= Tunnelproteine) ragen auf beiden Seiten aus der Lipiddoppelschicht heraus. Die Transmembranproteine sind meist glykosyliert. Ihre Oligosaccharidketten liegen stets auf der extrazellulären Seite der Membran. Andere Proteine, die mit Membranen assoziiert sind, sind nur an eine der beiden Membranaußenseiten gebunden (Abb. 1.29).

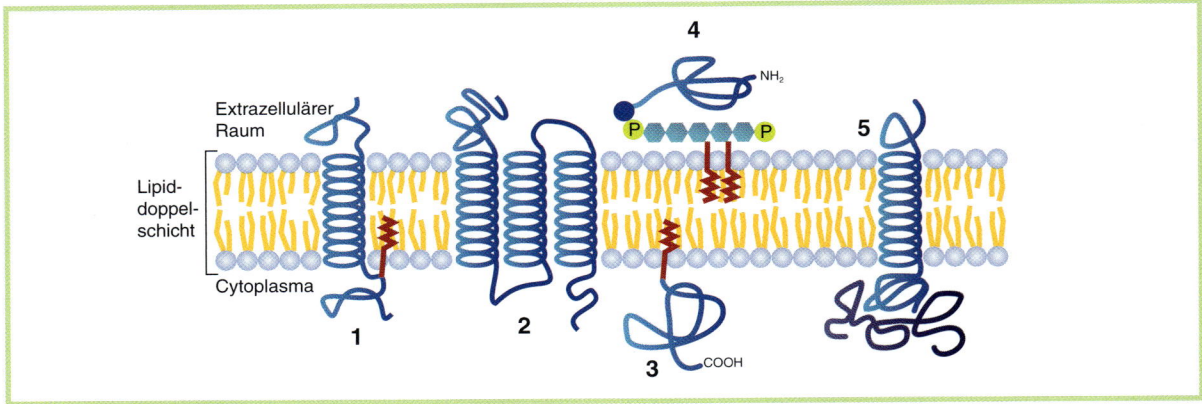

Abb. 1.29 Verknüpfungsarten von Membranproteinen mit der Lipiddoppelschicht. Transmembranproteine durchziehen die Lipiddoppelschicht als einzelne α-Helix (**1**) oder mit mehreren α-Helices (**2**). Andere Membranproteine sind nur über ein kovalent gebundenes Lipid mit der Doppelschicht verbunden (**3**). Auf der Außenseite der Membran können Oligosaccharide an der Bindung beteiligt sein (**4**). Viele Proteine sind auch durch nicht kovalente Wechselwirkungen mit anderen Membranproteinen an die Membran gebunden (**5**).

Funktionen der Membranproteine

Proteine sind an den selektiven aktiven und passiven **Transportvorgängen** durch Biomembranen beteiligt. Sie bieten die Grundlage für die hochselektive Permeabilität der Membran. Andere Proteine dienen als spezifische **Rezeptoren** für Hormone, Neurotransmittersubstanzen, Antigene und Viren. Auch einige **Enzyme** sind in der Biomembran verankert. Damit ist sichergestellt,

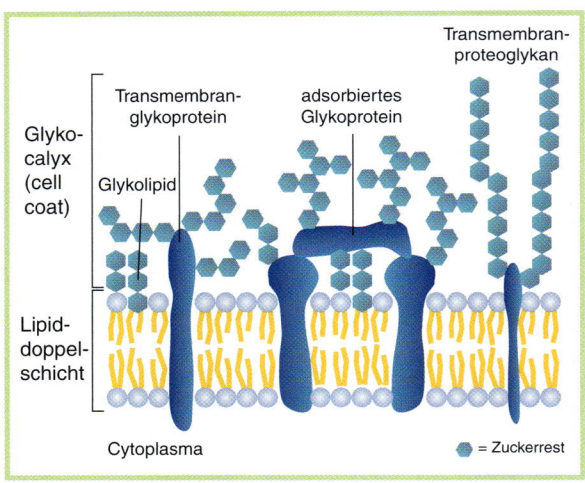

Abb. 1.30 Schematische Darstellung der Glykocalyx (cell coat). Sie besteht aus den Oligosaccharid-Seitenketten der Glykolipide und der integralen Membranproteine sowie aus den Polysaccharidketten der integralen Proteoglykane. Bei manchen Zellen gehören zur Glykocalyx auch von außen adsorbierte Glykoproteine und Proteoglykane (hier nicht dargestellt). Man beachte, dass alle Zuckerreste sich ausschließlich auf der Außenseite der Membran befinden.

dass bestimmte biochemische Reaktionen örtlich festgelegt ablaufen. Die Membranproteine sind spezifisch für jeden Membrantyp einer Zelle. Das Endoplasmatische Retikulum besitzt andere Membranproteine als z. B. die Plasmamembran oder die Mitochondrien. Dies ist Ausdruck der unterschiedlichen Funktionen verschiedener Biomembranen. Mit einem **Funktionswechsel** der Biomembran ist der **Austausch von Membranproteinen** verbunden. Beispiele hierfür bieten die Ausschleusung von Viren aus der Zelle (Kap. 6.2.2) sowie Funktionswechsel von Biomembranen beim Membranfluss zwischen verschiedenen, membranumschlossenen Organellen der Zelle.

1.3.1.5   Membrankohlenhydrate

Auf der Außenseite von Plasmamembranen von bestimmten Eukaryontenzellen (bei Säugetieren) finden sich Kohlenhydrate, die in der Regel als Oligosaccharide an Membranproteine (Glykoproteine) oder seltener Membranlipide (Glykolipide) gebunden sind.

Ein einziges Glykoprotein kann viele Oligosaccharide tragen. Die kohlenhydratreiche Zone auf der Außenseite solcher Plasmamembranen wird als cell coat oder **Glykocalyx** bezeichnet. Ihr kommt eine Funktion bei Zell-Zell-Erkennungsvorgängen zu (Abb. 1.30).

Glykoproteine besitzen meist kurze Oligosaccharidketten (bis 15 Monosaccharid-Einheiten). Spezifisch ausgeformte Oligosaccharide können an komplementär ausgebildete Strukturen auf Nachbarzellen binden. Aus Membranen abgespaltene Kohlenhydrate können Signalfunktion haben, sie dienen z. B. als „Elicitoren" einer Abwehrreaktion bei Pflanzen.

1.3.2 Endozytose, Exozytose, Membranfluss

Makromoleküle, wie Proteine, Nukleinsäuren und Polysaccharide, können nicht von Transportproteinen durch Biomembranen transportiert werden. Ebenso kann die Aufnahme von großen Partikeln, z. B. Bakterien und Viren, nicht durch Vermittlung von Transportproteinen erfolgen. Hierzu dienen die Mechanismen der **Endozytose** oder der **Exozytose**. Hierbei erfolgt die Aufnahme oder Ausscheidung über die Bildung und Fusion membranumhüllter Vesikel (Abb. 1.31). Diese Transportvorgänge sind also mit einem Verschmelzen von Biomembranen verbunden.

1.3.2.1 Endozytose

Durch Einstülpen von begrenzten Bereichen der Plasmamembran ins Innere der Zelle und Abschnüren kleiner Vakuolen können durch **Pinozytose** oder **Phagozytose** Bestandteile des Außenmediums **in die Zelle aufgenommen werden**.

Pinozytose und Phagozytose sind vor allem bei der Aufnahme von sehr großen Molekülen oder Teilchen, die nicht durch die Membran hindurch diffundieren oder aktiv transportiert werden können, von Bedeutung. Der Größenbereich der pino- oder phagozytierten Partikel reicht von Kolloiden bis zu Bakterien.

Einen Sonderfall stellt die **rezeptorvermittelte Endozytose** dar. Bei Tieren wird sie genutzt, um ganz bestimmte Makromoleküle zu erkennen und aufzunehmen. Rezeptorgekoppelte Endozytose ist wichtig für die Funktion der Immunantwort. Polymorphkernige Granulozyten und Makrophagen phagozytieren in den Organismus eingedrungene Krankheitserreger, wenn diese vorher mit Antikörper oder Komponenten des Komplementsystems reagiert haben, also Signalstrukturen für die zellgebundenen Rezeptoren tragen. Als integrale Membranproteine binden sie Substanzen spezifisch an bestimmten Orten der Plasmamembran. Diese Orte nennt man **Coated Pits** (überzogene Gruben), die im elektronenmikroskopischen Bild als Vertiefungen in der Plasmamembran erkennbar sind. Die Innenseite der Coated Pits ist von Proteinen wie Clathrin überzogen (Abb. 1.32). Die Coated Pits stülpen sich nach innen und schnüren sich als Coated Vesicles („Stachelsaumvesikel") ab. Durch Abstoßen der Clathrinhülle wandeln sie sich in Endosomen um. Das Endosom fusioniert mit primären Lysosomen zu einem sekundären Lysosom, in dem das endozytierte Material abgebaut wird. Die Abbauprodukte, z. B. Zucker oder Aminosäuren, werden in das Cytoplasma transportiert.

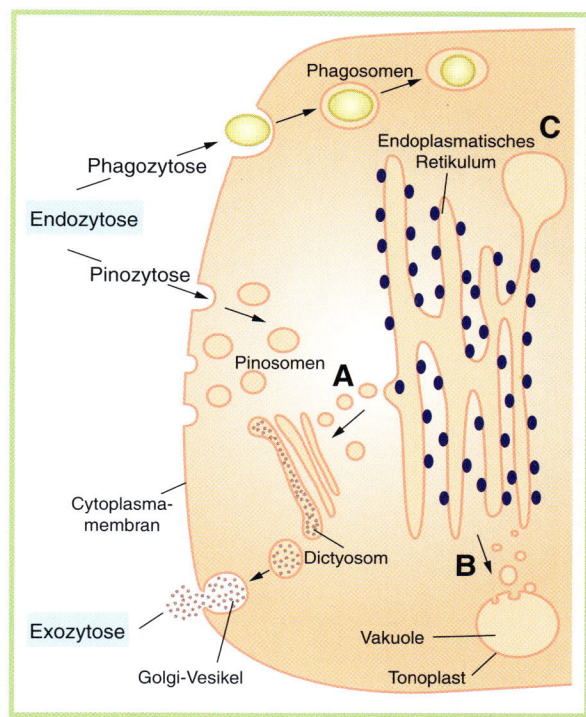

Abb. 1.31 Membranfluss. Endozytose: Aufnahme von Partikeln (Phagozytose), oder Flüssigkeit (Pinozytose) durch Abschnürung von Vesikeln an der Cytoplasmamembran. **Exozytose**: Ausscheidung aus der Zelle z. B. des Inhalts von Golgi-Vesikeln. **A.** Übergang von Vesikeln des Endoplasmatischen Retikulums zum Dictyosom, **B.** Übergang von Vesikeln des Endoplasmatischen Retikulums in eine Vakuole, **C.** Bildung einer Vakuole durch Vergrößerung der Zisterne des Endoplasmatischen Retikulums

Die Bewegungsvorgänge der Vesikel werden offensichtlich durch das Cytoskelett der Zellen kontrolliert. Eine Störung dieses Systems verhindert die Endozytose. Bei Zellen von Säugetieren kann die Endozytose daher je nach Zelltyp über die Nahrungsaufnahme hinaus sehr **spezielle Funktionen** übernehmen. Z. B. wird **Cholesterol** im Menschen durch rezeptorvermittelte Endozytose aufgenommen. Um das Körpergewebe mit Lipiden zu versorgen, werden diese zusammen mit Cholesterol in Partikel verpackt. **LDL-Partikel** (**low density lipoprotein**) müssen von den Leberzellen zum Recycling aufgenommen werden. Die Aufnahme beginnt mit der spezifischen Erkennung von LDL durch Rezeptoren. **Familiäre Hypercholesterinämie** ist eine erbliche Stoffwechselerkrankung, bei der ein LDL-Rezeptor geschädigt ist. Als Folge davon ist der Cholesterol-Wert erhöht.

Zellen des **Immunsystems**, so genannte Phagozyten (Makrophagen, und polymorphkernige Granulozyten), haben die Fähigkeit z. B. Bakterien oder Moleküle auf-

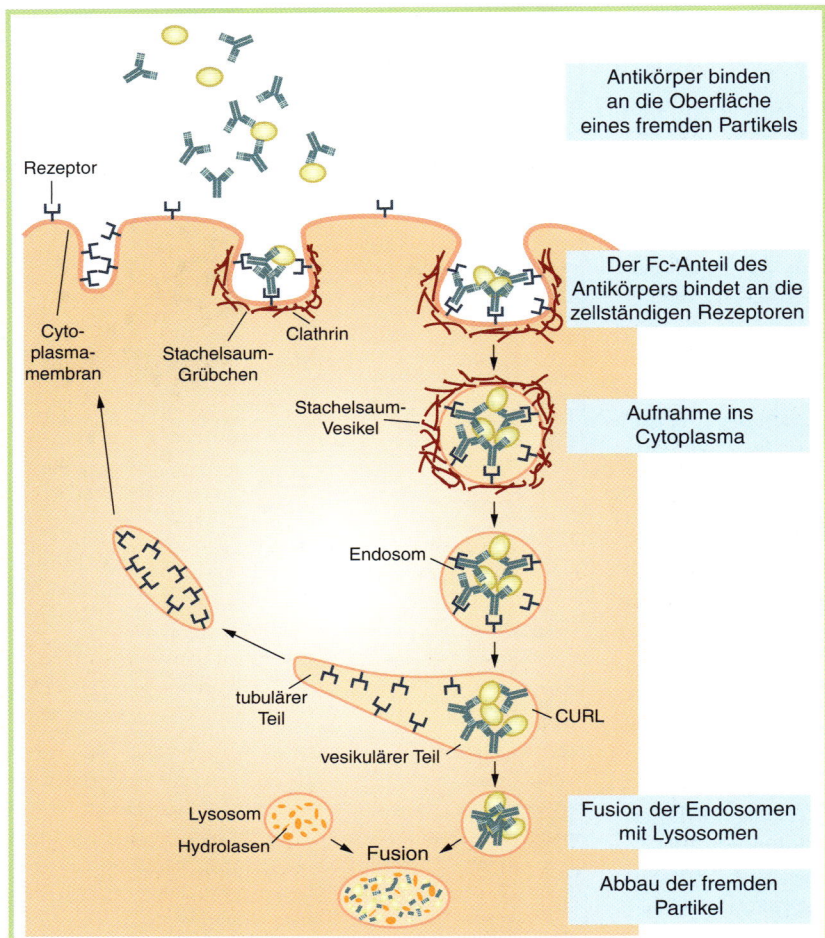

Antikörper binden an die Oberfläche eines fremden Partikels

Rezeptor

Der Fc-Anteil des Antikörpers bindet an die zellständigen Rezeptoren

Cytoplasmamembran

Clathrin

Stachelsaum-Grübchen

Stachelsaum-Vesikel

Aufnahme ins Cytoplasma

Endosom

tubulärer Teil

CURL

vesikulärer Teil

Lysosom

Hydrolasen

Fusion

Fusion der Endosomen mit Lysosomen

Abbau der fremden Partikel

Abb. 1.32 Rezeptorgekoppelte Endozytose. Die rezeptorgekoppelte Endozytose ermöglicht die gezielte Aufnahme großer Moleküle oder Partikel, z. B. Viren und Bakterien. Die Rezeptoren sind diffus über die Zelloberfläche verteilt. Sie sammeln sich, wenn sie ein Partikel gebunden haben, in „Coated Pits" (Stachelsaum-Grübchen). Diese stülpen sich nach innen und schnüren sich als „Coated Vesicles" (Stachelsaum-Vesikel) ab. Die Clathrinhülle wird abgestoßen, die so entstandenen Endosomen fusionieren mit Lysosomen, deren Enzyme das aufgenommene Partikel abbauen.

zunehmen und zu eliminieren. Die Endozytose verläuft bei Säugetierzellen sehr spezifisch über die Bindung der aufzunehmenden Zellen und Strukturen an membranständige Rezeptoren. So tragen die Phagozyten des Immunsystems u. a. so genannte Fc-Rezeptoren. An diese kann der Fc-Teil eines Antikörpers binden, wenn der Antikörper seinerseits an ein Antigen gebunden ist. Bakterienzellen oder Viren, die an die Antikörper gebunden haben, können über diese Fc-Rezeptoren gebunden und von dem Phagozyten endozytiert (= phagozytiert) werden (Abb. 1.31).

Viren und intrazellulär sich vermehrende Bakterien und Parasiten bedienen sich des Endozytosewegs, um in Körperzellen des Wirts einzudringen. Sie binden oft sehr spezifisch an Rezeptoren bestimmter Zielzellen. Solche intrazellulär lebende Bakterien sind z. B. Rickettsien und Chlamydien. Auch die Sporozoen von *Toxoplasma gondii* und Plasmodien (Malaria-Erreger) gelangen auf dem Wege der Endozytose in ihre Zielzellen.

Manche **Bakterien** vermögen nach Endozytose sogar in den Phagozyten (Makrophagen) zu überleben, und sich in diesen Zellen zu vermehren. Beispiel hierfür sind *Legionella pneumophila*, Tuberkelbazillen und *Mycobacterium leprae*, der Erreger der Lepra.

1.3.2.2 Exozytose

Durch **Exozytose** können Stoffe aus der Zelle ausgeschleust werden (Abb. 1.31). Diese Möglichkeit ist für Sekretion und Exkretion von Bedeutung. Die Membranen von Vakuolen im Innern der Zelle, welche die auszuscheidenden Stoffe enthalten, z. B. Golgi-Vesikel, verschmelzen mit der Plasmamembran, der Inhalt wird nach außen entleert. Danach geht die Vakuolenmembran in der Plasmamembran auf. Bei Exozytose und Endozytose liegen die Makromoleküle abgetrennt in membranumschlossenen Vesikeln. Sie vermischen sich zunächst nicht mit anderen Makromolekülen der Zelle. Die Vesikel verschmelzen nur mit ganz bestimmten Membranen. Hieraus resultiert ein gerichteter Stofftransport zwischen Zellumgebung und Zellinnerem, aber auch ein gerichteter Transport zwischen membranumschlossenen Organellen im Zellinneren.

Auch für den **intrazellulären Stoffaustausch** spielen solche Vorgänge eine wichtige Rolle. So können z. B. membranumschlossene Partikel vom Endoplasmatischen Retikulum abgeschnürt werden und zu Golgi-Zisternen verschmelzen. Hierdurch werden Proteine vom Endoplasmatischen Retikulum zu den **Dictyosomen** transportiert. Vesikel des Endoplasmatischen Retikulums können auch mit der Tonoplastenmembran verschmelzen und ihren Inhalt in die Vakuole entleeren. Des Weiteren können Stoffwechselreaktionen durch Verschmelzen verschiedener Vakuolen in Gang gesetzt werden. So werden etwa die abbauenden Enzyme der Lysosomen unter Verschmelzung der Membranen beider Vakuolen in die **Pinosomen** entleert. Zum anderen kann sich auch die Pinosomenmembran auflösen und mit dem Vakuoleninhalt im Grundplasma der Zelle aufgehen.

1.3.2.3 Membranfluss

Endozytose, Exozytose und intrazellulärer Stoffaustausch über membranumschlossene Vesikel ist also mit einem Austausch von Membranstücken verbunden. Teile der Plasmamembran, der Tonoplastenmembran, des Endoplasmatischen Retikulums, der Dictyosomen und der Lysosomen können gegenseitig miteinander verschmelzen. Diese membranumschlossenen Zellorganellen können sich auch gegenseitig aufbauen, z. B. das Endoplasmatische Retikulum die Kernmembran und die Dictyosomen. Die Plasmamembran entsteht nach der Teilung pflanzlicher Zellen durch Zusammenfließen von Golgi-Vesikeln, also aus Dictyosomenmembranen (vgl. Abb. 1.19).

Innerhalb der Zelle findet ein Austausch von Membranen, ein Membranfluss statt. Ausgenommen hiervon sind die hochspezialisierten Membranen der Mitochondrien und Plastiden.

1.3.3 Semipermeabilität, Osmose, Membranpotential

Die Lipiddoppelschicht stellt eine nichtwässrige Barriere zwischen zwei wässrigen Kompartimenten dar. Der Austausch von wasserlöslichen Molekülen und Ionen zwischen diesen Kompartimenten ist daher stark eingeschränkt. Je lipophiler ein Molekül ist, desto besser diffundiert es durch eine Biomembran. Wasser und sehr kleine Moleküle (z. B. Glycerol, Ethanol) bilden eine

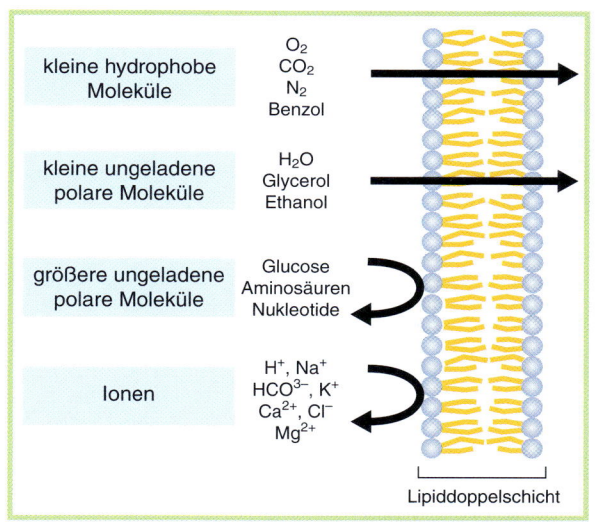

Abb. 1.33 Permeabilitätseigenschaften einer künstlichen Lipiddoppelschicht für unterschiedliche Molekülklassen

Ausnahme: Sie passieren Biomembranen schneller als man es von ihrer Lipidlöslichkeit erwarten sollte. (Abb. 1.33).

1.3.3.1 Semipermeabilität

Die Eigenschaft von Biomembranen, kleine hydrophile Moleküle frei passieren zu lassen, größere jedoch nicht, wird als Semipermeabilität bezeichnet. Sie ist die Grundlage für alle osmotischen Vorgänge.

Moleküle mit hydrophoben Eigenschaften können dagegen in den lipophilen Bereich der Biomembran eindringen oder sich durch die Membran „hindurchlösen". Zu dieser Gruppe von Molekülen gehören z. B. die Steroidhormone.

Biomembranen sind also semipermeabel, oder besser, selektiv permeabel. Sie sind gut durchlässig für Wasser, jedoch weniger gut oder gar nicht für in Wasser gelöste organische oder anorganische Stoffe. Ungeladene, lipidlösliche Substanzen können recht gut durch Biomembranen permeieren. Dagegen sind Biomembranen für Ionen und organische polare Stoffe, wie Glucose oder Aminosäuren, kaum oder gar nicht permeabel. Die Möglichkeit einer Permeation (Diffusion) von Ionen durch Biomembranen nimmt mit steigender Ladungszahl und Ionengröße ab. Hierdurch hält z. B. die Plasmamembran ein osmotisches Gleichgewicht und ein Konzentrationsgefälle mit der Umgebung der Zelle aufrecht. Dadurch wird ein bestimmtes, für den Stoffwechsel unbedingt notwendiges inneres Milieu gegenüber sehr unterschiedlich zusammengesetzten Außenlösungen aufrecht erhalten und verhindert, dass für die Zellfunktion notwendige Stoffe aus der Zelle diffundieren. Auch innerhalb der Zelle bilden die verschiedenen Membransysteme Barrieren gegen einen freien Stoffaustausch. Funktionell unterschiedliche, membranumschlossene Kompartimente der Zelle unterscheiden sich auch durch einen unterschiedlichen Stoffbestand.

> Die Funktionen der Membranen als Diffusionsbarrieren sind eng mit der Lebensfähigkeit der Zelle verbunden. Ein Erlöschen dieser Barrierenfunktion ist ein sicheres Zeichen für den Zelltod.

Die geringe Durchlässigkeit der Membran für Ionen ist für die Resorption von Arzneimitteln von großer Bedeutung. Viele Arzneimittel dissoziieren in wässriger Lösung in positiv und negativ geladene Ionen. Da die ionisierte Form eines Arzneimittels biologische Membranen fast nicht oder sehr viel schlechter zu passieren vermag als die nichtionisierte, elektrisch neutrale, möglicherweise auch lipidlösliche Substanz, spielt der Dissoziationsgrad von Stoffen, z. B. Arzneimitteln in wässriger Lösung, für die Resorption und den Stofftransport im Organismus eine wesentliche Rolle.

Schwache Säuren, wie Penicilline, werden besser aus dem Magen resorbiert, da sie im dort herrschenden sauren Milieu nicht dissoziiert sind. Schwache Basen wie Phenazon können ebenfalls bereits im Magen aufgenommen werden, da sie trotz des sauren Milieus nur teilweise dissoziiert vorliegen. Stärkere Basen werden erst im Dünndarm aus dem alkalischen Speisebrei resorbiert. Quartäre Ammoniumverbindungen, z. B. Curare, werden auf diesem Wege nur sehr langsam und in geringem Umfang aufgenommen.

1.3.3.2 Osmose

Semipermeable Membranen sind die Voraussetzung für die Osmose. Unter Osmose versteht man Diffusion von Wasser durch Membranen.

Die Aktivität des Wassers zwischen zwei Lösungen unterschiedlicher Konzentration, die durch eine semipermeable, nur für Wasser durchlässige, Membran getrennt sind, ist dem Verhältnis der Molarität des Wassers in beiden Kompartimenten proportional.

Wasser diffundiert mit außerordentlicher Geschwindigkeit durch biologische Membranen. Selbst wenn die Konzentration des Wassers in beiden Kompartimenten, d. h. zu beiden Seiten der Membran gleich ist, werden ständig Wassermoleküle durch die Membran hindurch ausgetauscht. Die treibende Kraft hierbei ist die thermische Energie der Wassermoleküle.

Befinden sich zu beiden Seiten einer semipermeablen Membran Lösungen unterschiedlicher Wasserkonzentration, so strömt Wasser vom Kompartiment mit der höheren in das mit der niedrigeren Wasserkonzentration. Die Wasserkonzentration, die Molarität des Wassers, wird durch darin gelöste Stoffe verringert. Die Molarität des Wassers in der Zelle ist um so geringer, je höher die Molarität darin gelöster Stoffe ist.

Es lässt sich also auch formulieren, dass Wasser aus dem Kompartiment mit der niedrigeren Konzentration gelöster Stoffe in das mit der höheren Konzentration gelöster Stoffe fließt.

Durch die gelösten Stoffe wird die Beweglichkeit des Wassers behindert. Hierdurch entsteht ein Druckgradient in Richtung auf die konzentriertere Lösung. Man spricht auch von einer Potentialdifferenz des Wassers zwischen Kompartimenten unterschiedlicher Konzentration. Diese Potentialdifferenz ist die Triebkraft der einseitig gerichteten Diffusion von Wassermolekülen durch eine semipermeable Membran, also die Triebkraft der Osmose.

Die Höhe dieser **Saugkraft** bestimmt den osmotischen Wert des Kompartiments, resp. der Zelle. Der **osmotische Wert** eines Kompartiments bzw. einer Zelle kann als **osmotischer Druck** gemessen werden. Kompartimente, zwischen denen keine osmotische Druckdifferenz besteht, werden als **isoosmotisch** bezeichnet. Dies trifft in den allermeisten Fällen für die Zellen von Tieren und die sie umgebenden Körperflüssigkeiten zu. **Osmotisch wirksame Substanzen** in der Zelle sind vor allem **Elektrolyte** und **polare Nichtelektrolyte.** Zu den Elektrolyten zählen **anorganische und organische Ionen**, zu den polaren Nichtelektrolyten Zucker, Alkohole, Purine und Pyrimidine. **Makromoleküle**, wie Nukleinsäuren, Proteine oder Polysaccharide sind wegen ihrer geringen Molarität osmotisch praktisch unwirksam.

Pflanzliche Zellen entwickeln immer einen hohen osmotischen Druck. Sie benötigen deshalb eine feste Zellwand. Da die pflanzliche Zellwand keine rasche Volumenänderung zulässt, baut sich ein Innendruck auf, den man als Turgor bezeichnet. Dieser hält krautige Pflanzen aufrecht und ist Triebkraft für die Vergrößerung von Pflanzenzellen und damit auch für das Pflanzenwachstum.

Der Aufbau von Konzentrationsgradienten zwischen dem inneren und äußeren Milieu von Zellen ist ein wichtiger Mechanismus, mit dessen Hilfe beispielsweise Exkretions- und Sekretionszellen einen passiven Wassertransport ermöglichen. Absorptionsgewebe von Pflanzen, z. B. Rhizodermiszellen, halten immer einen Konzentrationsgradienten mit dem Bodenwasser aufrecht und können so Wasser aus dem Boden aufnehmen.

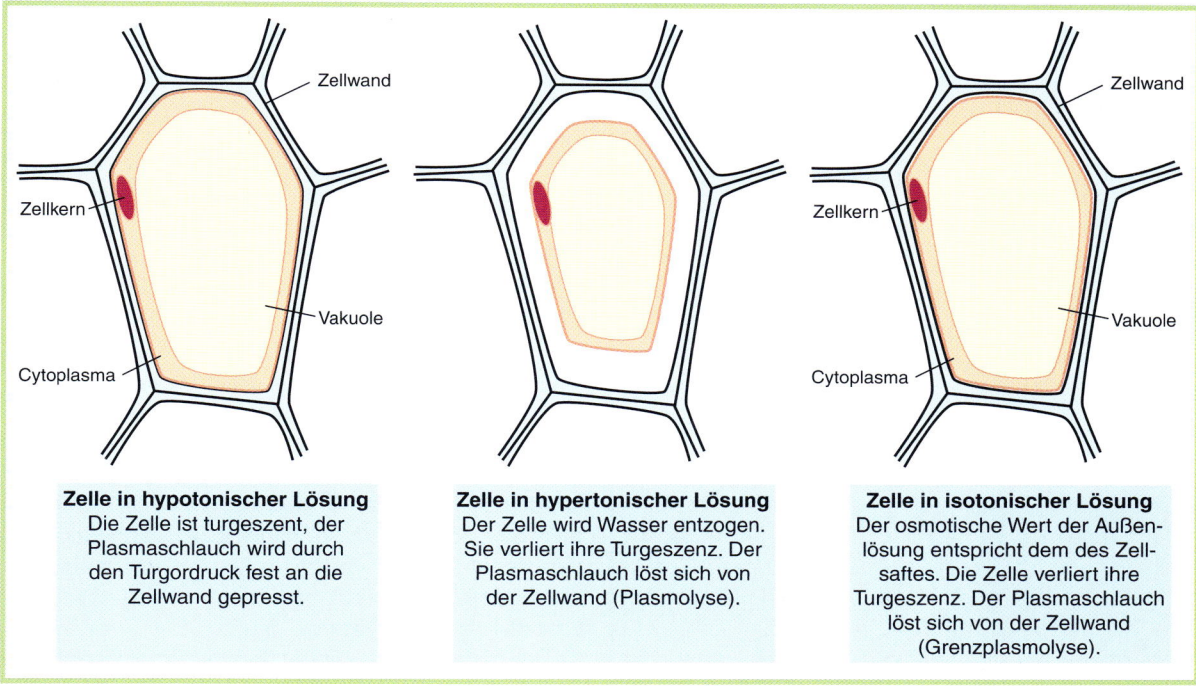

Zelle in hypotonischer Lösung
Die Zelle ist turgeszent, der Plasmaschlauch wird durch den Turgordruck fest an die Zellwand gepresst.

Zelle in hypertonischer Lösung
Der Zelle wird Wasser entzogen. Sie verliert ihre Turgeszenz. Der Plasmaschlauch löst sich von der Zellwand (Plasmolyse).

Zelle in isotonischer Lösung
Der osmotische Wert der Außenlösung entspricht dem des Zellsaftes. Die Zelle verliert ihre Turgeszenz. Der Plasmaschlauch löst sich von der Zellwand (Grenzplasmolyse).

Abb. 1.34 Plasmolyse

Plasmolyse

Der osmotische Druck einer pflanzlichen Zelle kann u. a. durch Plasmolyse gemessen werden. Bringt man Zellen, z. B. Epidermiszellen, in eine **hypertonische Lösung**, d. h. eine Lösung mit höherer Konzentration gelöster, osmotisch wirksamer Substanzen als in der Zentralvakuole, so wird der Zelle Wasser entzogen. Der Plasmaschlauch löst sich von der Zellwand. Bringt man die plasmolysierte Zelle wieder in Wasser (= hypotonische Lösung), so nimmt die Zelle umgekehrt wieder Wasser auf. Der Plasmaschlauch drückt sich wieder fest an die Zellwand.

Bringt man die Zelle in eine Lösung mit gleicher Konzentration gelöster Stoffe wie in der Zentralvakuole, also in eine äquimolare (isotonische, isoosmotische) Lösung, so verliert die Zelle ihren Turgor, der Plasmaschlauch löst sich gerade etwas von der Zellwand ab. Dieser Zustand wird als Grenzplasmolyse bezeichnet (Abb. 1.34). Aus dem bekannten Druck der Außenlösung ergibt sich der osmotische Druck der Zelle. Er ist gleich dem der Außenlösung. Der osmotische Druck einer Lösung lässt sich in einem Osmometer messen.

1.3.3.3 Membranpotential

Ionen können keine Biomembran durchqueren, wenn sie dabei nicht durch Kanäle und Transportproteine unterstützt werden (s. unten). **Protonenpumpen** führen z. B. dazu, dass der Zellinnenraum einer **Pflanzenzelle** im Vergleich zur Umgebung stark negativ wird. Eine derartige Ladungsdifferenz über eine Membran bezeichnet man als **Membranpotential**. Das Membranpotential kann mit **Mikroelektroden** gemessen werden. Die meisten Pflanzenzellen halten ein Membranpotential von mindestens -120 mV aufrecht.

Besondere Bedeutung hat das Membranpotential bei der Erzeugung und Weiterleitung von Nervenimpulsen in tierischen Axonen (Abb. 1.35). Dort beträgt das so genannte **Ruhepotential** ungefähr -60 mV. Dieses Ruhepotential schafft die Möglichkeit auf Reize schnell reagieren zu können. Ein **Aktionspotential** ist eine besonders starke Veränderung des Membranpotentials. Hierbei kommt es zu einer plötzlichen Spannungsumkehr über einen bestimmten Bereich der Membran und es fließt über 1 bis 2 Millisekunden lang ein Strom durch die Membran. Die Zellinnenseite wird gegenüber der Außenseite kurzfristig sogar positiv geladen. Ein Reiz oder Nervenimpuls wird dadurch übermittelt, dass sich Aktionspotentiale am Axon entlang bewegen. Ionenpumpen und -Ionenkanäle können Membranpotentiale verändern und Ruhe- bzw. Aktionspotentiale erzeugen. Die Weiterleitungsgeschwindigkeit von Aktionspotentialen ist bei den Wirbeltieren durch die Ausbildung einer diskontinuierlichen Myelinscheide (im Vergleich zu wirbellosen Tieren, die nichtmyelinisierte

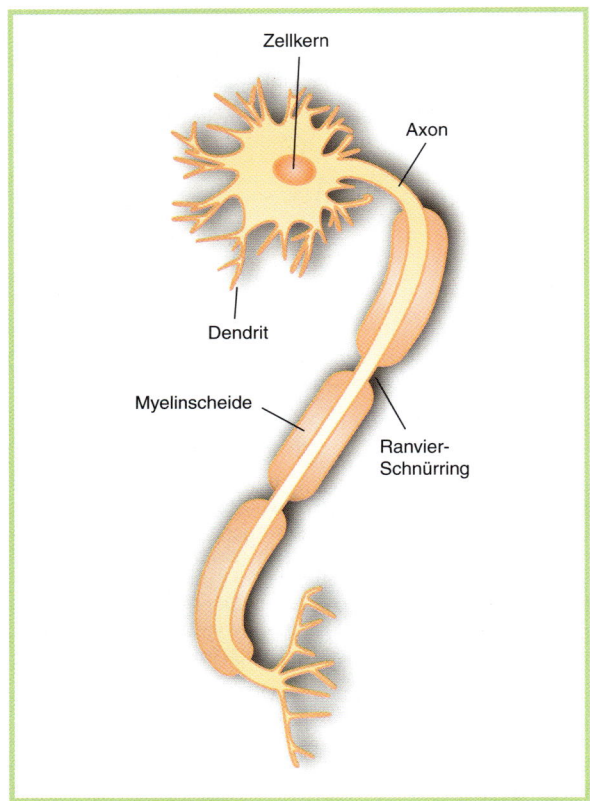

Abb. 1.35 Nervenzelle (Neuron). Myelinisiertes Axon mit Ranvier-Schnürringen

Axone besitzen) dramatisch erhöht. Die Aktionspotentiale „springen" in myelinisierten Axonen von einem Ranvier-Schnürring zum nächsten. An diesen Stellen, die dicht mit Ionenkanälen besetzt sind, lässt die elektrisch isolierende Myelinscheide die Axonmembran frei. Ein ausgelöstes Aktionspotential kann aber nicht über die von Myelin umhüllte und daher isolierte Membran selbst weitergeleitet werden. Der Ionenstrom erfolgt daher durch das Cytoplasma. Dieser Strom kann die Membran am nächsten Schnürring depolarisieren und ein Aktionspotential auslösen. Diese Art der Impulsverarbeitung nennt man **saltatorische Erregungsleitung**.

1.3.4   Zellkontakte

Zellen, die miteinander verbunden sind oder verbunden werden sollen, bilden bestimmte Strukturen aus, die entweder der **Haftung oder dauerhaften Bindung oder Kommunikation** dienen. Diese spezialisierten Zell-Zell-Verbindungen nennt man bei tierischen Zellen auch „Junctions". Drei wichtige Typen von Verbindungen sind die **Tight Junctions, Desmosomen** und **Gap Junctions**

Tight Junctions sind spezielle Strukturen der Plasmamembran, die benachbarte Epithelzellen miteinander verbinden. Es handelt sich hierbei um fest miteinander verknüpfte Membranproteine. Sie versiegeln Gewebe, speziell Epithelien, und verhindern den freien Transport gelöster Stoffe durch die Zellzwischenräume. So müssen alle Stoffe bestimmte Zellen passieren und können zielgerichtet in den einen oder anderen Teil des Körpers geleitet werden.

Desmosomen sind mit der Plasmamembran verbundene Strukturen, die Zellen druckknopfartig miteinander verbinden, aber die Bewegung von Stoffen kaum behindern. Auf der cytoplasmatischen Seite besitzt jedes Desmosom einen so genannten desmosalen Plaque, an den spezielle Zelladhäsionsproteine der Plasmamembran angeheftet sind. Über diese Proteine erfolgt die Bindung an die Nachbarzelle. Außerdem sind die Desmosomen mit Intermediärfilament-Proteinen des Cytoskeletts verbunden (s. Kap. 1.4.12). Diese ziehen sich quer durch die Zellen und verleihen z. B. den epithelialen Geweben ihre hohe mechanische Stabilität.

Die **Basalmembran**, eine spezielle Form der extrazellulären Matrix tierischer Zellen (s. Kap. 1.2.3) ist über so genannte **Hemidesmosomen** mit den Epithelzellen verknüpft.

Während die Tight Junctions und Desmosomen mechanische Aufgaben erfüllen, dienen die Gap Junctions der Zell-Zell-Kommunikation. Sie können bis zu 25 % der Plasmamembran tierischer Zellen ausmachen und hunderte kleine Kanäle bilden. Im Bereich solcher Zell-Zell-Verbindungen treffen so genannte Connexone aufeinander, die miteinander verknüpft werden. Ein Connexon kann als Halbkanal aufgefasst werden, der sich mit einem Connexon der Nachbarzellen zu einem funktionellen Kanal verbindet. Über diese Kanäle können kleine Signalmoleküle, Metaboliten oder Ionen von einer Zelle in die andere gelangen, sie sind jedoch zu eng, um Proteine durchzulassen. Connexone sind aus sechs identischen Connexin-Untereinheiten aufgebaut. Connexin ist ein Protein. Die Gap Junctions ermöglichen den miteinander verknüpften Zellen eine Kooperation im Bereich Energie- und Baustoffwechsel sowie der Signalübermittlung.

Die **Plasmodesmen** (Plasmodesmata) der Pflanzenzellen (s. Kap. 1.2.2.1) entsprechen funktionell den Gap Junctions der tierischen Zellen. Eine typische Pflanzenzelle besitzt viele Tausend Plasmodesmen. Im Gegensatz zu den Gap Junctions sind bei den Plasmodesmen nicht nur Kanalproteine miteinander verbunden, sondern es handelt sich um von der Plasmamembran ausgekleidete Zell-Zell-Verbindungen, das heißt in diesen

Bereichen wurden die Plasmamembranen benachbarter Zellen miteinander fusioniert. Die so gebildeten Kanäle besitzen einen etwa viermal größeren Durchmesser als die Connexone der Gap Junctions. Die Stoffpassage wird allerdings durch die Einlagerung eines kompakten Zylinders, dem so genannten Desmotubulus erschwert, so dass auch zwischen den Pflanzenzellen normalerweise nur kleine Moleküle transportiert werden können. Allerdings können auch größere Moleküle über Plasmodesmen transportiert werden. Pflanzen produzieren hierfür eigene Bewegungsproteine (movement proteins), die die Poren vorübergehend erweitern.

1.3.5 Spezifischer Stofftransport durch Biomembranen

Neben ihrer Trennfunktion sind die Biomembranen Organelle des Stoff- und Informationsaustausches in der Zelle. Wasser, Nährstoffe, z. B. Glucose, Aminosäuren, Ionen sowie Nukleotide und zahlreiche Zellmetaboliten müssen von der Zelle aufgenommen, Endprodukte des Stoffwechsels ausgeschieden werden und dabei die Plasmamembran passieren. Auch zwischen den einzelnen Reaktionsräumen in der Zelle muss ein spezifischer, kontrollierter Stoffaustausch ermöglicht werden.

Für den vielfältigen Stoffaustausch zwischen den Kompartimenten einer Zelle sowie der Zelle und ihrer Umgebung enthalten Biomembranen zahlreiche **spezifische Translokatoren.** Dies sind spezielle Membranproteine, die man als **Membrantransportproteine** bezeichnet.

Jedes dieser Proteine ist darauf spezialisiert, eine bestimmte Klasse von Verbindungen oder nur ein bestimmtes Molekül zu transportieren.

Alle bisher bekannten Membrantransportproteine sind Proteine, welche die Lipiddoppelschicht mit mehreren α-Helices durchdringen (Multipass Transmembranproteine, s. Abb. 1.29).

Es gibt zwei Hauptklassen von Transportproteinen: Carrierproteine und Kanalproteine. Die **Carrierproteine** binden spezifisch die zu transportierenden Moleküle und transportieren diese mittels Konformationsänderung auf die andere Seite der Biomembran.

Die **Kanalproteine** dagegen formen wassergefüllte Poren durch die Lipiddoppelschicht. Wenn diese Poren geöffnet sind, erlauben sie z. B. anorganischen Ionen den Durchtritt durch die Membranen (Abb. 1.36, 1.37).

In beiden Fällen wird ein spezifischer Transport ermöglicht, einmal durch passiven Transport (= erleichterte Diffusion), zum anderen durch aktive Transportvorgänge (Tab. 1.14).

Der **spezifische Transport** ist von der freien Diffusion durch folgende Kriterien zu unterscheiden:

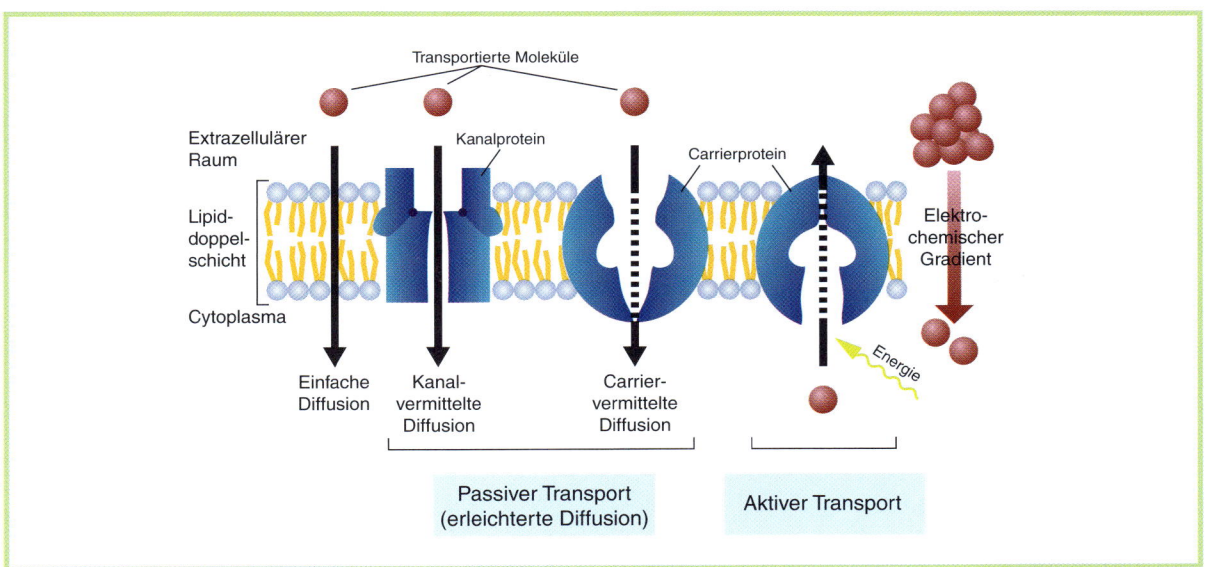

Abb. 1.36 Schematische Darstellung des *passiven Transports*, der einem elektrochemischen Gradienten folgt, und des *aktiven Transports*, der in der entgegen gesetzten Richtung verläuft. Die einfache Diffusion und der von Membrantransportproteinen vermittelte passive Transport (auch „erleichterte Diffusion" genannt) laufen spontan ab; der aktive Transport dagegen erfordert die Zufuhr von Stoffwechselenergie. Durch einfache Diffusion können nur nichtpolare und kleine, ungeladene, polare Moleküle die Lipiddoppelschicht durchqueren; andere polare Moleküle werden mit nennenswerter Geschwindigkeit nur von Carrier- oder Kanalproteinen transportiert.

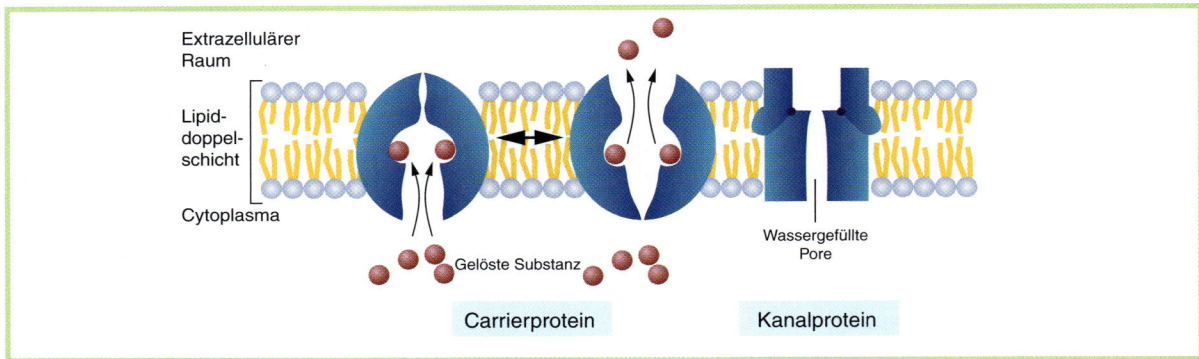

Abb. 1.37 Die beiden Klassen von Membrantransportproteinen in vereinfachter, schematischer Darstellung. Ein *Carrierprotein* kann zwei verschiedene Konformationen einnehmen und so die Bindungsstelle für das zu transportierende Molekül zuerst auf der einen und dann auf der anderen Seite der Membran zugänglich machen. Ein *Kanalprotein* dagegen bildet eine wassergefüllte Membranpore, durch die spezifische Ionen hindurchfließen können.

- Er ist normalerweise schneller als die freie Diffusion
- Er wird durch spezifische Translokatoren vermittelt
- Er ist substratspezifisch
- Er verläuft bis zu einer Sättigung
- Er ist spezifisch hemmbar

Es werden grundsätzlich zwei Formen von spezifischem Transport unterschieden (Abb. 1.38, 1.39)

- Passiver Transport (katalysierte Diffusion)
- Aktiver Transport

1.3.5.1 Passiver Transport (katalysierte, erleichterte Diffusion)

Die katalysierte Diffusion kann wie die freie Diffusion nur zu einem Konzentrationsausgleich zwischen zwei Kompartimenten führen. Katalysierte Diffusion im Stoffaustausch mit der Umwelt ist nicht bekannt. Offensichtlich sind hier selektive Anreicherungsvorgänge durch aktiven Transport unerlässlich. Bei Zellen im Inneren vielzelliger Organismen, die von einer körpereigenen Flüssigkeit mit relativ konstanter molekularer Zusammensetzung umgeben sind, können jedoch Aminosäuren oder Glucose durch katalysierte Diffusion aufgenommen werden, z. B. aus dem Blut. Epithelzellen können umgekehrt Moleküle an das Blut abgeben, ohne dass hierfür Energie aufgewendet werden muss.

Ein gut untersuchtes Beispiel für ein solches Transportsystem ist der Glucose-Translokator der Erythrozytenmembran beim Menschen. Über diesen kann Glucose um den Faktor 10^5 schneller aufgenommen werden als durch freie Diffusion.

Es sind auch Translokator-Systeme nach dem Prinzip der katalysierten Diffusion für Ionen bekannt. Dies sind die so genannten Ionenkanäle in den Plasmamembranen elektrisch erregbarer Zellen, Nervenzellen und Muskelzellen, für Na^+, K^+, Ca^{2+} und Cl^-.

Spezifische Transportsysteme beschleunigen dabei lediglich den Transport von Stoffen durch die Mem-

Tab. 1.14 Stofftransport durch Biomembranen (Übersicht)

1. Freie Diffusion Diffusion kleiner hydrophiler bzw. lipophiler Moleküle	
	Passiv, ohne Energieverbrauch nur mit Konzentrationsgradienten
2. Erleichterte Diffusion Über Translokatoren, substratspezifisch, sättigbar, hemmbar, schneller als freie Diffusion	
3. Aktiver Transport Primärer aktiver Transport Sekundärer aktiver Transport Gruppentranslokation Polyprenolzyklus	**Aktiv, unter Energieverbrauch** gegen Konzentrationsgradienten, nur in einer Richtung

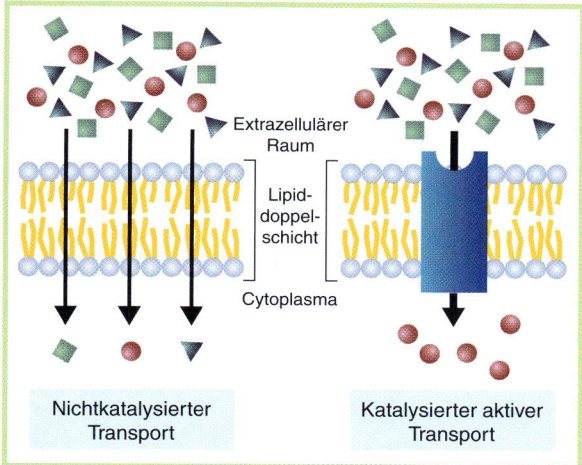

Abb. 1.38 Transport durch eine Biomembran. Nichtkatalysierter Transport: wenig selektive, langsame Diffusion. Katalysierter aktiver Transport: schneller, sehr selektiver Transport bestimmter Moleküle durch Vermittlung von Translokatoren

bran in Richtung eines Konzentrationsgefälles. Passive Transportsysteme können daher Substanzen in beiden Richtungen durch eine Biomembran transportieren. Die Richtung des Transportes wird allein durch die Richtung des Konzentrationsgefälles der Substanz bedingt.

> Passive Transportvorgänge durch Biomembranen benötigen keinen Energieaufwand von Seiten der Zelle. Sie können jedoch nur in Richtung eines Konzentrationsgefälles verlaufen.

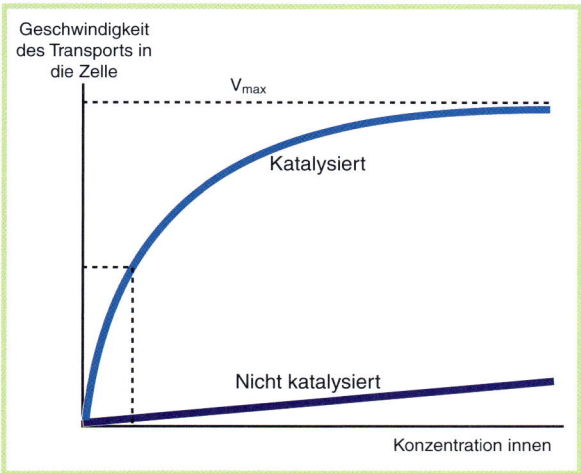

Abb. 1.39 Kinetik katalysierter (erleichterte Diffusion) und nichtkatalysierter (freie Diffusion) Transportprozesse. Katalysierte Transportprozesse verlaufen viel schneller als der nichtkatalysierte Transport.

1.3.5.2 Aktiver Transport

Eine Zelle braucht Transportproteine, die Moleküle aktiv gegen ein Konzentrationsgefälle durch die Biomembranen transportieren. Dieser aktive Transport wird immer von Carriermolekülen ausgeführt und benötigt Energie. Ein Carrierprotein bindet spezifisch ein bestimmtes Molekül und transportiert es durch die Lipiddoppelschicht. Carrierproteine verhalten sich so wie membrangebundene Enzyme. Bei aktiven Transportvorgängen können verschiedene Mechanismen unterschieden werden.

Beim **primären aktiven Transport** werden Protonen und anorganische Ionen unter **ATP-Verbrauch** durch die Cytoplasmamembran gepumpt. Primäre aktive Transportsysteme sind Na^+/K^+-ATPase, Ca^{2+}-ATPase, K^+/H^+-ATPase und H^+-ATPase.

Die Na^+/K^+-ATPase bewirkt in tierischen Zellen eine Ungleichverteilung von Na^+ und K^+ zwischen Cytoplasma und Zellumgebung.

Die Ca^{2+}-ATPase hält die Konzentration von Ca^{2+} im Cytoplasma niedrig. Die H^+/K^+-ATPase in den Belegzellen des Magens ist für das saure Magenmilieu verantwortlich.

Die H^+-ATPase fungiert z. B. in Pflanzenzellen als Protonenpumpe. Zellen verwenden einen erheblichen Teil ihrer chemischen Energie in Form von ATP für die Energetisierung des aktiven Transports.

Beim **sekundären aktiven Transport** ist der Transport eines Na^+-Ions oder eines Protons mit dem Transport eines organischen Moleküls gekoppelt (Cotransport). Voraussetzung hierfür ist ein elektrochemisches Potential dieser Ionen, das durch einen primären aktiven Transport aufgebaut werden kann.

Für den Vorgang des **Cotransports** selbst wird keine Energie benötigt, sondern das elektrochemische Potential des Ions ausgenutzt. Auf diese Weise werden z. B. Zucker und Aminosäuren in die Zelle transportiert.

Der sekundäre aktive Transport besteht aus zwei strukturell getrennten Transportsystemen, einmal der Na^+- oder H^+-ATPase, bei dem ATP verbraucht wird und einer katalysierten Diffusion in Gegenrichtung, in Form eines Cotransports. Die über dieses System rückdiffundierenden Na^+-Ionen oder Protonen nehmen gewissermaßen ein anderes Molekül mit, das angereichert werden kann, vorausgesetzt, die Zelle hält den aktiven primären Transportvorgang von Ionen bzw. Protonen aufrecht (Abb. 1.40, 1.41).

Ein Beispiel für einen sekundären aktiven Transport ist die so genannte Natriumpumpe. Bei höheren Tieren ist eine treibende Kraft für den aktiven Transport von Substanzen in die Zelle das aktive Ausschleusen – Herauspumpen – von Na^+ aus der Zelle.

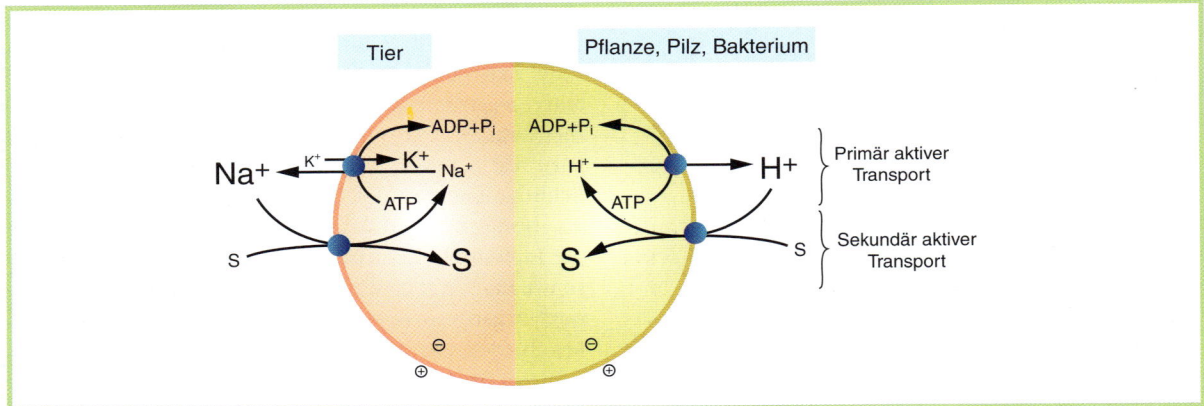

Abb. 1.40 Aktive Transportvorgänge. Durch primär aktive Transportvorgänge hält die Zelle Protonen- bzw. Ionengradienten mit der Umgebung aufrecht. Diese Vorgänge des „Ionenpumpens" sind energieabhängig und verlaufen unter ATP-Verbrauch. Bei der Rückdiffusion von Protonen bzw. Ionen in die Zelle können diese andere Substrate, z. B. Glucose oder Aminosäuren, sekundär aktiv, ohne erneuten Energieverbrauch in die Zelle „mitnehmen" (Cotransport); Substrat (S). Tierische Zellen (links) pumpen u. a. Na^+ und K^+. Pflanzen, Pilze und Bakterien (rechts) vornehmlich H^+.

Die Na^+-Konzentration in der Zelle wird hierdurch niedrig, die der umgebenden Körperflüssigkeit hoch gehalten. Der so entstehende Na^+-Konzentrationsgradient von außen nach innen bildet offensichtlich die Grundlage für die aktive Aufnahme von Stoffen, wie K^+, Glucose oder Aminosäuren. Diese Natriumpumpe der tierischen Zellen verbraucht einen erheblichen Teil der gesamten ATP-Produktion der Zelle. Sie ist an ein in der Membran lokalisiertes ATPase-System gekoppelt.

Pflanzenzellen können in der Regel kein Na^+ pumpen. Na^+-ATPasen wurden aber z. B. in Moosen nachgewiesen

Bei Prokaryonten sind weitere Transportsysteme bekannt. Gut untersucht ist das Phosphotransferase-System. Von diesem werden Zucker unter Verwendung metabolischer Energie in das Cytoplasma transportiert und dabei gleichzeitig zu Zuckerphosphaten phosphoryliert, also in energiereiche Verbindungen überführt.

Ein anderes Transportsystem dient bei Bakterien dazu, Zucker und Oligosaccharide aus dem Cytoplasma durch die Plasmamembran zu transportieren. Dieser **Polyprenolzyklus** transportiert z. B. Bausteine für die Mureinschicht von innen nach außen durch die Plasmamembran von Bakterien (Kap. 1.2.1.3).

Bei Eukaryonten werden von diesem Transportsystem Zucker resp. Oligosaccharide durch die Membranen des Endoplasmatischen Retikulums, resp. der Dictyosomenmembran, zur Synthese von Wandsubstanzen oder Glykoproteinen transportiert.

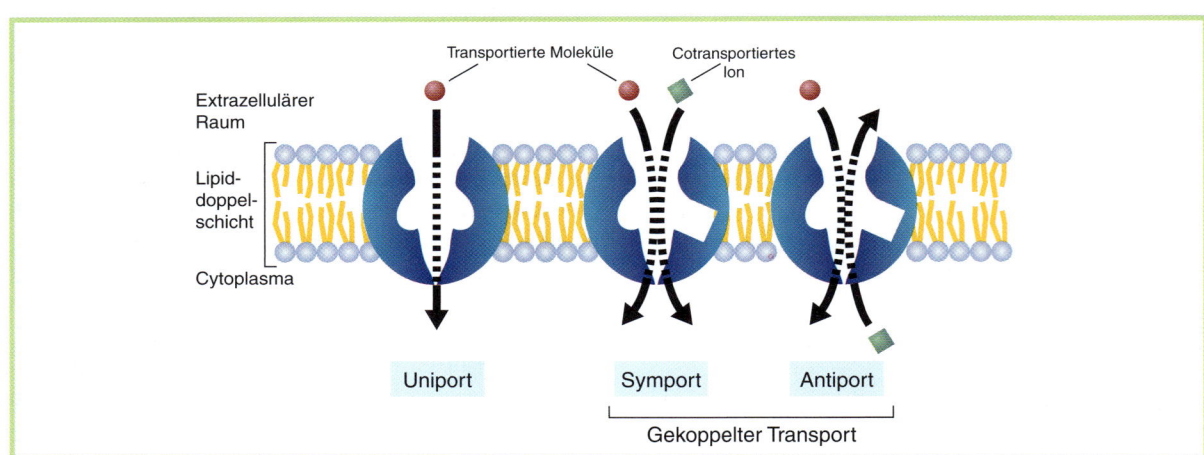

Abb. 1.41 Die Funktionsweise von Uniport-, Symport- und Antiport-Carrierproteinen

Der aktive Transport ist für den Zellstoffwechsel unentbehrlich. Hiermit können Nährstoffe aus der Umgebung spezifisch
aufgenommen und in der Zelle angereichert werden. Die
Ionenkonzentration innerhalb der Zelle oder bei Tieren auch
in Körperflüssigkeiten wird mit Hilfe aktiver Transportvorgänge reguliert.

In einigen Fällen ist die Biosynthese eines Transport-
systems genetisch mit der Synthese spezifischer Enzyme
für den Abbau der in die Zelle transportierten Substanz
gekoppelt. Ein Beispiel dafür bietet das Transportsystem für β-Galactoside bei *E. coli* (Kap. 3.2.1.3 ff).

1.3.6 Signaltransduktion und Informationsverarbeitung

Die Plasmamembran muss die Beziehung der Zelle zu
ihrer Umgebung und zu anderen Zellen vermitteln.
Plasmamembranen von Säugetierzellen enthalten **Glykoproteine** und **Glykolipide**, deren Oligosaccharid-Seitenketten ausschließlich auf der Außenseite der Membran lokalisiert sind (s. Abb. 1.30). Diese Glykoproteine
und Glykolipide werden im Endoplasmatischen Retikulum und den Dictyosomen gebildet und gelangen
von den Membranen dieser Organellen durch Membranfluss in die Plasmamembran. Die Struktur der Oligosaccharidketten kann sehr vielfältig sein. Vielen dieser Oberflächenstrukturen kommen **Rezeptorfunktio-
nen** zu. An sie binden z. B. Viren bei der „Adsorption"
an die Zelloberfläche. Zu diesen Strukturen zählen auch
die zellständigen Antigene. Die verschiedenen Zelltypen

eines Organismus unterscheiden sich in der Struktur
und Zusammensetzung ihrer Glykocalyx und damit
auch in ihren zellständigen Antigenen. Auf solchen
Oberflächenstrukturen beruhen die Phänomene der
Zell-Zell-Erkennung. Die Bindung einer bestimmten
Substanz kann als Signal dienen, um eine bestimmte
Zellfunktion zu regulieren. Gerade in der Medizin
sind solche Erkennungsphänomene von weit reichen-
der Bedeutung. Um die Glucose-Homöostase aufrecht
zu erhalten, die durch Insulin und Glukagon gesteuert
wird, müssen diese Hormone an bestimmte Rezeptoren
der Zielzellen binden, damit eine Zellantwort erfolgen
kann.

Bei Bluttransfusionen und Organ- bzw. Gewebe-
transplantationen können Zellen und Gewebe mit körperfremden Oberflächenstrukturen vom Immunsystem
des Empfängers angegriffen werden. Die Blutgruppen-
antigene sind auf den Plasmamembranen der Erythrozyten lokalisiert. Die antigenen Determinanten des
AB0-Systems sind Zuckerreste (Abb. 1.42). Die wichtigsten Rezeptoren für die Erkennung körpereigener
Zelloberflächen gehören zum HLA-System (Humanes
Lymphozyten-Antigen), auch Transplantations- oder
Histokompatibilitätssystem genannt. Es findet sich in
den Plasmamembranen aller Zellen, mit Ausnahme
der Erythrozyten.

1.3.6.1 Signale und Signaltransduktion

Für Zellen ist die Kommunikation mit der Umgebung
von essentieller Bedeutung, um Differenzierungsprozesse oder Zellbewegung zu steuern. **Diese Steuerung
erfolgt z. B. durch Ionen, Neurotransmitter, Cytokine
oder Hormone**. Viele Hormone, z. B. Peptidhormone,
Catecholamine wie Adrenalin und Noradrenalin und
alle bekannten Neurotransmitter, können Plasmamembranen nicht passieren. Sollen sie ihre Wirkung entfalten, müssen sie an der Oberfläche von Zellen von **Rezeptoren** gebunden werden. Von dieser Bindung aus
können sie in der Zelle Stoffwechselvorgänge auslösen.
Die Übertragung eines Nervenimpulses z. B. geschieht
durch Neurotransmittersubstanzen. In der postsynaptischen Plasmamembran finden sich Rezeptoren zur
Bindung dieser Transmittermoleküle. Durch deren
Bindung werden Ionenkanäle in dieser Membran geöffnet. Der Impuls wird so von Zelle zu Zelle weiter gereicht.

Innerhalb eines vielzelligen Organismus erreichen
chemische Signale ihre Ziele durch Diffusion oder Zir-
kulation. Man unterscheidet (Abb. 1.43):

- **Autokrine Signalstoffe**. Sie beeinflussen die Zellen
von denen sie produziert wurden

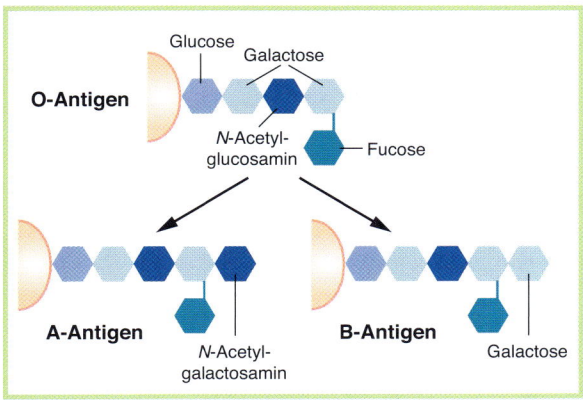

**Abb. 1.42 Determinanten des AB0-Blutgruppensystems als Bei-
spiel für einen Oberflächenrezeptor in einer Cytoplasmamembran.**
Erythrozyten der Blutgruppe 0 tragen nur die „Kern-Zucker"
Glucose, Galactose, *N*-Acetylglucosamin und Fucose. Bei der
Blutgruppe A kommt noch ein endständiges *N*-Acetylglucosamin,
bei der Blutgruppe B eine endständige Galactose hinzu.

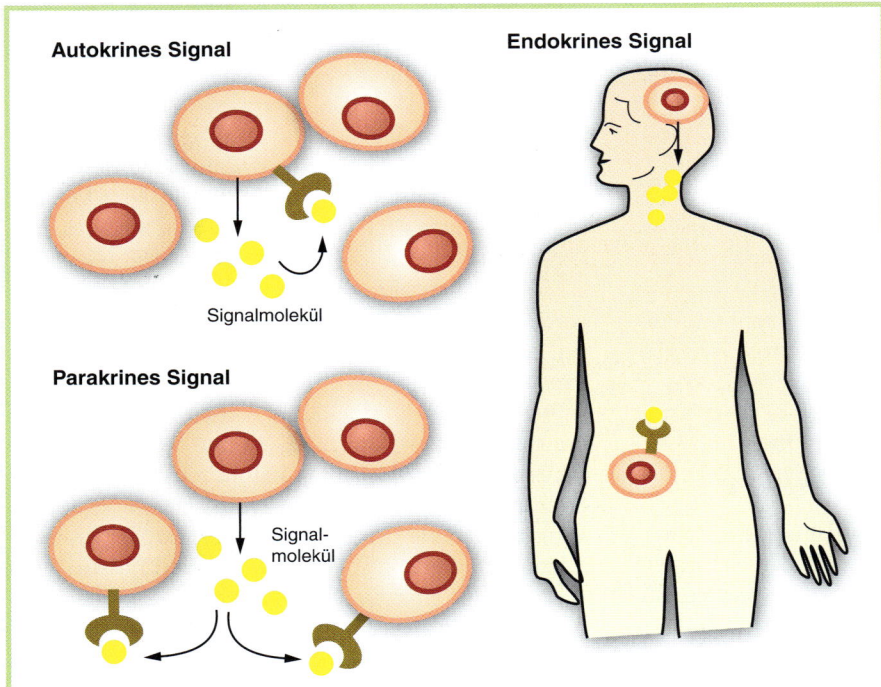

Autokrines Signal

Endokrines Signal

Signalmolekül

Parakrines Signal

Signal-
molekül

Abb. 1.43 Autokrine, parakrine, und endokrine Signale

■ **Parakrine Signalstoffe.** Die signalgebenden Zellen beeinflussen so Zellen in unmittelbarer Nachbarschaft.

■ **Endokrine Signalstoffe.** Sie wirken über weitere Entfernungen und werden in Säugetieren mit dem Blutstrom verteilt.

Signale müssen erzeugt, empfangen, evtl. moduliert, übersetzt oder andersweitig verarbeitet werden, um in der Zielzelle einen Effekt auszulösen. Diese Schritte zusammen bilden einen **Signaltransduktionsweg** oder eine **Signalkaskade**. Zu einem Signaltransduktionsweg gehören Signal (s. oben), Rezeptor, die eigentliche Transduktion (meist mehrere Schritte) und die Reaktion (z. B. Expression eines Gens).

Rezeptor

Die erste Komponente der Signalübertragung der Empfängerzelle ist ein Rezeptor. Dieser kann ein Transmembranprotein sein, dessen Konformation sich nach Bindung eines geeigneten Signals verändert. Durch die Bindung eines Signalmoleküls kann der Teil des Rezeptorproteins, der ins Zellinnere ragt und zum Beispiel Proteinkinase-Eigenschaften hat, in eine katalytisch aktive Konformation überführt werden. Es kommt in diesem Fall zur Übertragung eines Phosphatrestes von ATP auf eine geeignete Aminosäure

(z. B. Tyrosin, Serin) eines Proteins. Das Signal ist so in die Zelle gelangt und kann weiterverarbeitet werden. Die Elemente, die zur Signaltransduktion verwendet werden, sind bei allen Lebewesen dieselben:

■ Ein Rezeptor verändert nach Bindung eines Signalmoleküls seine Konformation

■ Die Konformationsänderung bedingt eine Proteinkinase-Aktivität

■ Die Phosphorylierung verändert die Funktion eines Effektorproteins

■ Das Signal wird verstärkt und transportiert

■ Ein Transkriptionsfaktor wird aktiviert

■ Ein Promotor (und damit Genexpression) wird aktiviert bzw. reprimiert

■ Die Zellaktivität wird verändert

Rezeptoren haben eine hohe Spezifität für ihr Signalmolekül und werden in der Regel nicht verändert, d. h. ihre Bindung muss reversibel sein, damit der Rezeptor überhaupt seine Schalterfunktion erfüllen kann. Es gibt viele Arten von Rezeptoren, sie sich strukturell stark voneinander unterscheiden, sie lassen sich aber in zwei große Gruppen einteilen, nämlich die **cytoplasmatischen Rezeptoren** und die **Plasmamembran-Rezeptoren**.

Apolare Signalmoleküle („Liganden") können die Plasmamembran durchqueren und in der Zelle an

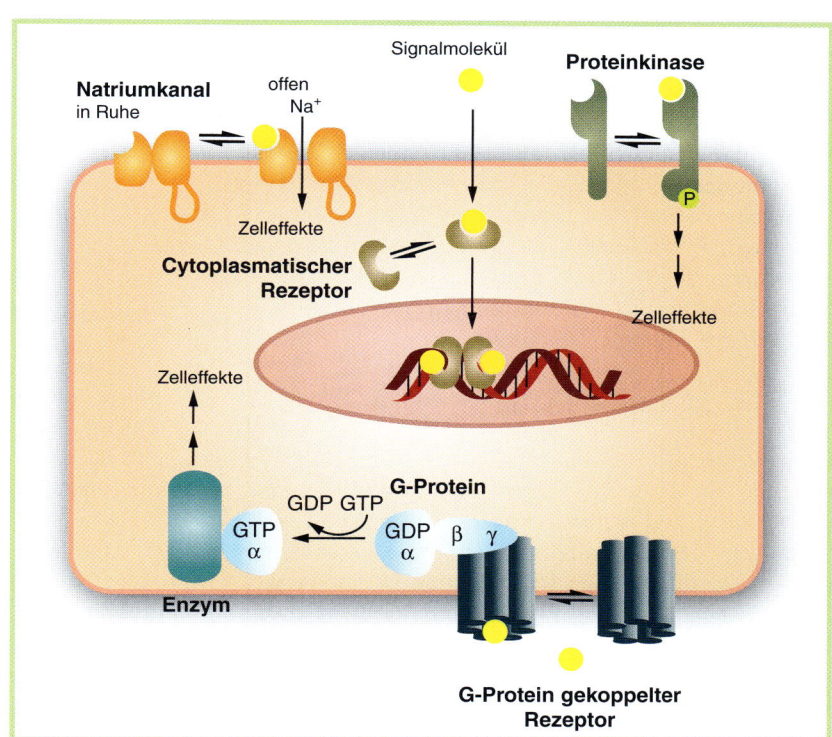

Abb. 1.44 Beispiele für Rezeptor-vermittelte Vorgänge. Erläuterungen zu Ionenkanälen („Natriumkanal"), Proteinkinasen und G-Protein gekoppelten Rezeptoren im Text

ihren Rezeptor binden (z. B. Steroidhormone). Die Bindung eines Liganden führt hier zu einer Strukturänderung des Rezeptors, so dass dieser in den Zellkern eindringen und dort als Transkriptionsfaktor wirken kann. Polare Liganden (z. B. Acetylcholin) oder große Liganden (z. B. Insulin) können die Plasmamembran nicht passieren, ihre Rezeptoren müssen daher eine extrazelluläre Bindedomäne besitzen. Bei den Säugetieren gibt es drei gut untersuchte Arten von Plasmamembran-Rezeptoren (Abb. 1.44):

- Ionenkanäle
- Proteinkinasen
- G-Protein-gekoppelte Rezeptoren

Ionenkanäle „schleusen" Ionen (Na^+, K^+, Ca^{2+}, Cl^-) in die Zelle hinein oder aus dieser heraus. Das Signal, das die Konformationsänderung der kanalbildenden Proteine hervorruft, ist nicht das zu transportierende Ion sondern ein anderer chemischer Ligand oder ein sensorischer Reiz (z. B. Licht). Der Acetylcholinrezeptor ist beispielsweise ein Ionenkanal. Binden zwei Moleküle Acetylcholin an diesen Rezeptor, öffnet er sich für etwa eine Tausendstelsekunde. Na^+ strömt in die Zelle ein und es wird ein Aktionspotential aufgebaut, das zur Muskelkontraktion führt.

Proteinkinasen wurden weiter oben bereits vorgestellt. Beispiel für einen solchen Rezeptor ist der Insulinrezeptor. Insulin ist ein Proteinhormon, das in den Inselzellen der Bauchspeicheldrüse gebildet und für die Regulation des Blutzuckerspiegels benötigt wird. Wenn zwei Insulinmoleküle an die extrazelluläre Domäne des Rezeptors binden, verändert dieser seine Struktur und entfaltet auf der cytoplasmatischen Seite seine Proteinkinase-Aktivität.

G-Protein-gekoppelte Rezeptoren haben eine komplexe Struktur und sind mit sieben Transmembranhelices in der Plasmamembran verankert. Wiederum bewirkt die Bindung eines Liganden an der extrazellulären Seite des Rezeptors die Änderung der Struktur auf der cytoplasmatischen Seite. Dort kann nach Stimulierung ein anderes Membranprotein, ein so genanntes G-Protein binden, das außer der Bindestelle für das Rezeptorprotein auch eine Bindestelle für die Nukleotide GDP bzw. GTP besitzt. G-Proteine bestehen aus mehreren Untereinheiten. Bindet das G-Protein an einen aktivierten Rezeptor, dann bindet in der Folge eine der Untereinheiten GTP. Diese trennt sich zusammen mit dem gebundenen GTP vom Komplex und diffundiert an der Membran entlang, bis es auf ein Effektorprotein trifft, das z. B. ein Ionenkanal oder ein Enzym sein kann. Nach der Bindung wird das GTP zu GDP hydrolysiert woraufsich die G-Protein-Untereinheit vom Effektorprotein löst. Diese Untereinheit muss mit den anderen G-Protein-Untereinheiten einen Komplex bilden, um dann wieder an den G-Protein-gekoppelten Rezeptor binden zu können. Kommt die Bindung zustande, wird das noch anhaftende GDP gegen GTP ausgetauscht und das neue Signal kann verarbeitet werden. G-Proteine können ihre Effektoren entweder aktivieren (Adrenalin-Wirkung am Herzen über die Bildung von zyklischem Adenosinmonophosphat, s. unten) oder hemmen (Adrenalin-Wirkung an der glatten Muskulatur führt zur Muskelentspannung).

Signaltransduktion

Das vom Rezeptor empfangene Signal löst eine Kaskade von biochemischen Reaktionen aus, wodurch das Signal verstärkt und weiter getragen werden kann. Das Signal kann entweder direkt oder indirekt transduziert werden. Die **direkte Signaltransduktion** ist eine Funktion des Rezeptors selbst, die **indirekte Signaltransduktion** benötigt zusätzliche Moleküle, die das Signal in die Tiefe der Zelle übermitteln können. Man bezeichnet solche Botenstoffe als „second messenger".

Reine **Proteinkinasekaskaden** benötigen keinen second messenger. In diesem Fall wird eine Folge von Proteinen der Reihe nach durch Kinasen phosphoryliert und damit aktiviert. Eukaryontische Genome codieren für hunderte oder tausende von Kinasen. Nicht alle Kinasen sind in allen Zellen oder Geweben gleichzeitig aktiv. Am Ende einer Proteinkinasekaskade steht immer ein Protein, das nach Aktivierung in den Zellkern eindringt und dort die Transkription beeinflussen kann. Proteinkinasekaskaden kann man folgendermaßen charakterisieren:

- Bei jedem Schritt der Kaskade wird das Signal verstärkt
- Die Vielzahl der Schritte erlaubt Spezifität und Variation

Sekundäre Botenstoffe

Sekundäre Botenstoffe (second messenger) sind Verbindungen, die im Cytoplasma freigesetzt werden, nachdem ein erster Botenstoff, nämlich das Signalmolekül, an seinen Rezeptor gebunden hat. Auch über sekundäre Botenstoffe kann ein Eingangssignal verstärkt werden.

Zyklisches Adenosinmonophosphat (cAMP) (Abb. 1.45) ist ein universeller sekundärer Botenstoff. Es wird von einer Adenylat-Cyclase aus ATP gebildet. Das Enzym ist an der cytoplasmatischen Seite der Plasmamembran lokalisiert. In der Regel wird es durch G-Proteine (siehe oben) aktiviert. cAMP kann als Cofaktor oder allosterischer Regulator von Zielenzymen dienen. Zu diesen zählen z. B. Ionenkanalproteine oder Proteinkinasen. So kann direkte und indirekte Signaltransduktion kombiniert und feinreguliert werden.

Andere wichtige sekundäre Botenstoffe sind **Diacylglycerol** (DAG) und **Inositoltrisphosphat** (IP$_3$) (Abb. 1.45), die beide nach Hydrolyse eines Membran-

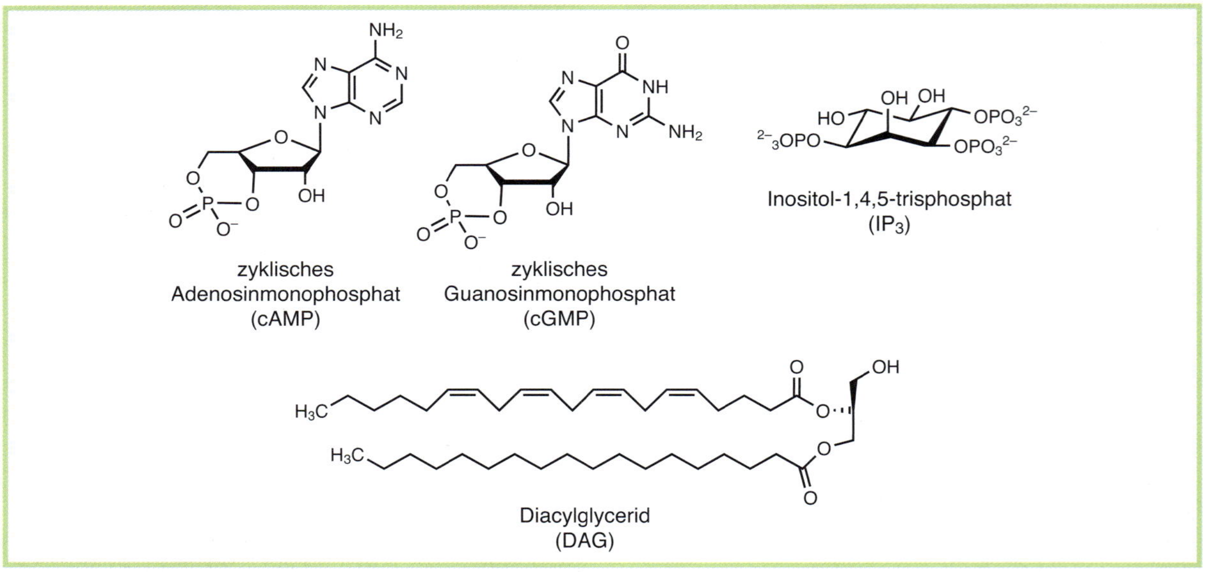

zyklisches
Adenosinmonophosphat
(cAMP)

zyklisches
Guanosinmonophosphat
(cGMP)

Inositol-1,4,5-trisphosphat
(IP$_3$)

Diacylglycerid
(DAG)

Abb. 1.45 Beispiele für sekundäre Botenstoffe (Second Messenger)

lipids (Phosphatidylinositol-4,5-bisphosphat, PIP_2) durch Phospholipasen – ein wichtiger Vertreter ist die Phospholipase C – entstehen. Die Initiation der Signaltransduktionskaskade über diese sekundären Botenstoffe kann wiederum über G-Proteine (s. oben) erfolgen. Nach der Hydrolyse verbleibt das lipophile DAG in der Plasmamembran, wo es die Proteinkinase C (PKC), ein membranständiges Enzym, aktiviert. Die PKC ist Ca^{2+}-abhängig. Ca^{2+}-Ionen können selbst sekundäre Botenstoffe sein (s. unten). Jetzt kommt IP_3, das zweite Produkt der Hydrolyse ins Spiel: Es diffundiert zum glatten Endoplasmatischen Retikulum und moduliert dort einen Ionenkanal so, dass Ca^{2+} ins Cytoplasma entlassen wird. Dies führt zusammen mit DAG zur Aktivierung der PKC, die dann verschiedene Proteine phosphorylieren kann.

Die Konzentration von Ca^{2+} im Cytosol ist in der Regel sehr gering. Transportproteine pumpen dieses Ion aus der Zelle hinaus oder in das Endoplasmatische Retikulum hinein. Dazu wird Energie in Form von ATP verbraucht. Die intrazelluäre Ca^{2+}-Konzentration wird durch das Öffnen und Schließen von Kanälen zusammen mit den membranständigen Ionenpumpen reguliert.

Stickstoffmonoxid (NO) ist ein gasförmiger sekundärer Botenstoff, der in lebenden Geweben nur eine Halbwertszeit von fünf Sekunden besitzt. NO wird in Endothelzellen durch die NO-Synthase aus Arginin gebildet. Dieses Enzym ist durch Ca^{2+} aktivierbar. In der glatten Muskulatur aktiviert NO die Guanylat-Cyclase und zyklisches **Guanosinmonophosphat (cGMP)** wird gebildet. Diese Reaktionsfolge führt schließlich zur Muskelerschlaffung, Blutgefäße werden erweitert, der Blutzufluss zum Herzen und in den Beckenbereich wird verstärkt. Dieser Mechanismus erklärt die Wirksamkeit von Nitroglyzerin bei coronaren Durchblutungsstörungen (Angina pectoris) und Aktivatoren der NO-Synthese bei Erektionsstörungen.

> Viele rezeptorvermittelte Signale werden über so genannte sekundäre Botenstoffe (second messenger) verstärkt und weitergegeben. Zu diesen Stoffen zählen zyklisches Adenosinmonophosphat (cAMP), zyklisches Guanosinmonophosphat (cGMP), Diacylglycerol und Inositoltrisphosphat, Ca^{2+} und Stickstoffmonoxid.

1.3.7 Plasmamembran der Bakterien

Einziges Biomembransystem der Bakterienzelle ist die Plasmamembran. Wie die Plasmamembran der Zellen von Pflanzen und Tieren ist die der Bakterien eine Lipoproteinmembran. In ihrer chemischen Zusammensetzung weicht sie aber von entsprechenden

Tab. 1.15 Funktionen der prokaryontischen Cytoplasmamembran

Diffusionsbarriere

Aktiver Transport

Proteinbiosynthese (+Ribosomen)

Energiestoffwechsel (evtl. Mesosomen)

Photosynthese (evtl. Thylakoide)

Angriffsort von Antibiotika

Membranen der Eukaryonten deutlich ab. Wie bei der Eukaryontenzelle dient sie jedoch als **osmotische Barriere** und **Regulationsorganell des Stofftransportes.** Sie regelt den Stoffaustausch der Bakterienzelle mit der Umgebung und besitzt Strukturen und Enzyme, die den passiven und aktiven Stoffaustausch der Zelle mit der Umgebung ermöglichen und regulieren. Ein Erlöschen dieser Membranfunktion bedeutet den Zelltod. Antibiotika, die diese Funktionen der Plasmamembran stören, wirken daher primär bakterizid, d.h. zelltötend auch auf ruhende Keime. Zu solchen Antibiotika gehören z.B. **Polymyxin**, **Colistin** und **Tyrothricin**. Da der Bau der Cytoplasmamembran der Zellen des Menschen demjenigen der Plasmamembran der Bakterien ähnelt, wirken solche Antibiotika nicht spezifisch. Sie sind daher nur bei strenger Indikationsstellung, vornehmlich lokal anwendbar und zeigen starke Nebenwirkungen.

Bei den Prokaryonten hat die Plasmamembran darüber hinaus noch weitere Aufgaben als Ort wichtiger Stoffwechselfunktionen (Tab. 1.15). Sie ist Sitz des **Elektronentransportsystems** und zumindest einiger Enzyme des **Citratzyklus**. Weiterhin ist die Plasmamembran hier ein Ort aktiver **Proteinsynthese**; an ihr sind **Ribosomen assoziiert**. Auch bei der Biosynthese der Zellwand und der Kapselkomponenten spielt sie eine Rolle.

Bakterien besitzen **keine Mitochondrien.** Deren Funktion als Träger der Enzyme der Endoxidation wird von der Plasmamembran übernommen.

Lamellenförmige Einfaltungen der Plasmamembran tragen Photosynthesepigmente. Solche **Thylakoide** sind bei manchen **photoautotrophen Bakterien** ausgebildet. Sie entsprechen funktionell den Thylakoiden der Chloroplasten der Pflanzen.

1.3.8 Andere Aufgaben von Membranen

Bisher wurden die Hauptfunktionen von Membranen dargestellt: Kompartimentierung, Transport, Zell-Zell-Erkennung sowie Signalempfänger und -umsetzer.

Weitere wichtige Aufgaben erfüllen sie bei der **Informationsverarbeitung**, der **Energieumwandlung** und der **Kopplung chemischer Reaktionen**.

Membranen dienen als strukturelle Basis für eine ganze Reihe von Enzymen, die nur in Bindung an Membranen aktiv sind. Beispiele hierfür bieten die Membranen der Mitochondrien und Chloroplasten. Membrangebundene Enzyme katalysieren hier sehr wichtige Stoffwechselvorgänge, nämlich Elektronentransport (s. Kap. 4.5.7.1), oxidative Phosphorylierung (s. Kap. 4.5.7.3) und Photosynthese (s. Kap. 4.6.1).

Biosynthesen und andere Zellleistungen erfordern eine definierte Abfolge biochemischer Reaktionen. Diese werden in der Regel durch Enzyme katalysiert, die jeweils nur eine chemische Reaktion durchführen können. Zwar gibt es auch sehr effiziente multifunktionelle Enzyme und Enzymkomplexe, die Spezialisierung hat aber auch ihre Vorteile, z. B. weil die monofunktionellen Enzyme vielfältiger eingesetzt werden können. Da meist das Produkt einer bestimmten Enzymreaktion das Substrat für ein weiteres Enzym liefert, würde eine Bildung der Zielprodukte nur sehr langsam und ungerichtet verlaufen, wenn man nicht annimmt, dass die Enzymkomponenten eines bestimmten Biosyntheseweges in einer geeigneten Reihenfolge z. B. an Membranen gebunden vorliegen. Dadurch können in einem so genannten **Metabolite Channelling** die Zwischenprodukte wie an einem Fließband von Enzym zu Enzym weiter gereicht werden; die Reaktionen laufen so schneller und effizienter ab.

● ● ●   **Zusammenfassung**

Biomembranen bestehen aus Lipiden und Proteinen. Sie enthalten Aminoalkohole, Aminosäuren, Fettsäuren, Sterole und Zucker. Sie gliedern die Zellen von Eukaryonten in zahlreiche Reaktionsräume, Kompartimente. Biomembranen haben eine flüssige Mosaikstruktur. Grundstruktur ist ein doppelter Lipidfilm, in den Proteine eingelagert oder angelagert sind. Membranproteine verleihen der jeweiligen Membran ihre spezifische Funktion. Sie vermitteln z. B. die Transportvorgänge durch die Membran. Andere sind Rezeptoren für Hormone oder Neurotransmitter. In Membranen sind zahlreiche Enzyme eingelagert.

Biomembranen dienen als **Diffusionsbarrieren**. Sie sind semipermeabel. Die Semipermeabilität von Biomembranen ist die Grundlage für alle osmotischen Vorgänge. Lipophile Stoffe dagegen können sich durch die Lipidschicht hindurchlösen. Pflanzliche Zellen entwickeln immer einen hohen osmotischen Druck. Sie benötigen daher eine feste Zellwand. Osmotisch wirksame Substanzen sind Ionen und polare Nichtelektrolyte, z. B. Zucker, Alkaloide. Makromoleküle sind osmotisch unwirksam. Die Lipidschichten von Biomembranen sind für die meisten wasserlöslichen Moleküle und Ionen undurchlässig.

Zum Transport derartiger Moleküle dienen zahlreiche spezifische Transportproteine, die in die Biomembran integriert sind. Es sind dies Carrier- und Kanalproteine.

Carrierproteine binden niedermolekulare Stoffe und transportieren sie durch Konformationsänderung durch die Biomembran.

Dieser Transport kann ohne Energieaufwand als katalysierte, resp. erleichterte Diffusion entlang eines Konzentrationsgradienten erfolgen. Andere Carrier-vermittelte Transportvorgänge verlaufen aktiv unter Energieaufwand, meist über eine Hydrolyse von ATP, und können das gebundene Molekül gegen einen Konzentrationsgradienten transportieren.

Kanalproteine bilden wassergefüllte Poren, welche die Lipiddoppelmembran durchdringen. Sie ermöglichen anorganischen Ionen entsprechend ihrem Konzentrationsgradienten den Durchtritt durch die Biomembran. Solche Ionenkanäle öffnen sich gewöhnlich nur als Antwort auf spezifische Reize, die die Membran treffen.

Durch Ein- bzw. Ausstülpungen und Bildung von Transportvakuolen sind Biomembranen an den Vorgängen der **Endozytose** und **Exozytose** beteiligt. Der Größenbereich der so transportierten Partikel reicht von Kolloiden bis zu Bakterien, einschließlich Zellen und Zellbestandteilen.

Innerhalb der Zelle kann ein Austausch von Membranteilen zwischen verschiedenen Membranen stattfinden. An diesen Vorgängen des **Membranflusses** sind die Plasmamembran, die Tonoplastenmembran, das Endoplasmatische Retikulum, die Dictyosomen, Lysosomen und andere Vakuolenmembranen beteiligt. Nicht am Membranfluss beteiligt sind die Membranen der Mitochondrien und Plastiden.

Biomembranen vermitteln **Erregungsleitung** und Erregungsübertragung.

Die direkte **Kommunikation** zwischen Zellen erfolgt über Gap Junctions (tierische Zellen) oder Plasmodesmen (pflanzliche Zellen). Desmosomen heften tierische Zellen fest aneinander, hemmen aber nicht den Stoffdurchtritt. Tight Junctions verhindern den Durchtritt von Molekülen durch den Interzellularraum.

Zellen empfangen **Signale** von der Umwelt und anderen Zellen. Die Signalübertragung umfasst drei Schritte: Aufnahme des Signals (**Rezeptor**), die Übertragung des Signals (**Signaltransduktion**) und die zelluläre Reaktion. Rezeptoren können Ionenkanäle, Proteinkinasen und G-Protein-gekoppelte Rezeptoren sein. Signaltransduktion kann direkt oder indirekt über **sekundäre Botenstoffe** erfolgen. Wichtige sekundäre Botenstoffe sind **cAMP**, **cGMP**, **Ca^{2+}**, **NO**, **DAG** und **IP_3**.

1.4 Zellstrukturen und ihre Funktion

Prokaryontische und eukaryontische Zellen haben im Laufe ihrer Evolution unterschiedliche Strukturen entwickelt, die besondere Funktionen erfüllen. Gemeinsame Strukturen sind Plasmamembranen, Cytoplasma und Ribosomen. Zu den für manche Bakterien charakteristischen Strukturen zählen komplex aufgebaute Zellwände (s. Kap. 1.2.1), eine innere Membran (z. B. bei Cyano- und Purpurbakterien), die eine verbesserte **Kompartimentierung** von Stoffwechselvorgängen erlaubt, Geißeln und Pili sowie Ansätze eines Cytoskeletts. Eukaryontische Zellen sind nicht nur sehr viel größer als prokaryontische Zellen sondern auch wesentlich komplexer strukturiert und enthalten eine Vielzahl von **Organellen**.

1.4.1 Zusammensetzung und Funktion des Cytosols

Das Cytoplasma setzt sich aus Cytosol und unlöslichen Partikeln zusammen. Das Cytosol besteht hauptsächlich aus Wasser. Es enthält Ionen, kleine Moleküle und einige wasserlösliche Polymere. Substanzen und Partikel sind im Cytosol in ständiger Bewegung. Eukaryontische Zellen enthalten zusätzlich zahlreiche Kompartimente (Organellen), deren Innenraum durch Membranen vom Cytosol getrennt ist.

1.4.2 Der Zellkern

Die Zelle der **Eukaryonten** besitzt in der Regel **einen Zellkern. Kernlose Zellen** sind äußerst selten. Sie können sich nicht mehr teilen und haben nur eine relativ kurze Lebensdauer. Beispiele hierfür sind die Erythrozyten der Säugetiere und die Siebröhren höherer Pflanzen. Der Zellkern ist mit ca. 5 µm Durchmesser das größte Organell, er ist größer als die meisten prokaryontischen Zellen. Er ist von zwei Membranen umgeben, die zusammen die **Kernhülle** ergeben. Der Zellkern hat mehrere Aufgaben: Er ist der Ort der DNA-Verdopplung (Replikation s. Kap. 3.3.1), der Ort der genetischen Kontrolle der Zellaktivitäten (Transkriptionskontrolle, s. Kap. 3.2) und der Ort der Bildung und des Zusammenfügens von Ribosomenbausteinen (im Nukleolus).

> Wichtige strukturelle Bestandteile des Zellkerns sind Chromatin, Nukleoli, Kernplasma und Kernmembran.

Nur **selten** sind in einer Zelle **mehrere Kerne** zu finden. So etwa bei manchen Algen, Pilzen (Basidiomyceten: Paarkernstadium) und Protozoen, bestimmten Zellen der Leber und des Knochenmarks sowie in quergestreiften Muskelfasern. In solchen mehrkernigen Zellen bildet ein Kern zusammen mit einem Teil des Cytoplasmas eine **Energide**. Vielkernige Zellen sind polyenergid.

Nahezu die gesamte Erbinformation einer Eukaryontenzelle ist im Zellkern enthalten (siehe Mitochondrien, Plastiden). **Der Zellkern ist in der Zelle der Speicher, das Archiv der genetischen Information.** Im Zellkern ist die genetische Information in linearen, doppelsträngigen DNA-Molekülen gespeichert. Hier erfolgt die Replikation der DNA, hier beginnen die Gen-Wirkketten mit der Synthese von RNA.

Gewöhnlich ist der Zellkern annähernd kugelförmig und liegt mehr oder weniger zentral in der Zelle. Je nach dem Funktionszustand der Zelle ändern sich Form und Funktion des Zellkerns sowie der Chromosomen. Insgesamt lassen sich drei verschiedene Zustände unterscheiden: der Interphasenkern, der Mitosekern und der Arbeitskern.

1.4.2.1 Interphasekern und Arbeitskern

In diesem Zustand, also zwischen zwei Kernteilungen (Interphasekern), und in differenzierten, nicht mehr teilungsbereiten Zellen (Arbeitskern), übt der Zellkern wichtige Funktionen aus.

> Im Interphasenkern wird die DNA der Chromosomen verdoppelt. Im Arbeitskern und im Interphasenkern findet die RNA-Synthese statt.

In diesen beiden Funktionsformen ist der Zellkern von einer Doppelmembran umgrenzt. Sie besteht aus zwei Lamellen, die durch den perinukleären Raum voneinander getrennt sind. Die Kernmembran ist **Bestandteil des Endoplasmatischen Retikulums**. Der Perinuklearraum steht mit dem Röhren- und Zisternensystem des Endoplasmatischen Retikulums in offener Verbindung. Die **Kernmembran** ist von Poren durchbrochen, durch die größere Moleküle aus dem Kern heraus oder in den Kern hinein transportiert werden können. Die **Kernporen** verbinden Karyoplasma und Cytoplasma und vermitteln den Austausch von Makromolekülen zwischen Karyo- und Cytoplasma. Die Kernporen haben einen inneren Durchmesser von etwa 8 nm. Sie sind an ihrem inneren und äußeren Rand von einem Ringwulst umgeben. Dieser besteht aus acht großen, oktogonal angeordneten Proteinuntereinheiten (Po-

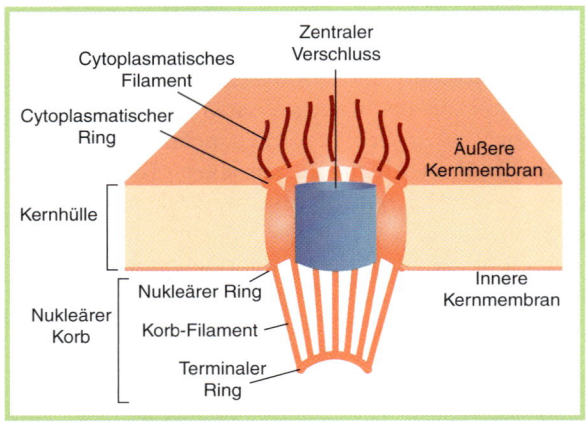

Abb. 1.46 Feinbau der Kernporen. Jede Pore ist von einem Kernporenkomplex ausgekleidet, der aus acht im Achteck angeordneten Proteinen besteht. Proteinfibrillen auf der Kerninnenseite bilden eine Art Käfig. Kernporen vermitteln einen aktiven, selektiven Stofftransport zwischen Zellkern und Cytoplasma.

renkomplex) (Abb. 1.46). Der Zentralkanal der Kernporen dient dem selektiven Transport wasserlöslicher Moleküle zwischen Kernplasma und Cytoplasma. Im Bereich der Kernporen ist ein hoher ATP-Verbrauch festzustellen. Dies deutet auf aktive Transportvorgänge hin. Über diese aktiven Transportvorgänge werden z. B. Proteine in den Zellkern transportiert. Die Kernporen können sich erweitern, wenn sie von einem großen Protein aktiviert werden. Nur Proteine mit entsprechenden Signalstrukturen werden aktiv und selektiv durch die Kernporen hindurch in den Zellkern transportiert. Eine solche Struktur kann an einer beliebigen Stelle im Protein lokalisiert sein. Sie besteht aus einem kurzen Peptid aus etwa vier bis acht Aminosäuren. Es ist reich an positiv geladenen Aminosäuren, Lysin und Arginin. Oft ist auch noch Prolin enthalten. Solche Signalstrukturen werden auch an viralen Proteinen gefunden, die für die Replikation viraler DNA im Zellkern benötigt werden.

Der Mechanismus, mit dem Proteine in den Zellkern aufgenommen werden, unterscheidet sich grundlegend von den Transportprozessen, mit Hilfe derer Proteine in andere Zellorganellen aufgenommen werden. Der Transport in den Zellkern erfolgt nicht durch eine Biomembran hindurch, sondern durch mit wässriger Lösung gefüllte Poren. Wichtige Kernproteine, die durch die Kernporen in den Zellkern transportiert werden müssen, sind die Histone.

Die Kernporen transportieren Ribosomen-Untereinheiten und mRNA-Moleküle, die im Kern gebildet wurden, in das Cytoplasma. Sie können die Kernporen nur in einer Richtung, nämlich nach außen, passieren.

Offensichtlich existieren auch hier spezifische Signalstrukturen. Ribosomen können nicht in den Zellkern gelangen. Damit ist sichergestellt, dass die Proteinsynthese nur im Cytoplasma stattfindet. Die Kernmembran trägt auf ihrer äußeren, cytoplasmatischen Oberfläche oft Ribosomen und ist mit dem Membransystem des Endoplasmatischen Retikulums verbunden (Abb. 1.47). Das Innere des Zellkerns, die Matrix, ist vom Karyoplasma erfüllt. In dieses sind die Chromosomen eingebettet. Sie sind in diesem Stadium nicht als Einzelindividuen erkennbar, sondern liegen als lange, dünne, vielfach gewundene Fäden vor, die ein scheinbar regelloses Netzwerk innerhalb des Zellkerns, das Chromatingerüst, bilden. Dies ist die Funktionsform der Chromosomen. **Chromatin** ist ein filamentöser Komplex aus DNA und einer Vielzahl von Proteinen.

Im Innern des Kernes sind die **Kernkörperchen**, die **Nukleolen**, im Lichtmikroskop erkennbar. Sie bilden kugelige, stark lichtbrechende, elastische, homogen erscheinende Einschlüsse, die nicht von einer Membran umgrenzt sind. Ein Kern kann einen Nukleolus oder mehrere Nukleolen enthalten. Nukleolen treten durch ihre hohe Dichte und ihren kompakten Bau im Licht- und Elektronenmikroskop deutlich hervor. Ein Nukleolus enthält vor allem Proteine (ca. 80 %) und RNA (ca. 5 %). Er wird immer von Chromatinfäden durchzogen.

Die Kernhülle des Interphasenkerns kann auf ihrer cytoplasmatischen Seite Ribosomen tragen (Abb. 1.47).

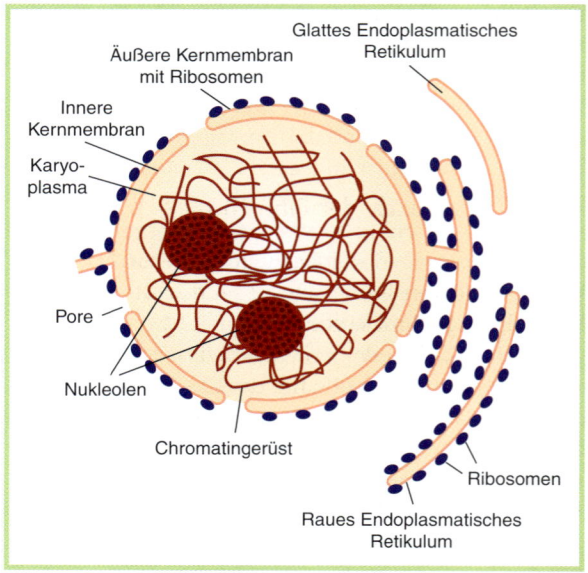

Abb. 1.47 Interphasenkern, Arbeitskern

Den Nukleolen kommt eine wesentliche Funktion bei der Synthese der ribosomalen RNA zu. Hier findet durch die Nukleolus-eigene RNA-Polymerase I die Synthese und Prozessierung der großen RNA-Moleküle statt. In den Nukleolen werden die Präribosomen gebildet. Diese Vorstufen der cytoplasmatischen Ribosomen werden durch die Kernporen ins Cytoplasma transportiert. Erst dort werden die Ribosomen gebildet.

1.4.2.2 Mitosekern/Chromosomen

Bei Beginn der Kernteilung werden die Kernmembran und die Nukleolen aufgelöst. Die **Chromosomen** treten als lichtmikroskopisch erkennbare, individuell gestaltete Gebilde in Erscheinung. In dieser Form lassen die Chromosomen gewisse Struktureigentümlichkeiten erkennen. Sie haben die Gestalt kurzer, gedrungener Stäbchen, die oft etwas gekrümmt oder abgewinkelt sind und im Allgemeinen zwei Schenkel aufweisen, die durch eine Einschnürung voneinander getrennt sind. An dieser primären Einschnürung liegt das **Centromer,** an dem die **Spindelfasern** während der Mitose angreifen.

Daneben sind auch sekundäre Einschnürungen an den Chromosomenschenkeln zu beobachten. Durch sie werden so genannte **SAT-Bereiche** abgesetzt. Der SAT-Bereich ist mit dem Chromosom durch ein dünnes Filament verbunden, in dem sich die DNA schlecht anfärben lässt. Man nahm daher früher an, dass dieser Teil des Chromosoms keine DNA enthielte (**S**ine **A**cido **T**hymonucleinico). Chromosomen mit einem solchen Anhang werden SAT-Chromosomen genannt. Das Filament der SAT-Chromosomen wird auch als Nukleolarfaden oder **Nukleolusorganisator** bezeichnet. An ihm entsteht nach der Kernteilung, beim Übergang der Chromosomen in die Funktionsform, der Nukleolus.

1.4.2.3 Struktur der Chromosomen

Die Struktur der Chromosomen wird durch ein zentrales Proteingerüst (Scaffold) aufrechterhalten. An dieses ist das Chromatin in Schleifen gebunden.

Nach Abschluss der Mitose lösen sich die Chromosomen wieder zu Chromatin auf. Dabei bleibt die Anheftung an die Scaffoldproteine erhalten. Damit bleibt auch im Interphasenkern die Schleifenanordnung des Chromatins erhalten. Die Schleifen werden an ihrer Basis durch die Scaffoldproteine zusammengehalten. An der Basis einer Chromatinschleife, also der Anheftungsstelle für die Scaffoldproteine finden sich charakteristische Nukleotidsequenzen.

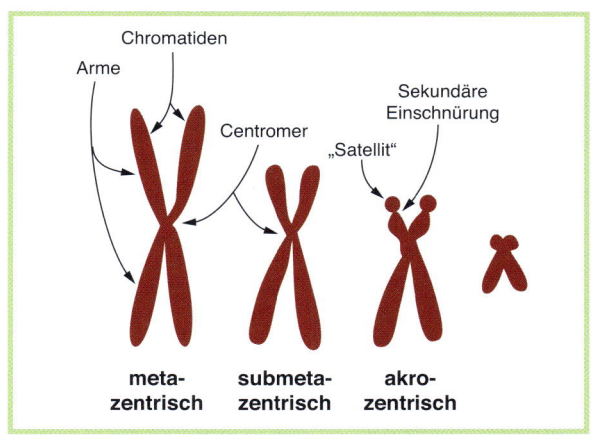

Abb. 1.48 Chromosomenformen

Das Chromatin ist ein System von DNA-Schleifen, welches das Innere des Zellkerns ausfüllt. Jede Schleife kann dabei als Bereich eines oder mehrerer Gene angesehen werden.

Auf den Chromatiden lassen sich in großer Zahl stark färbbare, in Größe und Gestalt unterschiedliche Knoten, die so genannten **Chromomeren,** nachweisen. Die Anordnung dieser Chromomeren ist für jedes Chromosom charakteristisch und bei den Chromatiden ein und desselben Chromosoms gleich. **Homologe Chromosomen besitzen das gleiche Chromomerenmuster.**

Manche Chromatinabschnitte lassen sich mit DNA-spezifischen Farbstoffen besonders stark anfärben. Sie werden als **heterochromatische Zonen** von den normalanfärbbaren **euchromatischen Zonen** unterschieden. Die euchromatischen Bereiche enthalten fast alle Gene und mehr DNA als das Heterochromatin. Heterochromatin liegt auch während der Interphase in mitotisch kondensiertem Zustand vor. Es enthält einen hohen Anteil an repetitiven DNA-Sequenzen (Kap. 3.1.1.5) und ist transkriptionsinaktiv.

Euchromatin liegt in der Interphase dekondensiert vor. Es stellt den Bereich hoher Transkriptionsaktivität dar.

Die einzelnen Chromosomen einer Zelle haben in ihrer Transportform eine ganz bestimmte, unverwechselbare Gestalt (Abb. 1.48). Für Chromosomenuntersuchungen eignen sich besonders Chromosomen, die in der Metaphase einer Kernteilung in der Äquatorialebene einer Zelle angeordnet sind, so genannte Metaphasenchromosomen.

Die Anzahl der Chromosomen pro Zelle ist artkonstant (Tab. 1.16). Auch die Verteilung der Formen der Chromosomen ist für jede Zelle einer Art konstant und charakteristisch. Geschlechtsspezifische Unterschiede

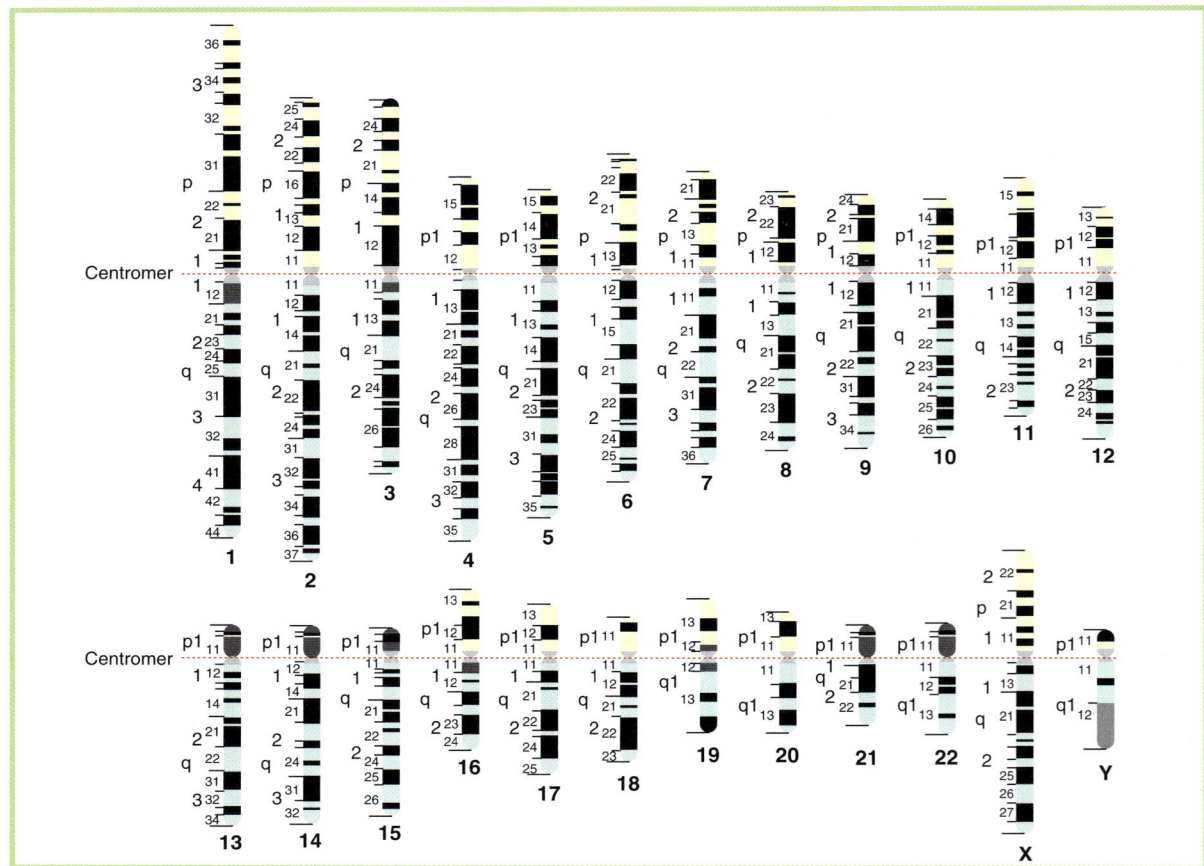

Abb. 1.49 Die Chromosomen des Menschen. Die Autosomenpaare nach Größe und Lage des Centromers geordnet (Metaphasenchromosomen). Haploider Chromosomensatz im männlichen Geschlecht

können auftreten (Sex-Chromosomen, Abb. 1.49). In diploiden Zellen entsprechen sich je zwei Chromosomen in Größe und Gestalt. Sie werden als homologe Chromosomen bezeichnet.

Tab. 1.16 Chromosomenzahlen verschiedener Organismen (2 n)

Fruchtfliege (*Drosophila melanogaster*)	8
Rotklee (*Trifolium pratense*)	14
Erbse (*Pisum sativum*)	14
Biene (*Apis mellifera*)	16
Mais (*Zea mays*)	20
Tomate (*Solanum lycopersicum*)	24
Katze (*Felis catus*)	38
Mensch (*Homo sapiens*)	46
Schimpanse (*Pan troglodytes*)	48
Kartoffel (*Solanum tuberosum*)	48
Natternzunge (*Ophioglossum vulgatum*)	480

Durch somatische Mutationen kann der Chromosomensatz einzelner Zellen innerhalb eines Organismus unterschiedlich werden (Kap. 3.4).

Stoffliche Zusammensetzung der Chromosomen

In den Chromosomen der eukaryontischen Organismen lassen sich **DNA, RNA,** verschiedene **Proteine** sowie **Lipide, Polysaccharide** und **Metallionen** nachweisen. Bei den Proteinen, die in Chromosomen vorkommen, handelt es sich hauptsächlich um **Histone.** Dies sind **basische Proteine** mit einem hohen Gehalt an Arginin, Lysin und Histidin. Alle Histone sind mit DNA zu einem Nukleohistonkomplex verbunden. Das Massenverhältnis von DNA und Histonen in Eukaryontenzellen beträgt in der Regel 1:1. Histone werden synchron mit der DNA synthetisiert und weisen praktisch keinen Turnover auf. Es sind fünf verschiedene Gruppen von Histonen bekannt. Daneben finden sich als Bestandteile der Chromosomen so genannte

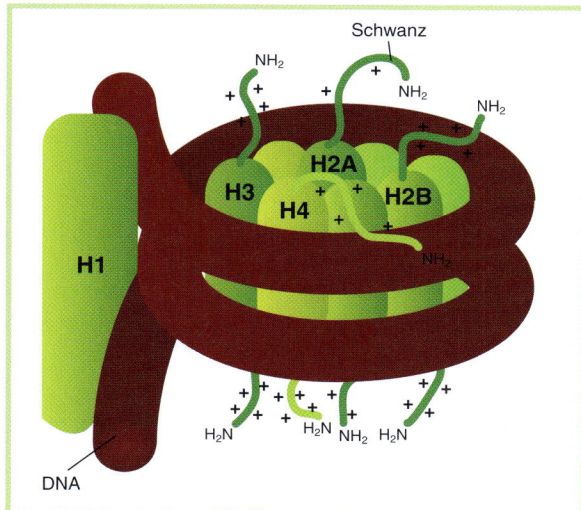

Abb. 1.50 Struktur des Nukleosoms. Ein Nukleosom ist ein Komplex aus Histonen und DNA. Er besteht im Wesentlichen aus einem Core-Partikel (Histon-Rumpfteilchen), um das der DNA-Strang etwa zweimal herumgewickelt ist. Das Innere des Core-Partikels bilden 8 Histonmoleküle. Man vermutet, dass die Enden der Histone wie Schwänze aus dem Core-Partikel herausragen und mit anderen Molekülen in Wechselwirkung treten können. Nukleosomen und die Histon-freie DNA dazwischen bilden zusammen das Chromatin.

Nichthistonproteine, die auch als „saure" Proteine bezeichnet werden.

Feinbau von Chromatin und Chromosomen

Als Chromatin wird die Gesamtheit des chromosomalen Materials einer Zelle bezeichnet. Ein Chromosom kann chemisch definiert werden als DNA-Doppelhelix mit basischen und nichtbasischen Proteinen und etwas RNA.

Bei Eukaryonten ist das Chromatin aus 15 bis 35 nm dicken Fäden, Nukleofilamenten (Chromonemen), aufgebaut, die lockere bis dichte Überstrukturen bilden.

Die Nukleofilamente zeigen im Elektronenmikroskop eine perlenkettenartige Struktur. **Durch Endonukleasen können sie in Untereinheiten, die Nukleosomen zerlegt werden.** Nukleosomen bestehen aus einem doppelsträngigen DNA-Abschnitt und Histonen (Abb. 1.50), 4 oder 5 Histone bilden durch Selbstorganisation stabile Oktamer-Komplexe, Core-Partikel. In den Nukleosomen umwindet die DNA dieses flach-ellipsoide Histonoktamer auf dessen Außenseite. Im Chromatin sind die Core-Partikel durch Verbindungsstrecken von DNA miteinander verbunden (Abb. 1.51).

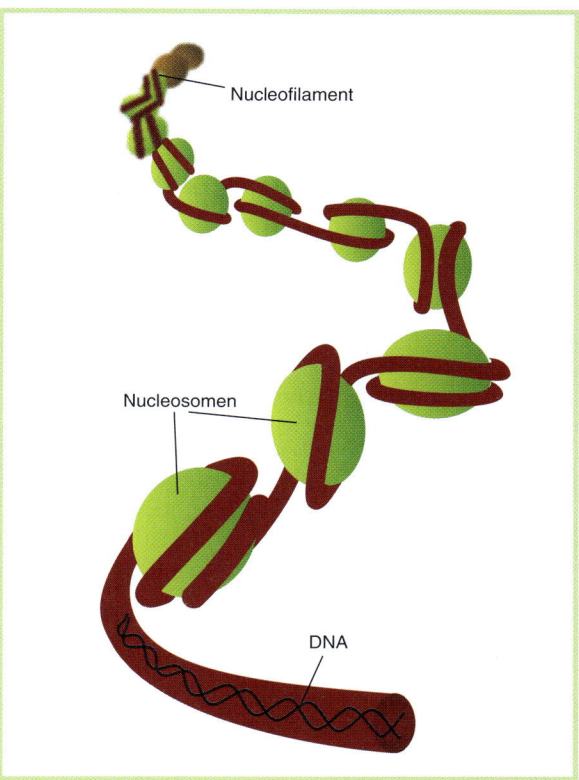

Abb. 1.51 DNA von Eukaryonten ist in den Nukleofilamenten um Histonkomplexe gewunden.

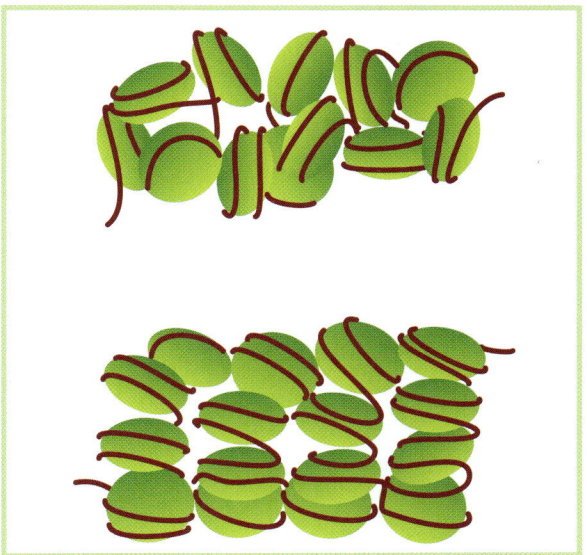

Abb. 1.52 Übergeordnete Chromatinstrukturen mit hohem Kondensationsgrad. Der Grundbaustein der Chromatinstruktur ist das Nukleosom. Jedes Nukleosom besteht aus einem zentralen Teil, dem Chromatosom, in dem die Helix in zwei superhelikalen Windungen um einen Komplex von Histonproteinen „herumgewickelt" ist.

Die Perlenkettenstruktur des Chromatins tritt nur nach Entfernung des H1-Histons auf. Dieses Histon ist nicht am Aufbau der Core-Partikel beteiligt. Es bewirkt vielmehr das Auftreten übergeordneter Chromatinstrukturen und reguliert so den Kondensationsgrad des Chromatins. Durch Wechselwirkung der Nukleosomen mit H1-Histonen werden die Core-Partikel zu dichteren Strukturen zusammengezogen. Dadurch bilden sich unterschiedlich dicke Nukleofilamente (Abb. 1.52). Nukleosomen-freie DNA kann an besonders transkriptionsaktiven DNA-Abschnitten beobachtet werden.

Die Chromosomen des Menschen

Man ordnet die 22 Chromosomenpaare des Menschen je nach ihrer Größe, der Lage des Centromers, dem Vorhandensein von Satelliten und anderen Merkmalen in Gruppen ein (s. Abb. 1.49).

Die genaue Einteilung und Zuordnung der Chromosomen ist eine wesentliche Voraussetzung für das Auffinden von Chromosomenanomalien, die zu erheblichen Funktions- und Entwicklungsstörungen führen können (Kap. 3.4.2.2).

Riesenchromosomen

Bei Zweiflüglern (z. B. Fliegen) sowie Schmetterlingen werden in den Zellkernen der Speicheldrüsen Riesenchromosomen beobachtet. Diese sind auch ohne Kernteilung als deutliche Dauerstruktur sichtbar, d. h. sie lassen auch während der Interphase ihre im Lichtmikroskop erkennbare charakteristische Gestalt erkennen.

Hierauf beruht ihre Bedeutung für entwicklungsphysiologische Studien. Riesenchromosomen zeigen nach Anfärbung ein charakteristisches Querscheibenmuster. Dieses Muster ist konstant, wenn man Chromosomen aus gleichen Zellarten und Zellen gleichen Entwicklungsstadiums vergleicht.

Riesenchromosomen bestehen aus Hunderten von Chromatidsträngen. Diese entstehen durch vielfache Verdoppelung der Stränge, die ohne mitotische Trennung verlaufen. Die Querscheiben werden durch die Chromomeren der einzelnen Stränge gebildet (Abb. 1.53).

1.4.2.4 Kernäquivalent der Prokaryonten

Prokaryonten (Bacteria und Archaea) besitzen keinen Zellkern. An seine Stelle tritt ein so genanntes **Kernäquivalent, Nukleoid,** das die wesentlichste Funktion des Zellkerns, nämlich Weitergabe der Erbinformation und Steuerung der Proteinbiosynthese übernimmt. Bakterienzellen haben einen hohen Gehalt an Nukleinsäuren. Die DNA der Bakterien liegt in Form von **ringförmig geschlossenen, doppelsträngigen** Molekülen vor. Diese entsprechen als Träger des Genoms *funktionell* den Chromosomen der Eukaryonten. Daher werden auch Bezeichnungen wie „**Bakterienchromosomen**" oder „ringförmiges Bakteriengenom" gebraucht. Der Umfang dieses „Bakterienchromosoms" beträgt bei *E. coli* etwa 1,4 mm. In der Zelle ist das DNA-Molekül durch Knäuelung stark komprimiert.

Zusätzlich können in Bakterienzellen **Plasmide** vorkommen. Dies sind ebenfalls doppelsträngige DNA-

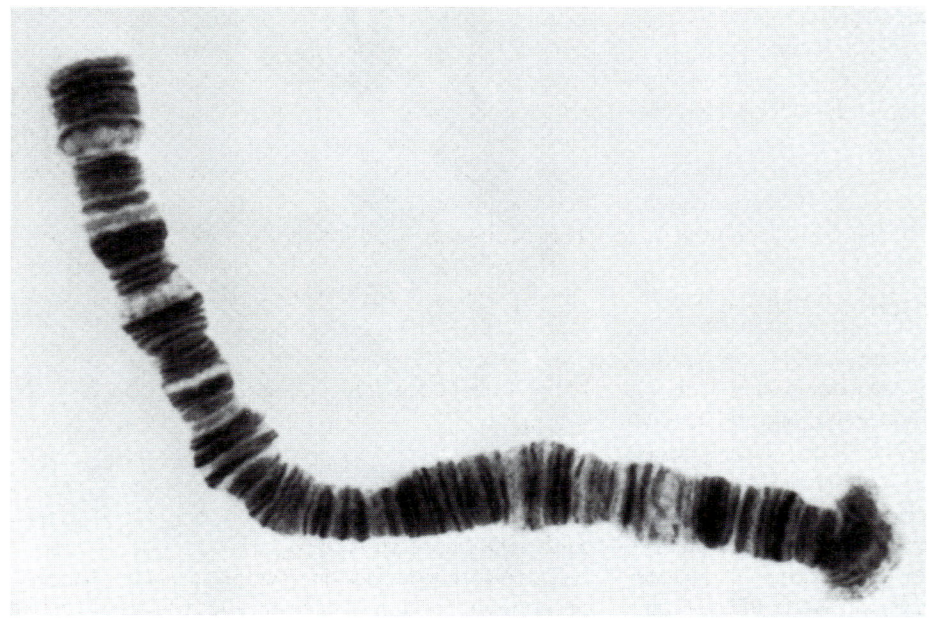

Abb. 1.53 Riesenchromosom von *Glyptotendipes pallens* (Chironomidae, Diptera). (Aufnahme: Dr. O. Hoffrichter, Inst. f. Biologie I (Zoologie) der Universität Freiburg i.Br.)

●●● Zusammenfassung

In der Regel besitzt die Zelle der Eukaryonten einen Zellkern. Jedoch können in besonderen Fällen auch kernlose oder mehrkernige Zellen beobachtet werden. Ein Zellkern ist von einer Doppelmembran umschlossen. Diese weist Poren auf, wird vom Endoplasmatischen Retikulum gebildet und bleibt mit dem Membransystem des Endoplasmatischen Retikulums in Verbindung. Über dieses Membransystem sind die Kernmembranen benachbarter Zellen miteinander verbunden. Das Innere des Zellkerns wird vom Karyoplasma erfüllt. Hierin finden sich Chromatin und Nukleolen. Das Chromatin ist aus Nukleofilamenten aufgebaut. Diese bestehen aus DNA und Proteinen. Nukleolen sind die Orte der Synthese und Prozessierung der mRNA. In den Nukleolen werden Präribosomen gebildet. Chromosomen werden während der Zellteilung besonders in der Metaphase in ihrer individuellen Gestalt sichtbar. Sie lassen in ihrem Inneren Chromatiden erkennen. Jede Chromatide besteht aus einer DNA-Doppelhelix mit assoziierten Proteinen. Diese Filamente zeigen im Elektronenmikroskop eine Perlenketten-artige Struktur. Diese wird verursacht durch Nukleosomen. Nukleosomen bestehen aus einem Kern von Histonen, um den die DNA gewunden ist. Chromosomen bestehen aus DNA und Proteinen. Die basischen Histon-Proteine sind an der Genregulation beteiligt. Die Zahl der Chromosomen pro Zelle ist artkonstant und -typisch. In diploiden Zellen entsprechen sich je zwei Chromosomen in Größe und Gestalt. Im Zellkern der Eukaryonten finden die Replikation von DNA, die Speicherung von DNA, die Transkription und die Prozessierung der RNA statt.

Ringstrukturen, jedoch wesentlich kleiner als das Bakterienchromosom. Sie bieten der Zelle eine zusätzliche Erbinformation. Die Gene auf solchen Plasmiden können unter anderem die Ausbildung der **Resistenzen gegen Antibiotika** determinieren (s. Tab. 3.9). Das Vorkommen solcher Plasmide ist vor allem für die gramnegativen Enterobacteriaceen sowie die grampositiven Staphylokokken bekannt (Kap. 3.3.5.4).

1.4.3 Vakuolen

1.4.3.1 Die Zentralvakuole bei Pflanzen

Parenchymzellen von Pflanzen sind im ausgewachsenen Zustand von einer großen, zentralen Vakuole erfüllt, der so genannten Zellsaftvakuole (= Zellsaftraum). Diese ist durch eine einfache Biomembran, dem **Tonoplast**, gegen das Cytoplasma abgegrenzt. Der Tonoplast unterscheidet sich in Permeabilität und Struktur deutlich von der Plasmamembran. Die Zentralvakuole entsteht während der Entwicklung einer meristematischen zur ausdifferenzierten Pflanzenzelle

durch Fusion kleiner Vesikel und Vakuolen. Letztere entstehen ihrerseits aus Vesikeln des Endoplasmatischen Retikulums und der Dictyosomen. In der ausdifferenzierten Pflanzenzelle nimmt die Zentralvakuole bis zu 90 % des Zellvolumens ein. Während des Zellzyklus zerfällt sie in kleinere Vakuolen und Vesikel, die nach erfolgter Zellteilung wieder miteinander verschmelzen.

> Die Zentralvakuole ist das größte Kompartiment ausdifferenzierter Parenchymzellen von Pflanzen. Sie enthält eine wässrige Lösung zahlreicher anorganischer und organischer Ionen und Moleküle, z. B. Aminosäuren, Zucker, Nukleotide, organische Säuren, wie Äpfelsäure, Citronensäure, Oxalsäure.

Die Zellsaftvakuole kann auch Makromoleküle wie Proteine oder Pektine enthalten. Kohlenhydrate sind vor allem als Disaccharide enthalten, z. B. als Saccharose oder Fructose. Jedoch kann auch Glucose in beträchtlicher Menge im Zellsaft gespeichert werden. Saccharose kann als Reservestoff z. B. in Zellen der Zuckerrübe und des Zuckerrohrs gespeichert werden. Auch Inulin, ein Reservepolysaccharid der Asteraceen, findet sich im Zellsaft gelöst.

Ihre wichtigste Aufgabe erfüllt die Zentralvakuole als **osmotisches System** bei der Regulierung des Zellturgors. Durch die gelösten Stoffe enthält die Vakuolenflüssigkeit ("Zellsaft") einen hohen osmotischen Wert. Auf diesem beruht die Saugkraft der Zelle für Wasser sowie die Gewebespannung (Turgor) pflanzlicher Gewebe.

Die molare Gesamtkonzentration des Zellsaftes liegt weit über der der Flüssigkeit außerhalb der Zellen. Der Zellsaft ist also hypertonisch und saugt deshalb Wasser durch Plasmamembran und Tonoplast in die Zentralvakuole. Der hierdurch entstehende hydrostatische Druck, der **Turgordruck,** spannt die Zellwand und wird vom Zellwanddruck aufgefangen.

Die Zellsaftvakuole dient also über die Regulierung des osmotischen Drucks zur Aufrechterhaltung der Turgeszens, der Regulierung des Wasserhaushaltes.

Neben dem Grundtyp der Vakuole, bei dem eine einzige Vakuole den größten Teil der Zelle ausfüllt und der Protoplast auf einen dünnen Saum zwischen Vakuole und Zellwand beschränkt ist, gibt es Zellen, die mehrere Vakuolen enthalten. Bei der Ausdifferenzierung wird von allen Zellen ein solches Stadium durchlaufen, da sich die zentrale Vakuole durch Vereinigung vieler, anfänglich kleiner Vakuolen entwickelt. Beim dritten Vakuolentyp ist der Vakuolenraum durch zahlreiche Plasmastränge gegliedert.

Die **Grundfunktion** der Zentralvakuole steht zweifelsohne in Zusammenhang mit dem **Wasserhaushalt** der Pflanze. Die Vakuole stellt ein osmotisches System dar, das je nach Konzentration der osmotisch wirksamen Moleküle der Umgebung Wasser entzieht oder an diese abgibt. Durch osmotisch aktive Substanzen in der Vakuole entwickelt die Zelle **Saugkräfte,** die wesentlichen Anteil an der Wasseraufnahme der Pflanze haben (Kap. 4.7.3.2). Durch diese Saugkraft trägt die Vakuole wesentlich zur **Festigung der nicht verholzten Gewebe** bei. Auch beim Streckungswachstum der Pflanze ist die Vakuole beteiligt (Kap. 4.7.1.1).

Die Zentralvakuole ist wichtiger **Wasserspeicher** für die Pflanze. Neben Wasser können in der Vakuole zahlreiche andere Stoffe gespeichert werden. Zahlreiche so genannte **sekundäre Pflanzenstoffe** sind in der Vakuole nachweisbar. Phenole, hydrophile Farbstoffe wie Anthocyane und Flavone, Alkaloide und Herzglykoside, werden in der Vakuole vorübergehend oder dauernd gespeichert. Der Transport solcher Moleküle in die und aus der Vakuole wird durch die Tonoplastenmembran spezifisch geregelt.

Vor dem Transport vom Cytoplasma in die Vakuole werden manche Verbindungen glykosidiert. Dies erhöht ihre Wasserlöslichkeit. Manche dieser Verbindungen sind für Pflanzenzellen toxisch. Ihre Konzentration und Speicherung in der Vakuole kann als „Entgiftungsvorgang" angesehen werden. Neben diesen organischen Verbindungen finden sich in den Vakuolen auch anorganische Ionen sowie gelegentlich ungelöste Ca^{2+}-Salze von Oxal- oder Kohlensäure. Die kristallinen Einschlüsse, z.B. **Calciumoxalatdrusen, Rhaphiden** und **Kristallsand,** können zur mikroskopischen Erkennung von Drogen dienen.

Grundsätzlich besteht für alle Stoffe, die in der Vakuole gespeichert sind, die Möglichkeit, wieder in das Cytoplasma aufgenommen und damit wieder in den Stoffwechsel zurückgeführt zu werden.

Dies gilt vor allem für anorganische Ionen und organische Reservestoffe, wie Mono- und Disaccharide, Aminosäuren, Nukleotide und Enzyme. Auch Proteine, die als Reservestoffe dienen, können in der Zentralvakuole gespeichert werden, u.a. auch als **Aleuronkörner** und **Proteinkristalle.** Die Speicherproteine werden am rauen ER gebildet. Die Aleuronkörner entstehen entweder direkt aus ER-Vesikeln oder über die Dictyosomen durch Zusammenfließen von Golgi-Vesikeln. Bei der **Proteinspeicherung,** z.B. in Samen, handelt es sich allerdings um einen Grenzfall besonderer Art. Die Vakuolen gehen dabei graduell in spezielle Speicherorganellen über, so genannte Protein-Bodies. Bei der Mobilisierung der Proteine bei der Samenkeimung verschmelzen die leeren Protein-Bodies unter erneuter Bildung der Vakuolen.

Ein weiteres Beispiel für kurzfristige Speicherung in der Vakuole ist bei Hefen bekannt. Hefen speichern vor allem basische Aminosäuren in der Vakuole, z.B. liegen 95 % des freien Arginins in der Vakuole vor. Wachsen Hefen auf einem stickstofffreien Medium, dann wird das Arginin des Vakuolenspeichers aufgebraucht. Wird dem Medium dann eine Stickstoffquelle zugesetzt, wird der Argininspeicher der Vakuole sofort wieder aufgefüllt.

Über den Transport sekundärer Pflanzenstoffe in die Vakuolen ist bisher nur wenig bekannt. In einigen Fällen konnte man zeigen, dass so genannte ABC-Transporter (ATP Binding Cassette) die Aufnahme ermöglichen. Viele dieser Verbindungen liegen in der Vakuole als Glykoside vor. Die entsprechenden zuckerübertragenden Enzyme, Glykosyltransferasen, sind im Cytoplasma und in Plastiden lokalisiert. Der Transport durch den Tonoplasten erfolgt mittels spezifischer Transportsysteme, durch aktiven Transport. Die Energie hierfür wird durch Tonoplasten-spezifische ATPasen geliefert.

Neben der Regulierung des Wasserhaushalts und der Stoffspeicherung dient die Zentralvakuole der ausdifferenzierten Pflanzenzellen auch als **lysosomales Kompartiment.** Der Zentralvakuole fällt somit eine Rolle beim Abbau organischer Strukturen und Moleküle zu. In allen daraufhin untersuchten Zentralvakuolen höherer und niedrigerer Pflanzen wurden Hydrolasen gefunden. Im Cytoplasma solcher Zellen lassen sich keine Lysosomen nachweisen. Die lysosomalen Enzyme finden sich dagegen im Zellsaft.

Auf Grund neuerer Untersuchungen ergibt sich, dass der Vakuole eine viel aktivere und vielfältigere Rolle im Stoffwechselgeschehen zukommt, als bisher angenommen wurde.

1.4.3.2 Spezialisierte Vakuolen

In spezialisierten Vakuolen von Dauerzellen von Pflanzen kann es zu einer Akkumulation praktisch nur einer Substanz kommen, z.B. von Gerbstoffen, Proteinen und Schleimstoffen.

Gerbstoffvakuolen finden sich etwa in Rinden und manchen Früchten (Ericaceen).

Vakuolen mit fetten Ölen finden sich gehäuft in Speicherorganen z.B. ölhaltiger Samen und Früchte. Fettes Öl wird jedoch nicht in der Zentralvakuole, sondern in kleinen, im Plasma verstreuten Vakuolen akkumuliert.

Aus Kohlenhydraten bestehender **Schleim** findet sich in den Zentralvakuolen mancher Zwiebeln und Knollen (z.B. *Scillae bulbus*, *Salep tubera*). Schleim dient in diesen Fällen als Reservepolysaccharid. Zur

Osmoregulation und Unterstützung der Wasserspeicherung dienen Schleimsubstanzen in Vakuolen von Zellen in Blättern und Stängeln sukkulenter Pflanzen. In Vakuolen spezialisierter Zellen können sich auch **ätherische Öle** finden, z. B. in den Ölzellen von Kalmus (*Acorus calamus*), Ingwer (*Zingiber officinale*), Zimt (*Cinnamomum ceylanicum*), Lorbeer (*Laurus nobilis*) und Pfeffer (*Piper nigrum*). Solche Zellen werden auch als **Ölidioblasten** bezeichnet.

Reservestoffe wie Stärke, Glykogen und Speicherlipide (fette Öle) finden sich nicht in der Zentralvakuole. Reservestärke wird in besonderen Organellen, den Amyloplasten gebildet und gelagert. Fette Öle finden sich als flüssige Ansammlung, so genannte Oleosomen, im Cytoplasma. Solche verstreut im Cytoplasma liegende Öltröpfchen sind wegen ihrer hohen Lichtbrechung gut im Lichtmikroskop zu erkennen, z. B. auf Querschnitten von Bärentraubenblättern. Sie lassen sich mit Sudan-III-Glycerol rot anfärben. In der alten pharmakognostischen Literatur werden sie als „Phytosterintröpfchen" bezeichnet.

●●● Zusammenfassung

Vakuolen sind mit Flüssigkeit erfüllte Räume innerhalb der Zelle, die durch Biomembranen gegen das Cytoplasma abgegrenzt sind. Typische pflanzliche Zellen besitzen eine große Zentralvakuole. Diese ist durch die Tonoplastenmembran vom Cytoplasma abgegrenzt. In dieser großen Zentralvakuole finden sich Zucker, Glykoside, Proteine sowie Farbstoffe z. B. Flavonoide und Anthocyane. Der Zentralvakuole der Pflanze kommt wesentliche Bedeutung bei osmotischen Vorgängen zu. Sie dient zur Aufrechterhaltung der Gewebsspannung.

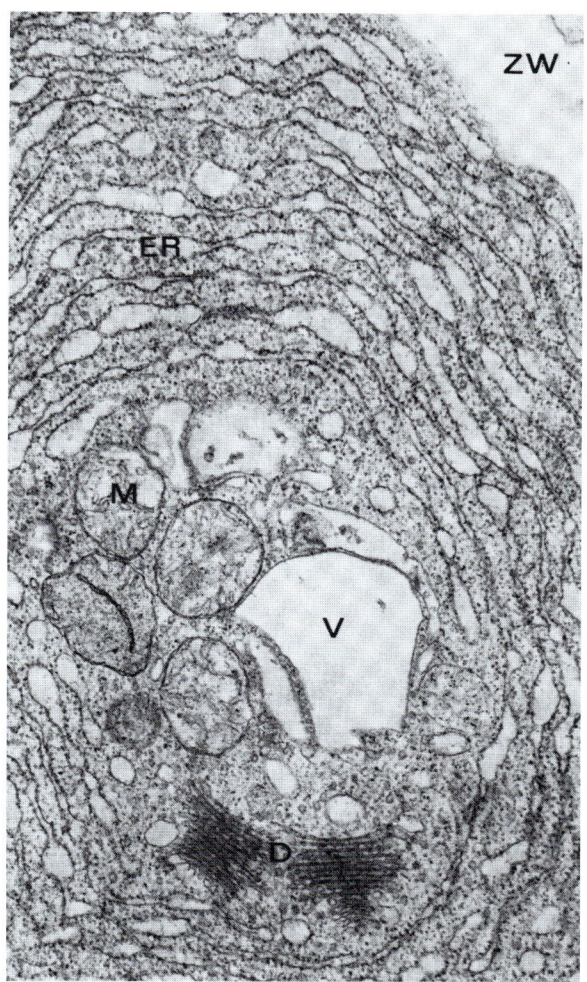

Abb. 1.54 Endoplasmatisches Retikulum in einer Rhizomzelle von *Acorus calamus;* Endoplasmatisches Retikulum (ER), Zellwand (ZW), Vakuole (V), Dictyosom (D), Mitochondrium (M) (Aufnahme: Prof. Amelunxen, Institut für Pharmazeutische Biologie, Kiel, aus Cytobiologie 1, 58 (1969))

1.4.4 Das Endoplasmatische Retikulum (ER)

1.4.4.1 Vorkommen

Das Endoplasmatische Retikulum kommt, mit Ausnahme der Erythrozyten und Thrombozyten, in allen **tierischen, pilzlichen** und **pflanzlichen Zellen** vor. Das stark gefaltete Membransystem des Endoplasmatischen Retikulums bildet im Normalfall mehr als die Hälfte der Membranmenge einer Eukaryontenzelle. Es erstreckt sich durch das ganze Cytoplasma.

1.4.4.2 Bau

Das lichtmikroskopisch homogen erscheinende Grundplasma der Zellen der Eukaryonten zeigt sich im Elektronenmikroskop durchzogen von einem **Netzwerk** von miteinander verbundenen **röhrenförmigen Kanälchen,** die häufig zu **flächigen Hohlräumen,** so genannten **Zisternen** oder **rundlichen Bläschen** unterschiedlicher Größe erweitert sind. Dieses Netzwerk durchzieht als lockeres oder dichtes, mehr oder weniger geordnetes System große Teile der Zelle (Abb. 1.54).

Es kann ausgedehnt oder eingeschränkt, bei Bedarf neu aufgebaut oder weitgehend abgebaut werden. Zahlreiche Fremdstoffe, die in die Zelle eindringen, beispielsweise Arzneimittel, können seine Ausbildung hemmen oder stimulieren.

Die Kanäle, Zisternen und Bläschen des ER werden **von einer Biomembran umgeben.** Ihre Dicke ist variabel, beträgt jedoch im Durchschnitt etwa 7,5 nm.

Im Innern des ER findet sich eine serumartige Flüssigkeit. Auch größere Einschlüsse, Proteinkristalle, Lipidtröpfchen, lassen sich beobachten.

Das Membransystem des ER bildet als hohlkugelig gestaltete Zisterne die Kernmembran und steht andererseits mit der Plasmamembran in Verbindung. Die Innenräume des ER haben also eine offene Verbindung zum so genannten perinukleären Raum und zum Extrazellularraum.

> Das Endoplasmatische Retikulum ist kein festes, starres System, sondern äußerst variabel. Ausmaß und Form seiner Ausbildung sind in hohem Maße abhängig vom Entwicklungszustand und vom Stoffwechsel der Zelle.

Das Membransystem des ER liegt in der Zelle in zwei Modifikationen vor, die nach dem Aussehen im Elektronenmikroskop als **glattes** und **raues ER** bezeichnet werden.

Die Membranen des **rauen ER** sind außen **dicht mit Ribosomen besetzt.** An den Membranen im **glatten ER fehlen** diese. Die Bindung der Ribosomen an die Membranen des ER entspricht einer lockeren Assoziation. Sie ist in starkem Maße abhängig vom Zelltyp sowie von dessen Funktions- und Differenzierungszustand. Die raue granuläre Form findet sich meist in Form von parallel geordneten Zisternen, die dicht gepackt in den betreffenden Zellen liegen und als Ergastoplasma bereits in lichtmikroskopischen Untersuchungen beschrieben wurden. Die glatte Form des ER ist ausschließlich aus röhrenartigen Elementen aufgebaut.

Beide Formen des ER stehen miteinander in Verbindung. Ihr Anteil in den einzelnen Zellen ist recht unterschiedlich. In pflanzlichen Meristemzellen oder in den Epithelzellen der Retina ist die raue Form nur spärlich ausgebildet. In Leberzellen findet sich neben einem großen Anteil des glatten ER auch ein gut ausgebildetes, raues ER. In endokrinen Pankreaszellen sowie in Plasmazellen, die der Antikörperbildung dienen, also in Zellen, die hauptsächlich Proteine bilden und sezernieren, ist bevorzugt die raue Form entwickelt.

1.4.4.3 Funktionen des Endoplasmatischen Retikulums

Durch das Endoplasmatische Retikulum werden definierte, vom Grundplasma **getrennte Stoffwechselräume,** Kompartimente geschaffen. Das Innere des ER bietet einen **Transportweg** in der Zelle. Die Membranen des ER bilden eine **Matrix für zahlreiche Enzyme,** die an den verschiedensten Stoffwechselreaktionen der

Zelle teilnehmen. Die Enzymausstattung der Membranen ist je nach Funktion der Zelle im Organismus sehr unterschiedlich. An den Membranen des ER verlaufen eine Reihe von außerordentlich wichtigen biochemischen Reaktionen, z.B. **Proteinbiosynthese, Biosynthese von Fettsäuren, Steroiden** und **Phospholipiden** sowie **Ionentranslokationen.** In Membranuntereinheiten des ER lässt sich eine **Elektronentransportkette** nachweisen. In den Leberzellen ist eine Vielzahl von wichtigen Stoffwechselenzymen an die Membranen des ER gebunden, die u.a. eine sehr wesentliche Rolle für die **Biotransformation von Arzneimitteln** spielen.

Als spezifisches Enzym der Membranen des glatten ER tritt in verschiedenen Geweben, z.B. Leber, Niere, Nebenniere, Intestinum, Glucose-6-Phosphatase auf. In den Leberzellen hängt dieses Enzym eng mit der spezifischen Leistung dieses Organs, Glykogen zu synthetisieren, zusammen. Die Rückbildung des Membransystems des ER in verschiedenen Hepatom-Geweben oder nach Applikation toxischer oder kanzerogener Stoffe geht in diesen Organen mit dem Verlust der Synthesefähigkeit für Glykogen einher.

Funktionen des rauen ER

Die raue Form des ER findet sich massiert in Zellen mit intensiver **Proteinsynthese.** Durch die an der Außenseite der Membran gebundenen Ribosomen ist es ein Organell der Proteinbiosynthese. Die Proteine werden aus Aminosäuren an den Ribosomen gebildet und werden anschließend in das Innere des Retikulums aufgenommen. Proteingranula und Proteinkristalle lassen sich in den intrazisternalen Räumen des rauen ER beobachten. Das raue ER fungiert allgemein als **Sammelbecken und Transportbahn** für die an seiner Oberfläche gebildeten Proteine. Auch die Enzymausstattung der Lysosomen, die vom Grundplasma getrennt gespeichert wird, sammelt sich bei der Synthese zunächst in ER-Zisternen. Die am ER gebildeten und in das Lumen des ER aufgenommenen Proteine gehören zwei Gruppen an. **Transmembranproteine** durchqueren die ER-Membran nur teilweise und werden in diese integriert. Sie werden durch **Membranfluss** in das Membransystem anderer Zellorganellen oder in die Plasmamembran eingebaut.

Proteine, die später als Sekrete aus der Zelle ausgeschieden werden, werden vollständig durch die ER-Membran transportiert und in das Lumen des ER aufgenommen. Sie werden von dort in das Lumen anderer Zellorganellen, z.B. der **Dictyosomen,** transportiert oder aus der Zelle ausgeschieden. Auch dieser Transport wird durch Membranfluss, d.h. Abscheidung von membranumschlossenen Vesikeln, Transportvesikeln, aus dem ER bewirkt (s. Kap. 1.3.2, Abb. 1.31). Alle Proteine, die in das Lumen des ER aufgenommen werden, müssen bestimmte **Signalpeptide** enthalten (s. Kap. 3.2.4.1, Abb. 3.41). Im Lumen des ER werden die aufgenommenen Proteine glykosyliert, d.h. kovalent mit Zuckern verknüpft. Die meisten Proteine, die sich im Lumen des ER ansammeln und von dort zum Golgi-Apparat, zu den Lysosomen, zur Plasmamembran transportiert oder aus der Zelle ausgeschieden werden, sind daher Glykoproteine (bei Säugetierzellen). Im Cytosol gebildete Proteine werden dagegen kaum glykosyliert.

Die Synthese der Oligosaccharide erfolgt an der Außenseite der ER-Membran unter Koppelung an ein membrangebundenes Lipid, dem Dolichol (Abb. 1.55). Dieses Lipidmolekül klappt im Verlaufe der Biosynthese des Oligosaccharids in der Membran zur Lumenseite hin um und transportiert so das Oligosaccharid in das Lumen des ER. Das Oligosaccharid wird dann im ER in der Regel über die NH_2-Gruppe eines Asparaginrestes in einem Protein gebunden. Die N-gekoppelten Oligosaccharide werden noch im ER modifiziert, ein Vorgang, der im Golgi-Apparat fortgesetzt wird.

Die Proteine des Grundplasmas werden an freien, d.h. nicht ER-gebundenen Ribosomen, gebildet. Es gibt jedoch Belege dafür, dass auch membrangebundene Ribosomen in nichtsekretorischen Geweben, z.B. im Gehirn, intrazelluläres Protein synthetisieren.

Manche Hormone, z.B. Thyroxin und Wachstumshormon, stimulieren die Bildung von intrazellulären Membranen und die Akkumulation von Ribosomen.

An den Membranen des rauen Endoplasmatischen Retikulums können sich Enzyme des glatten ER (s. unten) befinden. Damit kann dieses zusätzlich zur Proteinsynthese auch Funktionen des glatten ER übernehmen.

Funktionen des glatten ER

Das glatte Endoplasmatische Retikulum findet sich vor allem in Zellen, die Lipide oder Steroidhormone produzieren, also z.B. in Talgdrüsen oder in den Testes. Damit in Zusammenhang steht das Vorkommen von Enzymen für den Auf- und Abbau von Lipiden und Steroiden an den Membranen des glatten ER. Die meisten Enzyme, die für die **Cholesterolbiosynthese** benötigt werden, finden sich in der Mikrosomenfraktion, die hauptsächlich Membranstücke des ER enthält. Teilprozesse der Cholesterolbiosynthese werden allerdings auch durch Enzyme, die an den Mitochondrien und im Cytoplasma lokalisiert sind, katalysiert. Die Cholesterolsynthese ist ein eindrucksvolles Beispiel für das Zusammenwirken verschiedener Zellorganellen im Zellstoffwechsel. Die Aufteilung der Reaktionskette auf verschiedene Zellstrukturen und Kompartimente ist sicher auch von Bedeutung für die Regulation solcher Biosynthesen. Die Membran des glatten ER bildet fast alle Lipide, die für den Aufbau neuer Biomembranen in der Zelle benötigt werden, auch Phospholipide und Cholesterol. Das hauptsächliche Phospholipid, das an den Membranen des glatten ER synthetisiert wird, ist das **Lecithin** (Phosphatidylcholin). Die notwendigen Enzymsysteme sind an die ER-Membran gebunden. Deren aktive Zentren sind zum Cytosol hin ausgerichtet. Zunächst verknüpfen Acetyltransferasen zwei Fettsäuremoleküle mit einem Molekül Glycerinphosphat. Die entstehende Phosphatidsäure ist lipidlöslich und wird in die ER-Membran integriert. In weiteren Reaktionsschritten werden Cholin oder andere Bausteine mit der Phosphatidsäure verknüpft.

Die meisten Lipiddoppelschichten für die Biomembranen der Zelle werden im ER zusammengesetzt. Durch Membranfluss über Transportvesikel werden diese neugebildeten Membranen zur Plasmamembran, zu Dictyosomen, Lysosomen und Kernmembran befördert. Mitochondrien und Plastiden sind nicht am Austausch von Membranen über Membranfluss beteiligt. Zu diesen Organellen transportieren Phospholipidtransfer-Proteine die vom ER gebildeten Phospholipidmoleküle.

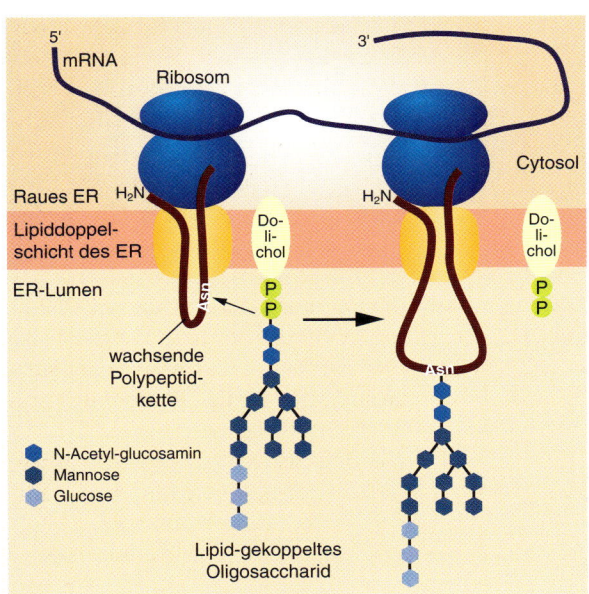

Abb. 1.55 G-gekoppelte Proteinglykosylierung im ER. Eine Polypeptidkette wird fast sofort nach ihrem Eindringen ins ER-Lumen an den erreichbaren Asparaginresten (Asn) glykosyliert.

Biotransformation und Enzyminduktion

An die Membranen des glatten Endoplasmatischen Retikulums sind zahlreiche Enzyme gebunden, die verschiedene Stoffumwandlungen an körpereigenen und körperfremden Substanzen durchführen können. Desalkylierungen, hydrolytische Spaltung, Oxidationen, Desaminierungen, Abspaltungen von Seitenketten oder Koppeln mit anderen Molekülen wie Acetylierung, Sulfurierung, Hydroxylierung, Koppeln mit Glucuronsäure sind Reaktionen, die durch Enzyme des glatten ER katalysiert werden können. Proteine können im glatten ER zu Lipoproteinen umgebaut werden.

Diese Enzymsysteme sind für die **Biotransformation von Arzneimitteln** von größter Bedeutung. Im Wirbeltierorganismus laufen solche Prozesse vorwiegend in der Leber ab. Diese Biotransformation dient vor allem der Umwandlung biologisch aktiver Stoffe in weniger wirksame oder unwirksame, wasserlösliche Verbindungen. Lipoidlösliche Substanzen werden dabei in eine besser wasserlösliche Form überführt, die weniger gut in die Körperzelle hineingelangen und über die Niere ausgeschieden werden kann. In manchen Fällen ist das Resultat der Biotransformation allerdings keine Wirkungsabschwächung, also Entgiftung, sondern eine Wirkungsverstärkung, Giftung. Diese Enzymsysteme können durch manche Arzneimittel und Gifte gehemmt werden, sodass u. a. auch der Arzneimittelabbau verlangsamt wird. Durch eine solche Enzyminhibition, z. B. mit β-Diethylaminoethyldiphenylpropylacetat, wird der Abbau etwa von Hexobarbital, Phenazon oder Codein stark gehemmt. Im Elektronenmikroskop lassen sich parallel hierzu strukturelle Veränderungen des ER der Leberzellen beobachten.

Von besonderer Bedeutung ist jedoch, dass diese Enzymsysteme unter dem Einfluss bestimmter Arzneimittel auch vermehrt gebildet werden können.

Durch Gabe von solchen Enzyminduktoren können auch andere Arzneimittel im Organismus schneller umgesetzt werden. Bei Gabe von Phenobarbital wird beispielsweise der Abbau von gleichzeitig gegebenem Phenazon, Testosteron, Pregnenolon, Androsteron oder Griseofulvin stark erhöht. Da Steroidhormone als körpereigene Substanzen ohnehin normale Substrate der Enzyme des ER sind, wird mit einer Enzyminduktion ihr Umsatz im Organismus stark erhöht.

In den Membranen des ER wurde ein **Elektronentransportsystem** gefunden, das Elektronen über $NADH+H^+$ oder $NADPH+H^+$ zu Cytochrom P450 transportiert. Mit Cytochrom P450 wird eine Gruppe von Monooxygenasen bezeichnet. Ihre prosthetische Gruppe ist Häm-b. Das Häm-Eisen ist mit Cystein-Schwefel des Apoproteins verknüpft. Es sind so genannte Häm-Thiolat-Proteine. Cytochrom P450 kann mit molekularem Sauerstoff reagieren und vermag daher u. a. Steroide und andere Substanzen zu hydroxylieren. Dies würde eine einleuchtende Erklärung für die Anwesenheit des Elektronentransportsystems in den Membranen des ER geben. Cytochrom P450 ist ein induzierbares Enzym. Es ist an der Biotransformation u. a. von Arzneimitteln am glatten ER, vor allem von Leberzellen, beteiligt.

Spezielle Funktionen des ER

In verschiedenen Zelltypen hat das ER spezielle Funktionen. In Muskelzellen steht das ER, hier speziell **Sarkoplasmatisches Retikulum** genannt, in funktionellem Zusammenhang mit den Kontraktions- und Erschlaffungserscheinungen der Muskeln, möglicherweise durch Resorption und Speicherung von Ca^{2+} während der Erschlaffung. Für einen funktionellen Zusammenhang sprechen hier auch morphologische Kriterien, nämlich die spezielle Anordnung der Membranen im quergestreiften Muskel, die das Sarkolemma mit den kontraktilen Strukturen verbindet.

Besondere Differenzierungsformen sind die so genannten Myeloidkörper. Sie stellen ein lokal differenziertes System dicht gepackter Membranen in Form bikonvexer Linsen dar, die vor allem in Pigmentzellen der Retina vorkommen und vermutlich lichtempfindliche Organellen darstellen.

●●●   Zusammenfassung

Das ER bildet innerhalb der Zelle ein System von röhrenförmigen, flächigen oder abgerundeten Hohlräumen. Im Innern werden Stoffe transportiert. Es bestehen enge Beziehungen zur Plasma- und zur Kernmembran. An die Membran des rauen ER sind Ribosomen gebunden; dort findet Proteinbiosynthese statt. An die Membranen des glatten ER sind je nach der Funktion der Zelle verschiedene Enzyme gebunden. Diese sind u. a. am Steroid- und Lipidmetabolismus, an der Glykogenbiosynthese sowie an der chemischen Umwandlung, der Biotransformation, von Arzneimitteln beteiligt. Das ER ist Bildungsort für Transportproteine und Lipide. Des Weiteren werden Membranproteine und Membranlipide anderer membranumschlossener Zellorganellen am ER gebildet. Auch an den Membranen des rauen Endoplasmatischen Retikulums können sich Enzyme des glatten ER befinden. Damit kann dieses, zusätzlich zur Proteinsynthese, auch Funktionen des glatten ER übernehmen.

1.4.5   Dictyosomen, Golgi-Apparat

1.4.5.1   Vorkommen

Dictyosomen entstehen über Membranfluss aus dem Endoplasmatischen Retikulum. Sie finden sich in den Zellen aller Eukaryonten. Prokaryonten besitzen dagegen keine Dictyosomen.

In tierischen Zellen, vor allem in endokrinen Drüsenzellen, sind die Dictyosomen oft in bestimmten Bereichen massiert. Sie formen dann in ihrer Gesamtheit einen nach oben offenen Kelch, der die Sekretionsgranula umhüllt (Abb. 1.56, 1.57). In Zellen höherer Pflanzen umringen die Dictyosomen gelegentlich den Zellkern. Jedoch hängt die Lokalisation dieser Zellorganelle vom Entwicklungszustand und der speziellen Funktion der betreffenden Zellen ab. Sowohl bei Tieren, etwa in den neurosekretorischen Zellen, als auch bei Pflanzen finden sich Dictyosomen unregelmäßig verstreut in der Zelle.

Die Gesamtheit der Dictyosomen einer Zelle wird **Golgi-Apparat** genannt. Der Golgi-Apparat erledigt wichtige Aufgaben:

- Er empfängt Proteine vom ER und kann diese weiter modifizieren
- Er verpackt und sortiert Proteine
- In ihm werden einige Polysaccharide (nicht jedoch Cellulose!) synthetisiert

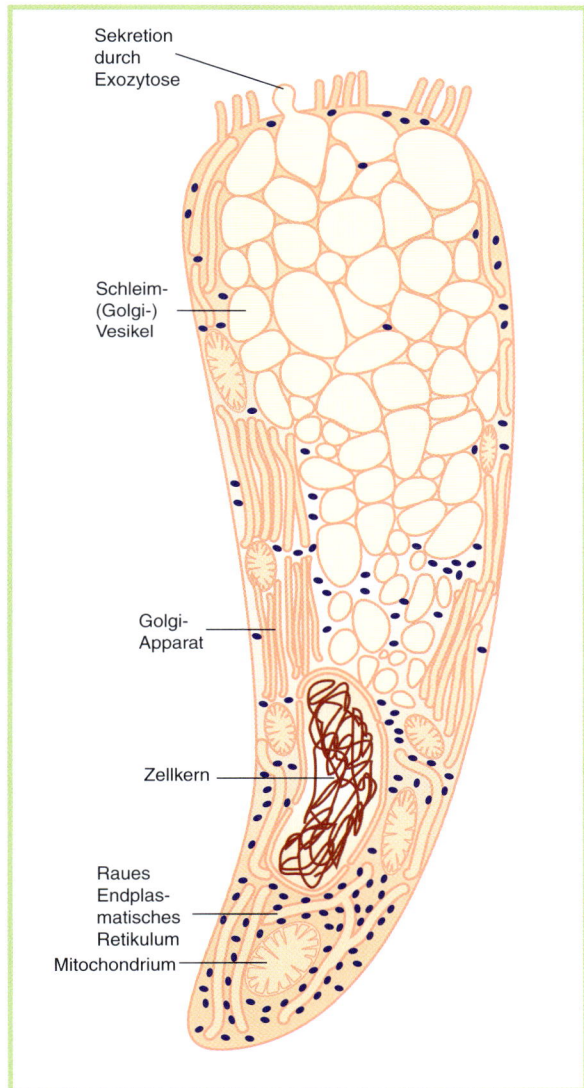

Abb. 1.56 Schleimsekretierende Zelle aus der Darmschleimhaut. Die Glykoproteine des Schleims werden im Golgi-Apparat gebildet und von den Golgi-Vesikeln ausgeschieden.

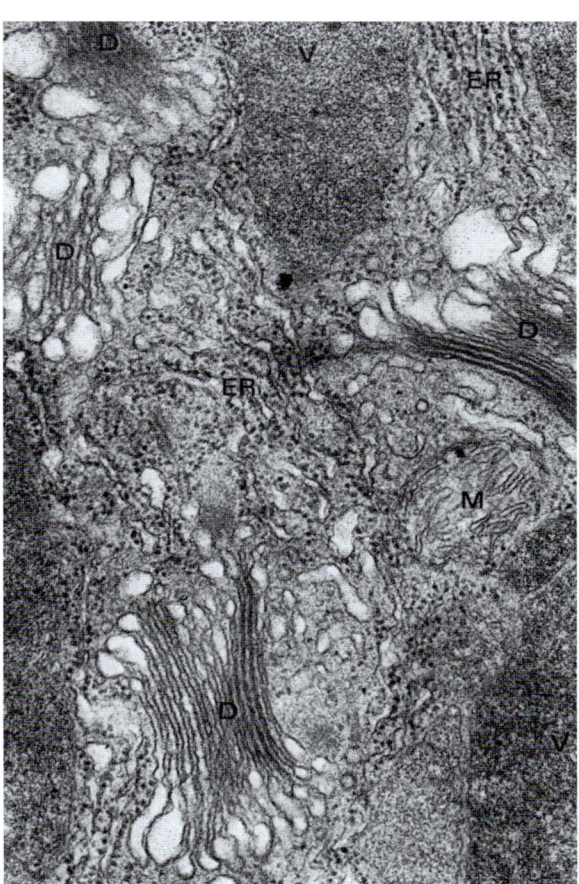

Abb. 1.57 Dictyosomen und granuläres Endoplasmatisches Retikulum aus einem Drüsenhaar von *Mentha piperita*; Endoplasmatisches Retikulum (ER), Dictyosomen (D), Mitochondrium (M), gefüllte Vakuolen (V). (Aufnahme: Prof. Amelunxen, Institut für Pharmazeutische Biologie, Kiel)

1 Cytologie

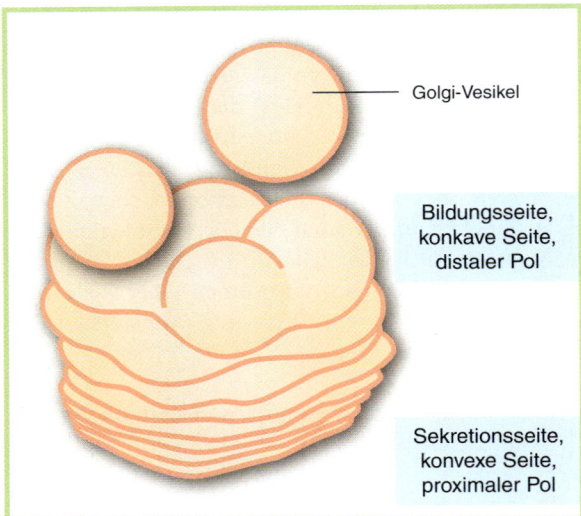

Golgi-Vesikel

Bildungsseite,
konkave Seite,
distaler Pol

Sekretionsseite,
konvexe Seite,
proximaler Pol

Abb. 1.58 Stapel von Golgi-Zisternen aus einer Schleimhautzelle des Darmepithels

Dictyosomen sind je nach Funktion und Entwicklungszustand in mehr oder weniger großer Zahl vorhanden. Im Durchschnitt finden sich etwa 20 Dictyosomen pro Zelle. In Drüsenzellen kann ihre Zahl bis zu mehrere Tausend betragen. Einige einzellige Organismen dagegen besitzen nur ein Dictyosom.

1.4.5.2   Bau

Ein Dictyosom besteht aus einem Stapel von flachen Zisternen, d.h. flachen, von einer Biomembran umschlossenen Hohlräumen, den sog. **Golgi-Zisternen.** Jede Zisterne hat die Form einer Scheibe. Sie ist im Allgemeinen leicht gekrümmt und an der äußeren Umrandung gitterartig durchbrochen. In einem Dictyosom finden sich durchschnittlich 4 bis 8 Zisternen, die, parallel angeordnet, übereinandergestapelt erscheinen (Abb. 1.58).

Die Zisternen eines Dictyosoms sind nicht alle gleich. Diejenigen, die zur konvexen, äußeren Seite hin liegen, sind dünner, während diejenigen, die zur konkaven, inneren Seite hin orientiert sind, verdickt erscheinen. Je nach ihrer Lage im Dictyosom enthalten die Hohlräume der Zisternen verschiedene Inhalte. Dictyosomen besitzen also eine anatomische und funktionelle Polarität, mit einem inneren, distalen und einem äußeren, proximalen Pol. Der distale Teil ist dem Kern zugewandt und wird auch als *cis*-Seite oder Bildungsseite des Golgi-Apparats bezeichnet. Den proximalen, eher der Zelloberfläche zugewandten Teil nennt man entsprechend *trans*-Seite oder Sekretionsseite. Der mittlere Teil des Komplexes wird auch als

mediale Seite bezeichnet. Die Bereiche besitzen unterschiedliche Enzymausstattungen und haben unterschiedliche Funktionen. An die konvexe Außenseite, also an den proximalen Pol grenzt oft eine Zisterne des Endoplasmatischen Retikulums an. An der konkaven inneren Seite, am distalen Pol sowie an den äußeren Rändern der einzelnen Zisternen, können zahlreiche kleine Vakuolen, die so genannten **Golgi-Vesikel** beobachtet werden. Dies sind kugelförmige Vakuolen mit einem Durchmesser von 20 bis 100 nm. Sie besitzen den gleichen Inhalt wie die Golgi-Zisternen und sind wie diese von einer Elementarmembran umschlossen.

Durch Verschmelzen zahlreicher Golgi-Vesikel können immer größer werdende Vakuolen entstehen. Diese finden sich vor allem am distalen Pol des Dictyosoms und werden in endokrinen Drüsenzellen in der Regel von den Zisternen umgeben.

> Ein typisches Dictyosom besteht aus einem Stapel übereinandergeordneter Zisternen sowie Golgi-Vesikeln und einer oder mehreren Golgi-Vakuolen. Diese Vakuolen entstehen durch Abschnüren der äußeren Teile der Zisternen, vor allem am distalen Pol des Dictyosoms.

1.4.5.3   Stoffliche Zusammensetzung

Durch histochemische Untersuchungen ließen sich **Polysaccharide, Mucopolysaccharide, Glykoproteine,** vereinzelt auch Lipide nachweisen. Ebenso finden sich Sulfomucine, d.h. mit H_2SO_4 veresterte Mucopolysaccharide. Solche Verbindungen sind vor allem in den distalen Zisternen sowie in den Golgi-Vesikeln enthalten. Dictyosomen haben eine charakteristische Enzymausstattung. Vor allem sind Enzyme des Kohlenhydratstoffwechsels mit den Dictyosomen assoziiert, wie Inosindiphosphatase und Glycosyltransferasen. **Galactosyltransferase** kann als **Leitenzym für die Dictyosomen-Fraktionen** angesehen werden. Daneben finden sich noch verschiedene Phosphatasen, z.B. Nukleosiddiphosphatase.

1.4.5.4   Funktionen der Dictyosomen

Durch morphologische und autoradiographische Untersuchungen liegen zahlreiche Informationen über die Rolle der Dictyosomen in der Zelle vor. In die Zisternen der Dictyosomen werden unterschiedliche Substanzen abgeschieden. Dort werden sie polymerisiert oder chemisch umgewandelt und in dieser veränderten Form in den Golgi-Vesikeln an die Zellgrenzfläche transportiert, wobei in den Golgi-Vesikeln ebenfalls noch stoffliche Veränderungen stattfinden können. Die Abscheidung aus dem Protoplasten geschieht unter

Fusion der Vesikelmembran mit der Plasmamembran durch Exozytose (Kap. 1.3.2.2). Stoffe, die auf diese Weise aus der Zelle abgeschieden werden, sind von ihrer Akkumulation in den Zisternen des Dictyosoms bis zu ihrer Abscheidung aus dem Plasma von einer Membran umhüllt und so vom Cytosol getrennt. Die Dictyosomen sind also Organelle der Sekretkondensation und Sekretion und finden sich daher gehäuft in Sekretzellen. Die Substanzen, die über den Golgi-Apparat ausgeschieden werden, sind sehr unterschiedlich, ebenso die Rolle, die der Golgi-Apparat in verschiedenen Organen und Zelltypen spielt.

Funktionen der Dictyosomen in pflanzlichen Zellen

Die Dictyosomen liefern die **Matrix**, die Grundsubstanz der **pflanzlichen Zellwand**. Diese besteht im Wesentlichen aus **Pektinen** und **Hemicellulosen**, also einem Gemisch von sauren Polysacchariden, die wiederum aus Vorstufen, wie Glucose und Galactose, in den Zisternen des Golgi-Apparates polymerisiert werden.

Die chemisch ähnlich zusammengesetzten **Schleimstoffe,** die etwa an der Oberfläche der Zellen der Wurzelhaube und der Wurzelhaare zu finden sind, werden ebenfalls im Golgi-Apparat synthetisiert und mit Hilfe der Golgi-Vesikel ausgeschleust. Auf gleiche Weise werden auch bei **Braun- und Rotalgen** Schleimstoffe produziert und ausgeschieden.

Fleisch fressende Pflanzen, wie etwa der Sonnentau und verwandte Arten, sezernieren an den äußeren Drüsenzellen der Tentakel einen klebrigen **Fangschleim.** Auch dieser besteht aus einem Gemisch von sauren Polysacchariden und ist ein Produkt des Golgi-Apparates. Hauptaufgabe der Dictyosomen pflanzlicher Zellen ist es also, ein großes Spektrum extrazellulärer Polysaccharide zu bilden und zu sezernieren.

Die **Zellplatte,** das erste flexible Häutchen zwischen zwei Tochterzellen nach der Kernteilung, wird durch **Zusammenfließen von Golgi-Vesikeln** gebildet. Die neu entstehende **Cytoplasmamembran** wird wiederum von den miteinander verschmelzenden Membranen dieser Golgi-Vesikel aufgebaut. Die Beteiligung am weiteren Aufbau der Zellmembran lässt sich besonders gut an Zellen mit Spitzenwachstum nachweisen. Dies sind beispielsweise Wurzelhaare und Pollenschläuche. Im gesamten Wurzelhaar finden sich zahlreiche aktive Dictyosomen, deren Golgi-Vesikel an der Wurzelhaarspitze angereichert werden und dort Substanzen in die wachsende Zellwand abscheiden (Abb. 1.59).

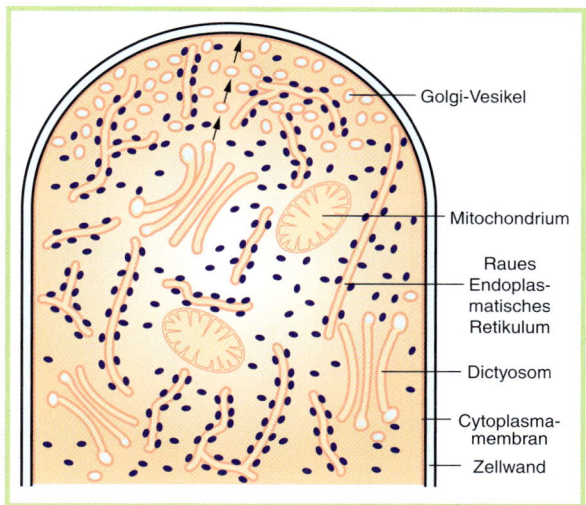

Abb. 1.59 Längsschnitt durch die Spitze eines Wurzelhaars, schematisch. Bildung von Golgi-Vesikeln am Rande der Golgi-Zisternen mit kontrastierbarer Substanz. Der Weg der Golgi-Vesikel von den Dictyosomen zur wachsenden Zellpartie ist durch Pfeile gekennzeichnet.

Funktionen der Dictyosomen in tierischen Zellen

Bei tierischen Zellen ist der Golgi-Apparat vorwiegend an der **Ausscheidung proteinhaltiger Sekrete** beteiligt. In der großen Mehrzahl werden dabei Proteine abgeschieden, die einen mehr oder weniger großen Anteil an Kohlenhydrat besitzen, also **Glykoproteine.** Am besten untersucht ist die Beteiligung des Golgi-Apparates an der Bildung und Abscheidung der Zymogengranula durch die endokrinen Pankreaszellen. In den Milchdrüsen der Säugetiere wird das Milcheiweiß

Tab. 1.17 Sekrete, an deren Bildung und Ausscheidung der Golgi-Apparat beteiligt ist (Säugetiere)

Bildungsgewebe	Sekret
Nervenzellen	Neurosekrete
Bauchspeicheldrüse	Enzyme
Magenschleimhaut	Schleimsubstanzen
Milchdrüsen	Nahrungsproteine
Hypophyse	
Schilddrüse	
Nebenschilddrüse	Hormone
Nebennierenmark	
Plazenta	
Plasmazellen	Antikörper

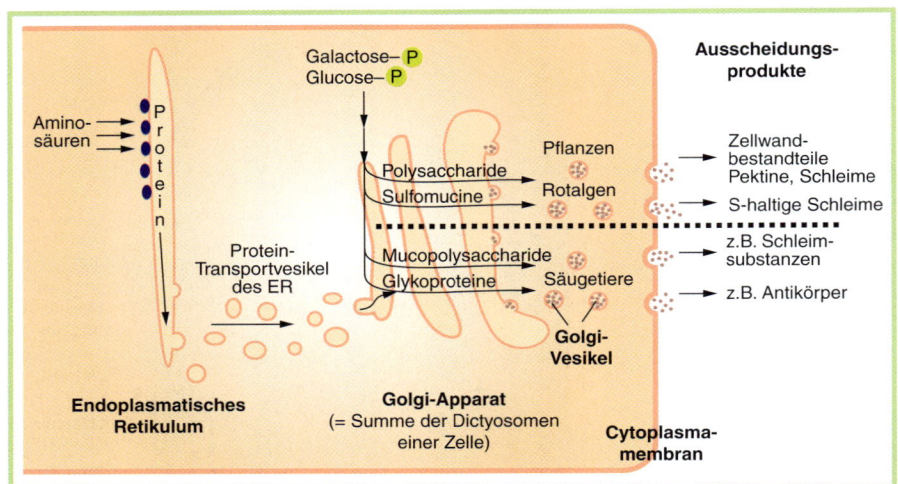

vom Golgi-Apparat geformt und ausgeschieden. Außer Pankreas und Milchdrüsen ist eine große Zahl von anderen sekretorisch tätigen Organen im Elektronenmikroskop untersucht worden. In zahlreichen Fällen ließ sich eine deutliche Beziehung zwischen der Ausbildung des Golgi-Apparates und der Sekretion nachweisen. Wie die Zusammenstellung in der Tabelle 1.17 zeigt, ist der Golgi-Apparat an der Bildung und Ausscheidung recht verschiedenartiger Sekrete beteiligt. Die Proteine der über den Golgi-Apparat ausgeschleusten Sekrete werden zunächst an den Ribosomen des granulären Endoplasmatischen Retikulums gebildet. Dann gelangen sie in das Innere des ER, werden dort mit Oligosacchariden verknüpft und über membranumschlossene Vesikel zu den Dictyosomen transportiert. In den Zisternen der Dictyosomen werden diese

Glykoproteine modifiziert, teilweise mit H_2SO_4 verestert und schließlich portionsweise mit den Golgi-Vesikeln abgeschnürt und aus der Zelle ausgeschleust (Abb. 1.60, Abb. 1.61).

Der Golgi-Apparat ist jedoch nicht das einzige Organell der Zelle, in dem Proteine mit Zuckern verknüpft werden. In den sekretorischen Zellen der Schilddrüse wird beispielsweise die Mannose schon an Ribosomen, die an das ER gebunden sind, an das Thyreoprotein gebunden. Bei der anschließenden Passage durch die Dictyosomen werden Galactosemoleküle zugefügt. Tatsächlich findet sich in der Polysaccharidseitenkette dieses Proteins der Mannoseteil direkt an das Protein geknüpft, während sich der Galactoseteil am Ende der Seitenkette findet. Offensichtlich erfolgt die Bildung der Polysaccharidseitenkette in der Zelle schrittweise. Dies ist auch für die Bildung der Antikörper in den Plasmazellen bekannt. Auch hier wird nur ein Teil der Polysaccharidseitenkette in den Dictyosomen angeknüpft. Auch im Lumen des ER können Proteine glykosyliert werden (Kap. 3.2.4.1).

Nicht in allen Fällen erfolgt die Sekretion von Proteinen über den Golgi-Apparat. Beim Wachstum der Fibroblasten werden die Kollagenvorstufen nach ihrer Abscheidung ins ER direkt aus der Zelle ausgeschieden, offensichtlich in ähnlicher Weise, nämlich durch Abschnüren von Transportvesikeln am nichtgranulären Teil des ER.

Dictyosomen sind also in der tierischen Zelle Organelle, in denen Polysaccharide mit Proteinen verknüpft und aus der Zelle ausgeschieden werden können.

Fast alle Proteine, die von tierischen Zellen ausgeschieden werden, seien es nun Verdauungsenzyme, Hormone, Schleimsekrete oder Antikörper, enthalten einen mehr oder weniger großen Anteil an Kohlenhydraten. Auch Bestandteile der Glykocalyx tierischer

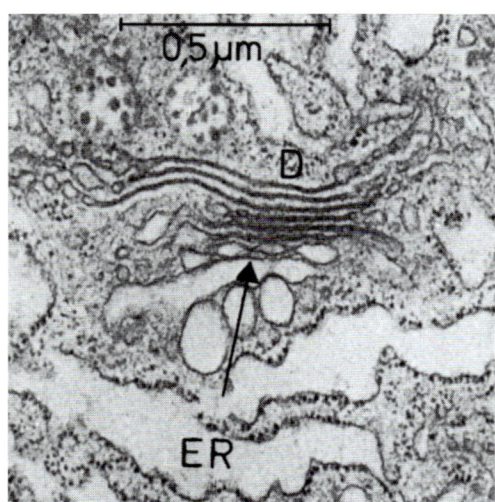

Abb. 1.61 Entstehung eines Dictyosoms (D) aus dem Endoplasmatischen Retikulum (ER)

Zellen werden im Golgi-Apparat gebildet und durch Golgi-Vesikel an die Außenseite der Plasmamembran transportiert. Dabei verschmelzen die Membranen der Golgi-Vesikel mit der Plasmamembran und können so die durch Endozytosevorgänge entstandenen Verluste der Plasmamembran kompensieren.

1.4.5.5 Zusammenhang zwischen Dictyosomen und ER

Der Übergang der Proteine vom Endoplasmatischen Retikulum in die Zisternen der Dictyosomen findet mit Hilfe kleiner Vakuolen, so genannter Übergangselemente statt. Solche Vakuolen finden sich in großer Zahl zwischen der äußersten Golgi-Zisterne an der proximalen Seite des Dictyosoms und den angrenzenden Teilen des ER. Diese werden vom ER abgeschnürt und ihr Inhalt in die Zisternen des Dictyosoms aufgenommen. Untersuchungen an der Darmschleimzelle sprechen dafür, dass die Zisterne an der proximalen Seite eines Dictyosoms ständig durch Zusammenfließen solcher proteinhaltiger Vesikel neu gebildet

wird, während die Zisterne an der distalen Seite in Golgi-Vesikel aufgelöst wird.

1.4.6 Speichervesikel

Nervenzellen (s. Abb. 1.35) geben Signale mit Hilfe von Botenstoffen weiter, die in **Speichervesikel** verpackt im Inneren der Zelle bereit liegen. Die elektrische Erregung, die das Axon entlang wandert, bewirkt am synaptischen Endkopf die Freisetzung von dort in Vesikeln gespeicherten **Neurotransmittern** in den synaptischen Spalt. Diese diffundieren über den Spalt zur postsynaptischen Membran, wo spezielle Rezeptoren stimuliert werden und so der Reiz von der Nachbarzelle aufgenommen und ausgewertet bzw. weiter geleitet werden kann (Abb. 1.62). Neurotransmitter werden im synaptischen Spalt enzymatisch abgebaut und/ oder sehr effizient von Transportproteinen wieder in das Endköpfchen des Axons aufgenommen.

Am Zellkörper als **Aktionspotential** erzeugt (s. Kap. 1.3), gelangt das elektrische Signal über die Nervenfaser

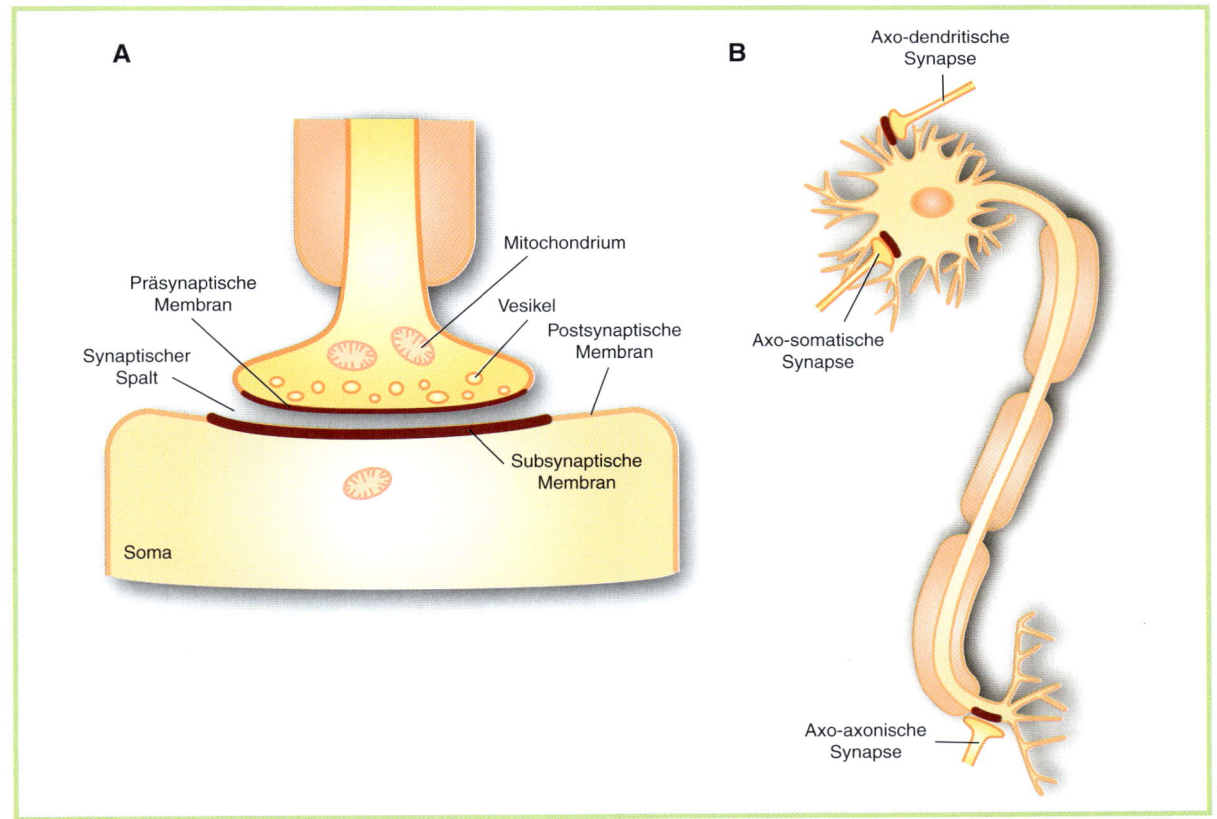

Abb. 1.62 Morphologische Charakteristika der Synapsen. A. Aufbau einer Synapse (schematisch), **B.** Unterscheidung der Synapsen nach ihrer Lage: Axosomatische Synapsen verbinden das Ende einer Nervenfaser mit einem Zellkörper; axo-dentritische Synapsen findet man am Soma-nahen Teil der Dendriten, axo-axonische Synapsen befinden sich am Neuritenende.

bis zur **Synapse**. Dort veranlasst es bestimmte Kanäle in der Zellmembran, sich zu öffnen und **Calcium** einströmen zu lassen (so genannte N-Typ Ca^{2+}-Kanäle). In der Zelle animiert das Calcium dann die Speichervesikel, mit der Zellmembran zu verschmelzen. An der Membranfusion mit der präsynaptischen Plasmamembran sind verschiedene Proteine beteiligt. Durch Interaktion dieser Proteine öffnet sich die Vesikelmembran zum synaptischen Spalt hin. Die Freisetzung erfolgt also duch **Exozytose**.

Die Zellmembran selbst muss umgehend recycelt werden, weil sie sich sonst durch die Fusion mit immer wieder neuen Vesikeln übermäßig ausdehnen würde. Außerdem müssen die Vesikel regeneriert werden. An manchen Stellen der Nervenzelle stülpt sich die Membran daher nach innen und bildet neue Vesikel. Diese können wieder mit Neurotransmittern gefüllt werden, die mit Ausnahme der neurotransmittorischen Neuropeptide in den Nervenendigungen selbst synthetisiert werden.

●●●   Zusammenfassung

Dictyosomen entstehen durch Zusammenfließen von Vakuolen, die vom Endoplasmatischen Retikulum abgeschnürt werden. Dabei findet ein Stofftransport vom ER zu den Dictyosomen statt. Die Gesamtheit aller Dictyosomen einer Zelle wird Golgi-Apparat genannt. Dictyosomen sind aus Membranen aufgebaute Stapel übereinandergeschichteter Hohlräume. Über die Vorgänge des Membranflusses treten Dictyosomen mit anderen Biomembranen in Wechselwirkung. Die in den Dictyosomen gebildeten Stoffe werden in Golgi-Vesikeln in der Zelle transportiert. Bei Pflanzen ist der Golgi-Apparat am Aufbau der Mittellamelle und am Aufbau der Zellwand beteiligt. Auch Pflanzenschleime, niemals jedoch Cellulose, können in Dictyosomen gebildet und über Golgi-Vesikel durch Exozytose aus der Zelle ausgeschleust werden.

1.4.7   Mitochondrien

1.4.7.1   Vorkommen

Mitochondrien finden sich **nur in eukaryontischen Zellen**. Sie sind außerordentlich formveränderlich, besitzen die Gestalt von Stäbchen oder sind rundlich. Sie sind bewegliche und plastische Organellen, die ihre Gestalt ständig ändern. Auch Verschmelzung von Mitochondrien sind bei Hefe, manchen Algen und höheren Pflanzen beobachtet worden. Unter bestimmten Außenbedingungen oder in Abhängigkeit vom Entwicklungsstadium können bei manchen Algen zahlreiche Mitochondrien einer Zelle zu einem Riesenmitochondrium verschmelzen, das dann wieder in Einzel-

mitochondrien auseinander fallen kann. Die Bewegung, Orientierung und Verteilung der Mitochondrien in den verschiedenen Zelltypen wird offensichtlich durch Mikrotubuli gesteuert. Mitochondrien sind in der Regel etwa 3 μm lang bei einem Durchmesser von 1 μm, können also gerade noch im Lichtmikroskop wahrgenommen werden. Ihre Anzahl pro Zelle variiert sehr stark. Sie kann je nach Organismus von 20 bis 5×10^5 betragen. Die Zahl der Mitochondrien pro Zelle ist auch abhängig von deren Funktion. In einer normal funktionierenden Leberzelle finden sich etwa 2 000 bis 3 000 Mitochondrien. Bei unzureichender Nahrungszufuhr verringert sich diese Zahl auf 500 bis 700. In der quergestreiften Muskulatur ist die Zahl der Mitochondrien pro Zelle Ausdruck ihrer Leistung. Je mehr ein Muskel beansprucht wird, desto mehr Mitochondrien sind in den Zellen enthalten. Diese Vermehrung oder Verminderung der Mitochondrien in der Zelle bedeutet natürlich letzten Endes eine Vermehrung oder Verminderung der Enzyme, die der Zelle für die Energiegewinnung zur Verfügung stehen.

1.4.7.2   Feinstruktur

Im Elektronenmikroskop zeigen die Mitochondrien eine charakteristische Ultrastruktur. Sie sind umgeben von einer elastischen **Außenmembran**. Die **innere Membran** zeigt zahlreiche Ausstülpungen, die in den Innenraum, die Matrix, hineinragen. Hierdurch entstehen zwei Kompartimente, ein äußeres zwischen den beiden Membranen, der Intermembranraum, und ein inneres, von der inneren Membran umschlossen, der so genannten Matrix. Diese ist von einer **feingranulären Grundsubstanz** erfüllt (Abb. 1.63).

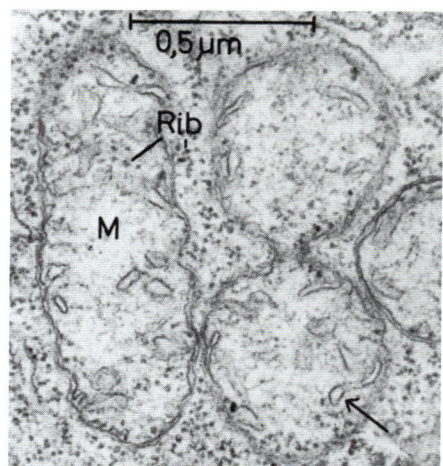

Abb. 1.63 Mitochondrien in Zellen von Erbsenwurzeln. In den Mitochondrien (M) sind Ribosomen (Rib) zu erkennen. (Aufnahme: Prof. Amelunxen, Institut für Pharmazeutische Biologie, Kiel)

Besonders auffällig sind die Ausbuchtungen der inneren Mitochondrienmembran, die in die Matrix hineinragen. Diese können sehr unterschiedlich gestaltet sein und im Schnitt röhrenförmig (Tubuli) oder lamellenartig (Cristae) aussehen. Diese Ausstülpungen, allgemein als Sacculi bezeichnet, vergrößern die innere Oberfläche der Mitochondrienmembran ganz erheblich (Abb. 1.64). An die **innere Mitochondrienmembran** ist das Enzym **ATP-Synthase** gebunden. Dieses katalysiert die Synthese von ATP. Es handelt sich um einen großen Enzymkomplex, durch den Protonen entlang ihres elektrochemischen Gradienten in die Matrix zurückfließen. Dies ist mit der Bildung von ATP aus ADP und P_i in der Matrix gekoppelt.

> ATP wird in der Mitochondrienmatrix durch oxidative Phosphorylierung von ADP gebildet.

Ein Antiportsystem in der Innenmembran der Mitochondrien transportiert ATP im Austausch gegen ADP ins Cytosol. Hierdurch wird in der Matrix eines Mitochondriums eine hohe ADP-Konzentration, im Cytosol eine hohe ATP-Konzentration aufrechterhalten.

Die **Ultrastruktur** der Mitochondrien ist dynamisch. Sie befindet sich in ständiger Umgestaltung. Der Grad der Ausstülpungen der inneren Membran ist von der Funktion der Mitochondrien in verschiedenen Zellen abhängig. In manchen Tumorzellen ist das gesamte Zentrum der Mitochondrien von dicht gepackten, parallelen Innenlamellen ausgefüllt. Die Membranen der Mitochondrien sind Lipoproteinmembranen. Sie bilden die Grundstruktur, der zahlreiche Enzyme auf- oder eingelagert sind. Sie enthalten auch geringe Mengen Ribonukleinsäure.

Die Außenmembran ist glatt und hat Schutzfunktion. Eingelagert sind so genannte Porine, die die Außenmembran für Moleküle von 10 000 Dalton und darunter, auch für kleine Proteine, durchlässig macht. Solche Moleküle können in den Intermembranraum eindringen. Dieser entspricht in der Zusammensetzung seiner kleinen Moleküle dem Cytosol. Die meisten dieser Moleküle können jedoch die innere Membran der Mitochondrien nicht passieren. Der Matrixraum ist daher in Bezug auf seine chemische Zusammensetzung vom Cytosol sehr verschieden. Des Weiteren finden sich an der äußeren Membran Enzyme, die an der mitochondrialen Lipidsynthese beteiligt sind. Die Permeabilität der äußeren Mitochondrienmembran ist wesentlich höher als die der inneren.

Die Innenmembran ist hochspezialisiert und für Ionen besonders undurchlässig. Sie enthält ebenfalls

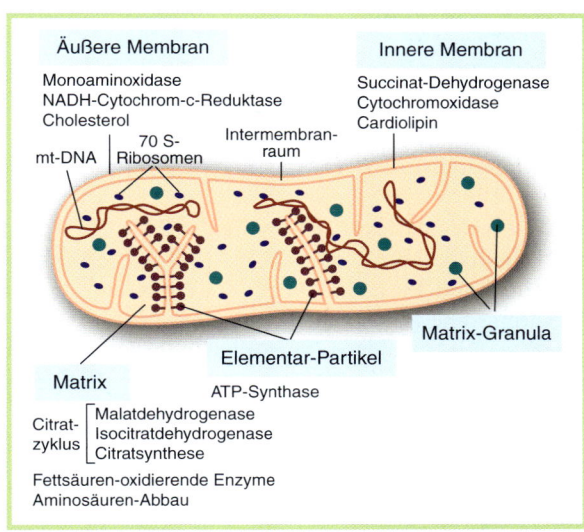

Abb. 1.64 Schema eines Mitochondriums mit wichtigen Struktur- und Funktionselementen. Innere und äußere Membran unterscheiden sich nicht nur in Gestaltung und Enzymausstattung, sondern auch in ihrer Lipidzusammensetzung (Cardiolipin/Cholesterol). Die innere Membran bildet durch Einfaltungen Cristae, an deren der Matrix zugewandten Seite ATP-Synthasekomplexe lokalisiert sind.

eine Reihe von Transportproteinen, die sie für kleinere Moleküle selektiv permeabel macht. Außerdem enthält sie einen hohen Anteil an dem Phospholipid Cardiolipin. Auch die Matrix der Mitochondrien enthält zahlreiche Enzyme (Abb. 1.64).

1.4.7.3 Funktion der Mitochondrien

Die Enzyme für wichtige Stoffwechselwege sind in der inneren Mitochondrienmembran lokalisiert. Eine große Zahl weiterer wichtiger Stoffwechselenzyme findet sich in der Matrix der Mitochondrien. Sie enthält Enzyme, die Pyruvat und Fettsäuren zu Acetyl-CoA metabolisieren und solche, die Acetyl-CoA im Citratzyklus oxidieren. Wichtige, an Mitochondrien gebundene Enzyme sind Cytochromoxidase und Glutamatdehydrogenase.

Jedoch sind manche Teilprozesse solcher energieliefernder Reaktionen nicht ausschließlich an Mitochondrien gebunden, sondern können parallel auch in anderen Bereichen der Zelle ablaufen.

> Mitochondrien sind die wesentlichsten Elemente für die Energiegewinnung der Zelle. Sie besitzen die vollständige Enzymausstattung für den Fettsäureabbau, den Citratzyklus, die oxidative Phosphorylierung, sowie für den Elektronentransport in der Atmungskette.

1.4.7.4   Genetisches System

Mitochondrien vermehren sich ausschließlich durch Wachstum und Teilung vorhandener Mitochondrien oder durch Wachstum und Differenzierung von Promitochondrien. Letztere finden sich in embryonalen Zellen. Die mittlere Lebensdauer eines Mitochondriums ist bedeutend geringer als die der Zelle. Sie wurde für Lebermitochondrien auf 7 bis 10 Tage berechnet.

Mitochondrien enthalten in der Matrix DNA, RNA, 70S-Ribosomen sowie alle für eine eigene Proteinsynthese benötigten Enzyme. Sie sind in manchen Funktionen unabhängig vom Zellkern und stellen ein eigenes genetisches System in der Zelle dar.

Darauf deuten, neben der Anwesenheit von Nukleinsäuren und Ribosomen, u. a. auch Veränderungen von Zellfunktionen hin, die auf Mutationen der mitochondrialen DNA zurückzuführen sind. In den Mitochondrien selbst wird jedoch nur eine vergleichsweise geringe Zahl von Proteinen gebildet. Der Großteil der mitochondrialen Proteine (u. a. Enzyme) wird an Ribosomen des Cytosols synthetisiert und in die Mitochondrien transportiert. Die gesamte DNA aller Mitochondrien der Zelle entspricht etwa 0,2 % der DNA im Zellkern, ist also vergleichsweise gering. Die mitochondriale DNA liegt in Form doppelsträngiger DNA-Ringe in der Matrix vor. Diese DNA-Ringe haben einen Umfang von etwa 5 nm und ein Molekulargewicht von 9×10^6. In einem Mitochondrium existieren bis zu 6 solcher Ringe, die wie die Glieder einer Kette aneinanderhängen. DNA-Ringe, deren Umfang ein Mehrfaches von 5 nm beträgt, wurden z. B. in Mitochondrien menschlicher Leukozyten von Patienten gefunden, die unter Leukämie litten. Auch in anderen Tumorzellen sind sie nachzuweisen. Insgesamt ist der DNA-Gehalt pro Mitochondrium zu gering, um die genetische Information für alle Strukturen eines Mitochondriums zu enthalten.

Die DNA der Mitochondrien ist – wie die DNA der Prokaryonten und Plastiden – nicht mit Histonen assoziiert. Auch andere Ähnlichkeiten in Struktur und im Mechanismus der Replikation mitochondrialer DNA erinnern an die DNA der Bakterien. Die **Ribosomen** der Mitochondrien unterscheiden sich von denen des Cytoplasmas. Mitochondrien enthalten 70S-Ribosomen und spezifische tRNA-Moleküle sowie Aminoacyl-tRNA-Synthetasen, die im Cytoplasma nicht vorkommen. Zahlreiche Antibiotika, z. B. Chloramphenicol, können die mitochondriale Proteinsynthese stark hemmen.

Mitochondriale DNA (mtDNA)

Die Mitochondrien der meisten Zellarten enthalten in ihrer Matrix 5 bis 10 DNA-Moleküle. Die mitochondriale DNA (mtDNA) von tierischen Zellen ist relativ klein und kann höchstens für zwei oder drei Dutzend Proteine codieren. Die mtDNA von Pflanzenzellen ist wesentlich größer. Sie zeigt beträchtliche Unterschiede in Größe, Struktur und genetischer Organisation von Art zu Art und auch innerhalb einer Zelle. Die mtDNA des Menschen codiert 2 rRNA-Moleküle, 22 verschiedene tRNA-Arten und 13 verschiedene Proteine, darunter die drei Untereinheiten der Cytochrom-c-Oxidase, Cytochrom b und eine Untereinheit der ATP-Synthase (Abb. 1.65). Die restlichen Untereinheiten dieser Enzyme werden von Zellkern-DNA codiert, im Cytoplasma gebildet und in die Mitochondrien transportiert (Abb. 1.66).

> Funktionell zusammengehörige Proteine werden teilweise von der Kern-DNA und teilweise von der mtDNA codiert.

Man kann annehmen, dass die Enzymausstattung der inneren Mitochondrienmembran teilweise von mitochondrialer DNA codiert wird. So weiß man, dass die Cytochrome a, a_3, b und c_1 der Hefe von mitochondrialer DNA determiniert werden.

Das Cytochrom c der Säugetiere andererseits wird kernabhängig (beim Mensch liegt das Gen auf Chromosom 7) im Cytoplasma gebildet, in die Mitochondrien transportiert und dort eingebaut.

Auch die ribosomalen Proteine werden von Zellkern-DNA codiert und ins Mitochondrium eingeschleust. Bemerkenswert ist, dass die Mitochondrien zwar über eigene Erbinformation verfügen, jedoch entsprechende Reparaturenzyme in Mitochondrien nicht vorhanden sind. Mutationen in der mtDNA können daher nicht repariert werden.

Die Mitochondrien-Gene einiger Pflanzen und Pilze (z. B. Hefen) enthalten Introns, die beim Prozessieren der mRNA herausgeschnitten werden müssen.

Die Gesamtheit aller mitochondrialen Gene wird als **Chondriom** bezeichnet. Der Begriff **Plasmon** umschreibt die Summe aller Gene in Plastiden und Mitochondrien einer Pflanzenzelle. Die Vererbung der mitochondrialen Erbeigenschaften ist, mit wenigen Ausnahmen (Hefen), **matroklin**, d. h. die mitochondrialen Erbeigenschaften werden von der Mutter auf die Nachkommen übertragen, „vererbt", da nur die Eizelle Cytoplasma zur Zygote beisteuert.

Bei der mtDNA gibt es Abweichungen vom genetischen Code. So bedeutet z. B. die Basenfolge UGA im Standardcode ein Stoppzeichen und beendet damit

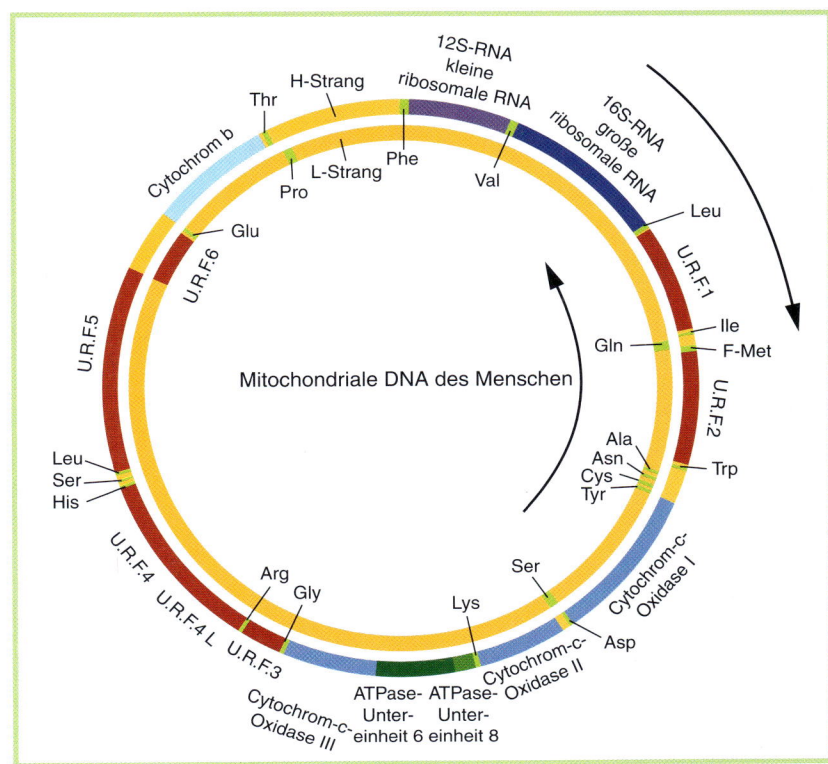

Abb. 1.65 Mitochondriale DNA des Menschen. Mitochondriale DNA besteht aus doppelsträngigen DNA-Ringen. In der Zelle liegen diese allerdings wie bakterielle DNA in superhelikaler Form vor. (U.R.F. unidentified reading frame)

die Synthese eines Polypeptids. Bei allen bisher untersuchten Mitochondrien dagegen codiert diese Sequenz die Aminosäure Tryptophan. AUA codiert im Standard-Code Isoleucin, in den Mitochondrien von Säugern, Protozoen, Bäckerhefe und Fruchtfliege jedoch Methionin.

Mutationen in der mitochondrialen DNA können zu pathologischen Veränderungen in der Zelle führen. Auf Grund der speziellen Eigenschaften mitochondrialer DNA und Proteinsynthese wird es vielleicht möglich sein, selektiv mitochondriale Funktionen zu beeinflussen und Stoffwechselstörungen zu beheben, die auf Funktionsstörungen der Mitochondrien zurückzuführen sind.

●●● Zusammenfassung

Mitochondrien finden sich in allen aeroben Zellen von Tieren und Pflanzen. Sie vermehren sich durch Teilung. Mitochondrien sind wichtige Organellen zur Energiegewinnung der Zelle. Hier sind die Enzyme des Fettsäureabbaus, des Citratzyklus, der oxidativen Phosphorylierung, der Atmungskette sind lokalisiert. Sie liefern ATP für den Zellstoffwechsel und verfügen über eine Elektronentransportkette. Sie enthalten in ihrer Matrix DNA, 70S-Ribosomen und alle für eine eigene Proteinbiosynthese notwendigen Enzyme. Wie Chloroplasten stellen sie ein eigenes genetisches System dar, das in Teilfunktionen vom Zellkern unabhängig ist.

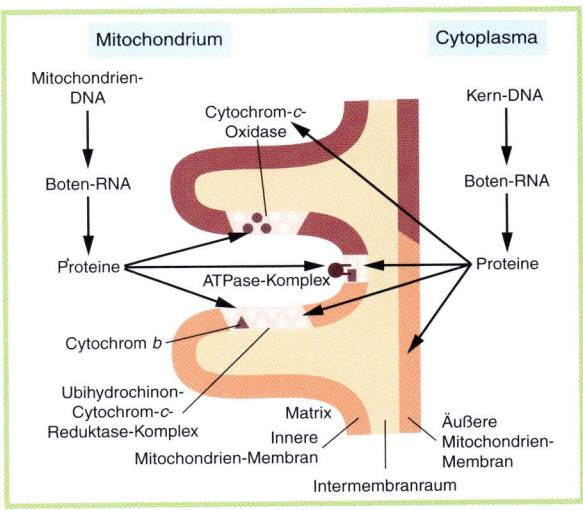

Abb. 1.66 Codierung von Proteinen der Mitochondrienmembran durch Mitochondrien- und Kern-DNA. Mitochondriale DNA trägt u. a. die Information für einige Proteine. Einige dieser Proteine sind Untereinheiten von Enzymen in der inneren Mitochondrienmembran. Die anderen Untereinheiten dieser Enzyme werden jedoch von Zellkern-DNA codiert, an den Ribosomen des Cytoplasmas synthetisiert und in das Mitochondrium eingeschleust. Da die genetische Information von Mitochondrien nicht ausreicht, um alle Proteine (und RNA-Moleküle) zu codieren, sind Mitochondrien, wie Chloroplasten (Kap. 1.4.8), genetisch semiautonome Zellorganellen.

1.4.8   Plastiden

1.4.8.1   Vorkommen

Plastiden werden nur in Pflanzen und manchen Protisten gebildet. In embryonalen Zellen höherer Pflanzen finden sich **Proplastiden.** Dies sind formveränderliche Organellen, gewöhnlich größer als Mitochondrien (s. Kap. 1.4.7) aber ebenfalls von einer Doppelmembran umgeben. Alle Plastidenarten der höheren Pflanzen leiten sich von den Proplastiden der embryonalen Zelle her. Im typischen Falle entwickeln sich aus Proplastiden im Dunkeln **Leukoplasten,** im Licht **Chloroplasten** (Abb. 1.67). **Chromoplasten** können in Licht und Dunkel aus Proplastiden differenziert werden (Abb. 1.68).

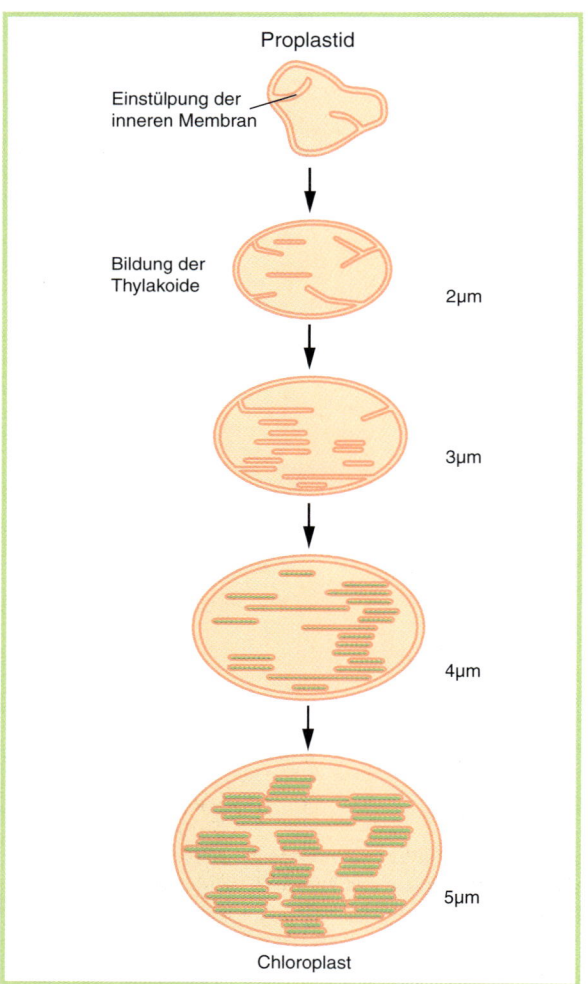

Abb. 1.67 Entwicklung eines Proplastiden zum Chloroplasten

1.4.8.2   Funktionen der Plastiden

Leukoplasten enthalten kein Chlorophyll. Sie finden sich bei grünen Pflanzen in der Regel in nicht-grünen, auch unterirdischen, Organen. Sie sind typisch für sich nicht mehr teilende Zellen, z. B. in den Epidermen oder vielen inneren Geweben von Pflanzen. Es sind vergrößerte Proplastiden. In **Speicherorganen** bzw. Speichergeweben bauen sie aus Zucker Stärke auf. Sie werden in diesen Fällen als **Amyloplasten** bezeichnet. Leukoplasten können auch noch andere Speicherfunktionen wahrnehmen. Beispiele sind die Öl-speichernden Plastoglobuli (Elaioplasten), oder die Protein-speichernden Proteinoplasten. Bei Belichtung können sich Leukoplasten zu Chloroplasten differenzieren.

Die **Chromoplasten** enthalten **Carotine** und **Xanthophylle,** sind daher orangerot oder gelb gefärbt. Sie sind häufig für die Färbung von Pflanzenteilen verantwortlich.

Die Chloroplasten sind Organellen der **Photosynthese,** d. h. der Umwandlung von Lichtenergie in chemische Energie. Ihre **grüne Farbe** wird durch den Gehalt an **Chlorophyll** bedingt. Bei Lichtmangel werden die Plastiden ergrünungsfähiger Gewebe zu **Etioplasten.** Diese sind durch Carotinoide schwach gelb gefärbt.

Die verschiedenen Formen der Plastiden, die Proplastiden meristematischer Zellen, die farblosen Leuko- und Amyloplasten, die bunten Chromoplasten und die grünen Chloroplasten vermögen sich **ineinander umzuwandeln** (Abb. 1.68). Eine Ausnahme bilden die Gerontoplasten. So bezeichnet man die „Herbstlaubplastiden", in denen Chlorophyll weitgehend abgebaut ist und in denen gelb oder rot gefärbte Pigmente, Carotinoide, vorherrschen. Sie entstehen zwar aus Chloroplasten, sind aber von den eigentlichen Chromoplasten zu unterschieden.

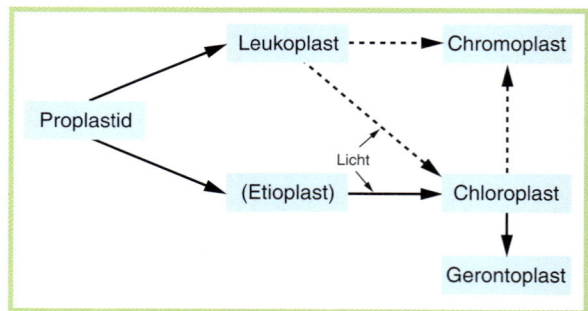

Abb. 1.68 Umwandlungsmöglichkeiten der Plastiden. Der häufigste Entwicklungsgang verläuft allerdings in einer Richtung.

1.4.8.3 Feinstruktur der Chloroplasten

Die Chloroplasten sind in den höheren Pflanzen in der Regel kugelig bis linsenförmig, mit einem Durchmesser von etwa 3 bis 8 µm. Bei Algen können sie wesentlich größer und von sehr unterschiedlicher Gestalt sein.

Chloroplasten zeigen im Elektronenmikroskop eine charakteristische Feinstruktur. Sie sind von einer Doppelmembran umgeben, die einen Innenraum, das Stroma, einschließt. Das Stroma ist von zahlreichen Membranen durchzogen. Diese bilden ein System flacher Zisternen, hier Thylakoide genannt. Sie entstehen durch Abgliederung aus der inneren Chloroplastenmembran. Bei den Chloroplasten der höheren Pflanzen finden sich stellenweise besonders dicke Thylakoidstapel, die Grana. Sie entstehen durch gegenseitiges Überschieben von Seitenlappen der Thylakoide (Abb. 1.69, 1.70, 1.71). Diese Grana sind schon im Lichtmikroskop als dichtgrüne Strukturen zu erkennen. Bei den Chloroplasten der Algen ist eine solche Granastruktur nicht ausgebildet. Hier durchziehen die Thylakoide gleichmäßig das Stroma. Durch die Thylakoide wird eine enorme Vergrößerung der inneren Oberfläche eines Chloroplasten erreicht. Der Chloroplast enthält also drei abgetrennte Membransysteme:

- Die gut permeable Außenmembran
- Die weniger gut durchlässige Innenmembran, in die einige spezielle Membrantransportproteine eingelagert sind
- Die Thylakoidmembran

Diese Membranen umschließen drei Kompartimente:

- Den Intermembranraum
- Das Stroma
- Den Thylakoidinnenraum

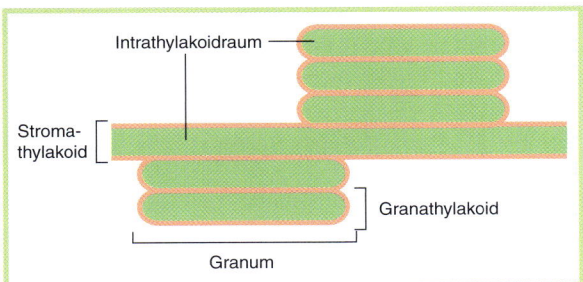

Abb. 1.69 Anordnung der Thylakoide im Chloroplasten

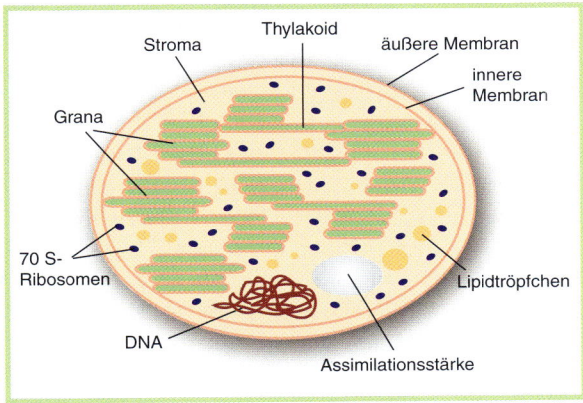

Abb. 1.70 Schema eines Chloroplasten

> Die Thylakoidmembranen sind Träger der Photosynthesepigmente und der Enzyme, die an den Lichtreaktionen der Photosynthese beteiligt sind. In der Thylakoidmembran sind das photosynthetische, lichtabsorbierende System, eine Elektronentransportkette und eine ATP-Synthase lokalisiert.

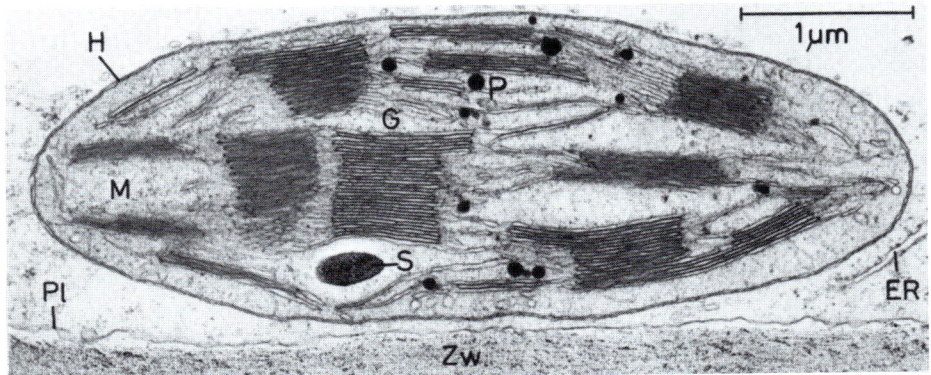

Abb. 1.71 Junger Chloroplast aus den Zellen einer Kürbisranke.

Äußere Chloroplastenmembran (H), Plasmalemma (Pl), Zellwand (Zw), Plastoglobuli (P), Matrix (M), Assimilationsstärke (S), Grana (G), Endoplasmatisches Retikulum (ER). (Aufnahme: Prof. Amelunxen, Institut für Pharmazeutische Biologie, Kiel)

An den Thylakoidmembranen findet die **Photophosphorylierung** statt (Kap. 4.6.1.2). Die Porphyrine des Chlorophylls dürften an der Flächengrenze von Protein und Lipidschicht angeordnet sein.

Die Grundsubstanz der Chloroplasten, das Stroma, enthält die Enzyme für die Dunkelreaktionen der Photosynthese (Calvinzyklus, Kap. 4.6.3), aber auch DNA und RNA sowie Ribosomen und Enzyme der Proteinbiosynthese.

In den Chloroplasten wird während der Assimilation des Kohlenstoffs Stärke gebildet. Diese **Assimilationsstärke** (primäre Stärke, transitorische Stärke) wird nachts wieder abgebaut.

In den Chloroplasten werden jedoch nicht nur Kohlenhydrate als wichtigste Energiequelle für den pflanzlichen Organismus gebildet. Im Zusammenhang mit der CO_2-Fixierung entstehen in den Chloroplasten eine Vielzahl weiterer Verbindungen, z.B. **Nukleotide** für die Synthese chloroplasteneigener Nukleinsäuren sowie **Proteine**, **Fettsäuren** und **Pigmente**. Wichtige weitere Reaktionen, die im Chloroplasten ablaufen, sind die **Nitratreduktion** (Kap. 4.6.5), die **Nitritreduktion** und die **assimilatorische Sulfatreduktion**. In den Chloroplasten werden also Stickstoff und Schwefel in organische Bindungen überführt.

Auch die Bildung von **Aminosäuren** zählt zu den wichtigen Aufgaben der Chloroplasten. Hierzu müssen allerdings, mit Hilfe spezifischer Translokatoren, Vorstufen aus dem Cytosol in die Chloroplasten eingeschleust werden. Solche Vorstufen befinden sich im Cytosol z.B. als Produkte der Glykolyse, des Citratzyklus oder des oxidativen Pentosephosphatzyklus.

1.4.8.4 Genetisches System

Plastiden stellen wie Mitochondrien ein eigenes genetisches System innerhalb der Zelle dar, das in seinen Funktionen teilweise vom Zellkern unabhängig ist. Sie sind zu eigener Proteinsynthese befähigt.

Die DNA der Plastiden hat die übliche Doppelhelixstruktur und wird unabhängig von der DNA des Kerns repliziert. Sie bildet keine DNA-Histonkomplexe und unterscheidet sich hierin von der DNA-Struktur des Zellkerns. Ribosomen (70S), tRNA- und RNA-Polymerase der Plastiden haben ähnliche Eigenschaften wie jene der Mitochondrien und Prokaryonten. Wie dort ist auch hier die Proteinsynthese durch Chloramphenicol, Streptomycin, Erythromycin und Tetracyclin in Konzentrationen hemmbar, die noch keinen Einfluss auf die kerngesteuerte Proteinsynthese des Cytoplasmas haben. Wie bei den Bakterien beginnt die Proteinbiosynthese in den Chloroplasten mit *N*-Formylmethionin und nicht mit Methionin wie im Cytosol der Zelle.

Chloroplasten-DNA kann von *E.-coli*-RNA-Polymerase transkribiert werden.

Die Chloroplasten-DNA findet sich im Stroma des Chloroplasten. Es können pro Chloroplast etwa 20 bis 80 DNA-Moleküle vorkommen. Die Zahl ist je nach Pflanzenart verschieden. Darüber hinaus haben Chloroplasten in älteren Zellen eine geringere Zahl von DNA-Molekülen. Die Größe der einzelnen DNA-Ringe, sowie die Anordnung der Gene ist artunterschiedlich. Chloroplasten führen, ebenso wie Mitochondrien, ihre eigene DNA-Replikation, DNA-Transkription und Proteinbiosynthese durch.

1.4.8.5 Plastidäre DNA (ptDNA)

Chloroplasten-DNA enthält ca. 120 Gene. Etwa ein Fünftel davon wird lichtabhängig reguliert. Bei einigen Pflanzen konnte man in Plastidengenen Introns nachweisen. Das Chloroplastengenom ist nur semi-autonom. Es codiert nur für einen Teil der im Chloroplasten benötigten Proteine.

So wird z.B. durch Chloroplasten-DNA nur die größere Untereinheit der Ribulosebisphosphat-Carboxylase codiert. Die kleinere Untereinheit dieses Enzyms wird von Kern-DNA codiert. Die Gesamtheit aller in Plastiden lokalisierten Erbfaktoren wird als Plastom bezeichnet. Plastiden können sich innerhalb der Zellen teilen. Bei zahlreichen Pflanzen verliert die männliche Spermienzelle ihre Plastiden. Pflanzen übernehmen somit ihre Plastiden nur von der Eizelle. Plastiden und ihre Erbfaktoren werden also nur von der mütterlichen Pflanze vererbt. Die Plastidenvererbung ist matroklin, d.h. die phänotypisch erkennbaren Eigenschaften der Nachkommen entsprechen den phänotypisch erkennbaren Eigenschaften der Mutter.

> Plastiden sind weder nur Ort der Photosynthese, noch dienen sie nur der Aufnahme von Speicherstoffen. Plastiden (Chloroplasten) produzieren ATP, NADH und NADPH. Darüber hinaus werden in Plastiden Purine, Pyrimidine und die meisten Aminosäuren gebildet. Die Fettsäuresynthese der Pflanzen findet in den Plastiden statt. In tierischen Zellen dagegen werden Fettsäuren ausschließlich im Cytosol gebildet.

●●● Zusammenfassung

Plastiden sind typisch pflanzliche Zellorganellen. Sie entstehen aus Proplastiden. Verschiedene Funktionsformen der Plastiden können ineinander umgewandelt werden, z.B. Leukoplasten in Chloroplasten und umgekehrt. Leukoplasten finden sich in farblosen Organen der Pflanze. Als Amyloplasten können sie aus Glucose Stärke aufbauen. In ihnen bildet sich die Reservestärke. Chromoplasten enthalten kein Chlorophyll, jedoch andere Farbstoffe, wie Carotine und Xanthophylle. Chloroplasten enthalten Chlorophyll. Sie sind die Organellen der Photosynthese. Chloroplasten sind von einer Doppelmembran umgeben. Ihr Innenraum, das Stroma, wird von zahlreichen Thylakoidmembranen durchzogen. Die Thylakoidmembranen sind Lipoproteinmembranen, in die u. a. die Photosynthesepigmente eingelagert sind. In den Chloroplasten wird ATP gebildet. Die Enzymsysteme für die Dunkelreaktion der Photosynthese finden sich im Stroma. Im Stroma der Chloroplasten finden sich auch DNA in Form von DNA-Ringen sowie 70S-Ribosomen, RNA und alle Enzyme, die zur Proteinsynthese nötig sind. Chloroplasten sind selbstreproduzierende Organellen. Sie können sich durch Teilung vermehren. Sie besitzen ein eigenes genetisches System und sind in Teilfunktionen vom Zellkern unabhängig.

1.4.9 Ribosomen

1.4.9.1 Vorkommen

Ribosomen finden sich in den Zellen aller Lebewesen entweder frei im Cytoplasma oder bei Eukaryonten, je nach den Funktionen der Zelle, auch an die Membranen des Endoplasmatischen Retikulums und des Zellkerns gebunden. Entsprechend liegen die Ribosomen bei Bakterien teilweise an die Plasmamembran gebunden vor. Neben solchen „freien" und membrangebundenen Ribosomen des Cytoplasmas finden sich Ribosomen in anderen Zellorganellen, nämlich **in den Chloroplasten der Pflanzen** sowie **in den Mito-**

chondrien eukaryontischer Zellen. Ein Zusammenhang zwischen der Lokalisation in der Zelle und der Funktion der Ribosomen in der Proteinsynthese besteht nicht. **Vorstufen der Ribosomen** werden bei Eukaryonten **in den Nukleoli** des Zellkerns gebildet.

1.4.9.2 Struktur

Einteilung nach der Sedimentationskonstanten

Ribosomen werden im Allgemeinen charakterisiert durch ihre Sedimentationskonstante in der Ultrazentrifugation (Dichtegradientenzentrifugation). Als Sedimentationskonstante bezeichnet man den Quotient aus Sedimentationsgeschwindigkeit und Zentrifugalbeschleunigung. Diese Konstante wird in so genannten Svedberg-Einheiten ($S \doteq 10^{-13}$ Sekunden) gemessen. Nach ihren Dimensionen und Molekülmassen, die ja in direkter Beziehung zur Sedimentationskonstante stehen, lassen sich alle bisher untersuchten Ribosomen grob in zwei Gruppen unterteilen: 70S- und 80S-Ribosomen.

Ribosomen mit einer Sedimentationskonstante um 70S findet man in Prokaryonten sowie in Mitochondrien und Chloroplasten von Eukaryonten.
Das höhere Partikelgewicht der 80S-Ribosomen beruht vor allem auf deren höherem Proteingehalt von maximal 55 % im Vergleich zu 37 % bei den 70S-Ribosomen.

Diese Einteilung in 70S- und 80S-Ribosomen dient nur einer groben Orientierung. Die 80S-Ribosomen

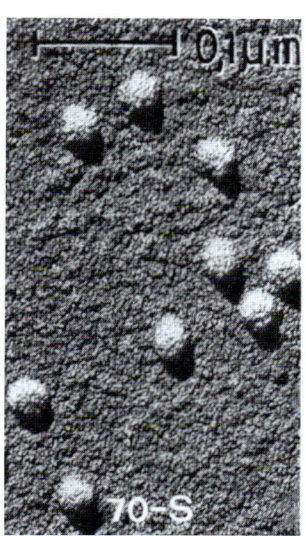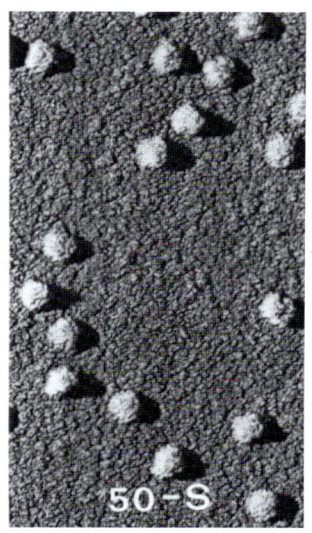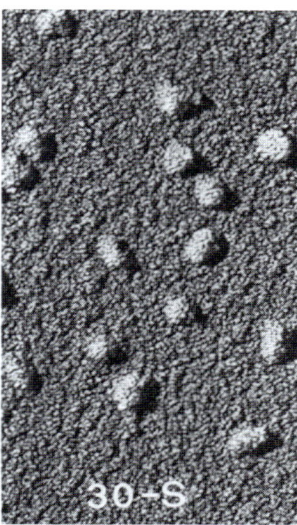

Abb. 1.72 70S-Ribosomen und ihre Untereinheiten im Elektronenmikroskop. (Aufnahme: Prof. Amelunxen, Institut für Pharmazeutische Biologie, Kiel)

von Tieren und Pflanzen unterscheiden sich in der RNA ihrer Untereinheiten wesentlich voneinander. Ribosomen aus Mitochondrien haben eine Sedimentationskonstante von 73S, die aus Bakterien und Chloroplasten eine von 70S. Innerhalb der Bakterien variiert die Sedimentationskonstante artspezifisch zwischen 66S und 73S. Auch bei tierischen Zellen weisen die Ribosomen artspezifische Unterschiede auf.

| Untereinheiten

Im Elektronenmikroskop erscheinen die Ribosomen als dichte, rundliche Körnchen (Abb. 1.72). Sie bestehen aus einer größeren und einer kleineren Untereinheit. Die Untereinheiten der 70S-Ribosomen haben im Durchschnitt Sedimentationskonstanten von 50S resp. 30S, die Untereinheiten der 80S-Ribosomen solche von 60S bzw. 40S. Diese Untereinheiten sind nur während der Elongationsphase der Proteinbiosynthese miteinander verbunden. Mit der Freisetzung der fertigen Polypeptidkette trennen sich die Untereinheiten wieder (Kap. 3.2.3).

1.4.9.3 Stoffliche Zusammensetzung

Ribosomen bestehen aus **Ribonukleinsäure (rRNA)** und **Proteinen.** An die Ribosomen sind Enzyme gebunden, die Einzelschritte der Translation katalysieren. Der wichtigste niedermolekulare Bestandteil jedes Ribosoms sind zweiwertige Metallionen, hauptsächlich Mg^{2+}. Diese Ionen stabilisieren den Komplex aus beiden Untereinheiten. Sinkt die Mg^{2+}-Konzentration unter einen Grenzwert, so dissoziiert das Ribosom in die Untereinheiten, die getrennt nicht zur Proteinsynthese befähigt sind.

Durch Phenolbehandlung und Ultrazentrifugation lassen sich aus den Untereinheiten der Ribosomen rRNA-Moleküle isolieren. Diese unterscheiden sich deutlich in Molekulargewicht und Sedimentationskonstanten (Abb. 1.73).

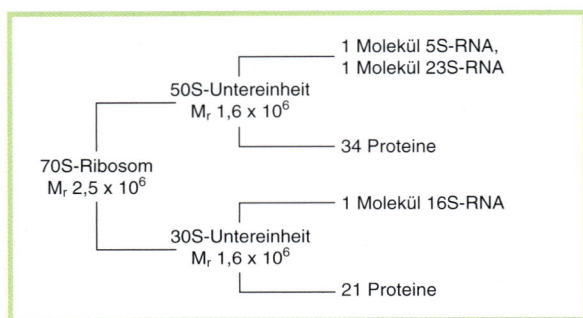

Abb. 1.73 Die Bestandteile von 70S-Ribosomen

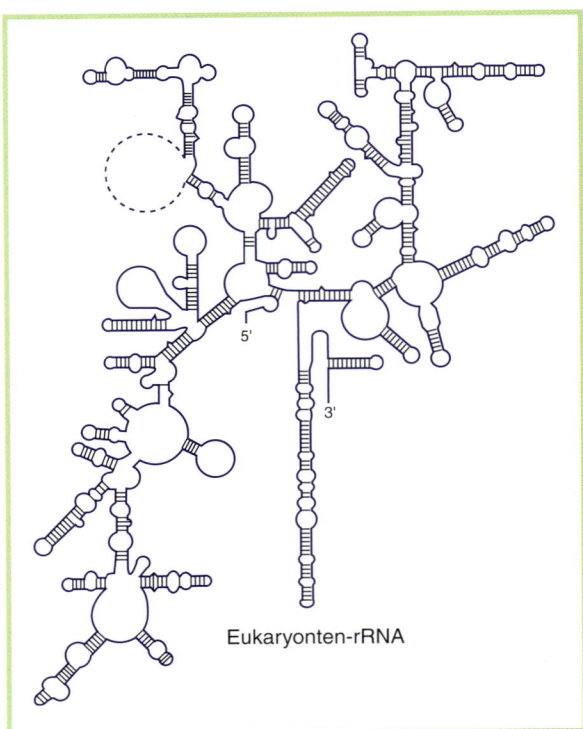

Eukaryonten-rRNA

Abb. 1.74 Das komplexe Muster aus Schleifen und basengepaarten Stielen in der gefalteten Struktur der 18S-rRNA der Hefe *Saccharomyces cerevisiae*. Die Haupt-Strukturmerkmale scheinen allen bekannten 16S-artigen rRNAs gemeinsam zu sein.

Aus den 50S-Untereinheiten der prokaryontischen Ribosomen lassen sich zwei rRNA-Molekülarten isolieren, eine mit einer Sedimentationskonstante von 23S und eine kleinere von 5S. Die 30S-Untereinheit des Ribosoms enthält ein rRNA-Molekül mit einer Sedimentationskonstante von 16S. Die beiden größeren rRNA-Moleküle unterscheiden sich erheblich in ihrer Basenzusammensetzung. Allgemein hat die rRNA einen höheren Gehalt an Cytosin/Guanin als andere Nukleinsäuren. Auch kommen in den beiden hochmolekularen rRNA-Strängen methylierte Nukleotide vor. Etwa 60 % der höher molekularen rRNA liegt in den Ribosomen in Form komplexer Muster aus Schleifen und doppelsträngigen Abschnitten (Abb. 1.74) vor. Es bestehen art- und organspezifische Unterschiede in der Zusammensetzung der rRNA.

Durch Behandlung mit Harnstoff und hohen LiCl-Konzentrationen lassen sich in der Ultrazentrifuge aus beiden Untereinheiten Proteine abspalten, die man chromatographisch in einzelne Polypeptidketten auftrennen kann.

Die 70S-Ribosomen enthalten etwa 55, die 80S-Ribosomen etwa 150 Polypeptidketten mit einer Molekülmasse von durchschnittlich 20 000. In diesen Proteinen überwiegen basische Aminosäuren.

Auch in der Proteinzusammensetzung der Ribosomen wurden artspezifische Unterschiede gefunden, etwa bei Leberribosomen verschiedener Tierarten.

1.4.9.4 Funktion der Ribosomen

Ribosomen sind die Organellen der **Proteinbiosynthese.** An ihnen laufen die Vorgänge der Translation ab. Hierbei kommt der ribosomalen RNA eine zentrale Rolle zu. Bei der Proteinbiosynthese treten die einzelnen Ribosomen zu größeren Funktionseinheiten, den **Polysomen,** zusammen (Abb. 1.75). Ein solches Poly-

som besteht in der Regel aus 4-7 Ribosomen, die durch ein fadenförmiges Molekül von messenger-RNA zusammengehalten werden (s. Abb. 3.40). Solche Polysomen finden sich in Zellen mit starker Proteinsynthese in Gestalt von Rosetten oder von Spiralen, bei denen die kleinere Untereinheit der einzelnen Ribosomen nach innen orientiert ist. Sind die Polysomen membrangebunden, so sitzen die größeren Untereinheiten der Membran an. In Krebszellen oder Zellen, die von Viren befallen sind, können Polysomen wesentlich vergrößert sein und bis zu 30 Ribosomen umfassen.

●●● Zusammenfassung

Ribosomen bestehen aus zwei unterschiedlich großen Untereinheiten. Beide bestehen aus rRNA und Proteinen. Die Aggregation der Untereinheiten zum vollständigen Ribosom ist eine wesentliche Voraussetzung für den Ablauf der Proteinbiosynthese. Bei Prokaryonten finden sich 70S-Ribosomen. Diese sind teilweise frei im Cytoplasma lokalisiert, teilweise an die Plasmamembran assoziiert. Die Zellen der Eukaryonten besitzen 70S- und 80S-Ribosomen. 70S-Ribosomen finden sich hier in den Mitochondrien und Chloroplasten. 80S-Ribosomen sind teilweise im Protoplasma lokalisiert, teils an die Membranen des rauen Endoplasmatischen Retikulums und des Zellkerns assoziiert. Ribosomen sind die Organellen der Proteinbiosynthese. An ihnen spielen sich die Vorgänge der Translation ab. Während der Proteinbiosynthese assoziieren mehrere Ribosomen mit mRNA zu einem Funktionskomplex, einem Polysom.

1.4.10 Peroxisomen und Glyoxysomen

1.4.10.1 Peroxisomen

Peroxisomen haben einen Durchmesser von ca. 1 nm, sie besitzen eine **einfache Biomembran**. Sie tragen ihren Namen, weil sie über Enzyme verfügen, die organischen Substraten mit Hilfe molekularen Sauerstoffs Wasserstoff unter Bildung von Wasserstoffperoxid entziehen können.

Durch das Enzym Katalase wird dann H_2O_2 umgesetzt, um andere Verbindungen zu oxidieren, z.B. Ethanol zu Acetaldehyd. Solche „Entgiftungsreaktionen" laufen z.B. in Leber und Nierenzellen ab.

Peroxisomen sind sehr vielseitige Organellen. Sie können in verschiedenen Zelltypen recht unterschiedliche Enzymausstattungen besitzen.

In Pflanzen finden sich Peroxisomen auch in Blättern. Sie spielen dort eine Rolle bei der Photorespiration. Dabei wird Glykolat in Peroxisomen in ein Molekül Phosphoglycerat und CO_2 umgewandelt. In vielen Pflanzen geht durch die Photorespiration etwa

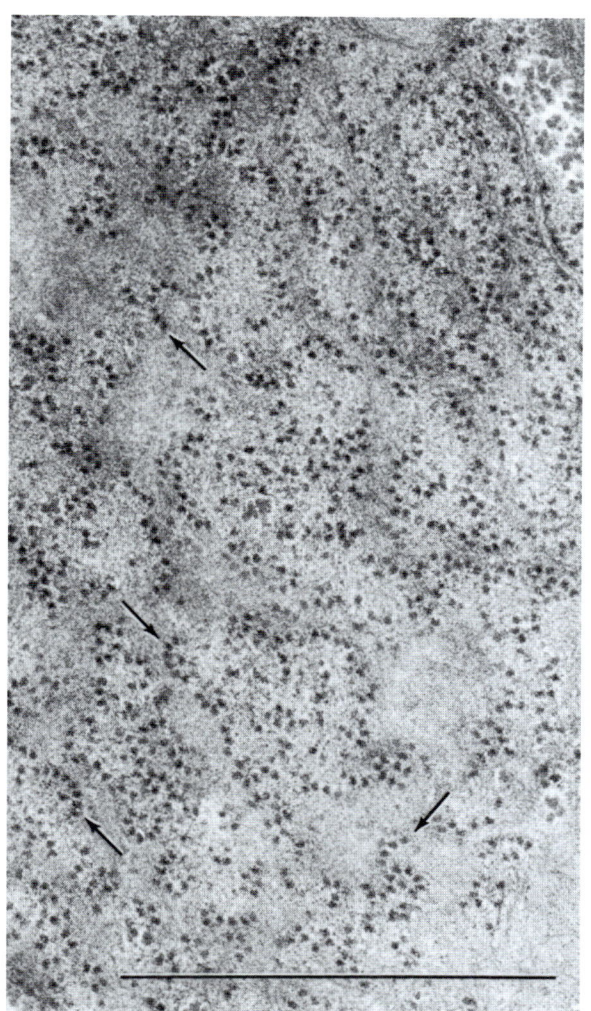

Abb. 1.75 Membrangebundene Polysomen. Endoplasmatisches Retikulum aus einer Leberzelle der Ratte. Einige besonders charakteristische Konfigurationen sind durch Pfeile markiert. Die Strichmarke entspricht 1 μm. (Aufnahme: Dr. H. Falk, Institut für Zellbiologie der Universität Freiburg)

ein Drittel des durch die Photosynthese fixierten CO_2 wieder verloren.

1.4.10.2 Glyoxysomen

Glyoxysomen sind ebenfalls kleine, von nur **einer Biomembran** umschlossene Zellorganellen. Sie bauen Fettsäuren durch β-Oxidation zu Acetyl-Coenzym A ab. Sie finden sich nur in Kotyledonen und Endosperm von keimenden Pflanzensamen. Ihre Enzymausstattung ermöglicht die Umwandlung der in den Lipiden der Samen gespeicherten Fettsäuren zu Zuckern, welche die Keimpflanze zu ihrem Wachstum benötigt.

Die Umwandlung der Fettsäuren zu Zuckern verläuft über den **Glyoxylatzyklus** (Kap. 4.5.5). Die Glyoxysomen gehören zu einer Gruppe von Zellorganellen, die unter dem Begriff Peroxisomen zusammengefasst werden. Sie tragen ihren Namen, weil sie über Enzyme verfügen, die organischen Substraten mit Hilfe molekularen Sauerstoffs Wasserstoff unter Bildung von Wasserstoffperoxid entziehen können (Kap. 1.4.10.1).

1.4.11 Lysosomen

Lysosomen sind von **einer Biomembran** umschlossene, kleine Vakuolen, die sich in tierischen und selten in pflanzlichen Zellen finden. In pflanzlichen Zellen übernimmt in der Regel die Zentralvakuole die Funktion der Lysosomen. Sie besitzen keine im Elektronenmikroskop charakteristische Ultrastruktur und können nur durch ihre biochemischen Eigenschaften, insbesondere durch ihre Enzymausstattung, von anderen Zellstrukturen unterschieden werden. Lysosomen enthalten zahlreiche Enzyme, meist **Hydrolasen,** mit weit differierender Spezifität und einem Wirkungsoptimum im sauren pH-Bereich (Tab. 1.18). Die absoluten und relativen Konzentrationen der lysosomalen Enzyme in den Zellen verschiedener Gewebe können beträchtlichen Schwankungen unterworfen sein. Besonders reich an Lysosomen sind Leber, Niere, Milz und Leukozyten. Primäre Lysosomen werden durch Abscheidung von Vesikeln aus Dictyosomen gebildet.

1.4.11.1 Funktion der Lysosomen

Lysomen dienen dem intrazellulären Abbau von Makromolekülen. Sie enthalten eine große Zahl von Enzymen, z. B. Proteasen und Glykosidasen. Sie spielen in der Zelle eine wichtige Rolle für den Abbau von zellfremden und zelleigenen Stoffen. Durch ihren Bestand an hydrolytischen Enzymen sind die Lysosomen **zum Abbau aller wichtigen biologischen Verbindungen in der Lage.** Die Membran schützt jedoch das Cytoplasma der Zelle vor einer Einwirkung dieser Hydrolasen und damit vor der Autolyse. Die abbauenden Enzyme können also nur zur Wirkung kommen, wenn Substanzen in die Lysosomen gelangen.

Der intrazelluläre Abbau von Substanzen durch die Lysosomenenzyme kann Substanzen exogener oder endogener Herkunft betreffen. Der erstere Vorgang wird als **Heterophagie**, der letztere als **Autophagie** bezeichnet.

Heterophagie

Partikel, z. B. **Bakterien**, **Viren** oder **Makromoleküle**, werden durch **Endozytose** (Phagozytose, Pinozytose) in die Zelle aufgenommen. In der Zelle liegen die so aufgenommenen Substanzen dann in membranumschlossenen Vakuolen. Diese Endozytosevesikel zeichnen sich durch eine charakteristische Hülle aus und werden als „Coated Vesicles" bezeichnet (Kap. 1.3.2). Sie transportieren das endozytierte Material zu größeren Vesikeln, den Endosomen. Diese verschmelzen mit primären Lysosomen. In den so entstehenden Vakuolen, den sekundären Lysosomen („Verdauungsvakuolen"), wird das endozytierte Material dann durch lytische Enzyme abgebaut (s. Abb. 1.31, Abb. 1.32). Niedermolekulare Verbindungen, die hierdurch entstehen, werden in das Cytoplasma ausgeschleust und stehen dort für weitere Stoffwechselvorgänge zur Verfügung. Unverdaubares Material bleibt als Restkörper weiter von der Membran umschlossen und wird ent-

Tab. 1.18 Beispiele von Lysosomen-Enzymen

Enzym	Abbau von
Phosphoprotein-Phosphatase Kathepsin Kollagenase	Proteinen
Saure DNase Saure RNase Saure Phosphatase	Nukleinsäuren
Phospholipasen A und C Esterasen	Lipiden
β-Glucuronidase β-Galactosidase α-Mannosidase Hyaluronidase Muraminidase (Lysozym)	Strukturpolysacchariden
α-Glucosidase	Speicherpolysacchariden (Glykogen)

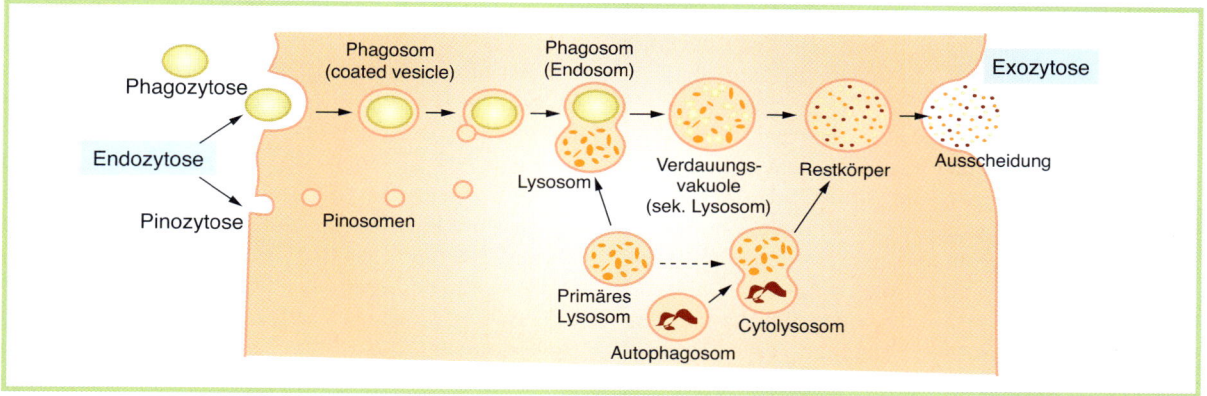

Abb. 1.76 Schematische Darstellung der Lysosomenfunktion

weder in dieser Form in der Zelle deponiert oder durch Exozytose aus der Zelle ausgeschleust (Abb. 1.76). Bei den **Protozoen** stellen die Lysosomen reine Verdauungsorganellen dar. Bei den **Metazoen** erfüllen sie daneben noch speziellere Funktionen. In den Leukozyten sowie im gesamten **Immunsystem** erfüllen sie in erster Linie eine Abwehrfunktion. Leukozyten enthalten zahlreiche Lysosomen. Deren Bildung erfolgt im Golgi-Apparat der unreifen Granulozyten. Endozytose und Verdauung von Bakterien durch Leukozyten tritt besonders dann ein, wenn diese mit Antikörpern reagiert haben. In den Lysosomen der Makrophagen werden antigene Stoffe teilweise abgebaut und bestimmte Bereiche hiervon, die aus etwa 8 bis 12 Aminosäuren bestehen, an der Zelloberfläche den T-Lymphozyten „präsentiert". Dies ist eine wesentliche Voraussetzung für den Ablauf einer Immunreaktion. Die Aufgabe der Lysosomen in der **Niere** besteht offensichtlich darin, die aus dem Primärharn resorbierten Proteine dem Organismus durch Abbau als Aminosäurebausteine wieder zugänglich zu machen. In der **Schilddrüse** spalten die lysosomalen Enzyme Thyreoglobulin und mobilisieren auf diese Weise Thyroxin.

Autophagie

Teile des Cytoplasmas, einschließlich darin enthaltener Organellen wie Mitochondrien, ER, Dictyosomen, können von einer Elementarmembran umhüllt und damit abgesondert werden. In diesen Vakuolen, den **Cytolysosomen**, (Abb. 1.76) werden die zelleigenen Substanzen abgebaut (autolysiert). Sie treten besonders unter unphysiologischen Bedingungen in der Zelle auf, wie Nahrungs- und Sauerstoffmangel, unter dem Einfluss von Zellgiften und nach Bestrahlung. Ebenso finden sie sich in Zellen, die Differenzierungsprozesse durchmachen. Bei der Embryonalentwicklung und

der Metamorphose sind die Cytolysosomen am Umbau der Gewebe beteiligt, indem sie funktionslos gewordene Strukturen eliminieren. Ihre physiologische Bedeutung besteht offensichtlich im intrazellulären Abbau von nicht mehr funktionsfähigen Teilen des Cytoplasmas.

Auf das Fehlen lysosomaler Enzyme können wahrscheinlich viele Speicherkrankheiten zurückgeführt werden. So fehlt den Lysosomen bei einer bestimmten Form der Glykogen-Speicherkrankheit die α-Glucosidase. Hierdurch kommt es zur Anhäufung von Glykogen in der Zelle. Ursache des Fehlens lysosomaler Enzyme sind im Allgemeinen Mutationen in einem Strukturgen, das bestimmte lysosomale Enzyme codiert. In anderen Fällen, z. B. der Mucolipidose II (I-Zellkrankheit), ist das Fehlen der hydrolytischen Enzyme in den Lysosomen auf eine Fehlverteilung dieser Enzyme zurückzuführen. Sie finden sich nicht in den Lysosomen, aber im Blut der Patienten.

Lysosomale Enzyme müssen eine gemeinsame Erkennungsstruktur aufweisen, um in die Lysosomen zu gelangen. Es ist dies Mannose-6-Phosphat. Über diesen Molekülteil werden lysosomale Enzyme am Mannose-6-Phosphat-Rezeptor an der Lysosomenmembran gebunden und können dann ins Lysosom aufgenommen werden.

1.4.11.2 Proteasom

Während Lysosomen membranumschlossene proteinabbauende Kompartimente darstellen, welche unselektiv Proteine zur Gewinnung von Aminosäuren abbauen, ist das Proteasom ein hochselektiver, im Cytoplasma und im Zellkern lokalisierter Proteinasekomplex. Das Proteasom in Eukaryonten besteht aus einer 20S- und zwei 19S-Untereinheiten, die ihrerseits wieder aus mehreren Proteinen zusammengesetzt sind. Dem Proteasom der Prokaryonten fehlt die 19S-Untereinheiten. Die Größe des Proteasoms ist 17 x 11 nm. Proteasomen bestehen aus vier gestapelten Proteinringen mit je sieben Untereinheiten. Die inneren beiden Ringe („β-Ringe") stellen das aktive Zentrum des Enzyms dar, das die katalytische Funktion trägt. Die beiden äußeren Ringe („α-Ringe") haben regulierende Aufgaben. Proteasomen spielen eine wichtige Rolle beim Abbau von falsch gefalteten Proteinen (z.B. Prionen). Außerdem werden hier Peptidfragmente gebildet, die der MHC I (Major Histocompatibility Complex) auf Zelloberflächen dem Immunsystem zur Induktion der Antikörperproduktion präsentiert. Diese und andere Funktionen machen das Proteasom zu einem zentralen Schalter innerhalb der Zelle. Das Proteasom wurde mittlerweile als ein mögliches Ziel für die Therapie verschiedener Krankheiten, darunter auch Tumorerkrankungen erkannt, weil das Proteasom auch am Abbau von Proteinen beteiligt ist, die den Zellzyklus und somit Zellwachstum und -teilung regulieren.

> ●●● **Zusammenfassung**
>
> Weitere Organellen, die von nur einer Biomembran umgeben sind, sind Lysosomen, Peroxisomen und Glyoxysomen. Alle drei Organellen lassen sich durch ihre jeweilige Enzymausstattung charakterisieren. Lysosomen dienen dem intrazellulären Abbau von Makromolekülen und enthalten Verdauungsenzyme, wie Proteasen, Lipasen und Glykosidasen. Peroxisomen sind Organellen, die Peroxide akkumulieren und entgiften können. Solche Peroxide fallen als Nebenprodukte biochemischer Reaktionen an. Bei diesen Reaktionen entsteht H_2O_2, das von der Katalase genutzt wird, um andere Substrate zu oxidieren. Eine Sonderform der Peroxisomen stellen die Glyoxysomen dar. Sie bauen durch β-Oxidation Fettsäuren ab.

1.4.12 Cytoskelett und Geißeln

Das Cytoplasma der Eukaryonten enthält lange, dünne Filamente, die in ihrer Gesamtheit als Cytoskelett bezeichnet werden. Das Cytoskelett

- verleiht der Zelle Form und Reißfestigkeit,
- ermöglicht zelluläre Bewegung,
- dient der Verankerung verschiedener Strukturen,
- liefert „Schienen" für den Transport von Zellbestandteilen.

Die drei Hauptbestandteile des Cytoskeletts sind: **Actinfilamente**, **Intermediärfilamente** und **Mikrotubuli**.

1.4.12.1 Actinfilamente

Die **Actinfilamente** tierischer Zellen kommen einzeln, in Bündeln oder in Netzen vor. Ihr Durchmesser beträgt nur etwa 7 nm, daher werden sie auch als Mikrofilamente bezeichnet. Sie sind aus Actin aufgebaut und unterstützen die Beweglichkeit und Formstabilität der Zellen. In Muskelzellen sind die Actinfilamente mit Myosin assoziiert und die Wechselwirkung dieser beiden Proteine ist für die Muskelkontraktion verantwortlich. Actinfilamente sind auch an der Ausbildung von **Pseudopodien** („Scheinfüßchen") verantwortlich, mit denen sich z.B. Amöben fort bewegen können. Auch die **Mikrovilli der Darmschleimhaut** werden durch Actinfilamente gestützt.

1.4.12.2 Intermediärfilamente

Intermediärfilamente kommen nur bei Tieren vor. Sie stabilisieren Zellstrukturen und bieten Widerstand gegen Zugspannung. Sie sind von Zelltyp zu Zelltyp verschieden und spiegeln auch gewisse Entwicklungsstadien im Laufe der Differenzierung wider. Die intermediären Filamente lassen sich unterteilen (Tab. 1.19).

1.4.12.3 Mikrotubuli

| Reversibler Zusammenbau aus Proteineinheiten

Mikrotubuli gelten als universelle Organisationsstrukturen eukaryontischer Zellen. Sie sind in fast allen pflanzlichen und tierischen Zellen, nicht jedoch in prokaryontischen Zellen beschrieben worden. Es sind gleichförmige Röhren mit einem Außendurchmesser von 25 nm, einem Innendurchmesser von etwa 20 nm und variabler Länge. Sie bestehen aus Untereinheiten, dem so genannten Tubulin. Tubulin ist ein Protein mit einer Sedimentationskonstanten von 6S. Dies entspricht einer Molekülmasse von etwa 120 000 Dalton.

Tab. 1.19 Unterteilung der intermediären Filamente des Cytoskeletts bei Säugern und Mensch

Filamente	Typisch für
Keratinfilamente	Epithelzellen
Desminfilamente	Muskelzellen
Vimentinfilamente	Bindegewebszellen
Neurofilamente	Nervenzellen
Gliafilamente	Nähr- und Stützgewebe des Nervensystems

Tubulin ist aus zwei verschiedenen Untereinheiten, *α*- und *β*-Tubulin (Abb. 1.77), zusammengesetzt. Diese bilden in regelmäßiger Anordnung parallele Protofilamente, aus denen sich die Mikrotubuli zusammensetzen. Mikrotubuli sind labile Strukturen, die sich rasch zusammenfügen und wieder zerfallen.

In vitro polymerisieren Mikrotubuli spontan, wenn die Tubulinlösung eine bestimmte kritische Konzentration überschreitet. Die Untereinheiten aggregieren weiter, bis keinerlei Verlängerung mehr erkennbar ist. Die Mikrotubuli stehen dann in einem Fließgleichgewicht mit freiem Tubulin. Mikrotubuli-Untereinheiten werden ständig an einem Ende, dem Plus-Ende, hinzugefügt und werden am anderen Ende, dem Minus-Ende, abgestoßen. Mikrotubuli sind also dynamische Strukturen. Tubulinmonomere lagern sich reversibel zu Tubulinpolymeren, den Mikrotubuli, zusammen. Hierbei spielen die Tubulinkonzentration, GTP, Ca^{2+}, die Temperatur sowie verschiedene andere Faktoren eine Rolle.

Dieser **reversible Aufbau der Mikrotubuli** lässt sich z. B. durch Behandlung der Zellen mit Colchicin demonstrieren. Die Mikrotubuli verschwinden, wenn die Zelle einer bestimmten Konzentration an Colchicin ausgesetzt wird. Wird das Colchicin wieder ausgewaschen, so bilden sich die Mikrotubuli innerhalb kurzer Zeit wieder zurück (Abb. 1.78). **Colchicin** (Abb. 1.79) bindet an freies Tubulin und bewirkt dadurch eine Auflösung der Spindelmikrotubuli. Hierdurch wird die Anaphase blockiert. Durch das Ausbleiben der Anaphasenbewegung werden schließlich alle Chromatiden

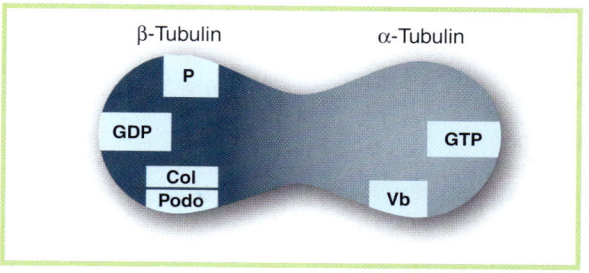

Abb. 1.77 Modell eines Tubulinmonomeren mit Bindungsstellen für GTP, GDP, Vinblastin (Vb), Colchicin (Col) und Podophyllotoxin (Podo). Das Tubulin ist phosphoryliert (P). Tubulin zeigt einen polaren Aufbau.

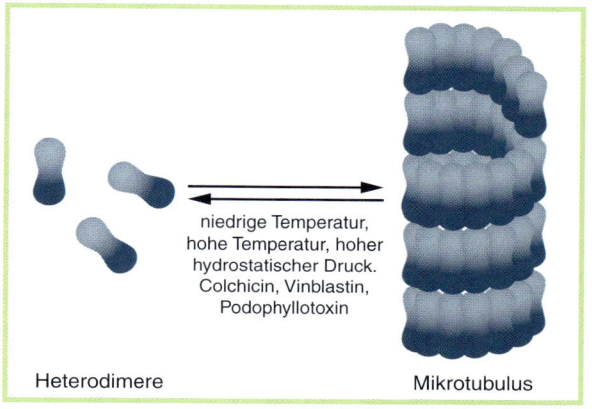

Abb. 1.78 Aufbau eines Mikrotubulus aus heterodimeren Tubulineinheiten mit Angabe einiger Faktoren, die die Aggregation bzw. den Zerfall von Mikrotubuli beeinflussen

Abb. 1.79 Pflanzliche Naturstoffe, die mit dem Aufbau der Mikrotubuli interagieren

Taxol A

Colchicin

Vinblastin

Podophyllotoxin

in einen einzigen Kern zusammengeschlossen, der damit die doppelte Zahl von Chromosomen enthält. Durch Behandlung mit Colchicin kann deshalb eine Vervielfachung von Chromosomensätzen, eine Polyploidisierung, erreicht werden (Kap. 3.4.2.1).

Vinblastin (Abb. 1.79) z. B. bildet mit Tubulin typische Kristalle. Diese enthalten pro Mol Tubulin ein Mol Vinblastin, d. h. Tubulin hat eine Bindungsstelle für Vinblastin. Diese Vinblastin-Tubulin-Kristalle können noch zusätzlich Colchicin binden. Es gibt also neben der Vinblastin-Bindungsstelle noch eine Colchicin-Bindungsstelle. **Podophyllotoxin** (Abb. 1.79) dagegen konkurriert mit dem Colchicin um die gleiche Bindungsstelle.

Paclitaxel (Taxol) ist ein Diterpen aus der Rinde der Pazifischen Eibe (*Taxus brevifolia*) (Abb. 1.79). Während die anderen der hier erwähnten Spindelgifte den Zerfall der Mikrotubuli in Tubulinmoleküle bewirken, fördert Paclitaxel die Bildung der Mikrotubuli aus den Tubulindimeren und stabilisiert das Röhrensystem durch Verhinderung seiner Depolymerisation. Hierdurch bedingt stehen der Zelle keine freien Tubulindimere für die Ausbildung des Spindelapparates zur Verfügung. Damit wird die Kern- und Zellteilung unterbunden. Paclitaxel ist ein Zytostatikum und einer der wichtigsten sekundären Pflanzenstoffe überhaupt.

Bedeutung für die Zelle

Das Mikrotubulussystem sichert das Zusammenwirken der zahlreichen mechanischen, chemischen und metabolischen Vorgänge der Zelle. Blutplättchen (Thrombozyten) und Erythrozyten z. B. verdanken ihre Gestalt einem am Plättchenrand verlaufenden Band von Mikrotubuli. Vor allem bei wandlosen Zellen, z. B. tierischen Zellen, beeinflussen Mikrotubuli durch Zusammenlagerung zu verhältnismäßig festen intrazellulären Verstrebungen, dem Cytoskelett, die Zellform.

Eine wichtige Rolle spielen die Mikrotubuli bei der Kernteilung, d. h. bei der Verteilung der Chromatiden auf die beiden Zellpole. Sie sind wesentliche Bestandteile des Spindelapparates, der die Bewegung der Chromatiden vermittelt (Kap. 3.3.2.2). In der Anaphase der Kernteilung werden durch Vermittlung der Spindelfasern, die aus Mikrotubuli aufgebaut sind, die Chromatiden in Richtung auf die beiden Pole der Zelle verschoben.

Auch an der pflanzlichen Zellteilung, die während der Schlussphase der Kernteilung einsetzt, sind Mikrotubuli beteiligt. Während der Telophase werden die Spindelmikrotubuli abgebaut. Zwischen den neu gebildeten Tochterkernen bildet sich zunächst ein Bereich

aus, der zahlreiche parallele Mikrotubuli enthält, der **Phragmoplast** (Kap. 1.2.2.1).

Zwischen der Mitose und Interphase läuft in der Pflanzenzelle ein charakteristischer Mikrotubuluszyklus ab. Die zunächst im Außenbereich des Cytoplasmas verteilten Mikrotubuli sammeln sich bei beginnender Prophase in einem ringförmigen Band, das den künftigen Teilungsäquator markiert. Während der Kernteilung kommt es zur Ausbildung des Spindelapparates und nach dessen Zusammenbruch in der Telophase zur Anhäufung paralleler Mikrotubuli im Bereich des Phragmoplasten, in dem die **Zellplatte** entsteht. Auch die **Orientierung der Cellulosefibrillen** in der pflanzlichen Zellwand wird von Mikrotubuli gesteuert. Die Mehrzahl der cytoplasmatischen Mikrotubuli einer Pflanzenzelle sind an der Innenseite der Plasmamembran angeordnet. Sie winden sich in dicht gepackten Helices um die Zelle. Deckungsgleich zu den Mikrotubuli an der Innenseite der Plasmamembran sind die Cellulosefibrillen an der Außenseite der Plasmamembran angeordnet. Die Bildung der Cellulosefibrillen ist dabei nicht von der Anwesenheit von Mikrotubuli abhängig. Jedoch wird eine entwicklungsspezifische Änderung in der Anordnung der Cellulosefibrillen von den Mikrotubuli gesteuert. Z. B. finden sich Mikrotubuli immer dort, wo in speziellen Wandbereichen eine lokal begrenzte Verstärkung der Zellwand stattfindet, z. B. bei der Aussteifung von Xylemzellen.

Das Cytoskelett pflanzlicher Zellen reagiert auf extrazelluläre Signale, z. B. Licht. Pflanzen können auf Veränderungen der Lichtintensität oder Richtung des Lichteinfalls reagieren, indem sie die Lage ihrer Chloroplasten verändern. An dieser **Umorientierung der Chloroplasten** ist das Cytoskelett beteiligt.

Auch **Phytohormone**, z. B. Gibberellinsäure, beeinflussen die Orientierung der Mikrotubuli. Unter dem Einfluss von Gibberellinsäure orientieren sich die Mikrotubuli an den Innenflächen der Plasmamembran senkrecht zur Längsachse der Zelle. Dies bewirkt eine entsprechende Celluloseauflagerung, welche nur ein Wachstum der Zelle in Längsrichtung erlaubt. Es resultieren dünne, lange Sprosse.

Das Mikrotubulussystem spielt bei der Organisation des Cytoplasmas eine zentrale Rolle. Es steuert die **Bewegung** praktisch aller Zellorganellen und bestimmt damit deren geordnete Verteilung im Cytoplasma. Hierdurch greift das Mikrotubulussystem regulierend in zahlreiche Stoffwechselvorgänge ein. Es koordiniert die Aktivität des Bewegungsapparates der Zelle. Durch direkte oder indirekte Beeinflussung von Zelloberflächen-Rezeptoren, d. h. von Membranproteinen, mo-

duliert es die Wechselwirkungen der Zelle und ihrer
Umwelt.

Mikrotubuli finden sich häufig auch in **Geißeln**, den
Bewegungsorganellen von z. B. Flagellaten, Zoosporen
und Gameten. Viele eukaryontische Zellen besitzen
Geißeln (Flagellen) oder Wimpern (Cilien). Wimpern
sind kürzer als Geißeln und meist in höherer Zahl
vorhanden. Im Querschnitt erkennt man eine „9+2"-
Anordnung von Mikrotubuli. An der Basis einer Fla-
gelle oder Cilie findet man den Basalkörper, an den
die neun zylinderförmig angeordneten Mikrotubuli
(eigentlich verschmolzene Mikrotubuli-Paare) heran-
reichen. Die beiden zentralen Einzelmikrotubuli reichen nicht bis in den Basalkörper. Diese Konstruktion
ermöglicht einen gerichteten Cilien- bzw. Flagellen-
schlag, der dazu dienen kann, Zellen in einem wässrigen
Milieu gezielt zu bewegen oder viskose Flüssigkeiten
über Oberflächen zu bewegen. Die Geißeln der Bakterien sind jedoch völlig anders aufgebaut (Kap. 7.1.1).

●●● **Zusammenfassung**

Mikrotubuli sind Strukturen eukaryontischer Zellen. Sie bilden
Röhren und bestehen aus Untereinheiten, dem so genannten
Tubulin. Mikrotubuli sind u. a. am Aufbau der Spindelfasern
während der Kernteilung beteiligt. Tubulin bindet Alkaloide
wie z. B. Colchicin, Vinblastin und Vincristin. Durch diese
Bindung wird der Aufbau der Spindelfasern und damit die
Kernteilung unterbunden. Durch Colchicin-Behandlung entstehen daher polyploide Zellen. Das Diterpen Taxol dagegen
stabilisiert die Mikrotubuli in einer Zelle. Auch hierdurch
wird die Kernteilung unterbunden. Mikrotubuli sind daneben
noch an zahlreichen anderen Funktionen der Zelle beteiligt,
z. B. als so genanntes „Cytoskelett" an der Formbildung
von Zellen sowie an Transportvorgängen in der Zelle und
an Bewegungsvorgängen der Zelle.

1 Cytologie

2 Morphologie, Histologie und Anatomie der Samenpflanzen

2.1 Allgemeines

2.1.1 Zellen, Form und Struktur

2.1.1.1 Histologie

Die **Histologie** befasst sich mit dem Aufbau und der Funktion von Geweben, wobei unter **Gewebe** ein Verband gleichartiger Zellen zu verstehen ist. Gewebe können entweder durch ihre Struktur oder durch ihre Aufgaben im Organismus charakterisiert und in Gruppen eingeteilt werden. Während Gewebe letztlich morphologische Einheiten darstellen, sind **Organe** Funktionseinheiten, die aus mehreren Geweben aufgebaut sind. Zwischen Geweben und Organen stehen die **Gewebesysteme**, die bestimmte Teilaufgaben eines Organs übernehmen (z. B. Leitbündel).

Die physiologische Spezialisierung kommt im jeweiligen anatomisch-morphologischen Bau der Zellen zum Ausdruck. Gewebebildende Zellen werden zunächst aufgrund ihrer Umrissformen eingeteilt. Isodiametrische, also rundliche, Zellen bilden **parenchymatische Gewebe** (Abb. 2.1A), während längliche Zellen bzw. Faserzellen sich zu **prosenchymatischen Geweben** zusammenfügen. So besteht der größte Volumenanteil des Holzgewebes (s. Kap. 2.3.1.2) aus Prosenchymzellen (Abb. 2.1B). Flächige, epidermale Zellen findet man besonders in Abschlussgeweben. Strukturell oder funktionell andersartige Zellen, die vereinzelt in ein Gewebe eingefügt sind – z. B. Ölzellen, einzellige Haare, Sklereiden (Steinzellen) oder Kristallzellen – bezeichnet man als **Idioblasten** (Abb. 2.1C)

Zellen wachsen nicht nur zu einer bestimmten Form heran, sondern sie differenzieren sich auch auf ultrastruktureller und physiologischer Ebene aus. Dieser Vorgang ist eng mit einer Arbeitsteilung verknüpft. Daher bietet sich eine Klassifizierung der pflanzlichen Gewebe nach ihrer Funktion an (Tab. 2.1).

Charakteristisch für alle Gefäßpflanzen ist die klare Trennung von **Bildungsgeweben (Meristemen)** mit teilungsaktiven, plasmareichen Zellen und **Dauergeweben,** die aus teilungsinaktiven, aber häufig hoch spezialisierten Zellen aufgebaut sind. Dauergewebszellen sind meist recht groß; ihr Volumen kann das meristematischer (= embryonaler) Zellen 1000fach übertreffen. Das Teilungswachstum (embryonales Wachstum) der meristematischen Zellen unterscheidet sich vom Streckungswachstum (postembryonales Wachstum) der Dauergewebszellen, das durch Ausbildung einer Zentralvakuole und deren Vergrößerung erreicht wird. Streckungswachstum ist für pflanzliche Zellen typisch; bei Tieren gibt es nichts Vergleichbares. Die Abkömmlinge embryonaler Zellen differenzieren sich an der Peripherie primär meristematischer Gewebe

Tab. 2.1 Die pflanzlichen Gewebe (Übersicht)

I	**Bildungsgewebe (Meristeme)**
A	Apikalmeristeme
B	Restmeristeme
C	Laterale Meristeme
D	Meristemoide
II	**Dauergewebe**
A	Grundgewebe (Parenchyme)
	▪ Speicherparenchym
	▪ Hydrenchym
	▪ Aerenchym
	▪ Assimilationsparenchym
	▪ Schwammparenchym
B	Abschlussgewebe
	▪ Primäre Abschlussgewebe
	▪ Sekundäre Abschlussgewebe
	▪ Innere Abschlussgewebe
C	Absorptionsgewebe
D	Leitgewebe
	▪ Phloem
	▪ Xylem
E	Festigungsgewebe
	▪ Kollenchym
	▪ Sklerenchym
F	Exkretionsgewebe/Exkretzellen
	▪ Milchröhren
	▪ Harzgänge und Exkretbehälter
	▪ Andere Exkretionsorgane

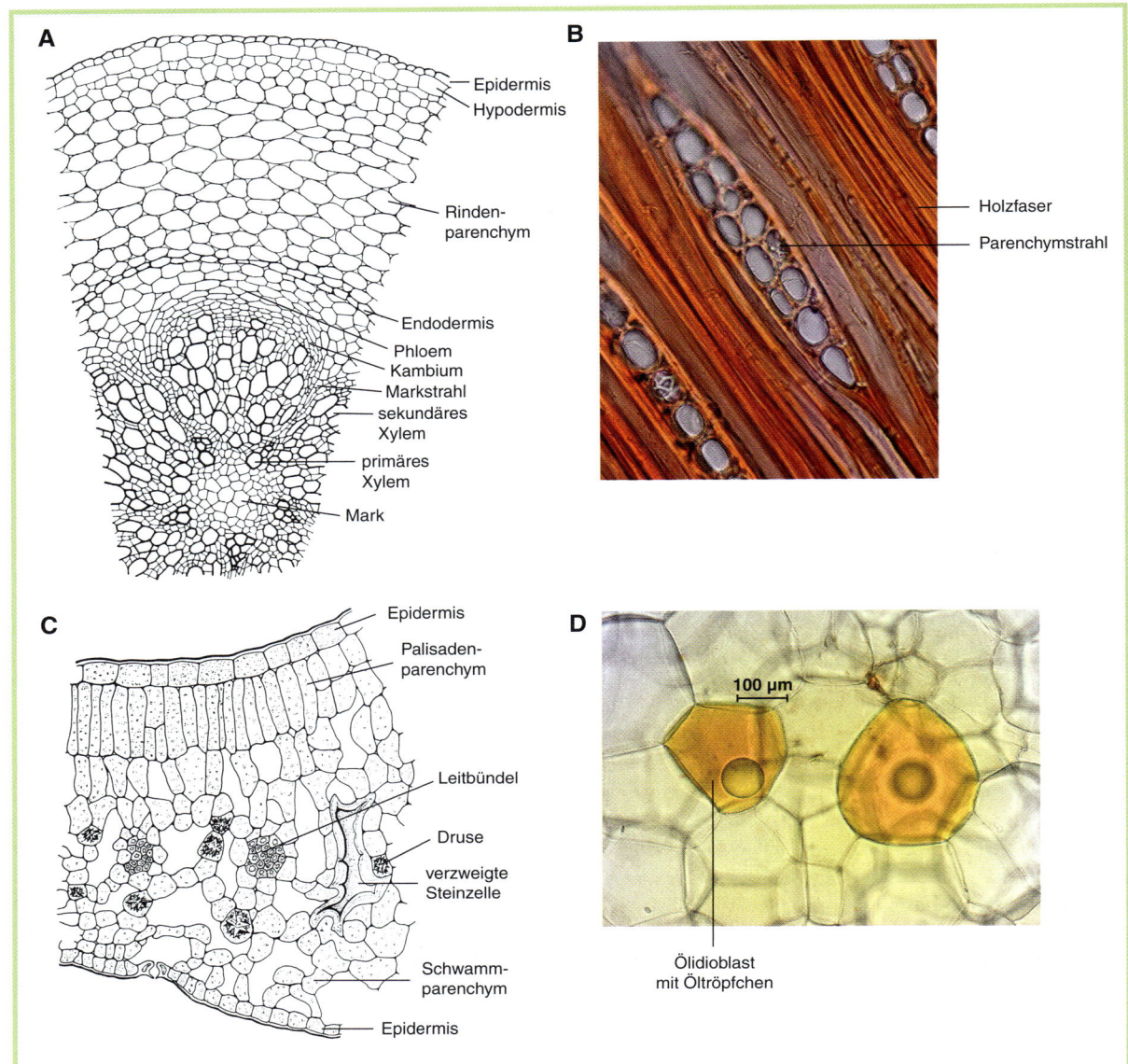

Abb. 2.1 A. Parenchym: Querschnitt durch die Wurzel von Baldrian (*Valeriana officinalis*) mit Rindenparenchym. **B.** Prosenchymatische Holzfasern in Sandelholz (*Pterocarpus santalinus*) **C. Idioblast:** Querschnitt durch das Blatt von Tee (*Camellia sinensis*) mit verzweigter Steinzelle. (Nach Karsten/Weber/Stahl, Lehrbuch der Pharmakognosie, Gustav Fischer Verlag, Stuttgart 1962). **D.** Öl-Idioblast in Gelbwurzel (*Curcuma xanthorhiza*) (Aufnahmen: Dr. B. Rahfeld, Halle)

zu Dauergewebszellen aus. Umgekehrt können Dauergewebszellen unter bestimmten Umständen wieder teilungsaktiv werden – also „reembryonalisieren" – und **Folgemeristeme** (sekundäre Meristeme) bilden. Zellen primärer Meristeme sind meist isodiametrisch und vakuolenfrei. Zellen sekundärer Meristeme sind häufig prosenchymatisch und können auch vakuolisiert sein.

2.1.1.2 Histochemie

Als Hilfe bei der Charakterisierung und Unterscheidung der Gewebe, besonders auch der Erkennung von Idioblasten oder typischen Inhaltsstoffen, bieten sich einfache **histochemische Nachweisreaktionen** an (Tab. 2.2).

In meristematischen Geweben können die Stadien der **Kern- und Zellteilung** durch Färbung und Fixie-

Tab. 2.2 Wichtige histochemische Nachweise

Struktur/Inhaltsstoff	Reagenz	Färbung
Chromosomen	Karminessigsäure-Lösung: 5 g Karmin, 55 ml Wasser, 45 ml Eisessig	Rot
Cellulose	Chlorzinkiod-Lösung: 30 g Zinkchlorid, 10 g Kaliumiodid, 2 g Iod, 15 ml Wasser	Rotviolett
Lignin und andere Hydroxyphenylpropane	Phloroglucin-Salzsäure: Lösung I: 0,1 g, Phloroglucin in Ethanol 96 %, Lösung II: Salzsäure 36 %	Rot
Schleim	a) 0,2 g Thionin in 100 ml Ethanol 25 % b) 0,2 g Toluidinblau in 100 ml Ethanol 25 %	Rosa Blau
Stärke	Iodkaliumiodid-Lösung: 1 g Iod, 2 g Kaliumiodid auf 100 ml Wasser	Blau (Amylose) Violett (Amylopektin)
Inulin	20 % 1-Naphthol in Ethanol und nach Verdunsten des Ethanols das Präparat mit 1 Tropfen konz. Schwefelsäure versetzen	Violett
Lipophile Substanzen und Strukturen	0,2 g Sudan III in 50 ml 2-Propanol lösen und mit 50 ml Glycerin mischen	Rot
Gerbstoffe, Phenole	10 g Eisen(III)-Chlorid in 100 ml Wasser; vor Gebrauch 1:10 mit Wasser verdünnen	Schwärzlichgrün
Catechingerbstoffe	Vanillin-Salzsäure: Lösung I (100 ml): 1 g Vanillin in Ethanol 90 %, Lösung II: Salzsäure 36 %	Rot

rung der Chromosomen mit **Karminessigsäure** sichtbar gemacht werden. Die **Cellulose** (Kap. 1.2.2) der Zellwände weist man mit **Chlorzinkiodlösung** nach; weniger intensiv blauviolett gefärbte Zonen zwischen den einzelnen Zellen entsprechen den pektinhaltigen Mittellamellen. In verholzten Gewebebereichen sind die Zellwände mit **Lignin** inkrustiert. Lignin, ein Mischpolymer von variabler Struktur, ist aus Phenylpropan-Monomeren aufgebaut. Phenylpropane mit phenolischer Hydroxylgruppe und Methoxygruppe (z. B. Coniferylalkohol) bilden mit **Phloroglucin-Salzsäure** rote Farbkomplexe. **Stärke** (Kap. 4.2.1) lässt sich mit **Iod-Kaliumiodid** anfärben, andere Speicherpolysaccharide, wie etwa das **Inulin** der Asteraceen, mit dem unspezifischeren Kohlenhydrat-Nachweisreagenz **1-Naphthol-Schwefelsäure**. In den Samen vieler Kormophyten werden bei der Samenreife in der Aleuronschicht Proteinspeichervakuolen gebildet, die man als **Aleuronkörner** bezeichnet. Diese ähneln den Stärkekörnern, sie färben sich aber nach Behandlung mit **Iod-Kaliumiodid** nur bräunlich gelb. So lässt sich die Aleuronschicht gegen das stärkehaltige Endosperm abgrenzen.

Idioblasten mit lipophilen Inhalten (z. B. **ätherisches Öl, fettes Öl**) aber auch andere lipophile Strukturen, wie **Öltröpfchen, Suberin** oder **Cutin** können mit lipophilen Farbstoffen, z. B. mit **Sudan III**, sichtbar gemacht werden. Suberine sind hochpolymere Ester ungesättigter Fett- bzw. Hydroxyfettsäuren. Sie finden sich als Suberinlamellen in den Korkzellen des Periderms oder der Endodermis. Cutine andererseits sind polymere Ester von meist gesättigten Fett- bzw. Hydroxyfettsäuren und Hauptbestandteil der Oberflächenhaut (Cuticula) primärer Abschlussgewebe (Kap. 2.1.4).

Manche Zellen oder ganze Gewebeschichten enthalten **Schleime**. Schleime sind Heteropolysaccharide mit molekularen Massen zwischen 5×10^5 und 2×10^6 Da. Entsprechend ihrer unterschiedlichen Lokalisierung differenziert man zwischen Vakuolen- und Membranschleimen. Chemisch grenzt man die sauren gegen die neutralen Schleime ab. **Saure Schleime** können mit basischen Farbstoffen sichtbar gemacht werden. Mit **Toluidinblau** färben sie sich blau, mit **Thionin** rosa. Auch andere polysaccharidhaltige Strukturen, z. B. Zellwände, werden dabei angefärbt, quellen im Unterschied zu den Schleimzellen jedoch nicht.

Zellen, die **Gerbstoffe** oder andere phenolische Naturstoffe enthalten, lassen sich vom umliegenden Gewebe nach Behandlung mit **Eisen(III)-Chlorid** unter-

2 Morphologie, Histologie und Anatomie der Samenpflanzen

scheiden. Speziell für Catechingerbstoffe gibt es einen weiteren histochemischen Nachweis: mit **Vanillin-Salzsäure** färben sich Strukturen, die solche Stoffe enthalten, rot.

Andere Inhaltsstoffe geben sich durch ihre **Eigenfärbung** (Flavonoide, Anthocyane, Betalaine, Chlorophyll, Carotinoide, manche Alkaloide) bzw. **Fluoreszenz** (Cumarine, Stilbene, manche Alkaloide) zu erkennen oder können im Drogenpulver (Anthrachinone, Saponine, Schleime), einem einfach herzustellenden Extrakt (Alkaloide, Anthrachinone, Cardenolide) oder nach Mikrosublimation (Anthrachinone, Coffein) nachgewiesen werden.

2.1.2 Bildungsgewebe

Die befruchtete Eizelle (Zygote) entwickelt sich durch intensive Zellteilungsaktivität zum Embryo (Kap. 2.7.1). Sobald der Embryo größer geworden ist, beschränkt sich das **Teilungswachstum** auf bestimmte Zonen in der Spross- bzw. Wurzelspitze (Abb. 2.2 A, B). Sie finden sich auch in Seitensprossen und -wurzeln. Solche **Bildungsgewebe** nennt man **apikale Meristeme** oder Scheitelmeristeme (**Vegetationspunkte**). Alle apikalen Meristeme besitzen **Initialzellen** (Stammzellen), die sich inäqual teilen. Die eine Tochterzelle ist wiederum eine Initialzelle, während die andere sich letztlich zu einer Dauerzelle ausdifferenziert. Die Vegetationspunkte sind meist kegelförmig organisiert, weshalb man auch von einem „Vegetationskegel" spricht. Vegetationskegel von Wurzeln und Sprossen unterscheiden sich. Der **Vegetationskegel des Sprosses** zeigt dicht unter dem Scheitel deutliche Auswüchse, aus denen später Blätter oder **Seitensprosse** entstehen. Ihre Bildung erfolgt also „exogen" aus oberflächlichen Zellwucherungen, die meristematisch werden (**Blattprimordien**). Die Auswüchse werden schnell so groß, dass sie den Vegetationskegel als „Knospenschuppen" schützend umhüllen. Der **Vegetationskegel der Wurzel** ist dagegen von einer **Kalyptra** (Wurzelhaube) bedeckt. Sie besteht aus kurzlebigen Zellen, die vom Vegetationspunkt nach außen abgegeben werden. Seitenwurzeln entstehen nicht aus oberflächlichen Meristemen, sondern „endogen" aus dem Perizykel (s. u.).

Während der Gewebedifferenzierung und -spezialisierung behalten Meristemreste in Form begrenzter Zellschichten, -gruppen oder -stränge ihren embryonalen Charakter noch eine gewisse Zeit bei. Solche **Restmeristeme** bilden z. B. bei den **Dicotyledoneae** den Ausgangspunkt für das **sekundäre Dickenwachstum** (**faszikuläre Kambien**) und stehen in Form des **Perikambiums** (**Perizykel**) als Basis für die Entstehung von Seitenwurzeln zur Verfügung (Kap. 2.2.1.2).

Die bisher genannten Meristeme waren primäre Meristeme (Urmeristeme), die bereits im Embryo angelegt werden. Davon grenzt man die sekundären Meristeme ab.

Von so genannten **lateralen Meristemen** (**Kambien**) geht das sekundäre Dickenwachstum der Achsenorgane und Wurzeln aus. Teilweise sind sie den primären Meristemen zuzuordnen (faszikuläre Kambien, Perizykel).

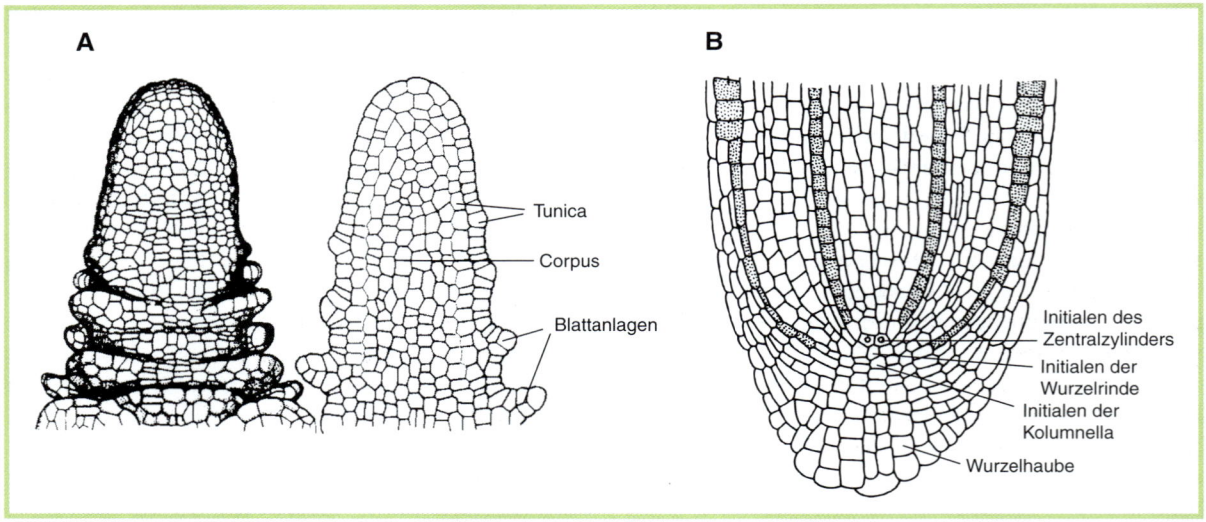

Abb. 2.2 A. Vegetationskegel eines Sprosses der Wasserpest (*Elodea canadendis*), rechts im Schnitt. **B.** Medianer Längsschnitt durch die wachsende Wurzel von *Brassica napus*. (Nach Kaussmann/Schiewer, Funktionelle Morphologie und Anatomie der Pflanzen, VEB Gustav Fischer Verlag, Jena 1989)

Oft handelt es sich jedoch um **Folgemeristeme** (z. B. Korkkambium, interfaszikuläres Kambium). Die Zellen der Kambien sind größer und stärker vakuolisiert als jene der Apikalmeristeme.

Häufig findet man in den Differenzierungszonen von Sprossen und Blättern kleine Bereiche teilungsaktiver Zellen, die jedoch keine Initialzellen enthalten. Alle Zellen dieser **Meristemoide** werden schließlich zu Dauerzellen, die sich von den Zellen des umgebenden Gewebes in Form und Funktion unterscheiden (Idioblasten). Auch die Bildungszellen für Spaltöffnungen oder mehrzellige Haare rechnet man zu den Meristemoiden.

2.1.3 Grundgewebe

Das **Grundgewebe (Parenchym)** bildet bei krautigen Pflanzen die Hauptmasse des Vegetationskörpers und ist mit dem Bindegewebe der Tiere vergleichbar. Es ist meist aus dünnwandigen, rundlichen (isodiametrischen) Zellen aufgebaut. Ein mehr oder weniger großer Teil des Grundgewebes entfällt daher auf Interzellularräume. Man kann die wenig spezialisierten parenchymatischen Gewebe entsprechend ihrem Vorkommen in der Pflanze in **Rindenparenchym, Holzparenchym** und **Markparenchym** gliedern. Eine andere Einteilung, der hier gefolgt werden soll, betont die unterschiedlichen Funktionen der einzelnen Gewebe und schlägt daher eine Untergliederung der Parenchyme vor, nämlich in:

- Speicherparenchym,
- Aerenchym,
- Assimilationsparenchym und
- Schwammparenchym

Es ist jedoch zu berücksichtigen, dass Parenchyme ihre Funktion im Laufe der Entwicklung auch ändern können.

Speicherparenchyme dienen der Speicherung bestimmter Reservestoffe (Stärkekörner, Proteinkristalloide, fette Öle). Solche Gewebe dominieren in Speicherorganen (Rüben, Knollen, Zwiebeln) und im Nährgewebe von Samen.

Pflanzen sehr trockener Standorte neigen zur Sukkulenz, das heißt, sie legen Wasserspeicher in stark vakuolisierten Zellen an. Gewebe, die aus solchen großen parenchymatischen Zellen zusammengesetzt sind, bezeichnet man als **Hydrenchyme**.

Bei Sumpf- und Wasserpflanzen wird der Gasaustausch untergetauchter Organe mit der Atmosphäre durch ein **Aerenchym** gewährleistet, das bis zu über 70 % aus Interzellularräumen besteht (Abb. 2.3A). Diese Interzellularraumsysteme reichen bis zu den Spaltöffnungen der über das Wasser hinausragenden Pflanzenteile. Manche Aerenchyme sind aus Zellen aufgebaut, die sich nur an ihren langen, armartigen Fortsätzen berühren. Man bezeichnet solche Aerenchyme ihrer Form wegen als **Sternparenchyme**.

Assimilationsparenchyme (Chlorenchyme) sind auf Photosynthese spezialisiert und folglich aus chloroplastenreichen Zellen aufgebaut. Die Palisadenschicht des Assimilationsparenchyms der Blätter (Mesophyll, Kap. 2.4.2) besteht aus länglichen – also eigentlich prosenchymatischen – Zellen. Man rechnet die Palisadenschicht aber dennoch zu den parenchymatischen Geweben.

Das **Schwammparenchym** der Blätter ist gleichzeitig Assimilationsgewebe und Aerenchym. Es dient vor allem dem Gasaustausch und kann auch als „Transpirationsgewebe" aufgefasst werden. Unter den Spaltöffnungen vergrößern sich die Interzellularräume des Schwammparenchyms und bilden so genannte „Atemhöhlen" (Abb. 2.3B).

2.1.4 Abschlussgewebe und Absorptionsgewebe

Abschlussgewebe grenzen einzelne Teile der Pflanze gegeneinander oder gegen die Umwelt ab. Anders herum betrachtet dienen Abschlussgewebe dazu, kontrollierten Kontakt mit der Umwelt oder anderen Geweben zu halten. **Man unterscheidet primäre und sekundäre Abschlussgewebe.** Gemeinsames Merkmal ist das interzellularenfreie Aneinanderschließen der Zellen dieser Gewebe. Durch Imprägnierung oder Inkrustierungen können Abschlussgewebe für Wasser und darin gelöste Stoffe undurchlässig gemacht werden. Spezielle Bereiche in den Geweben erlauben dennoch den Stoffaustausch mit der Umgebung (z. B. Spaltöffnungen der Epidermis, s. Kap. 2.4.2; Lenticellen des Korks, s. Kap. 2.3.1.2; Durchlasszellen der Endodermis, s. Kap. 2.2.1.2).

2.1.4.1 Primäre Abschlussgewebe: Epidermis mit Cuticula

Bei krautigen Pflanzenteilen überzieht ein meist einschichtiges Gewebe die Außenseite der Organe. Diese **Epidermis** besteht aus plattenförmigen, lückenlos aneinander schließenden, meist miteinander verzahnten Zellen. Die Epidermis schützt die Organe vor mechanischen Einwirkungen und vor dem Austrocknen. Eine zentrale Rolle spielt dabei die **Cuticula**, die der Epi-

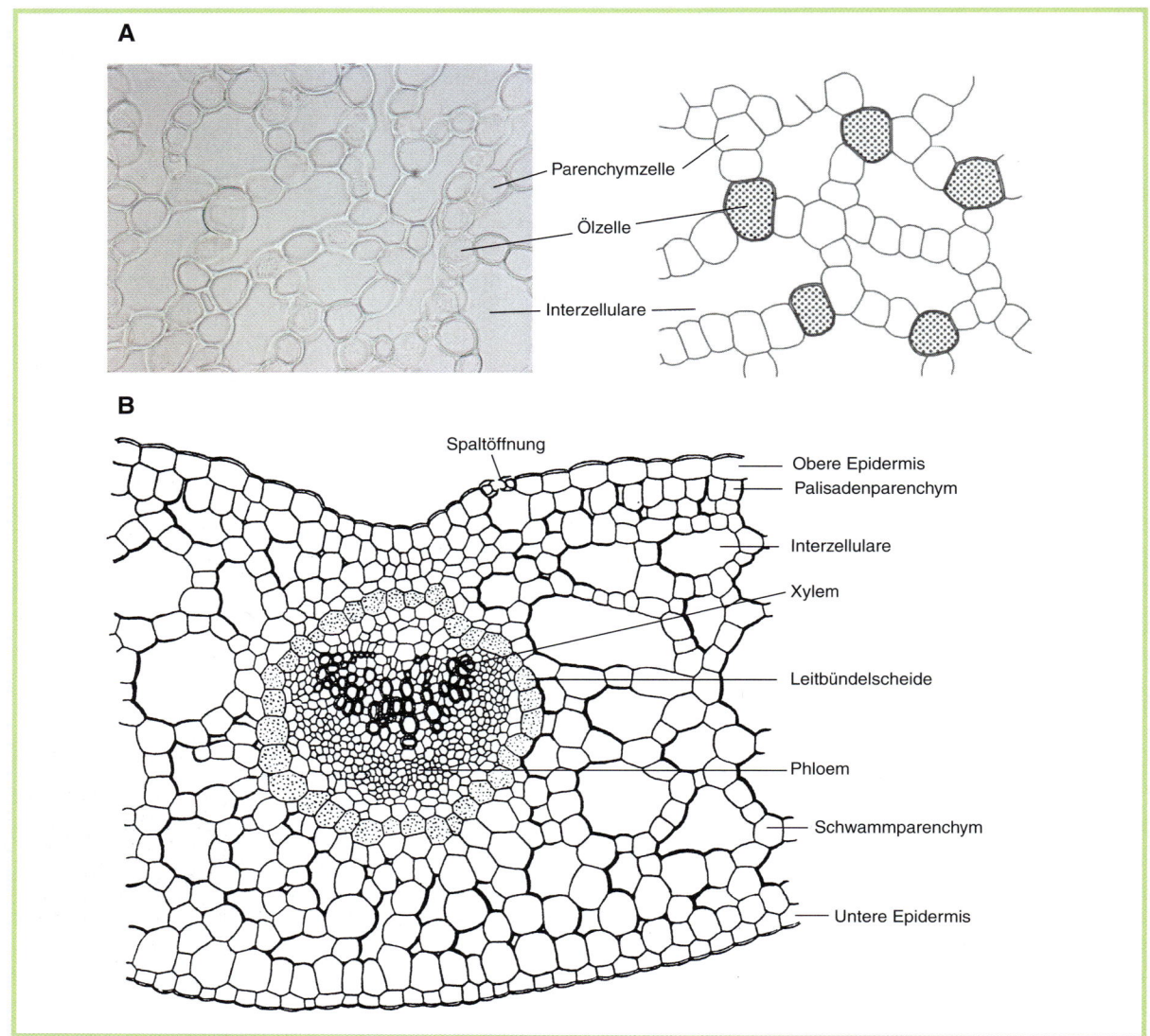

A

Parenchymzelle

Ölzelle

Interzellulare

B

Spaltöffnung

Obere Epidermis

Palisadenparenchym

Interzellulare

Xylem

Leitbündelscheide

Phloem

Schwammparenchym

Untere Epidermis

Abb. 2.3 A. Ausschnitt aus dem **Aerenchym** im Rhizom von Kalmus (*Acorus calamus*). **B. Schwammparenchym** in einem Blattquerschnitt (Ausschnitt) von Fieberklee (*Menyanthes trifoliata*). (Aus Karsten/Weber/Stahl, Lehrbuch der Pharmakognosie, Gustav Fischer Verlag, Stuttgart 1962)

dermisoberfläche aufgelagert ist. Die Cuticula ist eine cellulosefreie, lipophile Zellwandschicht aus einer polymeren Matrix (**Cutin**), in die dünne Wachsschichten eingezogen sind. Diese **Cuticularwachse** bestehen aus sehr lipophilen C_{25}- bis C_{33}-Kohlenwasserstoffen. Bedingt durch diesen Aufbau wird der Durchtritt von Wasser sehr effektiv gehemmt. Die Ausbildung eines derartigen Transpirationsschutzes machte (zusammen mit anderen biochemischen und morphologischen Entwicklungen, z.B. starke Vakuolisierung, UV-Schutz) für die Pflanzen den Übergang vom Wasser zum Landleben möglich.

Die Bausteine zur Bildung der Cuticula werden von den Epidermiszellen nach außen sezerniert. Die Cuticula ist plastisch verformbar und wächst durch ständige Auflösung der Cutinmatrix, Einlagerung weiterer Cutinmaterials und Knüpfung neuer Bindungen mit den Epidermiszellen mit. Häufig nimmt die Cuticularfläche stärker zu als die Fläche der Epidermiszellen. Dies führt zur Faltenbildung und damit zu charakteristischen **Oberflächenstrukturen**.

Besonders bei Pflanzen trockener Standorte finden sich Wachskristalle auch auf der Oberfläche der Cuticula (Epicuticulares Wachs). Besonders ausgeprägt ist dies bei der Wachspalme *Copernicia prunifera*, die bis 20 μm große, stabförmige Wachskristalle ausscheidet. Der von der Blattoberfläche angewelkter Blätter gebürstete Wachsstaub liefert das Carnaubawachs (Cera carnauba PhEur), das als Konsistenz verbessernder Hilfsstoff in der Pharmazeutischen Technologie Verwendung findet.

Epidermiszellen können Farbstoffe enthalten und dadurch die Färbung vieler Blätter, Blüten und Stängel bedingen. Sie werden auch zur Speicherung anderer Stoffe, etwa giftiger Alkaloide, genutzt. Nicht selten enthalten Epidermiszellen Schleim, meist in Form verschleimender Zellwandschichten, die das Zellvolumen fast vollständig ausfüllen können (Sennae folium PhEur – Sennesblätter; Lini semen PhEur – Leinsamen).

Haare und Emergenzen

Durch lokales Auswachsen bestimmter Idioblasten (**Trichoblasten**) der noch jungen Epidermis entstehen entweder warzige Strukturen (**Papillen**) oder ein- bis mehrzellige Pflanzenhaare (**Trichome**). Durch Haare

können Epidermen über ihre Funktion als reines Abschlussgewebe hinaus zusätzlich **Absorptions- oder Sekretionsaufgaben** übernehmen. Pflanzenhaare sind sehr vielgestaltig; gelegentlich findet man sogar mehrere Haartypen an ein und demselben pflanzlichen Organ. Das macht **Pflanzenhaare** zu **wichtigen diagnostischen Merkmalen** bei der Analyse pflanzlicher Drogen. Bestimmte Haartypen haben auch systematische Bedeutung aufgrund ihres auf eine bestimmte Pflanzengruppe begrenzten Auftretens (Stern-, Spindel- und Hirschgeweihhaare der Brassicaceae; Schildhaare der Elaeagnaceae).

Epidermishaare sind von einer Cuticula überzogen und können neben Cellulose auch noch Lignin, Kieselsäure oder Calciumcarbonat zur Versteifung enthalten. Nach ihrer Differenzierung sterben die Haarzellen vielfach ab und bilden dann einen makroskopisch sichtbaren, weißlichen Filz lufterfüllter Zellen. Die toten Haare reflektieren und streuen das einfallende Licht und wirken so als Strahlenschutz. Eine filzig-wollige Behaarung beeinflusst außerdem die Transpiration (Transpirationsschutz).

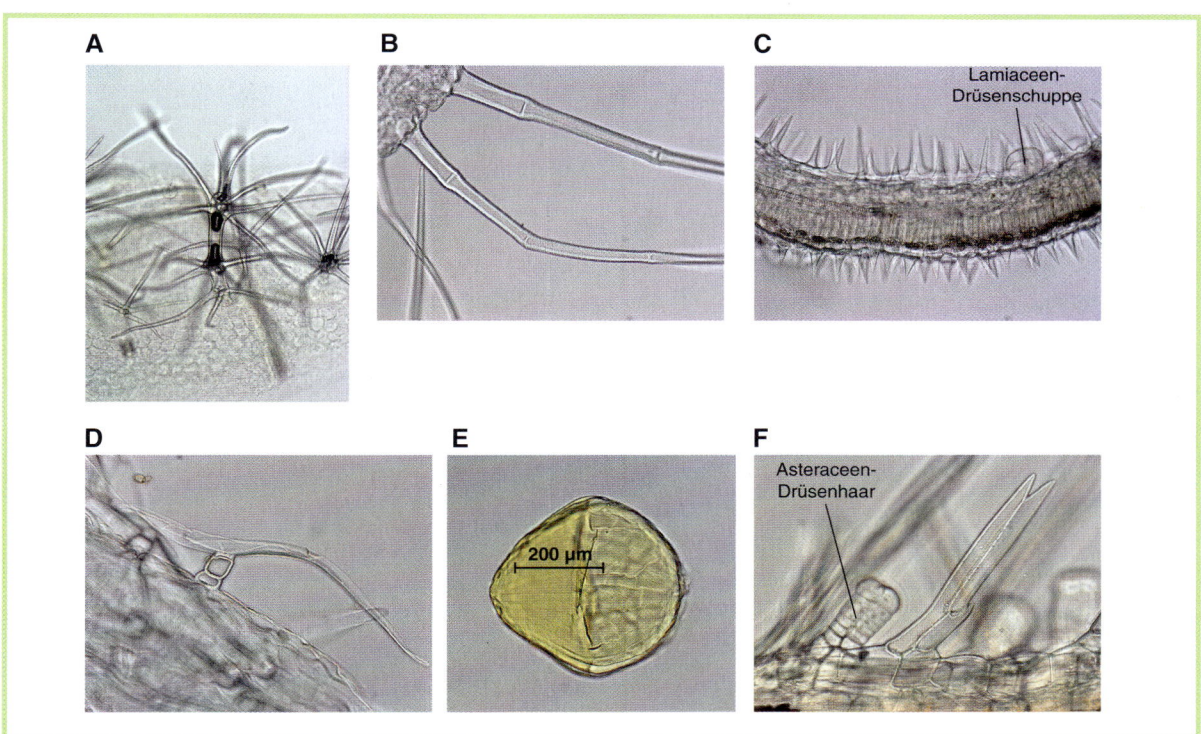

Abb. 2.4 A. Etagenhaar an der Unterseite der Kronblätter von Wollblume (*Verbascum phlomoides*); **B. Gegliedertes Borstenhaar** an der Blattunterseite von Melisse (*Melissa officinalis*). **C. Lamiaceen-Drüsenschuppe** zusammen mit **Eckzahnhaaren** auf der Blattunterseite von Melisse (*Melissa officinalis*); **D. T-Haar** an der Blattoberfläche von Wermut (*Artemisia absinthium*). **E. Drüsenschuppe** von einer weiblichen Blüte von Hopfen (*Humulus lupulus*), das Drüsenhaar ist oberhalb der Stielzelle abgebrochen **F. Asteraceen-Drüsenhaar** und **Zwillingshaar** an der Fruchtknotenwand von Arnika (*Arnica montana*). (Aufnahmen Dr. B. Rahfeld, Halle)

2 Morphologie, Histologie und Anatomie der Samenpflanzen

Die Nomenklatur der verschiedenen Haartypen ist uneinheitlich, eine Einteilung wird in Tabelle 2.3 versucht. Auch drüsige Trichome, also Zellen oder Zellgruppen, die bestimmte Stoffe exkretieren, gehören zu den „Haaren", obwohl sie in ihrer Form nicht an solche erinnern und auch bei den Exkretionsgeweben (Kap. 2.1.7) besprochen werden könnten. Grundsätzlich ist zwischen **einzelligen** und **mehrzelligen Haaren** zu unterscheiden. Haare können **einfach** oder **verzweigt** sein. Bei mehrzelligen Haaren unterscheidet sich die in die Epidermis integrierte **Fußzelle** von den anderen haarbildenden Zellen.

Einzellige Haare sind häufig „Borstenhaare", also einzeln stehende unverzweigte, mehr oder weniger abgewinkelte, spitz zulaufende Zellen. Sie können jedoch auch keulenartig ausgebildet sein oder in Büscheln zusammenstehen. Mehrzellige Haare sind noch variabler in ihrer Gestalt (Abb. 2.4A-F). Besonders zu erwähnen und voneinander zu differenzieren sind die Drüsenhaare der Lamiaceen bzw. jene der Asteraceen, zweier Pflanzenfamilien, zu denen viele Ätherisch-Öl-Pflanzen gehören. Die **Drüsenschuppen der Lamiaceen** setzen sich aus einer Stielzelle und typischerweise 8 Drüsenzellen zusammen (Ausnahmen: Orthosiphonis folium PhEur – Orthosiphonblätter mit 4, Thymi herba PhEur – Thymiankraut mit 12 Drüsenzellen). Die **Asteraceen-Drüsenhaare** sind von der Basis her zweireihig angelegt und enden in zwei sezernierenden Zellen. Das Exkret wird jeweils in einen Raum zwischen Haarzelle und der hier abgehobenen Cuticula abgegeben. Neben diesen beiden wichtigen Bautypen kennt man auch noch andere Arten von Drüsenschuppen. Zum Beispiel entwickeln sich am Grunde der zapfenförmig angeordneten Deckblättchen des weiblichen Hopfen-Blütenstandes (Strobuli lupuli PhEur) auf einer Stielzelle vielzellige, schüsselförmige Gebilde, deren Subcuticularraum sich nach und nach mit einer harzigen Masse füllt. Die jetzt kugeligen Drüsenschuppen kann man durch Abklopfen und Absieben aus den Strobuli lupuli gewinnen (Glandulae lupuli, „Lupulin").

Manche Pflanzen trocken-heißer Standorte besitzen an ihren Laubblättern **Saughaare**, mit deren Hilfe der nächtliche Tau aufgesaugt und Wasser speichernden Zellen zugeführt werden kann.

Insektivore Pflanzen (z. B. *Utricularia vulgaris* – Wasserschlauch) haben **Drüsenhaare** entwickelt, die

Tab. 2.3 Haare als pharmakognostische Merkmale

Bezeichnung	Drogenbeispiele
Einzellige Haare (meist spitz auslaufend oder keulig)	
Mit warziger Cuticula	Anisi fructus – Anisfrüchte, Sennae folium – Sennesblätter
Dünnwandig	Tiliae flos – Lindenblüten, Melissae folium – Melissenblätter
Dickwandig	Crataegi folium cum flore – Weißdornblätter mit Blüten, Juglandis folium – Walnussblätter
Büschelig	Althaeae folium – Eibischblätter,
Zusammenstehend	Malvae folium – Malvenblätter
Mehrzellige Haare	
Borstenhaare	Menthae piperitae folium – Pfefferminzblätter, Salviae folium – Salbeiblätter
Peitschenhaare	Farfarae folium – Huflattichblätter
T-Haare	Absinthii herba – Wermutkraut
Zwillingshaare	Arnicae flos – Arnikablüten
Pappushaare	Arnicae flos u. a. Asteraceen-Drogen
Stern- und Etagenhaare	Tiliae flos – Lindenblüten, Verbasci flos – Wollblumenblüten
Köpfchenhaare	Juglandis folium – Walnussblätter, Melissae folium – Melissenblätter
Drüsenhaare	
Lamiaceen-Drüsenschuppen	Lamiaceen-Drogen
Asteraceen-Drüsenhaare	Asteraceen-Drogen

dazu geeignet sind, Fangschleime und Verdauungsfermente abzugeben bzw. verdaute Körperbestandteile der gefangenen Insekten zu absorbieren.

Wenn subepidermale Gewebeschichten an der Ausbildung von Hautausstülpungen beteiligt sind, bezeichnet man diese als **Emergenzen**. Die Tentakel des Sonnentaus sind ebenso Emergenzen wie die Stacheln (nicht Dornen!) der Rose oder die Drüsenzotten („innere Emergenzen") der Citrusfrüchte.

2.1.4.2 Sekundäres Abschlussgewebe: Kork

Sekundäre Abschlussgewebe entstehen aus einem sekundären Meristem, z.B. dem **Korkkambium** (**Phellogen**). Das Korkkambium gliedert durch perikline Teilungen nach innen eine dünne parenchymatische Gewebeschicht (**Phelloderm**) ab; bei manchen Pflanzen ist das Phelloderm nur 1-3 Zelllagen stark, bei wenigen fehlt es ganz. Nach außen hin wird ein massiver, interzellularenfreier Korkkörper aufgebaut (**Phellem**). Die Gesamtheit aus Phellem, Phellogen und Phelloderm nennt man **Periderm**.

Das Phellem ist mehrschichtig und kann nur wenige Zelllagen umfassen (z.B. „Schale" der Kartoffel) oder durch längere Aktivität des Korkkambiums dicke

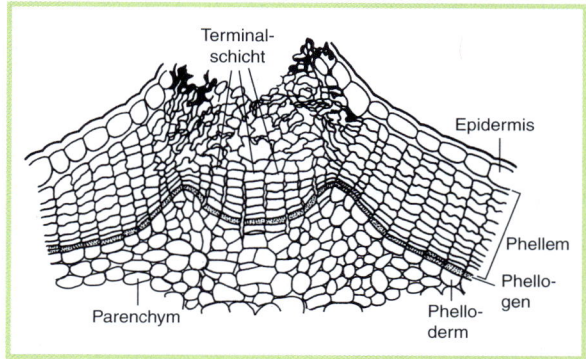

Abb. 2.6 Lenticellen bei Holunder (*Sambucus nigra*). Einjährige Lenticelle im Querschnitt. Das Lenticellenphellogen setzt sich auf beiden Seiten in das Korkkambium fort. Die lockeren Füllzellen sind bereits stark verwittert. (Modifiziert nach: Kaussmann/ Schiewer, Funktionelle Morphologie und Anatomie der Pflanzen, VEB Gustav Fischer Verlag, Jena 1989)

Schichten bilden (z.B. Kork der Korkeichen). Die Wände der noch jungen Korkzellen werden mit **Suberin** akkrustiert. Normalerweise bleibt eine weitere Wandverdickung aus, so dass die Korkzellen meist eine verhältnismäßig dünne Wand besitzen. Sind die Zellwände jedoch zusätzlich verdickt und verholzt, so spricht man von Steinkork, dessen Vorkommen als diagnostisches Merkmal bei der Drogenanalyse herangezogen werden kann (z.B. Cinnamomi cortex PhEur – Zimtrinde). Ist die Wandbildung abgeschlossen, sterben die Zellen ab und die toten Zellen füllen sich mit Gas. Die Braunfärbung der meisten Korke beruht auf der Einlagerung von Gerbstoffpolymeren.

Zellen, die das Phellogen nach innen zum Zentrum hin abgibt, werden zum Phelloderm. Dessen Zellen enthalten häufig Chloroplasten und differenzieren sich meist zu einem Kollenchym oder Speicherparenchym aus, gleichen daher in Bau und Funktion dem darunter folgenden, primär entstandenen Rindengewebe. Lediglich durch die radiäre Anordnung lassen sich Phellodermzellen von Rindenzellen unterscheiden (Abb. 2.5).

Verkorkte, mehrschichtige Abschlussgewebe vermindern die Transpiration i.a. stärker als cutinisierte, einfache Epidermen. Eine völlige Verkorkung würde den Wasser- und Gasaustausch der darunter liegenden Zellen mit der Umwelt unmöglich machen. Daher ist das Korkgewebe stellenweise von Korkporen (**Lenticellen**) durchbrochen. An diesen Stellen bildet das Phellogen ein lockeres Gewebe aus interzellularenreichen, abgestorbenen, verkorkten Zellmassen (Abb. 2.6). Die Zellen sind außerdem mit Wachskristallen besetzt, so dass die Poren unbenetzbar sind, also nicht mit Wasser „verstopft" werden können, und daher auch bei an-

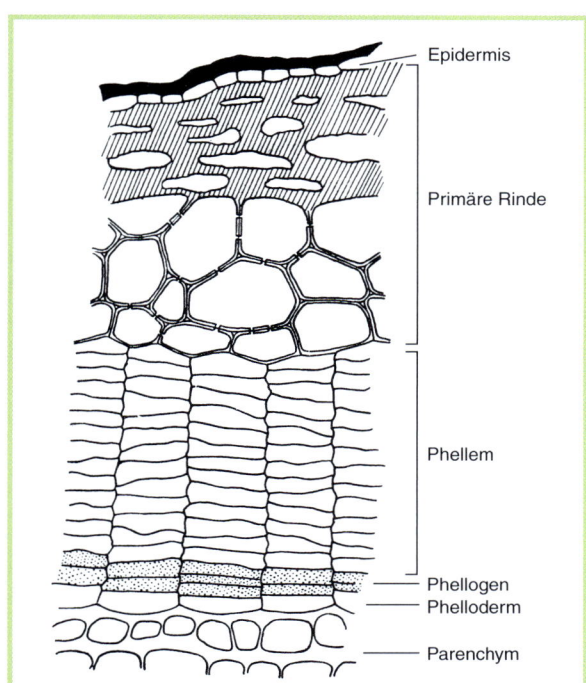

Abb. 2.5 Kork bei Johannisbeere (*Ribes rubrum*). Die Anlage des Phellogens erfolgt in der primären Rinde, die zugrunde geht. (Aus: Kaussmann/Schiewer, Funktionelle Morphologie und Anatomie der Pflanzen, VEB Gustav Fischer Verlag, Jena 1989)

haltendem Regen für den Gasaustausch zur Verfügung stehen.

Kork bildet sich auch bei Verletzungen der Pflanze. Es entsteht zunächst eine Gewebewucherung der an die Wunde grenzenden Zellen, die man Wundkallus nennt. In diesem entsteht dann häufig ein Korkkambium, das einen Kork bildet, der die Wunde letztlich verschließt.

Hypodermis und Exodermis

Eine Zwischenstellung nehmen Gewebe ein, die erst später in der pflanzlichen Entwicklung zu Abschlussgeweben werden, aber bereits primär angelegt wurden, also nicht erst aus einem sekundären Meristem gebildet werden müssen. Solche cutinisierten, subepidermalen, lebenden Zellschichten (Hypodermis) können nach dem Verschleiß der ursprünglichen Epidermis funktionell zu Abschlussgeweben werden. Beispielsweise wird bei Wurzeln die Rhizodermis sehr rasch durch die darunter liegende Exodermis, einem ursprünglich hypodermalen Gewebe, ersetzt. Die Exodermis der Wurzel ist häufig mehrschichtig und entsteht aus den äußersten Rindenschichten durch nachträgliche Cutinisierung. Bei den Nadelblättern der Pinopsida (Gymnospermae) wird die Hypodermis zu einem festigenden, sklerotischen Element.

Die Hypodermis kann histologisch von den tiefer liegenden Schichten einer mehrschichtigen Epidermis unterschieden werden. Bedingt durch die perikline Teilung der Epidermiszellen liegen die Zellen einer mehrschichtigen Epidermis nämlich in Reihen übereinander, während dies bei hypodermalen Schichten nicht der Fall ist.

2.1.4.3 Inneres Abschlussgewebe: Endodermis

In Wurzeln, aber auch in Sprossen und Blättern wird ein inneres Abschlussgewebe angelegt, das man Endodermis nennt. In den Zellwänden der **primären Endodermis der Wurzel** findet man bandförmige Bereiche, die man als **Caspary-Streifen** bezeichnet. An diesen Stellen ist die Zellwand mit Lignin und Suberin-ähnlichen Substanzen inkrustiert, was den apoplastischen Transport von Wasser und Ionen in den **Zentralzylinder**, also den Bereich innerhalb der Endodermis (Kap. 2.2.1), behindert. Diese Stoffe müssen folglich durch die lebenden Zellen transportiert werden und so in den Zentralzylinder gelangen. Spezifische Transportsysteme erlauben hierbei eine Selektion der aufzunehmenden Stoffe. In älteren Wurzelabschnitten sind häufig fast alle Endodermiszellen dünn suberinisiert, man spricht jetzt von einer **sekundären Endodermis**. Bei fortschreitender, meist asymmetrischer Wandver-

dickung durch Auflagerung von Celluloseschichten und Inkrustierung mit Lignin kommt es zur Ausbildung einer **tertiären Endodermis**, wie sie für die Wurzeln monokotyler Pflanzen typisch ist. Die meisten Zellen der sekundären bzw. tertiären Endodermen sind für einen Stofftransport nicht mehr geeignet. Deshalb besitzen diese Abschlussgewebe so genannte Durchlasszellen, die über den Xylemsträngen der umschlossenen Leitgewebe liegen. Diese Zellen verbleiben im Primärstadium und gewährleisten den stofflichen Kontakt zwischen Rindenbereichen und Zentralzylinder.

2.1.4.4 Absorptionsgewebe

Die Epidermis junger Wurzelbereiche ist nicht cutinisiert; man bezeichnet sie hier als **Rhizodermis**. Die Rhizodermis ist außerdem durch einen dichten Besatz mit **Wurzelhaaren** charakterisiert (Abb. 2.7A). Diese beiden Eigenheiten führen dazu, dass die Rhizodermis als **Absorptionsgewebe** funktioniert, d.h., durch die große resorbierende Oberfläche Wasser und Nährstoffe aus dem Boden aufnehmen kann. Die Zellen der Rhizodermis sind sehr kurzlebig; nach ihrem Absterben erfüllt die **Exodermis** die Funktionen eines Abschlussgewebes (Kap. 2.2.1).

An den Luftwurzeln tropischer, epiphytischer Orchideen ist häufig anstelle der Rhizodermis ein schwammig-löchriges Wasserabsorptionsgewebe entwickelt, das man als **Wurzelhülle** (Velamen) bezeichnet. Es liegt der Exodermis auf und kann Regen- und Tauwasser kapillar aufsaugen (Abb. 2.7B, C.). Parasitische Pflanzen besitzen **Haustorien**, mit denen die Gewebe der Wirtspflanzen angezapft werden. Man unterscheidet einerseits **Wurzelparasiten** (z.B. *Orobanche* sp. – Sommerwurz) von **Sprossparasiten** (z.B. *Viscum album* – Mistel) und grenzt nach anderen Gesichtspunkten **Halbparasiten** gegen **Vollparasiten** ab. Während Halbparasiten lediglich Wasser leitende Systeme des Wirtes anzapfen, müssen Vollparasiten zusätzliche Haustorien in die Assimilatleitbahnen treiben.

2.1.5   Leitgewebe, Leitbündel

Ein effizienter Stofftransport kann bei Landpflanzen einer bestimmten Größe nur durch spezielle Leitbahnen realisiert werden. Während kleine Moose ihre Bedürfnisse meist noch über einen kapillaren Transport stillen können, werden – phylogenetisch gesehen – ab den Farnen besondere Leitgewebe für den **Stofftransport** ausgebildet. Während jedoch ein Strom von **Wasser- und Nährsalzen** die Pflanze von der Wurzel zum Spross durchzieht, werden **Assimilate** von den

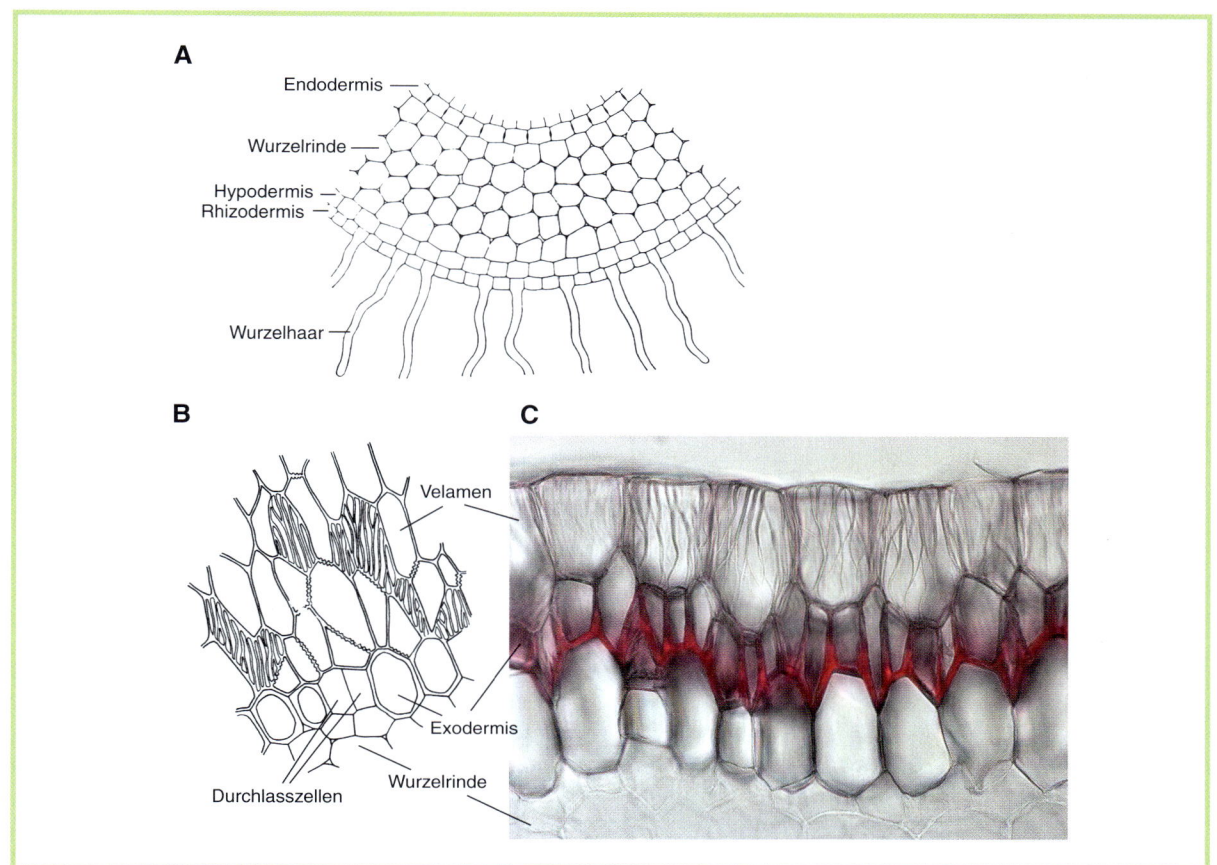

Abb. 2.7 A. Wurzelquerschnitt einer zweikeimblättrigen Pflanze (Ausschnitt). **B.** und **C.** Querschnitt durch eine **Luftwurzel** von *Phalaenopsis sp.* Mikrokopischer Schnitt angefärbt mit Sudan III (Aus Kaussmann/ Schiewer, Funktionelle Morphologie und Anatomie der Pflanzen, VEB Gustav Fischer Verlag, Jena 1989; Aufnahme Dr. B. Rahfeld, Halle)

Blättern („Source") an die Stellen des Verbrauchs bzw. der Speicherung („Sink") geleitet. Wasser- bzw. Assimilatströme nehmen meist unterschiedliche Richtungen und sind an ganz verschiedene physiologische Prozesse gekoppelt. Daher ist es verständlich, dass man in den höheren Pflanzen zwei Leitbahnsysteme antrifft, die in der Regel zu Leitbündeln zusammengefasst sind und sich z. B. als „Blattnerven" deutlich zu erkennen geben. In den **Leitbündeln** werden Stoffe über längere Strecken transportiert (**Langstreckentransport**). Davon abzugrenzen sind der **Mittelstreckentransport**, der v. a. im Apoplasten verläuft, und der **Kurzstreckentransport**, also der intrazelluläre Transport bzw. der Transport durch Membranen (Kap. 1.3.5).

Die Leitungsgewebe sind durch lang gestreckte Zellen charakterisiert, wobei durch teilweise oder vollständige Auflösung aneinander schließender Zellwände lange Röhren entstehen können. Man unterscheidet das Assimilat transportierende **Phloem** vom **Xylem**, in dem der Wasser- und Salztransport erfolgt.

2.1.5.1 Phloem

Die Leitelemente des Phloems können unterschiedlich ausgebildet sein. Einen sehr ursprünglichen Typ stellen die **Siebzellen** dar, englumige prosenchymatische Zellen mit schräg stehenden Querwänden, die über **Siebporen** (erweiterte Plasmodesmen) mit den anschließenden Siebzellen verbunden sind. Aus diesem primitiven Bautyp hat sich ein kontinuierliches System aus **Siebröhrengliedern** (Siebelemente) mit größerem Durchmesser und siebartig durchbrochenen Querwänden (**Siebplatten**) entwickelt, wie es für viele Angiospermen typisch ist. Ausdifferenzierte Siebzellen und Siebröhrenglieder enthalten lebende Protoplasten ohne Zellkern und Zentralvakuole (Abb. 2.8). Das Cytoplasma und der ursprüngliche Zellsaft der Vakuole vermischen sich nach Auflösung des Tonoplasten zu einem wasserreichen **Miktoplasma**. Die Zellwände bleiben unverholzt. Als kernlose Zellen sind sie nicht lange aktiv; am Ende der Vegetationsperiode werden zunächst die

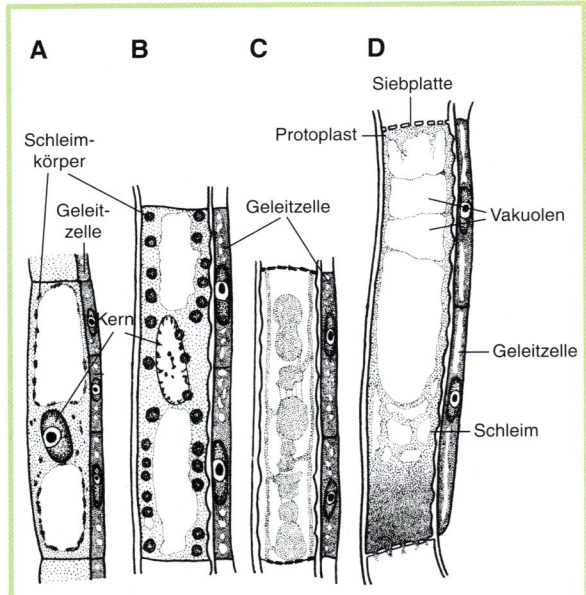

A   B   C   D

Siebplatte

Protoplast

Schleim-
körper

Geleit-
zelle

Geleitzelle

Vakuolen

Kern

Geleitzelle

Schleim

Abb. 2.8 Bildung eines Siebröhrengliedes. A. Junges Siebröhrenglied mit benachbarten Geleitzellen, einem Zellkern und den
sich bildenden Schleimkörpern; **B.** die Schleimkörper haben ihre
maximale Größe erreicht, der stark vakuolisierte Zellkern degeneriert, die Zellwände verdicken sich; **C.** der Zellkern ist ver-
schwunden und die Schleimkörper fließen zu einer amorphen
Masse zusammen; **D.** Siebröhrenglied, dessen Protoplast mit
jenen der oberen und unteren benachbarten Siebröhrenglieder
durch Siebporen verbunden wurde. (Aus Kaussmann/Schiewer,
Funktionelle Morphologie und Anatomie der Pflanzen, VEB
Gustav Fischer Verlag, Jena 1989)

Löcher der Siebplatten mit **Kallose** verschlossen, danach kollabieren sie und bilden zusammengepresst
ein **Keratenchym**. Bei mehrjährigen Pflanzen werden
für die nächste Vegetationsperiode aus Kambiumderi-
vaten abgeleitete sekundäre Siebelemente gebildet. Bei
manchen Arten wird die Kallose im Frühjahr allerdings
aufgelöst und die primären Siebröhren können ihre
Funktion wieder aufnehmen.

Bei den Angiospermen wird von den Siebröhrengliedern durch inäquale Längsteilung eine drüsenartige,
mitochondrienreiche **Geleitzelle** mit großem Kern abgespalten. Über zahlreiche Plasmodesmen ist sie mit der
zugehörigen Siebröhre verbunden. Die Geleitzelle ergänzt den Stoffwechsel des Siebröhrengliedes und bildet
mit diesem eine physiologische Einheit.

Bei dikotylen Pflanzen kann ein **Phloemparenchym**
ausgebildet sein, in das die Siebröhren eingebettet sind.
Gelegentlich findet man im Phloem auch lange, unverholzte Fasern.

2.1.5.2 Xylem

Die Wasser leitenden Elemente des Xylems bestehen im
Gegensatz zu den Leitelementen des Phloems aus toten
Zellen, von denen nach Absterben des Protoplasten nur
die verholzten, von Tüpfeln durchbrochenen Zellwände übrig bleiben. Wasser wird durch den Transpirationsstrom nach oben gesaugt. Dabei entsteht in den Ka-
pillarröhren ein enormer Unterdruck, der die Gefäße
kollabieren ließe, wären sie nicht mit den für Wasser-
leitgefäße so typischen Wandversteifungen ausgestattet
(s. u.). Man unterscheidet zwei Formen „trachealer"
Wasserleitelemente, nämlich die **Tracheiden** und die
Tracheen.

Tracheiden sind lange, schmale, in der Regel zu den
Enden hin spitz zulaufende Zellen mit stark getüpfelten
Endwänden, denen neben der Wasserleitfunktion auch
noch eine Stützfunktion zukommt. Die Wände der
Tracheiden sind unregelmäßig verdickt und stark verholzt. Im primären Xylem sieht man hauptsächlich
Tracheiden mit ring-, schrauben-, leiter- oder netzartigen Wandverdickungen. Sie treten gehäuft z. B. in
den Nervenendigungen der Blätter auf. Im sekundären
Xylem, das während des sekundären Dickenwachstums
gebildet wird (Kap. 2.3.1.2), finden sich außerdem
Tracheiden mit Hoftüpfeln. Die Tracheiden der Gym-
nospermenhölzer haben größere Querschnitte und
setzen durch schräg stehende, getüpfelte Querwände
dem Wasserstrom einen geringeren Widerstand entgegen. Sie bilden dort auch überwiegend den tragenden
Stamm. Tracheiden sind die ursprünglichere Form
der Wasserleitelemente und für Farne und Nacktsamer
typisch, wo Tracheen nur vereinzelt angetroffen werden.

Bedeutend kürzer und weitlumiger (60 bis über
700 µm!) als die Tracheiden sind die **Tracheenglieder**,
deren Querwände meist bis auf einen wandständigen
Wulst aufgelöst werden, so dass lange **Tracheen** (Gefäße) entstehen. Wegen ihres geringeren Strömungs-
widerstandes sind Tracheen wesentlich leistungsfähiger
als Tracheiden. Sie haben ausschließlich Wasserleitfunktion, die Stützfunktion wird von einem anderen
Gewebe übernommen (Holzfasern, s. u.). Die Gefäße
noch wachsender Organe haben charakteristische,
lignifizierte Wandverdickungen. Ähnlich wie bei den
Tracheiden finden wir schraubig angeordnete oder
ringförmige Verdickungsleisten (Abb. 2.9). Solche Gefäße sind bis zu einem gewissen Grade form- und dehnbar, können sich also dem wachsenden Gewebe anpassen. Bei netzartigen Wandversteifungen ist dies schon
kaum mehr möglich und bei den Tüpfelgefäßen und
den weitlumigen Hoftüpfelgefäßen praktisch ausgeschlossen.

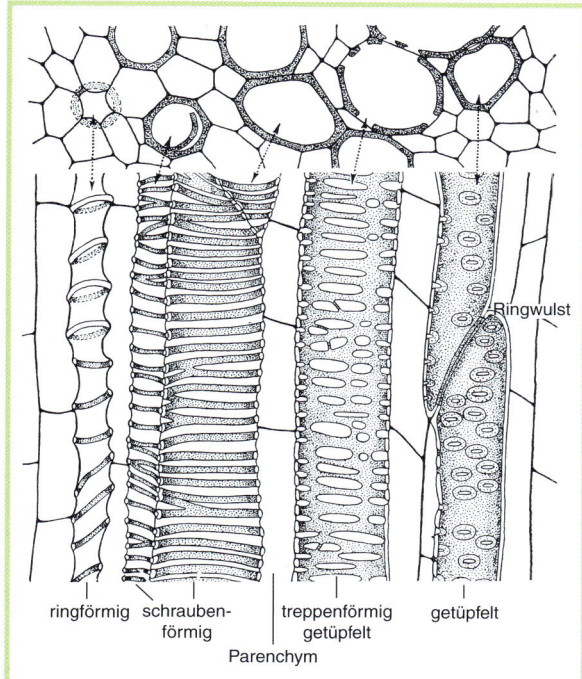

Abb. 2.9 Tracheen. Teil des primären Xylems im Stängel von Osterluzei (*Aristolochia sp.*) im Querschnitt (oben) und Längsschnitt (unten). Das älteste Ringgefäß (links) ist nach Abschluss der Entwicklung passiv gestreckt worden, angrenzende Parenchymwände wölben sich in das Lumen des Gefäßes hinein; die Schraubengefäße zeigen Übergänge zu Gefäßen mit netzförmigen Wandverdickungen; die Endwände der Tüpfelgefäßelemente (rechts) sind aufgelöst, die ursprüngliche Perforationsplatte ist als Ringwulst zu erkennen. (Aus Esau, Pflanzenanatomie, Gustav Fischer Verlag, Stuttgart 1969)

Bruchstücke von Tracheen und Tracheiden können wichtige diagnostische Merkmale zur Identifizierung von Pulverdrogen darstellen. In Blatt- oder Blütendrogen sollte man nur Ring- oder Schraubengefäße finden, während das Vorkommen von Tüpfelgefäßen auf Holz- oder Wurzeldrogen hindeutet.

Tracheen und Tracheiden sind jeweils umgeben von lebenden **Holzparenchymzellen** und begleitet von **Holzfasern**, die in Form und Größe den Tracheiden ähneln, jedoch dickere Zellwände und keine Hoftüpfel besitzen. Zwischen Holzfasern und Tracheiden gibt es Übergangsformen, die **Fasertracheiden**. Außerdem erkennt man gelegentlich ein- oder mehrzellige Fasern aus lebenden Zellen, die morphologisch zwischen Holzfasern und Holzparenchymzellen einzuordnen sind. Man nennt sie **Ersatzfasern**.

2.1.5.3 Leitbündel

Die Leitgewebe von Wurzel, Sprossachse, Blättern und anderen Organen sind in der Regel zu Leitbündeln zusammengefasst. Diese sind immer von einer interzellularenfreien **Bündelscheide** umgeben, die aus parenchymatischen, sklerenchymatischen oder einer Mischung beider Zelltypen besteht. Die Leitbündel durchziehen die gesamte Pflanze, wobei sich das zentrale **Sammelleitbündel** der Wurzel beim Übergang zum Spross in einzelne Leitbündel aufspaltet, die sich ihrerseits stark verzweigen, um an der Peripherie, z. B. in den Blattnerven höherer Ordnung (Kap. 2.4.1.1), schließlich zu enden. Nach der Anordnung und Lage von Xylem und Phloem zueinander unterscheidet man verschiedene Leitbündeltypen, die teilweise organ- oder taxonspezifisch sind (Abb. 2.10). Damit sind die Leitbündel ein wichtiges diagnostisches Merkmal bei der Identifizierung von Drogen. Zunächst kann man die Leitbündel in konzentrische, kollaterale und radiäre Bündel einteilen. Bei den **konzentrischen Leitbündeln** umschließt das Phloem das Xylem oder umgekehrt. Leitbündel mit Innenxylem sind bei Farnen verbreitet, man bezeichnet sie auch als **hadrozentrische Leitbündel**. Leitbündel, in denen das Phloem innen liegt, nennt man auch leptozentrische Leitbündel; man findet sie in Rhizomen der **Monocotyledoneae**.

Der häufigste und variabelste Typ ist der des **kollateralen Leitbündels**. Liegen Xylem- und Phloemstränge direkt nebeneinander, nennt man es ein **geschlossen kollaterales Leitbündel**. Man findet diesen Typ in den Sprossen und Rhizomen der **Monocotyledoneae**. Sind Phloem und Xylem durch die meristematische Schicht eines faszikulären Kambiums voneinander getrennt, spricht man von einem offen **kollateralen Leitbündel**. Es ist der gewöhnliche Leitbündeltyp in den Sprossen der **Dicotyledoneae**. Eine Sonderform stellt das **bikollaterale Leitbündel** dar, bei dem ein Xylemstrang von zwei äußeren, einander gegenüber liegenden Phloemsträngen begleitet wird. Bikollaterale Leitbündel sind typisch für Nachtschatten-, Hundsgift-, Kürbis- und Enziangewächse.

Nicht ganz korrekt bezeichnet man das Sammelleitbündel, das im **Zentralzylinder primärer Wurzeln** anzutreffen ist, im Allgemeinen als **radiäres Leitbündel**. Mehrere Xylem- und Phloemstränge liegen hier nebeneinander und sind durch parenchymatische Bereiche voneinander getrennt. Dies ergibt insgesamt eine radiärsymmetrische, strahlige Anordnung der Leitelemente. Bei den **dikotylen Angiospermen** und auch den **Pinopsida** findet man gewöhnlich wenigstrahlige (2-8), so genannte **oligarche Bündel**, während die Wurzeln von Vertretern der Liliidae innerhalb der An-

---

(Bildbeschriftungen Abb. 2.9:)

ringförmig schrauben-förmig | treppenförmig getüpfelt | getüpfelt
Parenchym
Ringwulst

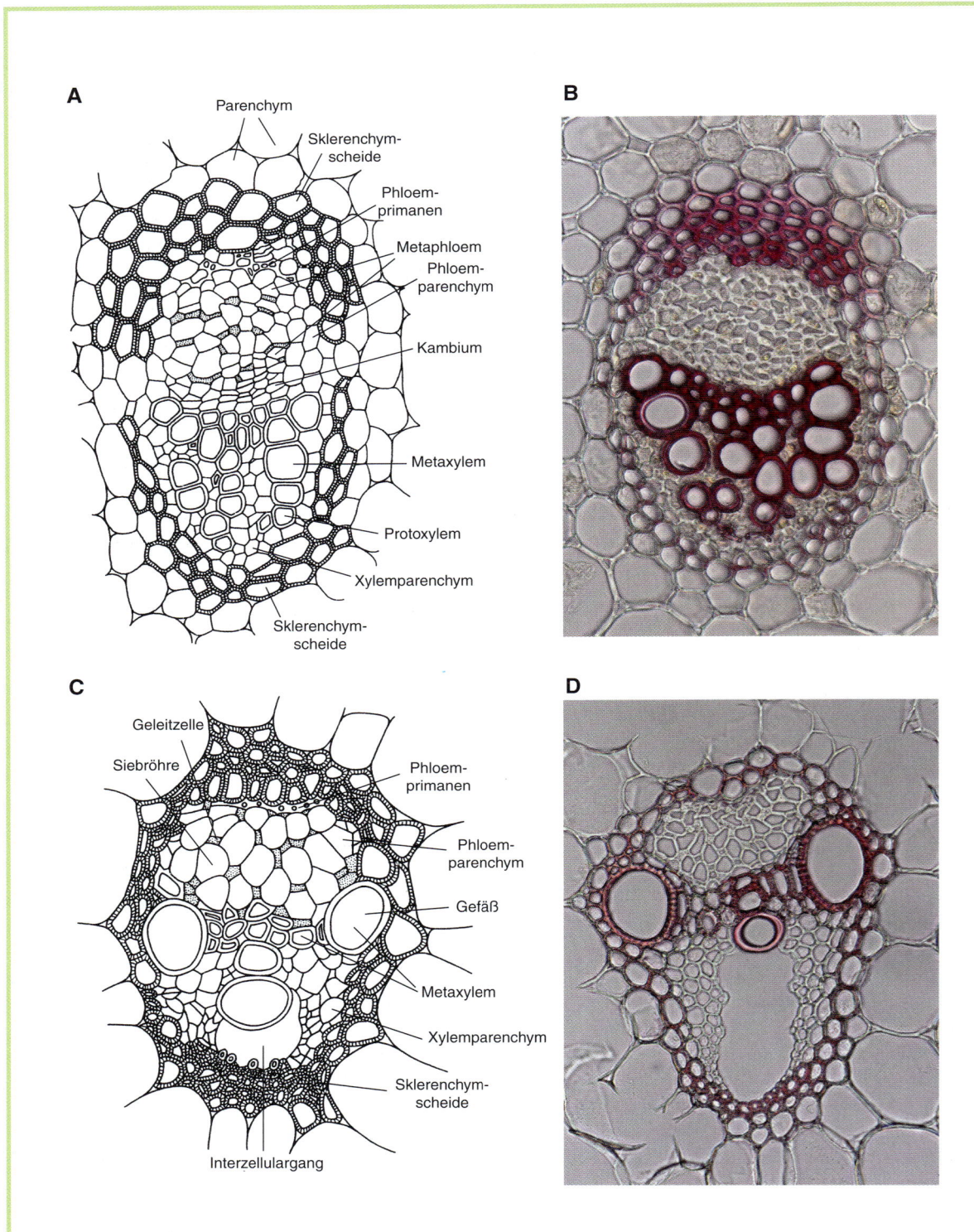

A

Parenchym

Sklerenchym-
scheide

Phloem-
primanen

Metaphloem

Phloem-
parenchym

Kambium

Metaxylem

Protoxylem

Xylemparenchym

Sklerenchym-
scheide

B

C

Geleitzelle

Siebröhre

Phloem-
primanen

Phloem-
parenchym

Gefäß

Metaxylem

Xylemparenchym

Sklerenchym-
scheide

Interzellulargang

D

Abb. 2.10 A und **B Querschnitt durch ein offen kollaterales Leitbündel** eines Ausläufers von Hahnenfuß (*Rancuculus repens*); Zwischen Holz- und Siebteil ist ein faszikuläres Kambium eingeschaltet, in dessen Nachbarschaft die sklerenchymatische Bündelscheide durchbrochen ist. **C und D.** Querschnitt durch ein **geschlossen kollaterales Leitbündel** im Spross von *Zea mays* (Aufnahmen Dr. B. Rahfeld, Halle).

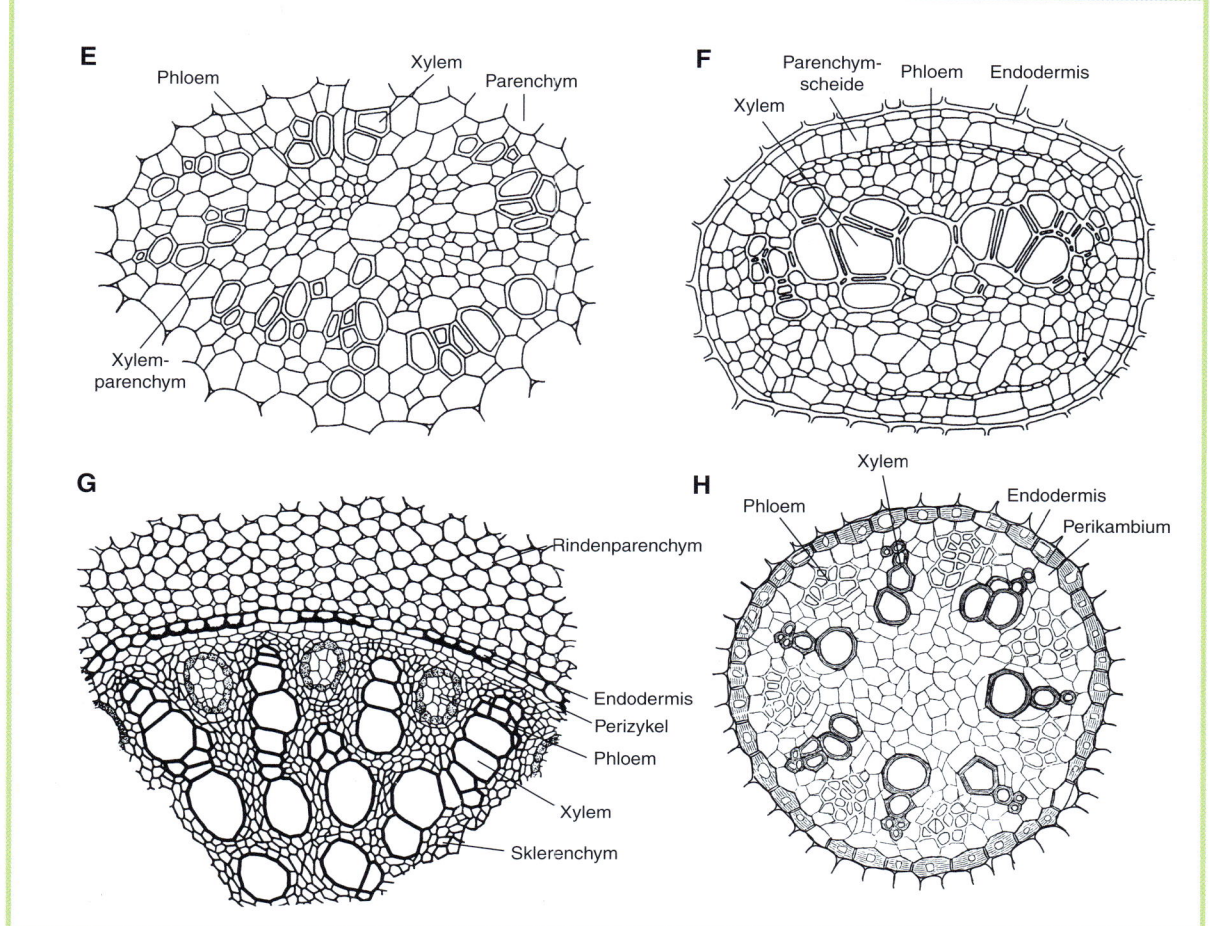

Abb. 2.10   E. Leptozentrisches Leitbündel aus dem Zentralzylinder von *Iris germanica*; Das zentrale Phloem ist von Xylem umgeben. Dazwischen liegt Xylemparenchym; **F. Hadrozentrisches Leitbündel** im Rhizom von *Polypodium glaucophyllum*; das zentrale Xylem wird von Phloem umgeben. (Aus Kaussmann/Schiewer, Funktionelle Morphologie und Anatomie der Pflanzen, VEB Gustav Fischer Verlag, Jena 1989); **G. Polyarches Gefäßbündel** einer Adventivwurzel von *Veratrum album* (Ausschnitt). (Aus Karsten/Weber/Stahl, Lehrbuch der Pharmakognosie, Gustav Fischer Verlag, Stuttgart 1962). **H. Heptarches Gefäßbündel** einer Adventivwurzel von *Primula auricula*. (Modifiziert nach: Haberlandt, Physiologische Pflanzenanatomie, Verlag Wilhelm Engelmann, Leipzig 1924)

giospermae durch **polyarche Bündel** (20–50) gekennzeichnet sind.

2.1.6   Festigungsgewebe

Kleine krautige Pflanzen und zarte Organe größerer Pflanzen verdanken ihre Festigkeit dem Zusammenspiel zwischen Turgor der Vakuole und Gegendruck der Zellwände. Mit zunehmender Vergrößerung der Pflanzen bzw. Organe erhöhen sich die Anforderungen an ihre Festigkeit. Hier treten besondere Festigungsgewebe (**Stereome**) in Funktion, die durch Verstärkungen und Versteifungen der Zellwände die hohe Druck- und Zugbelastung mancher pflanzlicher Organe gewährleisten. Auf die Bedeutung von Tracheiden als Festigungselemente wurde bereits weiter oben hingewiesen. Aber auch spezielle **Festigungsgewebe** tragen zur Versteifung von Sprossen, Blättern und Wurzeln bei.

Kollenchyme bestehen aus lebenden, prosenchymatischen Zellen. Hier werden bestimmte Zonen der Zellwand durch abwechselnde Pektin- und Celluloseauflagerungen lamellenartig verstärkt. Eine Lignifizierung (Verholzung) findet nicht statt; daher ist die Festigkeit solcher Gewebe nur mäßig. Kollenchyme finden sich bevorzugt in noch wachsenden Pflanzenteilen, typischerweise in den subepidermalen Bereichen von Blattstielen und Stängeln.

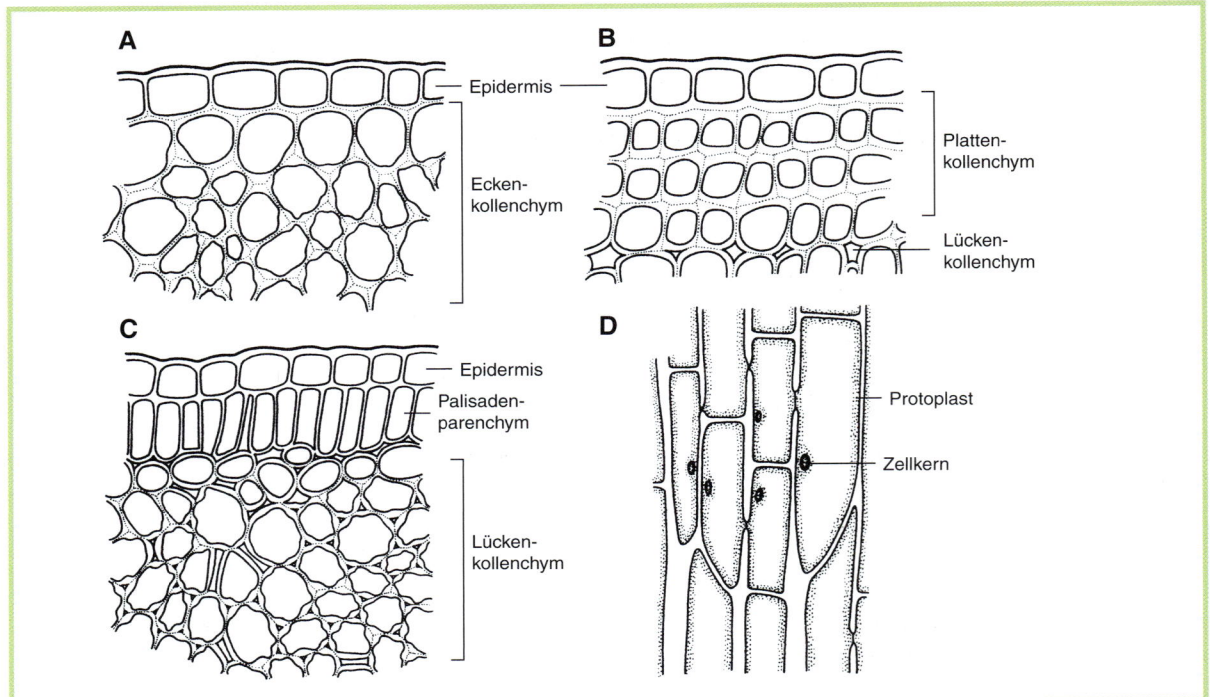

Abb. 2.11 Kollenchym. A. Eckenkollenchym bei Kürbis (*Cucurbita pepo*). **B. Plattenkollenchym** mit Übergang zu Lückenkollenchym bei Kartoffel (*Solanum tuberosum*). **C. Lückenkollenchym** bei Tabak (*Nicotiana tabacum*). **D. Kollenchym** eines Blattstiels von Salbei im Längsschnitt (*Salvia sclarea*). (Aus Kaussmann/Schiewer, Funktionelle Morphologie und Anatomie der Pflanzen, VEB Gustav Fischer Verlag, Jena 1989)

Werden nur die Längskanten der Zellen verdickt, so entsteht ein **Kanten- oder Eckenkollenchym**. Wenn ganze Längswände verstärkt werden, spricht man von einem **Plattenkollenchym**. In interzellularenreichen Geweben kann es zur Ausbildung eines **Lückenkollenchyms** kommen. Hier sind die verdickten Zellwandleisten um den Interzellularraum angeordnet. Die genannten Typen (Abb. 2.11) können nebeneinander vorkommen, außerdem gibt es Übergangsformen. In älteren Geweben können Kollenchymzellen zu Sklerenchymzellen (s. u.) werden und absterben.

Sklerenchyme sind aus abgestorbenen Zellen aufgebaut. Die Zellwände sind durch aufgelagerte Celluloseschichten stark und gleichmäßig verdickt. Es entstehen englumige Zellen, die man als **Sklerenchymfasern** bezeichnet, wenn sie aus prosenchymatischen Zellen gebildet wurden (Abb. 2.12). Wegen ihres typischen Vorkommens im Holz oder Xylem bzw. in der sekundären Rinde unterscheidet man **Holzfasern** bzw. **Bastfasern** begrifflich von den Sklerenchymfasern anderer Pflanzenteile. Aus ursprünglich parenchymatischen Zellen entstehen Steinzellen (Sklereiden). Übergangsformen, also längliche Steinzellen oder relativ kurze Sklerenchymfasern (z. B. Cinchonae cortex – Chinarinde)

sind bekannt, so dass eine klare Abgrenzung nicht immer möglich ist. Meist sind die Wände sklerenchymatischer Zellen zusätzlich lignifiziert. Ausnahmen können von diagnostischem Interesse sein: Althaeae radix (Eibischwurzel) besitzt als Charakteristikum unverholzte, an den Enden gegabelte Sklerenchymfasern.

Zusammenliegende Fasern bilden mechanisch sehr belastbare **Faserbündel**, die man besonders in Sprossen, aber auch in Wurzeln antrifft. Bei pflanzlichen Organen, die sich durch Biegbarkeit und Zugbelastbarkeit auszeichnen, also z. B. Wurzeln oder Stängeln flutender Wasserpflanzen, sind die Festigungsgewebe meist zentral angeordnet (Kabelbauweise). Bei biegungsfesten Strukturen, z. B. den Sprossachsen, liegen die Festigungselemente zweckmäßigerweise peripher (Verbundbauweise).

Steinzellen (Sklereiden) treten häufig als Idioblasten auf, können aber auch Verbände bilden, die eine schützende und stützende Funktion erfüllen (Abb. 2.12). Solche Verbände von Steinzellen findet man im Perikarp von Steinfrüchten und Nüssen oder als **Steinzellnester** im Rindengewebe vieler Holzgewächse. Das Vorkommen von Steinzellen kann als diagnostisches Merkmal zur Identifizierung von Drogen herangezogen

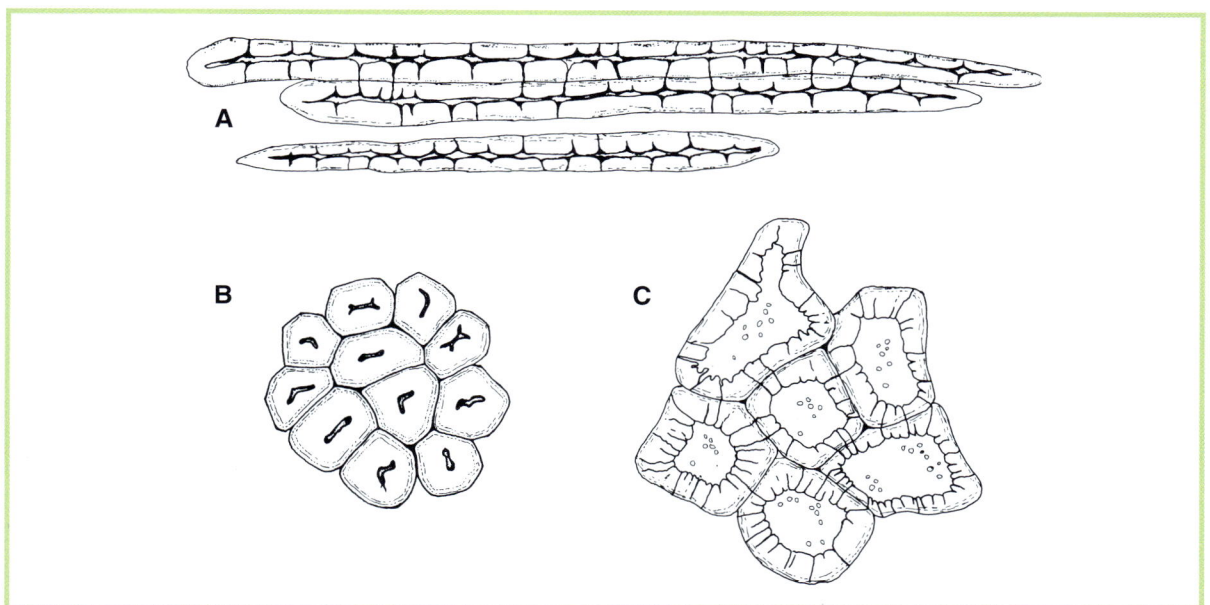

Abb. 2.12 Sklerenchymzellen. A. Sklerenchymfasern bei Chinarinde (*Cinchona pubescens*), längs; **B. Sklerenchymfasern** bei Oleander (*Nerium oleander*), quer; **C. Steinzellen** bei Zimt (*Cinnamomum ceylanicum*)

werden. So können die Faulbaumrinden u. a. aufgrund der Anwesenheit von Steinzellen differenziert werden (Frangulae cortex PhEur ohne Steinzellen).

2.1.7 Exkretionsgewebe und Exkretzellen

Die verschiedenartigsten Stoffe können von Pflanzen nach ihrer Bildung oder Aufnahme über spezielle Zellen und Gewebe ab- bzw. ausgeschieden werden. Eine Unterteilung der Ausscheidungen, welche deren stofflich-funktionelle Zusammensetzung in den Vordergrund stellt und „überflüssige und störende Stoffe" als Exkrete, „Stoffe, die eine bestimmte Funktion erfüllen" jedoch als Sekrete bezeichnet, scheint bei Pflanzen wenig zweckmäßig. Während man die Ausscheidung von Verdauungsflüssigkeit durch insektivore Pflanzen noch am ehesten als „Sekretion" bezeichnen könnte, stellen die pharmazeutisch relevanten pflanzlichen Ausscheidungen, etwa ätherische Öle, Harze, Balsame, Milchsäfte oder Schleime eher Exkrete dar, obwohl viele dieser Ausscheidungen Funktionen in den Beziehungen der Pflanze zu ihrer belebten und unbelebten Umwelt erfüllen können. Der Einfachheit halber sollen hier alle flüssigen pflanzlichen Ausscheidungen als Exkrete angesprochen werden. Exkrete werden von speziellen **Drüsenzellen** gebildet und von diesen i. a. auch ausgeschieden. Eine Ausnahme bilden z. B. die Nektarien der

Blüten, die vermutlich von den Siebzellen gespeist werden. Drüsenzellen treten meist einzeln auf; seltener sind mehrere Zellen zu Drüsengeweben zusammengeschlossen. Exkrete können ausgeschieden werden, aber auch intrazellulär im Cytoplasma, den Plastiden oder in der Vakuole abgelagert werden. Häufig werden sie jedoch in den Apoplasten entlassen, wo sie in **Exkretbehältern** oder **Öl- bzw. Harzgängen** gelagert werden. Die Annahme, Komponenten pflanzlicher Exkrete könnten nicht mehr in den Stoffwechsel zurückgeführt werden, lässt sich nach neueren Untersuchungen nicht halten.

Der Ausscheidungsvorgang selbst kann nach unterschiedlichen Mechanismen erfolgen. Werden Exkrete durch Vesikeltransport (Exozytose) ausgeschieden, spricht man von **granulokriner Ausscheidung**. Sehr häufig ist der Golgi-Apparat an diesem Ausscheidungsweg beteiligt; es können so auch Makromoleküle sezerniert werden. An der **ekkrinen Ausscheidung** sind keine Vesikel beteiligt; hier erfolgt der Transport direkt durch die Cytoplasmamembran. Die meisten lipophilen Substanzen werden auf diese Art ausgeschieden. Bei der **holokrinen Ausscheidung** wird die Substanz durch Auflösung der Zelle frei und entweder in Exkreträumen gespeichert oder nach außen abgegeben.

2.1.7.1 Kristallzellen

Prinzipiell können Exkrete innerhalb oder außerhalb der Zelle zu finden sein, allerdings werden die meisten

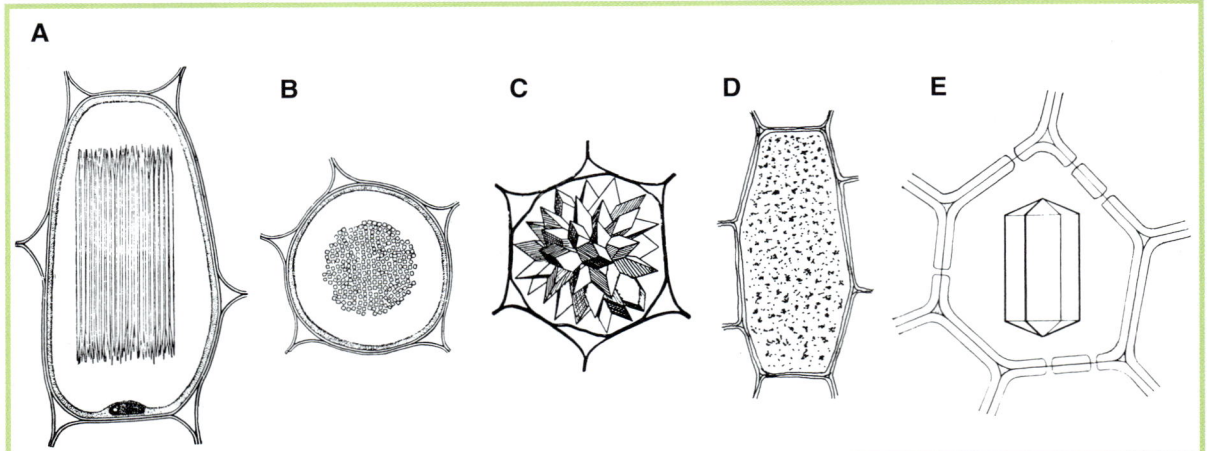

Abb. 2.13 Calciumoxalat-Kristalle. A. Raphiden längs und **B.** quer bei Springkraut (*Impatiens sp.*). **C. Druse** bei Feigenkaktus (*Opuntia sp.*). **D. Kristallsand** in Nachtschatten (*Solanum sp.*). **E. Einzelkristall** in Vanille (*Vanilla sp.*) (Aus Deutschmann/Hohmann/Sprecher/Stahl, Pharmazeutische Biologie 3 Drogenanalyse I: Morphologie und Anatomie, Gustav Fischer Verlag, Stuttgart 1992)

erst durch spezifische Färbereaktionen sichtbar. Eine wichtige Ausnahme bilden Kristalle, die meist intrazellulär in der Zentralvakuole heranwachsen und in Organ- und Gewebeschnitten sofort auffallen. Sie können in Größe, Form und ihrer Lage zueinander (Abb. 2.13) ganz charakteristisch für bestimmte Drogen sein und deshalb zu deren Identifizierung herangezogen werden. So können beispielsweise Blätter und Blattpulver der Solanaceen-Drogen der Arzneibücher (Belladonnae folium PhEur – Belladonnablätter, Hyoscyami folium PhEur – Hyoscyamusblätter, Stramonii folium PhEur – Stramoniumblätter) leicht anhand ihrer Kristallstrukturen unterschieden werden.

2.1.7.2 Milchröhren

Bei manchen Pflanzen, besonders aus den Familien Euphorbiaceae, Papaveraceae und Asteraceae, tritt nach Verletzung ein meist milchigweißer oder gelber Saft aus. Dieser **Milchsaft** ist der Zellsaft weit verzweig-

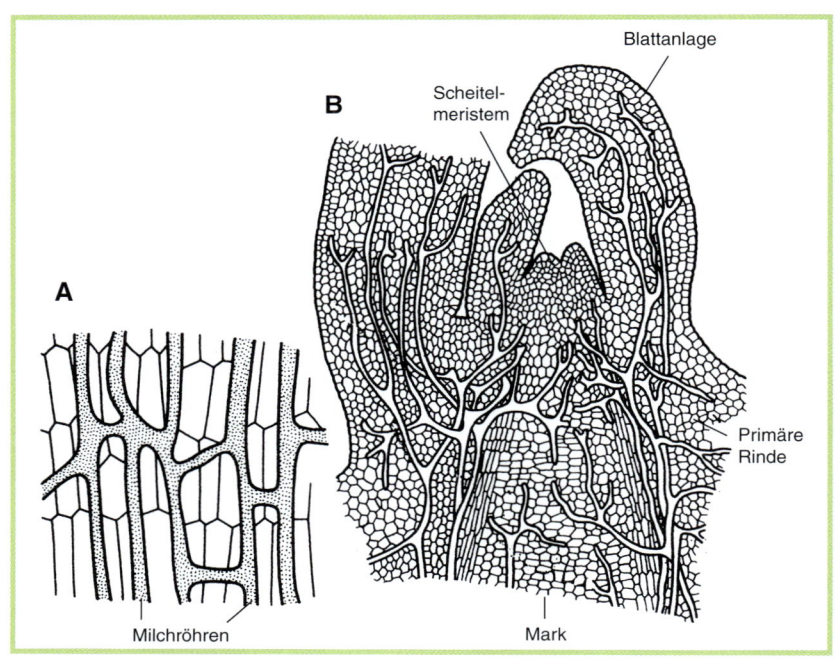

Abb. 2.14 Milchröhren. A. Gegliederte Milchröhren in der Rübe von Schwarzwurzel (*Scorzonera hispanica*). **B. Ungegliederte, verzweigte Milchröhren** in der Sprossspitze und den jungen Blattanlagen von Wolfsmilch (*Euphorbia alcicornis*); (Aus Kaussmann/Schiewer, Funktionelle Morphologie und Anatomie der Pflanzen, VEB Gustav Fischer Verlag, Jena 1989)

ter schlauchförmiger Exkretbehälter, die man als **Milchröhren** bezeichnet. Die bis zu mehrere Meter messenden Milchröhren sind lebende, vielkernige Zellen. Nach ihrer Entstehung unterscheidet man gegliederte und ungegliederte Milchröhren.

Ungegliederte Milchröhren entstehen aus wenigen, schon im Keimling erkennbaren Einzelzellen. Sie halten mit dem Spitzenwachstum Schritt, verzweigen sich, treten aber nie miteinander in Verbindung. Ungegliederte Milchröhren findet man z. B. bei den Apocynaceae (*Nerium oleander* – Oleander) und den Cannabaceae (*Cannabis sativa* – Hanf). **Gegliederte Milchröhren** entstehen aus Meristemzellen, die zu gestreckten Zellen differenzieren, deren Trennwände früh löchrig werden und sich schließlich mehr oder weniger vollständig auflösen. Durch weitere Verwachsungen (**Anastomosen**) können netzartig verbundene Röhrensysteme gebildet werden (Abb. 2.14). Gegliederte Milchröhren findet man z. B. bei den Papaveraceae (*Chelidonium majus* – Schöllkraut), der Unterfamilie Cichorioideae der Asteraceae (*Taraxacum officinale* agg. – Löwenzahn) und einigen Euphorbiaceae (*Hevea brasiliensis* – Parakautschukbaum).

2.1.7.3 Harzgänge und Exkretbehälter

Wenn Gruppen benachbarter Zellen eines begrenzten Bereiches zu Drüsenzellen differenzieren, können auf unterschiedliche Weise **Exkretbehälter** gebildet werden. **Lysigene Exkretbehälter** entstehen durch Auflösung aneinander grenzender Wände der Drüsenzellen. Der so entstandene Exkretraum wird von einer verkorkten Wand umgeben. **Schizolysigene Exkretbehälter** sind von lysigen entstandenen nicht zu unterscheiden. Während ihrer Bildung geht jedoch der Auflösung der Zellwände die Bildung eines Interzellularraumes voraus. **Schizogene Exkretbehälter** sind aus aktiv sezernierenden Drüsenzellen und einem schizogen entstandenen Interzellularraum zusammengesetzt.

In vielen Fällen werden Exkrete in schizogen entstandenen, langen Exkretgängen akkumuliert, die mit einem Drüsenepithel ausgekleidet sind. Ähnlich wie die Milchröhren können diese **Harzgänge**, die man v. a. bei Nadelhölzern findet, stark verzweigt sein und beachtliche Länge erreichen. Die zähflüssigen Exkrete – **Harze** oder **Balsame** – treten bei Verletzung aus und erstarren an der Luft. Lang gestreckte schizogene

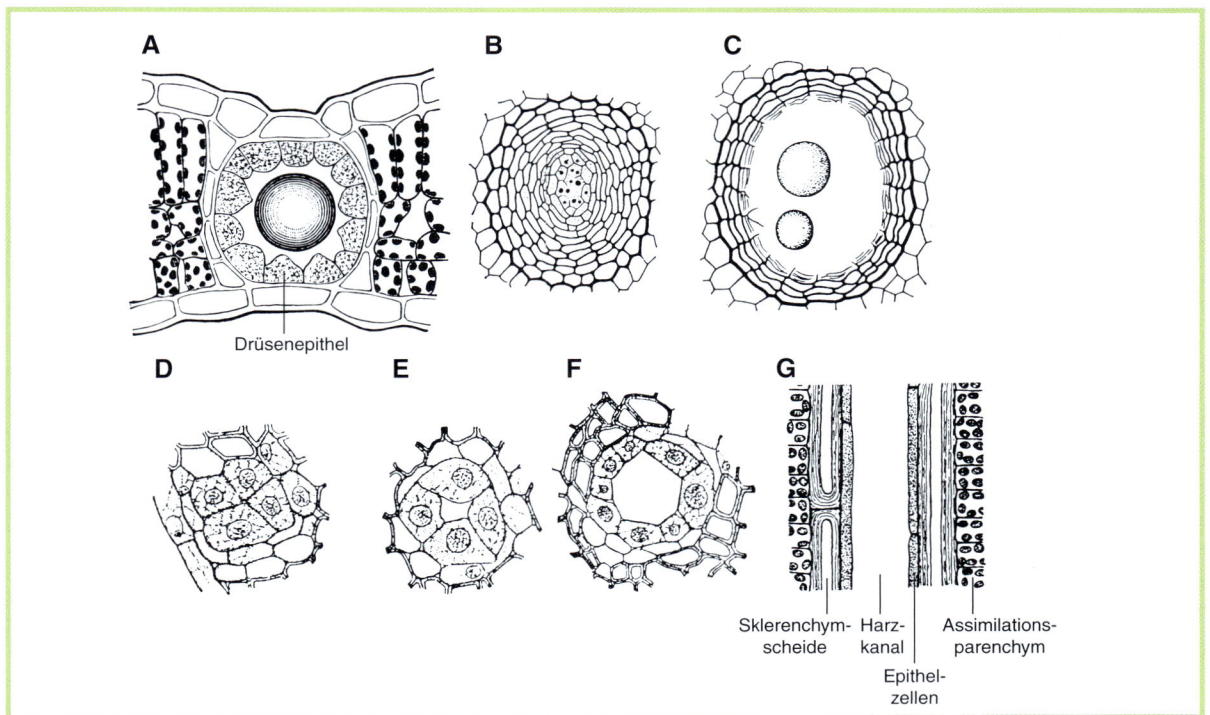

Abb. 2.15 Exkretbehälter und -gänge. A. Querschnitt durch das Laubblatt von Johanniskraut (*Hypericum perforatum*) im Bereich eines **schizogenen Ölbehälters**; **B. und C.** Lysigener Ölbehälter aus der Fruchtschale von Pomeranze (*Citrus aurantium*) vor und nach der Auflösung. **D-F.** Schizogene Entstehung eines Harzkanals im Holz von *Pinus*. **G.** Harzkanal aus dem Blatt von Pinus im Längsschnitt. (Aus Deutschmann/Hohmann/Sprecher/Stahl, Pharmazeutische Biologie 3 Drogenanalyse I: Morphologie und Anatomie, Gustav Fischer Verlag, Stuttgart 1992)

Tab. 2.4 Vorkommen der verschiedenen Exkretbehälter und -gänge.

Exkretbehälter und -gänge	Pflanzenfamilien	Drogenbeispiele
Lysigen	Rutaceae	Bucco folium – Buccoblätter, Aurantii flos – Orangenblüten
Schizogen, kugelig	Hypericaceae	Hyperici herba – Johanniskraut
	Myrtaceae	Eucalypti folium – Eukalyptusblätter
Schizogen, lang gestreckt	Apiaceae	Angelicae radix – Angelikawurzel, Levistici radix – Liebstöckelwurzel, Anisi fructus – Anisfrüchte, Carvi fructus – Kümmelfrüchte, Coriandri fructus – Korianderfrüchte, Foeniculi fructus – Fenchelfrüchte
	Araliaceae	Ginseng radix – Ginsengwurzel, Hederae folium – Efeublätter
	Asteraceae	Pyrethri flos – Insektenblüten
	Burseraceae	Myrrha – Myrrhe

Exkretbehälter, die ätherisches Öl enthalten, bezeichnet man auch als **Ölstriemen** oder **Ölgänge**, während Schleimgänge quellfähige Polysaccharide enthalten (z. B. Tiliae flos PhEur – Lindenblüten). Exkretgänge sind häufig von einer Sklerenchymscheide umgeben (Abb. 2.15). Über das Vorkommen der verschiedenen Exkretbehälter und -gänge informiert die Tabelle 2.4.

2.1.7.4 Andere Exkretionsorgane

Aus **Hydathoden** (Wasserspalten) kann flüssiges Wasser ausgeschieden werden. Diesen Vorgang nennt man **Guttation**. Die Hydathoden sind ähnlich den Spaltöffnungen gebaut, aber nicht regulierbar. Sie sind an Blatträndern zu finden und stehen mit dem Wasser leitenden Xylem (Kap. 2.3.1.2) in Verbindung. Die „Tautropfen" an den Blättern der Kapuzinerkresse (*Tropaeolum majus*) werden in Wirklichkeit durch Hydathoden ausgeschieden. Die **Verdauungsdrüsen** mancher insektivoren Pflanzen ähneln in ihrem Bau den Hydathoden (z. B. *Drosera rotundifolia* – Sonnentau). Schließlich scheiden viele Nektarien ihr Exkret über den Hydathoden vergleichbare **Nektarspalten** ab.

Zu den Exkretionsorganen zählen auch die **Harzdrüsen** an Knospenschuppen (*Aesculus hippocastanum* – Rosskastanie) und die Salzdrüsen (*Tamarix* sp. – Tamariske), die **Salzlösungen** aktiv nach außen abscheiden.

2.2 Wurzel

2.2.1 Struktur und Funktion

Alle **Kormophyten** (Sprosspflanzen) sind in die drei Grundorgane **Wurzel, Sprossachse und Blätter** gegliedert. Die meisten **Wurzeln** dienen der **Verankerung** der Pflanze im Boden, der **Aufnahme von Wasser** und Ionen und der **Speicherung von Reservestoffen**. Die einzelnen Aufgaben können in verschiedenen Wurzeltypen oder -bereichen mehr oder weniger stark betont sein. So sind beispielsweise die Wurzelhaarzonen wachsender Wurzeln nur 1 bis 2 cm lang; das reicht jedoch aus, um eine riesige Absorptionsfläche bereitzustellen. Je nach Pflanze und Standort können Wurzelsysteme breite Netze in den obersten Bodenhorizonten bilden oder bis zu 10 m in die Tiefe vordringen. Je langlebiger eine Pflanze ist, desto komplexer und differenzierter ist ihr Wurzelsystem.

2.2.1.1 Bewurzelungstypen

Schon im Embryo wird die Primärwurzel angelegt. Aus dem Perizykel der Primärwurzel werden **Seitenwurzeln** gebildet, die sich ihrerseits verzweigen können. Bei den Dicotyledoneae bleibt die Primärwurzel meist erhalten und entwickelt sich durch ausgeprägtes sekundäres Dickenwachstum zur **Hauptwurzel**, im typischen Fall zu einer Pfahlwurzel. Da Haupt- und Seitenwurzeln sich hinsichtlich ihrer Entstehung und Form unterscheiden, spricht man hier auch von **Allorrhizie** (Verschiedenwurzligkeit). **Homorrhizie** (Gleichwurzligkeit) bedeutet, dass alle Wurzeln gleich gestaltet sind. Eine **primäre Homorrhizie** ist typischerweise bei Farnen anzutreffen, die als Sporenpflanzen ja keine Keimlingswurzel haben, die sich zu einer Hauptwurzel entwickeln könnte. Alle Wurzeln entstehen primär auf die gleiche Art und Weise, nämlich sprossbürtig unmittelbar unter den Blattbasen. Bei den **Monocotyledoneae** verkümmert die Primärwurzel frühzeitig und wird durch **sprossbürtige Wurzeln** ersetzt. Die Wurzeln des fertig ausdifferenzierten Wurzelsystems sind gleichartig; man spricht hier von **sekundärer Homorrhizie**.

2.2.1.2 Anatomischer Bau

Primärer Bau der Wurzel

Die Keimwurzel der Samenpflanzen bzw. die sprossbürtigen Wurzeln der Sporenpflanzen wachsen zu funktionsfähigen Absorptions- und Festigungssystemen heran, die zunächst aus dünnen, biegsamen Wurzeln bestehen, die im Querschnitt eine Gliederung in ein **Abschlussgewebe**, eine **Wurzelrinde** und einen **Zentralzylinder** erkennen lassen (Abb. 2.16).

Anfangs schließt die Wurzel nach außen hin mit einer **Rhizodermis** ab. Die Zellen der Rhizodermis besitzen keine Cuticula, einige sind zu Wurzelhaaren ausgestülpt. Unmittelbar darunter folgt eine oft schwach suberinisierte, meist einschichtige **Hypodermis**, die nach Verschleiß der Rhizodermis als **Exodermis** die Funktion eines Abschlussgewebes übernimmt. Hypodermale Zellen können auch eine Speicherfunktion erfüllen (z. B. Valerianae radix PhEur – Baldrianwurzel).

Unter der Hypodermis folgt eine ausgeprägte, vielzellige Schicht großer, zellsaftreicher parenchymatischer Zellen, die man als **Wurzelrinde** bezeichnet, und die bei Speicherwurzeln (Stärkespeicherung) besonders mächtig entwickelt ist. Ein großes, bei Sumpf- und Wasserpflanzen besonders ausgebildetes Interzellularensystem gewährleistet die Durchlüftung der Wurzeln. Häufig sind **Idioblasten** in Form von Kristallzellen, Gerbstoffzellen oder Ölzellen in die Wurzelrinde eingestreut. Bei den Wurzeln der **Monocotyledoneae** werden in der Rinde Festigungsgewebe, also **Kollenchyme** und vor allem **Sklerenchyme**, angelegt. Die innerste Schicht der Rinde wird zur interzellularenfreien **Endodermis**, einer physiologischen Barriere zu den Geweben des Zentralzylinders.

Im **Zentralzylinder** liegen, in ein parenchymatisches Grundgewebe eingebettet, die Leitgewebe der Wurzel. Gegen die Endodermis der Wurzelrinde wird der Zentralzylinder durch den meist einschichtigen, interzellularenfreien **Perizykel** (Perikambium) abgegrenzt (Abb. 2.17). Der Perizykel besteht aus dünnwandigen, plasmareichen, teilungsfähigen Zellen. Aus solchen meristematischen Zellen entstehen die **Seitenwurzeln**, die sich durch das Rindenparenchym vorschieben und schließlich die Exodermis nach außen durchbrechen (Abb. 2.17). An der Peripherie des Zentralzylinders wechseln Phloembereiche und Xylemstränge einander ab, so dass im Querschnitt eine strahlenförmige Anordnung der Leitelemente entsteht. Man spricht auch von

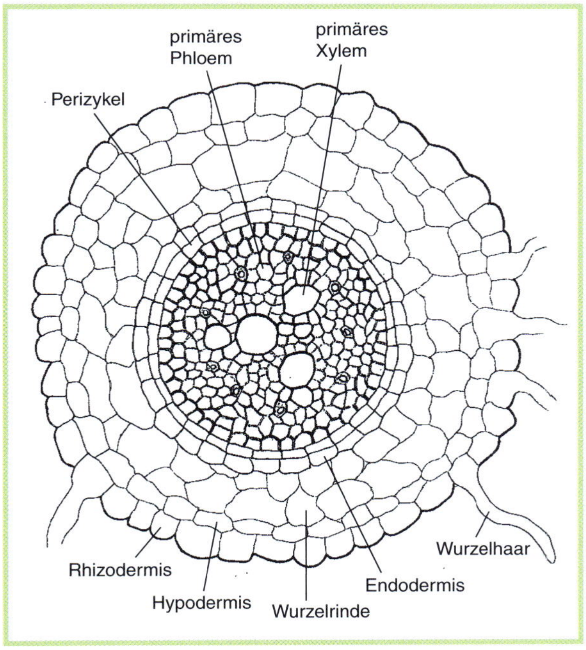

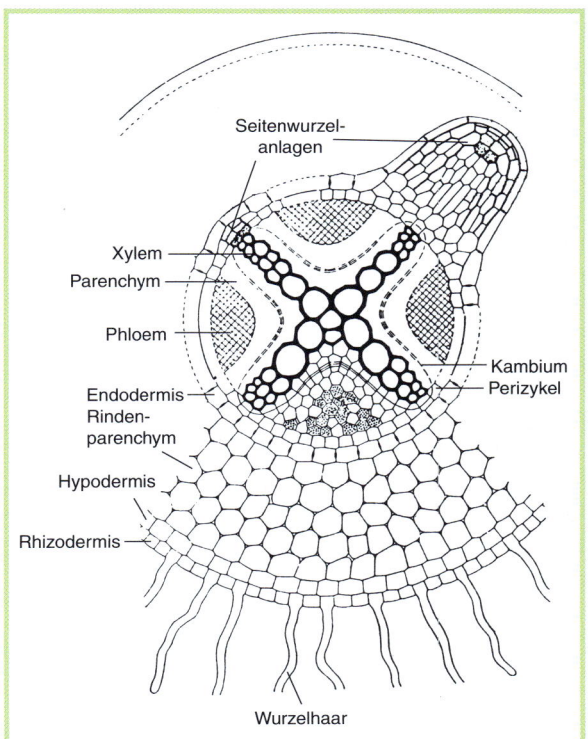

Abb. 2.16 Primäre Wurzel. Querschnitt durch eine junge Wurzel von Süßholz (*Glycyrrhiza glabra*). (Aus Tschirch/Oesterle, Anatomischer Atlas der Pharmakognosie und Nahrungsmittelkunde, Leipzig 1900)

Abb. 2.17 Zentralzylinder. Querschnitt durch das tetrarche Leitelement einer zweikeimblättrigen Pflanze. (Aus Deutschmann/Hohmann/Sprecher/Stahl, Pharmazeutische Biologie 3, Gustav Fischer Verlag, Stuttgart 1992)

2 Morphologie, Histologie und Anatomie der Samenpflanzen

„radiären Leitbündeln" (Kap. 2.1.5). Die Ausbildung der Leitelemente erfolgt von außen nach innen. Die Zellen des Protoxylems bzw. Protophloems liegen also direkt unterhalb des Perikambiums, während die größeren Gefäße des Metaxylems das Zentrum der Wurzel erreichen können, so dass die Xylemstrahlen dort miteinander verbunden sind. Kommt die Bildung von Metaxylem vorher zum Erliegen, findet man innerhalb der isolierten, peripheren Xylemstränge ein **Wurzelmark**, von dem aus sich parenchymatisches Gewebe strahlenförmig zwischen die Leitelemente schiebt. Bei manchen Pflanzen verholzen Teile der parenchymatischen Gewebe des Zentralzylinders; so entstehen zusätzliche Festigungselemente.

Gliedert man die Wurzel in Längsrichtung (Abb. 2.18), so grenzt man die Vegetationszone (Wachstumszone) der Wurzelspitze von der Verlängerungszone (Streckungszone) und der noch weiter oben liegenden frühen Dauerzone (Wurzelhaarzone) ab. In der Dauerzone ist der primäre Zustand der Wurzel erreicht.

Während viele Wurzeln nach Erreichen des primären Zustandes mit einem sekundären Dickenwachstum (s. u.) beginnen, differenzieren sich Wurzeln der Monocotyledoneae in anderer Weise weiter. Durch das polyarche Leitbündelsystem ist eine gewisse Kapazität zur Wurzelverdickung vorgegeben. Die Zugfestigkeit wird häufig durch einen mehrschichtigen, sklerenchymatischen Perizykel gewährt. Typisch für die Monocotyledoneae ist die Weiterentwicklung der Endodermis zu sekundären und tertiären Formen (s. u.); bei den Pinopsida und den Dicotyledoneae wird die Endodermis während des sekundären Dickenwachstums funktionslos und stirbt ab.

Sekundärer Bau der Wurzel

Viele **dikotyle Angiospermen** verlieren während der Weiterdifferenzierung ihre Wurzelrinde, so dass die Endodermis zumindest vorübergehend das Abschlussgewebe nach außen darstellt. Auch aus dem Perizykel kann durch Bildung von Kork ein Abschlussgewebe entstehen; alle weiter außen liegenden Zellen sterben dann ab. Diesen Veränderungen geht meist ein **sekundäres Dickenwachstum** voraus. Sekundäres Dickenwachstum der Wurzel ist typisch für mehrjährige Gewächse der **Pinopsida** und der **dikotylen Angiospermen**, bei den Monocotyledoneae findet man es kaum (Ausnahme: z. B. *Dracaena draco* – Drachenbaum).

Ausgangspunkte des sekundären Dickenwachstums der Wurzel sind das **Perikambium** und sekundär im Parenchym entstehende Meristeme. Die meristematischen Zonen verschmelzen zunächst zu einem geschlossenen, stellenweise nach innen gebuchteten Ring, wobei das primäre **Xylem** innerhalb, das **primäre Phloem** jedoch außerhalb dieses Ringes zu liegen kommt. Nach kurzer Zeit rundet sich der Kambiumring ab und die eigentliche Tätigkeit des Kambiums beginnt. Nach außen hin werden Bastzellen differenziert, es entsteht ein Gewebe, das man sekundäres Phloem oder **sekundäre Rinde** nennt. Zum Zentrum hin bildet das Kambium Holzzellen, das gebildete Gewebe wird zum **sekundären Xylem**. Die ursprüngliche radiale Anordnung von Sieb- und Holzteilen verschwindet schließlich, so dass sekundär verdickte Wurzeln unter Umständen von sekundär verdickten Sprossachsen kaum noch zu unterscheiden sind. Da die meisten Wurzeln jedoch kein Mark enthalten, fehlen hier auch primäre Markstrahlen, wie man sie im verholzten Spross findet. Sekundär können allerdings auch in der Wurzel Markstrahlen ausgebildet werden. Diese entstehen da-

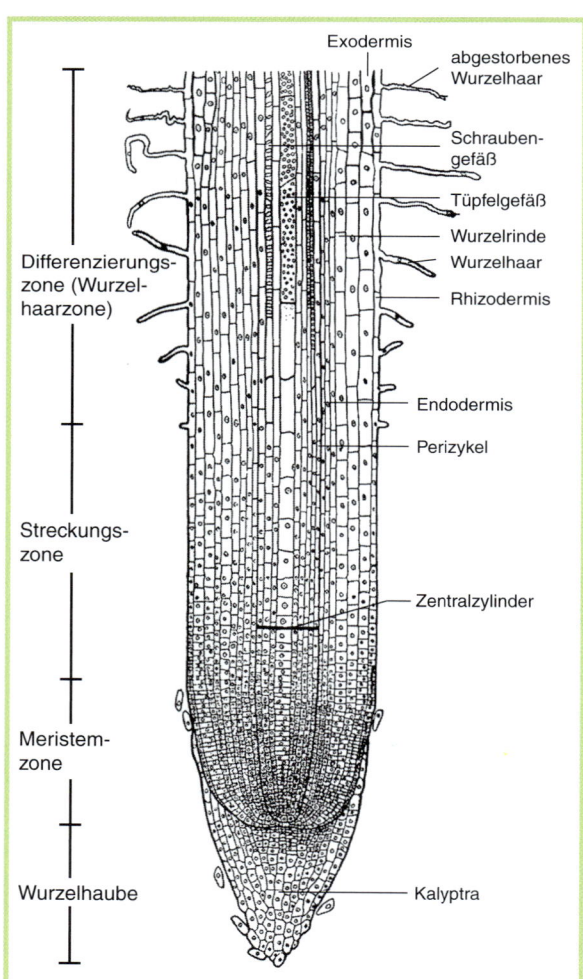

Abb. 2.18 Wurzelspitze im Längsschnitt

Exodermis
abgestorbenes Wurzelhaar
Schraubengefäß
Tüpfelgefäß
Wurzelrinde
Wurzelhaar
Rhizodermis
Endodermis
Perizykel
Zentralzylinder
Kalyptra

Differenzierungszone (Wurzelhaarzone)
Streckungszone
Meristemzone
Wurzelhaube

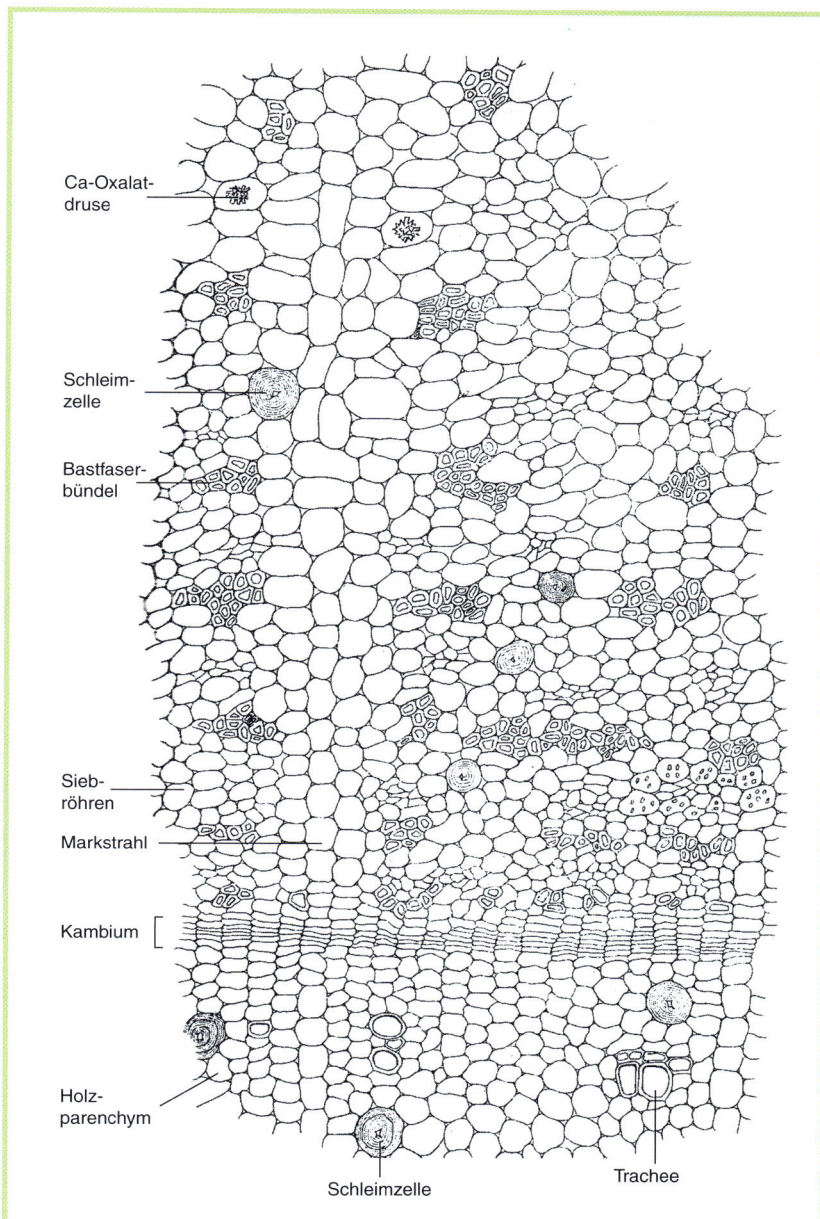

Ca-Oxalat-
druse

Schleim-
zelle

Bastfaser-
bündel

Sieb-
röhren

Markstrahl

Kambium

Holz-
parenchym

Schleimzelle

Trachee

Abb. 2.19 Sekundäre Wurzel. Querschnitt (Lupenbild) durch die Wurzel
von Eibisch (*Althaea officinalis*); zu
sehen ist die Linie des Kambiumringes,
der den Bastbereich vom sekundären
Holzteil trennt; innerhalb des Ringes
erkennt man die dickwandigen, verholzten Gefäße in einem ausgeprägten parenchymatischen Grundgewebe, das von Markstrahlen durchzogen
ist, die bis in die Bastregion hinein
reichen. (Aus Tschirch/Oesterle, Anatomischer Atlas der Pharmakognosie
und Nahrungsmittelkunde, Chr.
Herm. Tauchnitz Verlag, Leipzig 1900)

durch, dass über den primären Xylemstrahlen liegende
Zellen des Kambiumringes nach innen parenchymatische Zellen bilden. Der Anteil an parenchymatischen
Bereichen kann variieren. Krautige Pflanzen haben
häufig Wurzeln mit größeren parenchymatischen Bereichen; die Wurzeldrogen solcher Pflanzen sind daher
relativ weich (z. B. Althaeae radix PhEur – Eibischwurzel, Abb. 2.19).

Das Kambium bildet nach außen hin ein Gewebe,
welches die ursprünglichen Phloembereiche funktionell ersetzt. In diesem **Bast** (sekundäre Rinde) findet

man Siebröhren, parenchymatische Zellen (sekundäres
Rindenparenchym) und häufig auch sklerenchymatische **Bastfasern**. Im Vergleich zum Holzkörper, der
mächtig entwickelt und als Speichergewebe mit hoher
Kapazität ausgebildet sein kann, bleibt die Bastregion
meist schmal.

Exodermis, primäre Wurzelrinde und Endodermis
beteiligen sich in der Regel nicht am sekundären Dickenwachstum. Die Exodermis reißt auf, ebenso die
primäre Rinde, und beide Gewebe gehen zugrunde.
Ein neues Abschlussgewebe wird in aller Regel durch

die Aktivität des Perizykels geschaffen, und zwar aus peripheren Bereichen, die nicht in das ringförmige Kambium Eingang fanden. Es entsteht ein **Wurzelkork**, ein Periderm also, das außen liegende Gewebe von der Nährstoffzufuhr abschneidet. In einigen Fällen kann die Korkbildung auch aus subepidermalen Bereichen erfolgen; dann bleiben primäre Rinde und Endodermis erhalten.

| Metamorphosen der Wurzel

Manche Wurzeln haben spezielle Aufgaben und unterscheiden sich vom vorgestellten Grundtyp eines unterirdischen Absorptions- und Festigungsorgans.

So bilden sich an den Sprossen des Efeus (*Hedera helix*) und anderer Kletterpflanzen **Haftwurzeln**. Bei Epiphyten, die ja keinen Kontakt zum Boden haben, entstehen sprossbürtig **Luftwurzeln**, die ähnliche Aufgaben erfüllen wie gewöhnliche Erdwurzeln. Die **Stelzwurzeln** und **Atemwurzeln** der Mangrovepflanzen dienen der Befestigung bzw. Durchlüftung unter den besonderen Bedingungen des Gezeitenwechsels. Durch exzessives, ungleichmäßiges Dickenwachstum entstehen **Brettwurzeln** mit Stützfunktion. Gelegentlich, z. B. bei einigen epiphytischen Orchideen, können ergrünte Wurzeln als Assimilationsorgane sogar die Funktion von Laubblättern übernehmen.

Wichtige Sonderformen stellen die **Speicherwurzeln** vom Typ der **Wurzelknolle** oder **Rübe** dar.

Wurzelknollen sind sprossbürtige Nebenwurzeln mit begrenztem Wachstum. Sie sind vor allem an der Basis verdickt und zeigen häufig ein anomales Dickenwachstum. Von Sprossknollen (z. B. Kartoffeln) kann man sie anatomisch gut unterscheiden: diese besitzen nämlich schuppige Blätter oder deren Reste („Augen") und bilden Ausläufer (Stolonen). Als Beispiele für Knollen- oder Tuber-Drogen seien genannt: Salep tuber (Salepknollen), Aconiti tuber (Eisenhutknollen).

Als **Rüben** bezeichnet man stark verdickte Hauptwurzeln mit ausgeprägter Speicherfunktion. An der Rübenbildung ist auch der Bereich zwischen Wurzel und Sprossachse (Hypokotyl) beteiligt. Zu erkennen gibt sich der Hypokotylanteil einer Rübe durch das Fehlen von Seitenwurzeln. Je nachdem, ob die Bildung des Holzteils oder jene des Bastteils überwiegt, entsteht eine **Holzrübe** (*Raphanus sativus* – Rettich) oder eine **Bastrübe** (*Daucus carota* – Möhre). Die **Beta-Rüben**, zu denen Zucker-, Futter- und Rote Rüben (*Beta vulgaris* ssp. *vulgaris* var. *altissima*, var. *alba* und var. *conditiva*) gehören, zeichnen sich durch anomales sekundäres Dickenwachstum aus. Dabei bleibt das ursprüngliche Kambium nur kurze Zeit aktiv, danach werden andere kurzzeitig tätige Kambien angelegt; es entstehen

mehr oder weniger konzentrische, einander abwechselnde Ringe aus Sieb- und Holzteilen. Rüben können sehr komplex aufgebaut und ihr anatomischer Bau nur schwer interpretierbar sein. Dies ist z. B. der Fall bei den älteren Rüben des Medizinalrhabarbers (*Rheum palmatum*), dem Lieferanten der Droge Rhei radix PhEur (Rhabarberwurzel).

2.2.2 Definition von Radix-Drogen

Pflanzliche Drogen, die ausschließlich aus den unterirdischen Teilen einer Pflanze bestehen, nennt man Wurzeldrogen oder **Radix-Drogen**. Dieser Sammelbegriff ist nicht ganz korrekt; er wird in manchen Arzneibüchern auch auf Drogen angewandt, die zu großen Teilen (Valerianae radix PhEur – Baldrianwurzel) oder praktisch ausschließlich aus Rhizomen bestehen (z. B. Tormentillae rhizoma PhEur). **Rhizome** sind jedoch Derivate der Sprossachse, was am fehlenden Zentralzylinder, sprosstypischen Leitbündeln und anderen anatomischen Merkmalen im mikroskopischen Bild unschwer zu erkennen ist. Letztlich definieren jedoch die entsprechenden Monographien der Arzneibücher, was unter einer bestimmten Wurzeldroge zu verstehen ist und ob beispielsweise Rhizomanteile als Verunreinigungen aufzufassen sind oder nicht. Wichtige Wurzel- und Rhizom-Drogen sind in der Tabelle 2.5 nach morphologischen Gesichtspunkten zusammengefasst.

2.3 Sprossachse

2.3.1 Struktur und Funktion

Die Sprossachse (Achse) stellt ein weiteres der drei Grundorgane des Kormus dar. Wie bei der Wurzel handelt es sich auch hier grundsätzlich um ein radiärsymmetrisches, zylindrisches Organ. Im Gegensatz zur Wurzel entwickelt sich die Sprossachse jedoch i. a. außerhalb der Erde, sie wächst – zumindest in der Hauptachse – negativ geotrop, d. h. senkrecht nach oben. Die Sprossachse stellt das vegetative Gerüst der Kormophyten dar. Ihm entspringen die Blätter, die ihrerseits **assimilatorische** (Laub) **und reproduktive** (Blüte) **Funktionen** haben. Bei Holzgewächsen kann die Sprossachse 100 m lang sein (*Sequoia sempervirens* – Küstenmammutbaum); selbsttragende einjährige Kräuter werden bis zu 6 m hoch (*Helianthus annuus* – Sonnenblume). Die Sprossachse wächst gelegentlich extrem schnell, bei manchen Bambusarten 60 cm pro Tag und 40 m pro Vegetationsperiode.

Tab. 2.5 Wurzel- und Rhizomdrogen (PhEur)

Drogenbezeichnung	Stammpflanze(n)	Bestandteil der Droge
1. Rhizome mit Wurzel (häufig nur primär verdickt)		
Levistici radix	*Levisticum officinale*	Rhizom und Wurzeln
Primulae radix	*Primula veris, P. elatior*	Die unterirdischen Organe (Wurzeln und Rhizom)
Valerianae radix	*Valeriana officinalis* agg.	Das Rhizom mit den anhängenden Wurzeln
2. Sekundäre Wurzeln		
Althaeae radix	*Althaea officinalis*	Die von der holzigen Hauptwurzel, von Wurzelfasern und Rindenschichten befreiten Wurzelzweige und Nebenwurzeln
Angelicae radix	*Angelica archangelica*	Rhizom und Wurzeln
Echinaceae angustifoliae radix	*Echinacea angustifolia*	Die getrockneten unterirdischen Teile
Echinaceae pallidae radix	*Echinacea pallida*	Die getrockneten unterirdischen Teile
Echinaceae purpureae radix	*Echinacea purpurea*	Die getrockneten unterirdischen Teile
Eleutherococci radix	Eleutherococcus senticosus	Knotiges Rhizom und Wurzel
Gentianae radix	*Gentiana lutea*	Die unterirdischen Organe (Rhizom und Wurzeln)
Ginseng radix	*Panax ginseng*	Möhrenförmige, mehr oder minder verzweigte Wurzel
Harpagophyti radix	*Harpagophytum procumbens*	Geschnittene knollige Sekundärwurzel
Ipecacuanhae radix	*Cephaelis ipecacuanha*	Die Speicherwurzeln mit oder ohne Rhizomteile
Liquiritiae radix	*Glycyrrhiza glabra*	Die geschälten oder ungeschälten, getrockneten Wurzeln und Ausläufer (Stolonen)
Ononidis radix	*Ononis spinosa*	Wurzeln flach, gedreht, verzweigt und tief gefurcht
Pelargonii radix	*Pelargonium sidoides, P. reniforme*	Die unterirdischen Teile
Polygalae radix	*Polygala senega*	Die Pfahlwurzeln einschließlich Wurzelköpfe (gestauchte Sprossachse)
Ratanhiae radix	*Krameria triandra*	Vom Rhizom befreite, wenig verzweigte Wurzelstücke
Rhei radix	*Rheum palmatum, Rheum officinale und deren Hybriden*	Von Kork und Rinde befreite, charakteristisch marmorierte Wurzeltriebe (Rüben)
3. Rhizome		
Curcumae xanthorrhizae rhizoma	*Curcuma xanthorrhiza*	Knolliges, in Scheibe geschnittenes Rhizom
Graminis rhizoma	*Agropyron repens*	Von den Nebenwurzeln befreiter Wurzelstock, Rhizomstücke längs gefurcht
Hydrastis rhizoma	*Hydrastis canadensis*	Knotiger und gewundener Wurzelstock
Rusci rhizoma	*Ruscus aculeatus*	Wurzelstock mit Wurzeln
Tormentillae rhizoma	*Potentilla erecta*	Von den Wurzeln befreites Rhizom
Zingiberis rhizoma	*Zingiber officinale*	Teilweise oder vollständig vom Kork befreiter Wurzelstock

2 Morphologie, Histologie und Anatomie der Samenpflanzen

2.3.1.1 Verzweigungstypen

Betrachtet man die Sprossachse von der Seite, so fallen verdickte Stellen auf, an denen Blätter entspringen oder die eine narbige Oberfläche zeigen, die davon herrührt, dass sich hier ein Blatt befand, das aber mittlerweile abgeworfen wurde. Diese Zonen nennt man **Nodien** (Singular: Nodus) oder Knoten, die Bereiche zwischen den Nodien bezeichnet man als **Internodien** oder Stängelglieder. Die Internodien können bis zu 50 cm lang sein, meist beträgt der Abstand zwischen den Nodien aber nur wenige Zentimeter. Im Bereich der **Plumula**, der Sprossspitze, sind die Internodien stark gestaucht. Die Blattanlagen stehen hier sehr dicht und werden erst durch Streckungswachstum der dazwischen liegenden Zellen bzw. Teilungswachstum aus einem intercalaren Restmeristem auseinander gedrängt. Die Länge der Internodien kann bei ein und derselben Pflanze stark variieren. Extrem gestauchte Internodien sind typisch für manche Blütenstände und am deutlichsten ausgeprägt bei den Köpfchenblüten der Asteraceae. Zweijährige Kräuter und mehrjährige Stauden bilden zunächst eine „grundständige" Blattrosette (**Kurztrieb**), aus der

zu einem späteren Zeitpunkt ein Blüten tragender **Langtrieb** auswächst. Bei anderen Pflanzen wachsen die Langtriebe aus **Zwiebeln**, die ebenfalls gestauchte Sprosse darstellen. Auch die **Blüte**, die aus einer dichten Folge metamorphosierter Blattkreise aufgebaut ist, darf als Kurztrieb aufgefasst werden. Wenn Langtriebe und Kurztriebe sich regelmäßig abwechseln, kann dies zu scheinwirteligen Blattstellungen im Bereich der Kurztriebe führen. Auch in unterirdischen Sprossteilen können Kurztriebe (**Rhizome**) mit Langtrieben (Stolonen, **Ausläufer**) abwechseln.

Das Sprossachsensystem ist in der Regel verzweigt. Im kompliziertesten Fall führt dies zur Ausbildung einer Baumkrone. Sprossverzweigungen werden nach bestimmten Regeln angelegt und entstehen immer aus Blattachselknospen. Folglich hat die Blattstellung (Kap. 2.4.1.2) einen Einfluss auf die Gesamtform eines verzweigten Sprosssystems. Aus den Blattachselknospen entwickeln sich seitliche Triebe, so genannte **Seitenachsen**. Auf diese Art und Weise können grundsätzlich zwei Typen von Sprossachsensystemen entstehen, die beide weit verbreitet sind: der **monopodiale Typ** und der **sympodiale Typ**.

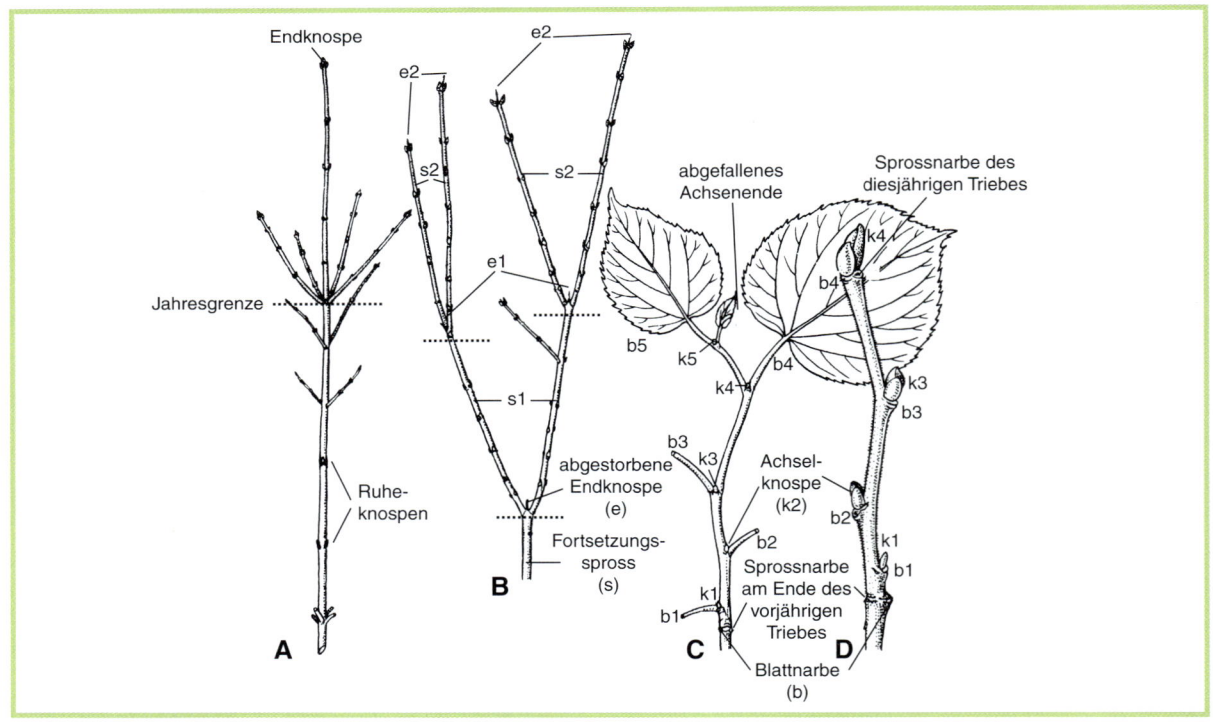

Abb. 2.20 Monopodiale und sympodiale Verzweigung. A. Monopodium bei Ahorn (*Acer plantanoides*, zweijähriger Gipfeltrieb nach dem Laubfall. **B. Dichasium** bei Flieder (*Syringa vulgaris*), Astsystem mit drei Jahrgängen, abgestorbene Endknospen (e, e1, e2), Fortsetzungssprosse (s, s1, s2). **C. Monochasium** bei Linde (*Tilia cordata*), Zweigende im Frühjahr mit Laubblättern bzw. Stielen (b1-b5) und Achselknospen (k1-k5). **D.** Zweigende im Herbst. Aus Kaussmann/Schiewer, Funktionelle Morphologie und Anatomie der Pflanzen, VEB Gustav Fischer Verlag, Jena 1989)

Beim **monopodialen Wachstum** bleibt die **Hauptachse immer dominant**. Primäre, sekundäre und spätere Verzweigungen bleiben in ihrem Wachstum ihrer jeweiligen Ausgangsachse untergeordnet. Bei dieser Art des Wachstums resultieren lange, durchgehende Stämme, wie sie für Nadelhölzer typisch, aber auch bei einigen Laubgehölzen (z. B. *Populus* – Pappel) zu sehen sind (Abb. 2.20).

Beim **sympodialen Wachstum** sind die **Seitenachsen dominant**. Häufig stellt die Hauptachse rasch ihr Wachstum ein oder bildet eine Blüte. Je nachdem wie viele Seitenachsen gleichzeitig entstehen und das Sprosssystem erweitern, unterscheidet man zwischen einem **Monochasium, Dichasium** oder **Pleiochasium**. Bei Monochasien wird immer nur eine Seitenachse gebildet, die meist einen ausgeprägten negativen Geotropismus entwickelt. Dadurch können monochasial gebaute Laubbäume gelegentlich wie Monopodien wirken, also scheinbar durchgehende Stämme besitzen. In Wirklichkeit setzen sie sich jedoch aus Hauptachse und Seitenachsen verschiedener Ordnungen zusammen und bilden ein **Sympodium**, eine Scheinachse (z. B. *Betula* – Birke, *Tilia* – Linde) (Abb. 2.20). Verbreitet ist auch der Typ des zweiästig-sympodialen Dichasiums, das z. B. bei Mistel (*Viscum album*), Kreuzdorn (*Rhamnus cathartica*) und Flieder (*Syringa vulgaris*) gut zu beobachten ist (Abb. 2.20). Hier sind die Ebenen aufeinander folgender Verzweigungen rechtwinklig gegeneinander verdreht, so dass ein halbkugelig im Raum verteiltes Sprosssystem entsteht. Der Typ des **vielästigen Pleiochasiums** ist meist nur bei Infloreszenzen (Blütenständen) verwirklicht (Kap. 2.5.2).

Das Wachstum von Seitenachsen kann manchmal im unteren, bodennäheren Bereich des Sprosssystems stärker gefördert sein als im oberen Bereich. Man nennt dieses Phänomen **Basitonie** und beobachtet es bei Stauden und den meisten Sträuchern. Diese Pflanzen (z. B. *Corylus avellana* – Haselnuss) zeigen ein ausgeprägtes Breitenwachstum, sie wirken „buschig". Anders bei Kronen bildenden Bäumen: Hier wachsen die Knospen an der Peripherie bevorzugt zu neuen Zweigen aus. Dadurch wird der Blätter tragende Sprosssystembereich nach oben und außen verschoben. Man hat für diese Art der Förderung des Spitzenwachstums den Begriff **Akrotonie** geprägt.

2.3.1.2 Anatomischer Bau

Die Hauptaufgaben der Sprossachse sind es, einerseits Blätter und Blüten zu tragen und geeignet zu exponieren, und andererseits Wasser, Nährsalze und Assimilate geordnet zu transportieren. Die auffälligsten Gewebe des Sprosses sind daher **Festigungsgewebe** und **Leitgewebe**. Die primäre, aus der Tätigkeit eines Apikal- bzw. Restmeristems hervorgegangene Sprossachse unterscheidet sich in ihrem Aufbau deutlich von jener, bei der durch die Aktivität eines Kambiums das **sekundäre Dickenwachstum** ausgelöst wurde.

| Primärer Bau des Sprosses

Zwischen den Dicotyledoneae und den Monocotyledoneae bestehen deutliche Unterschiede hinsichtlich des primären Aufbaus der Sprossachse. Im Stängelquerschnitt lassen sich bei den Dicotyledoneae mehrere Gewebe unterscheiden (Abb. 2.21A). Eine **Epidermis mit Cuticula** bildet den Abschluss nach außen. Darunter befindet sich das **Rindenparenchym**, dessen Zellen meist Chloroplasten enthalten. Die peripheren Teile der **primären Rinde** sind häufig als stützendes **Kollenchym** ausgebildet. Analog zur primären Wurzel kann die Rinde durch eine einschichtige Endodermis gegen die weiter innen liegenden Bereiche abgegrenzt sein. Häufig ist dieses innere Abschlussgewebe jedoch nicht mehr erkennbar. Wenn in der Endodermis gut entwickelte Amyloplasten zu finden sind, nennt man sie auch eine **Stärkescheide**. Entsprechend gibt es bei den Asteraceen auch eine „Inulinscheide". Ein deutlicher Perizykel, jene Zellschicht also, aus der bei Wurzeln die Seitenwurzeln gebildet werden, ist in der Sprossachse nicht entwickelt. Nach innen folgt nun ein Kranz offen kollateraler Leitbündel, wobei das Xylem zum Zentrum, das Phloem jedoch zur Peripherie hin orientiert ist (Leitbündeltypen s. Kap. 2.1.5.3). Nach außen wird auf das Phloem häufig eine schützende und festigende Sklerenchymschicht aufgelagert, die dann Teil einer das gesamte Leitbündel umhüllenden Leitbündelscheide ist. Die einzelnen Leitbündel sind durch primäre Markstrahlen voneinander getrennt. Abweichend vom bisher geschilderten Typ können in manchen Pflanzenfamilien die Leitbündel auch auf zwei Kreisen kranzartig angeordnet sein. Bei Holzgewächsen werden die Leitgewebe zu einem nahezu vollständigen Zylinder geschlossen, der nur stellenweise von schmalen Markstrahlen durchbrochen ist (*Tilia*-Typ, s. u.). Im Zentrum des Stängels schließlich liegt das parenchymatische Mark. Es kann als Speichergewebe genutzt werden oder aber frühzeitig absterben. Die Wände der Markzellen sind häufig lignifiziert. Gelegentlich findet man im Mark auch Gerbstoffidioblasten, Milchröhren oder Exkretgänge. In wieder anderen Fällen kommt es durch Auflösung oder Zerreißen des Parenchyms zur Ausbildung einer Markhöhle (Abb. 2.21B).

Sprossachsen von Vertretern der **Monocotyledoneae** zeigen im Querschnitt ein ganz anderes Bild. Auffällig ist zunächst die Häufigkeit der Leitbündel, die zudem

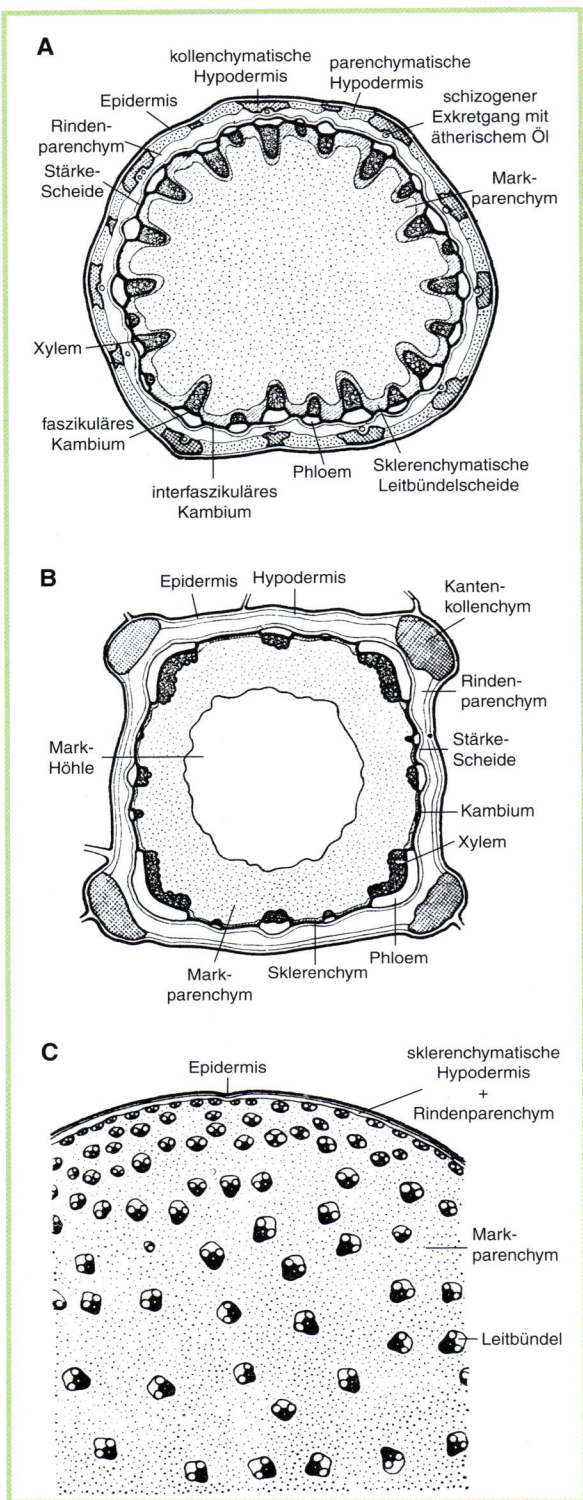

Abb. 2.21 Aufbau der primären Sprossachse. A. Petersilie (*Petroselinum crispum*). **B.** Taubnessel (*Lamium album*). **C.** Mais (*Zea mays*). (Aus Braune/Leman/Taubert, Pflanzenanatomisches Praktikum I, Gustav Fischer Verlag, Stuttgart 1983)

mehr oder minder zufällig über den ganzen Sprossquerschnitt verteilt scheinen (Abb. 2.21C). Die Leitbündel selbst können konzentrisch oder kollateral geschlossen gebaut sein, wobei die größten Bündel im Zentrum zu finden sind. Eine Unterteilung in Rinde und Zentralzylinder oder Mark ist nicht immer möglich. Häufig enthält nur eine schmale Schicht unterhalb der Epidermis keine Leitbündel und kann als primäre Rinde angesprochen werden. Sklerenchymatische Elemente sind häufig.

Sekundärer Bau des Sprosses

Die Doppelfunktion als Stütze und zwischen Blättern und Wurzeln vermittelnde Transportbahn erfordert eine Verdickung des Achsensystems, was häufig nur durch ein **sekundäres Dickenwachstum** in geeignetem Maße verwirklicht werden kann. Bei den **dikotylen Angiospermen und den Gymnospermen** geht das sekundäre Dickenwachstum der Sprossachse auf die Tätigkeit des Sprosskambiums zurück, das sich aus meristematischen Zonen unterschiedlicher Genese zusammensetzt. Zwischen Siebteil und Holzteil der offenkollateralen Leitbündel liegen Restmeristeme, so genannte **faszikuläre Kambien**. Sie werden durch **interfaszikuläre Kambien** so miteinander verbunden, dass ein geschlossener Ring meristematischer Zellen entsteht. Die interfaszikulären Kambien sind typische sekundäre Meristeme, die dadurch entstehen, dass Zellen des Markstrahlparenchyms reembryonalisieren. Der Kambiumring gibt nach beiden Seiten Zellen ab, die sich in unterschiedlicher Art und Weise zu Dauerzellen ausdifferenzieren.

Grundsätzlich wird – wie bei der Wurzel – nach außen hin eine **sekundäre Rinde** ausgebildet, die man als **Bast** bezeichnet. Die nach innen abgegebenen Zellen entwickeln sich zum **sekundären Xylem (Holz)**. Die Zellen des interfaszikulären Kambiums können u. U. weiterhin in beide Richtungen Parenchymzellen produzieren, so dass zwischen den Leitelementen breite, **sekundäre Markstrahlen** erhalten bleiben. Diesen Typ des sekundären Dickenwachstums – man nennt ihn *Aristolochia*-Typ – findet man bei Lianen, deren Sprossachsen nur mäßig verdickt und nicht selbsttragend starr versteift sind und so eine gewisse mechanische Flexibilität aufweisen. In anderen Fällen bildet das interfaszikuläre Kambium aber Leitgewebe, so dass zwischen den ursprünglichen Bündeln neue Leitelemente entstehen (*Ricinus*-Typ). Schließlich entsteht ein geschlossener Ring sekundären Leitgewebes, der nur von schmalen Markstrahlen unterbrochen ist. Im ausdifferenzierten Zustand lässt sich eine auf diese Weise verdickte Sprossachse kaum von einem dritten Typ,

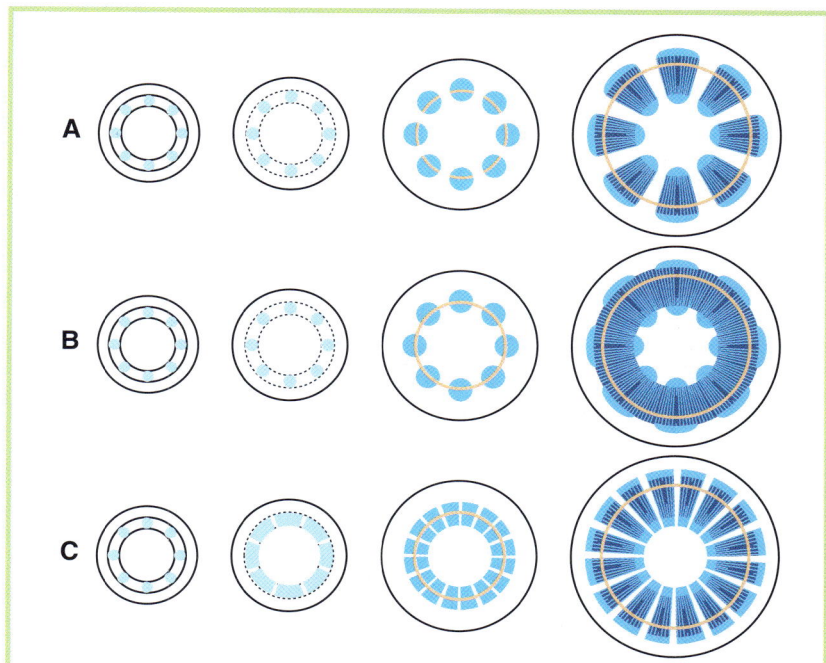

Abb. 2.22 Formen des sekundären Dickenwachstums bei den Dicotyledoneae. Übergang vom primären (linke Seite) zum sekundären (rechte Seite) Dickenwachstum. **A.** *Aristolochia*-Typ: Fasikuläres und interfasikuläres Kambium verbinden sich zu einem Ring, das interfaszikuläre Kambium liefert Markstrahlzellen. **B.** *Ricinus*-Typ: Auch das interfaszikuläre Kambium differenziert Holz und Bast. **C.** *Tilia*-Typ: Bereits im primären Zustand liegt ein nahezu geschlossener Kambiumring vor. (Nach: Deutschmann/ Hohmann/Sprecher/ Stahl, Pharmazeutische Biologie 3, Gustav Fischer Verlag, Stuttgart 1992)

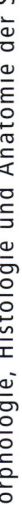

dem *Tilia*-Typ des sekundären Dickenwachstums, unterscheiden. Dort ist bereits primär ein Ring nicht differenzierten Prokambiums vorhanden, das während der Phase des sekundären Dickenwachstums einen fast geschlossenen Zylinder von Leitgewebe bildet. Es bleiben nur schmale, sekundäre Markstrahlen erhalten, die dadurch entstehen, dass der Kambiumring an manchen Stellen parenchymatische Zellen abgliedert (Abb. 2.22).

Bei der Mehrzahl der **Monocotyledoneae** erfolgt das Dickenwachstum ausschließlich primär von der Sprossspitze ausgehend. Selbst bei Palmen sind die teilweise recht hohen Stämme ausschließlich durch primäres Dickenwachstum entstanden. Nur einige baumartige Vertreter (*Aloe, Yucca, Dracaena*) zeigen ein sekundäres Dickenwachstum, das jedoch von jenem der Dicotyledoneae und Gymnospermae in wichtigen Punkten abweicht. Das sekundäre Meristem, aus dem das Dickenwachstum erfolgt, wird in den inneren Rindenzelllagen angelegt. Da die embryonalen Zellen nicht prosenchymatisch ausgebildet sind, kann nicht von einem echten Kambium gesprochen werden. Eine sekundäre Rinde wird nur in geringem Umfang gebildet. Der Holzkörper ist kompliziert gebaut und setzt in gewisser Weise die Gewebeanordnung der primär verdickten Sprossachse fort. Es entstehen sekundäre leptozentrische Gefäßbündel mit dazwischen liegendem sekundärem Parenchym. Zahlreiche Anastomosen verbinden die sekundären Bündel zu einem längsmaschigen Netz.

Holz

Das Holz erfüllt drei Grundfunktionen. Für die **Stützfunktion** ist ein Festigungssystem verantwortlich, den **Transport** von Wasser, Salzen und Assimilaten übernimmt ein Leitbahnsystem, die Speicherung von Assimilaten erfolgt in einem **Speichersystem**. Diese Grundfunktionen werden von **Holzfasern** (Libriformfasern), **Tracheiden, Tracheengliedern** und **Holzparenchymzellen** übernommen (Kap. 2.1.5). Um Gliederung, Funktion und Zusammenhang der jeweiligen Gewebebereiche verstehen zu können, muss das Holz im Querschnitt, radialen Längsschnitt und Tangential- bzw. Sekantalschnitt betrachtet werden (Abb. 2.23, 2.24). Im Querschnitt nimmt man die jährlichen Zuwachszonen als Jahresringe wahr. Außerdem sind Breite und Verlauf der Markstrahlen (Holzstrahlen) sichtbar. Im Radialschnitt erkennt man Höhe und Länge der Holzstrahlzellen, sowie deren Verknüpfung mit anderen Zelltypen. Man kann auch die Leitgefäße (Tracheiden oder Tracheen) gut voneinander unterscheiden. Im Tangentialschnitt unterscheiden sich wiederum Tracheen und Tracheiden, außerdem sieht man die Breite der Holzstrahlen, die jetzt quer geschnitten sind.

Das **Holz der Gymnospermae** (Abb. 2.24) ist relativ einfach und einheitlich gebaut (homoxyler Bau) und besteht im Wesentlichen aus **Tracheiden**, die sowohl der Festigung als auch dem Wassertransport dienen. Die Tracheiden sind untereinander über **Hoftüpfel**

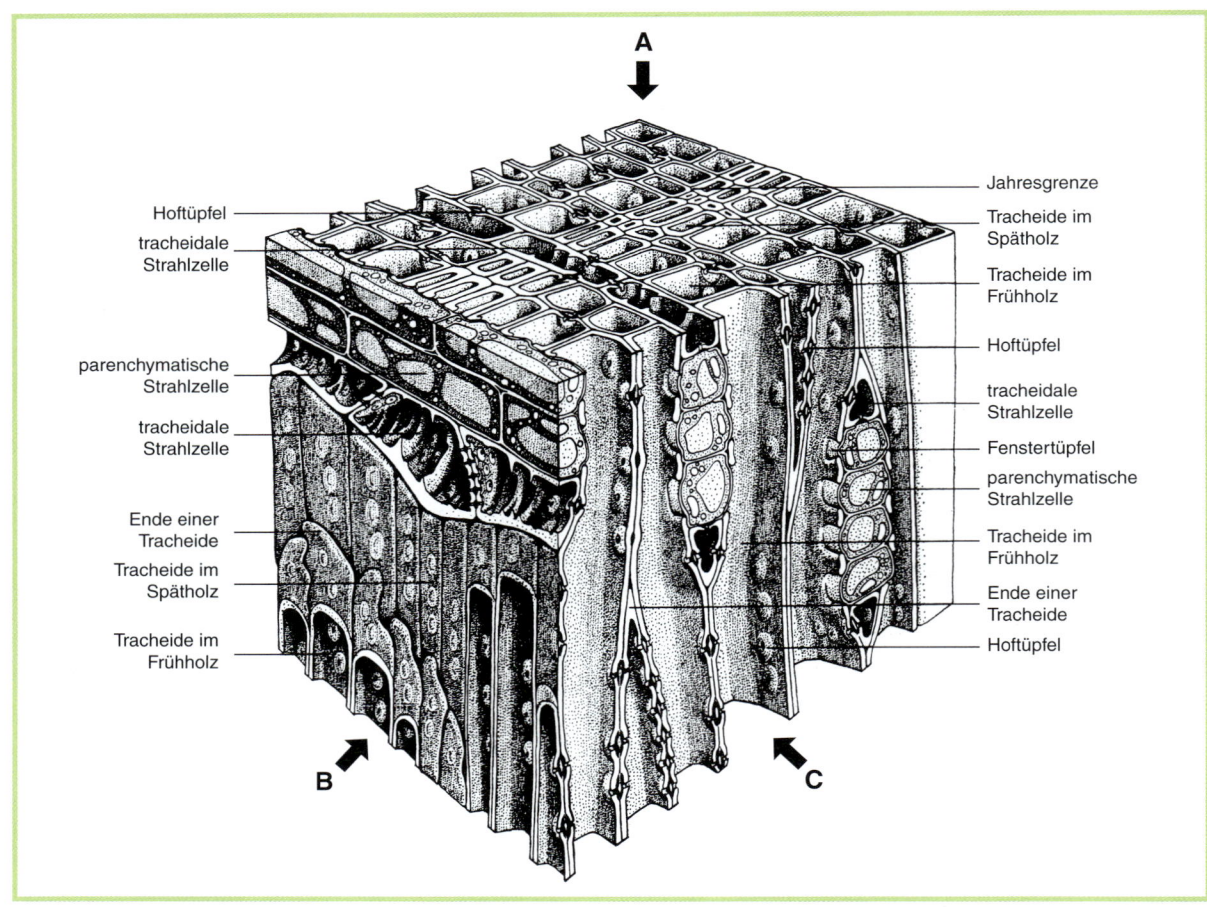

Abb. 2.23 **Holz der Gymnospermae.** Kiefer (*Pinus*); Querschnitt (**A**), Radialer Längsschnitt (**B**), Tangentialer Längsschnitt (**C**). (Aus Braune/ Leman/Taubert, Pflanzenanatomisches Praktikum I, Gustav Fischer Verlag, Stuttgart 1983)

verbunden. Parenchymatische Bereiche findet man lediglich in Form von **Holzstrahlen** oder als Drüsenepithel der **Harzgänge**. Im Bereich der Holzstrahlen sind einseitig zu den Tracheiden hin behöfte Tüpfel (Fenstertüpfel) zu erkennen. Die Möglichkeit eines radialen Wassertransports ist vielfach durch Holzstrahltracheiden gegeben, die in den Kanten der Holzstrahlen verlaufen. Die Harzgänge bilden ein Netzwerk, zusammengesetzt aus in den Holzstrahlen (radial) verlaufenden Bereichen und sich parallel zu den Tracheiden (axial) hinziehenden Teilen. Die Jahresringe sind auch makroskopisch deutlich zu erkennen. An einer Jahresringgrenze liegen zum Zentrum hin die englumigen Tracheiden des Spätholzes des vergangenen Jahres, nach außen hin die weitlumigen Gefäße des Frühholzes eines neuen Jahres.

Das **Holz der Dicotyledoneae** (Abb. 2.24) ist vergleichsweise kompliziert aufgebaut (heteroxyler Bau). Festigungs- bzw. Leitfunktion werden hier von unterschiedlichen Systemen übernommen. Die Hauptele-

mente des Leitsystems sind die **stark getüpfelten Tracheen** (Kap. 2.1.5). Durch eine geringere Tüpfelung geben sich die stützenden **Holzfasern** (Libriformfasern) zu erkennen. Der Anteil von Holzfasern am Holz beträgt bei vielen Arten mehr als 50 %. Daneben findet man die dünnwandigen **Ersatzfasern**, **Holzstrahlen** mit parenchymatischen Zellen und die **Holzparenchymzellen**. Das Verhältnis von Holzfasern zu Holzparenchym ist variabel und kann bei der Identifizierung von Holzdrogen von diagnostischer Bedeutung sein. Mark- und Holzstrahlen sind auffällig ausgeprägt und höher und breiter angelegt als bei den Nadelhölzern. So entsteht zusammen mit anderen parenchymatischen Bereichen ein Maschenwerk lebender Zellen, das bis zu 30 % des Holzkörpers ausmachen kann.

Wie bei den Nadelhölzern bilden sich auch bei den Laubhölzern in geographischen Breiten mit Jahreszeitenklima deutliche Jahresringe aus. Bei manchen Arten (z. B. *Quercus* – Eiche, *Castanea* – Esskastanie) werden die weitlumigen Tracheen nur zu Beginn des Jahres ge-

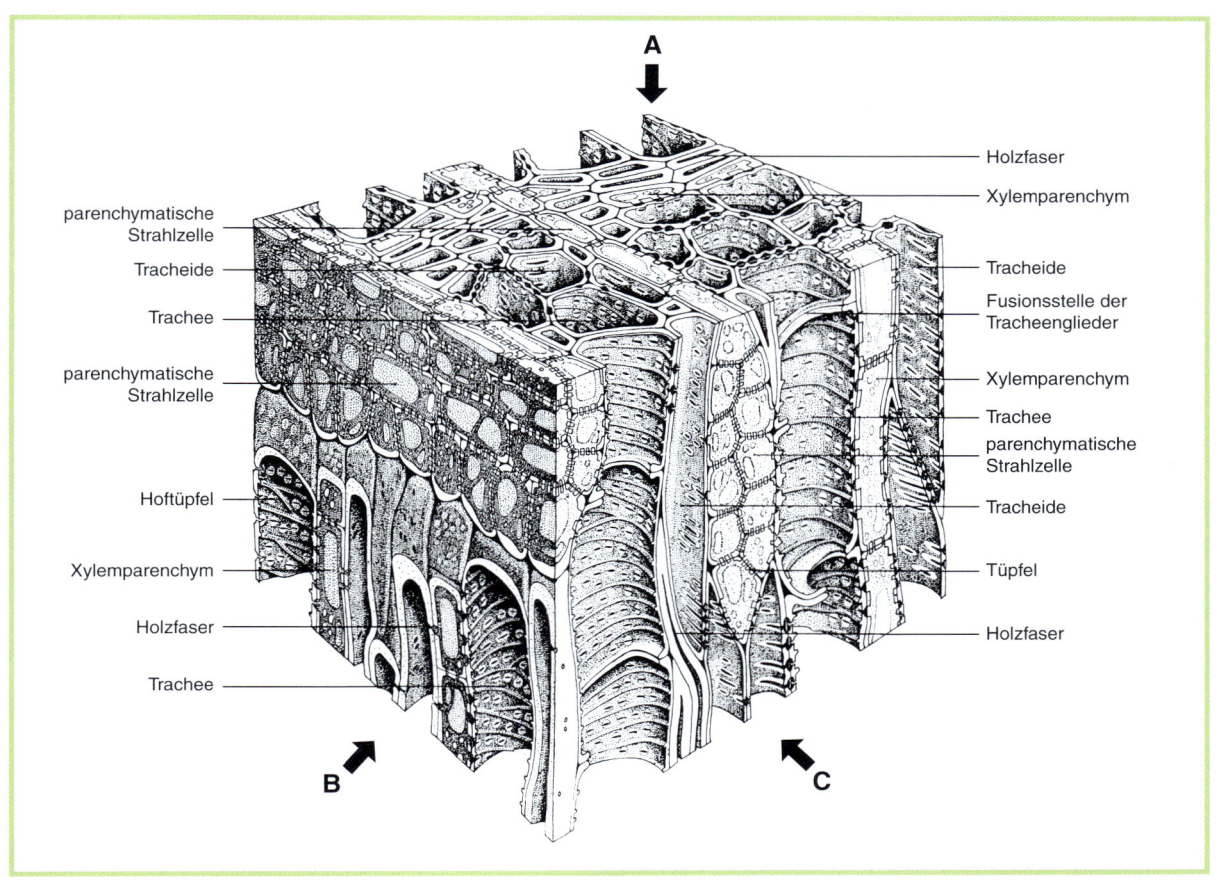

Abb. 2.24 Holz der Dicotyledoneae. Linde (*Tilia*); Querschnitt (**A**), Radialer Längsschnitt (**B**), Tangentialer Längsschnitt (**C**). Bei den Tracheen erkennt man die Fusionsstellen der Tracheenglieder und die Hoftüpfel in den Tracheenwänden. (Nach: Braune/Leman/Taubert, Pflanzenanatomisches Praktikum I, Gustav Fischer Verlag, Stuttgart 1983)

bildet. Sie sind dann ringförmig angeordnet, weshalb man solche Hölzer auch als **ringporig** (cyclopor) bezeichnet. Daneben gibt es **zerstreutporige Hölzer** (z. B. *Betula* – Birke, *Salix* – Weide, *Aesculus* – Rosskastanie); hier werden die Tracheen unregelmäßig über das ganze Jahr hinweg im Holz angelegt. Gegen Ende der Vegetationsperiode werden fast nur noch englumige Holzfasern gebildet. Die älteren – also weiter innen liegenden – Leitelemente werden nach und nach außer Funktion gesetzt. Bei den zerstreutporigen Hölzern dienen nur die Gefäße der letzten zehn bis zwanzig Jahre der Wasserleitung; bei den ringporigen sind es sogar nur jene der letzten zwei bis drei Jahre. Diesen Bereich bezeichnet man als **Splintholz.** Ein Abschotten der nicht mehr benötigten Gefäße erfolgt über den Verschluss der **Tüpfel** durch ihre **Tori** (Nadelhölzer) oder Verstopfen der Gefäße durch sackartige Ausstülpungen (**Thyllen**) benachbarter Parenchymzellen (Laubhölzer). In der Folge sterben auch die jetzt funktionslos gewordenen parenchymatischen Zellen ab.

Dieser Teil des Holzkörpers wird bei manchen Bäumen durch Einlagerungen von Phlobaphenen, Harzen und anderen Stoffen imprägniert und damit zum Wasser undurchlässigen Kernholz, das gegen den helleren Splintholzbereich häufig dunkler bräunlich abgesetzt ist.

Bast, Kork und Borke

Außerhalb des Kambiums findet man eine **sekundäre Rinde (Bast)** mit **sekundärem (Kork)** und **tertiärem Abschlussgewebe (Borke).** Die anatomischen Verhältnisse sind ausgesprochen komplex. Das Kambium bildet nach außen Bast, ein sekundäres Phloem, dessen Siebzellen nur in der Nähe des Kambiums funktionsfähig sind. Nach außen hin kollabieren sie und bilden eine hornartige Masse (Keratenchym). Die Entwicklung der Leitelemente in die Breite hält nicht mehr mit der Umfangsvergrößerung des wachsenden Stammes Schritt. Dennoch platzt die Rinde nicht auf. Dies liegt daran, dass sich Zellen des Markparenchyms antiklin teilen (Dilatation) und sich so zwischen den Siebbereichen ein immer breiter werdendes Füllgewebe ausbildet. Verstreut oder in mehr oder minder regelmäßigen Mustern trifft man in der sekundären Rinde auch **Bastfasern** oder **Steinzellennester** an. Die stärkste tangentiale Dehnung erfährt die Epidermis, die bald aufreißt und abstirbt. Vor diesem Zeitpunkt nimmt ein

sekundäres Kambium, das **Phellogen (Korkkambium)** seine Tätigkeit auf und bildet das **Periderm**, bestehend aus (von innen nach außen) Phelloderm, Phellogen und dem eigentlichen Kork (Phellem). Dieses sekundäre Abschlussgewebe ist an einigen Stellen von Lenticellen durchbrochen, die funktionell die Spaltöffnungen der Epidermis ersetzen. Das Phellogen ist in der Regel nur kurze Zeit aktiv, eine Ausnahme stellt z. B. die

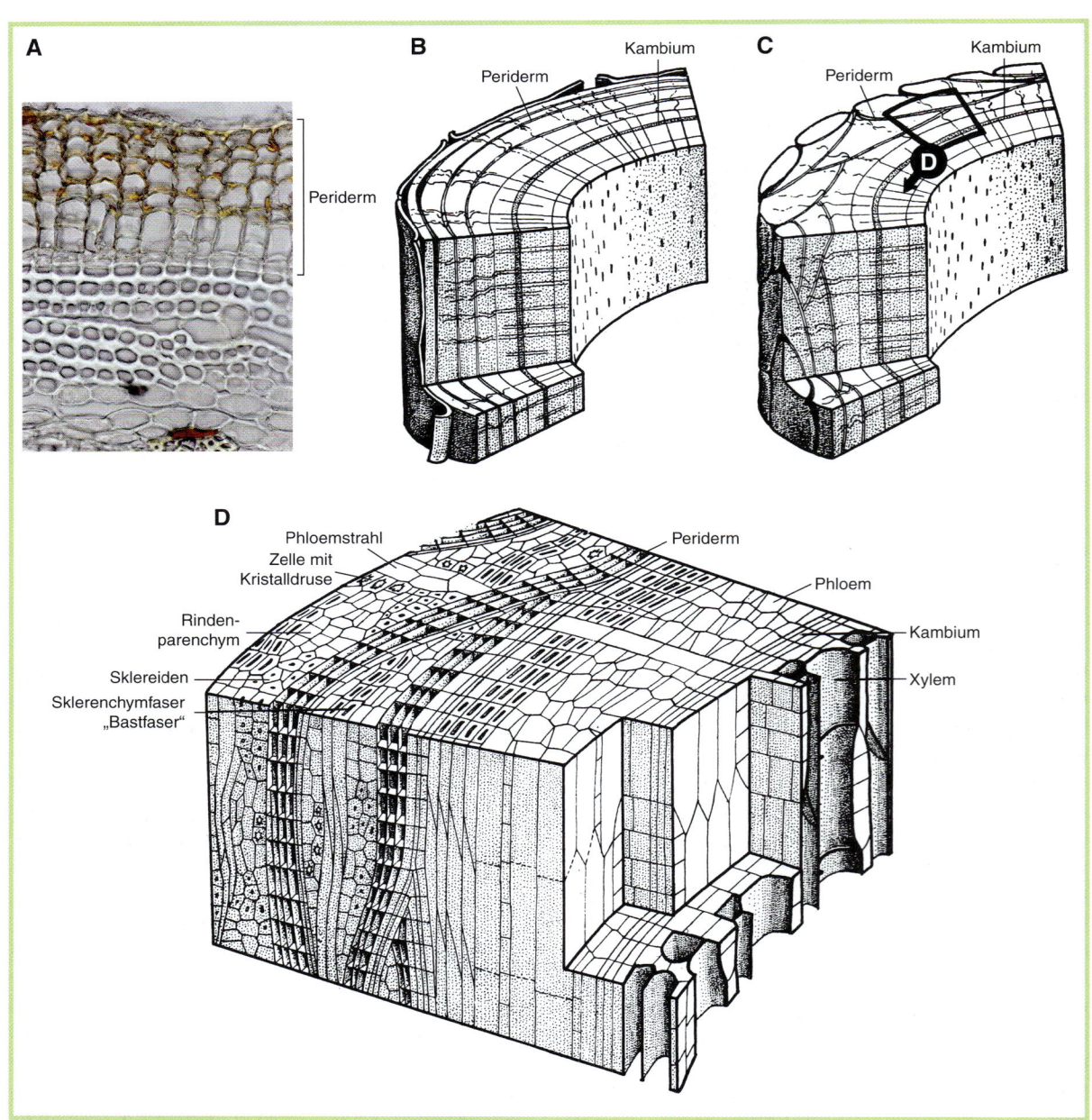

Abb. 2.25 Borke. A. Periderm und Plattenkollenchym in Holunder *Sambucus nigra*) (Aufnahme: Dr. B. Rahfeld, Halle). **B.** Ringelborke, **C.** Schuppenborke, **D.** Ausschnitt aus C vergrößert. (Aus Braune/Leman/Taubert, Pflanzenanatomisches Praktikum I, Gustav Fischer Verlag, Stuttgart 1983)

Buche (*Fagus sylvatica*) dar, deren erstes Korkkambium dauernd aktiv bleibt. Bei den meisten Bäumen werden in tiefer liegenden Schichten der Rinde immer wieder neue Korkkambien angelegt. Alle außerhalb des innersten Korkkambiums gelegenen Gewebe sterben dann ab, werden durch das fortschreitende Dickenwachstum tangential gedehnt und reißen schließlich auf. Es entsteht ein dicker Mantel einer toten, sich aber ständig von innen her erweiternden Borke. Die Borkenbildung geschieht auf unterschiedliche, für einzelne Baumarten typische Art und Weise. Eine **Ringelborke** entsteht, wenn das neue Korkkambium als geschlossener Ring angelegt wird (z. B. *Betula pendula* – Birke). In den meisten Fällen sind die Folgeperiderme jedoch nicht stammumfassend angelegt, sondern konvex gestaltet, d. h. sie grenzen ringsum an ältere Korklagen. Es bildet sich eine **Schuppenborke** (Abb. 2.25).

2.3.2 Definition von Herba-, Rhizom-, Cortex-, Lignum- und Stipites-Drogen

Herba-Drogen (Krautdrogen) bestehen aus den oberirdischen Teilen krautiger Pflanzen. Die entsprechenden Arzneibuchmonographien definieren, was genau in der jeweiligen Krautdroge enthalten sein darf bzw. was nach der Ernte abgetrennt werden muss. Häufig verlangen die Arzneibücher, dass eine bestimmte Krautdroge keine dicken Stängel oder keine Blüten bzw. Früchte enthalten darf (Tab. 2.6).

Rhizom-Drogen (Wurzelstockdrogen) bestehen aus unterirdischen Sprossorganen mit deutlich sichtbaren Blatt- oder Sprossnarben. Sie sind häufig mit Radix-Anteilen vermischt. Da andererseits auch Radix-Drogen häufig Rhizomanteile enthalten, nehmen manche Arzneibücher keine Rücksicht auf die unterschiedliche Anatomie und wenden den Sammelbegriff „Radix-Drogen" auch auf überwiegend rhizomhaltige Drogen an (Tormentillae „radix", s. Tab. 2.5. Eine Sonderform stellen Bulbus-Drogen (Zwiebel-Drogen) dar, die aus Rhizom (Zwiebelboden) und den Niederblättern (Zwiebelschuppen) des Sprosses bestehen (z. B. Scillae bulbus – Meerzwiebel).

Cortex-Drogen (Rindendrogen) bestehen aus dem außerhalb des Kambiums liegenden Bereich sekundär verdickter Sprossachsen oder Wurzeln. Die Arzneibücher legen fest, ob äußere Rindenschichten, also Kork oder Borke, in der Droge enthalten sein dürfen und von welchem Organ (Wurzel oder Spross) die Rinde stammt. Bei so genannten „geschälten" Rindendrogen (z. B. Cinnamomi cortex PhEur – Zimtrinde) sind Kork bzw. Borke entfernt worden (Tab. 2.7).

Lignum-Drogen (Holzdrogen) bestehen aus dem Teil eines sekundär verdickten Stammes, Zweiges oder einer Wurzel, der innerhalb des Kambiums liegt. Der Begriff Lignum ist ein pharmakognostischer Begriff und deckt sich nicht mit der botanischen Definition für Holz.

Stipites-Drogen (Stängeldrogen) bestehen ausschließlich aus Stängelanteilen einer Pflanze. Einziges gängiges Drogenbeispiel sind die Dulcamarae stipites (Bittersüßstängel).

2.4 Blatt

2.4.1 Struktur und Funktion

Die Blätter entspringen der Sprossachse. Sie stellen in ihrer Gesamtheit das dritte Grundorgan des Kormus dar. Die Gestaltung der Blätter ist äußerst vielfältig. Das typische Blatt ist als Laubblatt ein Organ des Aufbaus organischer Stoffe (**Assimilation**) sowie des Gasaustausches und der Wasserabgabe (**Transpiration**). Diese Funktionen bestimmen den inneren und äußeren Aufbau der Laubblätter, sowie deren Verteilung an der Pflanze. In Abweichung von der charakteristischen Ausgestaltung gibt es Sonderformen, z. B. Blattranken oder -dornen, die nicht mehr die ursprüngliche Aufgabe der grünen Blätter erfüllen.

2.4.1.1 Bildung und Entwicklung

Die Anlage der Blätter erfolgt am **Vegetationskegel**. Dicht unterhalb des Sprossscheitels findet man kleine Höcker, in denen Meristeme aktiv werden. Diese **Blattprimordien** lassen rasch eine Gliederung in Oberblatt und Unterblatt erkennen. Aus der **Oberblattanlage** entstehen die **Blattspreite** und der **Blattstiel**. Die **Unterblattanlage** bildet den **Blattgrund**. Dieser kann stark gegliedert sein und z. B. Nebenblätter (Stipeln) bilden, die für manche Pflanzenfamilien (z. B. Rosaceae) charakteristisch sind. **Nebenblätter** können zu winzigen Schuppen reduziert sein, aber auch der Blattspreite in Größe und Form ähneln. Die Nebenblätter des Hornklees (*Lotus corniculatus*) unterscheiden sich z. B. kaum von den 3 Fiedern der Blattspreite. Die „Blattquirle" der Labkräuter (*Galium*) setzen sich aus gleich gestalteten Blattspreiten und Nebenblättern zusammen. Als eine den Nebenblättern äquivalente Ausbildung ist die röhrenförmige **Ochrea** der Polygonaceen aufzufassen (Abb. 2.26). Bei den Poaceae (Süßgräsern) bildet der Blattgrund die familientypische Blattscheide. Das typische Blatt wächst vor allem in die Länge, etwas weniger in die Breite und kaum in die Dicke. Damit unterscheidet es sich in der Art des Wachstums deutlich von Spross und Wurzel.

Bei den **Angiospermae** unterscheiden sich die Blätter der einkeimblättrigen Pflanzen in einigen Punkten von jenen der zweikeimblättrigen. **Bei den Dicotyledoneae findet man häufig zusammengesetzte, also gefiederte bzw. gefingerte Blätter.** Das Wachstum kann zonal oder lokal unterschiedlich stark sein. Das zonale Wachstumsverhalten bedingt die Umrissform (herzförmig, eiförmig, lanzettlich, etc.), lokale Unterschiede im Randwachstum sind für die Ausgestaltung des Blattrandes verantwortlich (ganzrandig, wellig, gezähnt, gekerbt, gesägt, gelappt, fiederteilig, etc.). Die Ausbildung der **Blattnervatur** (Blattaderung) hängt eng mit den bis-

Tab. 2.6 Krautdrogen (PhEur)

Drogenbezeichnung	Stammpflanze(n)	Bestandteile der Droge
Agrimoniae herba	*Agrimonia eupatoria*	Blühende Sprossspitzen
Alchemillae herba	*Alchemilla xanthochlora*	Oberirdische Teile der blühenden Pflanze
Ballotae nigrae herba	*Ballota nigra*	Blühende Stängelspitzen
Centaurii herba	*Centaurium minus*	Oberirdische Teile der blühenden Pflanze
Centellae asiaticae herba	*Centella asiatica*	Oberirdische Teile
Chelidonii herba		Oberirdische Teile der blühenden Pflanze
Echinaceae purpureae herba	*Echinacea purpurea*	Blühende oberirdische Teile
Equiseti herba	*Equisetum arvense*	Sterile Sommertriebe, Hauptachse mit Seitensprossen
Fagopyri herba	*Fagopyrum esculentum*	Vor der Fruchtbildung geerntete oberirdische Teile
Fumariae herba	*Fumaria officinalis*	In voller Blüte geerntete oberirdische Teile
Hyperici herba	*Hypericum perforatum*	Blühende Triebspitzen
Leonuri cardiacae herba	*Leonurus cardiaca*	Oberirdische Teile der blühenden Pflanze
Lythri herba	*Lythrum salicaria*	Blühende Zweigspitzen
Marrubii herba	*Marrubium vulgare*	Oberirdische Teile zur Blütezeit
Meliloti herba	*Melilotus officinale*	Oberirdische Teile
Millefolii herba	*Achillea millefolium*	Oberirdische Teile
Origani herba	*Origanum onites, O. vulgare*	Blätter und Blüten, von Stängeln getrennt
Passiflorae herba	*Passiflora incarnata*	Schlingende Triebe mit Blättern, Blüten und jungen Früchten
Plantaginis lanceolatae folium	*Plantago lanceolata*	Blätter, Stängel und Blüten
Polygoni avicularis herba	*Polygonum aviculare*	Blühende oberirdische Teile
Serpylli herba	*Thymus serpyllum*	Oberirdische Sprosse der blühenden Pflanze
Solidaginis herba	*Solidago gigantea, S. canadensis* und deren Hybriden	Blühende oberirdische Teile
Solidaginis virgaureae herba	*Solidago virgaurea*	Blühende oberirdische Teile
Tanaceti parthenii herba	*Tanacetum parthenium*	Oberirdische Teile
Thymi herba	*Thymus vulgaris, Th. cygis*	Blätter und Blüten (so genannte gerebelte Droge)
Verbenae herba	*Verbena officinalis*	Während der Blüte geerntete oberirdische Teile
Violae herba cum flore	*Viola arvensis, V. tricolor*	Blühende oberirdische Teile

Tab. 2.7 Rindendrogen (PhEur)

Drogenbezeichnung	Stammpflanze(n)	Bestandteile der Droge
Cinchonae cortex Cinnamomi cortex	*Cinchona pubescens* und ihre Hybriden *Cinnamomum ceylanicum*	Rinde von Stamm und Ästen etwa 8 Jahre alter Bäume Sekundäre Rinde von Wurzelschösslingen (Blätter, Kork und primäre Rinde werden entfernt)
Frangulae cortex	*Rhamnus frangula*	Im Frühjahr geschälte, ein Jahr gelagerte (oder künstlich durch Erhitzen gealterte) Rinde von Zweigen und Stämmen
Pruni africanae cortex	*Prunus africana*	Rinde von Zweigen und Stämmen
Quercus cortex	*Quercus robur, Q. petraea, Q. pubescens*	Rinde frischer, junger Zweige
Rhamni purshianae cortex	*Rhamnus purshiana*	Im Frühjahr geschälte, ein Jahr gelagerte (oder künstlich durch Erhitzen gealterte) Rinde von Zweigen und Stämmen
Salicis cortex	*Salix purpurea* und andere Arten	Im Frühjahr geschälte Rinde junger Zweige

her genannten Wachstumsvorgängen zusammen (Abb. 2.27). Die Leitbündel des Blattes finden ihre Fortsetzung in den **Blattspursträngen** des Sprosses. Diese sind untereinander und mit dem stammeigenen Bündelsystem zu einem komplexen Netz verknüpft. In der Blattspreite sind außer dem medianen Bündel in

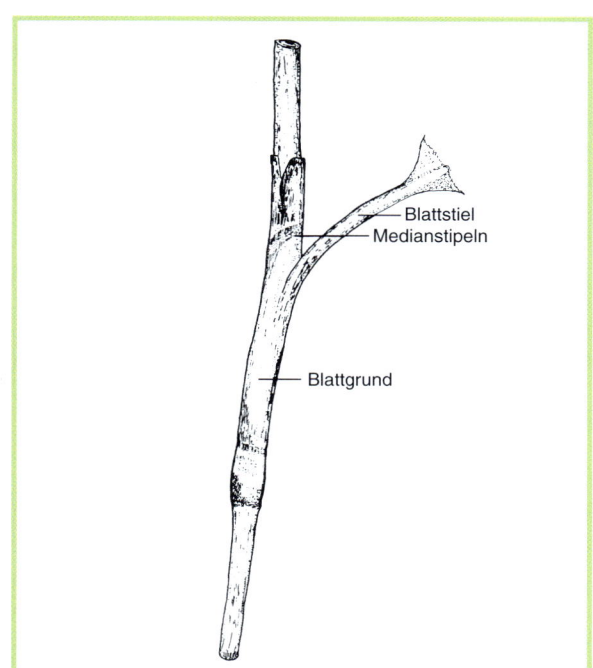

Abb. 2.26 Ochreabildung bei Knöterich (*Polygonum bistorta*). Nebenblätter und Blattgrund sind zu einer Scheide verwachsen. (Aus Leistner/Breckle, Pharmazeutische Biologie – Grundlagen und Systematik, 6. Aufl., Wiss. Verlagsges. Stuttgart 2000)

der Regel zwei Lateralbündel vorhanden. Nach Art der Verzweigung, besonders nach der Anordnung der direkt dem Mittelnerv entspringenden Sekundärnerven, unterscheidet man verschiedene Nervaturtypen (z. B. fiedernervig, netznervig). Nicht selten sind zwischen den Blattnerven Querverbindungen vorhanden; man spricht dann von anastomisierenden Leitbündeln. Häufig findet man einen durchgehenden Randnerv, der über **Anastomosen** mit den Blattnerven höherer Ordnung verbunden ist. Nur gelegentlich erscheinen Blätter zweikeimblättriger Pflanzen parallelnervig (*Plantago lanceolata* – Spitzwegerich, Droge: Plantaginis lanceolatae folium PhEur; *Digitalis lanata* – Wolliger Fingerhut. Hier ist die Ausbildung der Spreitenflügel und damit auch die Verzweigung der Nervatur stark reduziert; medianer Nerv und laterale Nerven dominieren.

Wesentlich einfacher sind die Blätter der Monocotyledoneae gebaut. Sie bilden in der Regel einfache, lang gestreckte, ganzrandige Blätter. Eine Gliederung in Stiel und Spreite ist nicht zu erkennen. Die Nervatur ist meist parallel oder bogig angeordnet (Ausnahme: *Paris quadrifolia* – Einbeere).

2.4.1.2 Blattstellung, Blattfolge, Blattformen

Die Anordnung der Blätter wird bestimmt durch die genetisch festgelegte **Blattstellung** und spätere, exogen beeinflusste **Torsionsbewegungen des Blattstiels**. Dadurch wird insgesamt eine optimale Lichtausnutzung gewährleistet. Verhältnismäßig ursprünglich ist die wechselständige (spiralige, schraubige) Anordnung der Blätter. Hier entsteht in einer Ebene immer nur eine Blattanlage. Die nächste Blattanlage wird auf einer

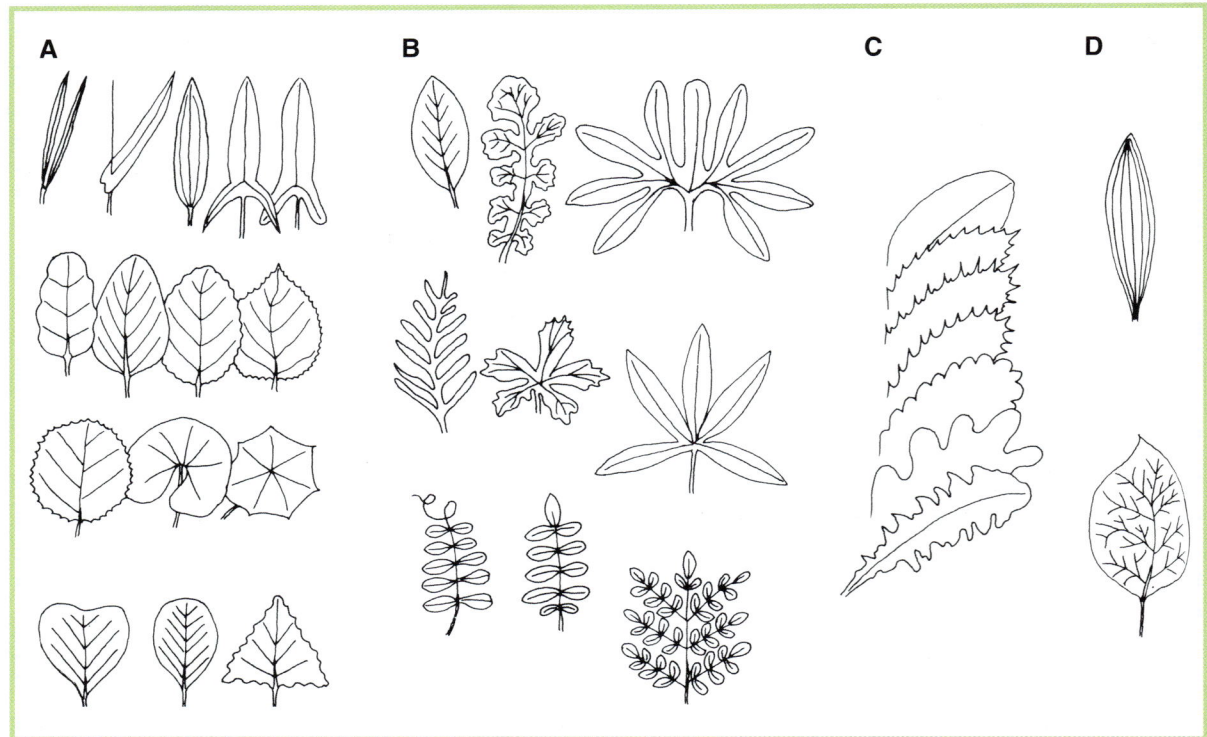

Abb. 2.27 Verschiedenartige Gestaltung der Laubblätter. Blattform (**A**), Blattteilung (**B**), Blattrand (**C**), Blattnervatur (**D**). (Aus Deutschmann/Hohmann/Sprecher/Stahl, Pharmazeutische Biologie 3, Gustav Fischer Verlag, Stuttgart 1992)

anderen Ebene und in einem bestimmten Winkel zur vorigen gebildet. Meist sind wechselständige Blätter in 2/5- oder 3/8-Stellung angeordnet: 6. und 11. Blatt (2/5-Stellung, Divergenzwinkel 144 °) bzw. 9. und 17. Blatt (3/8-Stellung, Divergenzwinkel 135 °) haben dann die gleiche Blattansatzstelle wie das 1. Blatt (Abb. 2.28). Bei **gegenständiger** Anordnung werden in einer Ebene zwei, bei **quirlständiger** (wirtelständiger) Anordnung mehrere Blattanlagen entwickelt. Aufeinander folgende Blattpaare bzw. -quirle stehen auf Lücke. Deutlich ist dies bei den **kreuzgegenständigen** (dekussierten) Blättern der Lippenblütler (Lamiaceae) zu erkennen.

Im Laufe der Entwicklung können an einer Pflanze unterschiedliche **Blattformen** beobachtet werden. Die regelmäßige Aufeinanderfolge unterschiedlich gestalteter Blattorgane am Spross bezeichnet man als **Blattfolge**. Die **Keimblätter** unterscheiden sich in aller Regel von den **Primärblättern**, an deren Stelle manche Pflanzen schuppenförmige Niederblätter besitzen (Abb. 2.29). Die **Speicherblätter der Zwiebeln** entsprechen den Niederblättern anderer Pflanzen. Die vollständig ausdifferenzierten, häufig kompliziert geformten Laubblätter nennt man **Folgeblätter**. Über den Folgeblättern stehen wieder einfacher gestaltete

Hochblätter, die schon dem Blütenbereich zugerechnet werden (Abb. 2.30). Hochblattanteile dominieren z. B. in der Droge Tiliae flos PhEur (Lindenblüten).

Blattdifferenzierungen können früher oder später auftreten. Bei den meisten *Eucalyptus*-Arten sind die **Jugendblätter** rundlich, die Folgeblätter jedoch lang sichelförmig. Auch der Efeu (*Hedera helix*) zeigt einen auffallenden Blattdimorphismus: die Jugendblätter unterscheiden sich deutlich von den **Altersblättern**. Schließlich können auch durch Umwelteinflüsse Blattform und -funktion verändert werden. Bei vielen Akazienarten sind die Jugendblätter charakteristisch gefiedert. Die Blattfiedern können bei Folgeblättern vollständig reduziert sein, der verbreiterte Blattstiel übernimmt als **Phyllodium** die Funktion der Spreite. Im Extremfall führen die unterschiedlichen Anforderungen an Blätter innerhalb der Blattfolge (= gleichen Entwicklungsgrades) zur **Heterophyllie**. So unterscheiden sich die **Unterwasserblätter** von Wasserpflanzen deutlich von den **Schwimmblättern**. Von der Heterophyllie ist die **Anisophyllie** abzugrenzen. Hier sind Laubblätter in unmittelbarer Nachbarschaft, manchmal am selben Nodus, durch den Einfluss der Symmetrie der Sprossachse unterschiedlich entwickelt. Beim Moosfarn (*Selaginella*) stehen zwei Reihen größerer Blätter auf

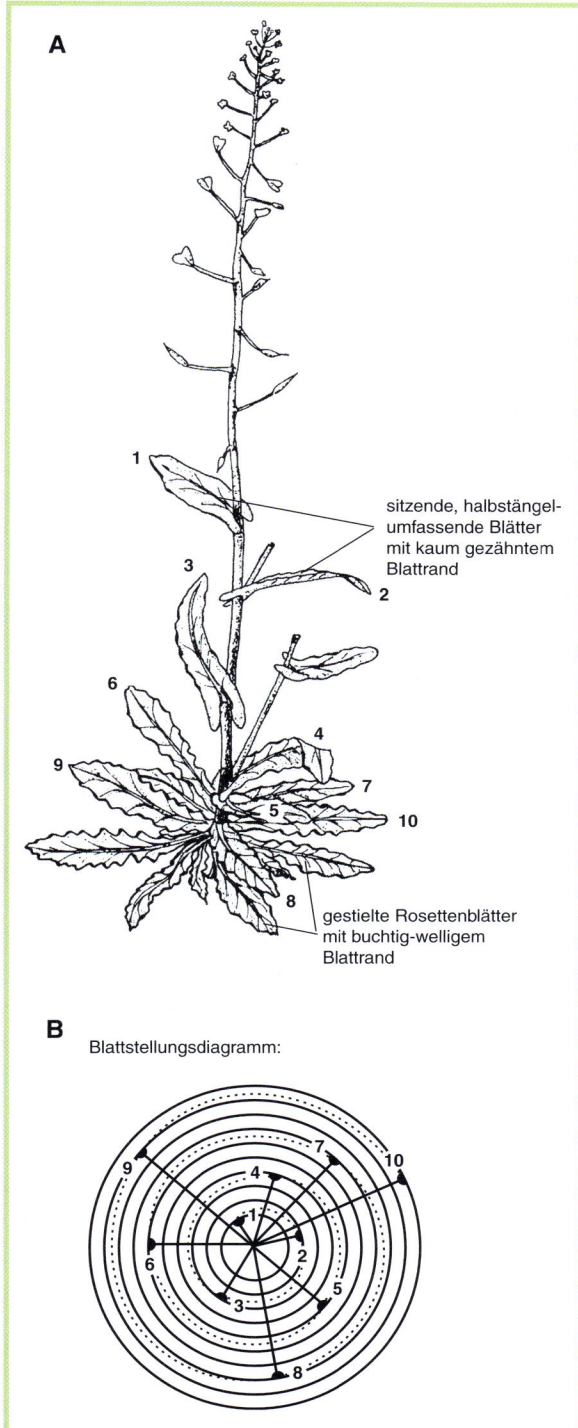

Abb. 2.28 Blattstellung. A. Hirtentäschelkraut (*Capsella bursa-pastoris*) als Beispiel einer Halbrosettenpflanze mit halbstängel-umfassenden Blättern in 3/8-Stellung. **B.** Das zugehörige Blatt-stellungsdiagramm. (Aus Leistner/Breckle, Pharmazeutische Bio-logie – Grundlagen und Systematik, 6. Aufl., Wiss. Verlagsges. Stuttgart 2000)

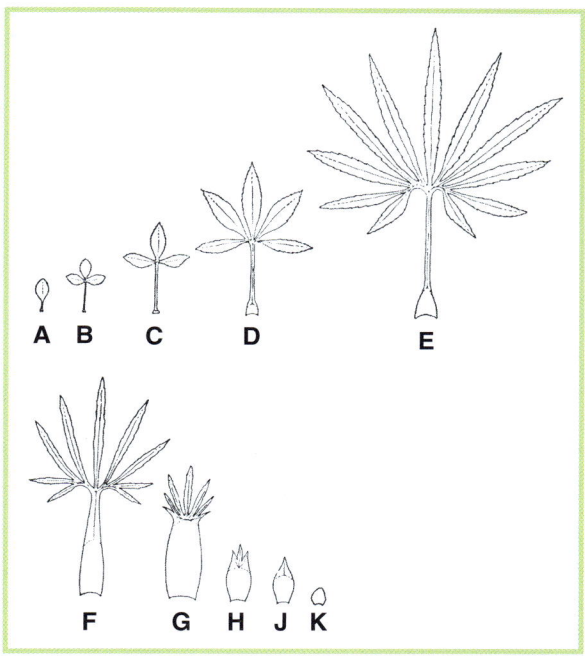

Abb. 2.29 Blattfolge bei Nieswurz (*Helleborus foetidus*)
A. Keimblatt, **B-C.** Jugendblätter, **D.** Laubblatt des ersten Jahres, **E.** Laubblatt des zweiten Jahres, **F.** Übergangsblatt, **G-J.** Hoch-blätter des dritten Entwicklungsjahres, **K.** Blütenhüllblatt (Aus Strasburger, 1998)

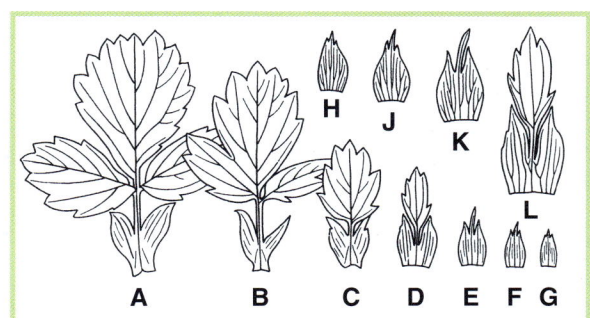

Abb. 2.30 Hochblattentwicklung bei Erdbeere (*Fragaria vesca*). **A.** Laubblattähnliches Hochblatt, **D-K.** verschiedene Hochblattfor-men. (Aus Kaussmann/Schiewer, Funktionelle Morphologie und Anatomie der Pflanzen, VEB Gustav Fischer Verlag, Jena 1989)

der Unterseite zwei Reihen kleinerer Blätter auf der Oberseite gegenüber.

Blattstiele oder terminale Spreitenbereiche können als **Blattranken** ausgestaltet sein. Ranken reagieren auf einen Berührungsreiz mit Krümmungsreaktionen und können so eine geeignete Stütze umfassen und der Pflanze Halt geben (Abb. 2.31).

Bei den Asteraceen ist die Blattverdornung weit ver-breitet (z. B. „Disteln" der Gattungen *Cirsium, Carduus*

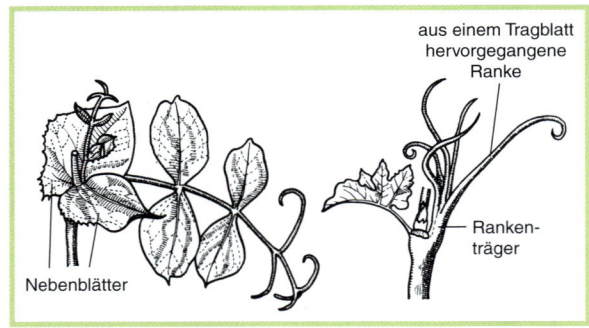

Abb. 2.31 Ranken. A. Umbildung einzelner Spreitenfiedern zu Ranken bei Erbse (*Pisum sativum*); **B.** Rankensystem bei Kürbis (*Curcubita pepo*). (Aus Kaussmann/Schiewer, Funktionelle Morphologie und Anatomie der Pflanzen, VEB Gustav Fischer Verlag, Jena 1989)

und *Carlina*). Während hier nur die Blattspitzen durch sklerenchymatisches Gewebe versteift werden, sind bei den eigentlichen **Blattdornen** die Spreitenflügel nur rudimentär entwickelt. Die Langtriebe der Berberitze

(*Berberis vulgaris*) sind mit meist dreispitzigen Blattdornen besetzt; nur die Kurztriebe tragen Laubblätter (Abb. 2.32).

Metamorphose, Analogie, Konvergenz, Homologie

Am Beispiel der vielfältigen morphologischen und funktionellen Sonderformen des Blattes kann man die Begriffe Metamorphose, Analogie, Konvergenz und Homologie gut erläutern und verstehen (Tab. 2.8). Unter **Metamorphose** versteht man die unterschiedliche Differenzierung einer bestimmten Grundstruktur als Anpassung an eine bestimmte Aufgabe und Funktion. So kann die Grundstruktur des Blattes als Laubblatt (Photosynthese), Blütenblatt (Schauapparat), Staubblatt (Pollenlieferant), Blattranke (Klammerorgan) usw. entwickelt sein, wobei häufig Zwischen- oder Übergangsformen auftreten. Letztlich entstehen einander unähnliche Strukturen, die sich jedoch in Herkunft und Grundstruktur entsprechen.

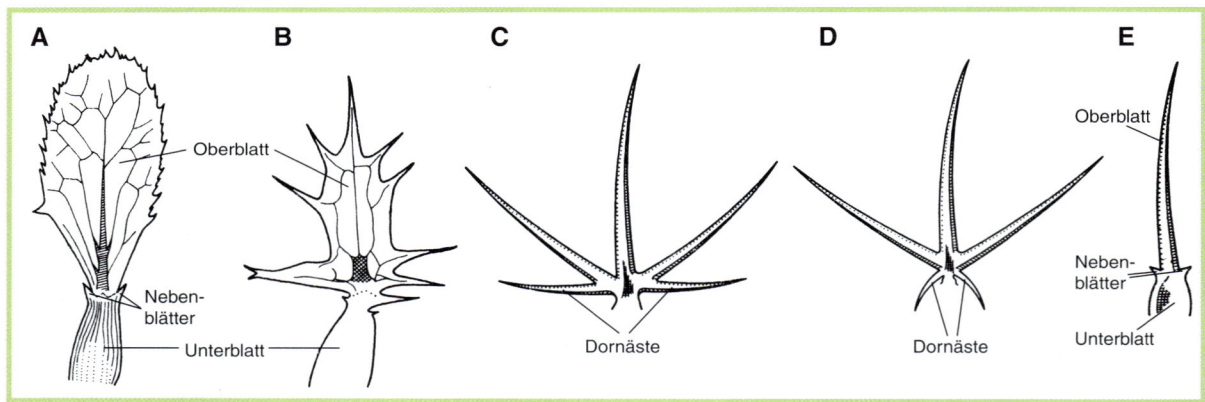

Abb. 2.32 Blattdornen und Laubblätter bei Berberitze (*Berberis vulgaris*). **A.** Laubblatt, **B.** Übergangsblatt, **C-E.** Dornblattformen, wobei die Dornäste sind in **E** völlig reduziert sind. (Aus Kaussmann/Schiewer, Funktionelle Morphologie und Anatomie der Pflanzen, VEB Gustav Fischer Verlag, Jena 1989)

Tab. 2.8 Analoge und homologe Strukturen (Beispiele)

Analoge Strukturen		Homologe Strukturen	
Assimilationsorgane	Algenthalli, Laubblätter, Phyllokladien, Assimilationswurzeln	**Blattorgane**	Keimblätter, Niederblätter, Folgeblätter, Hochblätter, Blattdornen, Blattranken, Phyllodien, Kelch-, Kron-, Staub-, Fruchtblätter
Befestigungsorgane	Rhizoide, Wurzeln, Sprossranken, Blattranken	**Wurzelorgane**	Luftwurzeln, Atemwurzeln, Haustorien, Wurzelknollen, Rüben
Speicherorgane	Rüben, Rhizome, Sprossknollen, Wurzelknollen	**Achsenorgane**	Rhizom, Ausläufer, Sprossknollen, Sprossranken, Sprossdornen, Phyllokladien

Man bezeichnet sie als einander **homolog**. Umgekehrt können Strukturen in ihrem Erscheinungsbild oder ihrer Funktion übereinstimmen, aber sich von unterschiedlichen Grundstrukturen ableiten. Man spricht dann von einander **analogen** Organen oder Strukturen. Die Blattdornen der Berberitze sind den Sprossdornen der Schlehe analog, die Sprossranken der Lianen sind den Blattranken der Erbse analog, die Sprossknollen der Kartoffel sind den Wurzelknollen der Süßkartoffel analog. In Anpassung an eine ähnliche Lebensweise können Lebewesen unabhängig von ihrer natürlichen Verwandtschaft ähnliche Strukturen mit vergleichbaren Funktionen ausbilden. Dieses Phänomen, das häufig mehrere Organe der zum Vergleich stehenden Organismen betrifft, bezeichnet man als **Konvergenz**. Eine ganze Reihe von Pflanzen der Trockengebiete zeigen **Sukkulenz** (Anlage von Wasser speichernden Geweben); so sind konvergent „Kakteen" bei unterschiedlichen Pflanzenfamilien, etwa den Cactaceae, Asclepiadaceae, Asteraceae und Euphorbiaceae, entstanden.

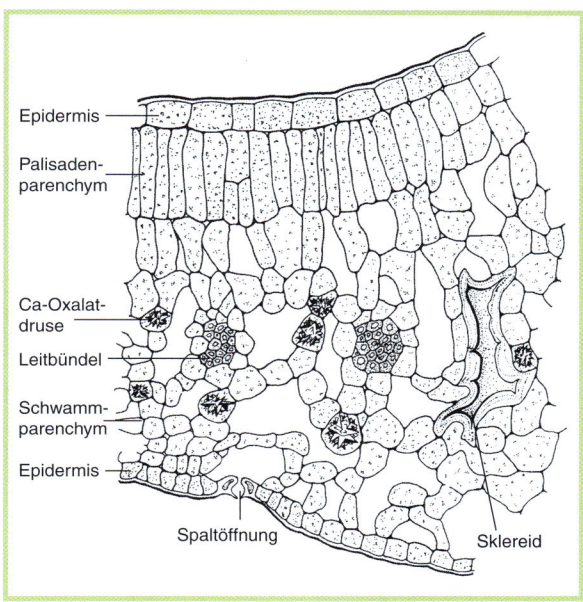

Abb. 2.33 Bifaziales Blatt von Tee (*Camellia sinensis*). (Aus Hohmann/Reher/Stahl-Biskup, Mikroskopische Drogenmonographien, Wiss. Verlagsges. Stuttgart 2001)

2.4.2 Anatomie des Blattes, taxonspezifische Merkmale

2.4.2.1 Blätter der Angiospermae

Die zunächst noch embryonalen Zellen der Blattanlagen (s. o.) teilen sich, und die abgegliederten Zellen differenzieren sich zu den charakteristischen Geweben des Blattes. Im typischen Fall ist das Blatt ein dorsiventral gebautes Organ (**bifaziales Blatt**), bei dem klar zwischen Ober- und Unterseite unterschieden werden kann (Abb. 2.33). Die Oberfläche eines solchen Blattes steht mehr oder minder senkrecht zum einfallenden Licht. Im Querschnitt kann man die folgenden Bereiche unterscheiden:

- Interzellularenfreie, dickwandige **obere Epidermis** mit einer Wasser abweisenden Cuticula
- Aus länglichen, chloroplastenreichen Zellen zusammengesetztes **Palisadenparenchym**
- Interzellularenreiches **Schwammparenchym**
- **Untere Epidermis** mit vergleichsweise dünnen Zellwänden und schwach entwickelter Cuticula.

Häufig bilden die Blattepidermen **Trichome** (Kap. 2.1.4.1). Außerdem sind in den Epidermen **Spaltöffnungen** vorhanden, die eine Regulierung des Gas- und Wasseraustausches ermöglichen. Spaltöffnungen können auf beiden Seiten des Blattes (**amphistomatisches Blatt**), ausschließlich auf der Blattunterseite (**hy**-

postomatisches Blatt) oder, wie beispielsweise bei Schwimmblättern, nur auf der Blattoberseite (**epistomatisches Blatt**) auftreten. Den gesamten Bereich zwischen den Epidermen bezeichnet man als **Mesophyll**. In das Mesophyll eingebettet, meist etwas nach unten abgedrängt und als erhabene „Adern" ausgeprägt, liegen die Leitelemente. Sie können von Kristallzellen begleitet sein (Kristallzellreihen, z. B. Sennae folium PhEur – Sennesblätter). Häufig sind die Leitbündel von **Sklerenchym- oder Kollenchymscheiden** umgeben. Durch sie wird die mechanische Festigkeit des Blattes erhöht. Die kegelstumpfförmigen, obersten Zellen des Schwammparenchyms, die man als **Trichterzellen** (Sammelzellen) bezeichnet, dienen u. a. der Ableitung der Assimilate aus den direkt nach oben anschließenden Palisadenzellen. In dem Bereich zwischen Palisaden- und Schwammparenchym findet man häufig auch chloroplastenfreie Idioblasten, z. B. **Kristallzellen**.

Bei manchen Pflanzen sind die Blätter so exponiert, dass sie von beiden Seiten gleichermaßen belichtet werden. Solche Blätter können **äquifacial** gebaut sein. Dies bedeutet, dass unter beiden Epidermen palisadenartige Parenchyme liegen (z. B. Sennae folium PhEur – Sennesblätter, s. Abb. 2.34).

Als **unifazial** bezeichnet man jene Blätter, bei denen die Blattspreite nur bzw. überwiegend aus der Unterseite der Blattanlage hervorgegangen ist, z. B. die Rundblätter des Schnittlauchs (*Allium schoenoprasum*). Hier

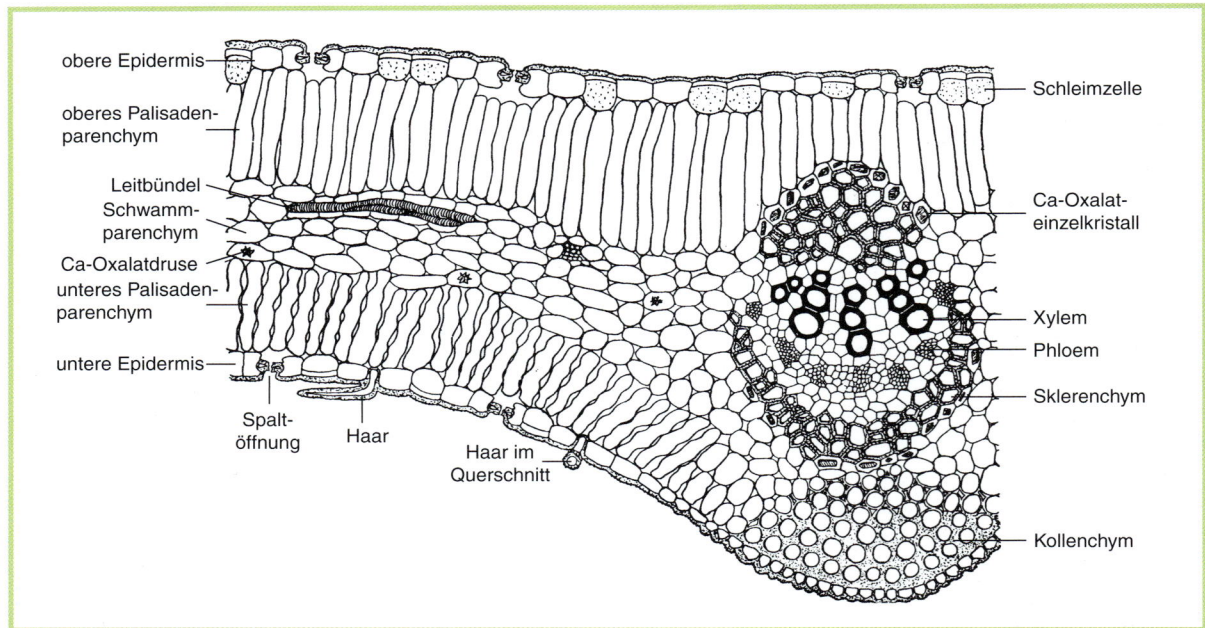

Abb. 2.34 Äquifaziales Blatt. Querschnitt durch das Blatt von Senna (*Senna acutifolia*). Der Mittelnerv ist getroffen, deutlich sind obere und untere Palisadenschicht zu erkennen. (Aus Hohmann/Reher/Stahl-Biskup, Mikroskopische Drogenmonographien, Wiss. Verlagsges. Stuttgart 2001)

kann nicht zwischen Blattunter- und -oberseite unterschieden werden. Auch eine Trennung in Palisaden- und Schwammschicht ist nicht möglich. Ein unifaciales Blatt kann leicht an der Anordnung seiner Leitbündel erkannt werden. Im typischen Rundblatt sind sie als Ring angelegt, im abgeflachten Blatt sind sie in zwei übereinander liegenden Reihen angeordnet.

2.4.2.2   Nadelblätter

Eine Besonderheit stellen die Blätter der Nadelhölzer dar (Abb. 2.35). Die Spaltöffnungen sind in das Blatt eingesenkt. Die Epidermiswände sind stark verdickt und lassen nur ein enges Lumen frei. Unter der Epidermis liegt eine ein- bis mehrschichtige Hypodermis mit verstärkten Zellwänden. Besonders an den Blattkanten folgen auf die hypodermalen Zellschichten noch dickwandige Sklerenchymfasern. Nach innen folgt das Chloroplasten führende Mesophyll mit eigenartig geformten Zellen. In das Lumen der Zellen ragen Zellwandleisten hinein, die die innere Oberfläche vergrößern. Harzkanäle, die häufig von einer Sklerenchymscheide umgeben sind, durchziehen das Mesophyll. Eine lückenlose Endodermis grenzt das Mesophyll vom Zentralzylinder ab. Innerhalb der Endodermis, in ein Transfusionsgewebe eingebettet, liegen meist zwei offen-kollaterale Leitbündelstränge. Das Transfu-

sionsgewebe vermittelt den Stofftransport zwischen Leitgewebe und Mesophyll.

2.4.2.3   Spaltöffnungen

Der lebensnotwendige Gasaustausch zwischen Blattgeweben und der Atmosphäre erfolgt über Spaltöffnungen (Stomata). Gehäuft treten sie in der unteren Epidermis von Laubblättern auf, wo häufig 100 bis 500 Stomata pro Quadratmillimeter zu erkennen sind. Man findet sie aber auch in den Epidermen von Blattoberseiten, Sprossen und Blütenblättern, jedoch nie an Wurzeln. Spaltöffnungen bestehen aus zwei länglichen Schließzellen mit ungleichmäßigen Wandverdickungen, die nur an ihren Enden fest miteinander verbunden sind, in der Mitte aber einen Spalt freilassen. Die Weite des Spaltes kann durch Verformungen der Schließzellen reguliert werden. Unter dem Spalt befindet sich ein zellfreier Raum, der mit dem Interzellularensystem des Mesophylls in Verbindung steht. Die Wände der direkt an die Schließzellen angrenzenden Parenchymzellen sind meist cutinisiert.

Das Funktionsprinzip der Stomata beruht auf Veränderungen des Turgors der Schließzellen. Bei vollturgeszenten, aufgeblähten Schließzellen ist der Spalt maximal geöffnet; bei Wassermangel erschlaffen die Schließzellen, der Spalt schließt sich. Bei prinzipiell

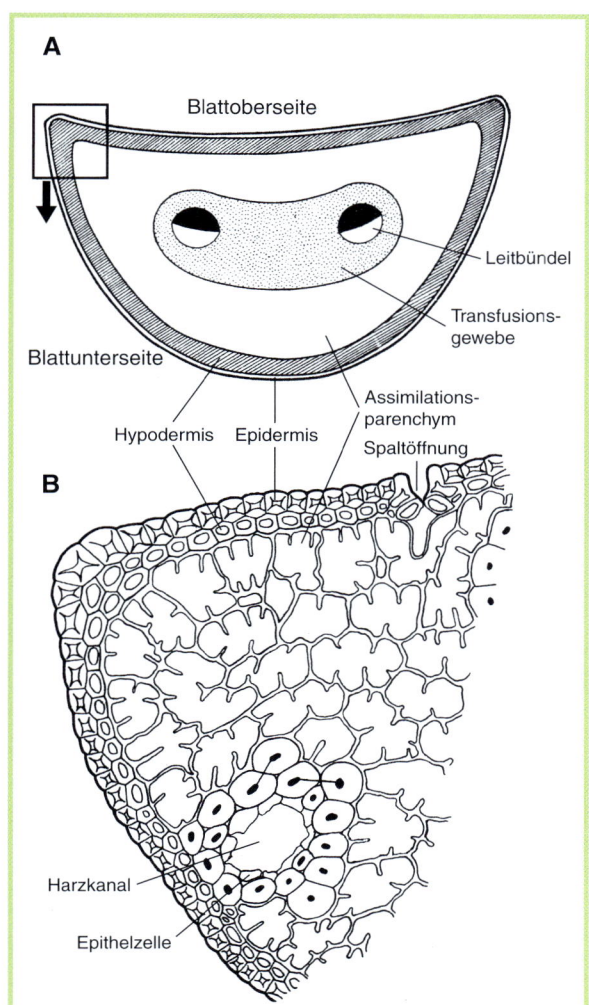

Abb. 2.35 **Nadelblatt. A**. Querschnitt durch ein Nadelblatt von Kiefer (*Pinus sylvestris*). Schemazeichnung. **B**. Detaildarstellung des in (A) markierten Blattbereichs. (Aus Kaussmann/Schiewer, Funktionelle Morphologie und Anatomie der Pflanzen, VEB Gustav Fischer Verlag, Jena 1989)

gleicher Funktionsweise unterscheiden sich die Schließapparate unterschiedlicher Taxa im Feinbau doch so deutlich, dass verschiedene Typen gegeneinander abgegrenzt werden (Abb. 2.36 A, B, C). Der *Mnium*-**Typ** ist bei den Moosen und Farnen verbreitet. Die Schließzellen sind nur wenig verdickt. Nimmt der Turgor zu, runden sich die im Querschnitt ovalen Schließzellen ab, so dass ihr horizontaler Durchmesser geringer wird, die Schließzellen also auseinander treten. Beim *Amaryllis*-**Typ** ist die Bauchwand kräftig verstärkt. Bei Turgorerhöhung wölben sich die bohnenförmigen Schließzellen in die Nebenzellen vor; die Bauchwände werden dabei mitgezogen und der Spalt öffnet sich. Bei vielen

Vertretern der Dicotyledoneae findet man den *Helleborus*-**Typ** der Spaltöffnungen. Die Öffnungsbewegung verläuft als Drehbewegung um eine Art Gelenk. Diese biegsamen Bereiche („Hautgelenke") sind als weniger verdickte Stelle in der Außenwand der Nebenzellen zu erkennen. Bei Turgorerhöhung wölben sich die Schließzellen schräg nach innen.

Beim **Gramineen-Typ** der Süß- und Sauergräser sind die Schließzellen hantelförmig (Abb. 2.37 A, B). Die dünnwandigen Enden dehnen sich bei Turgorerhöhung aus und drängen dadurch die starren Mittelteile auseinander; der Spalt öffnet sich. Tief eingesenkt in das umgebende epidermale und subepidermale Blattgewebe sind die Spaltöffnungen vom **Gymnospermen-Typ**, den man bei den Nadelhölzern antrifft (Abb. 2.37 C). Zwischen Nebenzellen und Schließzellen liegt ein Hautgelenk. Bei steigender Turgeszenz werden die Seitenwände der Schließzellen nach schräg oben in die Nebenzellen gepresst. Dabei weichen die sich berührenden Schließzellkanten auseinander.

Häufig unterscheiden sich die den Schließzellen direkt benachbarten Zellen von den übrigen Epidermiszellen. Solche Nebenzellen haben Anteil an der Funk-

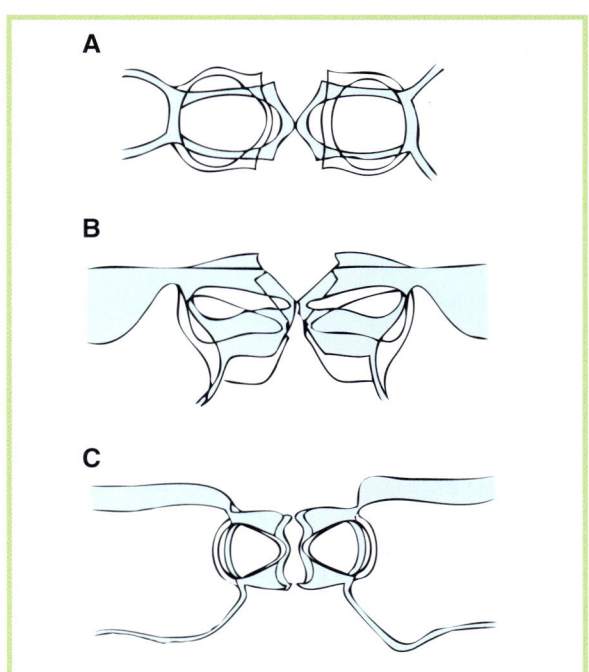

Abb. 2.36 **Spaltöffnungen** im Querschnitt. **A**. *Mnium*-Typ der Moose und Farne. **B**. *Helleborus*-Typ vieler Dicotyledoneae. **C**. *Amaryllis*-Typ bei vielen Monocotyledoneae, Hellblau: Spalt geschlossen, weiß: Schließzellen turgeszent, Spalt geöffnet. (Aus Leistner/Breckle, Pharmazeutische Biologie – Grundlagen und Systematik, 6. Aufl., Wiss. Verlagsges. Stuttgart 2000)

2 Morphologie, Histologie und Anatomie der Samenpflanzen

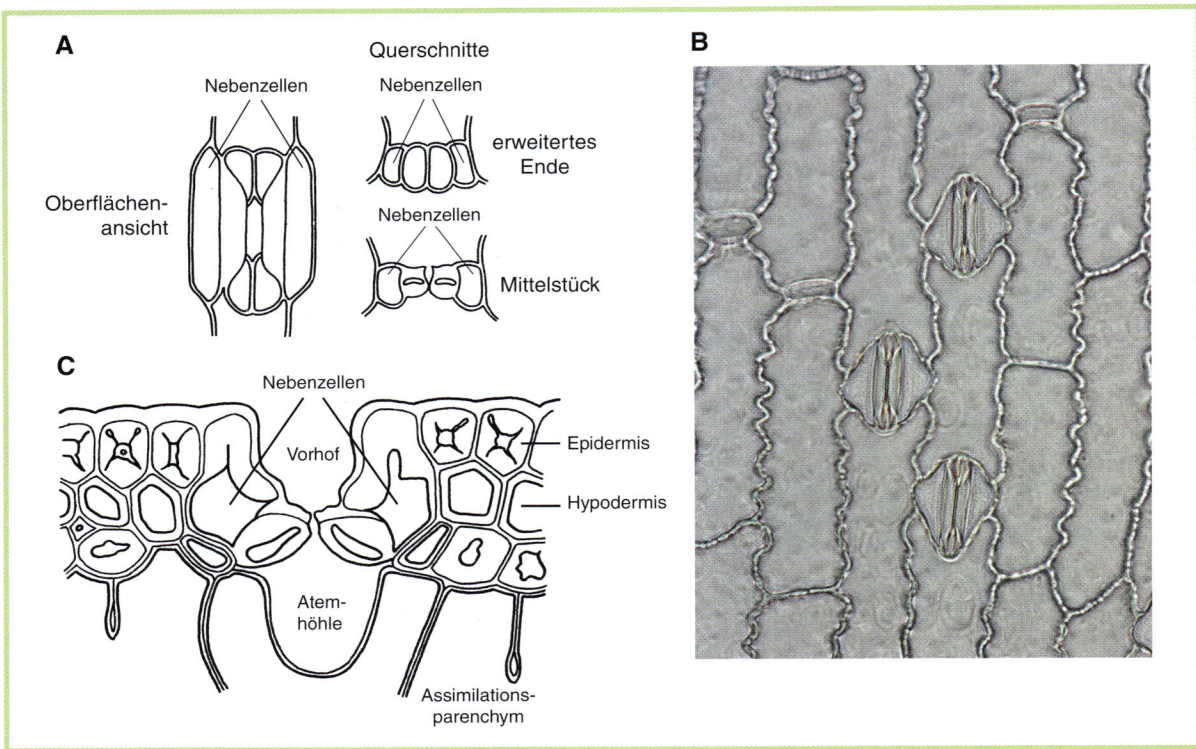

Abb. 2.37 A. Gramineen-Typ bei Rispengras (*Poa annua*) in der Oberflächenansicht und im Querschnitt durch das erweiterte Ende bzw. durch das Mittelstück des Schließapparates. **B.** Spaltöffnung von Gerste (Hordeum vulgare). (Aufnahme: Dr. B. Rahfeld, Halle). **C. Gymnospermen-**Typ bei Kiefer (*Pinus mugo*) im medianen Querschnitt. (Aus Kaussmann/Schiewer, Funktionelle Morphologie und Anatomie der Pflanzen, VEB Gustav Fischer Verlag, Jena 1989

tion des Spaltöffnungsmechanismus und bilden zusammen mit den Schließzellen den Spaltöffnungsapparat. Aufgrund der Anordnung der Nebenzellen können unterschiedliche Spaltöffnungstypen unterschieden werden. Sie stellen ein wichtiges Merkmal für die Drogendiagnostik dar.

Der **diacytische Typ** besitzt zwei Nebenzellen, deren gemeinsame Wand senkrecht (*dia*gonal) zum Spalt liegt. Man bezeichnet diese Anordnung auch als Caryophyllaceen-Typ und findet ihn z. B. bei den Lamiaceen-Drogen. Beim **paracytischen Typ** liegen die Nebenzellen seitlich (*para*llel) an. Diesen Typ nennt man auch Rubiaceen-Typ, er kommt aber ebenso in anderen Familien vor (z. B. Sennae folium PhEur – Sennesblätter; Familie: Fabaceae. **Anisocytisch** sind Spaltöffnungsapparate mit mehreren – häufig drei – Nebenzellen, von denen eine deutlich kleiner als die übrigen ist. Diesen so genannten Brassicaceen-Typ trifft man z. B. auch bei der Droge Belladonnae folium PhEur (Belladonnablätter, Familie: Solanaceae) an. Schließlich unterscheidet man noch den **anomocytischen Typ** mit einer unregelmäßigen Anordnung von in der Regel mehr als drei Nebenzellen. Man spricht hier auch vom Ranunculaceen-

Typ und findet diesen Aufbau z. B. bei Farfarae folium (Huflattichblätter, Familie: Asteraceae) oder Digitalis purpureae folium PhEur (*Digitalis-purpurea*-Blätter, Familie: Plantaginaceae). Beim **cyclocytischen Typ** liegen viele Nebenzellen ringförmig angeordnet um die Schließzelle. Man nennt ihn auch Celastraceen-Typ und findet ihn z. B. bei *Piper*- und *Citrus*-Arten, Familie: Piperaceae bzw. Rutaceae. Schließlich unterscheidet man noch den **tetracytischen Typ**, den man bei den Monocotyledoneae antrifft (Abb. 2.38)

Über den relativen Anteil von Spaltöffnungen in der Epidermis gibt der **Spaltöffnungsindex** Auskunft. Er errechnet sich nach der Formel

$$\frac{100 \times S}{E + S}$$

dabei steht S für die Anzahl der Spaltöffnungen einer definierten Blattoberfläche, E für die Anzahl der Epidermiszellen (einschließlich Trichome) der gleichen Fläche. Über ihren Spaltöffnungsindex lassen sich z. B. Blätter von *Alexandriner Sennes* von jenen der *Tinnevelly Sennes* unterscheiden (Droge: Sennae folium PhEur – Sennesblätter).

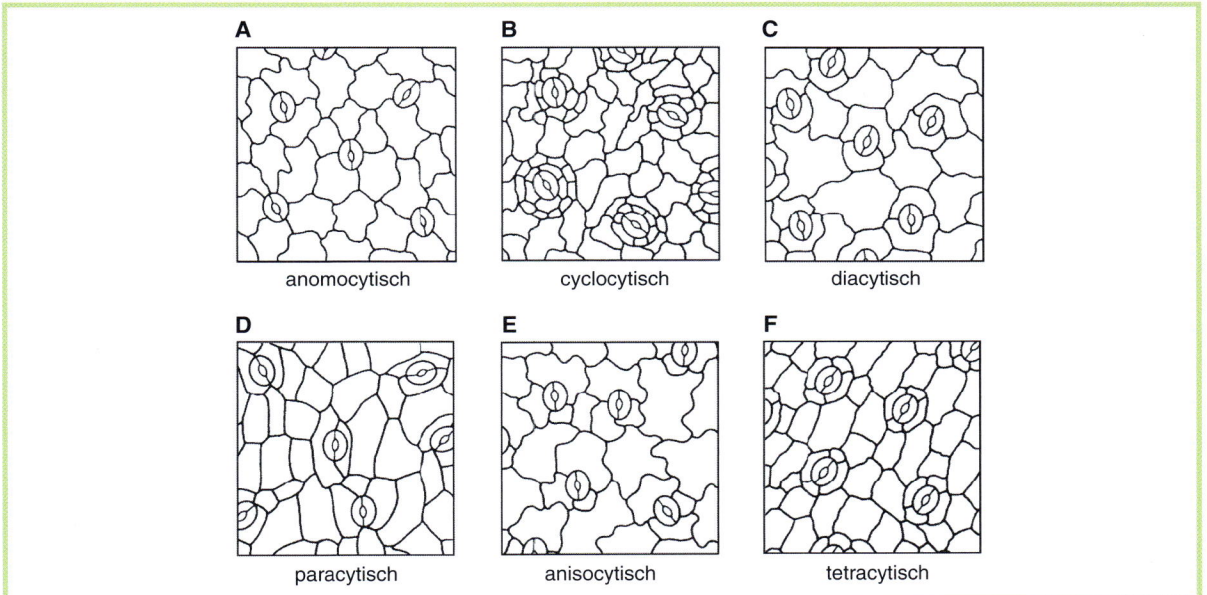

Abb. 2.38 Spaltöffnungsapparate bei den Angiospermae (verschiedene Typen aufgrund der Anordnung der Nebenzellen). **A. Anomo-cytisch:** Keine deutlich erkennbaren Nebenzellen oder eine unbestimmte Zahl an Nebenzellen (Ranunculaceen-Typ, auch bei Aceraceae, Berberidaceae, Cucurbitaceae, Malvaceae, Papaveraceae, Primulaceae, Rosaceae, Scrophulariaceae). **B. Cyclocytisch:** Viele Nebenzellen liegen ringförmig angeordnet um die Schließzellen (Celastraceen-Typ). **C. Diacytisch:** Stets mit zwei Nebenzellen, deren Querwände senkrecht zum Spalt liegen (Caryophyllaceen-Typ), auch bei Acanthaceae, oft bei Lamiaceae, Solanaceae, Verbenaceae). **D. Paracytisch:** Stets mit zwei Nebenzellen, die den Schließzellen seitlich anliegen (Rubiaceen-Typ), auch bei Convolvulaceae, Hypericaceae, Ma-gnoliaceae). **E. Anisocytisch:** Meist drei Nebenzellen, von denen eine auffällig kleiner ist als die anderen beiden (Brassicaceen-Typ) auch bei Loganiaceae, Urticaceae. **F. Tetracytisch:** Vier Nebenzellen, zwei der Nebenzellen oft deutlich kleiner, oft als regelmäßiges Zeltmuster bei Monocotyledoneae. (Aus Leistner/Breckle, Pharmazeutische Biologie – Grundlagen und Systematik, 6. Aufl., Wiss. Verlagsges. Stuttgart 2000)

2.4.3 Definition von Folium-Drogen

Folium-Drogen (Blattdrogen) bestehen aus den Folge-blättern der betreffenden Stammpflanze(n), sind also i. a. reine Laubblattdrogen, wobei anteilmäßig die Blatt-spreite überwiegt (Tab. 2.9). Sonderformen stellen die Bulbus-Drogen dar. Blattdrogen sind im mikroskopi-schen Bild vor allem anhand der Behaarung, dem Vor-kommen von Kristallidioblasten und der Anordnung der Nebenzellen der Spaltöffnungen zu identifizieren.

2.5 Blüte

Die Blüte entwickelt sich aus einem Vegetationskegel des Sprosses. Nacheinander werden Kelch-, Kron-, Staub- und Fruchtblätter angelegt. Mit der Ausbildung der Fruchtblätter ist das meristematische Gewebe des Vegetationskegels „verbraucht". Die Blüte stellt einen im Wachstum begrenzten Kurzspross dar, der mit Spo-rophyllen besetzt ist. Alle Blattorgane der Blüte sind stark metamorphosiert und dienen direkt (Staub-, Fruchtblätter) oder indirekt (Hoch-, Kelch-, Kron-blätter) der sexuellen Fortpflanzung. Ihre charakteristi-sche Ausgestaltung findet die Blüte bei den Angio-spermae.

2.5.1 Struktur und Funktion der Blüte

2.5.1.1 Morphologie der Blüte

In ihrer typischen Form zeigt die Blüte eine Gliederung in **Calyx** (Kelch), **Corolle** (Krone), **Stamina** (Staubblät-ter) und **Karpelle** (Fruchtblätter) (Abb. 2.39). Den Teil der Sprossachse, der die Blütenorgane trägt, nennt man Receptaculum (Blütenachse).

Die **Calyx** besteht in der Regel aus grünen, derb gebauten **Sepalen** (Kelchblättern). Sie übernehmen Schutz- und Stützfunktion für die nach innen folgen-den zarten, häufig gefärbten **Petalen** (Kronblätter), die gemeinsam die **Corolle** bilden. Sie stellt in dieser

Tab. 2.9 Blattdrogen (PhEur)

Drogenbezeichnung	Stammpflanze(n)	Bestandteil der Droge
Althaeae folium	*Althaea officinalis*	Laubblätter
Belladonnae folium	*Atropa belladonna*	Blätter und blühende Zweigspitzen
Betulae folium	*Betula pendula, B. pubescens*	Im Frühjahr geerntete Laubblätter
Boldi folium	*Peumus boldus*	Blätter
Crataegi folii cum flore	*Crataegus monogyna, C. laevigata* und weitere Arten	Blühende Zweigspitzen
Cynarae folium	*Cynara scolymus*	Blätter
Digitalis purpureae folium	*Digitalis purpurea*	Rosettenblätter
Eucalypti folium	*Eucalyptus globulus*	Laubblätter
Hamamelidis folium	*Hamamelis virginiana*	Laubblätter
Hederae folium	*Hedera helix*	Im Frühjahr geerntete Blätter
Melissae folium	*Melissa officinalis*	Laubblätter
Menthae piperitae folium	*Mentha piperita*	Kurz vor der Blüte geerntete Laubblätter
Oleae folium	*Olea europa*	Blätter
Orthosiphonis folium	*Orthosiphon aristatus*	Vor der Blüte geerntete Laubblätter und Stängelspitzen
Plantaginis lanceolatae folium	*Plantago lanceolata*	Blätter und Blütenschäfte
Rosmarini folium	*Rosmarinus officinale*	Laubblätter
Salviae officinalis folium	*Salvia officinalis*	Zur Zeit der Fruchtbildung geerntete Laubblätter
Salviae trilobae folium	*Saliva triloba*	Zur Zeit der Fruchtbildung geerntete Laubblätter
Sennae folium	*Cassia angustifolia, C. senna*	Vor der Fruchtbildung geerntete Fiederblätter
Stramonii folium	*Datura stramonium*	Blätter und blühende Zweigspitzen
Urticae folium	*Urtica dioica, U. urens* und deren Hybride	Laubblätter
Uvae ursi folium	*Arctostaphylos uva-ursi*	Immergrüne Laubblätter

auffälligen Ausprägung einen Schauapparat zur Attraktion potentieller Bestäuber dar. Kelch und Krone ergeben zusammen das **Perianth** (**Blütenhülle**). Ist es wie eben geschildert deutlich in Kelch und Krone gegliedert, spricht man von einem heterochlamydeischen oder **doppelten Perianth**. Allerdings können die beiden Hüllkreise auch, wie etwa bei vielen Vertretern der **Monocotyledoneae**, gleichartig gestaltet sein. Eine solche Blütenhülle bezeichnet man als **Perigon** (homochlamydeisches Perianth). Die einzelnen Glieder heißen jetzt **Tepalen**. Das Perigon kann auch nur aus einem Hüllblattkreis aufgebaut sein. Man hat dafür den Ausdruck haplochlamydeisches Perianth geprägt.

Schließlich kann die Blütenhülle bei den achlamydeischen Blüten vollständig fehlen.

Innerhalb der Blütenhülle befinden sich die **Stamina** (Staubblätter). Sie sind den Mikrosporophyllen der Pteridophyta (Farnpflanzen) homolog und bilden gemeinsam das **Androeceum**. Das Staubblatt gliedert sich in **Filament** (Staubfaden) und **Anthere** (Staubbeutel), die ihrerseits in zwei **Theken (Antherenfächer) mit je zwei Pollensäcken** unterteilt ist (Abb. 2.40). Neben diesen bithezischen Antheren gibt es allerdings auch monothezische, die also nur eine Theka besitzen. Die Anthere ist über ihr steriles Verbindungsstück mit dem Filament entweder breit verwachsen oder aber

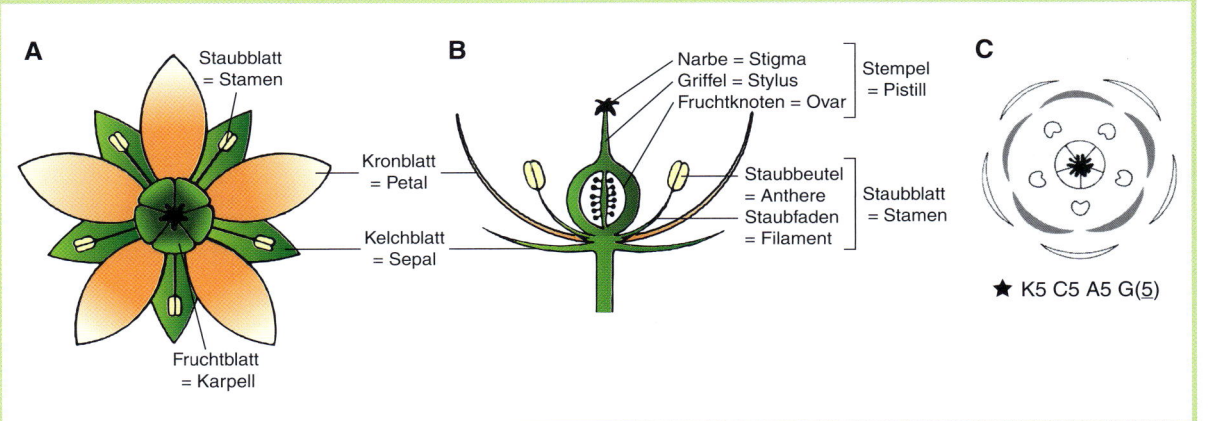

Abb. 2.39 Blütenbau. Schematischer Aufbau einer pentameren, tetrazyklischen, radiärsymmetrischen Blüte mit oberständigem Fruchtknoten. **A.** Aufsicht. **B.** Längsschnitt. **C.** Blütendiagramm und –formel. (Nach Leistner/Breckle, Pharmazeutische Biologie – Grundlagen und Systematik, 6. Aufl., Wiss. Verlagsges. Stuttgart 2000)

dort nur punktförmig verankert. Bei einigen Pflanzen sind die Filamente blattartig verbreitert; diese Staubblätter stellen Übergangsformen zu den Kronblättern dar (z. B. *Nymphea* – Seerose). Die Stamina können sekundär durch *Dédoublement* (sekundäre Polyandrie) vermehrt sein, durch vielfache Spaltung entstehen **Staubblattbündel**, wie sie z. B. für die Familie der Hypericaceae (Johanniskräuter) charakteristisch sind. Gelegentlich übernehmen modifizierte Staubblätter andere Funktionen als die eines Pollenträgers. Bei gefüllten Blüten sind die zusätzlichen Kronblätter letztlich umgewandelte Staubblätter. Sind alle Staubblätter von dieser Metamorphose betroffen, wird die Blüte männlich-steril (Abb. 2.41). Weiterhin können die Staubblätter zu **floralen Nektarien (Nektardrüsen)** umfunktioniert oder zu **sterilen Staminodien** reduziert sein. In den Blüten des Salbeis (*Salvia*) sind zwei Antheren zu einem komplizierten Bestäubungsapparat umgebildet. Das Konnektiv ist nach oben lang ausgezogen und trägt dort eine fertile Theka. Der andere Teil des Konnektivs ist sehr kurz und die Theka ist zu einem sterilen flächigen Bereich umgewandelt worden. An diesen Bereichen sind die beiden Antheren miteinander verwachsen und bilden so eine Trittplatte, die den Eingang zum Nektar führenden Blütenschlund versperrt. Beim Blütenbesuch drückt sich das Nektar saugende Insekt geeigneter Größe durch Hebelbewegung die fertilen Antheren auf den Rücken (Schlagbaummechanismus).

Im Zentrum der Blüte befindet sich das **Pistillum** (Stempel), das sich aus **Stigma** (Narbe), **Stylus** (Griffel) und **Ovarium** (Fruchtknoten) zusammensetzt. Der Stempel wird von einem **Karpell** (Fruchtblatt) oder mehreren Karpellen gebildet, die in ihrer Gesamtheit als **Gynoeceum** bezeichnet werden.

Die Staubblätter sind den Mikrosporophyllen der Pteridophyta (Farnpflanzen) homolog, während die Karpelle den Megasporophyllen der Pteridophyta entsprechen.

Das Stigma ist die Auffangzone für die **Pollenkörner** (s. u.). Innerhalb des mehr oder weniger stielartig ausgezogenen Griffels wachsen die **Pollenschläuche** mit den männlichen Keimzellen dem Fruchtknoten entgegen. Die Lage des Fruchtknotens hängt von der Ausbildung der Blütenachse (Receptaculum, Blütenboden) ab. Man unterscheidet **ober-, mittel- und unterständige Fruchtknoten**, je nachdem wie tief das Gynoeceum in den Blütenboden eingesenkt ist, und spricht von **hypogynem, bzw. perigynem oder epigynem Blütenbau** (Abb. 2.42). Im Bereich des Fruchtknotens bildet der Stempel einen Hohlraum, in dem sich die **Samenanlagen** befinden. Das **apokarpe (chorikarpe) Gynoeceum** setzt sich aus zahlreichen, freien Karpellen zusammen, während beim **coenokarpen Gynoeceum** sämtliche Karpelle miteinander vereinigt sind. Beim **(coenokarp-)synkarpen Gynoeceum** sind die Karpelle lediglich an den Randflächen miteinander verwachsen, es entsteht ein Fruchtknoten mit echten Scheidewänden. Beim **(coenokarp-)parakarpen Gynoeceum** sind die Karpelle an ihren Rändern untereinander verwachsen, so dass im Gebiet des Fruchtknotens ein gemeinsamer Hohlraum entsteht. In den Hohlräumen des Fruchtknotens werden auf Gewebewucherungen (**Placenta**) wenige bis sehr viele Samenanlagen gebildet. Im synkarpen Gynoeceum liegen Placenta und **Samenanlagen** in den einzelnen Fächern **zentralwinkelständig**. Beim parakarpen Typ können sie **parietal oder zentral angeordnet** sein (Abb. 2.43); sind die Samenanlagen nur im

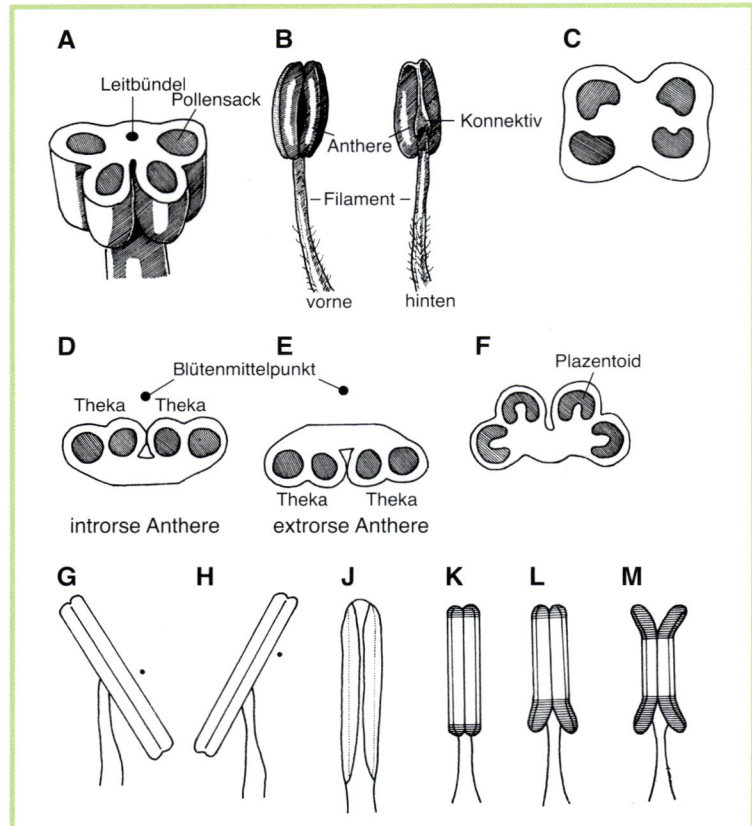

Abb. 2.40 Morphologie des Staubblattes.
A. Schematischer Querschnitt durch eine An-
there. **B.** Anthere von Bilsenkraut (*Hyoscyamus
niger*), von vorne und hinten. **C.** Äquifaziale
Anthere von *Papaver rhoeas*. **D-F.** Verschiedene
Antherentypen im Querschnitt und **G-M.** in der
Längsansicht. **G.** Hypopeltates, **H.** epipeltates
Staubblatt. **J.** Ungegliedertes, **K.** nicht pfeilför-
miges, **L.** pfeilförmiges Staubblatt. **M.** Staub-
blatt mit X-förmiger Anthere. (Aus Kaussmann/
Schiewer, Funktionelle Morphologie und Ana-
tomie der Pflanzen, VEB Gustav Fischer Verlag,
Jena 1989)

basalen Teil des Fruchtknotens zu finden, kann man
von einer **basiliären Placentation** sprechen.

Neben dem oben beschriebenen Typ der **zwittrigen
Blüten** gibt es auch **eingeschlechtliche Blüten**. Bei rein
weiblichen Blüten sind die Stamina zu sterilen Staminodien reduziert bzw. fehlen ganz. Dementsprechend
gibt es auch männliche Blüten, bei denen das Gynoeceum rückgebildet ist oder fehlt. Findet man eingeschlechtliche Blüten beider Geschlechter an einer
Pflanze, so hat man eine **einhäusige (monözische)**
Pflanze vor sich, treten sie an getrennten Individuen
auf, so handelt es sich um **zweihäusige (diözische)**
Pflanzen.

Die Blütenteile sind in sehr ursprünglichen Blüten
spiralig, in höher entwickelten Blüten durch stetige
Verkürzung der Blüten bildenden Achsenbereiche jedoch zyklisch angeordnet. Verbunden mit der Stau-
chung der Blütenachse ist eine Verringerung und
Fixierung der Anzahl der **Blütenblattkreise**. Die Anzahl
der Glieder eines Blütenblattkreises ist sehr verschieden, für einzelne Pflanzenfamilien jedoch häufig konstant und charakteristisch. Pentamere Blüten (5 Glieder
pro Kreis) sind typisch für die Dicotyledoneae, obwohl
es zahlreiche Ausnahmen gibt. Trimere Blüten (3 Glie-

der pro Kreis) sind bei den Monocotyledoneae häufig.
Die Anzahl der Glieder in den einzelnen Kreisen können auch ungleich sein.

Im Bereich der Blüte lassen sich **drei Formen der
Symmetrie** unterscheiden. Die **radiärsymmetrischen
(aktinomorphen, polysymmetrischen)** Blüten, bei denen gleichzeitig Dreh- und Spiegelsymmetrie (meist
4 oder 5 Ebenen) vorliegt, stellen einen ursprünglichen
Symmetrietyp dar, der sich direkt aus spiralig gebauten
Blüten herleiten lässt. Bei den **disymmetrischen (bila-
teralen) Blüten** stehen zwei Symmetrieebenen aufeinander senkrecht, gleichzeitig sind diese Blüten dreh-
symmetrisch (Drehung um 180°). Diese Art der Symmetrie ist nicht sehr häufig anzutreffen, jedoch für die
Familie der Brassicaceae ein familientypisches Merkmal. Sonderformen der Disymmetrie stellen die trans-
versal-zygomorphen (*Fumaria*) und schräg zygomorphen (Solanaceae) Blüten dar. Weitaus häufiger findet
man **monosymmetrische (dorsiventrale, zygomorphe)
Blüten**, die sich nur noch in zwei spiegelbildliche Hälften teilen lassen (keine Drehsymmetrie vorhanden).
Monosymmetrie findet man sowohl bei den Dicotyledoneae (Ranunculaceae, Fabaceae, Violaceae, Lamiaceae, Scrophulariaceae) als auch bei den Monocotyle-

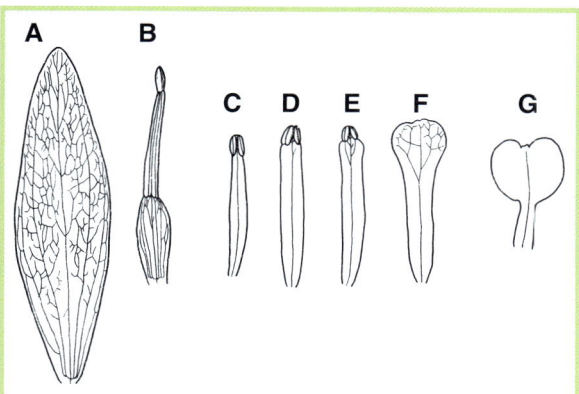

Abb. 2.41 A, B. Übergangsformen zwischen Staubblatt und Kronblatt bei Seerose (*Nymphaea colorata*). **C-F.** Übergangsformen zwischen Staubblatt und Staminodium bei Waldrebe (*Clematis vitalba*). **G.** Staminodium von Lopezie (*Lopezia coronata*). (Aus Kaussmann/Schiewer, Funktionelle Morphologie und Anatomie der Pflanzen, VEB Gustav Fischer Verlag, Jena 1989)

doneae (Orchidaceae). Sie kann als Anpassung an die Dorsiventralität der natürlichen Bestäuber (besonders Insekten) interpretiert werden. Es gibt auch noch **asymmetrische Blüten** (z. B. Valerianaceae), bei denen einzelne Blütenkreise so modifiziert oder reduziert sind, dass keine Symmetrieebene mehr vorhanden ist.

Die Symmetrieverhältnisse aller Glieder der Blüte können in **Blütendiagrammen** symbolisch dargestellt werden (s. Abb. 2.39; s. Kap. 12.2)

2.5.1.2 Anatomie der Blüte

Die **Kelchblätter** gleichen in ihrem Aufbau den Laubblättern (Kap. 2.4.2). Die **Kronblätter** besitzen eine relativ kräftige Epidermis und im Innern ein Schwammparenchym, dessen Zellen häufig große farbstoffhaltige Vakuolen besitzen.

Stärker umgewandelt sind die **Staubblätter**. Das stark vakuolisierte Parenchym des Filaments wird von nur einem Leitbündel durchzogen. Die Epidermis ist cutinisiert, es können Trichome und Stomata vorhanden sein. Die Grundgewebe von Anthere und Konnektiv sind ebenfalls parenchymatisch; in der Umgebung der sporogenen Zellen ist es aber stark spezialisiert. Interessant ist der Aufbau der **Antherenwand**. Unter der Epidermis erkennt man das **Endothecium** („Faserschicht") mit seinen typischen leistenförmigen Wandverdickungen, von denen die Außenwände ausgenommen sind. Diese Leisten stehen unter einer Spannung, die sich beim Austrocknen der Pollensackwandung dadurch löst, dass sich die fingerförmigen Leistenbereiche „zusammenkrallen", die Zelle schrumpft (Abb. 2.44). Dies wiederum führt dazu, dass die Pollensackwand nach außen gekrümmt wird und der Pollensack an einer bestimmten Stelle aufreißt. Auf das Endothecium folgen nach innen eine **Zwischenschicht** aus ein oder zwei Zelllagen und schließlich die **Tapetumschicht** mit ihren plasmareichen Zellen, in denen die großen Zellkerne deutlich zu erkennen sind. Das Tapetum dient der Ernährung der aus dem sporogenen Gewebe (Archespor) entstandenen **diploiden Pollenmutterzellen**, aus denen durch Reduktionsteilung die Pollenkörner entstehen.

> Pollenkörner sind in den Pollensäcken durch Meiose entstandene Mikrosporen.

Manchmal bleiben die Pollen nach der Meiose in Vierergruppen vereinigt (Tetraden) oder verkleben zu einer Pollenmasse (Pollinium), meist jedoch sind sie einzeln als so genannte Monaden anzutreffen. Die reifen Pollen sind umgeben von der **inneren Pollenwand** (**Intine**) und der charakteristisch strukturierten, aus widerstandsfähigen Sporopolleninen aufgebauten, **äußeren Pollenwand** (**Exine**), die von wenigen **Keimporen**

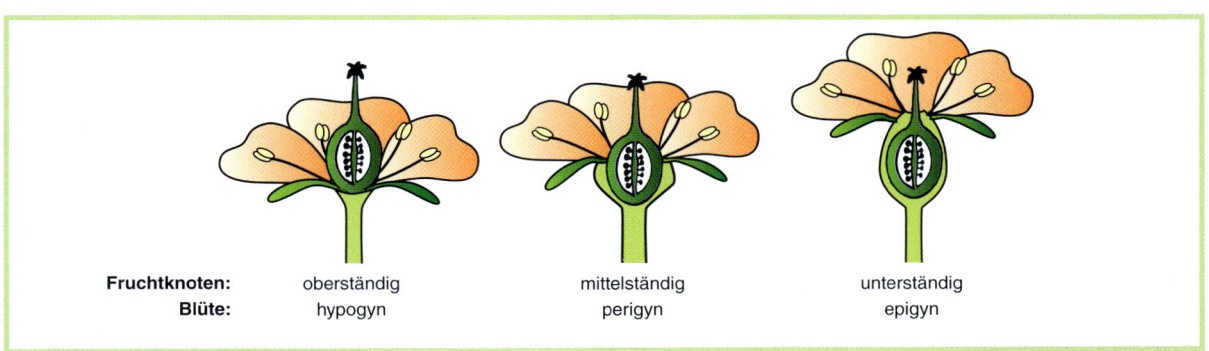

Fruchtknoten:	oberständig	mittelständig	unterständig
Blüte:	hypogyn	perigyn	epigyn

Abb. 2.42 Blütenbau. Schematische Darstellung der möglichen Lagen des Fruchtknotens. (Nach Leistner/Breckle, Pharmazeutische Biologie – Grundlagen und Systematik, 6. Aufl., Wiss. Verlagsges. Stuttgart 2000)

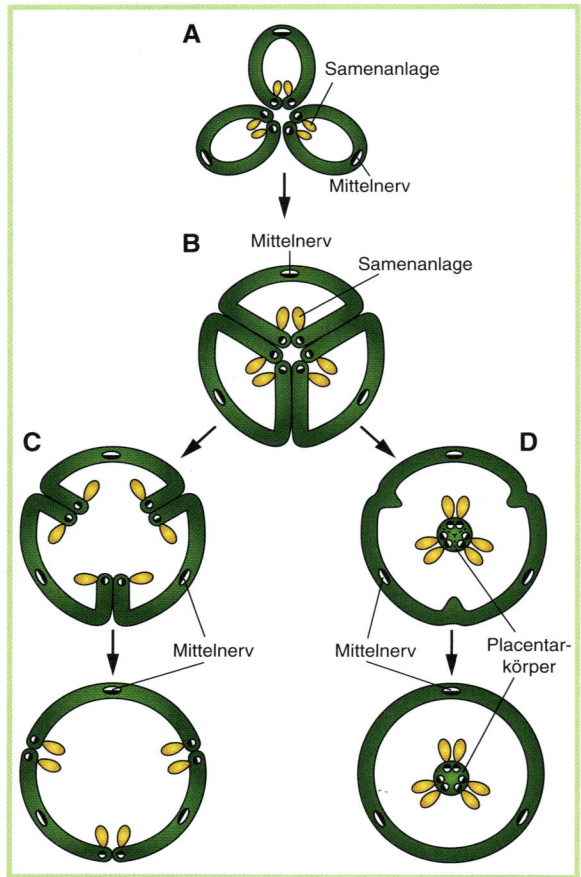

Abb. 2.43 Grundtypen des Gynoeceums. A. Apokarpes Gynoeceum, daraus abgeleitet **B.** das coenokarp-synkarpe Gynoeceum mit zentralwinkelständiger Placentation. Von hier führt eine Entwicklungsreihe zum **C.** Coenokarp-parakarpen Gynoeceum mit parietaler Placentation und zum **D.** Coenokarp-parakarpen Gynoeceum mit zentraler Placentation. (Nach Kaussmann/Schiewer, Funktionelle Morphologie und Anatomie der Pflanzen, VEB Gustav Fischer Verlag, Jena 1989)

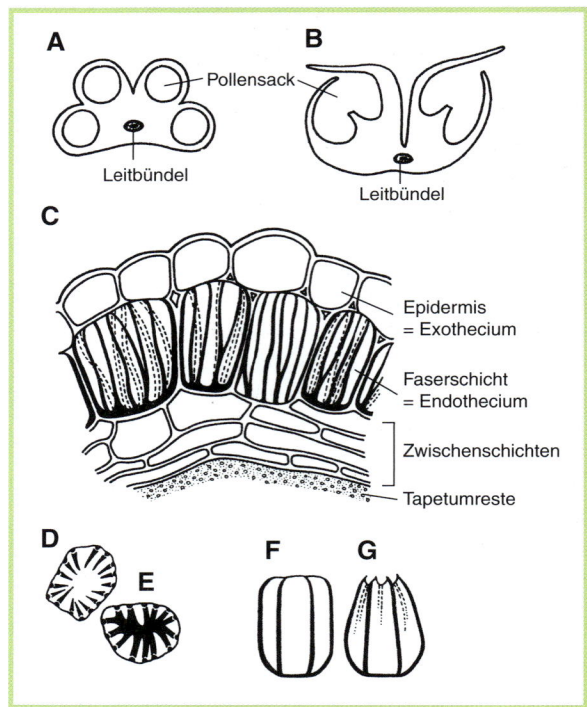

Abb. 2.44 Anatomie des Staubblattes. A. Querschnitte durch Antheren mit geschlossenem und **B.** bereits geöffnetem Pollensack; Querschnitte durch **C.** die Pollensackwand und **D.** einzelne Zellen des Endotheciums von oben bzw. außen und **E.** unten bzw. innen gesehen; **F.** Endotheciumzellen vor und **G.** während des Schrumpfens. (Aus Kaussmann/Schiewer, Funktionelle Morphologie und Anatomie der Pflanzen, VEB Gustav Fischer Verlag, Jena 1989)

oder Keimfalten durchbrochen ist (Abb. 2.45). Pollenkörner sind von diagnostischer Bedeutung. Sie sind in ihrer äußeren Struktur für die jeweilige Pflanze so charakteristisch, dass sie beispielsweise für paläobotanische Untersuchungen und Honiganalysen wichtige Indizien sein können.

Der anatomische Aufbau des Fruchtblattes entspricht im Wesentlichen jenem des Laubblattes. Während der Fruchtbildung treten allerdings eine Reihe von Umwandlungen auf, die vor allem die sich differenzierende Fruchtwand betreffen und daher an anderer Stelle dargestellt werden sollen (Kap. 2.6). Die Anatomie der Samenanlage wird ebenfalls erst später besprochen (Kap. 2.7).

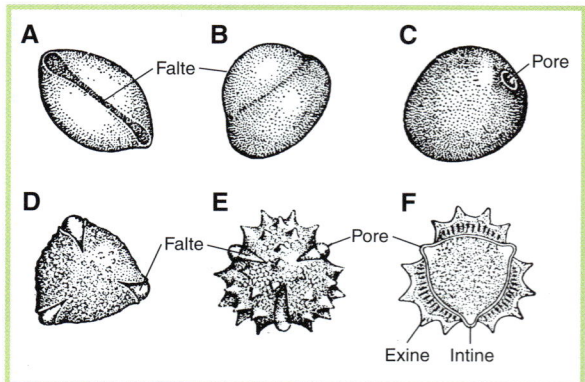

Abb. 2.45 Pollenkörner von Vertretern der Monocotyledoneae (oben) und Dicotyledoneae (unten). **A, B.** Dattelpalme (*Phoenix*), **C.** Schwingel (*Festuca*), **D.** Eiche (*Quercus*), **E, F.** Rainfarn (*Tanacetum*). Präparat **A** trocken, Präparate **B-F** nach Wasseraufnahme; Präparate **A-E**: Aufsicht, Präparat **F**: Schnitt. (Aus Deutschmann/Hohmann/Sprecher/Stahl, Gustav Fischer Verlag, Stuttgart 1992)

2.5.2 Blütenstände und taxon-spezifische Merkmale

Einige Pflanzen, wie etwa Gartentulpen, tragen nur eine **terminale Blüte**. In anderen Fällen können mehrere Blüten über das ganze Sprosssystem verteilt gebildet werden. Wenn sie in bestimmten Bereichen gehäuft anzutreffen sind, spricht man von **Infloreszenzen (Blütenständen)**. Blütenstände sind als modifizierte Sprossbereiche aufzufassen, wobei sich in den Achseln der Hochblätter Blüten entwickeln. Diese Hochblätter können ganz fehlen bzw. schuppenartig (bracteat) oder laubblattartig (frondos) ausgebildet sein und so zusammen mit den Blüten und den Achsenanteilen **bracteate bzw. frondose Infloreszenzen** bilden. Man unterscheidet weiter zwischen geschlossenen und offenen Infloreszenzen, je nachdem, ob die Hauptachse mit einer terminalen Blüte abschließt oder nicht. Zur weiteren Charakterisierung wird die Form der Verzweigung

der Achse herangezogen. **Allgemein wird zwischen einem monopodialen (racemösen) und dem sympodialen (cymösen) Typ unterschieden**, obwohl es genau genommen cymöse Verzweigungen nur im Bereich der Partialinfloreszenzen gibt. Bei der **Traube** sind die Einzelblüten gestielt. Ungestielte Einzelblüten haben **Ähren** (mit normaler Sprossachse), **Kolben** (mit verdickter Sprossachse) und **Kätzchen** (mit schlaffer Sprossachse). Ist die Hauptachse so stark gestaucht, dass alle Blüten von einem Punkt ausgehen, erhält man eine **Dolde**. Ist die Hauptachse kugel- bzw. scheibenförmig verdickt und sitzen die Blüten ungestielt auf diesen Achsenbildungen, spricht man von **Köpfchen bzw. Körbchen** (Abb. 2.46). Die letztgenannten Infloreszenzen können als **Pseudanthien** ausgebildet sein, d.h., sie vermitteln den Eindruck einer einzigen Blüte (*Trifolium* – Klee, *Astrantia* – Sterndolde, *Euphorbia* – Wolfsmilch), der durch die Entwicklung auffälliger Randblüten (Asteraceae, Dipsacaceae) noch verstärkt sein kann.

Sind **Partialinfloreszenzen** ausgebildet, entstehen doppelte oder **zusammengesetzte Blütenstände**. Bei monopodialer Ausprägung der Partialinfloreszenzen entstehen **Doppeltrauben, Rispen, Doppelähren, Doppeldolden oder Doppelköpfchen**. Sind die Partialinfloreszenzen sympodial verzweigt, bezeichnet man sie als **Thyrsen**. So entstehen die so genannten **cymösen Blütenstände**, die als **Monochasien, Dichasien oder Pleiochasien** entwickelt sein können (Kap. 2.3.11).

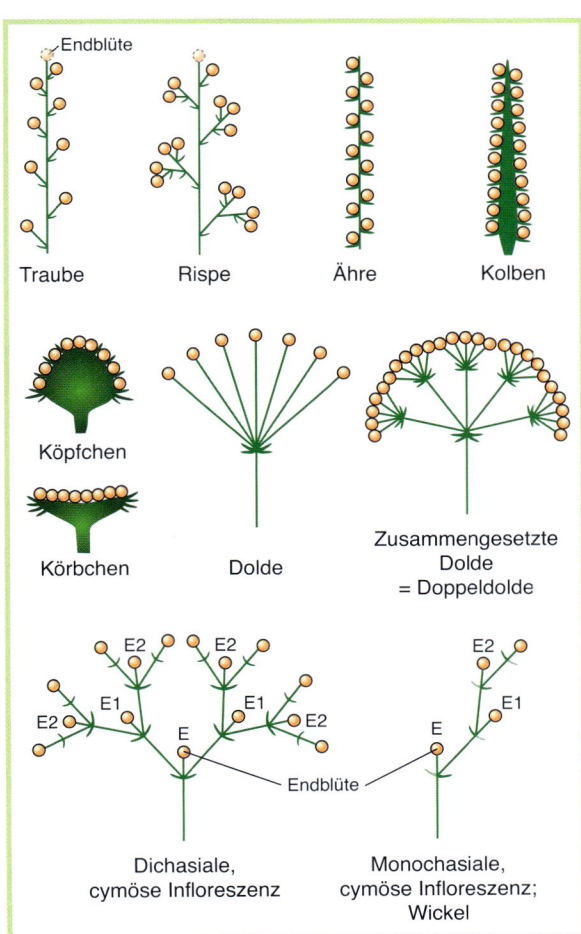

Abb. 2.46 Blütenstandsformen (Nach Holm/Herbst, Botanik und Drogenkunde, Deutscher Apotheker Verlag, Stuttgart 1997)

2.5.3 Definition von Flos- und Stigma-Drogen

Flos-Drogen (Blütendrogen) bestehen je nach Definition der entsprechenden Monographien der Arzneibücher aus Einzelblüten, Blütenständen oder aus Teilen davon, die i. A. nach dem Aufblühen gesammelt werden (Tab. 2.10). Manchmal findet man den Zusatz „cum calycibus" bzw. „sine calycibus", was bedeutet, dass die Droge mit oder ohne Kelch gehandelt wird. Dies kann die pharmazeutische Qualität einer Droge deutlich beeinflussen: Die expektorierend wirkenden Saponine der Primelblüten (Primulae flos PhEur) sind z.B. ausschließlich in den Kelchblättern zu finden, „Primulae flos sine calycibus" sind unwirksam.

Stigma-Drogen. Einige Drogen enthalten nur Teile der Gesamtblüte, z.B. Croci stigma (Narbenschenkel von *Crocus sativus* – Safran) oder Maydis stigma (Griffel der Blüten von *Zea mays* – Mais).

2 Morphologie, Histologie und Anatomie der Samenpflanzen

Tab. 2.10 Wichtige Blütendrogen (PhEur)

Drogenbezeichnung	Stammpflanze(n)	Bestandteile der Droge
Arnicae flos	*Arnica montana, A. chamissonis* ssp. *foliosa*	Pseudanthien
Aurantii amari flos	*Citrus aurantium*	Ungeöffnete Blüte
Calendulae flos	*Calendula officinalis*	Einzelblüten ohne Blütenstandboden
Caryophylli flos	*Syzygium aromaticum*	Blütenknospen
Chamomillae romanae flos	*Chamaemelum nobile*	Pseudanthien
Hibisci sabdariffae flos	*Hibiscus sabdariffa*	Kelchblätter
Lavandulae flos	*Lavandula angustifolia*	Blüten
Lupuli flos	*Humulus lupulus*	Weibliche Blütenstände
Malvae sylvestris flos	*Malva sylvestris*	Blüten
Matricariae flos	*Matricaria recutita*	Pseudanthien
Papaveris rhoeados flos	*Papaver sylvestris*	Blütenblätter
Sambuci flos	*Sambucus nigra*	Von den Blütenständen abgetrennte Blüten
Tiliae flos	*Tilia cordata, T. platyphyllos*	Blütenstände mit Hochblatt
Verbasci flos	*Verbascum thapsus, V. densiflorum, V. phlomoides*	Auf die Kronblätter mit angewachsenen Staubblättern reduzierte Blüten

2.6 Frucht

Als Frucht bezeichnet man die Blüte zum Zeitpunkt der Samenreife. Diese entwicklungsphysiologische Umschreibung trifft nicht auf die samenlosen Früchte zu (z. B. Banane, Ananas, manche Mandarinen- und Weintraubenrassen), bei denen die Fruchtbildung ohne vorausgehende Bestäubung und Befruchtung eingeleitet wird (Parthenokarpie). Während der Fruchtentwicklung werden meist Perianth und Stamina abgeworfen, so dass lediglich Gynoeceum und Receptaculum der ursprünglichen Blüte erhalten bleiben und starke Umwandlungen erfahren. Entsprechend kann man die Frucht morphologisch-anatomisch definieren als: Produkt des gesamten Gynoeceums einschließlich der Blütenteile, die im Fruchtzustand mit dem Gynoeceum vereinigt sind. Die Frucht dient direkt (Schließfrüchte) oder indirekt (Streufrüchte) der Ausbreitung der Pflanze.

2.6.1 Struktur und Funktion

2.6.1.1 Entwicklung und Aufbau der Frucht

Nach der Befruchtung (Kap. 2.7.1.2) setzt im Bereich des Stempels ein starkes Wachstum ein, das i. a. auf den Bereich des Ovars (Fruchtknoten) begrenzt bleibt, während gleichzeitig Stylum (Griffel) und Stigma (Narbe), die jetzt funktionslos geworden sind, absterben. **Das Ovar bildet um die Samen ein Gehäuse (Seminar)**, dessen Wand sich meist in drei deutlich unterscheidbare Schichten ausdifferenziert. Das **Exokarp** entsteht aus der äußeren Epidermis des Karpells, das Mesophyll bildet das **Mesokarp** und die innere Epidermis schließlich das **Endokarp**. Gemeinsam bilden diese drei Schichten das Perikarp (Fruchtwand). Diese Gliederung ist besonders bei den sehr ursprünglichen Fruchttypen (z. B. Balgfrüchte, s. u.) gut zu erkennen. Die Schichten der Fruchtwand können aber bei den verschiedenen Fruchttypen unterschiedlich betont und durch Gewebeneubildungen modifiziert sein. Im Exokarp sind Blattmerkmale, wie Spaltöffnungen und Trichome, zu erkennen; manchmal werden in dieser Schicht Farbstoffe akkumuliert. Im Mesokarp findet man in unregelmäßiger oder regelmäßiger Anordnung Leitbündel, gelegentlich auch Exkretgänge, die ätherisches Öl enthalten (z. B. Fenchel, Kümmel, Anis); das Parenchym kann als Speichergewebe für Kohlenhydrate oder Fette (z. B. Olive) genutzt werden. Das Endokarp ist manchmal auf eine dünne Steinzellen- oder Faserschicht reduziert, kann aber auch fleischig-saftig (Citrusfrüchte) oder mehlig-musartig (Tamarinde) entwickelt sein. Gelegentlich ist es papillös (Vanille) oder besteht hauptsächlich aus Trichomen (Kapok-"Wolle" aus *Ceiba*-Arten, Bombaceae). Das Perikarp umgibt die **Fruchtfächer** (bzw. das Fruchtfach), die durch echte oder zusätzliche falsche Scheidewände (z. B. bei der Klausenfrucht) voneinander getrennt sein können.

Die Pinopsida bilden keine Früchte. Bei Juniperi pseudo-fructus PhEur (Wacholder-"beeren") werden drei harte Samen von umgewandelten Blättern so umhüllt, dass der Eindruck einer Beere entsteht (Beerenzapfen).

2.6.2 Fruchttypen und taxonspezifische Merkmale

Bei der **Beere** ist das gesamte Perikarp fleischig entwickelt oder zumindest nicht sklerotisiert (Johannisbeere, Kürbis, Banane, Paprika). Die **Steinfrucht** ist in eine weiche Fruchthülle (z. B. aus häutigem Exokarp und fleischigem Mesokarp) und ein hartes Endokarp gegliedert (Kirsche, Mirabelle, Zwetschge, Kokosnuss, Walnuss). Schließlich ist bei der **Nussfrucht** das gesamte Perikarp verhärtet (Hahnenfuß, Haselnuss). Nussfrüchte sind gelegentlich geflügelt (Birke, Esche) oder tragen noch Teile des Griffels, die auffällig fedrig (Küchenschelle) oder hakenförmig (Nelkenwurz) gestaltet sein können (Abb. 2.47). Sonderformen stellen Nussfrüchte dar, bei denen Fruchtwand und Samenschale (Testa) verwachsen sind. Sie heißen **Achänen**, wenn sie aus einem unterständigen Fruchtknoten entstanden sind (Asteraceae; Doppelachänen der Apiaceae) bzw. **Karyopsen** bei Entwicklung aus einem oberständigen Fruchtknoten (Poaceae). Die genannten Fruchtformen haben eines gemeinsam: Sie halten den oder die Samen fest umschlossen, lassen ihn zu keiner Zeit frei und stellen als samenhaltige **Schließfrucht** eine **Verbreitungseinheit** dar. Bei anderen Fruchtformen können die Fruchtwände nach der Samenreife an vordefinierten Stellen platzen und so die reifen Samen freigeben (**Streu- oder Öffnungsfrüchte**), die dann als Verbreitungseinheit dienen. Zu diesem Typ gehören **Balg, Hülse, Schote und Kapsel** (Abb. 2.47). Fruchtformen stellen häufig ein taxonspezifisches Merkmal dar. So findet man Balgfrüchte bei einigen Sippen der Ranunculaceae, Apocynaceae und Asclepiadaceae. Hülsen

sind charakteristisch für die Fabaceae s. l. (inklusive Mimosaceae und Caesalpiniaceae), Schoten für die Brassicaceae. Kapseln schließlich findet man bei den Scrophulariaceae, Papaveraceae und manchen Solanaceae (z. B. *Hyoscyamus*). Früchte, die im Reifezustand zerfallen, heißen **Zerfallfrüchte**. Bei ihnen umschließen die Fruchtfragmente in der Regel jeweils einen Samen und bilden gemeinsam mit ihm eine Verbreitungseinheit (Abb. 2.47, Beispiele s. Tab. 2.11).

Früchte, die ausschließlich aus dem Gynoeceum hervorgehen, nennt man **echte Früchte**. Insbesondere bei perigynem und epigynem Blütenbau sind aber auch Blütenboden (Erdbeere), Kelch- (Maulbeere) oder Deckblätter (Ananas) an der Fruchtbildung beteiligt. So entstehen als „unechte" Früchte **Sammelfrüchte, Scheinfrüchte und Fruchtstände**. Die Erdbeere ist eine Sammelfrucht, bei der man die saftige, fleischig gewordene Blütenachse genießt, während die vielen kleinen Nussfrüchte an der Oberfläche eher als lästiges Beiwerk empfunden werden (Abb. 2.48). Die rote „Frucht" der Rose bezeichnet man als Hagebutte (Droge: Rosae pseudo-fructus PhEur). Sie entspricht allerdings dem Achsengewebe (Blütenbecher), während die eigentlichen Nussfrüchte – häufig fälschlicherweise als „Samen" angesprochen – im Innern dieser Scheinfrucht verborgen bleiben. Fruchtstände (Fruchtverbände) entstehen, wenn mehrere Blüten während der Fruchtbildung miteinander verwachsen (z. B. *Ananas comosus* – Ananas, Abb. 2.48).

Bei einer Einteilung der Früchte in Gruppen sind morphologisch-anatomische und ökologisch-funktionelle Gesichtspunkte zu berücksichtigen, so dass die Erstellung eines Fruchtsystems schwierig ist und bisher tatsächlich keine verbindliche Klassifizierung existiert. Stellt man die anatomische Ausgestaltung der Fruchtwand in den Vordergrund, können die Früchte in solche mit trockenem Perikarp (Balg, Hülse, Kapsel, Nussfrüchte) und jene mit mindestens teilweise fleischig-saftigem Perikarp (Steinfrüchte, Beeren) eingeteilt werden. Allerdings können einige dieser Früchte (Kapseln, Beeren, Nussfrüchte, Steinfrüchte) chorikarp oder coenokarp sein, also aus einem oder mehreren verwachsenen Fruchtblättern entstehen, oder Teil einer Schein- oder Sammelfrucht oder gar eines Fruchtstandes sein.

Die hier gewählte Einteilung berücksichtigt neben den anatomischen Merkmalen besonders die phylogenetische Entwicklung, ausgehend von chorikarpen Formen über coenokarpe Früchte hin zu den Fruchtständen (Tab. 2.11).

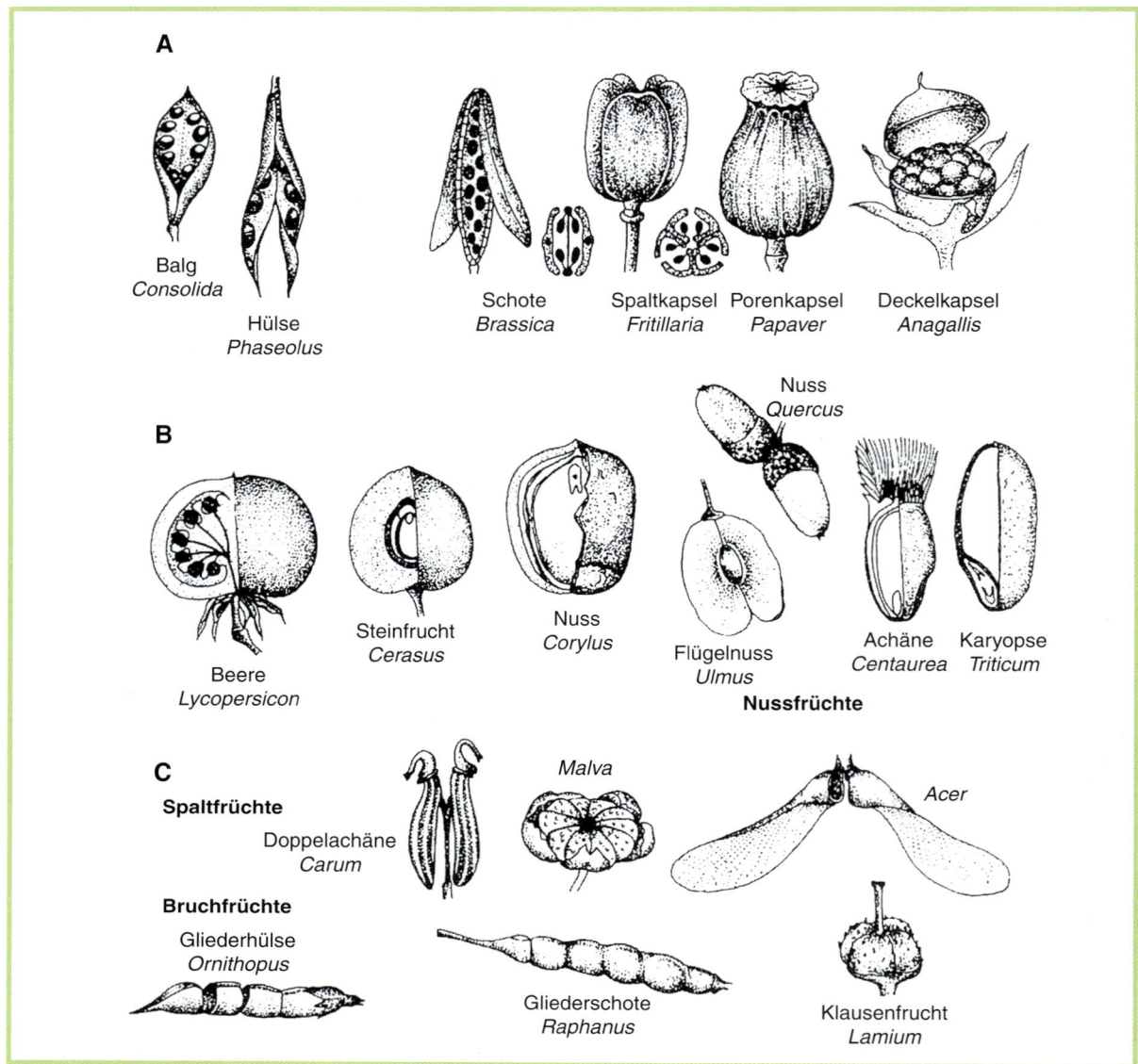

Abb. 2.47 Beispiele für verschiedene Früchte. A. Streufrüchte; **B.** Schließfrüchte; **C.** Spalt- und Balgfrüchte. (Aus Leistner/Breckle, Pharmazeutische Biologie – Grundlagen und Systematik, 6. Aufl., Wiss. Verlagsges. Stuttgart 2000)

2.6.3 Definition von Fructus-Drogen

Fructus-Drogen (Fruchtdrogen) bestehen i. a. aus den Früchten und Samen der Drogen liefernden Pflanzenart (Tab. 2.12). In wenigen Fällen sind die Samen nicht enthalten, was durch den Zusatz „sine semine" deutlich gemacht wird (z. B. Phaseoli fructus sine semine – Bohnenhülsen). Während bei den Bohnenhülsen die ältere Drogenbezeichnung „Phaseoli pericarpium" botanisch richtig ist, besteht die Droge Aurantii pericarpium (Pomeranzenschale) nur aus äußeren Schichten der Fruchtwand (Flavedoschicht) und wird daher jetzt etwas sperrig als „Aurantii amari epicarpium et mesocarpium PhEur" bezeichnet.

2.7 Samen

Der Samen stellt das generative Ruhestadium der Spermatophyta dar. In ihm ist bereits ein kleines Pflänzchen (Embryo) mit Spross- und Wurzelanlagen enthalten, das sich bei der Keimung und den folgenden Entwick-

Tab. 2.11 Einteilung der Fruchtformen

Hauptgruppe	Untergruppe	Fruchtform	Beispiele
Chorikarpe Früchte (Fruchtblätter auch als Frucht freistehend)	**Einblattfrüchte**	**Balgfrüchte** (an der Bauchnaht – also ventral – aufspringend)	*Delphinium* – Rittersporn und andere Ranunculaceae; Apocynaceae
		Hülsen (an Bauch- und Rückennaht – also ventral und dorsal – aufspringend)	*Cassia* – Sennes; *Vicia* – Bohne und andere Fabaceae
		Einblatt-Beeren	*Actaea* – Christophskraut (Ranunculaceae)
		Einblatt-Steinfrüchte	*Prunus* – Kirsche und andere Rosaceae
	Sammelfrüchte	**Sammelbalgfrüchte**	*Trollius* – Trollblume (Ranunculaceae); *Spiraea* – Spiere (Rosaceae)
		Sammelnussfrüchte	*Fragaria* – Erdbeere, *Rosa* – Rose (Rosaceae)
		Sammelsteinfrüchte	*Rubus* – Himbeere, Brombeere (Rosaceae)
		Apfelfrüchte	*Malus* – Apfel (Rosaceae)
Coenokarpe Früchte (Fruchtblätter verwachsen)	**Streufrüchte**	**Trockene Kapselfrüchte** (inkl. Schoten der Brassicaceae)	*Papaver* – Mohn (Papaveraceae); *Gossypium* – Baumwolle (Malvaceae)
		Saftige Kapselfrüchte	*Euonymus* – Pfaffenhütchen (Celastraceae)
	Saftfrüchte	**Coenokarpe Steinfrüchte**	*Cocos* – Cocosnuss (Arecaceae); *Juglans* – Walnuss (Juglandaceae)
		Coenokarpe Beerenfrüchte (inkl. „Panzerbeeren" der Cucurbitaceae)	*Atropa* – Tollkirsche (Solanaceae); *Convallaria* – Maiglöckchen (Convallariaceae); *Ribes* – Johannisbeere (Saxifragaceae)
	Zerfallfrüchte	**Spaltfrüchte**	*Acer* – Ahorn (Aceraceae); *Carum* – Kümmel und anderen Apiaceae; *Althaea* – Eibisch und andere Malvaceae
		Coenokarpe Bruchfrüchte (z.B. Gliederschoten und Klausenfrüchte)	*Raphanus* – Rettich (Brassicaceae); *Myosotis* – Vergissmeinnicht (Boraginaceae); *Lamium* – Taubnessel und andere Lamiaceae
	Coenokarpe Nussfrüchte	z.B. Flügelnüsse, Nüsse mit Cupula, Karyopsen, Achänen	*Betula* – Birke (Betulaceae); *Quercus* – Eiche (Fagaceae); *Zea* – Mais (Poaceae); *Silybum* – Mariendistel (Asteraceae)
Fruchtstände			*Ananas* – Ananas (Bromeliaceae); *Arctium* – Klette (Asteraceae)

lungsschritten weiter ausdifferenziert. Während die Samen bei den Pinopsida (Nacktsamern) frei liegen, sind sie bei den Angiospermae (Bedecktsamern) in Einzahl oder Vielzahl von einem Gehäuse aus Fruchtblättern (Ovar) umschlossen. Besonders viele Samen werden z.B. in den Kapseln der Orchideen gebildet. Die folgende Darstellung konzentriert sich auf die Samen- und Embryobildung bei den Angiospermae (Bedecktsamern).

2.7.1 Struktur und Funktion

2.7.1.1 Samenanlage vor der Befruchtung

Die Samenanlagen der Angiospermae entstehen auf den Plazenten im Innern des Fruchtknotens und sind den Megasporangien der heterosporen Farne und der Nacktsamer homolog. Sie setzen sich zusammen aus dem stielartigen Funiculus, an dessen oberem Ende (Chalaza) das Leitbündel endet, und einem vielzelligen Gewebe (Nucellus), in dem sich der Embryosack entwickelt. Der Nucellus entspricht dem weiblichen Gametophyten, der bei den Samenpflanzen, wie die

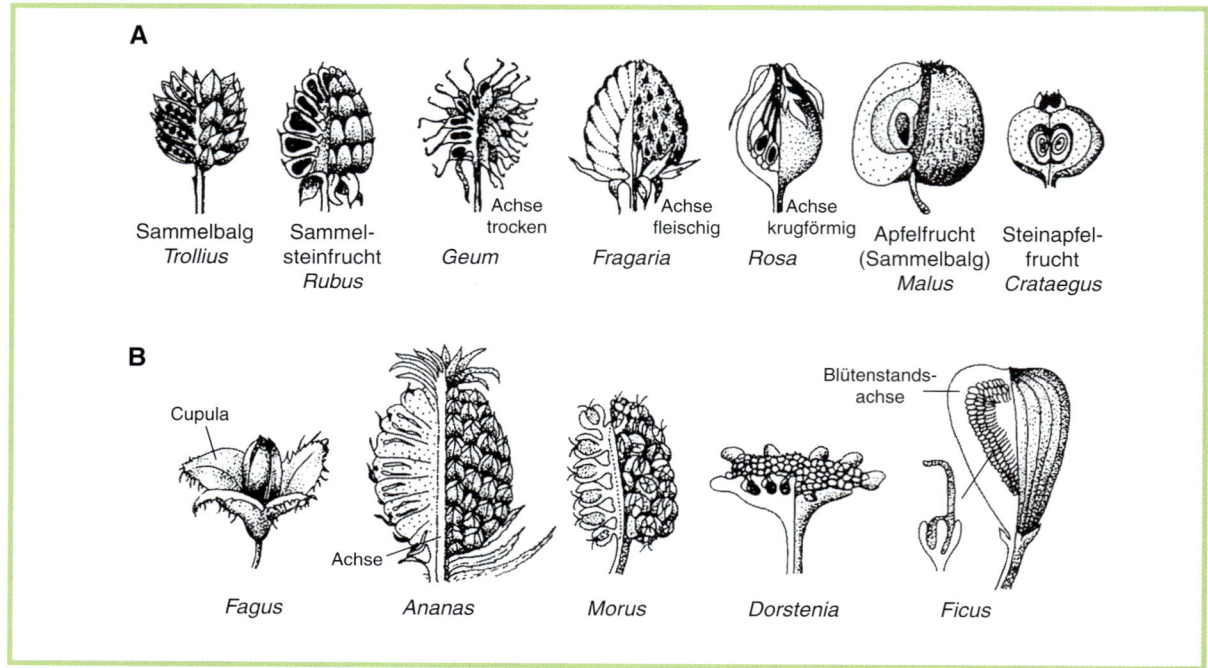

Abb. 2.48 Früchte. A. Beispiele für Sammelfrüchte und **B.** zusammengesetzte Früchte. (Aus Leistner/Breckle, Pharmazeutische Biologie – Grundlagen und Systematik, 6. Aufl., Wiss. Verlagsges. Stuttgart 2000)

haploide Phase überhaupt, stark reduziert ist. Der Nucellus ist von ein oder zwei Integumenten so umwachsen, dass nur noch eine schmale, röhrenförmige Öffnung (Mikropyle) frei bleibt. Je nach Orientierung der Samenanlage (Lage der Mikropyle in Bezug auf Funiculus und Chalaza) unterscheidet man atrope, anatrope, hemitrope und kampylotrope Samenanlagen (Abb. 2.49).

Im Normalfall (ca. 70 % der Samenpflanzen) befindet sich am mikropylaren Ende direkt unter der Nucellusepidermis die Archesporzelle, die sich durch perikline Teilung in eine Deckzelle und die Embryosackmutterzelle aufgliedert.

Die Embyrosackmutterzelle teilt sich meiotisch und es entstehen vier haploide Tochterzellen (Makro- oder Megasporen), von denen drei in der Regel zugrunde gehen, die letzte sich aber zum Embryosack entwickelt.

Der Kern des Embryosacks liefert nach drei freien Kernteilungen acht Tochterkerne, die sich jeweils zu viert an den Polen sammeln. Zwei der Kerne wandern dann als **Polkerne** zum Zentrum des Embryosacks und verschmelzen dort zum **diploiden Embryosackkern**. Die drei Kerne am mikropylaren Ende bilden den Eiapparat, bestehend aus **Eizelle und Synergiden**. Die Eizelle ist hier als Makrogamet aufzufassen. Die verbleibenden drei Kerne entwickeln sich zu den **Antipoden** (Abb. 2.50).

2.7.1.2 Bestäubung und Befruchtung

Aus dem sporogenen Gewebe der Anthere entstehen Pollenmutterzellen. Diese teilen sich meiotisch und liefern je vier haploide Mikrosporen. In jeder Mikrospore entsteht durch inäquale Teilung je eine generative und eine vegetative Zelle (**erste Pollenmitose**). Wenn reife Pollen auf die Narben befruchtungsfähiger Gynoeceen übertragen werden, spricht man von **Bestäubung**. Vor der eigentlichen Befruchtung bildet die **vegetative Zelle** des Pollens auf der Narbe den Pollenschlauch aus, der im Griffelgewebe auf die Samenanlage zuwächst. Die generative Zelle teilt sich währenddessen ein zweites Mal (zweite Pollenmitose) und es entstehen die beiden **Spermazellen**. Eine der beiden Spermazellen verbindet sich mit der Eizelle zur **Zygote**, aus der sich der **Embryo** entwickelt (s. u.). Die andere Spermazelle verschmilzt mit dem diploiden Embryosackkern zum jetzt **triploiden Endospermkern**, aus dem nach vielen Kernteilungen und der Bildung von Zellwänden ein vielzelliges Nährgewebe (sekundäres Endosperm) entsteht, das für die Entwicklung der Pflanze vor und manchmal auch nach der Keimung notwendig ist (Abb. 2.50).

Die gametophytische Generation entwickelt sich also vollständig auf dem Sporophyten. Der junge Sporophyt der nächsten Generation wird noch auf dem mütterlichen Sporophyten mit einer schützenden Hülle und

Tab. 2.12 Fruchtdrogen (PhEur)

Drogenbezeichnung	Stammpflanze(n)	Bestandteile der Droge
Agni casti fructus	*Vitex agnus-castus*	Ganze, reife, getrocknete Frucht
Ammeos visnagae fructus	*Ammi visnaga*	Teilfrüchte der Doppelachäne
Anisi fructus	*Pimpinella anisum*	Teilfrüchte der Doppelachäne
Anisi stellati fructus	*Illicium verum*	Sammelbalgfrüchte
Aurantii amari epicarpium et mesocarpium	*Citrus aurantium* ssp. *aurantium*	Äußere Schicht der Fruchtwand
Capsici fructus	*Capsicum frutescens*	Vom Kelch befreite Beeren
Carvi fructus	*Carum carvi*	Teilfrüchte der Doppelachäne
Coriandri fructus	*Coriandrum sativum* var. *macrocarpum* oder var. *microcarpum*	Doppelachänen (nicht zerfallend)
Crataegi fructus	*Crataegus monogyna, C. laevigata* und ihre Hybriden	Scheinfrüchte
Foeniculi amari fructus	*Foeniculum vulgare* ssp. *vulgare* var. *vulgare*	Teilfrüchte der Doppelachäne
Foeniculi dulcis fructus	*Foeniculum vulgare* ssp. *vulgare* var. *dulce*	Teilfrüchte der Doppelachäne
Iuniperi pseudo-fructus	*Juniperus communis*	Beerenzapfen
Myrtilli fructus recens	*Vaccinium myrtillus*	Frische Beeren
Myrtilli fructus siccus	*Vaccinum myrtillus*	Getrocknete Beeren
Rosae pseudofructus	*Rosa* sp.	Der krugförmige Blütenboden ohne Früchte und Haare des Achsenbechers
Sennae fructus acutifoliae	*Cassia senna*	Hülsen
Sennae fructus angustifoliae	*Cassia angustifolia*	Hülsen
Silybi marianae fructus	*Silybum marianum*	Achänen ohne Pappus

Nahrungsreserven versehen (Samen). Mit der Bildung eines Samens entsteht ein neuartiges Ausbreitungskonzept, das die Samenpflanzen den anderen Kormophyten so überlegen macht.

2.7.2 Aufbau des Samens und taxonspezifische Merkmale

Der Samen entwickelt sich wie oben ausgeführt aus einer Samenanlage. Im reifen Zustand enthält er im Innern den jungen **Sporophyten (Embryo)** mit mehr oder minder ausgeprägten Kotyledonen (s. u.) und ein variabel ausgebildetes **Endosperm**, das auch ganz fehlen kann. Manchmal findet man zusätzlich zum Endosperm oder stattdessen ein **Perisperm**, das sich aus dem Nucellus entwickelt (z. B. *Piper nigrum* und andere Piperaceae, Caryophyllaceae). Die äußere Schicht des Samens, die **Testa (Samenschale)**, geht aus Integumen-

ten hervor. Sie kann bei manchen einsamigen Schließfrüchten sehr dünn sein, weil hier ein hartes Perikarp den Schutz des Embryos übernimmt (z. B. Karyopsen, Achänen). In allen anderen Fällen ist die Samenschale durch Einlagerungen von Lignin, Cutin, Suberin, Kalk oder Kieselsäure verhärtet und beeinflusst als mechanisch stabile und Wasser undurchlässige Schicht zusammen mit anderen Faktoren (Beleuchtungsverhältnisse, Phytohormone, Keimungsinhibitoren) die Dauer der Samenruhe. Die Mikropyle der Samenanlage bleibt meist als verschlossene Pore erkennbar. Die Abbruchstelle des Funiculus tritt als **Hilum** (Nabel) in Erscheinung (Abb. 2.51). Bei der häufig vorkommenden anatropen Samenanlage (s. o.) ist der Funiculus zum größten Teil mit den Integumenten der Samenanlage verwachsen. Bei den abgetrennten reifen Samen ist dieser Teil des Funiculus dann als **Raphe** (Samennaht) zu erkennen. Sonderbildungen der Integumente sind Haare (*Epilobium* – Weidenröschen), **Arillus** (Samenmantel,

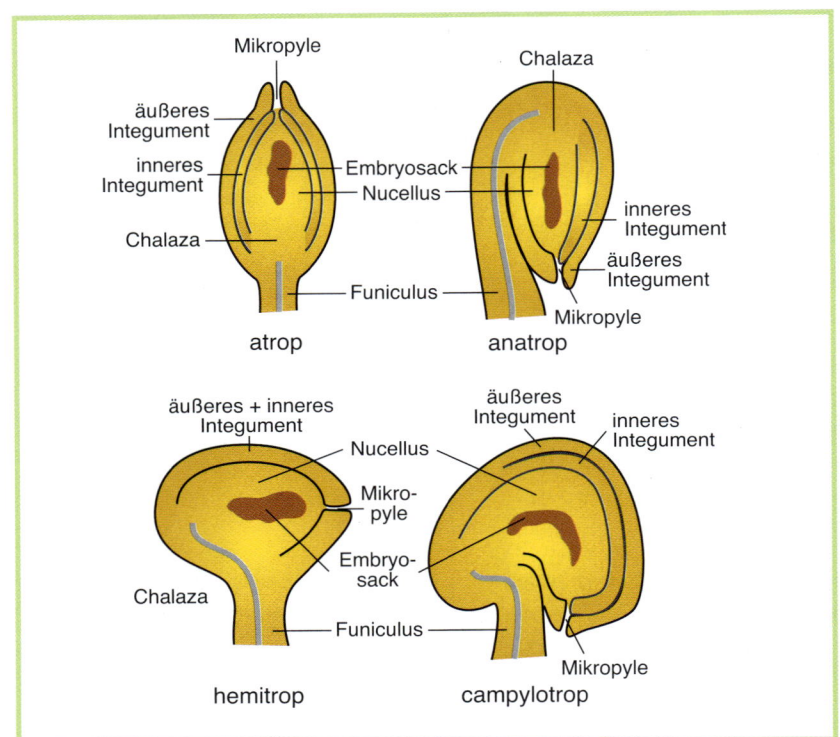

Abb. 2.49 Samenanlage der Angiospermae. Atrop (z. B. Polygonaceae), anatrop (sehr häufig, z. B. Fagaceae, Liliaceae, Rubiaceae), hemitrop (selten, z. B. Brechnuss - *Strychnos*), campylotrop (z. B. Brassicaceae, Caryophyllaceae, Fabaceae); Haploide Teile = Gametophyt: Embryosack; alle anderen Teile der Samenanlage sind diploid, gehören also zum Sporophyten. (Aus: Leistner/Breckle, Pharmazeutische Biologie – Grundlagen und Systematik, 6. Aufl. Wiss. Verlagsges. Stuttgart 2000)

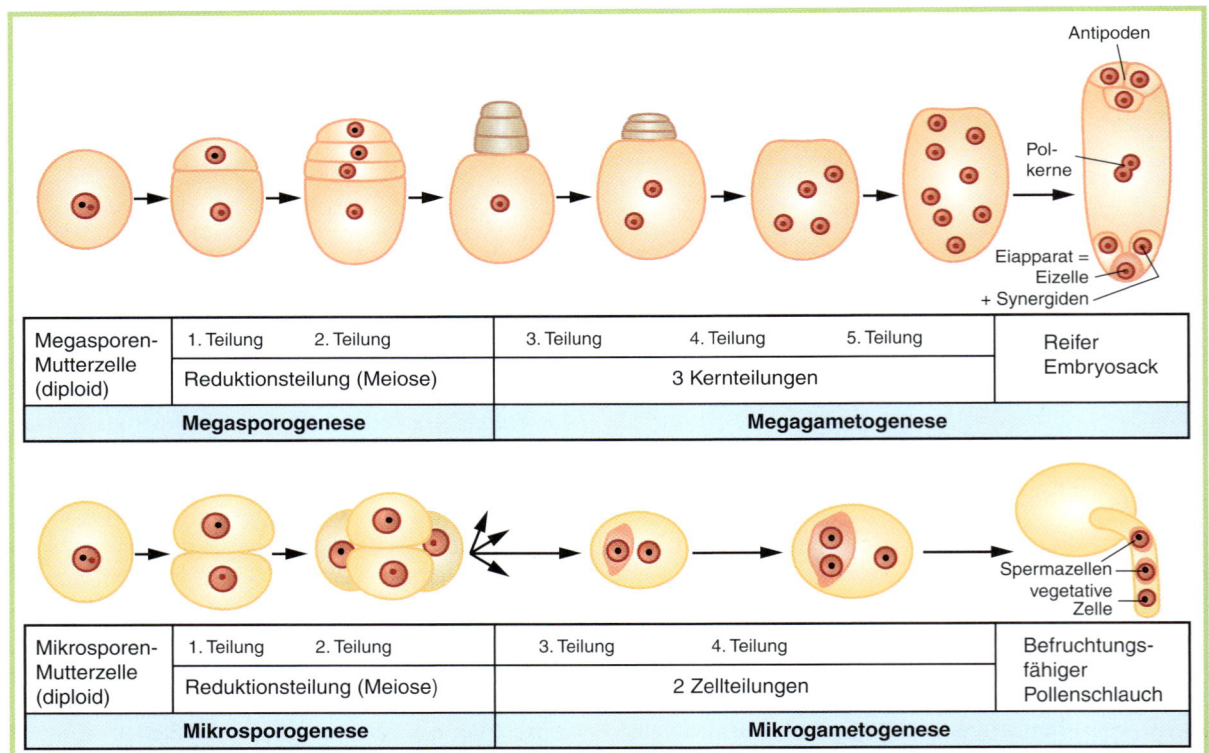

Abb. 2.50 Schema der Embryosack- und Pollenschlauchbildung bei den Angiospermen (Sporo- und Gametogenese). (Nach: Leistner/Breckle, Pharmazeutische Biologie – Grundlagen und Systematik, 6. Aufl. Wiss. Verlagsges. Stuttgart 2000)

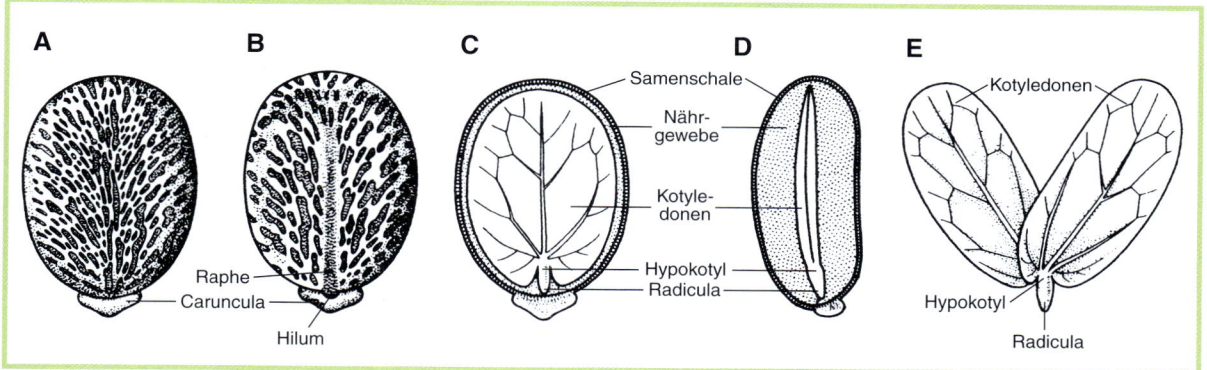

Abb. 2.51 Aufbau des Samens. Rizinus (*Ricinus communis*). **A.** Samen von der Rücken- und **B.** Bauchseite; **C.** im medianen und **D.** transversalen Längsschnitt. **E.** isolierter Embryo. (Aus Kaussmann/Schiewer, Funktionelle Morphologie und Anatomie der Pflanzen, VEB Gustav Fischer Verlag, Jena 1989)

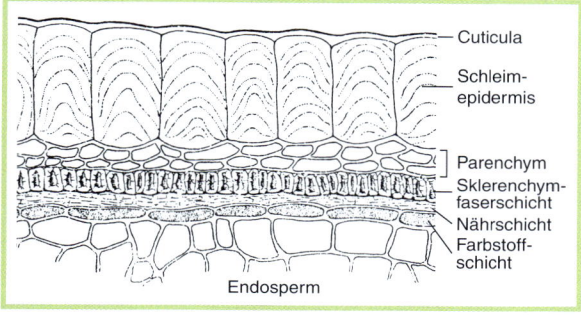

Abb. 2.52 Aufbau der Samenschale. Querschnitt durch die Samenschale von Lein (*Linum usitatissimum*). (Aus Karsten/Weber/Stahl, Lehrbuch der Pharmakognosie, Gustav Fischer Verlag, Stuttgart 1962)

z. B. *Euonymus* – Pfaffenhütchen), **Caruncula** (Samenwarze, z. B. *Ricinus communis*, s. Abb. 2.51) und **Elaiosomen** (Ölkörper, z. B. *Chelidonium* – Schöllkraut). Eine weitere strukturelle Besonderheit stellt die Schleimepidermis dar (z. B. *Linum usitatissimum* und andere Linaceae) (Abb. 2.52). Samen enthalten wenig Wasser, können aber reich an Reservestoffen (Stärke, Inulin, Schleim, fettes Öl), Phytohormonen, Vitaminen und pharmazeutisch nutzbaren Sekundärstoffen sein. Als **Speichergewebe für Reservestoffe** kommen besonders die **Kotyledonen des Embryos**, das **Perisperm** oder das **Endosperm** in Frage.

Entwicklung des Embryos

Die durch Befruchtung der Eizelle gebildete Zygote teilt sich und es bildet sich zunächst eine kurze Zellreihe, die man als **Proembryo** bezeichnet. Nur die oberste, zum zukünftigen Endosperm hin orientierte Zelle entwickelt sich zum Embryo, während die restlichen Zellen den stielartigen Suspensor bilden, der den Embryo in sein Nährgewebe – Endosperm oder Perisperm – hineinschiebt (Abb. 2.53G). Zunächst gibt sich der Embryo als längliches, dann kugeliges Gebilde zu erkennen; nach und nach wird er immer herzförmiger. Es bildet sich eine Achse (**Hypokotyl**), an der die vegetativen Organe der Pflanze, wenigstens in Form der Apikalmeristeme, bereits angelegt sind. Am Suspensor zugewandten Ende befindet sich das Wurzelmeristem, am anderen die **Keimblätter** (Kotyledonen) bzw. das Keimblatt (Kotyledo) und das **Sprossmeristem** (Plumula, Sprosspol). Manche Embryonen bilden ein **Epikotyl** (Sprossknospe) und eine **Radicula** (Primordialwurzel), die meist schon mit einer Wurzelhaube versehen ist (Abb. 2.53A-F). Bei der Keimung tritt die Keimwurzel im Bereich der ursprünglichen Mikropyle der Samenanlage aus.

> Während bei den Dicotyledoneae zwei Keimblätter angelegt werden, zwischen denen die Plumula eingebettet liegt, entsteht bei den Monocotyledoneae nur ein Keimblatt, so dass der Sprosspol hier seitlich lokalisiert ist.

Im Embryo können gelegentlich bereits Leitelemente differenziert sein. Manche Embryonen, so die der Poaceae (Süßgräser), sind stark spezialisiert; sie besitzen außer den üblichen Teilen noch zusätzliche Organe (Coleoptile, Coleorhiza). Auf der anderen Seite gibt es auch Beispiele für Samen, die sehr einfach gebaute Embryonen enthalten, bei denen noch nicht einmal Kotyledonen zu erkennen sind und wo keine Nährstoffspeicher angelegt sind (Orchidaceae).

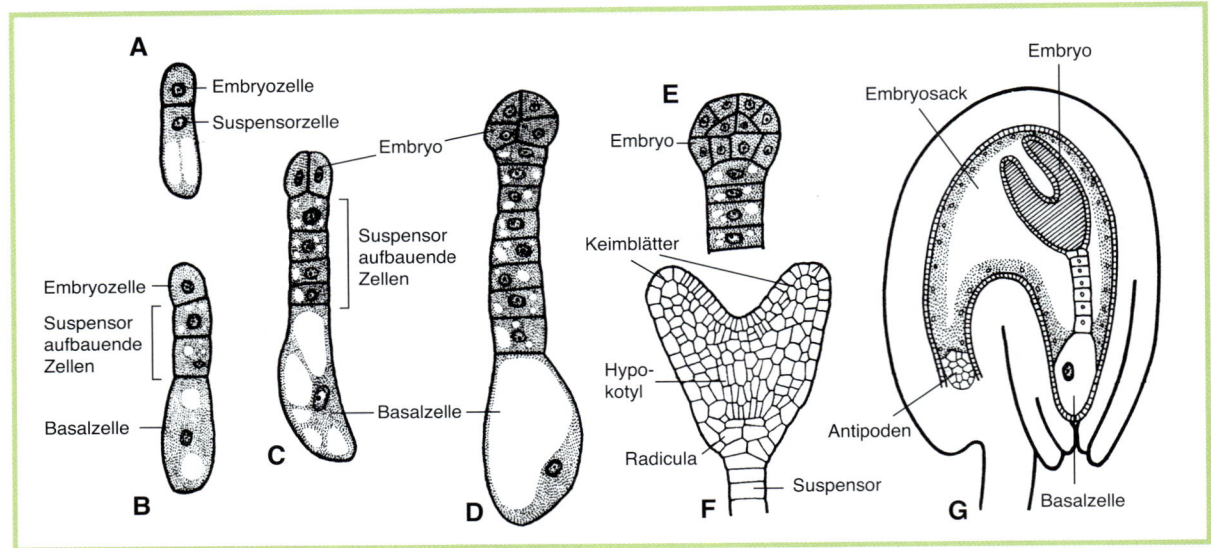

Abb. 2.53 Entwicklung des Embryos bei Hirtentäschelkraut (*Capsella bursa-pastoris*). **A.** Teilung der Zygote in die Embryozelle und die Suspensorzelle. **B.** Teilung der Suspensorzelle in die Basalzelle und den Suspensor aufbauenden Zellen. **C-E.** Bildung des Embryos durch Teilung der Embryozelle. **F.** Ausbildung der Keimblätter, des Hypokotyls und der Radicula. **G.** Median geschnittene anatrope Samenanlage von mit sich entwicklendem Embryo auf Suspensor. Embryosack, Antipoden, Basalzelle, darüber der Suspensor, Embryo. (Aus Natho/Müller/ Schmidt, Funktionelle Morphologie und Anatomie der Pflanzen, VEB Gustav Fischer Verlag, Jena 1990)

2.7.3   Definition von Semen-Drogen

Semen-Drogen (Samendrogen) bestehen meist aus den kompletten Samen, bestehend aus Embryo, Endosperm und Samenschale (Tab. 2.13). Nur wenige Drogen bestehen aus Teilen des Samens, wie etwa der Samenschale (Plantaginis ovatae seminis tegumentum PhEur – Indische Flohsamenschalen), dem Samen ohne Samenschale (Cacao semen – Kakaobohnen, Colae semen PhEur – Kolanüsse) oder dem Samen ohne Samenschale und Arillus (Myristicae semen – Muskatnüsse).

Tab. 2.13 Samendrogen (PhEur)

Drogenbezeichnung	Stammpflanze(n)	Bestandteile der Droge
Colae semen	*Cola nitida, C. acuminata*	Dunkelbraune, längliche Samenkerne
Cyamopsidis seminis pulvis	*Cyamopsis tetragonolobus*	Aus den Samen wird durch Zermahlen des Endosperms Guar gewonnen
Lini semen	*Linum usitatissimum*	Hellbraune bis gelbe ovale Samen mit einem kleinem Schnabel an der Spitze, unter dem mit der Lupe Mikropyle und Hilum zu erkennen sind
Plantaginis ovatae semen	*Plantago ovata*	Hellbraun bis rosa gefärbte Samen mit leicht ablösbarer Samenschale und deutlichem Hilum
Plantaginis ovatae seminis tegumentum	*Plantago ovata*	Samenschalen bestehen aus blassrosa bis beigen Bruchstücken oder Flocken
Psyllii semen	*Plantago psyllium, P. indica*	Braune bis schwarzbraune Samen mit Längsfurche und hell gefärbtem Hilum
Trigonella foenugraeci semen	*Trigonella foenum-graecum*	Braun bis rötlichbraune rhomboide Samen mit Furche

3 Genetik

Eine wesentliche Eigenschaft aller Lebewesen ist die Fähigkeit, sich fortzupflanzen. Dies beruht im Grundsätzlichen auf der Möglichkeit, das Erbgut zu reduplizieren und neue Zellen aufzubauen. Die Entstehung eines neuen Organismus kann vegetativ (asexuell) oder sexuell erfolgen.

Vegetative Vermehrung von Organismen beruht auf mitotischer Kern- und Zellteilung und erfolgt unter Weitergabe der Erbfaktoren in unveränderter Form und in unveränderter Kombination. Die durch vegetative Vermehrung entstandenen Individuen sind im Allgemeinen identisch mit dem Organismus, aus dessen Teilen sie entstanden sind, sowohl hinsichtlich ihres Aussehens (phänotypisch) als auch hinsichtlich ihrer Ausstattung mit genetischer Information (genotypisch). Die auf vegetativem Wege aus einem einzigen Individuum hervorgegangenen Nachkommen bilden einen Klon.

Geschlechtliche oder sexuelle Fortpflanzung beruht auf der Verschmelzung von Geschlechtszellen, den so genannten Gameten, zu einer Zygote. Durch die Vorgänge während der Meiose wird das elterliche Erbgut neu kombiniert. Die Nachkommen weisen neue Merkmalskombinationen auf. Sie sind zwar den Eltern ähnlich, unterscheiden sich jedoch von diesen in einzelnen Merkmalen. Offensichtlich wird von Generation zu Generation Information weitergegeben, in der die Eigenschaften der Nachkommen festgelegt sind.

Diese Information ist das Erbgut eines Organismus. Das Erbgut liegt als Summe voneinander trennbarer Teilinformationen, den Erbfaktoren oder Genen vor. **Die Gesamtheit aller Erbfaktoren eines Organismus wird als Genom oder genetische Information bezeichnet.** Bei Bakterien, Blaualgen und DNA-Viren besteht dieses Genom aus einem einzigen Molekül von Desoxyribonukleinsäure, auf dem alle Gene aneinander gekoppelt lokalisiert sind. Bei Eukaryonten, die über wesentlich mehr Erbinformationen verfügen, ist das Erbgut auf mehrere DNA-Moleküle verteilt, auf denen jeweils ein Teil der Gene gekoppelt vorliegt. Wir sprechen hier auch von **Kopplungsgruppen.** Die Träger dieser Kopplungsgruppen sind die Chromosomen. **Erbeigenschaften, die auf einem Chromosom lokalisiert sind, werden bei der Kernteilung gemeinsam auf die Folgegeneration übertragen (= Faktorenkopplung),** es sei denn, es erfolgt ein Kopplungsbruch. Jedes Gen nimmt auf dem betreffenden Chromosom, der betreffenden Kopplungsgruppe, einen ganz bestimmten Ort ein, den wir als Genort oder Genlocus bezeichnen.

Die Gesamtheit der Gene eines Organismus wird auch als dessen **Genotyp** bezeichnet. **Nach außen sichtbar wird die Funktion der Gene im Auftreten bestimmter Merkmale, der Phäne.** Die Summe aller Merkmale eines Organismus ist sein **Phänotyp.**

Der Phänotyp eines Organismus wird jedoch nicht nur von den Erbeigenschaften geprägt. Innerhalb des vom Erbgut gesteckten Rahmens wirken auch Umwelteinflüsse, wie Ernährung und Klima, auf die Merkmalsausbildung ein. Solche Umwelteinflüsse können auch bestimmen, welche Erbeigenschaften eines Individuums überhaupt in Merkmale umgesetzt werden. Der Phänotyp eines Organismus spiegelt also dessen Genotyp unter bestimmten Außenbedingungen wider. **Ein Merkmal kann von mehreren Genen beeinflusst werden (Polygenie). Ebenso kann ein Gen an der Ausbildung mehrerer Merkmale beteiligt sein (Polyphänie).**

Eine Reihe von Organismen besitzen Erbinformationseinheiten (**Gene**) **nur in einer einzelnen Kopie.** Hierunter fallen die meisten Viren, alle Bakterien sowie **Eukaryonten, die in ihrem Zellkern nur den einfachen, den haploiden Chromosomensatz, besitzen. Derartige Organismen werden als Haplonten bezeichnet.**

Diploide Organismen – Diplonten – verfügen über die doppelte Erbinformation. Jedes Gen ist in allen Zellen zweimal vorhanden. Diejenigen Chromosomen eines diploiden Organismus, die die gleichen Gene tragen, sind **homologe Chromosomen.** Eines dieser homologen Chromosomen stammt vom väterlichen, das andere vom mütterlichen Gameten. **Auf homologen Chromosomen nehmen entsprechende Gene die gleichen Genloci ein. Solche Gene nennt man Allele. Allele können völlig identisch sein. Dann ist der Organismus für den betreffenden Genort homozygot. Allele können jedoch auch verschieden sein.** Beispielsweise kann das eine Allel die Blütenfarbe Weiß, das andere Allel die Blütenfarbe Rot determinieren. **Ein Organismus mit einem solch unterschiedlichen Allelpaar ist in Bezug auf dieses Merkmal heterozygot.**

Solche Unterschiede von Allelen entstehen durch Mutation eines Gens. Im Allgemeinen ist das Erbgut konstant. Außerordentlich selten treten jedoch sprunghafte Veränderungen, Mutationen, auf. Individuen, die

Tab. 3.1 Mendel'sche Vererbungsregeln

1. Mendel-Regel

Kreuzt man zwei reinerbige Rassen, die sich in einem Allelpaar unterscheiden, so sind die Nachkommen – die erste Filialgeneration (F_1-Hybriden) – unter sich gleich (**Uniformitätsgesetz**).

Cytologische Grundlage: Bei der Befruchtung verschmelzen die männlichen und die weiblichen Geschlechtszellen zur Zygote. Daraus entwickelt sich durch erbgleiche, mitotische Teilungen der diploide Organismus. Bei gleichen reinerbigen Elternindividuen kann sich in der Zygote immer nur die gleiche Kombination von Erbanlagen ergeben. Dabei ist es gleichgültig, welcher der beiden Elternorganismen (bei Pflanzen!!) die männliche oder die weibliche Keimzelle liefert. Die Ergebnisse reziproker Kreuzungen sind gleich (**Reziprozitätsgesetz**).

2. Mendel-Regel

Kreuzt man zwei Monohybride der F_1-Generation, so sind die Individuen der Nachkommenschaft (F_2-Generation) untereinander nicht gleich, sondern spalten in bestimmten Zahlenverhältnissen auf (**Spaltungsgesetz**).

Cytologische Grundlage: Bei der Meiose werden die homologen Chromosomen getrennt. Die haploiden Gameten können nur jeweils eines der beiden Allele enthalten (**Gesetz von der Reinheit der Gameten**).

3. Mendel-Regel

Kreuzt man zwei Rassen, die sich in zwei oder mehr Allelen unterscheiden, so werden die einzelnen Allele unabhängig voneinander vererbt und können neu kombiniert werden (**Gesetz von der Neukombination der Gene**).

Cytologische Grundlage: Durch Zufallsverteilung werden bei der Meiose die väterlichen und mütterlichen Chromosomen auf die Tochterzellen (Tetraden) verteilt und dabei neu kombiniert. Dies gilt natürlich nur mit der Einschränkung, dass die Allele auf verschiedenen Chromosomen (= Kopplungsgruppen) liegen. Allele, die auf den gleichen Chromosomen liegen, können durch Neuverteilung der Chromosomen während der Meiose nicht neu kombiniert werden.
Dies wäre nur möglich durch Kopplungsbruch (Stückaustausch zwischen homologen Chromosomen). Dieser Vorgang unterliegt jedoch nicht den Mendel'schen Regeln.

eine mutierte Information tragen, werden als Mutanten bezeichnet. Mutationen werden bei allen Organismen beobachtet. Ein Gen kann in mehreren Allelen vorkommen. Bei der Fruchtfliege *Drosophila* z. B. konnten bei einem Gen für Augenfarbe 12 verschiedene Allele gefunden werden. Man spricht hier von **multipler Allelie. Sie beruht auf mehreren, verschiedenen Mutationen eines Gens** in verschiedenen Individuen. Die Änderung der Zustandsform eines Gens, etwa von der Blütenfarbe Rot nach Weiß, ist dem Mutationsereignis entsprechend. **Allele sind also homologe Gene auf homologen Chromosomen, die in verschiedener oder gleicher Zustandsform vorliegen, d. h. eine minimal verschiedene Nukleotidfolge besitzen können.** Kreuzt man Individuen, die sich in einem Genort, einem Allel, unterscheiden, spricht man von einem **monohybriden Erbgang.** Zeigen beide Eltern Unterschiede in zwei, drei oder mehreren Allelen, so spricht man von **dihybriden, trihybriden oder polyhybriden Erbgängen.**

Erbeigenschaften lassen sich durch Kreuzungsanalysen untersuchen. Die Erkenntnis der Gesetzmäßigkeiten ihrer Übertragung geht auf die Kreuzungsversuche von Gregor Mendel (1822–1884) zurück. Die Ergebnisse dieser Analysen sind in den drei nach ihm benannten **Mendel'schen Regeln** zusammengefasst (Tab. 3.1).

3.1 Nukleinsäuren

Nukleinsäuren sind Biopolymere, die für Speicherung, Nutzung und Übermittlung von genetischer Information benötigt werden. Man unterscheidet zwei Arten: Desoxyribonukleinsäure (DNA) und Ribonukleinsäure (RNA). Nukleinsäuren erfüllen in der Zelle sehr wichtige Funktionen. Die *Desoxyribonukleinsäure* (DNA) ist neben Proteinen der Hauptbestandteil der Chromosomen **im Zellkern** der **Eukaryonten.** In geringerer Menge ist die **DNA** auch in anderen Zellorganellen dieser Organismen, **in Mitochondrien** und **Plastiden,** enthalten.

Bei den **Prokaryonten,** die keine Kerne enthalten, spricht man von **Kernäquivalenten.** Das so genannte „Bakterienchromosom" (Nukleoid) besteht aus einem einzelnen ringförmigen DNA-Molekül von beträchtlicher Länge (bis zu 1,2 mm). In den Zellen mancher

Bakterien sind daneben weitere ringförmige DNA-Moleküle, so genannte Plasmide, nachgewiesen worden (s. Kap. 3.3.5.4). Auch eine Gruppe von Viren enthält DNA. Diese Viren werden als **DNA-Viren** bezeichnet, im Gegensatz zu den **RNA-Viren**, die RNA als Erbinformationsspeicher besitzen. Während **Viren** entweder nur DNA **oder** RNA enthalten, findet sich bei allen anderen Organismen (**Pro-** und **Eukaryonten**) DNA **und** RNA.

Die *Desoxyribonukleinsäure* bildet die **chemische Basis der genetischen Information**, d.h. der Erbeigenschaften der Organismen. Durch die Anordnung ihrer Bausteine, der Nukleotide, sind die Erbeigenschaften der Organismen festgelegt. Die Moleküle der Desoxyribonukleinsäure können identisch redupliziert werden. Mit der Reduplikation der DNA und der Weitergabe der Duplikate an die Tochterzellen bei der Zellteilung werden die Erbeigenschaften von Zelle zu Zelle weitergereicht. Wird die DNA verändert, sprechen wir von **Mutationen**.

Bei vielen Viren übernimmt eine RNA die Codierungsfunktionen der DNA (s. Kap. 6.1.2).

Bei allen Lebewesen fließt die genetische Information bei nichtreproduktiven Zellprozessen über die Boten-RNA (messenger RNA; mRNA). Diese enthält die Information für den Aufbau der Proteine. Zur Nutzung der Information sind weitere RNAs notwendig: Die verschiedenen ribosomalen RNAs (rRNA), deren Gene in den Nukleoli des Zellkerns codiert sind, sind am Aufbau der Ribosomen, den Proteinfabriken der Zelle, beteiligt. Die Transfer-RNAs (tRNA) binden spezifisch Aminosäuren und liefern diese am Ribosom ab, wo sie zum Aufbau der Proteine verwendet werden. Die so genannten Ribozyme sind biokatalytisch aktive RNAs, die somit Enzymcharakter besitzen, was ansonsten in der belebten Natur nur Proteinen vorbehalten ist.

Hinsichtlich ihrer Struktur sind Nukleinsäuren Makromoleküle mit Molekülmassen in der Größenordnung von einigen Hunderttausend bis Hundertmillionen Dalton. Durch Nukleasen, d.h. Enzyme, die Nukleinsäuren hydrolysieren, lassen sich diese Makromoleküle in Untereinheiten mit Molekülmassen von etwa 350 Dalton zerlegen. Diese Untereinheiten werden **Nukleotide** genannt. Eine Nukleinsäure ist somit aus tausenden solcher Bausteine zu einem Molekül aufgebaut. Durch Säurehydrolyse lassen sich die einzelnen Nukleotide ihrerseits in jeweils drei Komponenten aufteilen. Dies sind eine heterozyklische **organische Base**, ein **Zuckermolekül** und **Phosphorsäure** (Abb. 3.1).

Als Zucker sind **Pentosen**, d.h. Zuckermoleküle mit fünf Kohlenstoffatomen am Aufbau der Nukleinsäuren beteiligt. Diese Pentosen liegen als zyklische Halbacetale vor. **Die Pentosen der Desoxyribonukleinsäure und**

der Ribonukleinsäuren sind verschieden. Auf diesen Unterschied gründet sich die Einteilung der Nukleinsäuren und z.T. deren unterschiedliches chemisches Verhalten. Die Nukleotide der Desoxyribonukleinsäure enthalten als Zuckerkomponente **2-Desoxyribose**, die Nukleotide der Ribonukleinsäuren enthalten hingegen **Ribose.**

Sowohl DNA als auch RNA enthalten in der Hauptsache nur **vier verschiedene Nukleotide,** die sich in ihren organischen Basen unterscheiden. Die Grundgerüste der Basen sind Purin- und Pyrimidinringe. Die **Purinbasen** der DNA sind **Adenin** und **Guanin**. Als **Pyrimidinbasen** sind **Cytosin** und **Thymin** enthalten. Die Purinbasen der RNA sind ebenfalls Adenin und Guanin. Als Pyrimidinbasen sind in der RNA **Cytosin** und **Uracil** enthalten. In den Transfer-RNAs kommen zusätzlich modifizierte Formen der Nukleobasen vor, z.B. Methyl-, Acetyl- oder schwefelhaltige Derivate. Ist der Phosphatrest des Zuckers abgespalten, spricht man von **Nukleosiden.**

In den Nukleotiden ist das C-1 der Pentose **N-glykosidisch** mit dem Stickstoffatom in Stellung 3 der Pyrimidine bzw. dem Stickstoffatom in Stellung 9 der Purine verknüpft. Des Weiteren ist die Pentose am C-5 mit

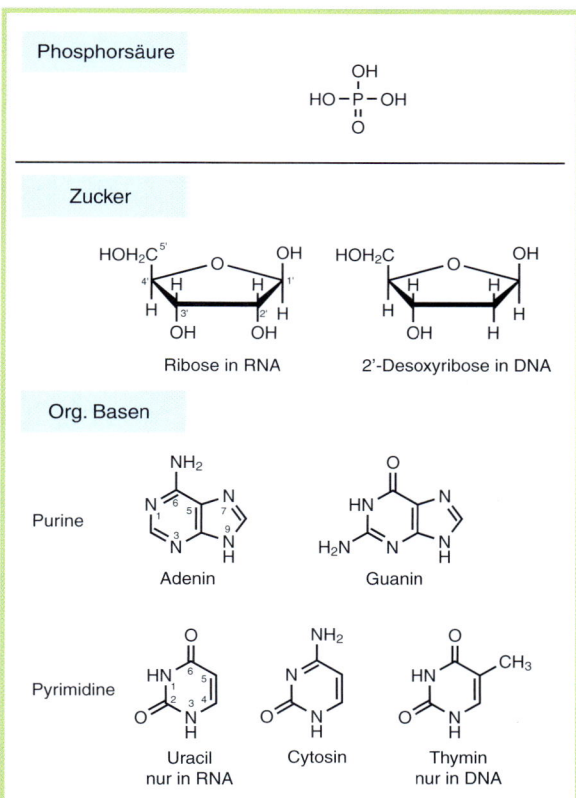

Abb. 3.1 Bausteine von Nukleinsäuren

einem Molekül Phosphorsäure über eine **Esterbindung** verbunden. **Nukleotide sind also 5'-Phosphorsäureester der entsprechenden Nukleoside.**

Generell unterscheiden sich also die beiden Nukleinsäuretypen durch ihre Zuckerkomponente sowie durch den Gehalt von Thymin in der DNA, resp. Uracil in der RNA (Abb. 3.1). Nukleotide sind Verbindungen aus Phosphorsäure, Pentose und organischer Base (Abb. 3.2). Nukleoside bestehen dagegen nur aus einer organischen Base (Purin oder Pyrimidin) und einem Zucker, einer Pentose. Letztere kann Ribose oder 2'-Desoxyribose sein.

Nukleotide fungieren in den Organismen nicht nur als Bausteine der Nukleinsäuren. Im Stoffwechsel der Zelle treten Nukleotide auf, bei denen der esterartig gebundene Phosphatrest durch Pyrophosphatbindungen nochmals mit einem oder zwei Phosphorsäureresten verknüpft ist. Diese Nukleotide spielen für die Prozesse der Energieumwandlung im Zellstoffwechsel eine Rolle.

Hierher gehört z. B. das *Adenosintriphosphat* (Tab. 3.2). Ribose ist auch Bestandteil weiterer Verbindungen, wie NADP (Kap. 4.1.1.6) oder Coenzym A (Kap. 4.5.3).

3.1.1 Desoxyribonukleinsäure (DNA)

Die DNA besteht aus langen, unverzweigten, linearen Molekülen, die im Elektronenmikroskop sichtbar gemacht werden können. Nachdem Avery 1944 den entscheidenden Beweis für die Rolle der DNA in der Vererbung erbracht hatte (Tab. 3.3), wurde 1953 von Watson und Crick folgender Molekülbau für die DNA vorgeschlagen:

In der DNA liegen zwei Stränge von Nukleotiden vor. Die Reihenfolge, d. h. die Sequenz der Nukleotide ist in den DNA-Molekülen der verschiedenen Arten von Organismen genau festgelegt. Sie wird als **Nukleotidsequenz** bezeichnet. Die Nukleotide in den einzelnen Strängen sind durch Phosphat-Zuckerbindungen

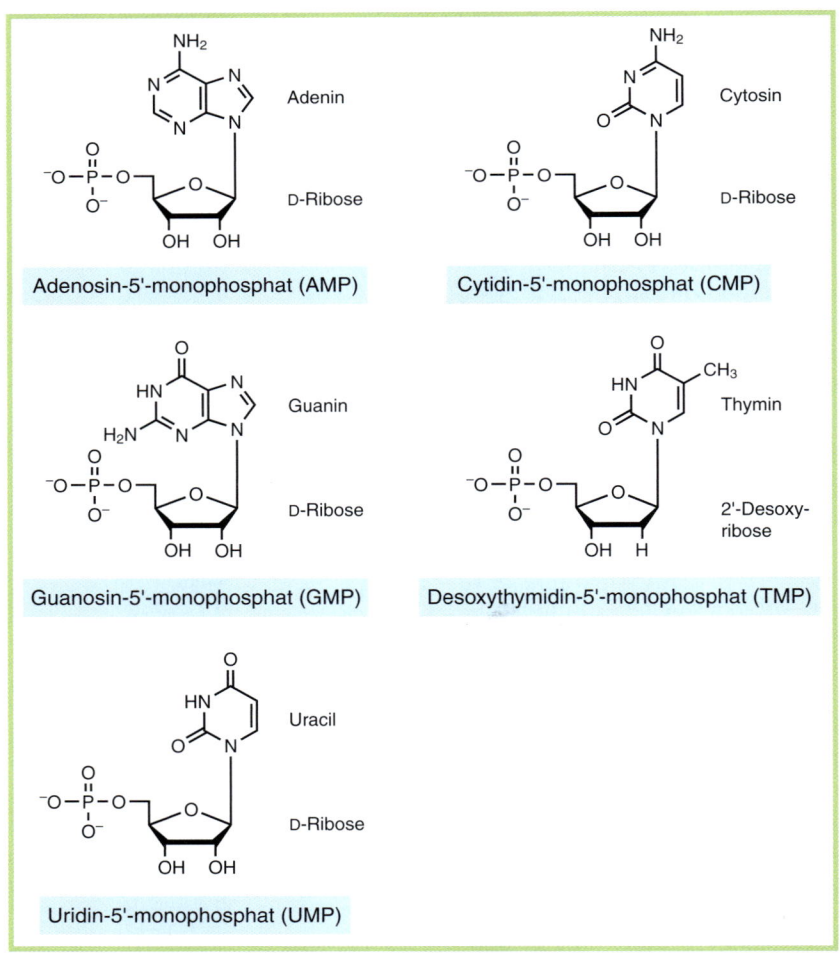

Abb. 3.2 **Nukleotide.** Die entsprechenden Nukleotide der DNA werden durch den Vorsatz „Desoxy" gekennzeichnet, z. B. Desoxyribose-adenosinmonophosphat, dAMP.

esterartig miteinander verbunden. Es entsteht so eine Polynukleotidkette, die abwechselnd Phosphat und Zucker enthält. An jedem der Zuckermoleküle sitzt eine organische Base. In dieser Kette sind die einzelnen Nukleotide durch 3',5'-Phosphodiesterbindungen miteinander verknüpft. Ein solcher Polynukleotidstrang besitzt eine **Polarität** die daraus resultiert, dass an einem Ende der Polynukleotidkette eine Orthophosphatgruppe am C-5 der Desoxyribose steht. Das andere Ende der Polynukleotidkette bildet ein Desoxyribosemolekül mit einer freien OH-Gruppe am C-3 (Abb. 3.3).

In einem DNA-Doppelstrang liegen sich immer zwei ganz bestimmte Basen gegenüber, sie sind miteinander „gepaart". Die Purinbase **Adenin** interagiert über Wasserstoffbrücken mit der Pyrimidinbase **Thymin**, die Purinbase **Guanin** mit der Pyrimidinbase **Cytosin**. Diese

strikte Festlegung der Basenpaare in der DNA wird unter dem Begriff **Komplementaritätsprinzip** beim Aufbau der DNA verstanden. Ihr kommt für die Funktion der DNA eine entscheidende Bedeutung zu. Durch sie wird die Nukleotidsequenz eines Polynukleotidstranges im DNA-Molekül durch diejenige des anderen Stranges genau festgelegt (**komplementäre Basen**).

Die Verknüpfung der beiden Nukleotidstränge eines DNA-Moleküls erfolgt durch zahlreiche Wasserstoffbrücken (Abb. 3.4). Wasserstoffbrücken können sich ausbilden zwischen einem kovalent gebundenen H-Atom und einem negativ geladenen Akzeptoratom. Es handelt sich hierbei um keine kovalente Bindung, sondern lediglich um eine besonders stark ausgeprägte Wechselwirkung von Gruppen gegensätzlicher Polarisierung. Hieraus resultiert die Gesetzmäßigkeit bei der „Basenpaarung" in den DNA-Molekülen. Adenin

Tab. 3.2 Nukleotide: Zusammensetzung, Vorkommen und Funktion im Zellstoffwechsel

Base	Zucker	Nukleosid	Nukleotide	Vorkommen der Nukleotide	Coenzym-Funktionen der Nukleotide
Adenin (A)	Ribose	Adenosin	Adenosin-5'-mono-, di- und triphosphat (AMP, ADP, ATP)	RNA	Bei fast allen Reaktionen des Energiestoffwechsels; ATP ist Energiedonator bei zahlreichen Synthesen
	Desoxyribose	Desoxy-adenosin	dAMP, dADP, dATP	DNA	–
Guanin (G)	Ribose	Guanosin	Guanosin-5'-mono-, di- und triphosphat (GMP, GDP, GTP)	RNA	Bei Reaktionen des Zuckerstoffwechsels; Energiedonator bei der Proteinsynthese
	Desoxyribose	Desoxy-guanosin	dGMP, dGDP, dGTP	DNA	–
Uracil (U)	Ribose	Uridin	Uridin-5'-mono-, di- und triphosphat (UMP, UDP, UTP)	RNA	Bei zahlreichen Reaktionen des Zuckerstoffwechsels
	Desoxyribose	Desoxyuridin	dUMP, dUDP, dUTP	–	Intermediärprodukte bei der Biosynthese der Thyminnukleotide
Cytosin (C)	Ribose	Cytidin	Cytidin-5'-mono-, di- und triphosphat (CMP, CDP, CTP)	RNA	Bei vielen Reaktionen des Lipid- und einigen Reaktionen des Kohlenhydratstoffwechsels
	Desoxyribose	Desoxycytidin	dCMP, dCDP, dCTP	DNA	–
Thymin (T)	Ribose	Thymidin	Thymidin-5'-mono-, di- und triphosphat (TMP, TDP, TTP)	–	Bei einigen Reaktionen des Zuckerstoffwechsels
	Desoxyribose	Desoxy-thymidin	dTMP, dTDP, dTTP	DNA	–

Tab. 3.3 Beweise für die Rolle der Nukleinsäuren als Träger genetischer Information

Transformation. 1944 Nachweis der Rolle der DNA bei der Transformation durch Avery.

Virusinfektion. Nur die DNA bzw. RNA ist für die Infektion einer Wirtszelle und die Vermehrung des Virus wichtig. Jede Virusinfektion ist Beweis für die Rolle der Nukleinsäuren als genetisches Material.

Transduktion. Durch Phagen können Teile der DNA eines Bakteriums in ein anderes Bakterium übertragen werden. Dies führt zur Ausbildung neuer Merkmale.

Konstanz der DNA-Menge in der Zelle.

Stabilität der DNA im Stoffwechsel.

Mutationen, d. h. Veränderungen der DNA, führen zu Veränderungen der Erbeigenschaften.

Cytosin bildet über drei Molekülstellen Wasserstoffbrücken zum Guanin

Thymin bildet über zwei Molekülstellen Wasserstoffbrücken zum Adenin

Guanin bildet über drei Molekülstellen Wasserstoffbrücken zum Cytosin

Adenin bildet über zwei Molekülstellen Wasserstoffbrücken zum Thymin

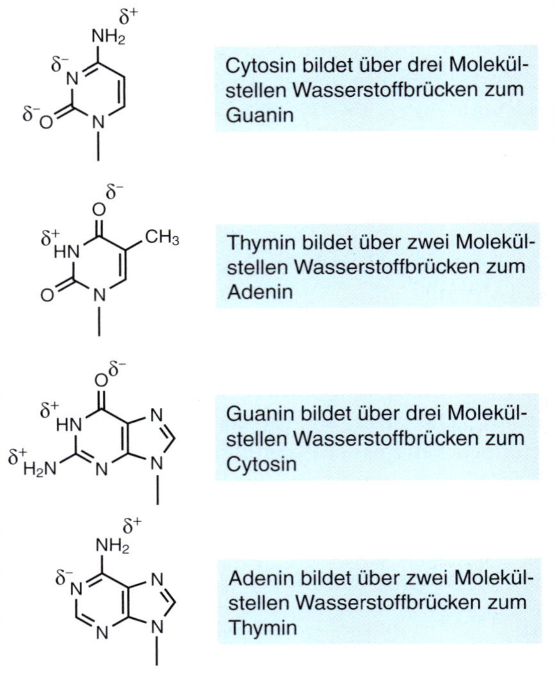

Abb. 3.4 Orte der Ausbildung von Wasserstoffbrücken zwischen den Basen der DNA. Diese Gesetzmäßigkeiten liefern auch das Verständnis für die Ausprägung von Punktmutationen.

und Thymin besitzen im Molekül jeweils zwei Möglichkeiten zur Ausbildung einer Wasserstoffbrücke, Cytosin und Guanin besitzen jeweils drei solcher Möglichkeiten (Abb. 3.4). Aus räumlichen Gründen ver-

binden sich im DNA-Molekül immer jeweils eine Pyrimidinbase mit einer Purinbase (Abb. 3.5). Ein Abweichen vom Komplementaritätsprinzip beim Aufbau der DNA ist somit nicht möglich.

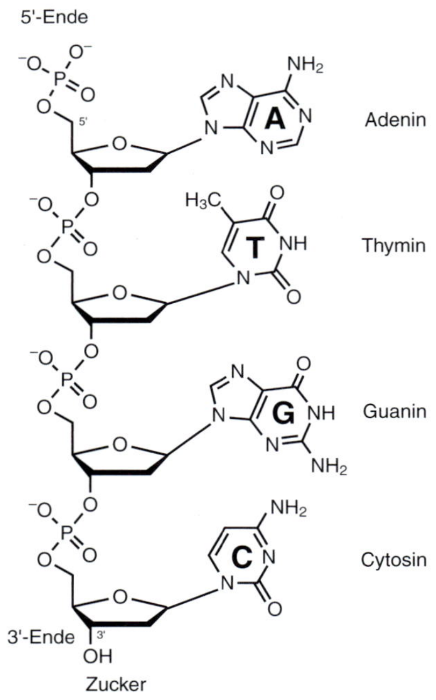

> Die beiden Polynukleotidstränge eines DNA-Moleküls besitzen eine gegenläufige Polarität.

Die Bindungsenergie einer Wasserstoffbrückenbindung ist vergleichsweise gering. Sie beträgt 12 bis 29 kJ/mol. Durch die Addition dieser kleinen Energiebeiträge erreicht ein doppelsträngiges DNA-Molekül wegen seiner teils enormen Länge eine sehr große Stabilität. Die Wasserstoffbrücken können durch Temperaturerhöhung und durch den Einfluss von Proteinen/Enzymen gelöst werden.

Im DNA-Molekül sind die beiden durch Wasserstoffbrücken miteinander verbundenen, gegenläufigen Polynukleotidstränge zu einer Doppelspirale, einer **Doppelhelix,** gewunden. Diese DNA-Struktur ist mit einer verdrillten Strickleiter vergleichbar. Die Basenpaare bilden „die Sprossen", die beiden Zuckerphosphatketten „die Seile". Eine Spiralwindung umfasst etwa 10 Basenpaare. Die Basenpaare stehen senkrecht

Abb. 3.3 Aufbau eines Nukleotidstranges der DNA. Die Nukleotide sind über 3′,5′-Phosphodiesterbindungen miteinander verknüpft. An einem Ende eines Nukleotidstranges steht eine freie 3′-OH-Gruppe, am anderen eine Phosphatgruppe. Hierdurch bekommt der Nukleotidstrang einen Richtungssinn, eine Polarität.

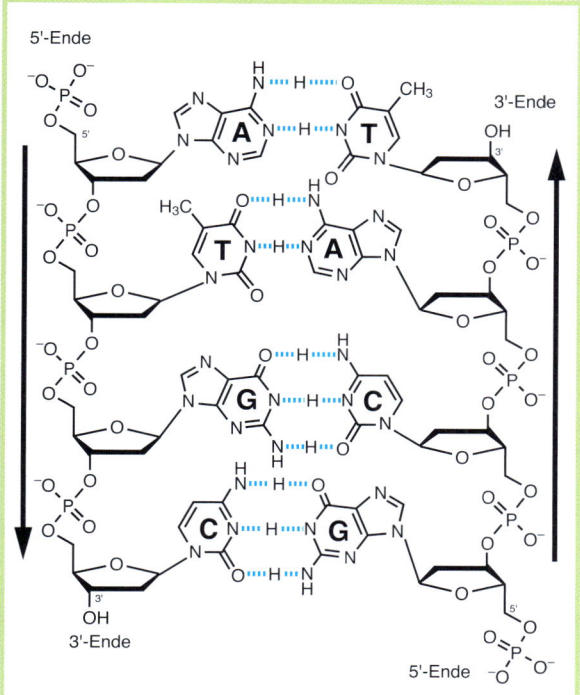

Abb. 3.5 Primärstruktur der DNA. Die beiden Nukleotidstränge haben eine gegenläufige Polarität. Sie werden über Wasserstoffbrücken verbunden.

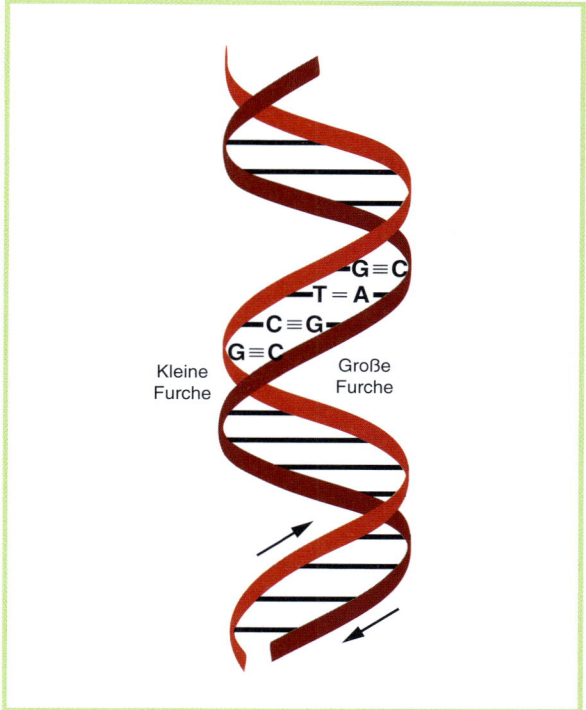

Abb. 3.6 Form und Struktur der doppelsträngigen Desoxyribonukleinsäure (Watson-Crick-Modell). Die DNA besteht aus zwei Polynukleotidsträngen, die sich in einer rechtshändigen Spirale umeinander winden. Das der Außenseite zugewandte Rückgrat eines Stranges bilden Zucker und Phosphatgruppen. Diese wechseln einander ab und sind kovalent miteinander verbunden. An jedem Zuckerrest findet sich eine der **vier Basen Adenin** (A), **Guanin** (G), **Thymin** (T), **Cytosin** (C). Die Basen weisen ins Innere der Helix. Zwischen den Basen der beiden Nukleotidstränge bilden sich Wasserstoffbrücken aus. Hierdurch werden die beiden Nukleotidstränge zusammengehalten. Die natürliche DNA-Helix ist am stabilsten, wenn sich die Nukleotidstränge alle 10,5 Basenpaare einmal umwinden.

zu einer gedachten Zentralachse der Doppelspirale. Die komplementären Basen liegen sich in der Spirale nicht diametral gegenüber. Die Wasserstoffbrücken befinden sich also vor der Zentralachse (Abb. 3.6). Nicht alle in der Natur vorkommende DNA hat eine Doppelspiralstruktur. Bei kleinen Bakteriophagen und Parvoviren konnte auch einzelsträngige DNA nachgewiesen werden, deren Basen allerdings über große Bereiche miteinander Basenpaarungen eingehen.

Aufgrund der Basenanordnung in der DNA-Doppelhelix muss das molare Mengenverhältnis von Adenin zu Thymin sowie von Guanin zu Cytosin stets 1:1 sein. Ebenso ist in einem DNA-Molekül die Summe der Purinbasen Adenin + Guanin stets gleich der Summe der Pyrimidinbasen Thymin + Cytosin.

Die chemische Zusammensetzung von doppelsträngigen DNA-Molekülen unterschiedlicher Herkunft (unterschiedlicher Organismenarten) kann sich also nur im Verhältnis der Summe Adenin + Thymin : Guanin + Cytosin, oder vereinfacht im Verhältnis Adenin : Guanin oder Thymin : Cytosin unterscheiden (Tab. 3.4).

Tab. 3.4 Basenzusammensetzung der DNA in Zellen verschiedener Gewebe

Herkunft der DNA	A+T / G+C	A %	T %	G %	C %
Mensch, Milz	1,51	29,9	29,8	19,5	20,1
Mensch, Leber	1,53	30,3	30,3	19,5	19,9
Grünalge *Scenedesmus*	0,64	20,2	18,8	30,8	30,2
Hefe	1,79	31,3	32,9	18,7	17,1
Escherichia coli	0,92	23,9	23,9	26,0	26,2
Phage λ	1,06	25,7	25,7	24,4	24,2
Pocken-Virus	1,46	29,5	29,9	20,6	20,2

3.1.1.1 Superhelikale Konformation der DNA

Die Funktionsfähigkeit der DNA wird durch ihre **topologische Form,** also der speziellen Verdrillung des Moleküls, stark beeinflusst. Dies wurde vor allem zunächst bei ringförmiger DNA von Bakterien untersucht. Ringförmige bakterielle DNA besteht aus zwei helikal gewundenen Nukleotidsträngen. In der Zelle liegen diese Ringe oft verdrillt in Form einer **Superhelix** vor. Ringförmige DNA kann also im gleichen Organismus in zwei verschiedenen Strukturen vorkommen, als entspannter Ring oder als verdrillte Superhelix (Abb. 3.7). Beide Formen haben natürlich beim gleichen Organismus die gleiche Nukleotidsequenz und somit auch den gleichen Informationsgehalt. Sie **unterscheiden sich** jedoch **in ihrer Funktionsfähigkeit.** Man bezeichnet **doppelsträngige DNA-Ringe mit gleicher Nukleotidsequenz jedoch mit unterschiedlicher räumlicher Struktur als Topoisomere.**

Die topologische Form beeinflusst die funkionellen Eigenschaften der DNA. Für die wichtigen Funktionen der DNA wie **Transkription, Replikation** und **Rekombination** ist die Superhelix-Form notwendig. Auch die doppelsträngige DNA in den Chromosomen der Eukaryonten liegt in superhelikaler Form vor. Auch hier sind Topoisomerasen, „strangbrechende" Enzyme, an den Vorgängen der DNA-Replikation, der Transkription und der Rekombination beteiligt (Kap. 3.3.1).

Durch Enzyme kann eine topologische Form in die andere überführt werden. Diese Enzyme sind die **DNA-Topoisomerasen.** Die Wirkung dieser Topoisomerasen beruht im Prinzip darauf, dass sie einen DNA-Ring öffnen, einen Abschnitt der DNA durch die Schnittstelle führen und den Ring wieder schließen (Abb. 3.8).

Auf Unterschieden zwischen prokaryontischen und eukaryontischen Topoisomerasen beruht die selektive Wirkung der Gyrasehemmer (Kap. 3.3.6.1).

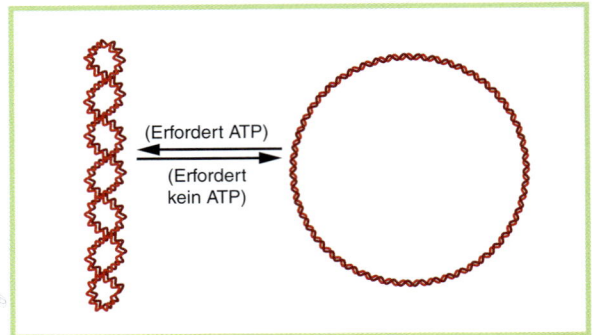

Abb. 3.7 Topoisomere der DNA. DNA kann in verschiedenen Formen, so genannten Topoisomeren vorkommen. Durch Topoisomerasen, z.B. Gyrase bei Bakterien, lassen sie sich ineinander überführen.
Links: verknäuelt und verdrillt zur „Superhelix"
Rechts: ringförmiger „entspannter" Zustand

Gyrasehemmer binden an die gyr-A-Untereinheit der Gyrase und hemmen damit die DNA-Replikation und Transkription von Bakterien. Da bakterielle Gyrasen offensichtlich sehr einheitlich gebaut sind, besitzen Gyrasehemmer ein breites Wirkungsspektrum.

Man kennt heute zwei Typen von Topoisomerasen. Der Typ I durchtrennt bei doppelsträngiger DNA nur einen Nukleotidstrang. Typ II durchtrennt beide Nukleotidstränge.

Topoisomerasen wurden inzwischen in zahlreichen Organismen, auch beim Menschen, gefunden. Offensichtlich haben alle pro- und eukaryontischen Organismen sowohl Typ-I- als auch Typ-II-Topoisomerasen (Tab. 3.5).

Die Topoisomerasen der Eukaryonten weichen offensichtlich etwas von denen der Prokaryonten ab. Die bakterielle Topoisomerase I bindet kovalent über eine Serin-Hydroxylgruppe an das 5'-Phosphat des ge-

Tab. 3.5 Topoisomerasen bei Pro- und Eukaryonten

	Zahl der Moleküle/Zelle	Struktur	Wichtigste Reaktion
Topoisomerase I			
In Bakterien	1000	Eine Untereinheit	Entspannung negativ-superhelikaler DNA
In Eukaryonten-Zellen	$10^5 – 10^6$	Eine Untereinheit	Entspannung negativ- und positiv-superhelikaler DNA
Topoisomerase II			
In Bakterien („Gyrase")	500	Zwei Untereinheiten	Überführung entspannter DNA in negativ-superhelikale DNA
In Eukaryonten-Zellen	$10^4 – 10^5$	Zwei Untereinheiten	Entspannung superhelikaler DNA

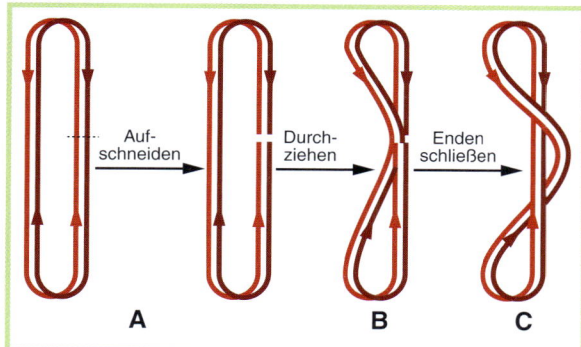

Abb. 3.8 Bildung der Superhelix durch DNA-Gyrase. Die DNA-Gyrase der Bakterien schneidet das ringförmige DNA Molekül durch beide Nukleotidstränge (**A**), steckt den gegenüberliegenden Abschnitt durch die Öffnung (**B**) und verbindet die Enden des durchtrennten Stranges wieder (**C**). Wenn dies an zahlreichen Stellen der DNA geschieht, resultiert eine verknäulte Form, eine „Superhelix" mit hohem Verflechtungsgrad.

spaltenen Nukleotidstranges, das eukaryontische Enzym dagegen an das 3'-Ende des geöffneten Stranges.

Die bakterielle Topoisomerase II, die Gyrase, führt unter ATP-Verbrauch superhelikale Bindungen in DNA-Ringe ein. Die eukaryontische Topoisomerase II führt unter Verbrauch von ATP eine Entspannung superhelikaler DNA aus.

Von den Typ-II-Topoisomerasen kann nur die DNA-Gyrase der Bakterien einen DNA-Ring überspiralisieren. Anscheinend ist die DNA der Bakterien normalerweise negativ überspiralisiert, d.h. sie hat ein Defizit an Windungen im Ring. Topoisomerasen kontrollieren den Grad der Überspiralisierung. Die Gyrase überspiralisiert die DNA. Eine Typ-I-Topoisomerase kann sie auf das erforderliche Maß entspannen.

Damit die genetische Information eines DNA-Moleküls verdoppelt, abgelesen oder mit der von anderen Genen rekombiniert werden kann, muss eine Vielzahl von Enzymen an die Nukleotidbasen binden.

In manchen topologischen Konformationen sind die sich paarweise gegenüberstehenden Basen für solche Enzyme zugänglich, in anderen nicht.

Die Doppelhelix eines DNA-Ringes kann sich leichter entwinden und die Basen in ihrem Inneren freigeben, wenn sie in superhelikaler, überspiralisierter Form vorliegt. Durch Regulierung des jeweiligen Grades der Überspiralisierung wird offensichtlich die Geschwindigkeit der Replikation und Transkription gesteuert.

Eine Topoisomerase vom Typ I wurde erstmals aus *E. coli* isoliert. Das Enzym hydrolysiert nur einen DNA-Strang an einer Zuckerphosphatbindung. Es steckt dann den anderen DNA-Strang durch die entstandene Lücke und verknüpft die Zucker-Phosphatbindung

wieder. Auf diese Weise wird der Verflechtungsgrad eines doppelsträngigen DNA-Ringes um eine Überspiralisierung verringert.

Topoisomerasen vom Typ II durchschneiden beide Stränge doppelsträngiger DNA-Ringe auf einmal. Sie überspiralisieren DNA-Ringe und können doppelsträngige DNA-Ringe in eine Reihe von topologischen Konformationen überführen. Die Gyrasen der Bakterien sind die einzigen Topoisomerasen, die entspannte DNA-Ringe überspiralisieren können. Die Reaktion ist energieabhängig und verläuft unter ATP-Verbrauch.

Ohne ATP verläuft die Reaktion in anderer Richtung. Die Gyrase entspannt dann, allerdings sehr langsam, überspiralisierte Ringe (Abb. 3.7).

Die Gyrase vermag auch zwei doppelsträngige Ringe miteinander zu verflechten. Dies ist etwa beim Einbau von Phagen in die DNA des Wirtsbakteriums notwendig.

3.1.1.2 Nukleinsäuren und Umsetzung genetischer Information

Die Desoxyribonukleinsäure stellt bei Prokaryonten, Eukaryonten sowie bei DNA-Viren den genetischen Speicher dar (Tab. 3.3). Sie muss demgemäß zwei Funktionen erfüllen:

■ Sie muss sich mit Hilfe entsprechender Enzyme reduplizieren und die Erbanlagen von Zelle zu Zelle weitergeben können. Bei jeder Reduplikation der DNA muss eine genaue Kopie des vorhandenen DNA-Moleküls hergestellt werden. Dies ist die **autokatalytische Funktion** der DNA.

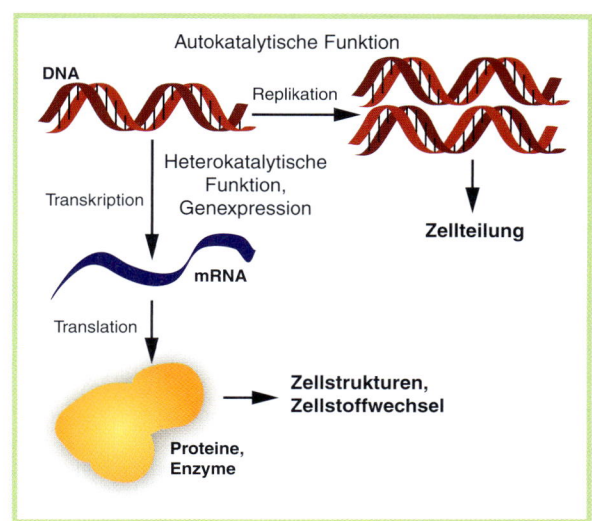

Abb. 3.9 Die zwei Funktionen der DNA

■ Die genetische Information muss „realisiert", d. h. in Merkmalsbildung umgesetzt werden. Hierzu wird die Nukleotidsequenz der DNA in die Aminosäuresequenz von Proteinen übersetzt. Dies geschieht im Rahmen der Proteinbiosynthese, bei der der DNA eine Schlüsselfunktion zukommt. Man spricht hier von der **heterokatalytischen Funktion** der DNA (Abb. 3.9).

Die Merkmale sind in **Genen** abgelegt. Das Abrufen der in den Genen gespeicherten Information ist streng reguliert. Elemente, die die Gene flankieren, die aber auch in weiter Entfernung von den Genen liegen können, übernehmen zusammen mit bestimmten Transkriptionsfaktoren diese Regulation. Wir bezeichnen sie als **Promotoren, Terminatoren, Enhancer** oder **Silencer**.

3.1.1.3 Mosaikstrukturen von Genen

Gene bei Bakterien bestehen aus einem abgegrenzten, nicht unterbrochenen DNA-Abschnitt. Bei Strukturgenen enthält dieser DNA-Abschnitt die Information für ein Protein. Diese Information ist in Reihenfolge kurzer Nukleotidsequenzen, **Tripletts**, festgelegt und wird Triplett für Triplett in Aminosäuren übersetzt. Die Gene der Bakterien besitzen ein durchgehendes Leseraster.

Die meisten **eukaryontischen Gene** sind anders strukturiert. Die Codierungssequenzen (**Exons**, exprimierte Abschnitte) können oft von langen, nicht-codierenden Sequenzen (**Introns**, *intervening sequences*, nicht exprimierte Abschnitte) unterbrochen sein. Diese Struktur der Gene wird in der Literatur auch als Mosaikstruktur bezeichnet. Die Intronsequenzen können sehr unterschiedlich lang sein. Beim Vergleich von Intronsequenzen homologer Gene aus verschiedenen Organismen finden sich enorme Unterschiede in der Länge und in den Nukleotidsequenzen der entsprechenden Introns. Im Gegensatz dazu sind die Längen vergleichbarer Exons von verschiedenen Organismen relativ einheitlich.

Das Ovalbumin-Gen des Huhns, bei dem die Mosaikstruktur von Eukaryontengenen zuerst aufgeklärt wurde, besteht z. B. aus sieben Exons, zwischen denen jeweils ein Intron liegt (Abb. 3.10).

Die Exons sind auf der DNA in gleicher Reihenfolge angeordnet wie in der Abschrift der mRNA.

Die gesamte Länge des Ovalbumin-Gens, – Exons und Introns – beträgt 7700 Basenpaare (Abb. 3.10). Damit ist das Gen etwa viermal länger als die fertige mRNA, die 1872 Basenpaare besitzt, und fast siebenmal länger, als der mRNA-Abschnitt, der schließlich in Protein übersetzt wird (1158 Basenpaare).

Introns finden sich auch in Genen, die keine Proteine codieren. So können z. B. auch die Gene für die ribosomalen RNAs und für die Transfer-RNAs in Form von Mosaikstrukturen organisiert sein.

Mosaikstrukturen sind bei Eukaryonten und Viren, die sich in Eukaryonten vermehren, sehr weit verbreitet. Die weitaus meisten Gene der Wirbeltiere und der höheren Pflanzen weisen Mosaikstrukturen auf. Es gibt jedoch bemerkenswerte Ausnahmen:

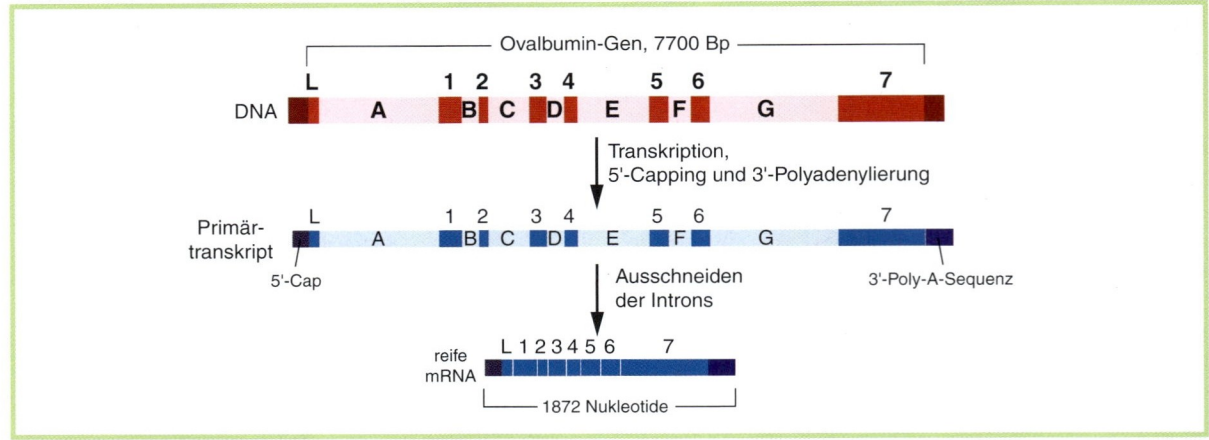

Abb. 3.10 Mosaikstruktur des Ovalbumingens (Modifiziert nach P. Chambon, Erbsubstanz DNA, Spektrum der Wissenschaft 1985). Es besitzt sieben Exons, die durch Introns getrennt werden. Die genetische Information ist in sieben Teile zerstückelt. Beim „Prozessieren" der heterogenen nukleären RNA (hnRNA) im Zellkern werden auf das Primärtranskript zunächst Endstücke aufgesetzt, am 3'-Ende eine Nukleotidfolge von Adenosinmonophosphat, am 5'-Ende ein methyliertes Guanosin über eine Triphosphatbrücke (das Hütchen oder cap, Abb. 3.13). Dann werden schrittweise die Introns entfernt. Erst die prozessierte RNA wird aus dem Zellkern ins Cytosol ausgeschleust und kann dort als mRNA fungieren.

Die Gene für Histone und Interferone enthalten keine Introns.

Es besitzen also nicht alle Eukaryontengene eine Mosaikstruktur. Bei eukaryontischen Einzellern, z. B. bei der Hefe *Saccharomyces cerevisiae*, sind die meisten Gene frei von Introns. Nur wenige Gene der Hefe sind durch den Einschub von ein bis zwei kleinen Intronsequenzen unterbrochen.

Ein besonders imposantes Beispiel für eine Gen-Mosaikstruktur stellt der Genbereich dar, der für die verschiedenen Antikörper codiert. Das Prinzip dieser Genomstruktur und der sich daraus abgeleiteten Antikörperbildung wird im Kapitel 3.4.4 beschrieben.

3.1.1.4   Pseudogene

Bei der Untersuchung von Globingenen wurden Nukleotidsequenzen gefunden, die eine weitgehende Ähnlichkeit mit den aktiven Globingenen aufweisen. Im Gegensatz zu diesen können sie jedoch nicht exprimiert werden. In ihren Exons finden sich zahlreiche Stopp- und Nonsens-Codons und daneben noch zahlreiche Leserastermutationen, die durch kleine Deletionen oder Insertionen hervorgerufen werden. Solche funktionslosen Gene werden als **Pseudogene** bezeichnet. Pseudogene finden sich für viele Gene. Sie sind im Laufe der Evolution entstanden und wurden offensichtlich nicht eliminiert, obwohl sie keine Funktion besitzen.

Andere Pseudogene sind offenbar als das Ergebnis einer umgekehrten Transkription aus mRNA entstanden und enthalten deshalb keine Introns. Man bezeichnet sie auch als Retro-Pseudogene. Als Grund für die Entstehung dieses Typs von Pseudogenen kann man annehmen, dass im Laufe der Evolution einer Art gelegentlich einmal eine reverse Transkription einer mRNA stattgefunden hat, vielleicht als Folge einer Infektion mit einem Retrovirus oder durch die Transkriptase eines Retroposons. Auch in der Nukleotidsequenz dieser Art von Pseudogenen finden sich zahlreiche Mutationen. In beiden Fällen ist dies darauf zurückzuführen, dass solche funktionslosen Pseudogene keinem Selektionsdruck unterliegen, der die solche Mutationen eliminiert hätte.

3.1.1.5   Repetitive Sequenzen

Säugetierzellen enthalten in der haploiden Form etwa 1000mal mehr DNA als das Bakterium *Escherichia coli*, produzieren aber nur 10- bis 30mal so viel verschiedene Proteine. Beim Menschen schätzt man die Zahl der Protein-codierenden Gene auf ca. 25 000 bis 30 000. Die Information dafür könnte auf einem DNA-Strang von 16 mm Länge untergebracht werden. Das ist weniger als 2 % der Gesamtlänge des haploiden menschlichen Genoms.

Der genetische „Raum" der Eukaryonten ist offensichtlich weitgehend leer. Codierende Sequenzen sind auf der chromosomalen DNA verstreut und durch lange, nicht-codierende Sequenzen getrennt. Im Eukaryonten-Genom finden sich Sequenzwiederholungen, so genannte repetitive Sequenzen. Strukturell sind gehäuft auftretende (geclusterte) und einzeln im Genom verstreute (disperse) Repetitionseinheiten zu unterscheiden. In geclusterten hochrepetitiven Sequenzen sind gewöhnlich relativ kurze Sequenzabschnitte tandemartig wiederholt. Solche Sequenzen speichern keine genetische Information. Ihre biologische Rolle ist unbekannt. Viele repetitive Sequenzen sind nicht informativ. Es gibt jedoch wichtige Ausnahmen, z. B. für die Gene der Histone, der rRNA-Arten und der tRNA-Arten.

Die Gene für rRNA (ribosomale RNA) liegen im Bereich der Nukleolusorganisator-Region der rDNA. Auf diesem DNA-Abschnitt sind die Gene für die rRNAs tandemartig hintereinandergeschaltet. Sie werden unterbrochen von nicht-transkribierten Zwischenstücken, so genannten *Spacern*. Die rDNA ist ein Beispiel für eine Gen-Familie. Darunter versteht man allgemein mehrere bis viele identische oder fast identische Gene in einem Genom. Eine Gen-Familie ist in der Evolution aus einem Ur-Gen durch Genduplikationen entstanden. Gen-Familien sind z. B. auch bekannt für Immunglobuline und Histone. Viele Gen-Familien sind geclustert, d. h. sie sind wie ein Schwarm von sich wiederholenden Genen auf der DNA angeordnet. Mitunter finden sich mehrere Cluster der gleichen Gen-Familie über das Genom verteilt. Ein Cluster kann bis zu 20 000 Repetitionseinheiten umfassen. Solche repetitiven Sequenzen codieren nur in bestimmten Entwicklungsstadien der Organismen für RNA und sind davor und danach inaktiv. Sie besitzen möglicherweise eine regulatorische Funktion. Während der Keimentwicklung von Seeigeln z. B. sind die geclusterten „frühen" Histongene aktiv. Nach Abschluss der Larvenentwicklung werden sie stillgelegt. Dafür werden die „späten" Histongene, die etwas andere Sequenzen besitzen, aktiviert.

Die Ausprägung der Gene, also der Übersetzungsvorgang der DNA in Protein, verläuft in zwei Hauptstufen:

- die Transkription der DNA-Information in eine komplementäre Ribonukleinsäure (mRNA),
- die Translation der mRNA-Information in die Aminosäuresequenz eines Proteins.

Die Translation der mRNA in Protein – und damit der Übergang von Nukleotid-basierten Polymeren zu Aminosäure-basierten Polymeren – erfolgt auf der Basis des genetischen Codes (Kap. 3.1.3). Dieser ist universell, d. h. in allen Lebewesen identisch, so dass genetische Information prinzipiell in jedem Lebewesen eindeutig verstanden wird und identisch in Protein übersetzt wird.

●●● Zusammenfassung

Nukleinsäuren bilden in Form der DNA (bei einigen Viren auch in Form von RNA) den biologischen Informationsspeicher. Sie sind chemisch äußerst anspruchslos aufgebaut, entwickeln jedoch ihr ungeheures Potential auf Basis zweier Charakteristika: Ihrer enormen Größe und dem damit verbundenen Variationspotential in der Abfolge der vier genetischen Buchstaben A, C, G und T, sowie der Fähigkeit zur Komplementation der beiden Buchstabenpaare A und T bzw. G und C. Letzteres bedingt eine Doppelsträngigkeit, die bei DNA praktisch obligat ist, die aber auch bei RNA durch intramolekulare Basenpaarung zu großen Teilen realisiert ist. Die sich gegenüberliegenden Stränge verlaufen immer antiparallel, und häufig nehmen die Doppelstränge superhelikale Strukturen ein.

Je größer die Genome, umso „loser" sind sie mit relevanter Information gepackt. So weisen viele Gene der Eukaryonten eine Mosaikstruktur auf, bei der sich informative (Exons) und nicht informative (Introns) Bereiche abwechseln. Es gibt Pseudogene, und es haben sich im Laufe der Evolution eine Unzahl repetitiver Sequenzen in den Genomen eingenistet, die keine relevante Funktion erkennen lassen.

3.1.2 Ribonukleinsäuren (RNA)

Die Strukturen der RNA-Moleküle sind vielfältiger als die der DNA. Man kann daher nicht von einer einheitlichen Struktur der RNA sprechen. Auch die Moleküle der RNA bilden Nukleotidketten mit 3'-5'-Phosphodiesterbindungen zwischen den Nukleotiden. Im Gegensatz zur DNA ist die **RNA fast immer einzelsträngig.** Ausnahmen bilden einige Viren, deren RNA doppelsträngig ist und eine der DNA entsprechende Doppelhelix-Struktur aufweist. Auch bei den einzelsträngigen RNA-Molekülen können Teilbereiche doppelsträngig angeordnet sein, etwa bei den Molekülen der Transfer-RNA (Abb. 3.11).

Aufgrund ihrer Funktionen werden im Allgemeinen drei RNA-Arten unterschieden (Tab. 3.6):

- Ribosomale RNA (rRNA)
- Messenger-RNA (mRNA)
- Transfer-RNA (tRNA).

Daneben existieren nach neueren Untersuchungen noch weitere RNA-Arten, denen spezielle Funktionen in der Zelle zukommen.

Hierzu gehören z. B. die small nuclear RNAs (snRNA). Dies sind ubiquitär verbreitete RNA-Moleküle mit etwa 90 bis 220 Nukleotiden. Solche RNA-Moleküle sind mit Proteinen assoziiert. Diese Komplexe werden „small nuclear ribonucleoproteins" (snRNPs) genannt. Man nimmt an, dass einzelne snRNPs spezifische mRNA-Sequenzen mit Hilfe komplementärer RNA-RNA-Basenpaarung erkennen können. Sie sind im Zellkern mit hnRNA-Ribonukleoproteinpartikeln assoziiert (hnRNA = heteronukleäre RNA).

Bei der Reifung (Prozessierung) der hnRNA zur mRNA spielt snRNA eine wichtige Rolle. Sie ermöglichen das exakte Herausschneiden der Intronsequenzen (Kap. 3.2.2).

3.1.2.1 Ribosomale RNA

80 bis 90 % der zellulären RNA ist Bestandteil der Ribosomen. Es ist die **ribosomale oder rRNA.** Ribosomen sind submikroskopische, kugelförmige Zellorganellen, die sich aus Protein und rRNA zusammensetzen. (Kap. 1.4.9)

In den Molekülen der rRNA finden sich neben den vier Standardbasen in geringer Menge seltene Basen. Diese entstehen in den rRNA-Molekülen durch enzymatischen Umbau der Standardbasen.

Tab. 3.6 Die drei hauptsächlichen RNA-Arten

	Größe (ungefähre Angaben)	**Funktion**
Transfer-RNA (tRNA)	80 – 90 Nukleotide	Übertragung von Aminosäuren zum Proteinsynthese-Apparat der Zelle
Ribosomale RNA (rRNA)	4 Arten (bei Eukaryonten) mit je ca. 120, 150, 1700, 3500 Nukleotiden	Struktur und Funktionselemente der Ribosomen
Messenger-RNA (mRNA)	Sehr verschieden (einige hundert bis über zehntausend Nukleotide)	Die „messenger"-(Boten-)RNA überbringt dem Proteinsynthese-Apparat die Abschrift eines Gens

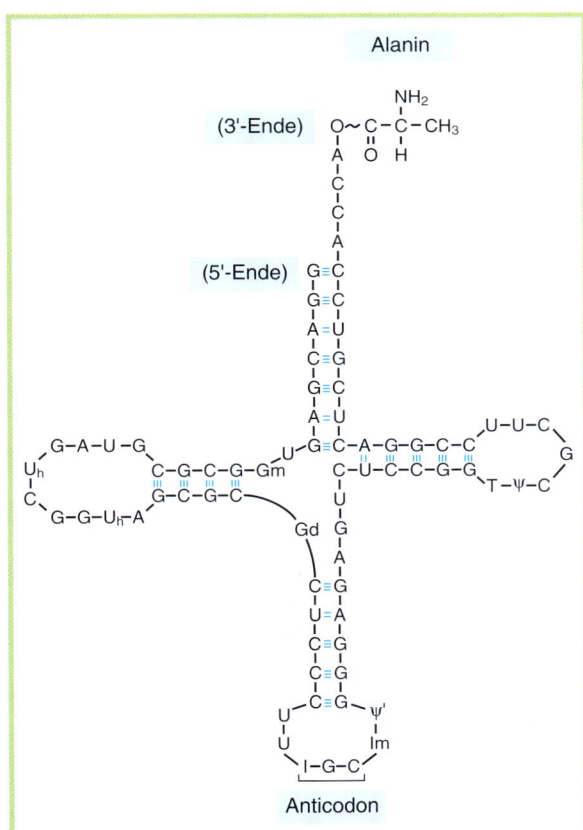

Abb. 3.11 Alanyl-tRNA aus Hefe mit gebundenem Alanin
Pseudouridinphosphat (ψ), Ribothymidinphosphat (T), Dihydro-uridinphosphat (U$_h$), 1-Methylguanosinmonophosphat (Gm), Inosinphosphat (I), 1-Methylinosinphosphat (Im), N-Dimethyl-guanosinmonophosphat (Gd)

3.1.2.2 Messenger RNA

Aufgabe der **Messenger-RNA (mRNA)** ist es, bei der Umsetzung der Nukleotidsequenz der DNA in eine entsprechende Aminosäuresequenz in den Proteinen als Matrize zu fungieren. Die **mRNA ist weitgehend einzelsträngig** und enthält ausschließlich die vier Standard-Basen Adenin, Uracil, Guanin und Cytosin. **Die Molekülmasse** von mRNA-Molekülen **kann innerhalb weiter Grenzen variieren,** in Abhängigkeit von der Größe und Zahl der zu determinierenden Proteine. Sie liegt in der Größenordnung von 100 000 bis einigen Millionen Dalton.

Die mRNA wird bei **Eukaryonten** im Zellkern gebildet und liegt dort in anderer Form vor als später im Cytosol. Sie wird im Zellkern als **heteronukleäre RNA (hnRNA)** bezeichnet. Erst nach Umstrukturierung (Prozessierung) in funktionsfähige mRNA wird sie ins Cytosol ausgeschleust (Kap. 3.2.2). Die mRNA

liegt zunächst als Ribonukleoproteinkomplex vor, bevor sie sich dann im Cytoplasma mit den Ribosomen assoziiert (Abb. 3.12, 3.13).

Bei Prokaryonten dient die an der DNA gebildete mRNA sofort und ohne Umstrukturierung als Matrize für die Proteinsynthese. mRNA-Moleküle von Prokaryonten und Eukaryonten weisen trotz gleicher grundsätzlicher Funktionen doch starke Unterschiede auf.

Bakterielle mRNAs variieren in der Zahl der von ihnen codierten Polypeptidketten. Einige codieren nur ein Protein und sind deshalb **monocistronisch.** Die meisten jedoch haben codierende Sequenzen für mehrere Polypeptide. Sie sind demzufolge **polycistronisch.** In diesen Fällen wird eine einzelne mRNA von einer Gruppe benachbarter Gene, einem Operon, transkribiert.

Alle bakteriellen mRNAs haben zwei unterschiedliche Regionen. Die codierende Region enthält die Information für die Polypeptidketten. Sie beginnt mit einem Start- und endet mit einem Terminationssignal. Bei einer monocistronischen mRNA können an beiden Enden des Moleküls zusätzliche, nicht-codierende Abschnitte vorhanden sein. Vor der Startsequenz (AUG) findet sich der so genannte *Leader*. Auf das Terminationssignal der codierenden Region folgt der so genannte *Trailer*. Bei polycistronischen mRNA-Molekülen liegen zusätzlich zwischen den codierenden Sequenzen Nukleotidfolgen, die nicht für die Proteinbiosynthese genutzt werden, die so genannten intercistronischen Regionen (Abb. 3.14). Die Translation einer polycistronischen mRNA erfolgt sequentiell durch alle Cistrons hindurch.

Fast alle **eukaryontischen mRNAs** sind monocistronisch, jedoch ist jedes mRNA-Molekül gewöhnlich wesentlich länger, als es zur Codierung eines Proteins nötig wäre. Im eukaryontischen Cytoplasma ist die durchschnittliche mRNA etwa 1000 bis 2000 Nukleotide lang. Sie trägt an ihrem 5'-Ende eine so genannte Cap-Struktur. Diese besteht aus einem methylierten Guanosin (m^{7}G), dessen 5'-OH-Gruppe untypischerweise über eine Triphosphat-Brücke mit der 5'-OH-Gruppe der ersten transkribierten Base der mRNA verknüpft ist. Am 3'-Ende befinden sich bei eukaryontischen mRNAs Oligo-A-Sequenzen, die aus bis zu 300 Adenin-Nukleotiden bestehen. Diese sind nicht in dem korrespondierenden Gen codiert, sondern werden noch im Kern nachträglich an die mRNA ansynthetisiert. Die Cap-Struktur bindet an der 40S-Untereinheit der Ribosomen, an so genannte Cap-Bindungsproteine. Die Cap-Region tritt bei fast allen zellulären und **viralen mRNAs** auf und ist für die Translation im Cytoplasma wichtig. Einige virale mRNAs, z. B. die des Poliovirus, haben keine Cap-Struktur und können auch ohne Cap-

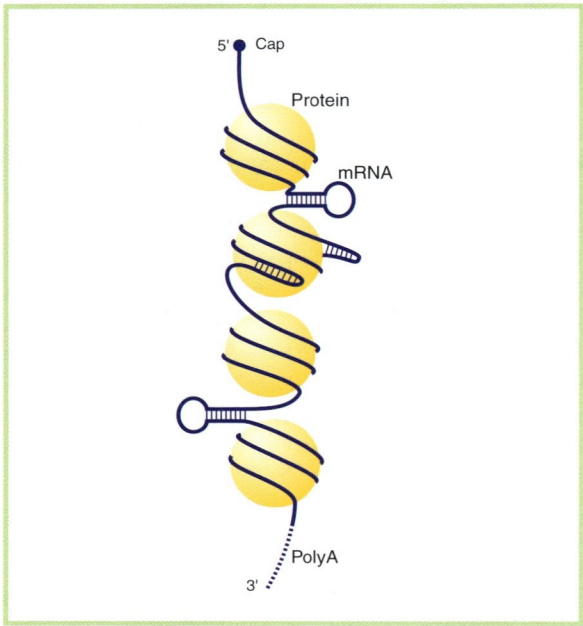

Abb. 3.12 Modell eines Messenger-Ribonukleoproteinpartikels.
Am 3'-OH-Ende fast aller mRNA-Moleküle findet sich eine Sequenz von etwa 200 Adenylat-Resten (Poly A). Am 5'-Ende steht meist ein untypisch verknüpftes Nukleotid, dessen Base (Guanin) methyliert ist. Diese Stück wird als Cap = Hütchen bezeichnet (Abb. 3.13). Die mRNA ist mit Proteinen zu Nukleoproteinpartikeln assoziiert. Durch lokale Basenpaarungen können kleine Teilbereich doppelsträngig sein.

Abb. 3.13 Cap (Hütchen) der mRNA. Am 5'-Ende von eukaryontischer mRNA ist 7-Methylguanosin untypisch über eine 5'-5'-Triphosphatbrücke mit dem nächsten in 2'-Stellung methylierten Nukleosid verknüpft.

Region translatiert werden. Eine Infektion mit Poliovirus hemmt die Translation der Wirt-mRNA. Dies könnte auf eine störende Einwirkung auf die Cap-Bindungsproteine zurückzuführen sein.

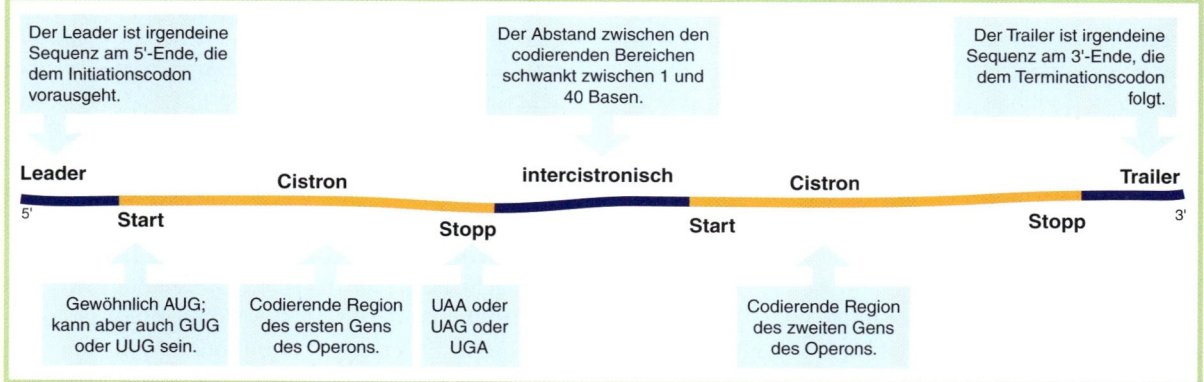

Abb. 3.14 Struktur einer polycistronischen mRNA eines Bakteriums. Sie enthält translatierende (cistronische) und nicht-translatierende (intercistronische) Abschnitte. Jeder codierende Bereich (Cistron) besitzt seine eigenen Initiations- und Terminations-Signale. Eine typische bakterielle mRNA hat mehrere translatierende Bereiche und ist „polycistronisch".

3.1.2.3 MikroRNA

Ganz analog zu mRNAs wird in Pflanzen und Tieren auch eine andere RNA-Variante, die so genannte mikroRNA (miRNA) von der RNA Polymerase II transkribiert (Abb. 3.15). Das dabei entstehende Primärtranskript (pri-miRNA) weist am 5'-Ende ebenfalls eine Cap-Struktur und am 3'-Ende eine Poly-Adenylierung auf. Auf dieser pri-miRNA sind die Sequenzen mehrerer miRNAs enthalten, die noch im Zellkern von einer Typ III RNase, genannt Drosha, geschnitten werden. Die dabei entstehenden Vorläufer-miRNAs (pre-miRNA) sind ca. 70 bis 90 Nukleotide lang, bilden eine charakteristische Haarnadelstruktur aus und werden über das Protein Exportin 5 aus dem Zellkern ins Cytoplasma transportiert. Dort wird die doppelsträngige RNA-Struktur der pre-miRNA von dem Enzym Dicer erkannt und geschnitten, wobei ein 21 Bp langes, doppelsträngiges RNA-Molekül (miRNA-Duplex) entsteht. Einer der RNA-Stränge, die mature miRNA, assoziiert nun mit dem Proteinkomplex RISC (RNA induced silencing complex), der andere RNA-Strang wird abgebaut. Durch die mature miRNA wird RISC zu den mRNA-Molekülen geleitet, die eine zur miRNA komplementäre Sequenz enthalten. Sobald die miRNA mit ihrer Ziel-Sequenz auf der mRNA basenpaart, schneidet RISC entweder die Ziel-mRNA, entfernt die Cap-

Struktur bzw. die Polyadenylierung oder verhindert die Translation ohne die Gesamt-mRNA-Menge zu beeinflussen. Somit dient die miRNA als Regulator der Genexpression. In der Molekularbiologie hat man sich diese Art gezielte Translationskontrolle mit kurzen RNA-Sequenzen, den so genannten short interfering RNAs (siRNAs) zunutze gemacht. Für die Entdeckung des Mechanismus der RNA-Interferenz (RNAi) erhielten Andrew Z. Fire und Craig C. Mello 2006 den Nobelpreis für Physiologie und Medizin.

Mittlerweile sind mehrere Tausend miRNAs in Pflanzen, Tieren und Menschen bekannt und man weiß, dass die Bildung verschiedener miRNAs im Menschen zelltypspezifisch erfolgt. Insofern stellen miRNAs wichtige Zielstrukturen beispielsweise für die Diagnose aber auch für die Therapie von Krebserkrankungen dar.

3.1.2.4 Transfer-RNA

Die **transfer-RNA** (**tRNA**) spielt ebenfalls bei der Proteinbiosynthese eine wesentliche Rolle. Sie stellt etwa 10 % der Gesamt-RNA der Zelle. Jede tRNA ist 70 bis 90 Nukleotide lang. Das Molekulargewicht beträgt etwa 30 000 Dalton. **Für jede der 20 Aminosäuren gibt es mindestens ein, jeweils streng spezifisches tRNA-Molekül.** Es können aber auch bis zu fünf verschiedene tRNA-Moleküle für eine Aminosäure (Degeneration

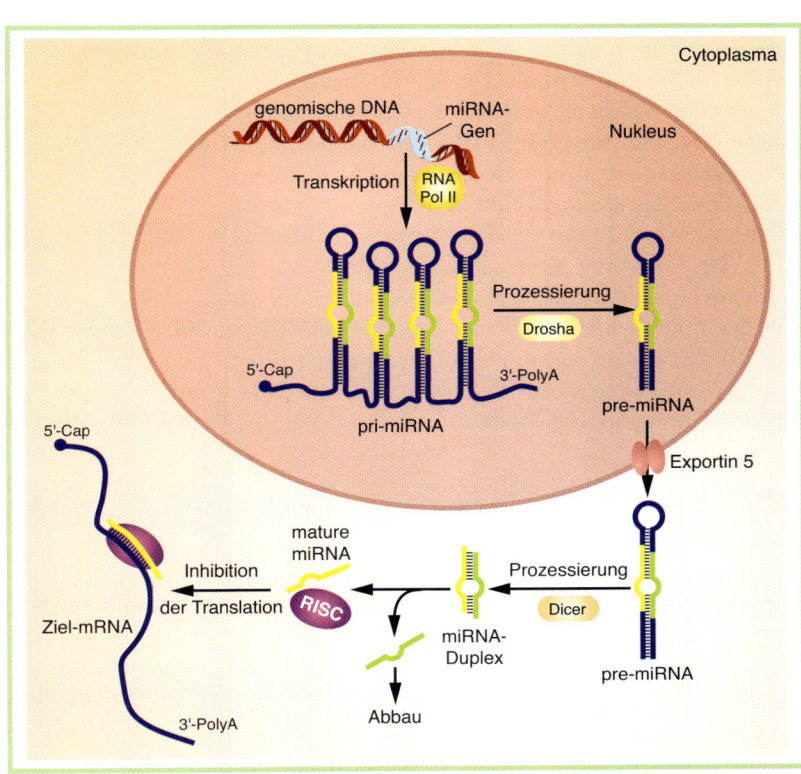

Abb. 3.15 Biogenese der miRNAs und ihr Weg vom Zellkern ins Cytoplasma mit Inhibierung der Translation der entsprechenden Ziel-mRNA. RISC: RNA-induced silencing complex

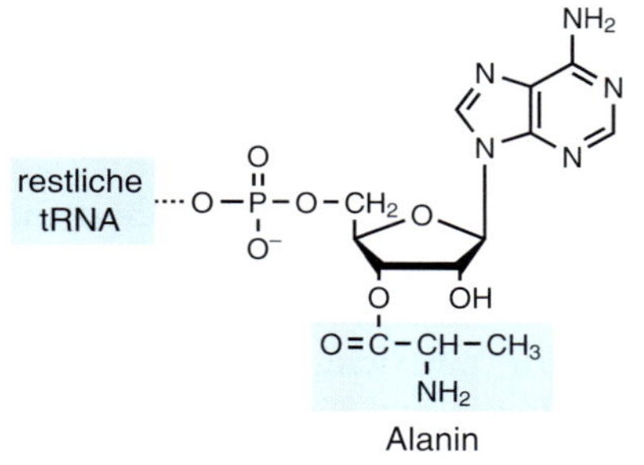

Abb. 3.16 Bindung einer Aminosäure an die tRNA. Eine Aminosäure wird über eine Esterbindung an die 3'-OH- (oder 2'-OH-) Gruppe des terminalen Adenosins eines tRNA-Moleküls gebunden.

des genetischen Codes) vorkommen. Die tRNA enthält neben den vier Standardbasen in relativ großer Menge so genannte **seltene Basen.** Solche speziellen Basen entstehen sekundär durch enzymatische Umwandlung der zunächst in die tRNA eingebauten Standardbasen.

Die tRNA liegt in weiten Bereichen des Moleküls einzelsträngig vor. In Teilbereichen finden sich jedoch durch Ausbildung von Wasserstoffbrücken zwischen komplementären Basen Doppelhelix-Strukturen. Die Lage der **doppelsträngigen Bereiche** im Molekül ist bei den unterschiedlichen tRNA-Arten verschieden. Daraus ergeben sich **unterschiedliche Sekundär- und Tertiärstrukturen,** auf denen die **Spezifität der Reaktionen der tRNA mit entsprechenden Aminoacylsynthetasen beruht.** Neben dieser durch die Raumstruktur bedingten Spezifität besitzt **jedes tRNA-Molekül eine Anhaftungsregion für Aminosäuren.** Diese befindet sich am 3'-Ende des Moleküls und besteht immer aus der Basensequenz Cytosin-Cytosin-Adenin (Abb. 3.11, 3.16). Des Weiteren findet sich am Molekül jeder tRNA ein Nukleotidtriplett, das **Anticodon,** das ein Codon der mRNA erkennen kann. Die tRNA-Moleküle sind jeweils für eine bestimmte Aminosäure spezifisch. Es gibt also mindestens so viele unterschiedliche tRNA-Arten wie proteinogene Aminosäuren (Kap. 3.2.3.1).

3.1.2.5 Ribozyme

Ribozyme sind RNA-Moleküle, die als Biokatalysatoren wirken. Ihre Entdeckung führte zu neuen Hypothesen zum Ursprung des Lebens. Das Dilemma, dass Nukleinsäuren zwar die Erbinformation tragen aber keine biologischen Prozesse katalysieren können und die Proteine zwar katalytische Funktion haben, sich aber nicht vermehren und damit auch nicht mutieren können (vgl. aber Prionen: Kap. 6.4.2) ist lösbar, wenn man an-

nimmt, dass das frühe Leben ein Leben in einer „RNA-Welt" war. Die RNA könnte zunächst für ihre eigene Replikation und ersten biochemischen Reaktionen als Katalysator gedient haben. Erst später entwickelten sich im Sinne einer Arbeitsteilung für die Aufgaben „Informationsspeicher" und „Katalysator" besser geeignete Strukturen, nämlich DNA und Proteine. Plausibel wird diese Hypothese u. a. durch den Befund, dass es Ribozyme gibt, die Peptidbindungen knüpfen können und man RNA-Strukturen tatsächlich im Reagenzglas dazu bringen kann, sich selbst zu vervielfältigen. Auch das Vorkommen von RNA-abhängiger DNA-Polymerase (Reverse Transkriptase, s. Kap. 6.3.5) passt gut in die Indizienkette.

●●● Zusammenfassung

RNA unterscheidet sich von DNA in zwei Details: Statt Desoxyribose ist Ribose die Zuckerkomponente und statt der Base Thymin übernimmt Uracil die Funktion, mit Adenin zu paaren.

Drei „klassische" Typen von Ribonukleinsäuren werden unterschieden: rRNA (= ribosomale RNA), mRNA (= Messenger-RNA) und tRNA (= Transfer-RNA). Als hnRNA (= heteronukleäre RNA) bezeichnet man die RNA-Fraktion, die im Zellkern noch als Primärtranskript vorliegt. Erst nach dem Prozessieren verlassen die RNAs den Zellkern, um sich im Zytoplasma an wichtigen biochemischen Reaktionen zu beteiligen.

Seit kurzem ziehen Mikro-RNAs das Interesse auf sich. Immer mehr solcher RNAs werden in letzter Zeit beschrieben. Sie beteiligen sich entscheidend an Regulationsprozessen, und sie haben einem Teil des Genoms, den man vielleicht zu vorschnell als „Unsinn" apostrophiert hat, nun doch einen beachtlichen „Sinn" verliehen.

Überraschend war auch, dass RNAs sogar enzymatische Aktivität entfalten können. Derartige RNAs bezeichnen wir heute als Ribozyme.

3.1.3   Der genetische Code

Die Erbinformation ist in der DNA in Form von Dreierkombinationen von Nukleotiden, so genannte Tripletts, festgelegt. Sie muss von festen Anfangspunkten aus gelesen werden, da sich nur so sinnvolle Tripletts ergeben. Die Entschlüsselung des genetischen Codes, d. h. die Zuordnung von bestimmten Tripletts zu Aminosäuren konnte mit Hilfe biochemischer und genetischer Methoden gelöst werden.

Die ersten Hinweise auf die Art des genetischen Codes ergaben sich aus Experimenten von Matthei und Nirenberg von 1961 bis 1966. Sie konnten in zellfreien Systemen mit Hilfe synthetischer mRNA *in vitro* Proteine synthetisieren. Ein solches zellfreies System

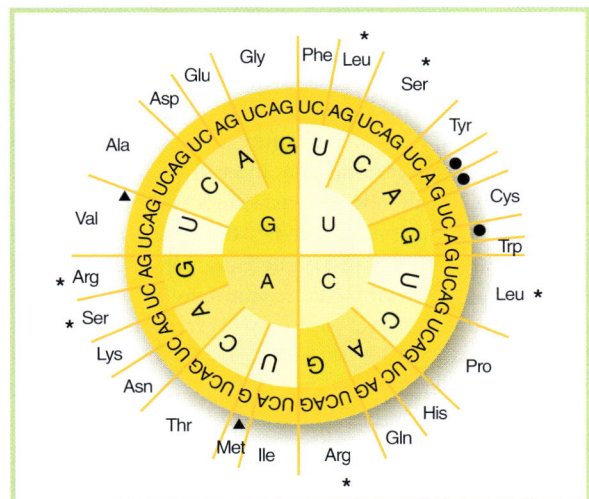

Abb. 3.17 Die Code-„Sonne". Die Codons sind von innen (5') nach außen (3') zu lesen; sie geben die Basensequenz der mRNA-Codons wieder, die für die außerhalb des Kreises stehende Aminosäure codieren.
* Zweimal auftretende Aminosäuren; ● Terminator-Codons;
▲ Starter-Codons, die am Anfang der Translation stehend bei Prokaryonten stets fMet einbauen, in der weiteren Sequenz der mRNA aber für die in der Sonne angegebenen Aminosäuren stehen.

besteht aus den Enzymen der Proteinbiosynthese, sämtlichen tRNA-Molekülen, Ribosomen, allen proteinogenen Aminosäuren und energieliefernden Systemen. Wird dazu eine mRNA gegeben, die nur aus einer Folge von Uridinphosphat, also einer Basenfolge Uracil—Uracil—Uracil besteht, so wird diese Basenfolge in eine Poly-Phenylalanin-Aminosäuresequenz übersetzt. Einer mRNA-Basenfolge Uracil-Uracil usw. entspricht auf der DNA eine Basenfolge Adenin—Adenin—usw. Die Experimente zur Entzifferung des genetischen Codes wurden mit Hilfe von künstlichen mRNA-Molekülen in zellfreien, proteinsynthetisierenden Systemen durchgeführt.

Allerdings sagt die Beziehung Polyuridinsäure/Polyphenylalanin oder entsprechend z. B. Polyadeninsäure/Polylysin noch nichts über die Notwendigkeit von Nukleotid-Tripletts als Codons aus.

Die endgültige Aufklärung des genetischen Codes ist einer von Khorona angewandten Technik zu verdanken. In seinem Labor gelang es, künstliche mRNA mit gemischter Basenzusammensetzung und bekannter Basenfolge zu synthetisieren. Im Experiment von Nirenberg und Matthei eingesetzt, ließen sich die Codeworte, d. h. die **Triplettfolgen** für alle Aminosäuren aufklären. Bei Verwendung von Poly UG, z. B. 5'-UGUGUG-3', wird immer ein Polypeptid Cys—Val—Cys—Val—Cys— erhalten.

Wo auch immer das Raster beginnt, es kann immer nur ein Peptid entstehen, das alternierend aus Cystin und Valin besteht. Der Beginn der Einteilung in Tripletts entscheidet lediglich darüber, welche Aminosäure am Anfang steht.

Solche Experimente, die auch entsprechend mit künstlicher mRNA mit drei verschiedenen Basen in bekannter Reihenfolge durchgeführt werden können, bestätigen, dass dem **genetischen Code ein Triplettraster** zugrunde liegt, bei dem der Beginn der Ablesung für die weitere Triplettfolge entscheidend ist. **Rasterverschiebungen** führen zur Bildung von nicht funktionsfähigen Proteinen. Die aus biochemischen Versuchen bekannt gewordenen Codons konnten durch genetische Experimente *in vivo* vielfältig bestätigt werden. Heute sind die Codeworte für alle Aminosäuren bekannt. Ebenso konnten Start- und Stopp-Codons gefunden werden, die den Beginn bzw. das Ende einer Translation signalisieren (Abb. 3.17).

Als Startertriplett fungiert bei Eukaryonten AUG, das für Methionin codiert. Bei Prokaryonten wird als Startertriplett neben AUG auch in seltenen Fällen GUG angetroffen, das für Valin codiert. „Stopp"-Signale sind fungieren üblicherweise die Tripletts UAA, UAG und UGA.

Nur für zwei Aminosäuren, Tryptophan und Methionin, existiert jeweils ein einziges Codewort. Alle anderen 18 proteinogenen Aminosäuren werden von zwei oder mehr Tripletts codiert (je sechs z. B. für Leucin, Arginin und Serin). **Man nennt deshalb den genetischen Code „degeneriert".** Diese Degeneration erfolgte jedoch offensichtlich nicht wahllos. Die synonymen Codewörter für ein und dieselbe Aminosäure unterscheiden sich meist nur in der dritten Base, während die beiden ersten konstant bleiben (Abb. 3.17).

Bis vor kurzem galt die Feststellung, dass der **genetische Code universell** sei, d. h. dass in allen Organismen gleiche Basen-Tripletts die gleiche Bedeutung besitzen. Diese Feststellung muss inzwischen etwas eingeschränkt werden. Zunächst wurde gefunden, dass einige Tripletts in den Mitochondrien für andere Aminosäuren codieren als im Zellkern. So steht z. B. das Triplett AUA im Zellkern für Isoleucin, bedeutet aber im „mitochondrialen Code" Methionin. Auch im Zellkern einiger Protozoen wurden Abweichungen vom „Universal-Code" gefunden.

In jeder Zelle gibt es mehr als zwanzig verschiedene tRNA-Arten. Es kann also mehrere tRNA-Arten für ein und dieselbe Aminosäure geben. In *E.-coli*-Zellen werden z. B. drei verschiedene Serin-spezifische tRNAs gefunden, eines für die Codons UCU und UCC, ein weiteres für die Codons UCA und UCG, ein drittes für die Codons AGU und AGC. Manche tRNA-Arten können also offensichtlich an mehrere Codons binden.

Das Codon auf der mRNA muss an das Anticodon der tRNA binden. Codon und Anticodon werden „antiparallel" gebunden. Die 5'-Base des Codons bildet Wasserstoffbrücken mit der 3'-Base eines Anticodons. Die mittleren Basen von Codon und Anticodon bilden ebenfalls Standardwasserstoffbrücken zwischen sich aus. Die dritte, die 5'-Base des Anticodons, kann jedoch in der Wahl ihres Partners auf dem Codon wechseln, z. B. kann Uracil als 5'-Base im Anticodon mit Adenin oder Guanin, im Codon an 3'-Stelle stehend, paaren. Inosin als „ungewöhnliche" Base in 5'-Stellung im Anticodon kann mit Uracil, Cytosin und Adenin, im Codon in 3'-Stellung stehend, Wasserbrücken ausbilden. Diese Abweichungsmöglichkeit von der Standardbasenpaarung in Nukleinsäuren wurde bereits 1965 von Crick als „Wobble"-Hypothese formuliert.

Der genetische Code ist also ein **Rastercode,** bei dem eine Folge von drei Nukleotiden ein Codewort ergibt. **Anfangs- und Endsignale bestimmen die genaue Einhaltung des Rasters.** Der **Code ist degeneriert,** da für viele Aminosäuren mehrere **Tripletts** (Synonyme) existieren. **Rasterverschiebungen** führen zu nicht funktionsfähigen Proteinen. Rasterverschiebungen können z. B. durch Acridine bewirkt werden.

●●● Zusammenfassung

Der Umsetzung von der Nukleinsäure-Informationsebene in die Protein-Funktionsebene erfolgt auf der Basis des genetischen Codes. Jeweils drei Nukleotide codieren eine Aminosäure. Bemerkenswert ist, dass der genetische Code (weitestgehend) universell ist. Das bedeutet, dass er in der gesamten belebten Natur eindeutig verstanden wird. Wenige Ausnahmen gibt es im Bereich der Plastiden- und Mitochondriengenome.

Bemerkenswert ist auch, dass der genetische Code degeneriert ist. Die Folge ist, dass die Information von der RNA zum Protein eindeutig ist, umgekehrt jedoch nicht. Das bedeutet, dass ein Codon ganz eindeutig eine Aminosäure codiert, dass jedoch eine Aminosäure in den allermeisten Fällen von mehreren Codons codiert werden kann. Nur zwei Aminosäuren werden von einem einzigen Codon codiert: Methionin und Tryptophan. Das Methionin-Codon AUG fungiert in den allermeisten Fällen auch als Start-Codon für die Protein-Biosynthese. Drei Codons – UAG, UGA und UAA – bilden Stopp-Codons, d. h. sie markieren das Ende des codierenden Bereiches einer mRNA.

3.2 Umsetzung der genetischen Information (Transkription)

Die in der DNA niedergelegte genetische Information, muss während des Lebenslaufes eines Organismus in Merkmale umgesetzt werden. Durch Vererbungsexperimente lässt sich zeigen, dass Merkmale, Phäne, bestimmten Genen zugeordnet werden können. Seit den Experimenten von Beadle und Tatum mit Stoffwechselmutanten von *Neurospora crassa* ist erwiesen, dass Gene die Synthese von Enzymen und Strukturproteinen determinieren. Enzyme als primäre Genprodukte katalysieren dann z. B. Stoffwechselreaktionen, die die Grundlagen der Merkmalsbildung der Organismen sind. **Die primäre Genwirkung äußert sich in der Produktion von Proteinen. Man spricht deshalb von der Ein-Gen-ein-Enzym- oder besser der Ein-Gen-ein-Polypeptid-Hypothese.** Dies ist im Generellen zutreffend, lässt jedoch unberücksichtigt, dass neben solchen Genen, die die Struktur von Proteinen determinieren, den so genannten Strukturgenen, auch Regulationsgene existieren. Auch bleibt unberücksichtigt, dass Proteine und damit Enzyme in manchen Fällen von mehreren Genen determiniert werden können. Ferner ist in der DNA noch Information für komplementäre RNA vorhanden, die als solche bei verschiedenen zellulären Prozessen eine wesentliche Rolle spielt (Transfer-, „ribosomale", Messenger-RNA).

Die genetische Information ist in der DNA in Form von Nukleotidsequenzen niedergelegt. Proteine bestehen aus Sequenzen von Aminosäuren. Die molekularen Vorgänge, die zur Bildung von Proteinen führen, müssen also in einer Übersetzung der Nukleotidsequenz der DNA zur Aminosäuresequenz der Proteine bestehen. Die DNA bildet allerdings nicht unmittelbar die Matrize, an der die Biosynthese von Proteinen direkt erfolgt. Vielmehr wird die Information der DNA-Nukleotidsequenz in einen komplementären RNA-Strang übersetzt (Messenger-RNA).

▎Genbegriff

Durch die Nukleotidsequenz der Nukleinsäuren ist die Aminosäuresequenz der Proteine schriftartig festgelegt. Diese „Schrift" besteht aus der sinnvollen Aufeinanderfolge von Nukleotiden. Am Aufbau von Proteinen sind 20 Aminosäuren beteiligt. Die DNA enthält dagegen nur vier unterschiedliche Nukleotide. Daraus folgt, dass nicht jeweils ein Nukleotid ein Buchstabe, ein Codezeichen, für eine Aminosäure sein kann, sondern nur Kombinationen von Nukleotiden. Durch Kombination von 2 Nukleotiden zu einem Codezeichen würden sich 16 (4^2) Möglichkeiten ergeben. Auch dies reicht nicht aus. Die Kombination von drei Nukleotiden zu einem Codezeichen eröffnet 64 (4^3) Möglichkeiten, genug, um alle Aminosäuren und eventuell Start und Endsignale zu determinieren. **Tatsächlich ist die genetische Information schriftartig in Dreierkombinationen von Nukleotiden, so genannten Tripletts, verschlüsselt. Jeweils ein Triplett ist ein Codewort für eine Aminosäure,** wobei allerdings für eine Aminosäure jeweils mehrere Codeworte existieren können. Die genetische Information besteht also aus einem Code aus Nukleotidtripletts.

Durch diesen genetischen Code wird die Struktur von Proteinen festgelegt. **Ein Abschnitt auf der DNA, der für ein bestimmtes Protein (Polypeptid) codiert, ist ein Gen.** Seit es gelungen ist (Sanger, 1977), die vollständige Nukleotidsequenz eines DNA-Phagen zu bestimmen, ist dieser bisher gebräuchliche Genbegriff nicht mehr ganz korrekt.

Die Aufklärung der Nukleotidsequenz des Phagen ΦX 174 brachte als überraschendes Ergebnis, dass ein und derselbe DNA-Abschnitt für zwei Proteine codieren kann, dass sich Gene „überlappen". Die Triplett-Raster für die beiden „überlappenden Gene" sind dabei um einen Nukleotidrest gegeneinander versetzt. Inzwischen wurde sogar ein Virus gefunden, das Teile seiner DNA mit jeweils einer Rasterverschiebung für die Biosynthese von drei verschiedenen Proteinen nutzt. Es mehren sich die Evidenzen, dass auch in Bakterien und höheren Zellen überlappende genetische Information vorkommt. Meistens findet man überlappende Gene auf unterschiedlichen DNA-Strängen. Aber Überlappungen wurden auch auf gleichen DNA-Strängen gefunden. Hinzu kommt eine massive Informationsüberlappung durch alternatives Spleißen (Kap. 3.2.2)

Die Definition eines Gens müsste demnach lauten: **„Ein Gen ist ein Abschnitt auf der DNA, der, in einem bestimmten Raster gelesen, für ein bestimmtes Protein (Polypeptid) codiert."** Dabei soll zunächst unberücksichtigt bleiben, dass Gene zu größeren, eventuell gemeinsam regelbaren Funktionseinheiten zusammengefasst sein können, die Regelgene enthalten, welche selbst nicht für Proteine codieren. Gene kontrollieren also primär Aminosäuresequenzen und damit die Spezifität von Enzymen und Strukturproteinen sowie in der Konsequenz die Stoffwechselleistungen der Zelle und die Merkmalsbildung eines Organismus.

3.2.1 Ablauf der Transkription

Die Vorgänge, die zur Übersetzung der Nukleotidsequenz in eine Aminosäuresequenz führen, die molekularen Vorgänge der Proteinbiosynthese also, müssen sehr spezifisch sein. An diesen Vorgängen sind neben DNA und entsprechenden Enzymsystemen mRNA, tRNA-Moleküle sowie Ribosomen beteiligt (Abb. 3.18).

Die als Nukleotidsequenz der DNA vorliegende genetische Information wird zunächst in eine komplementäre Nukleotidsequenz einer RNA, der mRNA (Messenger-RNA) umgeschrieben (= Transkription). Dies wird bei Bakterien durch ein Enzym, die DNA-abhängige RNA-Polymerase, katalysiert. Bei Eukaryonten sind drei verschiedene RNA-Polymerasen gefunden worden. Durch diese verschiedenen RNA-Polymerasen werden die verschiedenen RNA-Typen, mRNA, tRNA, ribosomale RNA, gebildet. Alle diese Polymerasen sind große, aus mehreren Untereinheiten zusammengesetzte Proteine.

RNA-Polymerasen

Prokaryonten

Bei *E. coli* besteht die RNA-Polymerase aus 5 Untereinheiten. Sie werden mit α, β, β' und σ bezeichnet. Für die korrekte Transkription ist ein Komplex aus allen 5 Untereinheiten notwendig, das so genannte Holoenzym. Es besteht aus dem Core-Enzym, das aus zwei α-, einer β- und einer β'-Untereinheit zusammengesetzt ist, und einem σ-Faktor. Die beiden α-Untereinheiten stabilisieren die Struktur der Polymerase. Bei der Zusammenlagerung der Polymerase bildet sich zunächst ein Dimer aus den beiden α-Untereinheiten. Daran lagern sich nacheinander die β- und die β'-Untereinheit an.

Die α-Untereinheiten vermitteln auch Kontakte der RNA-Polymerasen mit regulatorischen Proteinen, die den Start der Transkription bei manchen Bakteriengenen regulieren.
Über die β-Untereinheit erfolgt die Bindung der Nukleotide. Sie spielt eine Rolle bei der Einleitung der Transkription. Die β'-Untereinheit vermittelt die Bindung der DNA-abhängigen RNA-Polymerase an die DNA.

Der σ-Faktor spielt eine Rolle bei der Erkennung von Startstellen der Transkription von Bakterien-Genen und dissoziiert nach der Initiation der RNA-Synthese vom Core-Enzym wieder ab. Im Genom von *E. coli* sind 7 verschiedene σ-Faktoren codiert, die verschiedene Promotorsequenzen erkennen. Der Hauptanteil der Promotoren wird jedoch von einem bestimmten σ-Faktor ($σ^{70}$) erkannt, der somit die Expression der meisten Gene reguliert. Unter bestimmten Bedingungen werden allerdings auch die anderen σ-Faktoren aktiv und regulieren somit gezielt die Expression einzelner Gene. Die Anzahl der verwendeten σ-Faktoren variiert unter den Eubakterien sehr stark,

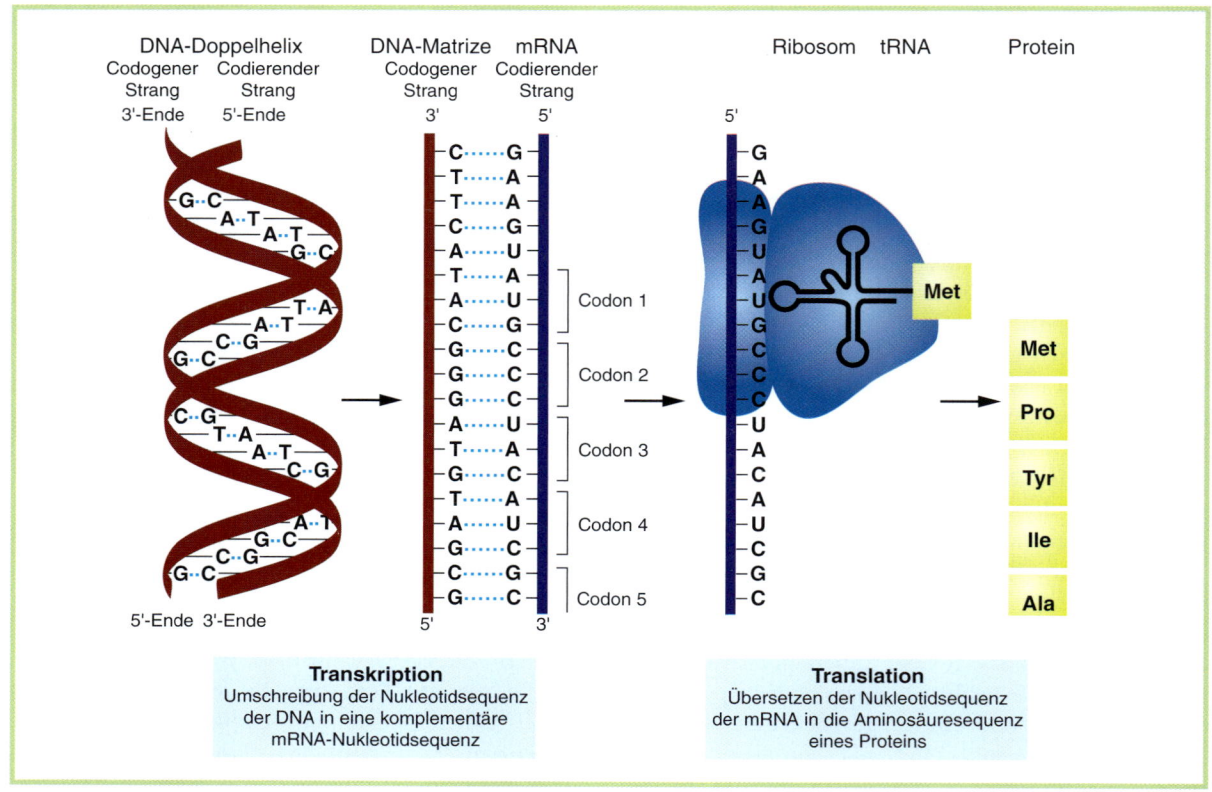

Abb. 3.18 Informationsübergang bei der Proteinbiosynthese

z. B. exprimiert *Streptomyces coelicolor* ungefähr 60 verschiedene σ-Faktoren.

Eukaryonten

Die DNA-abhängigen RNA-Polymerasen I, II und III der Eukaryonten sind wesentlich komplexer gebaut als die der Prokaryonten. Sie bestehen aus 8 bis 12 Untereinheiten, zwei großen und bis zu 10 kleinen.

Die zwei großen Untereinheiten sind bei den verschiedenen Polymerasen unterschiedliche Proteine. In ihren Funktionen zeigen sie jedoch große Übereinstimmungen mit den Untereinheiten bakterieller Polymerasen. Die hauptsächliche Funktion der größten Untereinheit ist die Bindung an die DNA (β' bei Bakterien). Die zweitgrößte Untereinheit bindet Nukleotide (β bei Bakterien). Die drittgrößte Untereinheit vermittelt die Stabilität des Enzyms (α bei Bakterien).

RNA-Polymerasen sind die Schlüssel-Enzyme bei der Transkription von Genen. Für sich allein könnten sie diese Funktion jedoch nicht wahrnehmen.

Startstelle der Transkription ist eine bestimmte Nukleotid-Sequenz auf der DNA, der **Promotor**. An diese müssen die RNA-Polymerasen spezifisch und passgenau binden. Isolierte RNA-Polymerasen können dies nicht. Zur exakten Transkription sind bei Eukaryonten zusätzliche Proteine, die so genannten **Transkriptionsfaktoren erforderlich** (Tab. 3.7). Bisher sind bereits über 100 solcher Transkriptionsfaktoren bekannt. Über diese Faktoren erfolgt u. a. auch die Regulation von Genen.

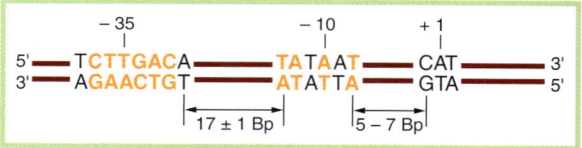

Abb. 3.19 Organisation eines möglichen Promotors im Genom von *E. coli*. Der Promotor legt den Startpunkt der Transkription fest. Diese beginnt meist bei einem Adenin-Nukleotid auf dem nicht-transkribierten Strang der DNA. Dessen Lage im Gen wird als +1 bezeichnet. Etwa 10 Basenpaare „stromaufwärts" (d. h. entgegen der Leserichtung der Polymerase) liegt die TATA-Box, auch −10-Region genannt. Weiter „stromaufwärts" liegt die −35-Region. Beide Regionen bestimmen, in Verbindung mit Transkriptionsfaktoren, den exakten Startpunkt der Transkription. Der untere Strang in der Abbildung wird transkribiert. Er ist der codogene Strang.

Tab. 3.7 Bezeichnung und Funktion einiger Transkriptionsfaktoren

Bezeichnung	Funktion
TFII-D	Bindet an das TATA-Element, leitet die Ausbildung des Initiations-Komplexes ein, wichtiger Bestandteil ist das TATA-Bindeprotein (TBP)
TFII-A	Stabilisiert die Bindung von TFII-D an das TATA-Element
TFII-B	Verstärkt die Bindung der RNA-Polymerase II an den Promotor
TFII-F	Führt die RNA-Polymerase an den Promotor, wichtig für die Elongation der Transkription
TFII-E	Verstärkt die Bindung und die Funktion des Faktors TFII-H
TFII-H	Enthält DNA-Helikasen, entwindet die DNA am Promotor

TFII = Transkriptionsfaktoren für die RNA-Polymerase II

Der Promotor

Die RNA-Polymerase bzw. Transkriptionsfaktoren binden stabil an eine Sequenz auf der DNA, die vor einem Strukturgen liegt. Eine solche Bindestelle ist der **Promotor.**

Prokaryonten

Die Transkription, d.h. die Synthese von mRNA, beginnt bei einem Nukleotid, meist Adenin, dessen Lage in der Sequenz als +1 angegeben wird. Es liegt auf dem nicht codogenen Strang der DNA. Etwa 10 Basenpaare stromaufwärts, also entgegen der Leserichtung der Polymerase, liegt eine Sequenz mit der Nukleotidfolge 5'-TATAAT-3', die so genannte TATA-Box, oder die –10-Region. In einem Bereich, der etwa 35 Basenpaare stromaufwärts vom Start der Transkription liegt, in der –35-Region, findet sich eine weitere charakteris-

tische Sequenz von Nukleotiden, mit der Folge 5'-TTGACA-3'. Die –10- und die –35-Regionen sind die Grundelemente eines Promotors von *E. coli* und anderen Bakterien (Abb. 3.19). Die Nukleotidfolgen beider Regionen können variieren. Weitere DNA-Sequenzen, stromaufwärts oder stromabwärts davon, beeinflussen die Transkription, besonders bei regulierbaren Genen (Abb. 3.19).

Die RNA-Polymerase bindet schwach an irgendeine Stelle der DNA und gleitet dann, unter ständigem Lösen und Binden, am codogenen DNA-Strang entlang, bis sie auf eine Promotorsequenz trifft, an die sie stabil binden kann.

Eukaryonten

Auch bei Eukaryonten beginnt die Transkription meist bei einem Adenin-Molekül, dem die Position +1 zugeordnet wird. Bei Eukaryonten ist die Promotor-Region

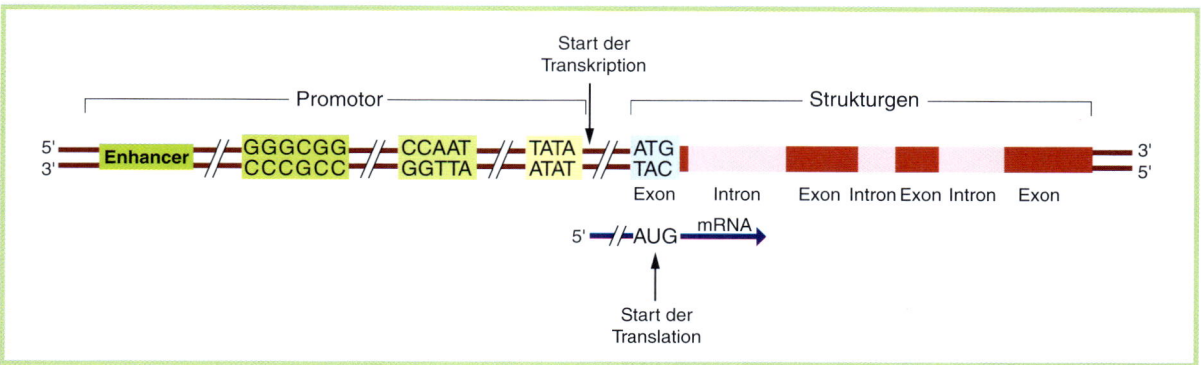

Abb. 3.20 Anordnung der Elemente in einem Protein-codierenden Gen einer Eukaryonten-Zelle. Stromaufwärts vom Start der Transkription liegen die Kontrollelemente des Promotors, stromabwärts die codierenden Sequenzen, das Strukturgen mit Exons und Introns. An die Kontrollelemente binden die Transkriptionsfaktoren, die der RNA-Polymerase II das Erkennen des „richtigen" Promotors und das Binden daran ermöglicht, beziehungsweise die Aktivität des Promotors regulieren. Die TATA-Box liegt immer in genauem Abstand zur Startstelle der Transkription (30 Basenpaare). Die Abstände der anderen Kontrollelemente sind variabel. Der Enhancer (Verstärker) kann oberhalb oder unterhalb des Strukturgens liegen. Oft liegen Enhancer in großer Entfernung vom Strukturgen auf der DNA.

3 Genetik

wesentlich ausgedehnter als bei Prokaryonten. Hier finden sich eine ganze Reihe von charakteristischen Nukleotidsequenzen, die die Bindung der Polymerasen an die DNA und, in Verbindung mit Transkriptionsfaktoren, den Ablauf der Transkription beeinflussen (Abb. 3.20).

Die Polymerase trennt die beiden Nukleotidstränge der DNA gegebenenfalls mit Hilfe von Transkriptionsfaktoren (TFII-H; Tab. 3.7), gleitet dann an einem Strang der DNA, dem **codogenen Strang**, entlang, „liest" die Nukleotidsequenz dieses DNA-Stranges in 3'- nach 5'-Richtung ab und knüpft Nukleotidtriphosphate zu einem mRNA-Molekül, unter Abspaltung von Pyrophosphat (Abb. 3.21). Hinter der Polymerase schließt sich die DNA-Doppelhelix wieder.

Bei einem Transkriptionsvorgang erfolgt die Bindung der mRNA jeweils nur an einem der beiden DNA-Stränge. Jedoch können beide DNA-Stränge als codogener Strang dienen, wechselweise in verschiedenen Abschnitten der DNA. Beispielsweise wird beim Bakteriophagen T4 sofort nach der Infektion einer Bakterienzelle zunächst ein Bereich an einem DNA-Strang transkribiert, später dann, in einem anderen Bereich der DNA, der andere DNA-Strang als codogener Strang genutzt.

Der codogene Strang der DNA dient dabei als Matrize für die Synthese des mRNA-Moleküls. Dessen Nukleotidfolge ist derjenigen des codogenen DNA-Stranges komplementär. An doppelsträngiger DNA beginnt die mRNA-Synthese *in vitro* nach einer temperaturabhängigen Verzögerungsphase. Die DNA-Helix wird lokal aufgetrennt. Dies kann an zahlreichen Stellen der DNA gleichzeitig geschehen. Bei der Synthese der mRNA ist die Polymerase stabil an die DNA gebunden. Am Ende eines Syntheseabschnittes dissoziiert dieser Enzym-DNA-Komplex unter gleichzeitiger Freisetzung des mRNA-Moleküls. **Bei der Transkription wird also die Information eines Teilabschnittes der DNA in Form eines komplementären mRNA-Molekül überschrieben.** Dabei muss die Polymerase den richtigen Strang der DNA auswählen und daran die genaue Anfangsstelle erkennen. Bei Eukaryonten geschieht dies mit Hilfe von Transkriptionsfaktoren (Abb. 3.22).

Die Polymerase überschreitet beim Hinweggleiten über die DNA etwa 25 bis 35 Nukleotide pro Sekunde (etwa 10 Codons). Zahlreiche Polymerasemoleküle können hintereinander über den gleichen Abschnitt der DNA hinweggleiten und zahlreiche identische mRNA-Moleküle synthetisieren. Dieser Prozess des Wachstums der RNA-Kette geht so lange weiter, bis das Enzym auf eine weitere, spezielle DNA-Sequenz, das Terminatorsignal trifft. Dort löst sich die Polymerase sowohl von der DNA als auch von der RNA.

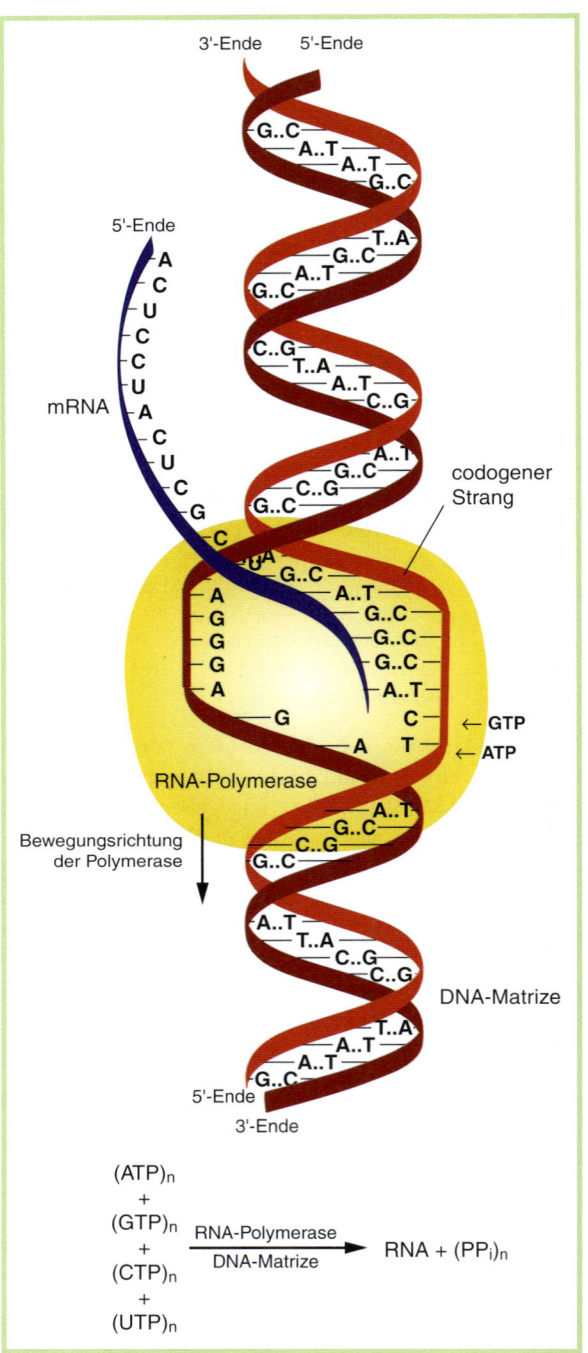

Abb. 3.21 Bildung von mRNA mit Hilfe der RNA-Polymerase.
P_i = anorganisches Phosphat

Durch die Überschreibung der Information in mRNA-Moleküle wird eine transportable Teilinformation erhalten. Außerdem bietet dieser Vorgang die Möglichkeit zur Regulation der Genablesung. Die beteiligte DNA-abhängige mRNA-Polymerase konnte

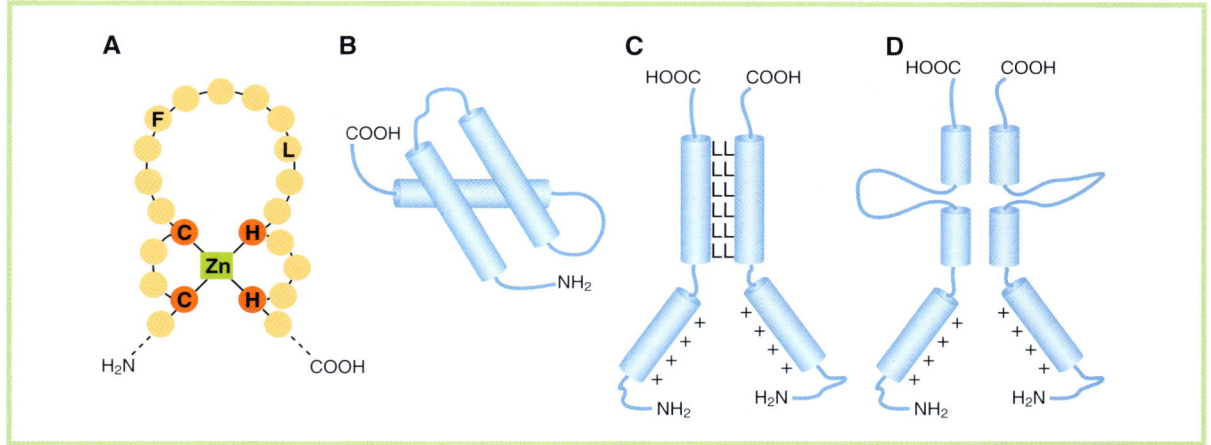

Abb. 3.22 Bau von Transkriptionsfaktoren. A. Transkriptionsfaktoren mit „Zinkfinger-Motiv". Beispiele hierfür sind Faktoren, die mit Steroidhormon-Molekülen reagieren. Sie regulieren Hormon-kontrollierte Gene. **B.** Transkriptionsfaktoren mit Homöobox-Domäne, resp. Helix-Turn-Helix-Struktur. Sie besitzen drei charakteristische Domänen in Form von α-Helices. **C.** Transkriptionsfaktoren mit Leucin-„Reißverschluss". Sie besitzen eine Region mit basischen Aminosäuren. Diese bindet an die regulatorische Sequenz des Promotors. **D.** Transkriptionsfaktoren mit Helix-Loop-Helix-Struktur. Die Sekundärstruktur dieser Transkriptionsfaktoren besteht aus zwei α-helikalen Bereichen, die durch eine Schlaufe (Loop) von Aminosäuren verbunden sind.
Allen Transkriptionsfaktoren ist gemeinsam, dass sie sowohl an die DNA als auch an regulatorische Proteine binden können. Es sind allosterische Adaptermoleküle.

aus Mikroorganismen sowie aus tierischem und pflanzlichem Material isoliert werden. Die Polymerasen höherer Organismen unterscheiden sich in ihrer Struktur von denen der Bakterien und Viren. Hierdurch wird eine selektive Hemmung etwa bakterieller Polymerasen und damit der Proteinbiosynthese von Bakterien durch Antibiotika möglich (Kap. 3.3.6).

Die DNA-abhängige RNA-Polymerase von Bakterien wird durch **Rifamycine,** z. B. Rifampicin, gehemmt.

In Prokaryonten ist die an der DNA gebildete mRNA meist sofort funktionstüchtig. Da kein Zellkern vorhanden ist, beginnt häufig bereits die Proteinbiosynthese auf der entstehenden mRNA, während die Transkription der mRNA an der DNA noch im Gange

ist, d. h. bei Prokaryonten entspricht letztlich die DNA-Nukleotidsequenz unmittelbar und kontinuierlich über das Zwischenprodukt mRNA der Aminosäuresequenz eines Proteins (Abb. 3.18).

3.2.1.1 Differenzielle Genaktivität

Da in multizellulären Organismen alle Zellen (mit wenigen Ausnahmen) die gleiche Genausstattung besitzen, andererseits aber spezielle Zellen in speziellen Organen ganz unterschiedliche Funktionen ausüben, muss es eine Möglichkeit zur Regulation den Genaktivität geben.

Tab. 3.8 Möglichkeiten der Regulation von Stoffwechselprozessen

Intrazelluläre Regulation	Interzelluläre Regulation
1. Regulation der Genaktivität, Induktion, Repression	Regulation der Gen- bzw. Enzymaktivität über Hormone oder Außenfaktoren
a) Regulation der Transkription (negative, positive Kontrolle)	
b) Regulation der Translation	
2. Regulation der Enzymaktivität	
a) Endprodukt-Hemmung bzw. – Aktivierung über allosterische Enzyme	
b) Kompetitive Hemmung	

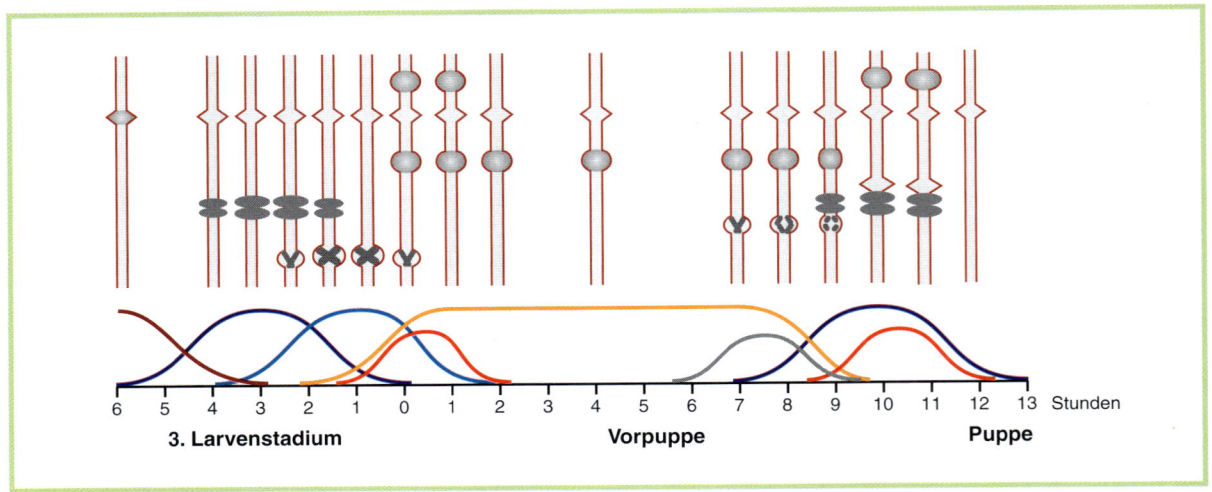

Abb. 3.23 Stadienspezifische Puffmuster auf einem Chromosom während der Entwicklung der Fruchtfliege (*Drosophila melanogaster*)

Generell ist Differenzierung auf differenzielle Genaktivität zurückzuführen. Für die Ausbildung einer bestimmten Differenzierung, die sich in morphologischen Unterschieden oder in unterschiedlichen Stoffwechselleistungen der Zellen äußern kann, ist nicht die gesamte genetische Information notwendig, sondern nur ein jeweils spezifischer Teil davon. Eine Erklärung für unterschiedliche Differenzierungszustände kann durch den Nachweis gegeben werden, dass in **unterschiedlich differenzierten Zellen bestimmte Gene aktiv, andere hingegen reprimiert sind, d. h. ruhen.** Nur die genetische Information der aktiven Gene wird durch Transkription realisiert.

Erste Hinweise auf eine differenzielle Genaktivität erhielt man durch Beobachtung von so genannten **Puffs oder Balbiani-Ringen** an Riesenchromosomen von Dipteren. Solche Riesenchromosomen behalten ihre individuelle Gestalt auch in Zellen, die sich nicht in Teilung befinden. Sie weisen jeweils ein charakteristisches Muster von Querscheiben auf. Die Riesenchromoso-

men können ihre Struktur ändern. Es erscheinen im Mikroskop sichtbare Ausstülpungen, die einen Wulst um das Chromosom bilden, so genannte Puffs. Solche Puffs bilden sich u. U. an verschiedenen Stellen des Riesenchromosoms. Sie können von unterschiedlicher Größe sein. Die Entwicklung eines Puffs dauert mehrere Stunden. Danach schrumpft die Ausstülpung zusammen, und die jeweilige Stelle des Chromosoms nimmt wieder ihre ursprüngliche Gestalt an.

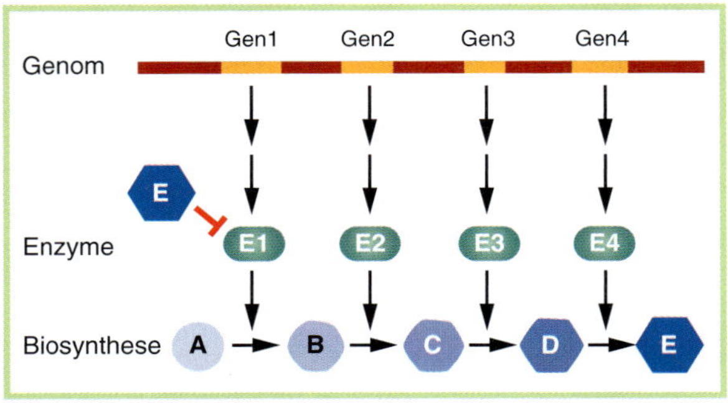

Die mikroskopisch nachweisbaren Puffs sind Ausdruck einer Genaktivität. An diesen Stellen des Chromosoms findet Transkription statt, d. h. es wird mRNA gebildet. Es ließ sich nachweisen, dass in bestimmten Entwicklungsstadien von Zellen an spezifischen Stellen des Chromosoms Puffs ausgebildet werden. Einem bestimmten Differenzierungszustand einer Zelle lässt sich ein spezifisches Puffmuster zuordnen (Abb. 3.23). Unterschiedlich differenzierte Zellen zeigen unterschiedliche Puffmuster und folglich eine unterschiedliche spezifische Genaktivität. Durch diese differenzielle Genaktivität werden spezifische mRNA- und dadurch bedingt verschiedene Enzymmuster in den Zellen gebildet.

Der Differenzierungszustand einer Zelle wird bestimmt durch spezifische Stoffwechselleistungen, d. h. durch das Vorhandensein resp. die Aktivität von besonderen Enzymen. Das Muster aktiver Enzyme und damit die Stoffwechselleistungen und Merkmalsbildung lassen sich auf verschiedenen Wegen regulieren (Tab. 3.8), nämlich durch Regulierung der Genaktivität und damit der Proteinbiosynthese oder durch Regulierung der Aktivität vorhandener Enzyme (Abb. 3.24).

Abb. 3.24 Regulation der Enzymaktivität durch Produkthemmung

3.2.1.2 Regulation der Proteinbiosynthese auf der Stufe der Transkription

Regulation der Genaktivität bei Bakterien

Zur Erklärung der Regulation der Genaktivität wurden verschiedene Modell-Vorstellungen entwickelt, verfeinert oder modifiziert.

Regulon

Als Reaktion auf Veränderungen des Nährmediums, plötzliche Erhöhung der Temperatur und anderen Veränderungen in der Umwelt können zahlreiche Gene von *E.coli* (und anderen Bakterien) gleichzeitig aktiviert werden.

Solche, funktionell zusammengehörigen Gene können oft weit verteilt auf dem Bakterienchromosom lokalisiert sein. Trotzdem werden sie gemeinsam reguliert. Sie bilden ein **Regulon**.

Ein Beispiel bilden die Hitzeschock-Gene. Wenige Minuten nach Erhöhung der Temperatur des Nährmediums einer *E.-coli*-Kultur von 30 °C auf etwa 45 °C werden in den Bakterien rund 20 Proteine mit erhöhter Rate synthetisiert. Nach Abkühlung auf 30 °C wird wieder auf eine normale Syntheserate umgestellt. Dieser Effekt lässt sich bei verschiedenen Einwirkungen aus der Umwelt beobachten, z. B. unter dem Einfluss von Antibiotika, Alkohol, Schwermetallen oder Änderungen des pH-Wertes. Unter solchen Stress-Situationen werden Gene an ganz verschiedenen Stellen des Bakterien-Genoms in stark erhöhter Rate transkribiert. Dies wird durch eine starke Zunahme eines Regulators hervorgerufen. Mit Hilfe dieses Regulators, des alternativen Sigma-Faktors, erkennt eine RNA-Polymerase die Promotoren der Hitzeschock-Gene. Diese haben eine andere Nukleotidsequenz als normale Promotoren.

Hier stehen also Gene, die auf dem Bakterienchromosom weit voneinander entfernt lokalisiert sind, unter der Kontrolle eines gemeinsamen Transkriptionsfaktors.

Negative Kontrolle

Im Laufe ihrer Differenzierung durchläuft eine Zelle verschiedene Differenzierungsstadien. **Jedes dieser Stadien ist durch ein typisches Muster aktiver und inaktiver Gene gekennzeichnet.** Im Laufe der Entwicklung müssen also Gene aktiviert, andere reprimiert werden. Ändert sich das Differenzierungsstadium, so müssen bis dahin reprimierte Gene aktiviert, andere bis dahin ak-

tive Gene reprimiert werden. Dabei stellt sich die Frage nach den Ursachen, die diesen Aktivierungsverschiebungen der Gene zugrunde liegen, nach den Faktoren also, die Gene aktivieren oder reprimieren können.

Die Frage der Regulation der Genaktivität wurde vor allem an Mikroorganismen untersucht. Da hier keine mikroskopischen Strukturveränderungen am „Chromosom" beobachtbar sind, wurde aus dem Auftreten oder Verschwinden bestimmter Enzyme auf die Aktivität der Gene geschlossen, die diese Enzyme codieren. Es wurde also primär die Regulation der Proteinsynthese beobachtet.

Nicht alle Gene sind regulierbar

Die Enzyme, die von ständig aktiven Genen determiniert werden, sind immer in der Bakterienzelle vorhanden. Es sind die *konstitutiven Enzyme*, die von konstitutiven Genen exprimiert werden. Hierher gehören z. B. Enzyme der Glykolyse. *Adaptive Enzyme* dagegen werden von der Zelle nur dann gebildet, wenn sie benötigt werden. Nur ein Teil der Gene von *E. coli* ist ständig aktiv. Viele Gene sind reprimiert und werden erst bei Bedarf aktiviert. Auslösende Faktoren sind oft Umwelteinflüssen zuzuordnen, etwa Veränderungen im Angebot von Nährstoffen. *Adaptive Enzyme* werden von *regulierbaren Genen* codiert. Dabei gibt es keinen allgemeinen Mechanismus der Genregulation, der für alle Gene gültig ist. Vielmehr wird jedes Gen oder jede Gengruppe auf eigene Art reguliert. Einige allgemeine Prinzipien lassen sich jedoch erkennen.

Die Biosynthese von zelleigenen Verbindungen wird durch so genannte anabole Enzyme, der Abbau von Verbindungen durch so genannte katabole Enzyme katalysiert. Aufbau und Abbau von Verbindungen erfolgen schrittweise durch eine Reihe funktionell hintereinander geschalteter Enzyme. Die Regulation der Biosynthese solcher Enzyme ist nur dann sinnvoll, wenn sie für alle beteiligten Enzyme einer Biosynthesekette oder eines Abbauweges gleichsinnig erfolgt. Dies wirft die Frage auf, ob die Gene für diese Enzyme einzeln reguliert werden oder ob für alle Enzyme eines Biosynthese- oder Abbauweges ein gemeinsamer Regulationsmechanismus existiert.

Durch die Isolierung zahlreicher Mangelmutanten bei *E. coli* und der Kartierung der Mutationsorte ließ sich nachweisen, dass Defektmutationen für verschiedene Schritte des gleichen Biosynthesewegs benachbart auf dem Bakterienchromosom liegen. So bilden die Gene für die Enzyme zur Biosynthese des Threonins oder des Isoleucins eine zusammenhängende Genkette, ebenso wie die Gene, die die Enzyme für den Abbau von Lactose codieren. Eine Nachbarschaft funktionell ver-

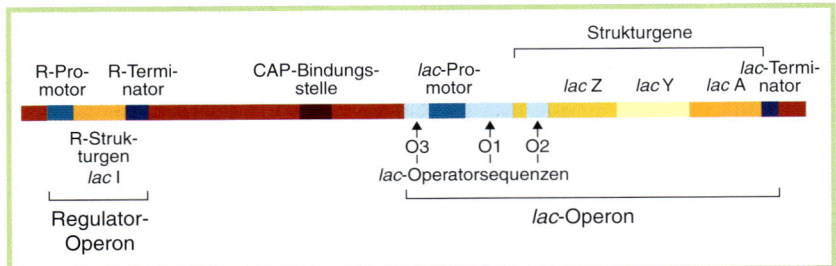

Abb. 3.25 **Struktur des Lactose-Operons und zusätzliche Strukturen, die „stromaufwärts" vom** *lac*-**Promotor liegen**

wandter Gene ist auch für Phagen bekannt. Bei höheren Eukaryonten sind jedoch die Gene für die einzelnen Enzyme vieler Syntheseketten auf verschiedene Chromosomen verteilt. Die gemeinsame Anordnung von Genen, die verschiedene Enzyme des gleichen Synthese- oder Abbauwegs codieren, ermöglicht ihre gemeinsame Regulation.

Aus den Befunden an Mikroorganismen entwickelten 1961 F. Jakob und J. Monod ein Modell zur Erklärung der Regulation der Genaktivität bzw. der Regulation der Enzymbiosynthese auf dem Niveau der Transkription.

3.2.1.3 Regulation durch Genaktivierung

Zusammensetzung der Gengruppe

Die Gengruppe, die den Abbau der Lactose determiniert, besteht aus folgenden Elementen (Abb. 3.25):

Promotor, *lac* **P:** An Promotoren bindet die RNA-Polymerase an die DNA, gleitet von dort über den Operator zu den Strukturgenen und transkribiert diese zu einer polycistronischen mRNA (hier tricistronisch).

Operator, *lac* **O:** Im *lac*-Operon sind drei Operatorsequenzen in der DNA nachgewiesen worden. O1, der Hauptoperator, O2 und O3 als Nebenoperatoren. An Operatoren können Repressorproteine binden.

Drei Strukturgene: Diese enthalten die Information für drei Enzyme (Abb. 3.25 und 3.26).

1. *lac* Z Strukturgen für die **β-Galactosidase.** Diese spaltet Lactose in Glucose und Galactose.
2. *lac* Y Strukturgen für die **β-Galactosid-Permease.** Diese ist in der Cytoplasmamembran lokalisiert und transportiert Lactose in die Zelle.
3. *lac* A Strukturgen für eine **Transacetylase.** Deren Funktion ist in diesem Falle nicht bekannt.

Diese Gengruppe, bestehend aus Promotor, dem Operator (hier drei Operatoren) und den Strukturgenen wird als Operon, hier als **Lactose-Operon,** bezeichnet. Ein Operon ist eine **Regulationseinheit.**

In einigem Abstand „stromaufwärts", also gegen die Leserichtung der Polymerase, findet sich auf der DNA das Gen *lac* I, dem ein eigener Promotor vorgeschaltet

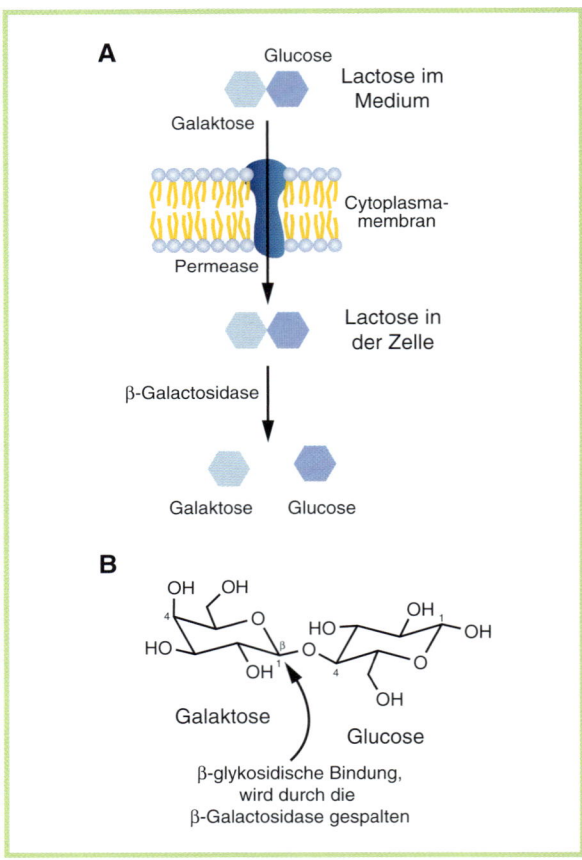

Abb. 3.26 **Aufnahme und Abbau der Lactose.** An der Verwertung der Lactose als Kohlenstoffquelle sind zwei Enzyme beteiligt. **A.** Die in der Cytoplasmamembran lokalisierte Lactose-Permease katalysiert die Aufnahme der Lactose in die Zelle. **B.** Eine β-Galactosidase in der Zelle spaltet die Lactose in Galactose und Glucose.

ist. Beide gemeinsam bilden das **Regulator-Operon**. Das Strukturgen *lac* I enthält die Information für den *lac*-**Repressor**.

Das Ende beider Operons, des Lactose-Operons und des Repressor-Operons, markiert jeweils eine Terminationssequenz.

Schließlich findet sich auf der DNA zwischen *lac* I und dem *lac*-Promotor noch die **CAP-Bindungsstelle**. Diese bindet einen cAMP-CAP-Komplex, der für die **positive Kontrolle** der Lactoseverwertung durch Aktivierung der Polymerase wichtig ist.

Für die Regelung ist schließlich noch der **Induktor** wesentlich. Induktoren sind kleine Moleküle, die an den Repressor binden können. Durch die Bindung des Induktors an den Repressor wird dieser so in seiner Konformation verändert, dass er nicht mehr an den Operator binden kann. Damit wird eine Bindungsstelle am Promotor für die RNA-Polymerase zugänglich und die Transkription kann intitiiert werden.

3.2.1.4 Ablauf der Regulation der Lactoseverwertung

Negative Kontrolle durch Genaktivierung, Regulierung kataboler Stoffwechselwege

Das Gen *lac* I bildet als Genprodukt den Repressor. Dieser ist ein tetrameres Protein, zusammengesetzt aus vier gleichen Untereinheiten zu je 360 Aminosäuren. Jede Untereinheit hat zwei Domänen: Eine DNA-Binde-Domäne für die Bindung des Repressors an den Operator, sowie eine Bindestelle für den Induktor (hier Allolactose) und die Wechselwirkungen zwischen den Untereinheiten (Abb. 3.27).

a) **Lactose ist im Nährmedium nicht vorhanden.** Falls den Bakterien **keine Lactose** im Nährmedium zur Verfügung steht, **bindet der Repressor an den Operator** des Lactose-Operons (hier an zwei Operatoren O1 und O2). Der Haupt-Operator O1 bildet eine Sequenz von rund 24 Basenpaaren aus zwei gegenläufigen (palindromen) Hälften. An jede Hälfte bin-

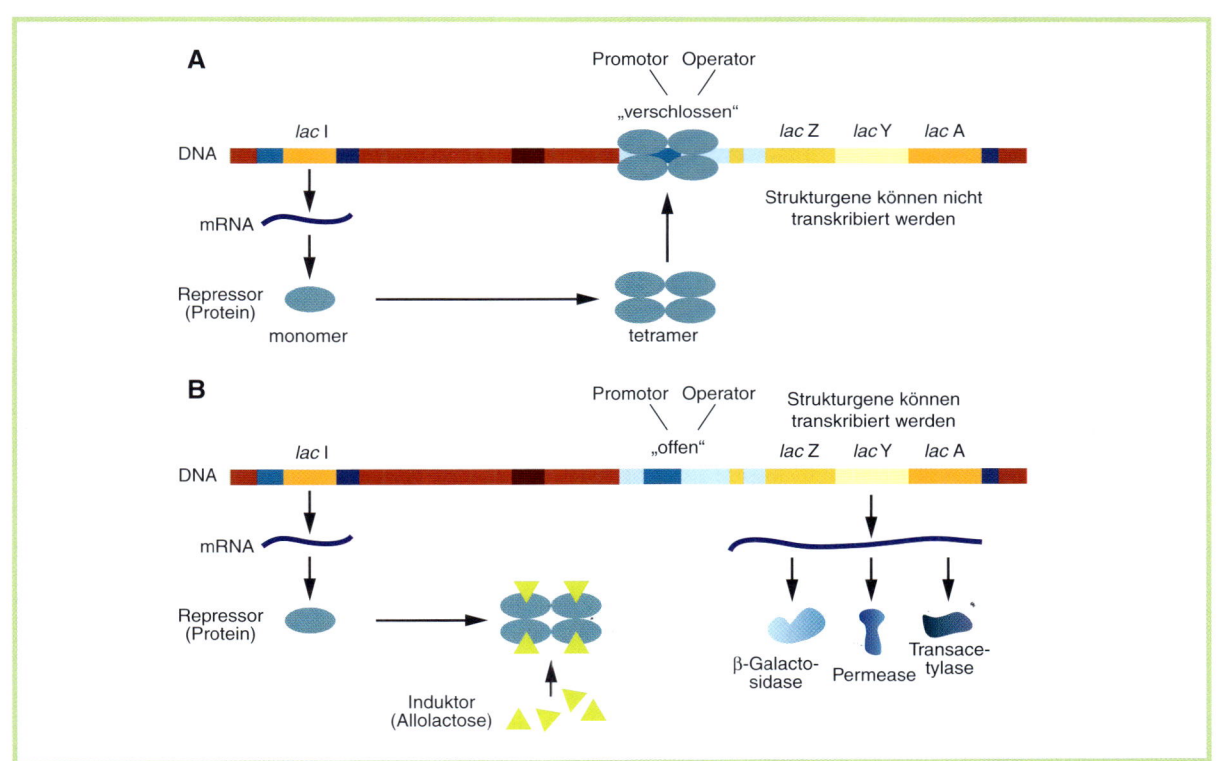

Abb. 3.27 Regulation durch Genaktivierung. A. Der Repressor bindet an den Operator und in diesem Falle auch an den überlappenden Promotor. Die Strukturgene sind reprimiert. **B.** Der Induktor bindet an den Repressor. Dieser ändert seine Raumstruktur und kann nicht mehr an den Operator binden. Die Strukturgene sind aktiviert, die entsprechenden Enzyme werden gebildet. Lactose wird in die Zelle aufgenommen und in Glucose und Galactose gespalten.

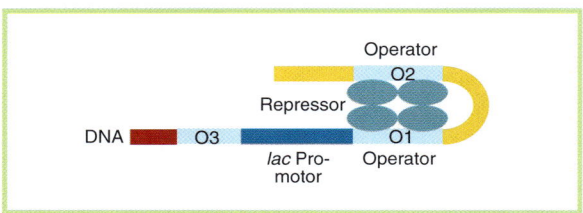

Abb. 3.28 Operatoren im *lac*-Operon. Der tetramere Repressor kann gleichzeitig an zwei Operatorsequenzen, O1 und O2, des *lac*-Operons binden. Hierdurch entsteht in der DNA eine Schlaufe, über welche die RNA-Polymerase nicht hinweggleiten kann. Damit ist der Operator verschlossen, die Strukturgene reprimiert.

det eine Untereinheit des Repressors. Für die spezifische Bindung des Repressors an den Operator O1 ist also nur ein Repressor-Dimer notwendig. Das zweite Repressor-Dimer bindet an eine weitere Repressorsequenz im Lactose-Operon, nämlich an den Operator O2. Dies ist nur möglich, wenn in der DNA eine Schlaufe gebildet wird (Abb. 3.28). Damit wird ein sehr effektiver Verschluss des Lactose-Operons erreicht und die RNA-Polymerase kann nicht mehr zu den Strukturgenen gelangen. Die Enzyme, die für die Lactoseverwertung benötigt werden, können nicht gebildet werden. Dies wäre auch äußerst unwirtschaftlich, da keine Lactose vorhanden ist (Abb. 3.27 A).

b) **Lactose ist im Nährmedium als einzige Kohlenstoffquelle vorhanden.** Steht **Lactose** im Nährmedium als **einzige Energiequelle** zur Verfügung, **werden** die drei **Strukturgene** (*lac* Z, *lac* Y, *lac* A) **aktiviert.** Lactose wird von der Zelle zu einem geringen Teil in Allolactose umgewandelt. Diese Allolactose fungiert als Induktor und bindet an den Repressor, je ein Molekül an eine Untereinheit. Damit wird der Repressor in seiner räumlichen Struktur so verändert, dass er nicht mehr an die Operatoren binden kann. Die RNA-Polymerase kann an den Promotor binden, über die nun „offenen" Operatoren zu den Strukturgenen gelangen und diese transkribieren. Die entsprechenden Enzyme werden gebildet und Lactose kann als Energiequelle genutzt werden (Abb. 3.26 und 3.27 B). Ist die Lactose im Nährmedium verbraucht, wird das Lactose-Operon wieder verschlossen (Abb. 3.27, A).

Die drei beteiligten Enzyme werden also **nur „bei Bedarf"** gebildet. Es sind **adaptive Enzyme.** Ihre Gene sind auf der DNA hintereinander angeordnet und werden gemeinsam reguliert. Die Genprodukte bewirken den **Abbau** der Lactose; es sind also **katabole Enzyme.**

Bei *E. coli* sind zahlreiche solcher Operons bekannt, die Aufnahme und Abbau von Nährstoffen regulieren, z. B. die Operons für Galactose und Arabinose. In allen diesen Fällen handelt es sich um induzierbare Operons. In Anwesenheit von entsprechenden Induktoren werden Gene aktiviert und die Bildung von Enzymen induziert.

Positive Kontrolle der Lactoseverwertung durch Aktivierung des *lac*-Promotors, Regulation durch Katabolitrepression

Das Lactose-Operon kann auch von Glucose reguliert werden. Sind Glucose und Lactose gleichzeitig im Nährmedium einer Bakterienkultur vorhanden (hier *E. coli*), so wird zunächst hauptsächlich die Glucose als Energiequelle genutzt (Abb. 3.29). Die Aufnahme der Lactose in die Zelle und deren Abbau zu Glucose (und Galactose) in der Zelle ist überflüssig, da ohnehin genug Glucose zur Verfügung steht. Trotzdem wird eine geringe Menge Lactose aufgenommen und abgebaut, sowie Allolactose gebildet und damit die *lac*-Operatoren offengehalten. Wenn die Konzentration der Glucose im Nährmedium absinkt, wird das Lactose-Operon aktiviert und die Lactose als Energiequelle genutzt. Das Lactose-Operon wird also in diesem Falle über die Konzentration der Glucose reguliert. In Gegenwart von Glucose wird das Lactose-Operon „gedrosselt".

An diesem Prozess ist neben dem *lac*-Repressor ein zweites Regulationsprotein beteiligt. Es ist das **Katabolit-Aktivator-Protein CAP.** Auf der DNA findet sich bei *E. coli* zwischen *lac* I und dem *lac*-Promotor die CAP-Bindungsstelle. An diese kann CAP binden, allerdings nur dann, wenn es seinerseits an cAMP gebunden ist. Der CAP-cAMP-Komplex wird in der Zelle nur dann gebildet, wenn cAMP in ausreichend hoher Konzentration in der Zelle vorhanden ist. cAMP wird durch das Enzym Adenylatcyclase aus ATP gebildet (Abb. 3.29 A). Die Aktivität der Adenylatcyclase wird über die Glucosekonzentration reguliert. Ist diese hoch, wird die Adenylatcyclase gedrosselt, ist die Glucosekonzentration niedrig oder ist gar keine Glucose vorhanden, steigt die Aktivität der Adenylatcyclase. Entsprechend stellt sich die Konzentration des cAMP in der Zelle ein. Ist die Konzentration von cAMP niedrig, wird kein cAMP-CAP-Komplex gebildet und der Lactose-Promotor nicht aktiviert (Abb. 3.29 B). Bei hoher cAMP-Konzentration dagegen wird ein cAMP-CAP-Komplex gebildet und bindet an die CAP-Bindungsstelle. Damit wird der *lac*-Promotor aktiviert. Aktivierung des *lac*-Promotors bedeutet, dass die Affinität

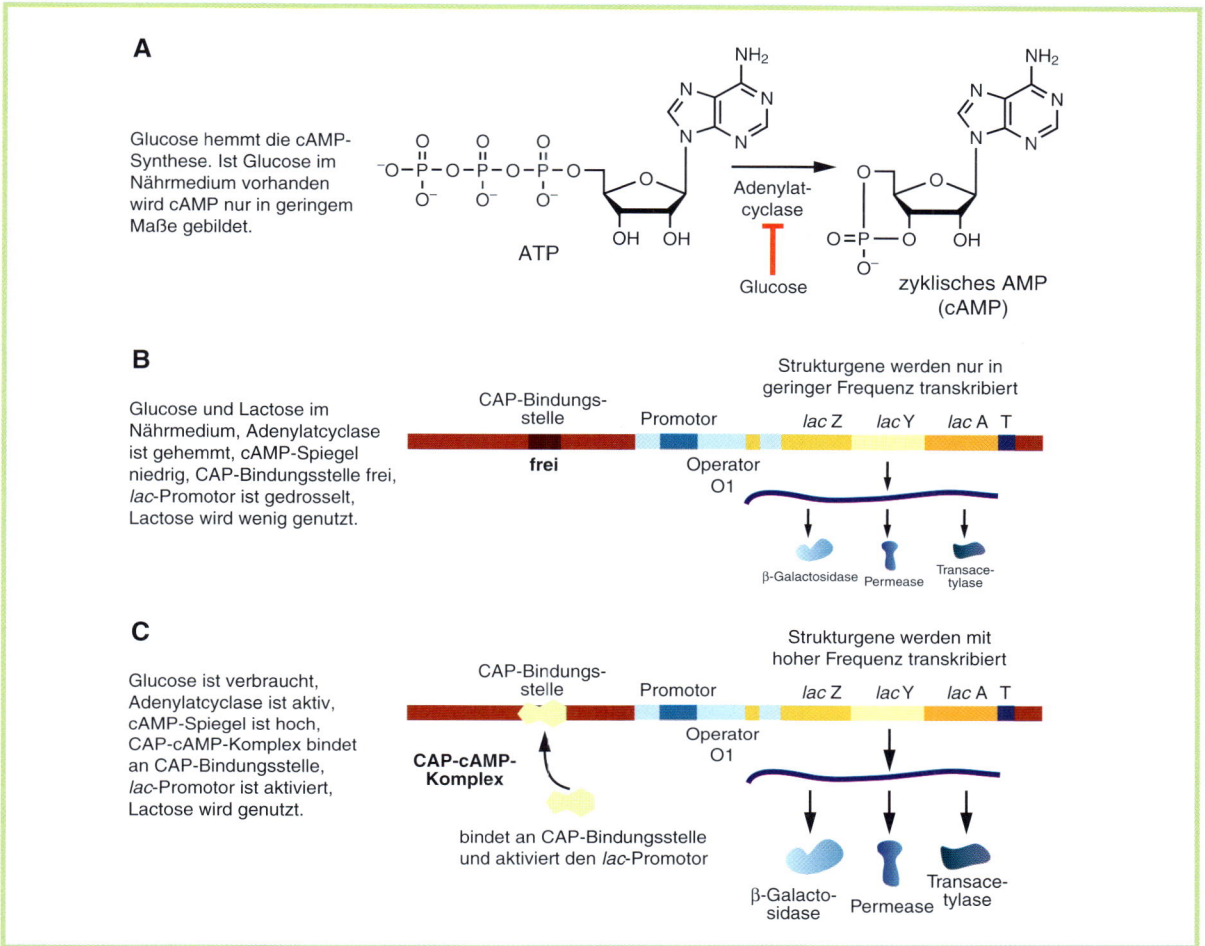

A

Glucose hemmt die cAMP-Synthese. Ist Glucose im Nährmedium vorhanden wird cAMP nur in geringem Maße gebildet.

ATP → (Adenylatcyclase, Glucose) → zyklisches AMP (cAMP)

B

Glucose und Lactose im Nährmedium, Adenylatcyclase ist gehemmt, cAMP-Spiegel niedrig, CAP-Bindungsstelle frei, *lac*-Promotor ist gedrosselt, Lactose wird wenig genutzt.

CAP-Bindungsstelle **frei** — Promotor — Operator O1 — *lac* Z — *lac* Y — *lac* A — T

Strukturgene werden nur in geringer Frequenz transkribiert

β-Galactosidase — Permease — Transacetylase

C

Glucose ist verbraucht, Adenylatcyclase ist aktiv, cAMP-Spiegel ist hoch, CAP-cAMP-Komplex bindet an CAP-Bindungsstelle, *lac*-Promotor ist aktiviert, Lactose wird genutzt.

CAP-Bindungsstelle — **CAP-cAMP-Komplex** — Promotor — Operator O1 — *lac* Z — *lac* Y — *lac* A — T

bindet an CAP-Bindungsstelle und aktiviert den *lac*-Promotor

Strukturgene werden mit hoher Frequenz transkribiert

β-Galactosidase — Permease — Transacetylase

Abb. 3.29 Positive Kontrolle der Lactose-Verwertung durch Aktivierung des *lac*-Promotors

des Promotors zur RNA-Polymerase stark erhöht wird. Dann binden in der Zeiteinheit wesentlich mehr RNA-Polymerasemoleküle an den Promotor als im inaktiven Zustand. Entsprechend häufiger werden die Strukturgene transkribiert und damit größere Mengen an Enzymen für die Lactoseverwertung gebildet, was einen deutlich höheren Lactoseverbrauch zur Folge hat (Abb. 3.29 C).

CAP ist also ein positives regulatorisches Protein. An seine Bindungsstelle gebunden erhöht es die Bindung der RNA-Polymerase an den Promotor. Selbstverständlich muss dabei die Operatorsequenz frei sein, d.h. es darf dort kein Repressor gebunden sein.

Zwei stromaufwärts von den Strukturgenen auf der DNA gelegene Bindungsstellen können den Abbau der Lactose regulieren, die Operatoren und die CAP-Bindungsstelle. An beide binden regulatorische Proteine, an die Operatorsequenzen der Repressor, an die CAP-Bindungsstelle der cAMP-CAP-Komplex.

Der *lac*-Repressor, an die Operatorsequenzen gebunden, verhindert die Transkription, indem er den Zugang der RNA-Polymerase zu den Strukturgenen verhindert. Er ist somit ein negatives regulatorisches Protein. Er bewirkt eine negative Kontrolle der *lac*-Strukturgene.

Der cAMP-CAP-Komplex dagegen, an die CAP-Bindungsstelle gebunden, stimuliert die Transkription der Strukturgene, indem er die Affinität der RNA-Polymerase zum *lac*-Promotor erhöht. Er ist ein positives, regulatorisches Protein. Er bewirkt eine positive Kontrolle der *lac*-Strukturgene.

3.2.1.5   Negative Kontrolle durch Genrepression

Regulierung anaboler Stoffwechselwege

Auch der Ablauf anaboler Stoffwechselwege, also Biosynthesen, können auf der Ebene der Transkription durch negative Kontrolle reguliert werden (Abb. 3.30). Auch hier werden Gruppen von Genen gemeinsam reguliert. Reprimierbare Gene codieren Enzyme, die an Biosynthesen beteiligt sind. Sie werden von Produkten eines Biosyntheseweges, meist dem Endprodukt, reguliert. Entsprechend den grundsätzlichen Vorstellungen über die Regulierung von Genen lässt sich hier ein Modell entwickeln, das auch in zahlreichen Fällen experimentell bestätigt werden konnte (Abb. 3.30).

In diesen Fällen kann der Repressor, das Produkt des Regulators, zunächst nicht an den Operator binden. RNA-Polymerase kann an den Promotor binden, über den offenen Operator zu den Strukturgenen gelangen und diese transkribieren. Die Strukturgene sind aktiv, und die Enzyme, welche für die Biosynthese benötigt werden, werden gemeinsam gebildet. Ist dann das Endprodukt der Biosynthese in der Zelle so angereichert, dass die Weiterführung der Biosynthese überflüssig wird, können Moleküle des Endprodukts an den Repressor binden. Dessen räumliche Struktur wird hierdurch so verändert, dass er nun an den Operator binden und diesen verschließen kann. Damit kann die RNA-Polymerase nicht mehr zu den Strukturgenen gelangen. Diese sind reprimiert. Der Biosyntheseweg wird gedrosselt, resp. unterbrochen. Erst wenn das Endprodukt der Biosynthese von der Zelle wieder benötigt wird, werden die betreffenden Gene wieder aktiviert. Beispiele für solche reprimierbaren Gene sind das Tryptophan- oder das Phenylalanin-Operon und viele andere. Tryptophan, resp. Phenylalanin, werden auch als Co-Repressoren bezeichnet.

3.2.1.6   Regulation über Promotor-Kontrollelemente

Durch Genregulation, Aktivierung und Repression, wird die Zelle in die Lage versetzt, auf Umwelteinflüsse oder regulatorische Signale zu reagieren.

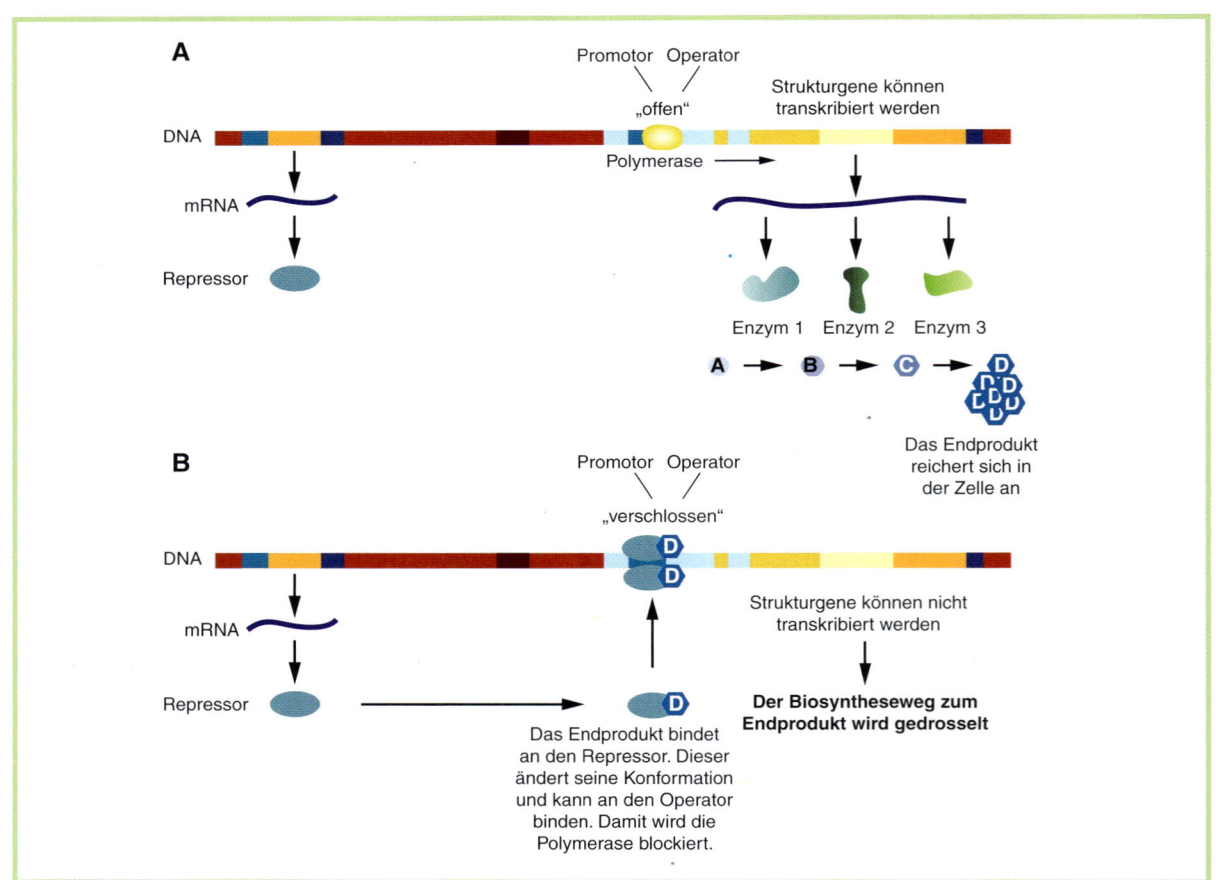

Abb. 3.30 Modell der Regulierung eines Biosynthesewegs durch Genrepression

In den Zellen der Eukaryonten wird die Genaktivität mit Hilfe von Promotor-spezifischen Transkriptionsfaktoren reguliert. Dies sind Proteine, die an spezifische DNA-Elemente binden können, die in den Promotorregionen verschiedener Gene vorkommen.

Auch die Promotoren eukaryontischer Gene befinden sich „stromaufwärts" (etwa 30 Basenpaare entgegen der Leserichtung der Polymerase) vom Startpunkt der Transkription. Sie enthalten eine Nukleotidfolge mit einer Nukleotidsequenz 5'-TATAAA-3', die so genannte TATA-Box.

Weiter „stromaufwärts" findet sich eine Sequenz mit der Nukleotidfolge CCAAT, die „CAAT-Box", und noch weiter „stromaufwärts" eine Sequenz mit der Nukleotidfolge GGGCGG, die „GC-Box" (Abb. 3.19).

Diese Nukleotidbereiche, deren Nukleotidfolgen im Detail variieren können (man spricht bei den angegebenen Sequenzen von „**Konsensus-Sequenzen**"), sind die Stellen, an die Transkriptionsfaktoren binden. Die **TATA-Box** fixiert dazu noch den Startpunkt der Transkription, also die Festlegung des Nukleotids +1 für den Start der mRNA-Synthese. Darüber hinaus bestimmt sie auch das Ausmaß, mit dem das nachfolgende Gen pro Zeiteinheit abgelesen wird: Es gibt somit „starke" und „schwache" Promotoren.

Die RNA-Polymerase II der Eukaryonten beginnt 30 Nukleotide „stromabwärts" von der TATA-Box mit der RNA-Synthese. Die meisten transkribierten DNA-Abschnitte starten mit einem Adenin-Nukleotid. Das Start-Nukleotid liegt in einer Sequenz, die als **Initiator (Inr)** bezeichnet wird. Diese Sequenz ist in zahlreichen, aber nicht in allen Promotoren vorhanden.

Die **CCAAT-Box** mit der Nukleotidfolge GGCCAATC liegt zwischen den Basenpaaren −70 und −80. Dieses DNA-Element findet man, oft in leicht abgeänderter Form, in vielen eukaryontischen Promotoren.

Ein weiteres typisches DNA-Element ist die **GC-Box** (Basenfolge GGGCGG), die ca. 100 Basenpaare stromaufwärts liegt. Sie kann einfach oder mehrfach und in verschiedenen Orientierungen im Promotorbereich vorkommen.

Dieser generelle Bau der Kontrollelemente auf der DNA ist nur für regulierbare Gene typisch. Gene, die ständig exprimiert werden (konstitutive Gene, Haushaltsgene), besitzen andere Nukleotidsequenzen stromaufwärts des Transkriptionsbeginns. Ihnen fehlt z. B. die TATA-Box.

Zu diesen Promotor-Grundelementen kommen in allen regulierbaren Genen weitere spezifische DNA-Sequenzen hinzu. Es sind so genannte Regulationselemente. Diese können zwischen den CCAT- und GC-Boxen oder weiter stromaufwärts von diesen lie-

gen. Weit vom Promotor entfernt liegende Regulationselemente sind die Enhancer. Diese finden sich gelegentlich in Abständen von mehreren Tausend Basenpaaren vor oder hinter dem Strukturgen. Selbst in Introns können Enhancer lokalisiert sein.

Die Anordnung der Kontrollelemente ist von Gen zu Gen unterschiedlich. Bei jedem Gen ist jedoch die Anordnung der Kontrollelemente auf der DNA in sehr spezifischer Weise festgelegt. An diese DNA-Sequenzen binden Proteine, die Transkriptionsfaktoren.

Das TATA-Bindeprotein

Eine besondere Rolle beim Zusammenbau des Initiationskomplexes der Transkription am Promotor spielt der Faktor TFII-D (TFII = Transkriptionsfaktor für die RNA-Polymerase II). Dessen wichtigster Bestandteil ist das TATA-Bindeprotein, TBP. Dieses vermittelt die Bindung des Faktors an die DNA. Darüber hinaus ist es zu Wechselwirkungen mit anderen regulatorischen Proteinen befähigt. Nach Bindung des Faktors TFII-D an die DNA lagern sich die Faktoren TFII-B und TFII-A sowie weitere Faktoren an. Daran kann dann die RNA-Polymerase binden. Nach vollständigem Zusammenbau des Initiationskomplexes beginnt die Transkription (Tab. 3.7).

Die GC-Box-Bindeproteine

An die GC-Boxen binden Glykoproteine, die im Zellkern lokalisiert sind. Sie bestehen aus einer DNA-Bindedomäne und einer Aktivierungsdomäne. Die DNA-Bindedomäne besitzt drei hintereinander geschaltete Sequenzen von etwa 30 Aminosäuren. Am Beginn jeder Folge befinden sich in der Regel zwei Cysteinreste, am Ende zwei Histidinreste. Diese binden gemeinsam ein Zink-Ion (Abb. 3.21 A). Hierdurch entsteht in der dazwischen liegenden Sequenz eine Schlaufe, der so genannte Zinkfinger. Zinkfingerproteine können mehrere hintereinander geschaltete Zinkfinger enthalten, sind u. a. Rezeptoren lipophiler Hormone und fungieren als Liganden-gesteuerte Transkriptionsfaktoren. Mit Hilfe der hintereinander liegenden Zinkfinger-Strukturen können sie an DNA binden. Sie lagern sich in die große Furche der DNA ein und steuern so die Aktivität der RNA-Polymerasen. Die Aktivität dieser Transkriptionsfaktoren wird durch bestimmte Liganden geregelt, z. B. durch Steroidhormone. Durch die Ligandenbindung verändert der Rezeptor seine Konformation, was dazu führen kann, dass der Rezeptor dimerisiert. Dies führt zu einer drastischen Affinitätserhöhung für die Rezeptorbindungsstelle auf der DNA. Die Bindung erfolgt an kurze DNA-Sequenzen, so genannte

Hormon-Response-Elemente. Diese Elemente finden sich in Nachbarschaft zu Hormon-gesteuerten Genen. Durch die Bindung des Hormon-Rezeptorkomplexes wird die Transkription dieser Gene stimuliert, indem die Aktivitäts-Domäne dieser Transkriptionsfaktoren die Bildung eines Transkriptions-Initiationskomplexes beschleunigt.

Die CCAAT-Bindeproteine

Es sind eine ganze Reihe verschiedener Proteine bekannt, die an die DNA-Sequenz CCAAT oder ähnliche Sequenzen binden. Einige hiervon kommen in allen eukaryontischen Zellen vor, andere üben spezielle Funktionen in differenzierten (spezialisierten) Zellen aus. Die CAAT-Proteine unterscheiden sich in ihrer Struktur, z.B. in ihrer DNA-Erkennungsstruktur. Gebunden an die CAAT-Sequenz üben sie unterschiedliche Funktionen aus. Sie fungieren einerseits als Aktivatoren der Promotorfunktion, z.B. durch die Beschleunigung des Zusammenbaus des Initiationskomplexes, andererseits als Regulationselemente.

3.2.2 Prozessieren der RNA

Bei den Eukaryonten sind Transkription und Translation räumlich in verschiedene zelluläre Kompartimente getrennt. Die Bildung der mRNA findet im Zellkern statt, während die Proteinbiosynthese im Cytoplasma abläuft. **Im Zellkern erfolgt eine weitgehende Modifikation sämtlicher primärer RNA-Transkripte, also der mRNA, tRNA und rRNA.**

Dies hängt damit zusammen, dass **in fast allen Genen eukaryontischer Organismen so genannte intervenierende Sequenzen oder Introns vorkommen**, die zusammen mit den für ein Protein codierenden Sequenzen (Exons) in RNA transkribiert werden. Introns sind also DNA-Abschnitte, die nicht für eine Aminosäuresequenz codieren. Sie unterbrechen die codierenden Abschnitte (Exons) eines Gens. Häufig sind die nicht-codierenden Introns bei weitem länger als die für ein Protein tatsächlich codierenden Exons.

Bei der Herstellung einer mRNA in Eukaryonten entsteht im Zuge der Transkription im Zellkern zunächst ein RNA-Transkript, das das gesamte Gen, Introns und Exons, umfasst. Diese RNA wird allgemein als **heterogene nukleäre RNA** (hnRNA) bezeichnet. Diese hnRNA, also das primäre Transkript, wird zunächst an beiden Enden modifiziert. An das 5'-Ende wird das so genannte Cap, an das 3'-Ende eine Sequenz von Adenylatresten (Poly A) angefügt (Abb. 3.12 und 3.13). Die meisten mRNAs tierischer und pflanzlicher Zellen enden an der Stelle, wo eine Kette von 150 bis 250 Adenin-Nukleotiden angeheftet wird. Man bezeichnet diese Stelle als Poly-Adenylierungsstelle (Poly-A-Stelle). Die Anheftung der Poly(A)-Enden erfolgt noch während der Transkription. Die Polyadenylierung kann für die Regulation der Genexpression auf der Ebene der Translation von Bedeutung sein.

Im Zellkern liegt die RNA nie frei vor. Schon im Laufe der Transkription wird sie von Proteinen bedeckt. Es entsteht so das heterogene nukleäre Ribonukleo-Protein (hnRNP). Sehr spezifische enzymatische Mechanismen sind vorhanden, um aus einer hnRNA die Introns zu entfernen und die Exons zu einer kontinuierlichen mRNA zu verknüpfen. Das eigentliche Spleißen bewirken andere Proteine, die so genannten snRNP-Partikel (small nuclear ribonucleoprotein). Diese Partikel binden meist schon an die noch wachsenden RNA-Ketten. Während des Spleißens bilden sie auf der prä-mRNA die komplexen Strukturen des

---

●●● Zusammenfassung

Der erste Schritt bei der Umsetzung (= der Realisierung) der genetischen Information ist die Transkription. Dies findet an Genen statt, die dadurch charakterisiert sind, dass sie von einem Promotor und einem Terminator begrenzt werden. Der Promotor ist bei Prokaryonten die Erkennungsstelle für die RNA-Polymerase, das Schlüsselenzym der Transkription. Sie katalysiert zusammen mit Transkriptionsfaktoren die RNA-Synthese. Bei Eukaryonten binden Transkriptionsfaktoren an den Promotor. Die eukaryontische RNA-Polymerase erkennt die gebundenen Transkriptionsfaktoren und startet dann den Transkriptionsprozess.

RNA wird immer von 5' nach 3' synthetisiert. Folglich lesen RNA-Polymerasen eine DNA-Matrize immer von 3' nach 5' ab. Bei Eukaryonten gibt es drei RNA-Polymerasen, die Kern-codierte Gene transkribieren. Die RNA-Polymerase I katalysiert die rRNA-Synthese, die RNA-Polymerase II die mRNA-Synthese und die RNA-Polymerase III die tRNA-Synthese. Mitochondrien und Chloroplasten besitzen eine eigene RNA-Polymerase.

Genexpression ist streng kontrolliert – sowohl in Prokaryonten wie in Eukaryonten. Die Regulation kann positiv (durch Aktivatoren) oder negativ (durch Inhibitoren) erfolgen. Elemente auf der DNA, die für die Kontrolle der Genexpression von Bedeutung sind, können in der Nähe des zu regulierenden Gens oder auch sehr weit entfernt von dem zu regulierenden Gen lokalisiert sein. Vermittelt wird die Regulation durch DNA-Bindeproteine, die ihrerseits niedermolekulare Regulationsfaktoren binden können.

Regulation der Genexpression kann auch der Transkription nachgeschaltet erfolgen, beispielsweise auf der Ebene der RNA-Stabilität oder der Translation

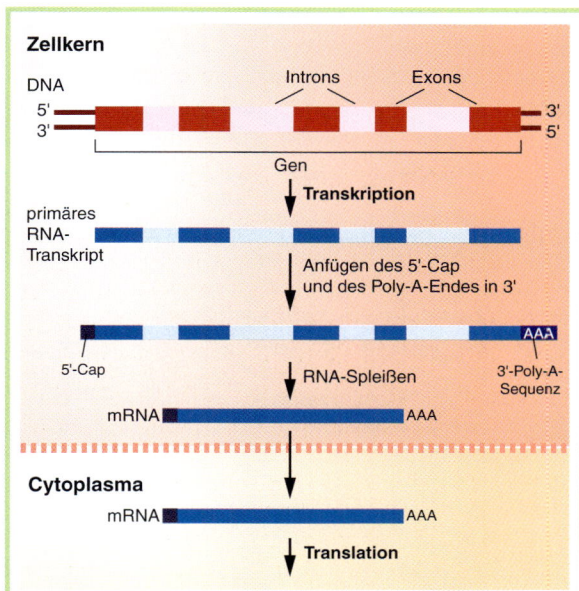

Abb. 3.31 Transkription und Translation bei Eukaryonten. Bei Eukaryonten haben die meisten Strukturgene eine so genannte Mosaikstruktur. Codierende Sequenzen (Exons) werden durch nicht-codierende Sequenzen (Introns) unterbrochen. Am Gen der DNA wird zunächst eine hnRNA transkribiert, die Exons und Introns miterfasst. Aus dieser hnRNA müssen die Intronsequenzen herausgeschnitten und die Exonsequenzen direkt miteinander verknüpft werden. Zusätzlich müssen am 5'-Ende die Cap-Struktur und am 3'-Ende der mRNA eine Poly(A)-Kette angefügt werden. Letztere besteht aus 150 bis 250 Polyadenylat-Molekülen. Erst dann kann diese RNA als mRNA fungieren.

Spleißkörperchens (Spleißosom). Diese Vorgänge des Schneidens und Verbindens erfolgen im Zellkern der Eukaryonten, ehe die funktionsfertige mRNA aus dem Kern transportiert wird. Erst dann kann im Cytoplasma der Prozess der Translation, die Proteinbiosynthese, beginnen (Abb. 3.31). Die fertige mRNA wird in das Cytoplasma ausgeschleust und dort zunächst an die kleine Untereinheit der Ribosomen gebunden. An die Cap-Struktur werden Cap-spezifische Proteine gebunden, die am Transport der mRNA und an der Initiation der Translation beteiligt sind.

Regulation durch unterschiedliche Prozessierung der hnRNA/Alternatives Spleißen

Ein Exon codiert einen Funktionsabschnitt eines Proteins. Das Entfernen eines Exons aus einem primären Transkriptionsprodukt oder die unterschiedliche Zusammenstellung von Exons während der Prozessierung der hnRNA kann zu verschiedenen mRNAs und damit zu verschiedenen Genprodukten ein und desselben Gens führen. Für dieses „differenzielle Prozessieren" oder „differenzielle Spleißen" sind eine Vielzahl von Beispielen bekannt. Beispielsweise wird das Gen für Calcitonin in zwei Zelltypen des tierischen Organismus exprimiert, zum einen in Zellen der Nebenschilddrüse, zum anderen in Nervenzellen. In der Nebenschilddrüse führt die Genexpression zur Synthese des Hormons Calcitonin, in den Nervenzellen zur Synthese des Neuropeptids CGRP (calcitonin gene related protein) (Abb. 3.32).

In zwei verschiedenen Zelltypen kann also ein primäres Transkriptionsprodukt unterschiedlich prozessiert und Exons zu unterschiedlichen Funktionseinheiten zusammengefügt werden.

Von großer Bedeutung ist dieses unterschiedliche Aufarbeiten der hnRNA auch bei der Genexpression

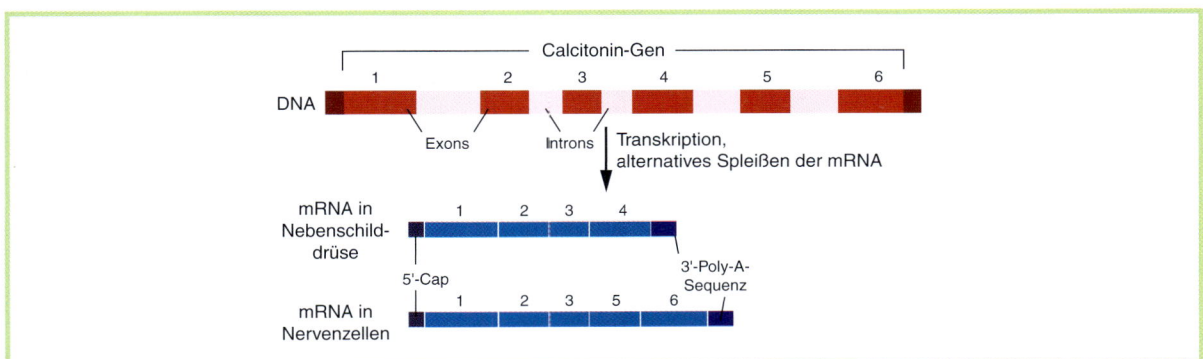

Abb. 3.32 Alternatives Spleißen des Gens für Calcitonin. Das Gen für das Hormon Calcitonin ist aktiv in den Zellen der Nebenschilddrüse und den sensorischen Ganglion-Zellen des Rückenmarks. Genexpression in der Nebenschilddrüse liefert Calcitonin, Genexpression in Nervenzellen das Neuropeptid *Calcitonin gene related protein* (CGRP). Dies wird verursacht durch unterschiedliches Spleißen in den unterschiedlich differenzierten Zellen. Das Gen enthält 6 Exons. In den Zellen der Nebenschilddrüse werden die Exons 1 bis 4 durch Spleißen verbunden. Die Exons 5 und 6 gehen dabei verloren. In Nervenzellen wird dagegen das Exon 4 beim Spleißen entfernt.

3 Genetik

in Lymphozyten (Kap. 3.4.4, Abb. 3.100, Abb. 3.101). In ruhenden B-Lymphozyten sind IgM-Antikörper-Moleküle als Rezeptoren in der Cytoplasmamembran der Lymphozyten verankert. Aktive Lymphozyten scheiden dagegen IgM-Moleküle als Antikörper aus. Als membranständiger Rezeptor muss IgM zusätzliche hydrophobe Proteinabschnitte besitzen, die durch zwei spezielle Exons codiert werden. Diese Abschnitte dienen zur Verankerung des Moleküls in der Membran. Beim sezernierten IgM-Antikörper fehlen diese Abschnitte. Die unterschiedlichen Funktionen von IgM-Molekülen werden durch unterschiedliches Prozessieren von hnRNA zu unterschiedlichen mRNA-Molekülen bestimmt.

Durch dieses „alternative" RNA-Spleißen können also zwei oder mehr unterschiedliche Proteine gebildet werden, die letzten Endes auf die gleiche DNA-Sequenz zurückzuführen sind. Dies schränkt die Ein-Gen-Ein-Polypeptid-Hypothese weiter ein. **Ein Gen wäre demnach zu definieren als ein DNA-Abschnitt, der als Einheit transkribiert wird und einen Satz von ähnlichen Polypeptidketten (Protein-Isoformen) codiert.**

Auch über weitere Mechanismen kann nach der Transkription die Umsetzung der genetischen Information reguliert werden. So kann z. B. der Transport von hnRNA aus dem Zellkern reguliert werden. Nur ein Teil der Gesamt-hnRNA wird aus dem Zellkern ausgeschleust und zu mRNA prozessiert.

Andererseits werden nicht alle mRNA-Moleküle, die in das Cytoplasma eingeschleust werden, auch an den Ribosomen translatiert. So kann die Translation durch spezifische Translations-Repressor-Proteine, die nahe dem 5'-Ende der mRNA binden, blockiert werden. Diese **negative Translationskontrolle** wurde bei Pro- und Eukaryonten nachgewiesen.

Auf der anderen Seite kann auch eine positive Translationskontrolle beobachtet werden. So lässt sich bei Picornaviren eine spezielle Translationsverstärkerregion im mRNA-Molekül nachweisen, die bevorzugt an Ribosomen bindet.

Zahlreiche mRNA-Moleküle unterliegen einer Translationskontrolle. Hierdurch wird der Zelle ermöglicht, die Konzentration eines Proteins rasch und reversibel zu ändern.

Durch **Verschiebung des Translationsrasters** mit der mRNA können unterschiedliche Proteine von ein und demselben mRNA-Molekül gebildet werden. Dies wurde bei Retroviren nachgewiesen, die Kapselproteine (Gag-Proteine) und Pol-Proteine (= virale Reverse Transkriptase und Integrase) synthetisieren *Gag*- und *pol*-Gene liegen in verschiedenen Leserastern, weshalb es zu einer Verschiebung des Translationsrasters kommen muss, um ein funktionelles Protein zu transla-

tieren. Die Rasterverschiebung hängt von spezifischen Sequenzen auf der RNA ab.

Auch durch **Veränderungen der Stabilität der mRNA** kann die Expression von Genen reguliert werden. So erhöhen z. B. Steroidhormone die Stabilität verschiedener mRNA-Moleküle.

●●● Zusammenfassung

Bei Eukaryonten spielt die RNA-Prozessierung eine wichtige Rolle, da die meisten eukaryontischen Gene als Mosaikgene in Form von alternierenden Exons und Introns organisiert sind. RNA-Prozessierung findet im Zellkern statt und nur mature RNA gelangt ins Cytoplasma. Das Heraussspleißen der Introns ist ein komplexer Prozess, der an RNA/Protein-Partikeln, den so genannten Spleißosomen stattfindet. mRNAs werden zudem am 5'-Ende mit einer Cap-Struktur versehen und am 3'-Ende polyadenyliert.

Ein wichtiges Instrument zur Generierung struktureller und funktioneller Vielfalt ist das alternative Spleißen. Darunter verstehen wir die Eigenschaft, dass beim Spleißen nicht nur Introns, sondern teilweise mit zwei Introns auch Exons herausgeschnitten werden können. Dies geschieht sehr häufig zelltypspezifisch und ist Teil der Regulationsoptionen einer differenzierten Zelle.

3.2.3 Translation – Proteinbiosynthese

Die mRNA enthält die Anweisung für die Herstellung eines bestimmten Proteins, also die Information eines Gens oder eines Genkomplexes. Diese Information liegt dabei immer noch, wie in der DNA, in Form von Nukleotidsequenzen vor.

Die Übersetzung dieser Nukleotidsequenz in die Aminosäuresequenz eines Proteins erfolgt an den Ribosomen. Die Spezifität der richtigen Aneinanderreihung der Aminosäuren wird durch Transfer-RNA (tRNA)-Moleküle und durch spezifische Enzyme, die **Aminoacyl-tRNA-Synthetasen**, bewirkt.

Das tRNA-Molekül und nicht die angekoppelte Aminosäure bestimmt, an welche Stelle die Aminosäure in die wachsende Polypeptidkette eingebaut wird.

3.2.3.1 Ablauf der Translation

Aktivierung der Aminosäuren

Vor der Synthese des Proteins müssen die Aminosäuren aktiviert und an ein tRNA-Molekül gebunden werden. Jede tRNA kann nur jeweils eine der 20 an der Proteinbiosynthese beteiligten Aminosäuren binden. Jeder der 20 Aminosäuren entspricht mindestens eine tRNA, meist allerdings sind es mehrere (Kap. 3.1.3).

Ehe eine Aminosäure in eine Proteinkette eingebaut werden kann, muss sie mit ihrem Carboxylende an das 3'-Ende der passenden tRNA gebunden werden. Die Aminosäure wird also an einem tRNA-Molekül gebunden, welches das Anticodon enthält, das komplementär zum Codon im mRNA-Molekül ist. Das tRNA-Molekül erfüllt so eine Adapterfunktion.

Durch die Bindung an ein tRNA-Molekül wird die betreffende Aminosäure aktiviert. An ihrem Carboxylende entsteht eine energiereiche Bindung, welche die Ausbildung einer Peptidbindung zu einer weiteren Aminosäure ermöglicht. Dies ist eine Grundvoraussetzung für die Bildung einer Polypeptidkette. Ein tRNA-

Molekül funktioniert nur dann, wenn es in bestimmter Raumstruktur vorliegt. Auch hierin unterscheiden sich die verschiedenen tRNA-Moleküle (Kap. 3.1.2.4). Durch Reaktion mit ATP wird ein energiereiches Anhydrid von Aminosäure und Adenosinmonophosphat gebildet (Abb. 3.33). Die aktivierten Aminosäuren werden dann jeweils an ein Molekül tRNA gebunden. Aktivierung und Verknüpfung mit der tRNA wird durch die *Aminoacyl-tRNA-Synthetasen* katalysiert. Dies sind Ligasen, d.h. Enzyme, die durch gleichzeitige Spaltung von ATP eine energiereiche Bindung erstellen.

Diese Enzyme sind hinsichtlich der Aminosäuren und den entsprechenden tRNA-Molekülen sehr spezi-

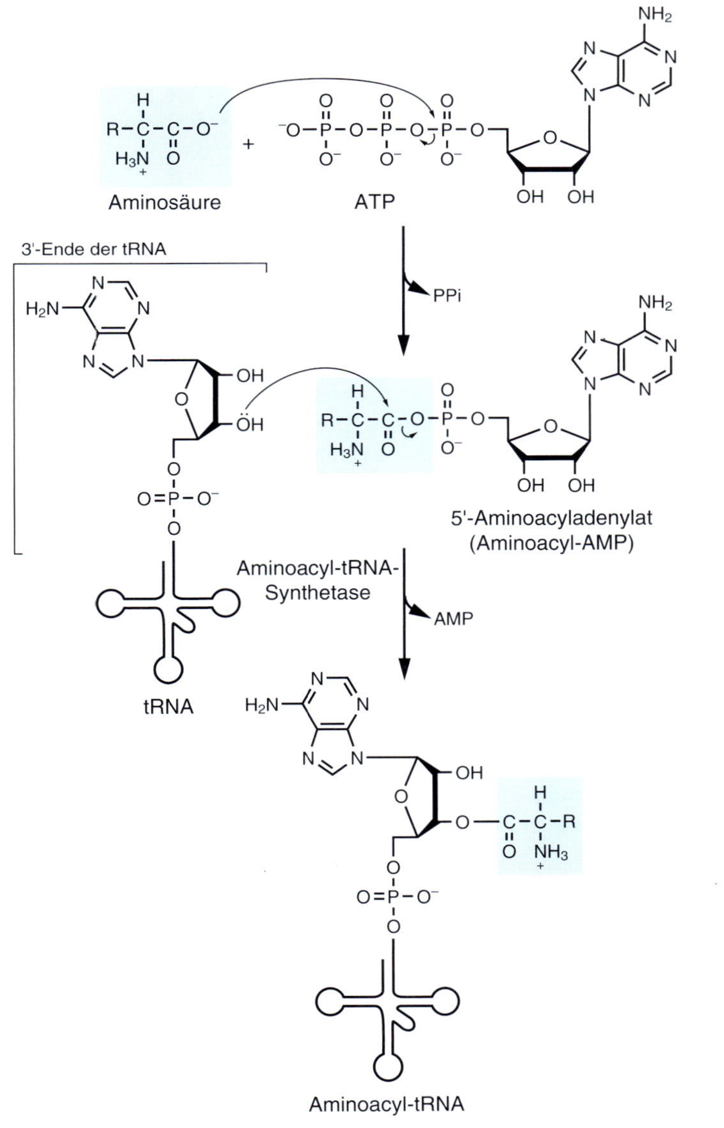

Abb. 3.33 Bindung einer Aminosäure an ein tRNA-Molekül. Die erste Teilreaktion ist die Bildung der Aminoacyl-AMP-Verbindung, der zweite Schritt die Übertragung auf den endständigen Adenosin-Rest der tRNA.

fisch. Sie besitzen zwei Bindungsstellen, je eine für die Aminosäure und die entsprechende tRNA.

Jede der Aminosäuren wird also durch ein für sie spezifisches Enzym an eine für sie spezifische tRNA gekoppelt, und zwar jeweils an die 3'-Hydroxylgruppe der Ribose des endständigen Adenosins der betreffenden tRNA. Cofaktor ist hierbei ATP.

Die „Aktivierung" von Aminosäuren besteht in der Bildung von Aminosäurederivaten mit hohem Gruppenübertragungspotential. Die Carboxylgruppe der Aminosäuren reagiert mit ATP unter Abspaltung von Pyrophosphat und Bildung einer Aminoacyl-AMP-Verbindung.

Aktivierung:

Aminosäure + ATP + Enzym —> Aminoacyl-AMP-Enzym + Pyrophosphat

Übertragung:

Aminoacyl-AMP-Enzym + tRNA —> Aminoacyl-tRNA + AMP + Enzym

Initiation

Die Proteinbiosynthese, die Verknüpfung der einzelnen Aminosäuren, findet an den Ribosomen statt und verläuft bei Mikroorganismen in Teilschritten.

Ein Molekül mRNA assoziiert mit der kleinen (30S)-Untereinheit eines Ribosoms (Abb. 3.34). Festgelegt durch ein entsprechendes Startcodon, in den allermeisten Fällen AUG, wird nun bei Bakterien als erste Aminosäure Formylmethionin (Abb. 3.35) in Form eines Formylmethionin-tRNA-Komplexes (tRNA^{fMet}) angelagert. Dann tritt zu diesem Startkomplex die 50S-Untereinheit dazu. Damit kann die Proteinbiosynthese beginnen (Abb. 3.36).

Die Formylgruppe blockiert die Aminogruppe der ersten Aminosäure bei der Proteinbiosynthese. Hierdurch wird die Polymerisationsrichtung bei der Proteinbiosynthese eindeutig festgelegt. Aminosäuren werden nur an das Carboxylende einer wachsenden Polypeptidkette gebunden. Nach Abschluss der Synthese eines Proteins werden die Formaldehydgruppe und in vielen Fällen auch Methionin wieder abgespalten.

Auch bei Eukaryonten wird eine Proteinsynthese durch eine Methionyl-tRNA eingeleitet. Diese bindet an das AUG-Triplett der mRNA, d.h. das Startcodon zur Proteinsynthese. **Das Methionin auf der Initiations-tRNA trägt bei Eukaryonten im Gegensatz zu den Prokaryonten keine Formylgruppe.**

Für den korrekten Ablauf der Translation müssen zusätzlich noch Initiationsfaktoren und GTP an das Ribosom gebunden werden. Bei Bakterien sind haupt-

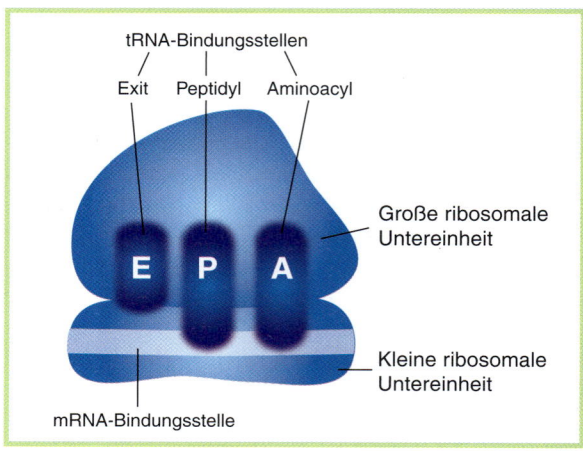

Abb. 3.34 **Schema eines Ribosoms mit Bindungsstellen für RNAs**

sächlich drei Initiationsfaktoren beteiligt. Für die Initiation der Translation in eukaryontischen Zellen ist eine große Zahl solcher Faktoren notwendig.

Elongation

Jedes Ribosom hat eine Bindungsstelle für mRNA und drei Bindungsstellen für tRNA, die A(aminoacyl)-, die P(peptidyl)- und die E(exit)-Bindungsstelle (Abb. 3.34). An die A- und P-Stelle binden tRNAs, die mit einer Aminosäure verknüpft (beladen) sind. Von der E-Stelle werden die tRNA-Moleküle, nach Übertragung ihrer Aminosäure auf die wachsende Proteinkette, aus dem Komplex freigesetzt. Während der Translation sind immer nur zwei dieser Bindungsstellen zum gleichen Zeitpunkt besetzt. Die tRNA^{f-Met} besetzt die P-Stelle. Entsprechend der Basensequenz

N-Formylmethionyl-tRNA

Abb. 3.35 **N-Formylmethionyl-tRNA**

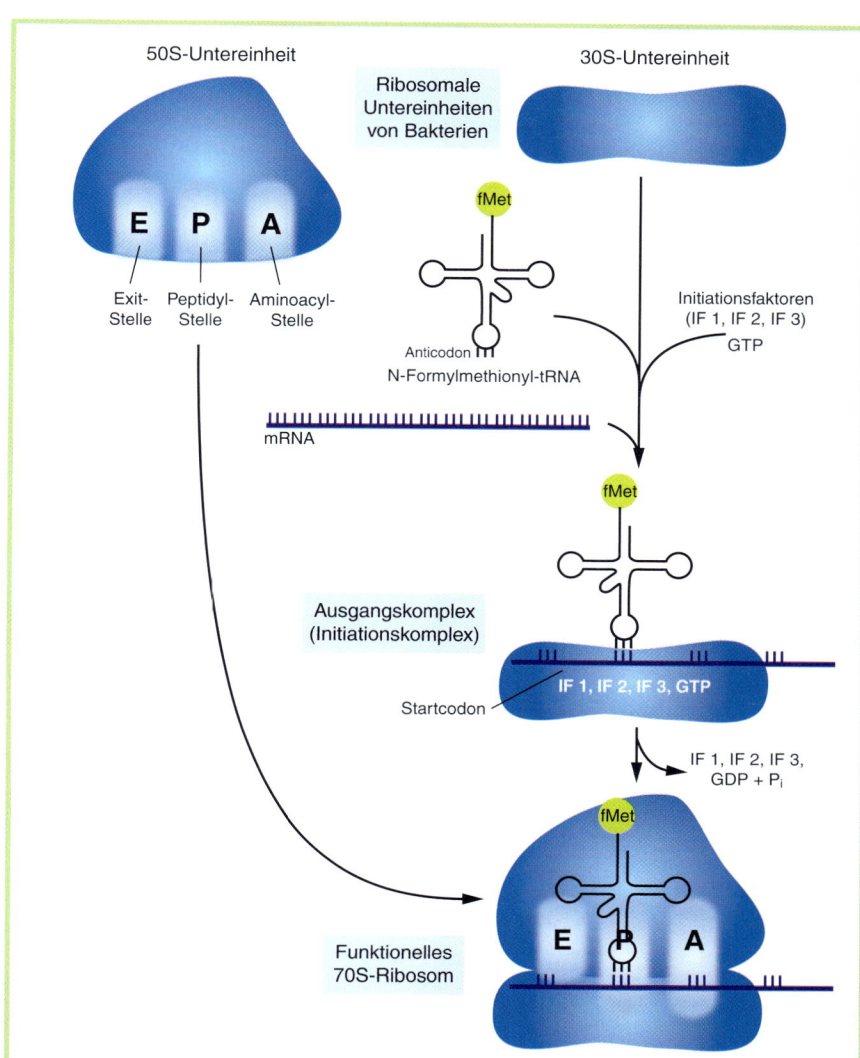

Abb. 3.36 Entstehung eines funktionellen 70S-Ribosoms. Initiationsphase der Proteinbiosynthese

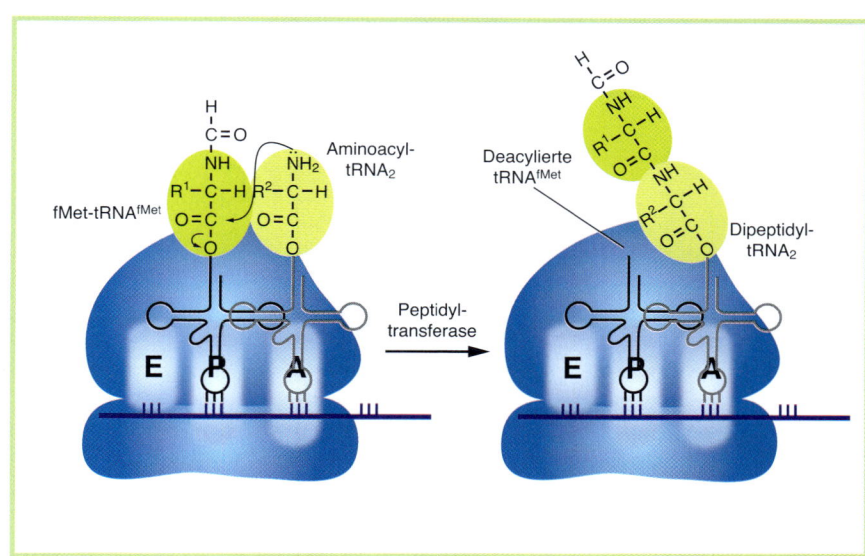

Abb. 3.37 Peptidyltransferase-Reaktion, Bildung einer Peptidbindung

des nächsten Tripletts wird nun eine tRNA-Aminosäure an die A-Stelle angelagert. Katalysiert durch ein Enzym, das sich an der 50S-Untereinheit befindet, die *Peptidyltransferase,* wird dann Formylmethionin von seiner tRNA getrennt und auf die Aminosäure an der A-Stelle durch Knüpfen einer Peptidbindung übertragen (Abb. 3.37). An der A-Stelle befindet sich nun eine tRNA mit einem Dipeptid. Das Ribosom rückt nun ein Stück weiter an der mRNA entlang. Hierdurch wird der tRNA-Dipeptidkomplex an die P-Stelle transportiert. Diese Fortbewegung der mRNA benötigt

Energie, die durch Spaltung von GTP zu GDP+P_i gewonnen wird. An die jetzt wieder freie A-Stelle wird nun, wieder festgelegt durch das nächste Triplett der mRNA, der nächste tRNA-Aminosäure-Komplex angelagert. Das Peptid an der P-Stelle wird von der tRNA getrennt und auf die dritte tRNA-Aminosäure übertragen. Hierdurch bildet sich an der A-Stelle ein Tripeptid. Daraufhin rückt das Ribosom wieder ein Stück an der mRNA weiter, sodass die A-Stelle wieder frei wird. Durch ständiges Wiederholen dieser Vorgänge entsteht schließlich ein Polypeptid (Abb. 3.38).

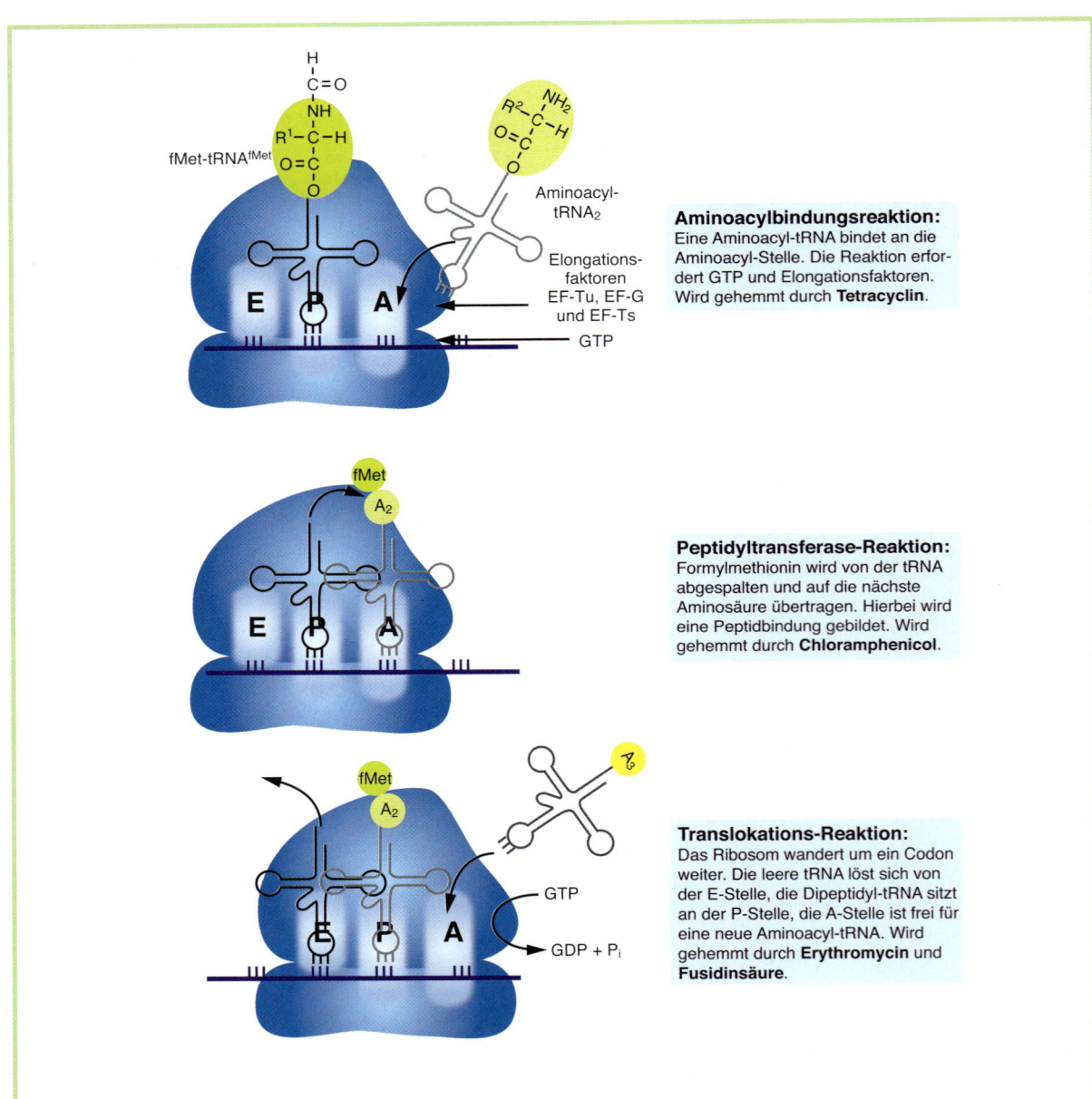

Aminoacylbindungsreaktion:
Eine Aminoacyl-tRNA bindet an die Aminoacyl-Stelle. Die Reaktion erfordert GTP und Elongationsfaktoren. Wird gehemmt durch **Tetracyclin**.

Peptidyltransferase-Reaktion:
Formylmethionin wird von der tRNA abgespalten und auf die nächste Aminosäure übertragen. Hierbei wird eine Peptidbindung gebildet. Wird gehemmt durch **Chloramphenicol**.

Translokations-Reaktion:
Das Ribosom wandert um ein Codon weiter. Die leere tRNA löst sich von der E-Stelle, die Dipeptidyl-tRNA sitzt an der P-Stelle, die A-Stelle ist frei für eine neue Aminoacyl-tRNA. Wird gehemmt durch **Erythromycin** und **Fusidinsäure**.

Abb. 3.38 Schritte der Kettenverlängerung (Elongation) bei der Proteinsynthese und ihre Blockierung durch Antibiotika

Termination

Ein Endsignal, ein entsprechendes Triplett auf der mRNA, beendet schließlich die Biosynthese des Polypeptids und verursacht dessen Ablösung vom Ribosom (Abb. 3.39). Der Kettenabbruch erfolgt dann, wenn auf der mRNA eines der Stopp-Codons erreicht wird. Stopp-Codons sind die Tripletts **UAA, UGA und UAG.** Für die Stopp-Codons gibt es keine passende tRNA. Diese Tripletts werden hoch spezifisch von „Release"-Faktoren (Terminationsfaktoren) erkannt und damit blockiert. Bei Prokaryonten sind drei Terminationsfaktoren bekannt. RF-1 terminiert bei den Stopp-Codons UAA und UAG, RF-2 bei den Stopp-Codons UAA und UGA. RF-3 stimuliert die beiden anderen Terminationsfaktoren und hat eine starke Präferenz für UGA. Es kommt in der Folge dazu, dass durch enzymatische Hydrolyse die fertig gestellte Polypeptidkette vom Ribosom entlassen wird. Schließlich dissoziiert das Ribosom in seine 30S- und 50S-Untereinheiten, die mRNA wird freigesetzt.

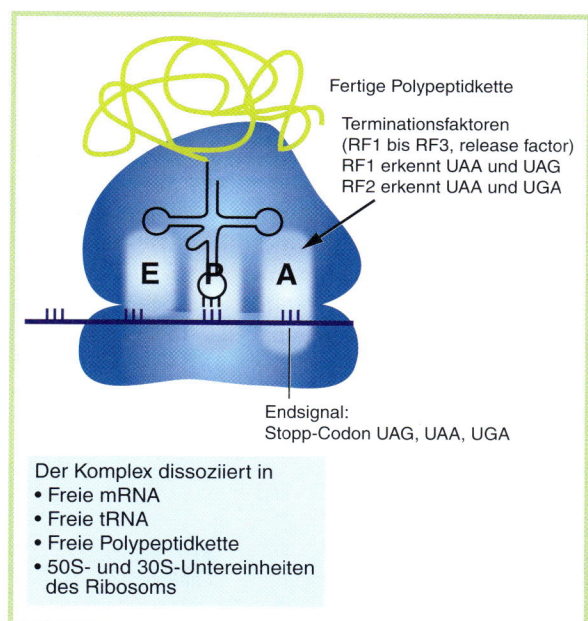

Abb. 3.39 Beendigung der Proteinsynthese (Termination)

Bildbeschriftungen:
Fertige Polypeptidkette
Terminationsfaktoren (RF1 bis RF3, release factor) RF1 erkennt UAA und UAG RF2 erkennt UAA und UGA
E P A
Endsignal: Stopp-Codon UAG, UAA, UGA
Der Komplex dissoziiert in
• Freie mRNA
• Freie tRNA
• Freie Polypeptidkette
• 50S- und 30S-Untereinheiten des Ribosoms

●●● Zusammenfassung

Bei der Translation wird die in der mRNA zwischengespeicherte Information in Protein umgesetzt. Ort der Translation sind die Ribosomen. Spezifische tRNAs bringen passende Aminosäuren an die Codons, die sich im Bereich der so genannten Peptidyltransferaseaktivität im Zentrum eines Ribosoms aufhalten. Fehler müssen hier unter allen Umständen vermieden werden. Dies wird u. a. dadurch sichergestellt, dass die Beladung der tRNAs mit ihrer kognitiven Aminosäure ein sehr exakter Prozess ist, der in zwei Schritten abläuft. Die Termination der Translation erfolgt an den drei Stopp-Codons UAG, UGA und UAA, weil es für diese drei Codons keine tRNAs gibt. Neben Ribosomen, mRNAs und tRNAs sind noch Initiationsfaktoren, Elongationsfaktoren und Terminationsfaktoren an der Translation beteiligt.

3.2.4 Regulation der Proteinbiosynthese

Die Mechanismen der Regulation der Translation sind nach wie vor noch nicht völlig verstanden. Mit der Entdeckung der miRNAs (Kap. 3.1.2.3) ist sicherlich ein wichtiger Mechanismus aufgeklärt worden, mit dem Zellen sehr spezifisch die Bildung bestimmter Proteine auf mRNA-Ebene regulieren können. Ein interessantes Beispiel für die Translationskontrolle bieten auch die Polio-Viren. Diese können die Synthese von Wirtszell-Proteinen unterbinden, indem sie Proteine abbauen, die zur Bindung der Cap-Struktur an die mRNA benötigt werden. Dies verhindert die Bindung der Wirtszell-mRNAs an die Ribosomen, welche dann zur Bindung der Virus-mRNAs zur Verfügung stehen.

Polysomen

Die Proteinbiosynthese verläuft in der Regel an Polysomen. Die mRNA durchläuft gleichzeitig mehrere Ribosomen, an denen – zeitlich versetzt –gleiche Proteinmoleküle gebildet werden. An einem solchen Polysom können etwa 5 bis 7 Ribosomen beteiligt sein. Ist am ersten Ribosom die Polypeptidkette vollendet, wird es aus dem Polysomenkomplex entlassen. Die beiden Untereinheiten dissoziieren wieder. Die mRNA bindet an ein neues Ribosom, an dem die Proteinsynthese von neuem beginnt. Auf diese Weise dient ein mRNA-Molekül als Matrize für zahlreiche gleiche Proteinmoleküle (Abb. 3.40).

Die Proteinbiosynthese verläuft bei Eukaryonten im Prinzip gleich. Hier findet sich jedoch an Stelle von Formylmethionin das Methionin als Start-Aminosäure.

3.2.4.1 Proteinbiosynthese am Endoplasmatischen Retikulum

Bei Eukaryonten läuft die Proteinbiosynthese an zwei Orten ab, einmal an Ribosomen im Cytosol, zum anderen an Ribosomen, die an das Endoplasmatische Retikulum gebunden sind (raues Endoplasmatisches Retikulum (Kap. 1.4.4).

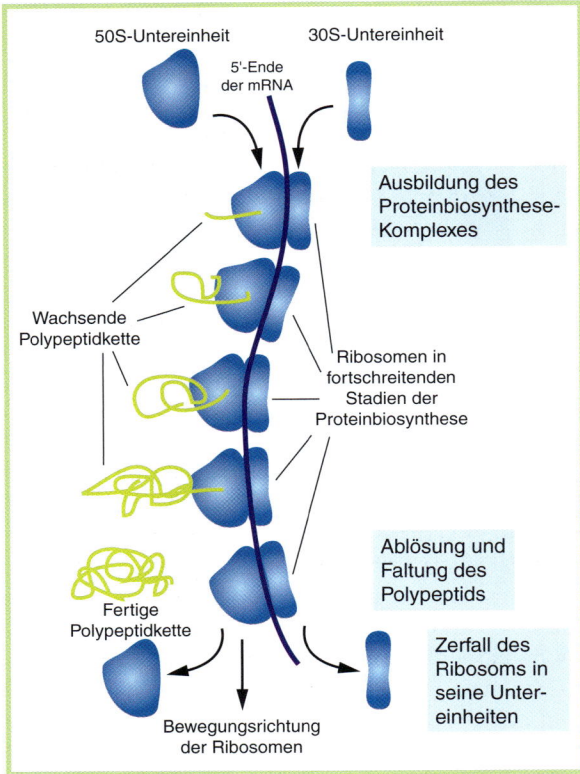

Abb. 3.40 Polysomenkomplex

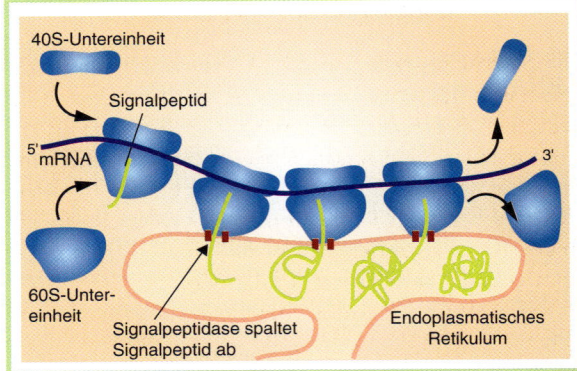

Abb. 3.41 Proteinbiosynthese am Endoplasmatischen Retikulum der Eukaryontenzelle

Viele Proteine, die im Cytosol produziert werden, bleiben dort und erfüllen ihre Aufgaben im Zellstoffwechsel. Andere Proteine gelangen in den Zellkern (z. B. Histone) oder in die Mitochondrien.

Proteine, die am Endoplasmatischen Retikulum synthetisiert werden, sind entweder für den Einbau in das zelluläre Membransystem oder für die Exkretion bestimmt.

Die Unterscheidungssignale, die bestimmen, wo ein Protein synthetisiert wird, liegen auf der mRNA. Zu Beginn der Synthese eines Proteins, das am Endoplasmatischen Retikulum synthetisiert werden soll, wird zunächst eine Folge von 20 bis 30 hydrophoben Aminosäuren gebildet, ein so genanntes Signalpeptid. Dieses wird von einem Proteinkomplex des Endoplasmatischen Retikulums erkannt. Die Proteinsynthese wird unterbrochen, bis das Ribosom einen Platz an einem spezifischen Punkt der Membran des Endoplasmatischen Retikulums gefunden hat. Damit bleibt das Ribosom mit anhängender mRNA an der Membran haften. Das Signalpeptid wird wieder abgespalten, sobald es seine Erkennungsfunktion erfüllt hat. Die Proteine, die an der Membran des Endoplasmatischen Retikulums gebildet werden, werden in die Hohlräume dieses Membransystems hineinsynthetisiert (Abb. 3.41). Im

Lumen des Endoplasmatischen Retikulums wird das Protein durch die membranständige Glykosyl-Transferase modifiziert (Kap. 1.4.4.3). Das Enzym bindet verzweigte Oligosaccharide meist an die Amino-Seitengruppen von Asparaginmolekülen im Protein. Durch Membranfluss (Kap. 1.3.2) gelangen diese Glykoproteine in die Zisternen des Golgi-Apparates. Dort werden die Zuckerreste verändert. Bestandteile der Endoplasmatischen Glykosylierung können entfernt und durch andere Zucker ersetzt werden. Über Golgi-Vesikel werden die Proteine in andere Membransysteme, z. B. die Cytoplasmamembran, eingebaut oder durch Exozytose aus der Zelle ausgeschieden.

3.2.4.2 Modifikationen neu synthetisierter Proteine

Die an den Ribosomen gebildeten Polypeptide sind häufig noch nicht die endgültigen Produkte. Sie werden oft noch in vielfältiger Weise chemisch modifiziert. Sowohl Formylmethionin (Prokaryonten) als auch Methionin (Eukaryonten) werden später von den Peptidketten wieder abgespalten. Disulfidbrücken werden oxidativ geknüpft. Einige Aminosäuren können gesonderten Veränderungen unterworfen sein, z. B. werden Prolin und Lysin im Kollagen hydroxyliert, das Lysin des Calmodulins wird N-methyliert. Glyko- und Lipoproteine werden durch Verknüpfung mit Zucker oder Fettsäuren vervollständigt.

3.2.4.3 Proteinbiosynthese ohne Beteiligung von Ribosomen

Die Biosynthese von **Polypeptidantibiotika** durch Bakterien der Gattung *Bacillus* findet **ohne Beteiligung von Ribosomen** statt. Ihre Bildung wird durch einen Multienzymkomplex katalysiert.

3.2.4.4 Die Lebensdauer der mRNA

Die Geschwindigkeit der mRNA-Synthese in Bakterienzellen liegt bei 20 bis 50 Polymerisationsschritten in der Sekunde. Bei *E.-coli*-Zellen beginnt der Abbau von mRNA-Molekülen schon 1 bis 3 Minuten nach ihrer Synthese. Die kurze Lebensdauer der mRNA ist offensichtlich Teil einer Regulationsstrategie, welche die Expression von genetischer Information nur für den Zeitraum zulässt, in der sie benötigt wird.

Bei Tieren und Pflanzen hat die mRNA eine wesentlich längere Lebensdauer. Dies betrifft vor allem mRNAs, die die Information zur Synthese zellspezifischer Proteine tragen. Die mRNA für Globin z. B. hat eine Halbwertszeit von 17 Stunden. Die Lebensdauer der meisten mRNAs der Eukaryontenzellen liegt bei etwa 30 Minuten. Die Werte variieren jedoch beträchtlich, abhängig von der Bedeutung der resultierenden Proteine für die Zelle.

Die unterschiedliche Lebensdauer der mRNAs ist z. T. bedingt durch Nukleotidsequenzen in der mRNA selbst. Es sind Sequenzen, die zwischen dem 3'-Ende, bestimmt durch die Stopp-Codons der codierenden Sequenz, und dem Poly(A)-Ende liegen, die so genannte 3'-nichttranslatierte Region.

3.2.4.5 Weitere Unterschiede der mRNA bei Prokaryonten und Eukaryonten

Prokaryontische mRNA-Moleküle haben fast immer mehrere Codierungsregionen, d. h. es ist polygenische (polycistronische) mRNA, die **damit die Information für mehrere Proteine enthält.** Jede einzelne Codierungsregion ist eingerahmt vom Initiations- und vom Terminationscodon.

Eukaryontische mRNAs sind dagegen immer monogenisch (monocistronisch). Sie **tragen die Information zur Synthese nur eines Proteins.** Dies kann jedoch in manchen Fällen ein sehr langes, so genanntes Polyprotein sein, das nach der Synthese proteolytisch in kleinere funktionelle Proteine zerlegt wird.

3.2.4.6 Regulation der Enzymaktivität

Neben der Regulation der Neusynthese von Enzymen durch Kontrolle der Transkription (oder in besonderen Fällen der Translation) verfügt die Zelle auch über Mechanismen, um die Aktivität bereits im Cytoplasma vorhandener Enzyme zu regulieren. **Durch die Steuerung der Aktivität von Enzymen wird die Konzentration des Produkts der Enzymreaktion auf einem konstanten Wert gehalten.** Die Steuerung kann über eine **Hemmung der Aktivität des ersten Enzyms einer Bio**synthesekette durch deren Endprodukt erfolgen (Endprodukthemmung).

In einer Biosynthesekette, die ein Molekül A über die Zwischenprodukte B, C und D zum Endprodukt E umwandelt, werden alle Umwandlungsschritte durch Enzyme katalysiert. Jedoch ist nur das 1. Enzym regelbar. **Solche regelbaren Enzyme sind meist allosterische Enzyme.** Sie haben zwei spezifische Bindungsstellen und können mit dem Endprodukt E der Biosynthesekette binden, ebenso mit dem Substrat A (Abb. 3.24). Durch Anlagerung des Endprodukts – des Effektors – wird das Enzym in seiner räumlichen Struktur so verändert, dass es nicht mehr mit seinem Substrat reagieren kann. In Verbindung mit dem Effektor ist ein solches Enzym inaktiv (Abb. 3.42).

Effektor und Enzym verbinden sich nur kurzzeitig. Ist die Konzentration des Endproduktes hoch, wird schnell ein anderes Molekül mit dem Enzym binden. Ist dagegen die Konzentration gering, bleiben die allosterischen Bindungsstellen der Enzymmoleküle die meiste Zeit unbesetzt, d. h. das Enzym ist aktiv. **Die Aktivität eines allosterischen Enzyms wird also über die Konzentration des Endproduktes der Synthesekette stufenlos geregelt.** Durch die Regulation der Aktivität des 1. Enzyms wird die gesamte Biosynthesekette kontrolliert, da jeweils nur soviel Substrat in den Biosyntheseweg eingeschleust wird, wie es der Aktivität des 1. Enzyms entspricht.

Da die Hemmung des 1. Enzyms über die Konzentration des Endprodukts zustande kommt, spricht man hier von einer *Endprodukthemmung* oder *Feed-back-Regulation.* Es liegt ein *Rückkoppelungsmechanismus* vor. Allosterische Enzyme wurden aus Mikroorganismen und höheren Organismen gewonnen (Kap. 4.1.2.2).

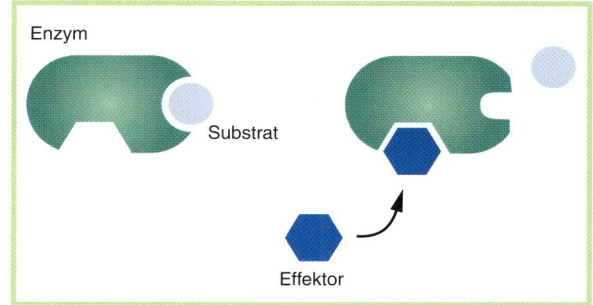

Abb. 3.42 Schema des allosterischen Effekts. Ein allosterisch regulierbares Enzym hat zwei Bindungsstellen, eine für das Substrat, das umgesetzt wird, und eine andere für einen Effektor, meist das Endprodukt einer Biosynthesekette. Der Effektor ändert die Konformation des aktiven Zentrums des Enzyms. Dadurch kann das Substrat nicht mehr an das Enzym gebunden und damit nicht mehr umgesetzt werden. Das Enyzm wird inaktiviert.

Regulation durch Peptidhormone

In grundsätzlich anderer Weise als die Steroidhormone wirken *Peptidhormone* und *Adrenalin*. **Diese Hormone werden selbst nicht in die Zelle aufgenommen.** Offensichtlich reagieren solche Hormone mit Rezeptoren, die in der Cytoplasmamembran lokalisiert sind (Kap. 1.3.6). Dies löst eine Kette von Reaktionen aus, die das Signal des Hormons durch die Cytoplasmamembran leiten, im Innern der Zelle in andere Signale umwandeln und schließlich verschiedene Effekte, z. B. Enzymaktivierungen, auslösen. **An dieser Informationsübertragung vom Hormon in die Zelle sind Cyclonukleotide, wie cyclo-Adenosin-3',5'-Monophosphat (cAMP) und cyclo-Guanosin-3',5'-Monophosphat (cGMP) beteiligt. Sie werden durch membrangebundene, regulierbare Enzyme, nämlich die Adenylatcyclase bzw. Guanylatcyclase aus Adenosintriphosphat (ATP) bzw. Guanosintriphosphat (GTP) gebildet.**

Zu den Hormonen, deren Wirkung durch Cyclonukleotide in die Zelle übermittelt wird, zählen u. a. *Adrenalin, Histamin, Glucagon, Vasopressin, Oxytocin* und *Gastrin*.

Erreichen Hormonmoleküle, die in der Blutbahn zirkulieren, Zellen des Erfolgsorgans, so reagieren sie mit spezifischen Rezeptoren, die an der Außenseite der Membran lokalisiert sind. Hierdurch erfolgt eine Aktivierung etwa der Adenylatcyclase, die daraufhin im Innern der Zelle aus ATP das cAMP bildet. cAMP setzt spezifische Stoffwechselreaktionen in

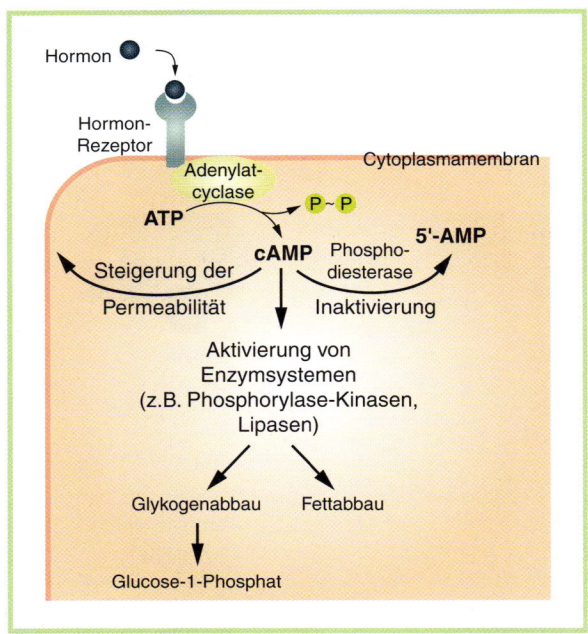

Abb. 3.43 Hormonwirkung über den zweiten Botenstoff cAMP

Gang und überträgt somit das Signal des Hormons in das Innere der Zelle.

Die am längsten bekannte Wirkung des cAMP ist seine Fähigkeit, *Protein-Kinasen* zu aktivieren. Diese Enzyme sind für die Phosphorylierung anderer Enzyme verantwortlich, die dadurch entweder aktiviert oder inaktiviert werden.

Ein bekanntes Beispiel ist die *Regulation des Glykogenabbaus in Leber und Muskel durch Adrenalin und Glucagon*. Diese Hormone erhöhen den cAMP-Spiegel in den betreffenden Zellen. Das cAMP seinerseits aktiviert *zwei Kinasen*, die *Phosphorylase-Kinase* und die *Synthetase-Kinase*. Die *Phosphorylase* wird dadurch aus der inaktiven in die aktive Form überführt, die bis dahin aktive Synthetase jedoch inaktiviert. Im neuen Zustand ist also der Glykogenaufbau verhindert, der Glykogenabbau erleichtert. Es kommt zur Bildung von Glucose-1- und Glucose-6-Phosphat als Energielieferanten (Abb. 3.43). Bei einer solchen Regulation wird also über das Hormon als dem 1. Boten (first messenger) eine Information an die Zellen des Erfolgsorgans herangetragen und an einen 2. Boten (second messenger), das cAMP, in die Zelle weitergegeben (Kap. 1.3.6.1).

Hormone, die über cAMP wirken, beeinflussen sehr spezifisch recht unterschiedliche Stoffwechselvorgänge. Es stellt sich daher die Frage, wieso in allen Fällen dann die gleiche Substanz, das cAMP, in den Zellen der Erfolgsorgane der Hormone einmal Kohlenhydratreserven mobilisiert, die Lipolyse von Fetten anregt, die Resorption von Wasser und Mineralsalzen beeinflusst oder die Muskelkontraktion bzw. -erschlaffung beeinflusst.

Dies hängt offensichtlich von der Differenzierung, von der Funktion der betreffenden Zellen ab. Von einem bestimmten Hormon kann nur in bestimmten Zellen die Bildung von cAMP ausgelöst werden. Die Spezifität dieser Wechselwirkung muss durch geeignete Rezeptoren an der Zelloberfläche bedingt sein. Durch den Differenzierungszustand der Zelle und durch das damit verbundene Enzymmuster wird andererseits jedoch auch festgelegt, welche Stoffwechselreaktionen im Innern der Zelle durch cAMP in Gang gesetzt werden können.

Diese einfache Vorstellung, die zur Formulierung der berühmten „cAMP-second-messenger-Theorie" führte, nach der die zellulären Effekte allein als eine Folge des Ansteigens von cAMP in der Zelle erscheinen, muss auf Grund zahlreicher neuerer Beobachtungen in Zukunft sicher erweitert werden.

Die Regulation des cAMP-Spiegels in der Zelle erfolgt über zwei Enzyme (Abb. 3.44). Wie beschrieben, entsteht cAMP in der Zelle unter dem katalytischen

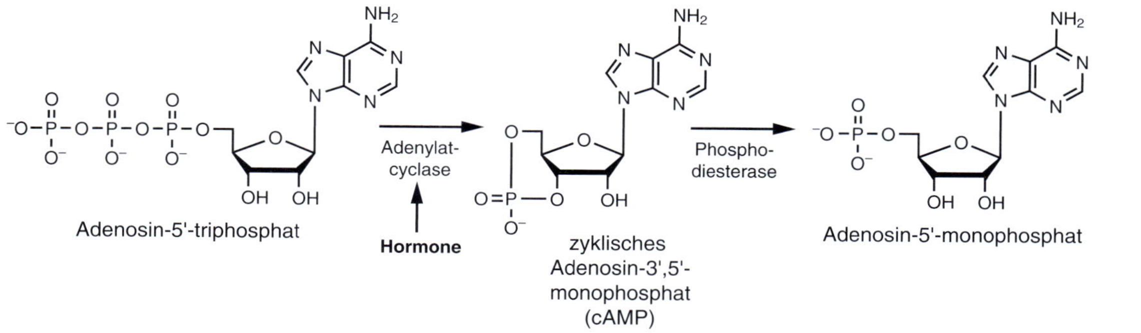

Abb. 3.44 Bildung und Hydrolyse von zyklischem Adenosinmonophosphat

Einfluss der *Adenylatcyclase* aus ATP. Die Aktivität der Adenylatcyclase und damit die Konzentrationserhöhung des cAMP in der Zelle wird von Hormonen beeinflusst. Der Abbau des cAMP und damit die Senkung der cAMP-Konzentration in der Zelle wird durch *Phosphodiesterasen* bewirkt, die cAMP zu AMP hydrolysieren. Auch die Aktivität der Phosphodiesterase ist beeinflussbar.

Neben der Auslösung der Aktivierung oder Inaktivierung von in der Zelle vorhandenen Enzymen sind Cyclonukleotide wahrscheinlich auch für andere Regulationsvorgänge im Organismus von Bedeutung, Versuche mit Zellkulturen weisen darauf hin, dass cAMP und cGMP eine Rolle bei der Regulation von Zellteilungsprozessen spielen. Auch an der Regulation der Genaktivität sind diese Substanzen beteiligt.

● ● ●   **Zusammenfassung**

Regulation der Proteinbiosynthese und Regulation auf Proteinebene ergänzen die Regulationsoptionen auf Transkriptions- und RNA-Ebene. Bemerkenswert ist beispielsweise, dass der Ort der Proteinbiosynthese entscheidend dafür sein kann, wo das Protein einmal landet. Proteine, die aus der Zelle ausgeschleust oder in Vesikel eingeschleust werden, werden am rauen Endoplasmatischen Retikulum – also Membran-gebunden – synthetisiert. Proteine, die ihre Funktion im Cytoplasma der Zelle oder im Zellkern erfüllen, werden Membran-unabhängig synthetisiert. Es gibt auch eine von Ribosomen unabhängige Peptidsynthese, die in bestimmten Mikroorganismen realisiert ist und u. a. wichtige Antibiotika liefert.

Neben ihrer Synthese können Enzyme auch hinsichtlich ihrer Aktivität reguliert werden. Dies ist ein probates Mittel, um physiologische Prozesse wie Glykolyse oder Gluconeogenese sehr schnell bei Bedarf zu regulieren. Dabei werden die Proteine z. B. mit Phosphatgruppen kovalent modifiziert.

Hydrophile Signalstoffe können die Transkription von Genen steuern. Beispiele sind Cytokine und Wachstumsfaktoren. Diese lösen durch Bindung an Membranrezeptoren Signalketten aus, die über second messenger und die Phosphorylierung resp. Dephosphorylierung von Transkriptionsfaktoren, Gene aktivieren bzw. reprimieren können.

3.3 Weitergabe und Verteilung der genetischen Information

3.3.1 Replikation der Nukleinsäuren

3.3.1.1 Replikation der DNA

Die Replikation der DNA beginnt mit einer abschnittsweisen Trennung ihrer beiden komplementären Nukleotidstränge. Jeder Strang dient dann als Matrize für die Bildung eines neuen DNA-Moleküls. Das ganze Genom einer Zelle muss vor jeder Zellteilung einmal komplett kopiert werden. Diese Replikation der DNA erfolgt semikonservativ.

Die DNA besteht aus einer Doppelhelix wobei die Basensequenz des einen Stranges komplementär zum anderen Strang ist. Die Basenpaare werden nur durch Wasserstoffbrücken zusammengehalten (Kap. 3.1.1). Bei der Replikation trennen sich die beiden Stränge. Nach der Komplementaritätsregel wird dann an jedem der beiden Stränge ein neuer Strang gebildet (Abb. 3.45).

Wenn sich die beiden DNA-Stränge zur Vorbereitung der Replikation trennen, **entsteht ein Y-artiger Abschnitt, die „Replikationsgabel"**, mit zwei zunächst einzelsträngigen Zweigen, deren Nukleotidfolge dann als Matrize zur Synthese von neuen komplementären Nukleotidsträngen dient (Abb. 3.46). Dabei entstehen zwei Tochtermoleküle der DNA mit den gleichen

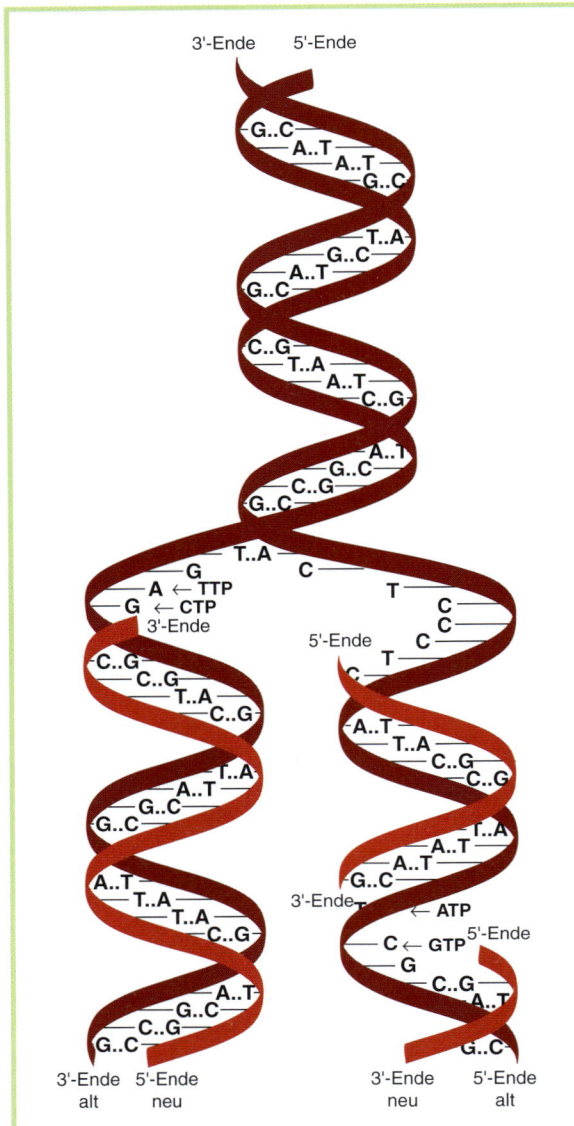

Abb. 3.45 Schema zur semikonservativen Reduplikation der DNA.
Die beiden Stränge des ursprünglichen DNA-Moleküls werden
durch Lösen der Wasserstoffbrücken getrennt. Jeder der beiden
Stränge dient als Matrize (Template) bei der Synthese eines neuen,
komplementären Stranges. Die Verdoppelung schreitet fort, bis
zwei neue identische Doppelstränge vorliegen. Jedes neue DNA-
Molekül enthält einen Nukleotidstrang des ursprünglichen Moleküls, sowie einen neusynthetisierten Strang (semikonservativ).
Die Reduplikation verläuft vom 5'- zum 3'-Ende.

Nukleotidfolgen wie die des Ausgangsmoleküls. Man
nennt diese Art der Vermehrung der DNA semikonservativ, weil in den neu entstandenen DNA-Doppelsträngen noch ein Einzelstrang des Ausgangsmoleküls
erhalten geblieben ist.

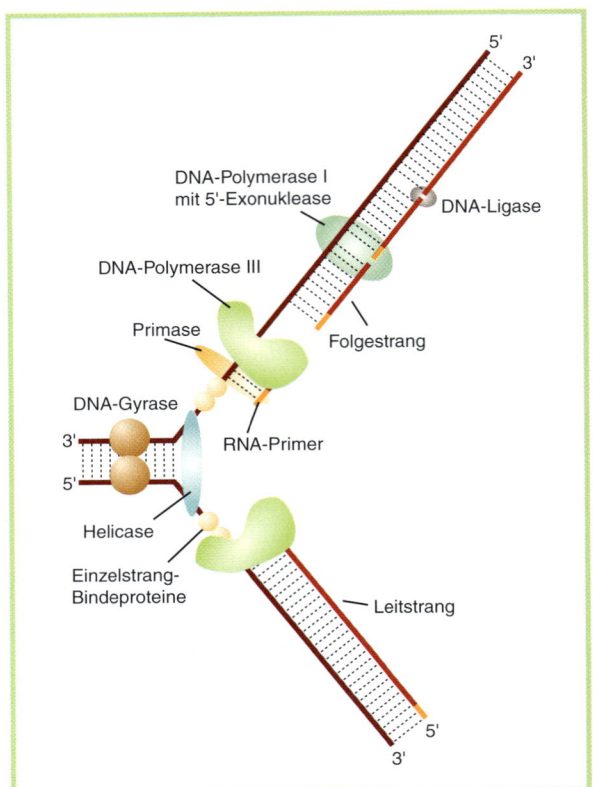

Abb. 3.46 Replikationsgabel bei einem Bakterium

Die semikonservative Replikation der DNA wird
von **DNA-Polymerasen** katalysiert. Alle Polymerasen
können freie Nukleotide nur an das 3'-OH-Ende einer
schon vorhandenen DNA, der „**Primer**"-DNA, anheften. Diese wird dann in der Nukleotidfolge verlängert,
die dem Matrizenstrang komplementär ist. **Ausgangs-
substanzen für die Neusynthese der DNA sind 5'-Tri-
phosphate der vier in der DNA vorkommenden Nukleoside. Nach Abspaltung von Pyrophosphat werden
die 5'-Monophosphate jeweils mit dem freien 3'-Ende
des voranstehenden Nukleotids verknüpft** (Abb. 3.47).

Der Kopiermechanismus der DNA ist letztlich außerordentlich genau, obwohl die meisten Polymerasen
Fehler in einer Größenordnung von einem Fehleinbau
pro 10^4 bis 10^5 Basen machen. Dies sind viel zu viele
Fehler und es würde zu einer Häufung von Mutationen
kommen. Deshalb existiert ein sehr wirkungsvoller
Korrekturmechanismus, der nicht gepaarte Nukleotide
wieder entfernt. Diese Korrekturenzyme sind **Exonukleasen**. Sie sind bei Bakterien mit den Polymerasen
in einem Protein vereinigt. Bei Eukaryonten sind
DNA-Polymerasen und Exonukleasen getrennt.

Bei Bakterien wurden drei DNA-Polymerasen gefunden. Mit der **DNA-Polymerase I** sind noch eine

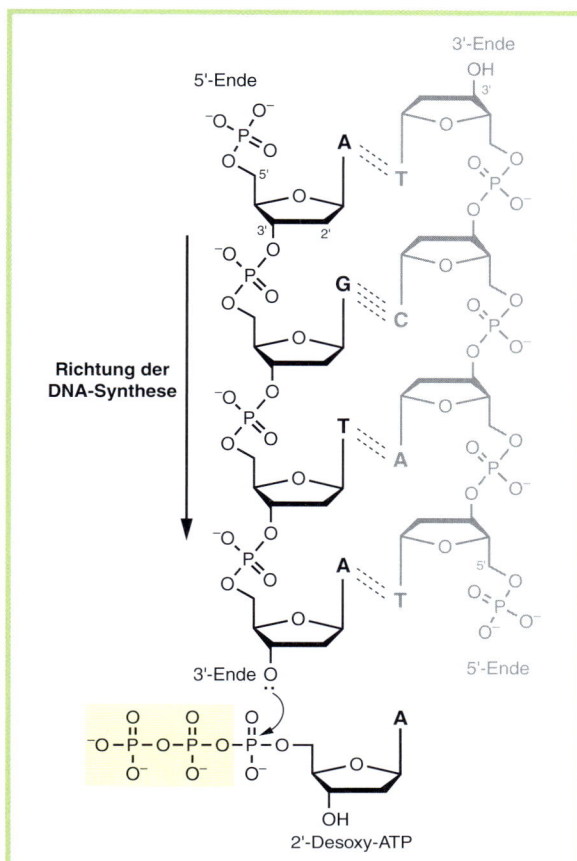

5'-Ende

3'-Ende
OH

A ⋯ T

G ⋯ C

Richtung der DNA-Synthese

T ⋯ A

A ⋯ T

3'-Ende

5'-Ende

2'-Desoxy-ATP

Abb. 3.47 DNA-Synthese. Bei jedem Polymerisationsschritt wird ein Trinukleotid in die wachsende Kette eingebaut. Es wird durch eine DNA-abhängige DNA-Polymerase über eine Phosphoresterbindung an die wachsende DNA gebunden. Die Bindung erfolgt über das 3'-C-Atom der Desoxyribose des letzten Nukleotids mit der Phosphatgruppe am 5'-Ende des Nukleotids. Bei der Reaktion wird die endständige Diphosphatgruppe des neuen verknüpften Nukleotids abgespalten.

3'-Exonuklease und eine 5'-Exonuklease assoziiert. Die 5'-Exonuklease kann DNA-Einzelstränge durch Spalten der Phosphodiesterbindung aufschneiden. An der Schnittstelle kann das Enzym dann neue Nukleotide an das entstandene freie 3'-OH-Ende des alten Nukleotidstranges anheften. Die DNA-Polymerase I gleitet also am Nukleotidstrang (Strang 1) entlang, baut Nukleotide aus und ersetzt sie durch neue. Hierdurch werden Fehlstellen in der DNA repariert (Kap. 3.4.3.2, 3.4.3.6). Die DNA-Polymerase I ist ein Reparaturenzym.

Durch eine **Topoisomerase (Gyrase)** (Kap. 3.1.1.1) wird vor der Replikationsgabel die topologische Konfiguration der DNA-Helix reguliert. **Helikasen** entwinden die Helix und trennen die Einzelstränge. Einzelstrangbindeproteine halten die beiden Stränge auseinander. Am unteren Gabelast erfolgt durch die DNA-Polymerase III eine kontinuierliche DNA-Synthese.

Am oberen Gabelast (Strang 2) erfolgt die DNA-Synthese diskontinuierlich. Hierzu ist eine **Primase** erforderlich, die im Primosom am 3'-Ende der Replikationsgabel zuerst kurze RNA-Stücke als „Primer" erzeugt. An diese werden dann durch die DNA-Polymerase Desoxynukleotide geknüpft und kurze DNA-Fragmente (Okazaki-Fragmente) polymerisiert. Es entstehen also an diesem DNA-Strang zunächst einzelne kurze RNA-DNA-Moleküle von 1000-2000 Nukleotiden bei Bakterien, beziehungsweise 200 Nukleotiden bei Eukaryonten. Erst in einem weiteren Schritt werden die RNA-Stücke abgetrennt und durch DNA ersetzt. Dies erledigt ebenfalls die DNA-Polymerase. Ihre 5'-Exonuklease entfernt die RNA und schließt die Lücke durch Einbau von Desoxynukleotiden. Eine **Ligase** knüpft die letzte Phosphodiesterbindung und verknüpft damit die einzelnen DNA-Fragmente. An beiden Ästen der Replikationsgabel stellt die Gyrase den topologischen Zustand der DNA-Doppelhelix, den superhelikalen Zustand, wieder her. **Gyrasen erfüllen wichtige Funktionen bei der Replikation der bakteriellen DNA. Da sie sich von den entsprechenden Topoisomerasen der Eukaryonten unterscheiden, können Gyrasehemmer als selektiv wirkende Antibiotika eingesetzt werden** (Kap. 3.3.6).

Die Funktion der DNA-Polymerase II ist nicht bekannt. Die DNA-Polymerase III ist das Enzym, das die Polymerisationsreaktionen bei der Replikation der DNA ausführt. Auch sie ist mit Exonukleasen assoziiert. In eukaryontischen Zellen findet man ebenfalls drei DNA-Polymerasen.

An der DNA-Replikation sind noch weitere Enzyme und Proteine beteiligt, darunter Helikasen (nicht strangschneidend) und Topoisomerasen (strangschneidend).

Funktion der Topoisomerasen bei der Replikation der DNA

Die DNA liegt als Doppelhelix vor. Vor der Replikationsgabel muss die Windung der DNA aufgehoben werden. Hierzu müssen einmal die superhelikalen Bereiche aufgelöst und zum anderen die Doppelhelix entwunden werden. Ohne die Aktivität der Topoisomerasen müsste die DNA vor der Replikationsgabel ständig rotieren, um die Windungen der DNA aufzuheben. Durch die Topoisomerasen wird jedoch vor der Replikationsgabel ein Art „Drehgelenk" gebildet, so dass nur ein kurzer Abschnitt der DNA gedreht und damit entwunden werden muss.

Typ-I-Topoisomerasen (Kap. 3.1.1.1) erzeugen einen **Einzelstrangbruch.** Hierdurch können die DNA-Stränge beiderseits an dieser Stelle frei gegeneinander rotieren. Als Drehgelenk wirkt dabei die dem Einzelstrangbruch gegenüberliegende Phophodiesterbindung. Solche Vorgänge finden nicht nur bei der Replikation, sondern auch bei der Transkription statt (Abb. 3.48).

Typ-II-Topoisomerasen binden an beide Doppelstränge der DNA-Helix gleichzeitig, erzeugen vorübergehend einen Doppelstrangbruch und können eine andere Stelle der Doppelhelix durch diesen Durchgang „hindurchreichen". Dies verhindert eine Verknäuelung der DNA während der Replikation.

Insgesamt bewirken die Topoisomerasen eine Entwindung der DNA bei der Replikation (und Transkription).

Umgekehrt überführen Topoisomerasen die DNA in superhelikale Formen durch Einführung von negativ superhelikalen Strukturen.

Verschiedene Schritte der DNA-Replikation sind energieabhängig und benötigen ATP als energiereiche Verbindung. DNA-abhängige ATPasen sind z. B. Helikasen und Topoisomerasen.

Die Menge an neusynthetisierter DNA in einem Organismus ist hoch. Schätzungsweise werden beim Menschen täglich etwa 200×10^9 Erythrozyten aus Vorläuferzellen gebildet. Bei einer DNA-Länge von 2 Metern pro diploider Körperzelle ist für 200×10^9 Zellteilungen eine DNA-Neusynthese von einer Gesamtlänge von 400×10^6 km erforderlich. Dies entspricht etwa 1000mal der Entfernung der Erde zum Mond.

Die Zeit, die erforderlich ist, ein Genom komplett zu replizieren, hängt natürlich von der Größe des Genoms ab. Für die Replikation eines Phagengenoms lassen sich 7 Sekunden errechnen. Die Replikation einer ringförmigen Bakterien-DNA benötigt etwa 20 bis 30 Minuten. Die Replikation der ungleich längeren DNA-Moleküle in den Chromosomen von Eukaryonten beginnt an mehreren Stellen gleichzeitig. Die DNA-Replikation erfolgt hier abschnittsweise. In den einzelnen Abschnitten kann die Replikation synchron oder auch zeitlich versetzt erfolgen. Aktiv reduplizierende DNA-Abschnitte werden als Replikons bezeichnet.

An diesen Stellen bewegt sich der Multienzymkomplex des Replikationsapparates an der DNA entlang und synthetisiert die neuzubildenden DNA-Stränge.

3.3.1.2   Replikation der RNA

RNA, die bei manchen Viren an Stelle von DNA die Funktion des genetischen Materials übernimmt, liegt in der Regel einzelsträngig vor. Bei der Replikation tritt jedoch ein Doppelstrangstadium auf. Die einzelsträngige Virus-RNA, die in eine Zelle eingedrungen ist, dient in manchen Fällen als Matrize für die Synthese eines

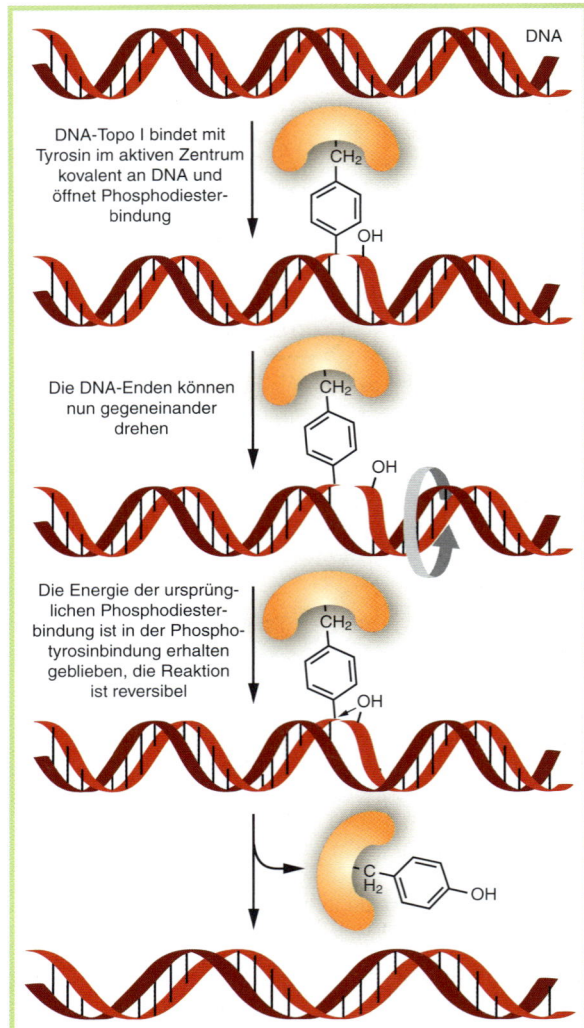

Abb. 3.48 Das DNA-Topoisomerase-I-Enzym der Eukaryonten führt vorübergehend einen Einzelstrangbruch („nick") in die DNA ein; derartige Enzyme bilden zeitweilig eine kovalente Bindung zur DNA.

zweiten komplementären RNA-Stranges. Dieser zweite neugebildete RNA-Strang dient dann seinerseits als Matrize für die Synthese von RNA-Molekülen, die mit dem ersten, ursprünglich in die Zelle eingedrungenen Molekül identisch sind (Kap. 6.2.2).

Ein Sonderfall liegt bei den Retroviren vor. Hier wird die virale RNA mit Hilfe einer „reversen Transkriptase" zunächst in einen komplementären DNA-Strang, dann in einen DNA-Doppelstrang umkopiert. Dieser DNA-Doppelstrang kann in das Genom der Wirtszelle eingebaut werden. Der eingefügte DNA-Abschnitt dient dann als Matrize für die Neusynthese der viralen RNA (Kap. 6.2.2.3).

●●● Zusammenfassung

Die Replikation der DNA wird von DNA-Polymerasen katalysiert. Da Nukleinsäuresynthese immer vom 5'-Ende zum 3'-Ende verläuft und die beiden komplementären DNA-Stränge zueinander antiparallel angeordnet sind, wird die DNA des so genannten *Leading*-Strangs kontinuierlich entlang der Replikationsgabel, der des so genannten *Lagging*-Stranges hingegen diskontinuierlich in Form von Okazaki-Fragmenten synthetisiert. DNA kann von DNA-Polymerasen nur verlängert werden. Hier hilft die Primase – eine RNA-Polymerase – aus, die komplementär zum Matrizen-DNA-Strang eine kurze RNA, den RNA-Primer – synthetisiert. Ferner sind an der Replikation noch eine Helikase, Einzelstang-DNA-Bindeproteine und Topoisomerasen beteiligt. Topoisomerasen sind sehr essentielle Enzyme, die in der sich aufwindenden doppelsträngigen DNA Überspiralisierungen lösen bzw. diese wieder aufbauen. Wegen ihrer großen physiologischen Bedeutung sind Topoisomerasen auch validierte Zielstrukturen für Hemmstoffe, die bei bakteriellen Infektionen, aber auch bei Tumorleiden eingesetzt werden.

Eine Sonderform der DNA-Polymerasen ist die Reverse Transkriptase, die RNA als Matrize benutzt, um DNA zu synthetisieren. Sie ist ein wichtiges Enzym der Retroviren und auch ein validiertes Target im Rahmen der komplexen Behandlung einer HIV-Infektion.

3.3.2 Zellzyklus, Mitose und Meiose

3.3.2.1 Der Zellzyklus

Zellen durchlaufen ein sehr exakt kontrolliertes Programm, wenn sie sich anschicken, sich zu teilen. Dieses Programm bezeichnet man als Zellzyklus.

Im Zellzyklus, d. h. der Zeit von Zellteilung zu Zellteilung, werden vier Phasen unterschieden. Diese bezeichnet man als G_1-Phase (Gap = Lücke), S-Phase (S = Synthese), G_2-Phase und M-Phase (M = Mitose). Die G_1-Phase ist sowohl durch starke RNA-Synthese also auch Proteinbiosynthese gekennzeichnet. In der darauf folgenden S-Phase findet die Replikation der DNA statt. Das gesamte Genom der Zelle wird während des Zellzyklus einmal repliziert. Daran schließt sich die G_2-Phase an. Jedes Chromosom besteht nun aus zwei Chromatiden, die ursprünglich diploide Zelle ist also formal tetraploid. Die Zelle kann nun in die eigentliche Mitose eintreten, die durch Transport- und Verteilungsvorgänge geprägt ist. Diese Vorgänge lassen sich im Lichtmikroskop darstellen.

Die eigentliche Voraussetzung für eine Zellteilung, die DNA-Replikation, findet also während der S-Phase statt und kann nur durch Messung des DNA-Gehaltes des Zellkerns erkannt werden. Die Vorgänge während

der G_1-, S- und G_2-Phase finden zusammen in der Interphase zwischen zwei Kern- und Zellteilungen (M-Phasen) statt. Die Interphase macht die längste Zeitspanne des Zellzyklus aus.

Bei ihrer Vermehrung durchläuft also eine Zelle verschiedene, sich immer wiederholende, zyklische Phasen. In der G_1-Phase nimmt die Zelle an Größe zu und überwacht die äußeren Bedingungen für ihr Wachstum. In embryonalen, resp. in Zellen der primären Meristeme, folgen darauf unmittelbar die S- und die weiteren Phasen des Zellzyklus. Zellen, die sich zu Gewebszellen differenzieren, z. B. zu Zellen des Assimilationsparenchyms, Zellen der Wurzelrinde, der Epidermis oder des Kollenchyms etc. verharren dagegen in der G_1-Phase bzw. gehen in eine Dauerphase, die G_0-Phase, über. Erst durch Vorgänge der Entdifferenzierung, z. B. bei Regeneration oder der Bildung von Sekundärmeristemen, kann der Zellzyklus solcher Zellen wieder weitergeführt werden.

Der Ablauf des Zellzyklus wird zentral gesteuert. Die Kontrolle wird von einer Vielzahl von Proteinen ausgeübt. Diese überwachen beispielsweise die Umgebung der Zelle, ihren Teilungszustand und DNA-Schäden. Des Weiteren steuern sie die für die Zellteilung nötigen Syntheseschritte. Außerordentlich wichtig ist die Überwachung der Zellumgebung. Unter ungünstigen Bedingungen wird der Zellzyklus angehalten. Man kennt drei Kontrollpunkte. So pausiert die Zellteilung beispielsweise am G_2-Kontrollpunkt so lange bis die Umgebungsbedingungen günstig sind, die DNA vollständig repliziert ist und die Zelle eine gewisse Größe erreicht hat. Erst dann erfolgt der Übergang in die M-Phase.

Bei der Regulation der wichtigen Übergänge im Zellzyklus spielen Proteinkinasen (**CDKs, cyclin – dependent Kinases**) eine entscheidende Rolle. Die Aktivität der CDKs wird durch zwei Proteinfamilien, die **Zykline** und die **CDK-Inhibitoren**, beeinflusst. Die aufeinander folgenden Aktivierungen der CDKs führt die Zelle durch den Zellzyklus. Die Regulierung der CDK-Aktivität erfolgt über Bindung an Zykline, und durch Phosphorylierungsreaktionen sowie über die Bindung von CDK-Inhibitoren. Die Zykline sind regulatorische Untereinheiten der CDKs und sind die Voraussetzung für deren Kinase-Aktivität. Zykline werden zu spezifischen Zeitpunkten des Zellzyklus gebildet bzw. abgebaut. Wegen dieses zyklischen Auftretens werden sie als Zykline bezeichnet. Zykline binden an die Kinasen und aktivieren sie zur Phosphorylierung regulatorischer Faktoren. Ein Beispiel ist die Phosphorylierung des so genannten Retinoblastom-Proteins, pRb, in der G_1-Phase. An den pRb-Komplex ist der Transkriptionsfaktor E2F gebunden. Durch die Phosphorylierung zu pRb-P durch CDK2 wird E2F aus dem Komplex freigesetzt und ak-

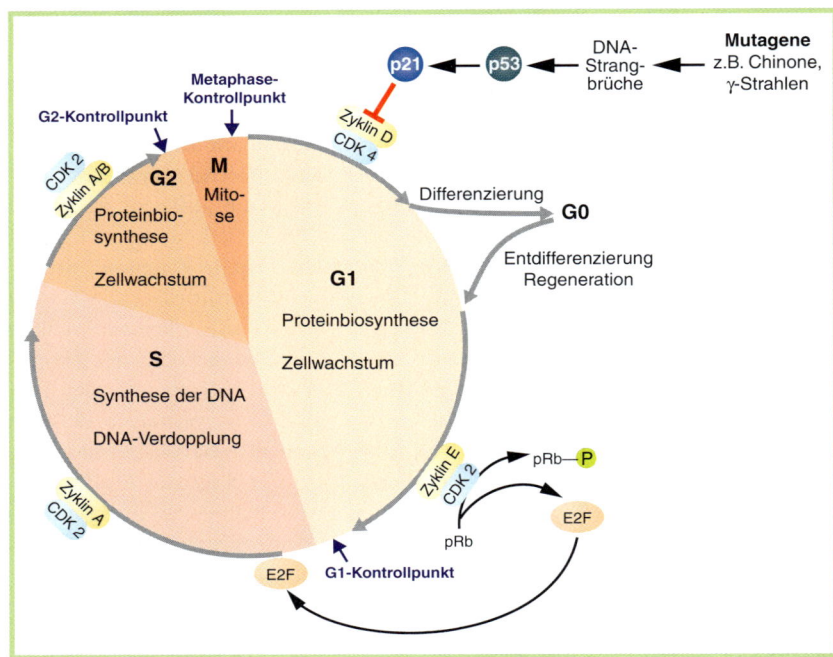

Abb. 3.49 Der Zellzyklus und Prinzipien seiner Regulation

tiviert Gene für die DNA-Replikation in der S-Phase des Zellzyklus (Abb. 3.49). Eine weitere Zyklinklasse (Mitotisches Zyklin B) regelt den Übergang von G_2 zu M. Diese Kinase bleibt inaktiv, solange sie selbst an zwei spezifischen Aminosäuren phosphoryliert ist. Erst beim Übergang von der G_2- zur M-Phase wird sie durch Dephosphorylierung aktiviert und phosphoryliert ihrerseits Faktoren, die den Übergang von G_2 zu M regulieren.

Zur Gruppe der zahlreichen CDK-Inhibitoren, die das Zellwachstum abbrechen können, zählt auch das Protein p21. Es bindet an alle G_1-aktiven CDK/Zyklin-Komplexe, unterbricht damit den Zellzyklus und gibt so der Zelle die nötige Zeit für eine DNA-Reparatur. p21 kann durch eine Vielzahl von Substanzen, z. B. Wachstumsfaktoren, Cytokine, Tumorpromotoren, Zytostatika, UV- und Gamma-Strahlung aktiviert werden. Diese Faktoren lösen zuerst die Bildung eines weiteren Proteins, des p53, aus. Unter dem Einfluss der oben genannten Faktoren wird p53 in den Zellkernen der betroffenen Zellen verstärkt gebildet. Auf der Ebene der Transkription, also durch Genregulation, erfolgt dann die Aktivierung der Bildung von p21 durch das Protein p53. p53 kann über zwei Bindungsstellen innerhalb des p21-Promotors an die DNA binden und damit die Transkription des p21-Gens induzieren. Dieser p53-abhängige Aktivierungsweg von p21 läuft dann ab, wenn in der DNA Strangbrüche, verursacht durch Gamma-Strahlung oder Zytostatika, auftreten. Das p21-Protein bindet an CDK-Zyklin-Komplexe, die

der G_1-Phase zugeordnet sind, und hält damit den Zellzyklus in der G_1-Phase an. Damit wird die Zellteilung unterbunden. Das Anhalten des Zellzyklus in der G_1-Phase gibt der Zelle Zeit zur Reparatur der DNA-Schäden. p21, dessen Bildung noch auf anderen Wegen aktiviert werden kann, spielt also eine zentrale Rolle bei der Zellteilung.

Das Protein p53 ist ein Tumorsuppressor. In etwa 50 % aller menschlichen Tumoren ist das p53-Gen mutiert. Hierdurch bedingt, kommt es zu einem ungebremsten Wachstum dieser Zellen, da in diesen Zellen das p21-Gen nicht in genügendem Ausmaß aktiviert werden kann. Durch eine Einschleusung von p21 in Tumorzellen konnte das Wachstum verschiedener Tumore in Gehirn, Lunge, Prostata, Knochen und Darm, gehemmt werden.

Wichtige Vorgänge der Regulierung des Zellzyklus und damit der Zellteilung laufen in der G_1-Phase ab. In der frühen G_1-Phase ist die Entscheidung über Wachstumsstillstand und eventueller Differenzierung (Einleitung der G_0-Phase) oder Zellwachstum und Zellteilung noch offen. Zu einem späteren Zeitpunkt in der G_1-Phase fällt diese Entscheidung und die Zelle ist damit für die eine oder andere Entwicklung programmiert.

3.3.2.2 Mitose

Bedeutung

Zellen vermehren sich durch Zweiteilung. Eine Abfolge von Zellteilungen lässt einen vielzelligen Organismus entstehen.

Bei der mitotischen Kern- und Zellteilung, z. B. in Meristemen höherer Pflanzen, wird die Erbinformation gleichmäßig auf die beiden entstehenden Tochterzellen verteilt. **Hierbei werden alle Chromosomen einer sich teilenden Zelle verdoppelt und die Spalthälften, die Chromatiden, gleichmäßig auf die beiden Tochterzellen verteilt. Die mitotische Kern- und Zellteilung ist eine erbgleiche Teilung.** Dabei wird das Plasma einer Zelle ohne erkennbare Regelmäßigkeit durchtrennt. In den Zellkernen jedoch laufen geordnete Prozesse ab.

Der Zellteilung geht immer die Kernteilung, d. h. die Verteilung der Chromosomen, voraus. **Lange vor der Kernteilung, noch in der Interphase, erfolgt die Verdoppelung der DNA in den Chromosomen.** Schon vor Beginn der Mitose sind die Chromosomen verdoppelt. Die Mitose kann in mehrere Stadien zerlegt werden, die sich im Lichtmikroskop verfolgen lassen (Abb. 3.50).

Prophase

Im Zellkern werden die Chromosomen als fädige Strukturen erkennbar. Die Chromosomen verkürzen sich durch Spiralisierung immer mehr. Es ist zu erkennen, dass die Chromosomen als eng zusammenliegende Doppelfäden vorliegen. Die beiden Einzelfäden sind die Spalthälften der Chromosomen, die Chromatiden. Die Chromatiden werden durch die Centromeren zusammengehalten.

Gegen Ende der Prophase wird die Kernmembran aufgelöst, die Nukleolen verschwinden.

Metaphase

Die Chromosomen sind nun maximal verdickt. Sie liegen in der Äquatorialebene der Zelle vor. Auch die Centromeren sind nun gespalten.

Anaphase

Die Chromatiden trennen sich und wandern zu den Polen der Zelle. Die Centromeren werden dabei offensichtlich von den Spindelfasern geführt.

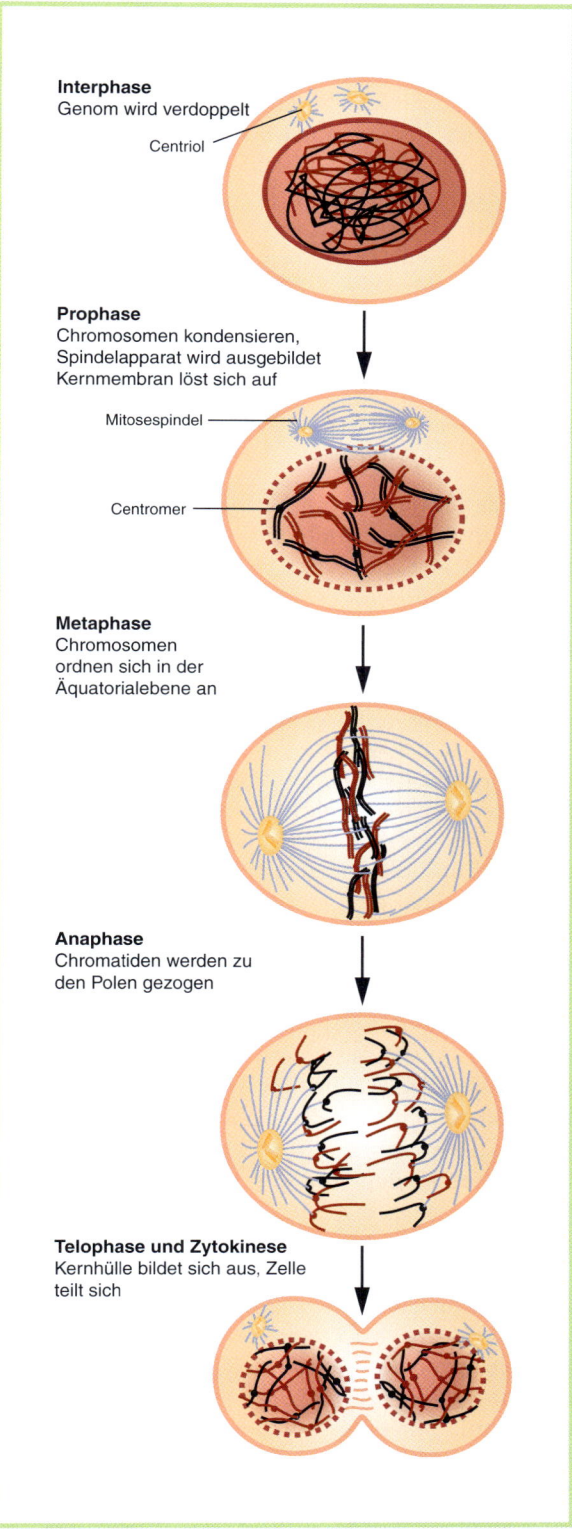

Interphase
Genom wird verdoppelt
Centriol

Prophase
Chromosomen kondensieren, Spindelapparat wird ausgebildet Kernmembran löst sich auf
Mitosespindel
Centromer

Metaphase
Chromosomen ordnen sich in der Äquatorialebene an

Anaphase
Chromatiden werden zu den Polen gezogen

Telophase und Zytokinese
Kernhülle bildet sich aus, Zelle teilt sich

Abb. 3.50 Mitose einer Tier-Zelle. Die Phasen sind halbschematisch gezeichnet. Aus Gründen der Vereinfachung sind nur wenige Chromosomen abgebildet.

Telophase

An den Polen der Zelle angelangt, entspiralisieren sich die Chromatiden wieder und verlieren dabei ihre deutliche Gestalt. Kernmembran und Nukleoli werden neu gebildet. Die beiden Tochterkerne gehen in den Interphasenzustand über. Die Zelle wird zweigeteilt.

Es sind zwei neue, **erbgleiche** Zellen entstanden.

Wesentlicher Vorgang der mitotischen Teilung ist die Verdoppelung der Desoxyribonukleinsäure (DNA). Diese findet bereits in der Interphase (hier in der S-Phase), lange vor der Verteilung der Chromosomen auf die Tochterzellen, statt (Abb. 3.49).

Störungen der Kern- und Zellteilung

Der Zellzyklus und damit Kern- und Zellteilung kann durch verschiedene Antibiotika gestört oder unterbrochen werden (Kap. 3.3.6).

Die Bewegungen der Chromosomen während der Kernteilung werden vom Spindelapparat vermittelt. Dieser bildet sich während der Prophase aus, bei tierischen Zellen unter Vermittlung besonderer Zellorganellen, der Centriolen. Bei der Ausbildung des Spindelapparates wandern zahlreiche *Mikrotubuli* von den Polen der Zelle her auf die Kernhülle zu, die im Laufe der Prophase schließlich aufgelöst wird.

Am Ende der Kernteilung wird der Spindelapparat aufgelöst, und die Spindelmikrotubuli werden umgebaut. Zwischen den Tochterkernen bildet sich bei Pflanzenzellen der Phragmoplast aus (Kap. 1.2.2.1). In ihm finden sich zahlreiche, parallel gerichtete Mikrotubuli (Kap. 1.4.12.3).

Die Funktion des Spindelapparates wird durch verschiedene Alkaloide gestört. **Colchicin** (Abb. 1.79) hemmt die Aggregation des Spindelproteins (Tubulins). Hierdurch wird das Auseinanderwandern der Chromatiden während der Kernteilung verhindert. Unter dem Einfluss von Colchicin können sich die Chromosomen zwar teilen, aber die Chromatiden werden nicht mehr getrennt. Es findet weder Kern- noch Zellteilung statt. Alle Chromatiden werden schließlich in einen gemeinsamen Kern eingeschlossen. Man nennt diesen Vorgang eine **Endomitose**. Dies führt zu einer Vervielfachung des Chromosomensatzes, zu **Polyploidisierung** (Kap. 3.4.2.1). Ein Diterpen aus der Eibe, das **Taxol**, unterstützt die rasche Ausbildung von Mikrotubuli und verhindert deren Depolymerisation. Hierdurch wird die Zellteilung unterbunden. Diese zytostatische Eigenschaft wird zur Behandlung des Ovarialkarzinoms genutzt.

Auch dimere Indolalkaloide aus *Catharanthus roseus*, besonders **Vincristin** und **Vinblastin**, stören die Kern-

teilung. Wegen ihrer antimitotischen und damit zytostatischen Wirkung können sie als **Onkologika** eingesetzt werden, z. B. bei gewissen Formen der Leukämie. Auch diese *Catharanthus*-Alkaloide interferieren mit den Mikrotubuli. Da die Zellteilung unter der Einwirkung von Colchicin und gleich wirkender Verbindungen nicht über die Metaphase hinausgeht, bezeichnet man solche Verbindungen als Metaphasengifte. Unter ihrer Einwirkung kann keine Aufteilung der Chromosomen auf die Tochterzellen erfolgen. Zu den Zytostatika zählen auch einige Antibiotika (Kap. 3.3.6). Ihre zytostatische Wirkung beruht auf anderen molekularen Grundlagen.

3.3.2.3 Meiose

Bedeutung

Bei der Befruchtung vereinigen sich zwei haploide Gameten zur diploiden Zygote. Früher oder später im Entwicklungszyklus muss dann durch eine Meiose die Zahl der Chromosomen wieder auf den einfachen, haploiden Satz gebracht werden. Die Reduktion des Chromosomenbestandes ist jedoch nur **eine** Folge der Meiose. **Im Laufe der Meiose finden jene Vorgänge statt, die zur Rekombination des Erbgutes führen, nämlich Umverteilung der väterlichen und mütterlichen Chromosomen und eine Umordnung der Gene auf den Chromosomen** (Abb. 3.51).

Prophase

Die Meiose weist eine besonders lange Prophase auf, in der die Vorgänge der Erkennung und Paarung der elterlichen homologen Chromosomen sowie des Cross-overs ablaufen. Man teilt die Prophase der Meiose deshalb in verschiedene Stadien ein.

Im *Leptotänstadium* (leptos = schmal, dünn) werden durch Spiralisierung der Chromosomen lange Chromosomenfäden erkennbar, die sich, wie in der Mitose, ständig verkürzen und verdicken. Im Gegensatz zur Mitose lassen sich hier jedoch noch keine Doppelstrukturen der Chromosomen erkennen. Im *Zygotän* (Zygos = Joch) **ordnen sich die homologen Chromosomen paarweise an. Dieser Vorgang, die so genannte Synapsis, ist der entscheidende ordnende Vorgang der Meiose.**

Die Paarung je eines väterlichen und mütterlichen Chromosoms beginnt meistens an einem Ende der Fäden. Im *Pachytän* (pachys = dick) sind die homologen Chromosomen schließlich vollständig gepaart. Die Chromosomen werden weiter verkürzt und verdickt. Sie lassen nun eine Längsspaltung, d. h. eine Teilung

3 Genetik

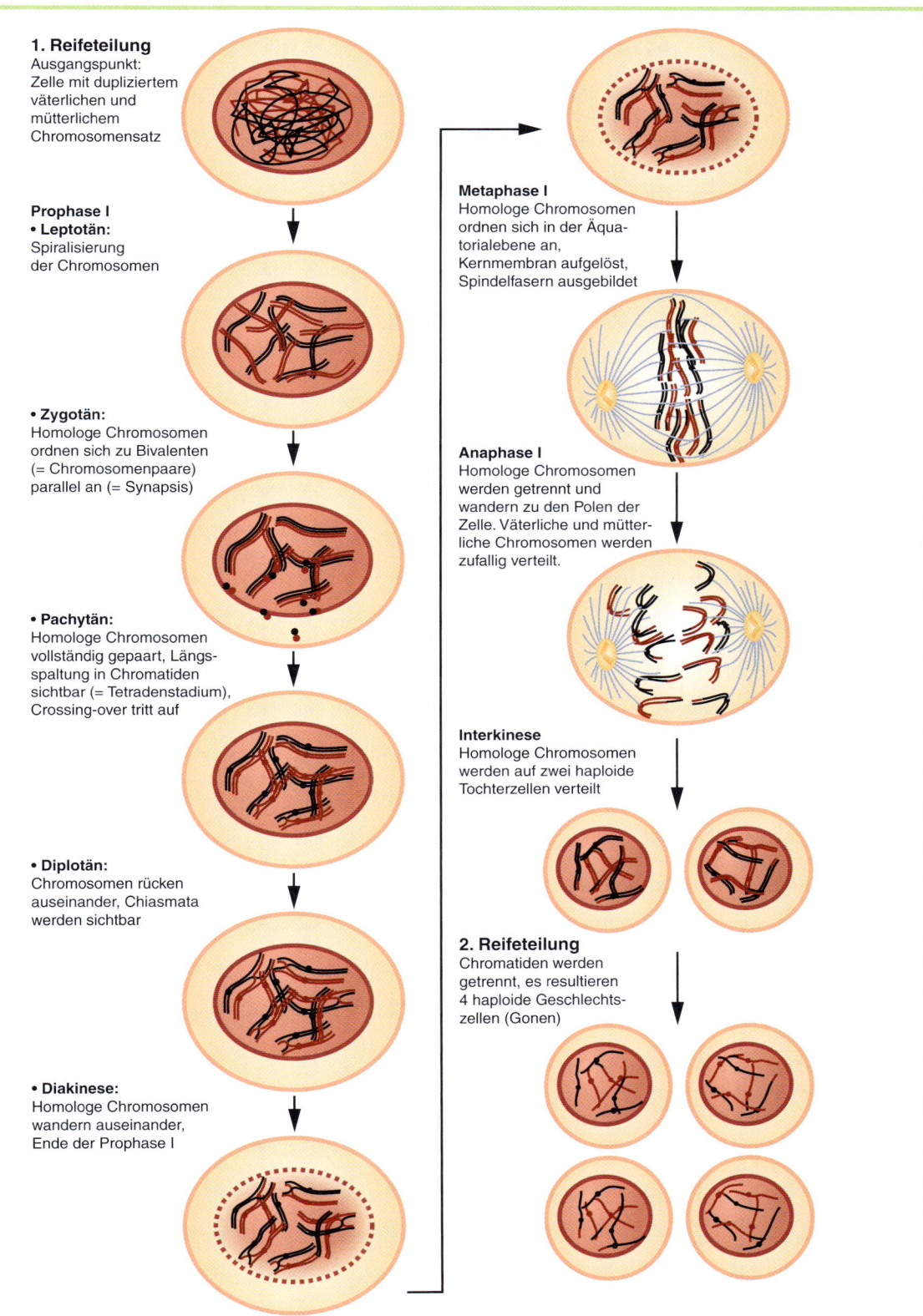

1. Reifeteilung
Ausgangspunkt:
Zelle mit dupliziertem
väterlichen und
mütterlichem
Chromosomensatz

Prophase I
• **Leptotän:**
Spiralisierung
der Chromosomen

• **Zygotän:**
Homologe Chromosomen
ordnen sich zu Bivalenten
(= Chromosomenpaare)
parallel an (= Synapsis)

• **Pachytän:**
Homologe Chromosomen
vollständig gepaart, Längsspaltung in Chromatiden
sichtbar (= Tetradenstadium),
Crossing-over tritt auf

• **Diplotän:**
Chromosomen rücken
auseinander, Chiasmata
werden sichtbar

• **Diakinese:**
Homologe Chromosomen
wandern auseinander,
Ende der Prophase I

Metaphase I
Homologe Chromosomen
ordnen sich in der Äqua-
torialebene an,
Kernmembran aufgelöst,
Spindelfasern ausgebildet

Anaphase I
Homologe Chromosomen
werden getrennt und
wandern zu den Polen der
Zelle. Väterliche und mütterliche Chromosomen werden
zufallig verteilt.

Interkinese
Homologe Chromosomen
werden auf zwei haploide
Tochterzellen verteilt

2. Reifeteilung
Chromatiden werden
getrennt, es resultieren
4 haploide Geschlechts-
zellen (Gonen)

Abb. 3.51 Meiose am Beispiel von sieben Paaren homologer Chromosomen

in Chromatiden, erkennen, so dass vier parallele Stränge vorliegen, eine so genannte **Chromatidentetrade**. Die Chromosomen sind in diesem Stadium jeweils in zwei Schwesterchromatiden zerfallen. Im folgenden *Diplotän* (diploos = doppelt) wandern die homologen Chromosomen wieder auseinander. Zugleich werden sie stark verkürzt. An manchen werden beim Auseinanderwandern **Überkreuzungen zwischen Chromatiden** sichtbar, **so genannte Chiasmata. Diese sind cytologisch sichtbarer Ausdruck des Cross-overs, des Stückaustausches zwischen homologen Chromosomen. Dieses Cross-over findet zwischen Nichtschwesterchromatiden bereits in früheren Stadien der Meiose,** im Zygotän der Prophase, statt. An den Überkreuzungsstellen verkleben die Chromosomen. An diesen Stellen bleiben die homologen Chromosomen beim Auseinanderwandern länger aneinander haften, wodurch die mikroskopisch sichtbaren Überkreuzungsfiguren, die Chiasmata, entstehen (Abb. 3.51).

Ein Chiasma ist Folge eines vorher stattgefundenen, nicht sichtbaren Cross-overs. **In der Prophase der Meiose findet also der Stückaustausch zwischen Nichtschwesterchromatiden homologer Chromosomen statt. Dieser führt zu einer Rekombination, einer Neuordnung der Gene, auf den Chromosomen und durch „Kopplungsbruch" (= Faktorenaustausch) zu Rekombinationen.**

Schließlich wird im Stadium der *Diakinese* die Kernmembran aufgelöst. Die Nichtschwesterchromatiden rücken nun ganz auseinander.

Metaphase

In der Metaphase der Meiose ordnen sich nicht wie bei der Mitose einzelne Chromosomen in der Äquatorialebene der Zelle an, sondern **homologe Chromosomenpaare, die Chromatidentetraden.**

Anaphase

Nun werden die homologen Chromosomen getrennt. Die Chromatidentetrade wird so aufgelöst, dass **jeweils zwei Schwesterchromatiden zu einem Pol der Zelle wandern. Dabei bleibt es dem Zufall überlassen, welches der homologen Chromosomen zu welchem Pol gelangt. Väterliche und mütterliche Chromosomen werden hierdurch vermischt, die Chromosomen neu kombiniert.** Die Folgen dieser Zufallsverteilung der homologen Chromosomen während der Anaphase äußern sich wieder durch rekombinante Nachkommen

und drücken sich in den Gesetzmäßigkeiten der Mendel'schen Gesetze aus (**3. Mendel-Gesetz: Chromosomen, d.h. Kopplungsgruppen, sind frei und unabhängig kombinierbar**).

Telophase

An den Polen der Zelle finden sich nun jeweils zwei homologe Chromatiden. Sie entspiralisieren sich kaum.

An diese *Reduktionsteilung I* genannte Teilung, schließt sich unmittelbar eine weitere Teilung an, *die Reduktionsteilung II*. Diese verläuft mitoseartig. Die Chromatidpaare ordnen sich erneut in den Äquatorialebenen der beiden Tochterzellen an. Die Schwesterchromatiden werden getrennt und wandern zu den Polen der Zellen. Schließlich entstehen neue Kernmembranen. **Durch diese Vorgänge sind vier haploide Zellen, Gameten, entstanden.**

In der Meiose erfolgen also die cytologischen Vorgänge, Cross-over und Neuverteilung der Chromosomen, die die Grundlagen der Ergebnisse von Kreuzungsexperimenten bilden.

●●● Zusammenfassung

Die Zellteilung ist Teil des Zellzyklus, der sich in vier Phasen unterteilen lässt: G_1-Phase, S-Phase, G_2-Phase und M-Phase. Kontrolliert wird der Zellzyklus durch Zyklin-abhängige Kinasen (CDKs), die ihrerseits durch spezifische Zykline bzw. spezifische Inhibitoren aktiviert bzw. gehemmt werden. Die Zykline werden zu ganz bestimmten Stadien des Zellzyklus synthetisiert und danach auch wieder schnell abgebaut. Sie sind regulatorische Untereinheiten der CDKs und aktivieren diese zur Phosphorylierung regulatorischer Proteine. CDK-Inhibitoren unterbrechen den Zellzyklus an bestimmten Stellen, um der Zelle Zeit zu geben, wichtige Reparaturen an der DNA vorzunehmen, bevor das Erbgut auf zwei Tochterzellen verteilt wird.

Wir unterscheiden zwei Typen von Zellteilungen: Die Mitose und die Meiose. In der Mitose wird DNA exakt dupliziert und jeweils eines der beiden diploiden Genome auf je eine Tochterzelle verteilt. Man kann die Mitose als Form der klonalen Vermehrung bezeichnen. In der Meiose hingegen werden die Genome halbiert, so dass haploide Zellen resultieren. Ferner kommt es im Verlauf der Meiose zu Rekombinationsereignissen zwischen homologen Chromosomen. Die Meiose liefert vier haploide Zellen, die Gameten, die zu den Keimbahnzellen gehören. Nur diese Zellen sind in der Lage, nach Fusion und Ausbildung einer Zygote genetische Information an eine nächste Generation von Individuen weiterzugeben.

3.3.3 Meiotische Systeme

Generationswechsel / Kernphasenwechsel

In vielzelligen Organismen mit sexueller Fortpflanzung werden geschlechtlich differenzierte Keimzellen, Gameten, gebildet. Diese sind haploid und verschmelzen bei der Befruchtung paarweise zur diploiden Zygote. Aus dieser entwickeln sich die Individuen der nächsten Generation. Früher oder später im Generationszyklus müssen dann durch eine Reduktionsteilung, eine Meiose, die Chromosomen wieder auf den haploiden Satz reduziert werden. Die Produkte der Meiose, jeweils vier Meiozyten, sind im Pflanzenreich vielfach als Meiosporen ausgebildet. Häufig liegen sie als Tetraden vor. Bei vielzelligen Pflanzen werden sie meist endogen in Meiosporangien gebildet. In vielen Fällen, z.B. bei

heterosporen Farnen und höheren Pflanzen entstehen aus Meiosporen geschlechtlich differenzierte weibliche (größere, Makrogametophyten) oder männliche (kleinere, Mikrogametophyten) Gametophyten. In diesen Fällen sind die Meiosporen als Mega- bzw. Mikrosporen ausgebildet.

Meiosporen und Meiosporangien entstehen immer im Zusammenhang mit sexueller Fortpflanzung und treten nur in der Diplophase in Erscheinung. Mitosporen entstehen dagegen in der Folge von Mitosen und treten in der Diplo- und der Haplophase auf. Reduktionsteilung kann sofort nach der Befruchtung, irgendwann später oder unmittelbar vor der Bildung der Gameten erfolgen.

Im Entwicklungsgang einer Pflanze wechseln sich also zwei verschiedene Generationen ab, der Sporophyt und der Gametophyt. Auf dem Sporophyten werden als Fortpflanzungszellen Sporen gebildet. Auf dem Gametophyten Gameten.

Der Wechsel zwischen Sporophyt und Gametophyt, also Wechsel zwischen zwei Generationen, die sich in verschiedener Weise fortpflanzen, wird Generationswechsel genannt. Sporophyt und Gametophyt können dabei selbstständige Individuen sein (z. B. bei Farnen: Der Gametophyt ist das Prothallium, die Farnpflanze ist der Sporophyt). **Oder die eine Generation ist stark reduziert, entwickelt sich auf der jeweils anderen Generation und wird von dieser ernährt** (z. B. bei Moosen: Der Gametophyt ist die Moospflanze, der Sporophyt entwickelt sich auf dieser und besteht nur aus einem Stielchen, dem die Sporenkapsel aufsitzt). Bei höheren Pflanzen (Angiospermae) ist der Gametophyt stark reduziert. Der männliche und der weibliche Gametophyt entwickeln sich auf dem Sporophyten. Der Sporophyt ist die Pflanze.

Je nach zeitlicher Lage der Reduktionsteilung im Generationszyklus ergeben sich haploide, diplohaploide oder diploide Organismen. Einen besonderen Fall stellen die Dikaryohaplonten dar (Ascomyceten, Basidiomyceten) (siehe Kap. 9).

Bei allen Organismen mit geschlechtlicher Fortpflanzung tritt im Entwicklungszyklus ein Kernphasenwechsel auf. Die haploiden Gameten verschmelzen zur diploiden Zygote. **Eine haploide und eine diploide Phase wechseln einander ab** (Abb. 3.52).

Haplonten

Bei Haplonten erfolgt die Meiose, d.h. die Reduktion der Chromosomenzahl, bereits als erste Teilung der Zygote (Zygotischer Kernphasenwechsel). Die diploide Phase beschränkt sich auf eine Zelle, die Zygote. Der Vegetationskörper dieser Organismen liegt in der ha-

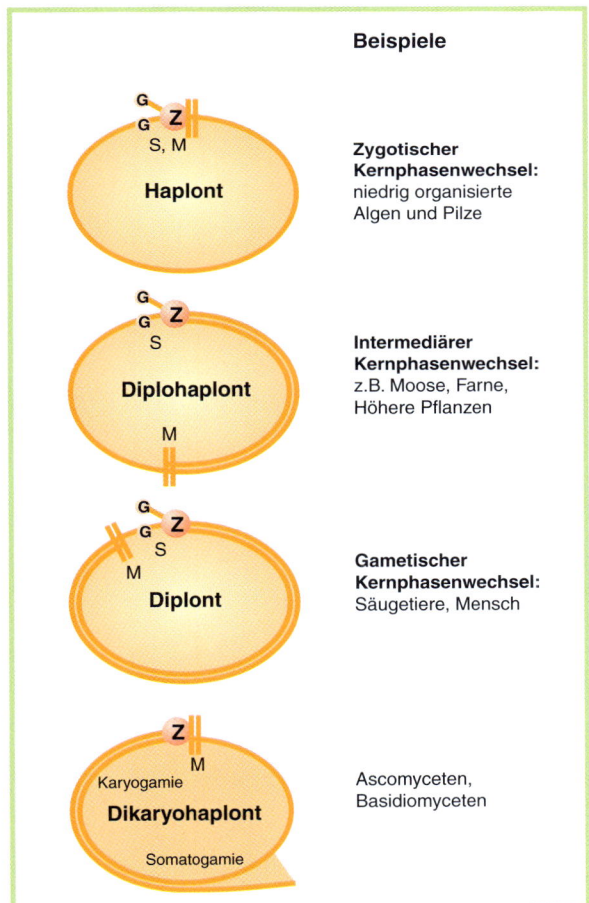

Beispiele

Zygotischer Kernphasenwechsel: niedrig organisierte Algen und Pilze

Intermediärer Kernphasenwechsel: z.B. Moose, Farne, Höhere Pflanzen

Gametischer Kernphasenwechsel: Säugetiere, Mensch

Ascomyceten, Basidiomyceten

Abb. 3.52 Schema wichtiger Typen des Kernphasenwechsels. Die ontogenetische Entwicklung ist im Uhrzeigersinn zu lesen. S: Sexualvorgang, Verschmelzung der Geschlechtszellen, M: Meiose, Z: Zygote, einfache Linie: Haplophase, doppelte Linie: Diplophase, resp. dikaryontische Phase.

ploiden Phase vor. Dies ist der Fall bei vielen Algen und Pilzen.

Diplohaplonten

Bei Diplohaplonten liegt die Meiose intermediär im Entwicklungszyklus (Intermediärer Kernphasenwechsel). Die Zygote und die nachfolgenden Zellen teilen sich mitotisch bis irgendwann im Entwicklungszyklus solcher Organismen eine Meiose und damit verbunden die Reduktion der Chromosomenzahl stattfindet. Aus der Zygote entwickelt sich somit zunächst ein diploider Sporophyt, nach der Reduktionsteilung ein haploider Gametophyt. Die diploide Phase solcher Organismen ist nicht, wie bei den Haplonten, auf die Zygote beschränkt. Dies ist der Fall bei höher organisierten Algen,

z. B. Laminarien, Moosen, Farnen und höheren Pflanzen (Abb. 3.53). Im Zuge der Höherentwicklung der Organismen wird die haploide Phase immer weiter reduziert. Bei Moosen beispielsweise ist die eigentliche Moospflanze der haploide Gametophyt. An ihr entwickeln sich in männlichen und weiblichen Geschlechtsorganen die Gameten. Nach der Befruchtung wächst aus der Zygote, der befruchteten Eizelle, der Sporophyt, ein Stielchen mit der Sporenkapsel, der vom Gametophyten ernährt wird. Bei der Bildung von Sporen in der Sporenkapsel erfolgt die Reduktionsteilung. Die haploiden Sporen keimen aus und bilden nach einem kurzen Zwischenstadium (Protonema) den Gametophyten.

Farnpflanzen dagegen sind diploid (Sporophyten). Sie bilden meist an der Unterseite der Farnwedel nach der Reduktionsteilung haploide Sporen, aus denen

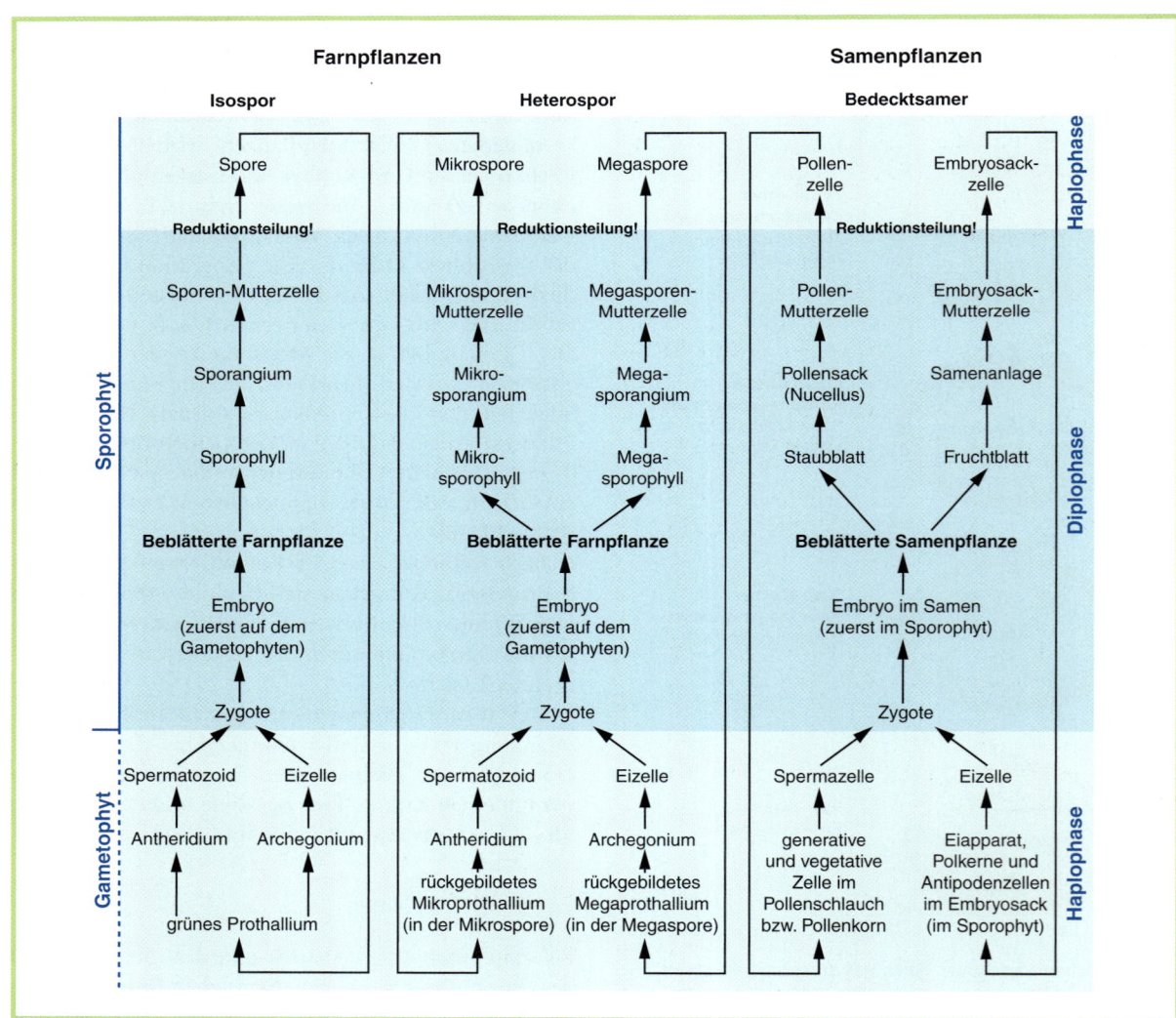

Abb. 3.53 Vergleich des Generations- und Kernphasenwechsels bei den iso- und heterosporen Farnpflanzen sowie den Samenpflanzen. Homologe Entwicklungsphasen, Fortpflanzungszellen und -organe stehen jeweils auf der gleichen Ebene.

sehr kleine selbstständige Organismen, die Prothallien als Gametophyten hervorgehen. Auf diesen entwickeln sich männliche und weibliche Geschlechtsorgane und in diesen die männlichen und weiblichen Gameten. Bei den höheren Pflanzen (Angiospermae) bestehen die Gametophyten schließlich nur noch aus wenigen Zellen. Hier ist die Pflanze der diploide Sporophyt. Im Pollensack (dem Mikrosporangium) entwickeln sich die Pollenmutterzellen (Mikrosporenmutterzellen). Durch Reduktionsteilung entstehen daraus die Pollenzellen (Mikrosporen), die sich zu Pollenkörnern differenzieren (Kap. 2.7.1.2). In den Pollenkörnern erfolgt die Entwicklung des stark reduzierten männlichen Gametophyten (Mikrogametophyt). Die einkernige Pollenzelle teilt sich mitotisch in eine vegetative und eine generative Zelle. Nach einer zweiten mitotischen Kernteilung entstehen aus der generativen Zelle, meist erst im Pollenschlauch, zwei Spermazellen (Mikrogameten). Der Kern der einen Spermazelle verschmilzt mit dem Kern der Eizelle zur diploiden Zygote. Durch mitotische Kernteilungen entwickelt sich aus dieser der diploide Sporophyt, die Pflanze. Der männliche Gametophyt ist also bei den höheren Pflanzen (Angiospermae) auf drei Zellen reduziert.

Die Entwicklung des weiblichen Gametophyten (Makrogametophyt) beginnt mit der einkernigen Embryosackzelle (Megaspore). Durch mitotische Teilungen entwickeln sich aus dem Embryosack-Kern acht Zellkerne. Aus einem hiervon entsteht die Eizelle, aus anderen die Synergiden (2), die Antipoden (3) und die Polkerne (2). Auch der weibliche Gametophyt ist also bei den höheren Pflanzen auf wenige Zellen reduziert.

Der weibliche Gametophyt wird durch den Sporophyten ernährt, er „parasitiert" auf dem Sporophyten.

Diplonten

Erfolgt die Meiose erst unmittelbar vor der Gametenbildung, ist der betreffende Organismus ein Diplont (Gametischer Kernphasenwechsel). Die haploide Phase ist nur auf die Geschlechtszellen (Gameten) beschränkt. Dies ist der Fall bei Säugetieren und Menschen. Im Pflanzenreich sind Diplonten selten.

Haplodikaryonten

Im Entwicklungszyklus der höheren Pilze, Ascomyceten und Basidiomyceten, sind die Vereinigung der Zellen (Somatogamie) und die Verschmelzung der Zellkerne (Karyogamie) zeitlich getrennt. Während einer bestimmten Entwicklungsphase besteht der Vegetationskörper aus Zellen mit jeweils zwei getrennten Zellkernen (Dikaryontenstadium). Erst unmittelbar vor der Meiose vereinigen sich die beiden Kerne. Nach der Meiose beginnt die haploide Phase der betreffenden Organismen, der Dikaryohaplonten.

3.3.3.1 Verteilung von Erbanlagen am Beispiel eines Haplonten

Die grundsätzlichen Vorgänge der Vererbung lassen sich sehr gut am Beispiel eines Haplonten ableiten. **Haplonten sind Organismen, die in allen vegetativen Zellen nur den einfachen, haploiden Chromosomensatz besitzen. Jedem erkennbaren Merkmal kann formal ein Gen zugeordnet werden.** Ein haploider Zellkern besitzt nur ein Exemplar jedes einzelnen Gens. Dieses stammt entweder vom väterlichen oder mütterlichen Elternteil. Die Ausbildung eines Merkmals wird nur von diesem einen Gen, diesem einen Allel, determiniert. Die Gesetzmäßigkeiten der Neukombination von Erbanlagen werden hier nicht, wie bei den Diplonten, durch dominante oder rezessive Gene verdeckt bzw. kompliziert. **Der Phänotyp entspricht hier dem Genotyp.** Die Erbeigenschaften drücken sich unmittelbar als Merkmale aus.

Ein bekanntes Objekt für genetische Analysen ist der Pilz *Neurospora crassa*. Von *Neurospora* konnten zahlreiche Stoffwechselmutanten hergestellt und isoliert werden. Diese unterscheiden sich beispielsweise in der Fähigkeit, bestimmte Aminosäuren selbst synthetisieren zu können. Normalerweise ist *Neurospora* befähigt, alle Aminosäuren selbst zu synthetisieren. Solche *prototrophen Wildtypen* lassen sich zu *auxotrophen Formen* mutieren. Diese haben die Fähigkeit verloren, bestimmte Aminosäuren oder andere Substanzen selbst zu synthetisieren. Sie wachsen nur auf Nährmedien, denen diese Substanzen zugefügt sind. Solche Mutationen können z. B. die Aminosäuren *Prolin, Leucin, Arginin* und *Glycin* betreffen. Der Wildtyp kann diese selbst bilden. Er ist *Prolin*$^+$ (Pro$^+$), *Leucin*$^+$ (Leu$^+$), *Arginin*$^+$ (Arg$^+$) und *Glycin*$^+$ (Gly$^+$). Der Mutante müssen diese Aminosäuren über das Nährmedium zugeführt werden. Sie ist *Pro*$^-$, *Leu*$^-$, *Arg*$^-$ und *Gly*$^-$. Die Gene arg$^+$, arg$^-$, gly$^+$, gly$^-$ resp. leu$^+$, leu$^-$, pro$^+$, pro$^-$ liegen auf homologen Chromosomen. Sie sind auf das gleiche Merkmal wirkende Gene in unterschiedlichen Zustandsformen, d. h. es sind homologe Gene, die als Allele bezeichnet werden (Abb. 3.54).

Kreuzt man in einem angenommenen Beispiel den Wildtyp mit der auxotrophen Mutante, so werden durch die Vereinigung der Geschlechtszellen die Eigenschaften von Wildtyp und Mutante zusammengeführt. **Die diploide Zygote vereinigt die Eigenschaften beider Eltern. Beide Eltern bringen symmetrisch und gleich-**

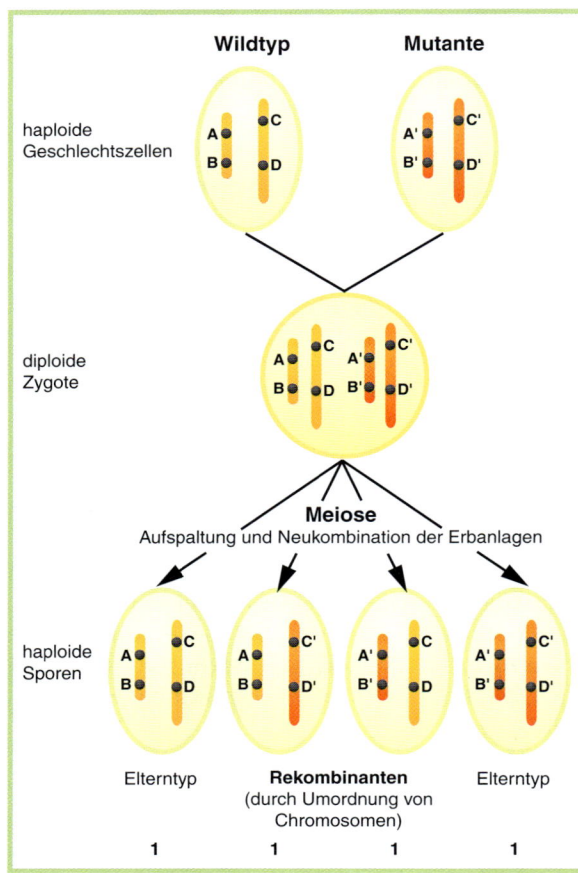

Abb. 3.54 Erbgang bei einem Haplonten

berechtigt ihr Erbgut in die Zygote ein. Dabei ist das Ergebnis reziproker Kreuzungen gleich. Der Genotyp von Zygoten aus Kreuzungen mit diesen Eltern ist immer gleich, ist uniform. Bei *Neurospora* ist wie bei allen Haplonten die erste Kernteilung der Zygote sofort wieder eine **meiotische Teilung**. Der diploide Chromosomensatz der Zygote **wird dabei zu einem haploiden Chromosomensatz reduziert und die Chromosomen auf die Tochterzellen, hier die Sporen, verteilt. Hierbei kann das Erbgut neu kombiniert werden.** In der Nachkommenschaft treten Individuen auf, die den beiden Elterntypen gleichen. Daneben finden sich auch Individuen, die neue Merkmalskombinationen aufweisen. Solche **Rekombinanten** können beispielsweise *Prolin* und *Leucin* oder *Arginin* und *Glycin* selbst synthetisieren, während sie für die anderen beiden Aminosäuren noch auxotroph sind. Dabei zeigt es sich, dass die Erbeigenschaften für *Prolin* und *Leucin* einerseits und *Arginin* und *Glycin* andererseits immer gemeinsam weitergegeben werden. Sie sind offensichtlich strukturell aneinander gekoppelt, liegen auf der gleichen

Kopplungsgruppe bzw. dem gleichen Chromosom. **Die vier möglichen Kombinationen, die aus einer solchen Kreuzung zu erwarten sind, treten im Verhältnis 1:1:1:1 auf,** 50 % der Nachkommen entsprechen den **beiden Elterntypen, den Parentaltypen,** 50 % zeigen **Neukombinationen von Erbeigenschaften, sind Rekombinanten. Diese** Zahlenverhältnisse entsprechen einer Zufallsverteilung der Kopplungsgruppen während der Meiose (Abb. 3.54).

3.3.3.2 Kreuzungsverhältnisse bei diploiden Organismen

Diplonten haben in allen Körperzellen, mit Ausnahme der Zellen der Keimbahn, den doppelten Chromosomensatz. Damit ist **jedes Gen doppelt vorhanden.** Bei der Befruchtung wurde eines vom Vater und eines von der Mutter beigesteuert. **Ein Merkmal steht bei Diplonten also grundsätzlich unter der Kontrolle eines Genpaares.** Sind die beiden homologen Gene im gleichen Zustand, d. h. liegen gleiche Allele vor, so wird natürlich im Phänotyp das hierdurch festgelegte Merkmal auftreten. Der betreffende Organismus ist in Bezug auf dieses Merkmal homozygot, reinerbig. In Bezug auf dieses eine Merkmal liegt eine reine Linie vor. Sind die Allele dagegen verschieden, wirken sich beide unterschiedlich auf das Merkmal aus. Der Organismus ist dann in Bezug auf dieses Material heterozygot, mischerbig. Es liegt ein **Hybrid**, ein **Bastard** vor. Dabei kann die Ausprägung des Merkmals verschieden erfolgen. Liegt es etwa in der Mitte zwischen den Merkmalen beider Eltern, spricht man von einer **intermediären Vererbung** (Abb. 3.55). Bei Kreuzungen von weiß und rot blühenden Pflanzen z. B. kann die Blütenfarbe der Kreuzung, der Hybrid, rosa, d. h. intermediär, sein. Beide Allele haben zur Merkmalsbildung beigetragen.

In anderen Fällen bestimmt nur eines der beiden Allele das Merkmal. Dieses Allel ist **dominant**, das andere, das nicht auf den ersten Blick erkennbar zur Merkmalsbildung beiträgt, ist **rezessiv**. Seine Wirkung wird durch das dominante Gen überdeckt.

Die Dominanz eines Gens ist in den allermeisten Fällen nicht absolut. Fast immer wird die Anwesenheit eines rezessiven Gens an kleinen Unterschieden erkennbar sein. Die Wirkung eines Allels ist u. a. auch von äußeren Einflüssen, Umwelteinflüssen, abhängig. Unter Umständen kann hierdurch die Dominanz eines Allels abgeschwächt werden. Dominantes oder rezessives Verhalten eines Allels ist also relativ und nur unter bestimmten Bedingungen ausgeprägt.

Da bei Diploiden jeweils ein Allelpaar auf die Merkmalsausbildung einwirkt, muss bei Diplonten der Genotyp, d. h. die Erbanlagen, nicht mit dem Phänotyp, den

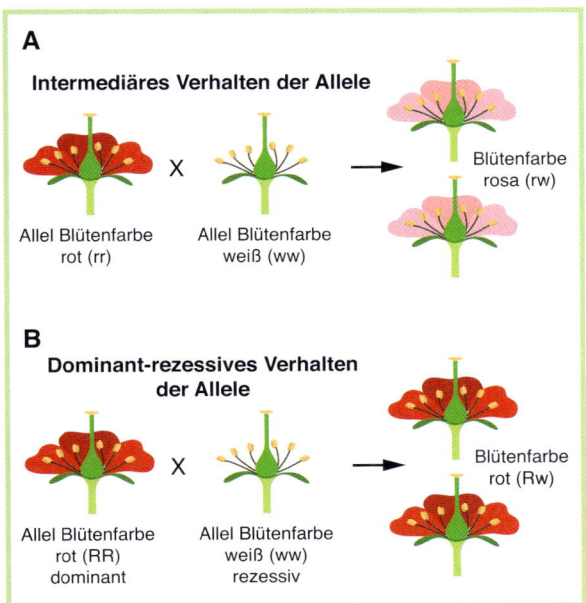

A

Intermediäres Verhalten der Allele

Allel Blütenfarbe
rot (rr) X Allel Blütenfarbe
weiß (ww) → Blütenfarbe
rosa (rw)

B

**Dominant-rezessives Verhalten
der Allele**

Allel Blütenfarbe
rot (RR)
dominant X Allel Blütenfarbe
weiß (ww)
rezessiv → Blütenfarbe
rot (Rw)

Abb. 3.55 Kreuzungverhältnisse bei diploiden Organismen.
A. Bei der intermediären Vererbung resultieren beispielsweise aus rot und weiß blühenden Eltern in der F1-Generation Nachkommen mit rosa Blüten. **B.** Ist die Blütenfarbe der Nachkommen jedoch ebenfalls durchgängig rot, handelt es sich um eine dominant-rezessive Vererbung, d. h. die Blütenfarbe Rot ist dominant, Weiß dagegen rezessiv.

erkennbaren Merkmalen, übereinstimmen. Durch die Dominanz eines Gens verursacht, können gleichen Phänotypen unterschiedliche Genotypen zugrunde liegen. Die Deutung von Kreuzungsexperimenten wird hierdurch bei Diplonten komplizierter als bei Haplonten.

3.3.3.3 Monohybrider Erbgang, Mendel'sche Regeln

Kreuzt man zwei reine, d.h. homozygote Linien, die sich in einem Merkmal unterscheiden, so erhält man in der ersten Filialgeneration (F_1) eine Nachkommenschaft von einheitlichem, uniformem Aussehen. Beide Eltern (Parentalgeneration) bilden Gameten (Geschlechtszellen). Die Gameten vom männlichen bzw. weiblichen Elter sind dabei jeweils unter sich gleich. Männliche und weibliche Gameten unterscheiden sich jedoch in Bezug auf das eine Merkmal bzw. Allel. Bei der Befruchtung werden jeweils ein väterliches und ein mütterliches Allel in der diploiden, heterozygoten Zygote vereinigt. Aus dieser Zygote entwickelt sich durch fortlaufende Mitosen ein diploider Organismus, der in allen seinen Zellen den heterozygoten Zustand beibehält.

Alle Individuen der F_1-Generation sind erbgleich und erscheinungsgleich. Sie haben den gleichen Genotyp und den gleichen Phänotyp in Bezug auf das eine Merkmal (Abb. 3.55). Dabei ist es gleichgültig, welche der beiden Eltern als Vater oder Mutter diente. Die Ergebnisse reziproker Kreuzungen sind gleich. Diese Gesetzmäßigkeiten sind im 1. Mendel'schen Gesetz beschrieben (Tab. 3.1). Sinngemäß sind diese auch auf die Zygote der Haplonten übertragbar. Bei Diplonten hängt der Phänotyp der F_1-Generation davon ab, ob sich das Merkmal intermediär oder dominant/rezessiv verhält.

Bei der **Meiose**, die in der F_1-Generation zur Bildung der Geschlechtszellen führt, werden die homologen Gene, die Allele, von Vater und Mutter getrennt. **Die Gameten der F_1-Generation sind ungleich. Kreuzt man zwei Individuen der F_1-Generation, so sind infolgedessen die Nachkommen, die F_2-Generation, unter sich nicht gleich** (Abb. 3.55). Die Merkmale spalten auf, und das Erbgut wird zum Teil neu kombiniert. Durch Umverteilung der Chromosomen, die auch als Kopplungsgruppen bezeichnet werden, bestehen 50 % der Nachkommenschaft aus Individuen, die dem Parentaltyp gleichen und homozygot sind. 50 % der Nachkommen sind wieder heterozygot. Die Aufspaltung im Genotyp in 50 % Parentaltypen und 50 % Heterozygote entspricht der Aufspaltung bei den Haplonten.

Bei den Diplonten werden im Phänotyp diese Spaltungsverhältnisse **bei dominant/rezessiven Verhalten der Allele** maskiert. Hier **ergeben sich Aufspaltungen der F_2-Generation im Phänotyp im Verhältnis 3:1.** Drei Viertel der Nachkommen gleicht phänotypisch dem einen Parentaltyp, ein Viertel dem homozygot rezessiven Parentaltyp. Welche der Individuen mit dem dominanten Allel homozygot oder heterozygot sind, kann nur durch Rückkreuzung mit einem homozygoten Parentalindividuum gefunden werden. **Bei intermediärem Verhalten der Allele spaltet die F_2-Generation im Phänotyp im Verhältnis 1:2:1 auf.** Ein Viertel der Nachkommen gleicht jeweils einem der Eltern und ist somit jeweils homozygot. Zwei Viertel der Nachkommen sind heterozygot. Bei einem intermediären Verhalten der Allele lässt sich bei einem monohybridem Erbgang auch bei Diplonten in der F_2-Generation vom Phänotyp auf den Genotyp schließen. **Diese Gesetzmäßigkeiten sind im 2. Mendel'schen Gesetz niedergelegt.** Dies ist das so genannte **Spaltungsgesetz** und beschreibt die statistische Verteilung von Merkmalen, die Zahlenverhältnisse bei der Aufspaltung der F_2-Generation, denen eine Umverteilung der väterlichen und mütterlichen Chromosomen bei der Bildung der Gameten der F_1-Generation und deren Kombination in

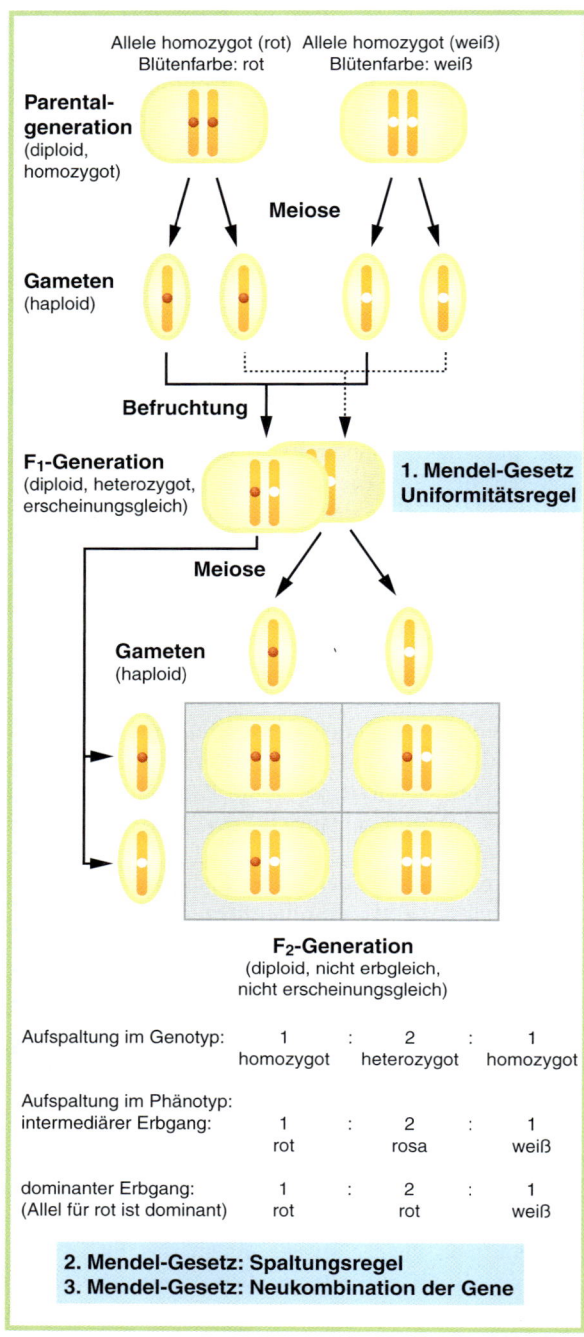

Allele homozygot (rot) Allele homozygot (weiß)
Blütenfarbe: rot   Blütenfarbe: weiß

Parental-generation
(diploid, homozygot)

Meiose

Gameten
(haploid)

Befruchtung

F₁-Generation
(diploid, heterozygot, erscheinungsgleich)

1. Mendel-Gesetz Uniformitätsregel

Meiose

Gameten
(haploid)

F₂-Generation
(diploid, nicht erbgleich, nicht erscheinungsgleich)

Aufspaltung im Genotyp: 1 : 2 : 1
homozygot heterozygot homozygot

Aufspaltung im Phänotyp:
intermediärer Erbgang: 1 : 2 : 1
rot rosa weiß

dominanter Erbgang: 1 : 2 : 1
(Allel für rot ist dominant) rot rot weiß

2. Mendel-Gesetz: Spaltungsregel
3. Mendel-Gesetz: Neukombination der Gene

Abb. 3.56 Monohybrider Erbgang. Kreuzungsbeispiel zwischen einer Rasse mit roten und einer Rasse mit weißen Blüten

der F₂-Generation zugrunde liegt. **Dieses Gesetz wird auch das Gesetz von der Reinheit der Gameten genannt.** Jeder Gamet enthält nur eines der Allele und ist in Bezug auf die Merkmalsbildung rein.

Das **dritte Mendel'sche Gesetz besagt, dass Gene bei der sexuellen Fortpflanzung neu kombiniert werden**

können. Die am Beispiel des Haplonten *Neurospora crassa* gemachten Ausführungen über die freie und unabhängige Kombinierbarkeit von Kopplungsgruppen (= Chromosomen) gelten selbstverständlich auch für Diplonten und lassen sich auch hier durch entsprechende Kreuzungsanalysen, wie sie erstmals von Mendel durchgeführt wurden, ableiten. Für die Verteilung der Gene (Allele) gilt jedoch die Einschränkung, dass Gene nur frei und unabhängig kombiniert werden können, wenn sie auf verschiedenen Chromosomen (= Kopplungsgruppen) lokalisiert sind. Gene, die auf den gleichen Chromosomen liegen, werden gemeinsam vererbt und können durch Neuverteilung der Chromosomen während der Meiose nicht frei und unabhängig kombiniert werden.

Kreuzt man zwei reine Linien, die sich in zwei, drei oder mehr Merkmalen unterscheiden, spricht man von di-, tri- oder polyhybridem Erbgang. Die hier an einem monohybriden Erbgang (s. auch Abb. 3.56) abgeleiteten einfachen Zahlenverhältnisse werden dann wesentlich komplizierter.

Die Bedeutung der Neukombination der Erbanlagen durch geschlechtliche Fortpflanzung lässt sich durch folgendes Zahlenbeispiel verdeutlichen. In einer Art mögen durch zufällige Mutationen 10 neue Rassen entstanden sein, d.h. 10 Allele sind mutiert. Bei ausschließlich vegetativer, ungeschlechtlicher Vermehrung der Individuen dieser Rassen würde die Zahl der Rassen über lange Zeit hinweg erhalten bleiben. Bei der geringen natürlichen Mutationsrate (auf 10^6 bis 10^{11} Zellteilungen kommt im Durchschnitt eine Mutation) ist die Aussicht gering, dass neue Rassen in einem kurzen Zeitraum hinzukommen. Können sich jedoch diese 10 Rassen geschlechtlich vermehren, d.h. können durch wechselseitige Befruchtung Genneukombinationen entstehen, so ergibt sich eine Kombinationsrate und damit eine mögliche Zahl neuer Rassen von $2^{10} = 1024$. Dies bedeutet, dass durch eine Kreuzung der 10 durch Mutation entstandenen Rassen 1024 im Genotyp verschiedene Genkombinationen entstehen können.

Durch die geschlechtliche Fortpflanzung und die damit verbundenen Vorgänge der Umverteilung von Chromosomen und der Neuverteilung von Genen auf homologen Chromosomen besitzen die Eukaryonten ein sehr erfolgreiches Verfahren zur Erzeugung genetischer Variation. Dies ist die Voraussetzung für die Weiterentwicklung der Organismen und der Anpassung an sich ändernde Umweltbedingungen. Auch die häufig beobachtete Variabilität der wirksamen Inhaltsstoffe der Arzneipflanzen beruht u.a. auf dieser genetischen Variabilität. Natürlich spielen auch der Entwicklungszustand des Individuums und seine Umwelt eine Rolle bei der Variabilität der Inhaltsstoffe,

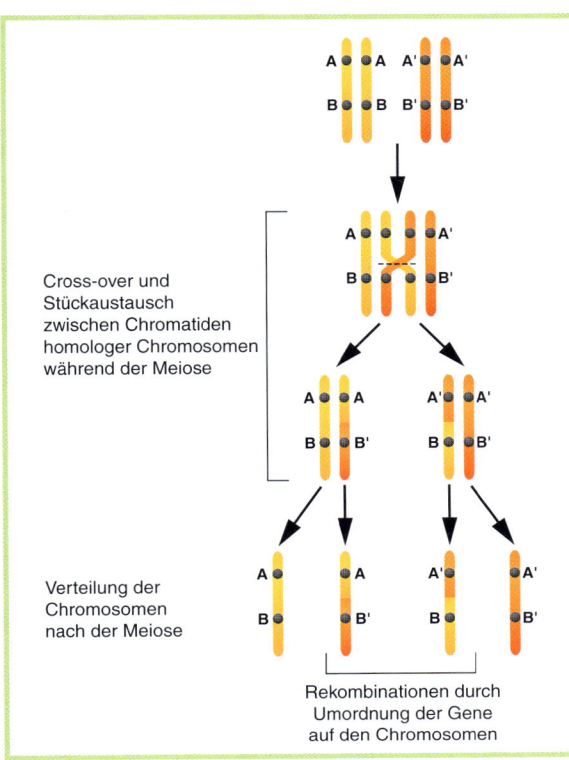

Cross-over und Stückaustausch zwischen Chromatiden homologer Chromosomen während der Meiose

Verteilung der Chromosomen nach der Meiose

Rekombinationen durch Umordnung der Gene auf den Chromosomen

Abb. 3.57 Umordnung von Genen auf den Chromosomen durch Kopplungsbruch

bzw. der Merkmale allgemein. Genetische Variabilität von Merkmalen kann deshalb nur analysiert werden, wenn sich die fraglichen Individuen in gleicher Umwelt und in gleichem Entwicklungszustand befinden.

3.3.3.4 Neuverteilung der Gene durch Kopplungsbruch

Oft lassen sich unter der Nachkommenschaft von Kreuzungen auch Rekombinationen finden, deren zahlenmäßiger Anteil von der Zufallsverteilung abweicht. Der Anteil solcher Rekombinanten in der Nachkommenschaft liegt im Verhältnis zu den Parentaltypen unter 50 %. Die Analyse dieser Rekombinanten zeigt, dass hier Erbeigenschaften, die normalerweise immer getrennt verteilt werden, da sie auf unterschiedlichen Kopplungsgruppen liegen, nun gemeinsam auftreten und auf die Nachkommenschaft der Rekombinanten gemeinsam weitervererbt werden. Dies kann nur durch **den Austausch von Stücken zwischen homologen Chromosomen** erklärt werden. Durch solche Austauschvorgänge wird die Kopplung von Genen durchbrochen, es kommt zu einem Kopplungsbruch. Dieser Stückaustausch führt zu einer Neuverteilung von Genen auf Chromosomen, und es bilden sich neue Kopp-

lungsgruppen. Dies geschieht durch ein **Cross-over,** ein Überkreuzen von Chromatiden homologer Chromosomen. Diese brechen an der Überkreuzungsstelle auseinander und ligieren wieder „über Kreuz" (Abb. 3.57).

Das Cross-over ist ein Zufallsereignis. Es findet in den Chromosomentetraden an zufälligen Stellen statt. Die Wahrscheinlichkeit, dass Genpaare durch ein Cross-over getrennt werden, ist umso größer, je weiter die beiden Gene auf einem Chromosom auseinander liegen. Die Austauschhäufigkeit ergibt damit ein Maß für die relativen Genabstände. **Genaustausch durch Kopplungsbruch lässt sich nur erklären, wenn die Gene linear auf dem Chromosom angeordnet sind.**

●●● Zusammenfassung

Im Entwicklungsgang von Pflanzen wechseln sich zwei verschiedene Generationen ab: der Sporophyt und der Gametophyt. Auf dem Sporophyt werden als Fortpflanzungszellen die Sporen, auf dem Gametophyt die Gameten gebildet. Beide Organismen können als getrennte Individuen oder zusammen als ein einzelnes Individuum vorkommen. Bei höheren Pflanzen ist der Sporophyt die Pflanze auf der die männlichen und weiblichen Gametophyten in stark reduzierter Form ausgebildet sind. Wir unterscheiden Haplonten (viele Algen und Pilze), Diplohaplonten (höher organisierte Algen, Moose, Farne und höhere Pflanzen), Diplonten (Säuger inkl. Mensch) und Haplodikaryonten (Ascomyceten und Basidiomyceten).

Die wichtigsten Vererbungsregeln hat Mitte des 19. Jahrhunderts Gregor Mendel erarbeitet. Danach sind z. B. die Nachkommen zweier reiner, homozygoter Linien, die sich in einem Merkmal unterscheiden, alle gleich. Kreuzt man hingegen zwei Individuen der F_1-Generation, so sind diese nicht mehr gleich. Man erhält 50 % parenterale Genotypen und 50 % heterozygote Genotypen. Je nach dem, ob sich die Merkmale dominant oder rezessiv ausprägen, sind die Merkmale in den Heterozygoten zu erkennen bzw. nicht zu erkennen. Schließlich wurde von Mendel gefunden, dass sich Merkmale unabhängig voneinander vererben, wenn sie nicht auf gleichen Chromosomen liegen. Sind Merkmale hingegen gekoppelt, so können sie zwischen homologen Chromosomen während der Meiose ausgetauscht werden. Die Wahrscheinlichkeit einer solchen Rekombination ist umso größer, je weiter die Merkmale auf dem Chromosom voneinander entfernt sind. Wir reden in diesem Fall von Kopplungsbruch.

3.3.4 Plasmatische Vererbung

Der weitaus größte Teil der genetischen Information ist bei den Zellen der Eukaryonten im Zellkern enthalten. Ein kleiner Teil jedoch findet sich auf der DNA von **Mitochondrien** und **Plastiden** (Kap. 1.4.7, 1.4.8).

Diese außerhalb des Zellkerns liegenden Organellen haben ihren eigenen Anteil an Vererbungserscheinungen. Sie unterliegen jedoch nicht dem Verteilungsmechanismus von Mitose und Meiose und damit nicht dem der Mendel'schen Regeln.

Das gesamte **außerhalb des Zellkerns liegende Erbgut** wird als **Plasmon** bezeichnet und dem Erbgut des Zellkerns, dem Genom, gegenübergestellt. Das **Chondriom** ist das Erbgut der **Mitochondrien**, das **Plastom** das Erbgut der **Chloroplasten** (**Plastiden**).

Die Phänomene der plasmatischen Vererbung werden oft bei Artkreuzungen sichtbar. **Bei Artkreuzungen sind die Nachkommen reziproker Kreuzungen in der F$_1$-Generation in der Regel nicht gleich.** Sie zeigen in ihrem Phänotyp jeweils mehr Ähnlichkeiten mit dem mütterlichen Organismus, d. h. sie sind **matroklin**. Dies beruht darauf, dass bei der Befruchtung der Eizelle durch einen der generativen Kerne des Pollenschlauchs von der väterlichen Pflanze zwar das ganze Erbgut des Zellkerns, in die Eizelle übertragen wird, nicht jedoch Plastiden und Mitochondrien mit ihrem Anteil am Erbgut. Die Nachkommenschaft hat ein Genom, das von beiden Eltern stammt. Das Plasmon wird jedoch nur von der Eizelle, d. h. der mütterlichen Pflanze, eingebracht. Artunterschiede im Plasmon werden deutlich in einer mehr zur Mutter neigenden Merkmalsausprägung (Matroklinie). Auch bei der Befruchtung einer tierischen Eizelle durch eine Spermienzelle wird von der Spermienzelle nur der Zellkern (Genom), nicht aber die Mitochondrien (Plasmon) übertragen. Die befruchtete Eizelle und alle Zellen des Organismus, der sich daraus entwickelt, haben nur mütterliche Mitochondrien.

Dies kann bei Artbastarden, z. B. zwischen Pferd und Esel, gezeigt werden. Bei Maultieren ist die Pferdestute das mütterliche Tier. Sie haben Mitochondrien-DNA der Pferde. Beim Mauesel ist die Eselstute das mütterliche Tier. Sie haben Mitochondrien-DNA von Eseln. Auch hier erklärt sich die unterschiedliche Ausprägung der Nachkommen reziproker Kreuzungen, also Maultier und Mauesel, durch unterschiedliche Zusammensetzung des Plasmons. Die Genome der beiden Artbastarde sind gleich.

● ● ●   **Zusammenfassung**

Die Erbanlagen von Chloroplasten und Mitochondrien tragen zur Vererbung bei. Diese Erbanlagen unterliegen jedoch nicht der Mendel-Verteilung.

3.3.5 Parasexuelle (parameiotische) Systeme, Phagen und Plasmide

Bei Prokaryonten gibt es kein meiotisches System mit seinen Möglichkeiten der Schaffung von Neukombina-

tionen von Erbeigenschaften. Bei Bakterien sind jedoch andere Systeme des Genaustausches bekannt. Es handelt sich um parameiotische oder parasexuelle Prozesse. Sie führen wie die Meiose bei Eukaryonten zu neuen Merkmalskombinationen. Die molekulare Grundlage der genetischen Information bildet in einer Bakterienzelle ein ringförmiges doppelsträngiges DNA-Molekül. Vor der Teilung einer Bakterienzelle wird dieses repliziert und die beiden Moleküle auf die Tochterzellen verteilt. Diese vegetative Vermehrung der Bakterienzellen führt zu erbgleichen Tochterzellen. Jede Bakterienzelle verfügt nur über die einfache Erbinformation. Veränderungen der DNA, Mutationen, sind unmittelbar im Phänotyp erkennbar. Für Vererbungsexperimente mit Bakterien sind vor allem auf Mutationen beruhende Stoffwechseländerungen von Bedeutung. Solche Stoffwechselmutanten unterscheiden sich vom Wildtyp etwa durch Resistenz gegen Antibiotika, durch Unvermögen zur Biosynthese von Aminosäuren oder durch Unvermögen, bestimmte Kohlenstoffquellen als Nährstoffe zu verwenden.

Durch das Studium der Übertragung solcher mutierter Gene ließen sich bei Bakterien drei parameiotische Prozesse finden:

1. **Transduktion**
2. **Transformation**
3. **Konjugation.**

Bei **Transduktionen** werden Gene mit Hilfe von Phagen von einem Bakterium auf das andere übertragen.

Von der **Transformation** einer Zelle spricht man, wenn diese durch Aufnahme von Bruchstücken fremder DNA, also Aufnahme neuer Erbeigenschaften, verändert wird. Die fremde DNA wird stabil in die DNA der Empfängerzelle eingebaut. Bei der **Konjugation** schließlich werden durch eine plasmatische Verbindungsbrücke zwischen zwei Bakterien Eigenschaften von einer Zelle in die andere geschleust. Durch solche Neukombinationen von Genen entstehen in einer Bakterienpopulation Individuen mit veränderten Eigenschaften.

3.3.5.1 Die Transduktion: Bau und Vermehrung von Phagen

Zum Verständnis dieses parameiotischen Prozesses sind Kenntnisse der Phagenentwicklung notwendig. **Phagen sind „Viren", die sich in Bakterienzellen vermehren.** Es gibt Tausende verschiedener Phagen. Für die Genetik wichtig und gut untersucht sind die Phagen T$_1$ bis T$_7$. Sie vermehren sich in bestimmten Stämmen von *Escherichia coli*. Diese Phagen sind in einen Kopf-

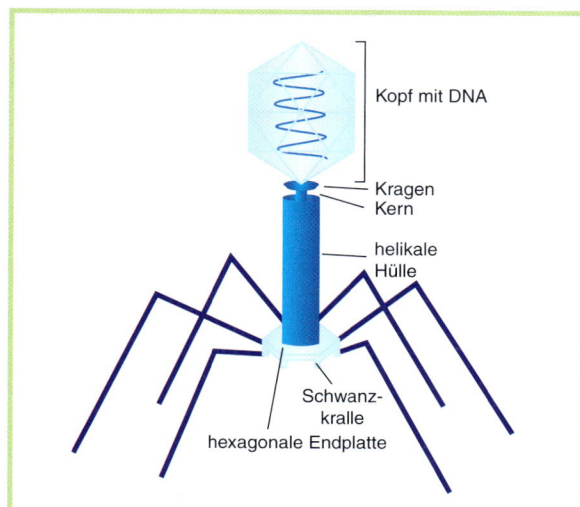

Abb. 3.58 Aufbau des Phagen T$_4$. Die Phagenhülle besteht aus Protein. Im Kopfteil ist die DNA eingeschlossen. Die Schwanzfäden dienen der Erkennung des richtigen Bakteriums, die Krallen zum Anheften an der Bakterienoberfläche. Der Schwanzteil bildet eine Kanüle, durch die die Phagen-DNA in das Innere eines Bakteriums injiziert wird.

und Schwanzteil gegliedert. Form und Größe des Kopfes weisen bei einzelnen Phagen Unterschiede auf. Er kann rund, polygonal oder zylindrisch sein. Auch Gestalt und Länge des Schwanzteiles sind verschieden. Am Ende des Schwanzteiles findet sich eine Platte mit 6 Krallen und 6 Schwanzfäden (Abb. 3.58). **Chemisch bestehen Phagen aus Protein und Nukleinsäure,** beispielsweise der Phage T$_2$ aus 60 % Protein und 40 % DNA. Als Nukleinsäure besitzen die meisten Phagen doppelsträngige DNA. Es gibt jedoch auch RNA-haltige Phagen. Die DNA von Phagen kann besondere Basen enthalten. So tritt beispielsweise bei den Phagen T$_2$, T$_4$ und T$_6$ an Stelle des Cytosins das 5-Hydroxymethylcytosin. Die DNA findet sich im Inneren des Phagenkopfes. Sie wird von Protein umhüllt. Ebenso wie die Hülle des Phagenkopfes bestehen Schwanzteil, Endplatte, Krallen und Schwanzfäden aus Protein.

Außerhalb von Bakterien zeigen Bakteriophagen keine Lebenserscheinungen. Sie besitzen wie andere Viren keinen eigenen Stoffwechsel und keine Enzymsysteme, die diesen aufrechterhalten könnten. Trifft ein Phage auf eine geeignete Bakterienzelle, so wird er an deren Oberfläche adsorbiert. Danach dringt die DNA des Phagen in die Bakterienzelle ein. Die Phagen-DNA determiniert die Synthese von Phagenproteinen mit Hilfe der Enzymsysteme der Zelle. Schließlich wird die Phagen-DNA repliziert und mit Phagenproteinen zu neuen Phagen zusammengebaut. Der Aufbau

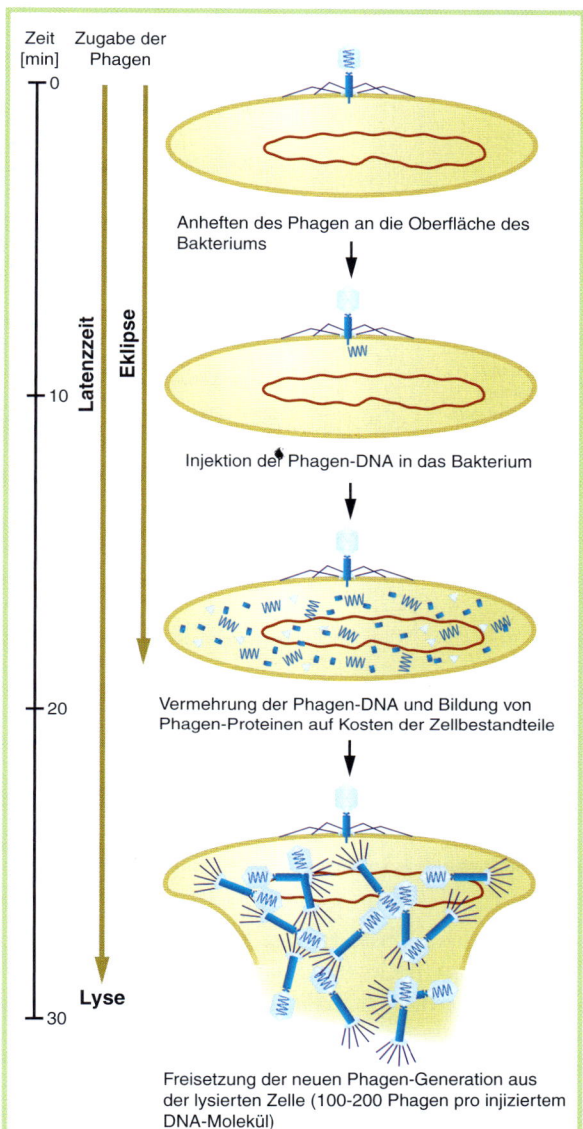

Abb. 3.59 Vermehrungszyklus virulenter Phagen

der Phagen-DNA und des Phagenproteins erfolgt mit Hilfe zelleigener Aminosäuren und Nukleotide, die durch Abbau von Proteinen und Nukleinsäuren der Bakterienzelle gewonnen werden. Dies führt zu einer Auszehrung und schließlich Auflösung (Lyse) der Bakterienzelle und damit zu deren Absterben. Schließlich platzt die Bakterienwand. Eine neue Phagengeneration von etwa 50 bis 300 neugebildete Phagen wird pro Bakterienzelle freigesetzt. Der Entwicklungszyklus eines solchen **virulenten Phagen** beträgt etwa 10 bis 20 Minuten (Abb. 3.59).

Das Eindringen von Phagennukleinsäure in eine Bakterienzelle muss nicht in jedem Fall unmittelbar

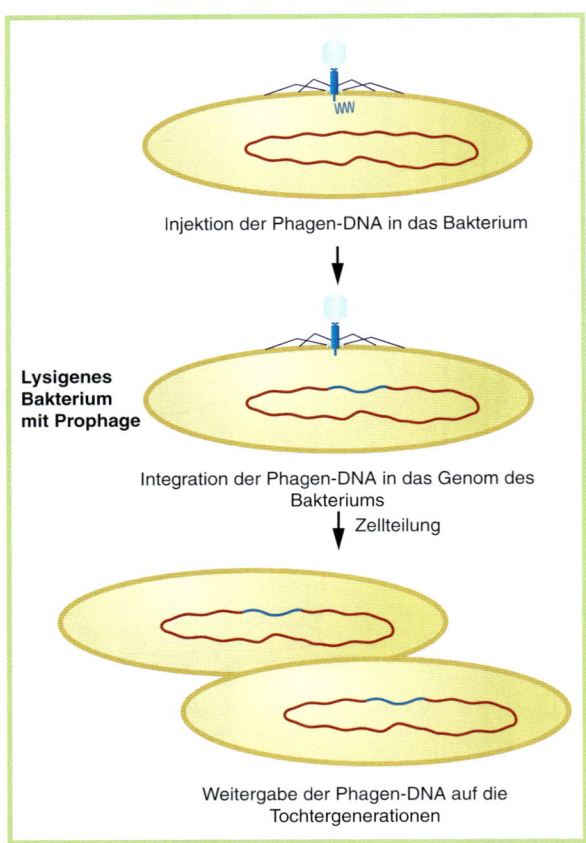

Injektion der Phagen-DNA in das Bakterium

Lysigenes Bakterium mit Prophage

Integration der Phagen-DNA in das Genom des Bakteriums

Zellteilung

Weitergabe der Phagen-DNA auf die Tochtergenerationen

Abb. 3.60 Integration und Vermehrung eines temperenten Phagen

zur Lyse dieser Zelle führen. Die DNA **temperenter Phagen** kann nach dem Eindringen in die Zelle in die DNA des Bakteriums integriert werden. Es kommt damit nicht zu einer Lyse der Bakterienzelle. Diese in die Bakterien-DNA eingebaute Phagen-DNA wird mit der Bakterien-DNA repliziert und bei der Zellteilung auf die Tochterzellen verteilt, also regelrecht vererbt (Abb. 3.60). Die Phagen-DNA kann jedoch nach einer mehr oder weniger langen Zeit der Integration in die Bakterien-DNA wieder freigesetzt werden. Dies führt, wie bei virulenten Phagen, zur Phagenvermehrung und in der Konsequenz zur Lyse der Bakterienzelle. Eine Bakterienzelle, die Phagen-DNA in ihrer eigenen DNA integriert enthält, nennt man lysigen, die integrierte Phagen-DNA bezeichnet man als Prophagen. **Lysigene Bakterien** sind häufig, beispielsweise bei Salmonellen, Staphylokokken, *Escherichia coli* oder *Pseudomonas aeruginosa*.

▌ Konversion durch Phagen

Lysigene Bakterien können sich in verschiedenen Eigenschaften von Bakterien der gleichen Art, die kei-

nen Prophagen tragen, unterscheiden. Beispielsweise geht bei Salmonellen die Anwesenheit bestimmter Prophagen mit dem Auftreten von O-Antigenen einher. In diesen Fällen determiniert das zusätzliche Genom spezifische Antigenstrukturen. Diphtherietoxine werden von Prophagen determiniert, d. h., nur Diphtheriebakterien, die einen Prophagen in ihrer DNA integriert haben, sind Krankheitserreger. Diphtheriebakterien ohne Prophagen sind harmlos. Auch die Bildung der Scharlachtoxine scheint an die Phagen-DNA in Scharlachbakterien gebunden zu sein. **Durch die zusätzliche genetische Information des Prophagen kann also eine Merkmalsveränderung (Konversion) der betreffenden Bakterien eintreten. Man spricht von einer Phagenkonversion oder besser von einer Konversion durch Phagen.**

▌ Genübertragung durch Transduktion

Temperente Phagen können genetische Information von einem Bakterium in ein anderes übertragen. Diesen Vorgang bezeichnen wir als **Transduktion.** Bei der Trennung der DNA temperenter Phagen vom Bakteriengenom kann ein Stück der Bakterien-DNA mit herausgelöst werden. Diese genetische Information des Bakteriums wird in der Folge mit der Phagen-DNA vermehrt und in die entstehenden Phagen eingebaut. Nach Befall einer neuen Bakterienzelle durch solche Phagen kann das Stück mitgeschleppter Bakterien-DNA in die DNA dieses neu infizierten Bakteriums eingebaut werden, das damit diese genetische Information neu gewinnt (Abb. 3.61). Experimentell lässt sich eine solche Transduktion mit Hilfe von Stoffwechselmutanten demonstrieren. Wesentlich ist die **Transduktion von Resistenzeigenschaften bei Staphylokokken.** Dort werden allerdings nicht Resistenzgene aus dem Bakterienchromosom transduziert, sondern Resistenzfaktoren (Plasmide) übertragen (Kap. 3.3.5.4).

3.3.5.2 Transformation

Bruchstücke von DNA können wie andere nieder- oder höhermolekulare Stoffe von der Bakterienzelle aufgenommen werden. Unter gewissen Voraussetzungen kann diese fremde DNA in die DNA der Bakterienzelle eingebaut werden. Sie wird dann mit dieser repliziert und wird Teil der Erbeigenschaften des Bakteriums. Durch diese zusätzliche genetische Information wird das betreffende Bakterium in seinen Eigenschaften verändert, **transformiert**. Die ersten Beobachtungen über Transformationen stammen von Griffith (1928). Er konnte nachweisen, dass hitzeabgetötete Zellen eines virulenten Pneumokokkenstammes Zellen eines nicht-

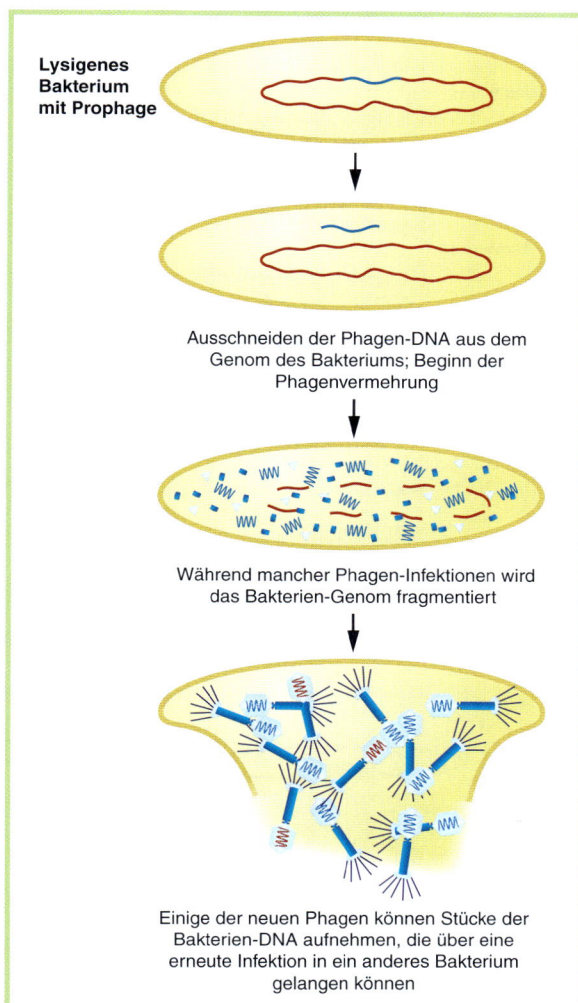

Abb. 3.61 Unspezifische Transduktion

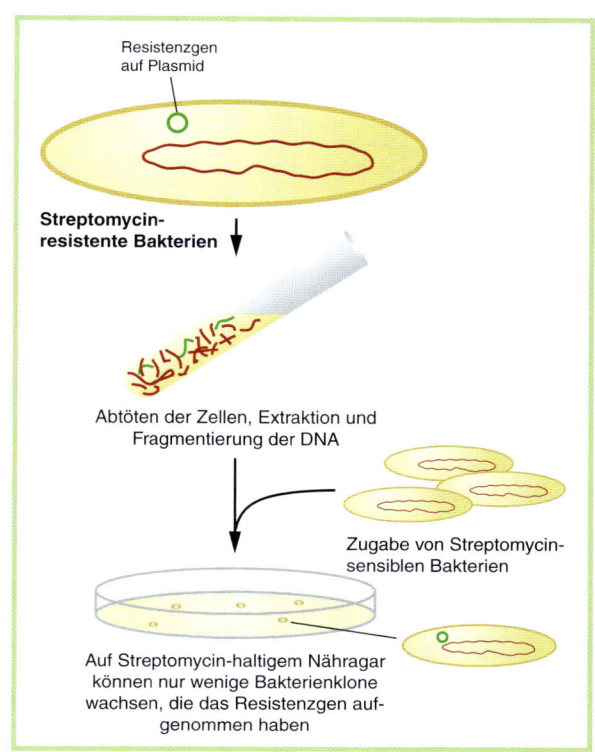

Abb. 3.62 Transformation

virulenten Pneumokokkenstammes zu virulenten Zellen transformierten. Später ließen sich solche Transformationen auch mit zellfreien Extrakten des virulenten Stammes durchführen. **1944 konnte Avery die DNA als das transformierende Prinzip nachweisen.** Damit war gleichzeitig ein wichtiger Beweis für die Behauptung erbracht, die DNA sei das genetische Material.

Durch Transformation lassen sich verschiedene Eigenschaften übertragen, etwa die Änderung des Kapseltyps, Resistenz gegen Antibiotika oder andere biochemische Fähigkeiten (Abb. 3.62). Bei der Transformation werden offensichtlich doppelsträngige DNA-Bruchstücke mit einem Molekulargewicht um 5 Millionen aufgenommen. Dies entspricht etwa 1/200 bis 1/500 des Gesamtgenoms einer Bakterienzelle. Kleinere DNA-Bruchstücke oder einzelsträngige DNA sind wirkungslos. Das Eindringen der DNA geht sehr schnell vor sich. Bereits nach 10 Sekunden ist die DNA in die Zelle aufgenom-

men. In der Zelle rekombinieren aufgenommenes DNA-Fragment und Genom, so dass die übertragenen Eigenschaften stabil verankert werden.

3.3.5.3 Konjugation

Für eine Genübertragung durch Konjugation ist der direkte Kontakt zweier Bakterienzellen erforderlich. Zwischen den beiden Bakterien wird dabei eine Plasmabrücke, ein Pilus, ausgebildet. Durch diese Plasmabrücke wird genetische Information von einem Bakterium zum anderen übertragen. Diese Übertragung erfolgt nur in einer Richtung. Das eine Bakterium fungiert als **Donor**, das andere als **Rezipient. Das Donorbakterium besitzt einen F-Faktor (Fertility), es ist F$^+$.** Dem Rezipientenbakterium fehlt dieser Faktor, es ist F$^-$.

F-Faktoren sind ringförmige DNA-Moleküle. Sie tragen, wie das Bakterienchromosom, Erbeigenschaften, u. a. auch die Gene, die die Pilusbildung codieren. Ein solcher F-Faktor kann unabhängig vom Bakterienchromosom in der Zelle vorkommen. Er wird jedoch in der Regel synchron mit dem Bakterienchromosom repliziert, sodass sich im Allgemeinen ein F-Faktor pro Zelle findet. Der F-Faktor kann jedoch auch, ähnlich einem Prophagen, in das Bakterienchromosom integriert sein. In diesem Zustand wird der F-Faktor natür-

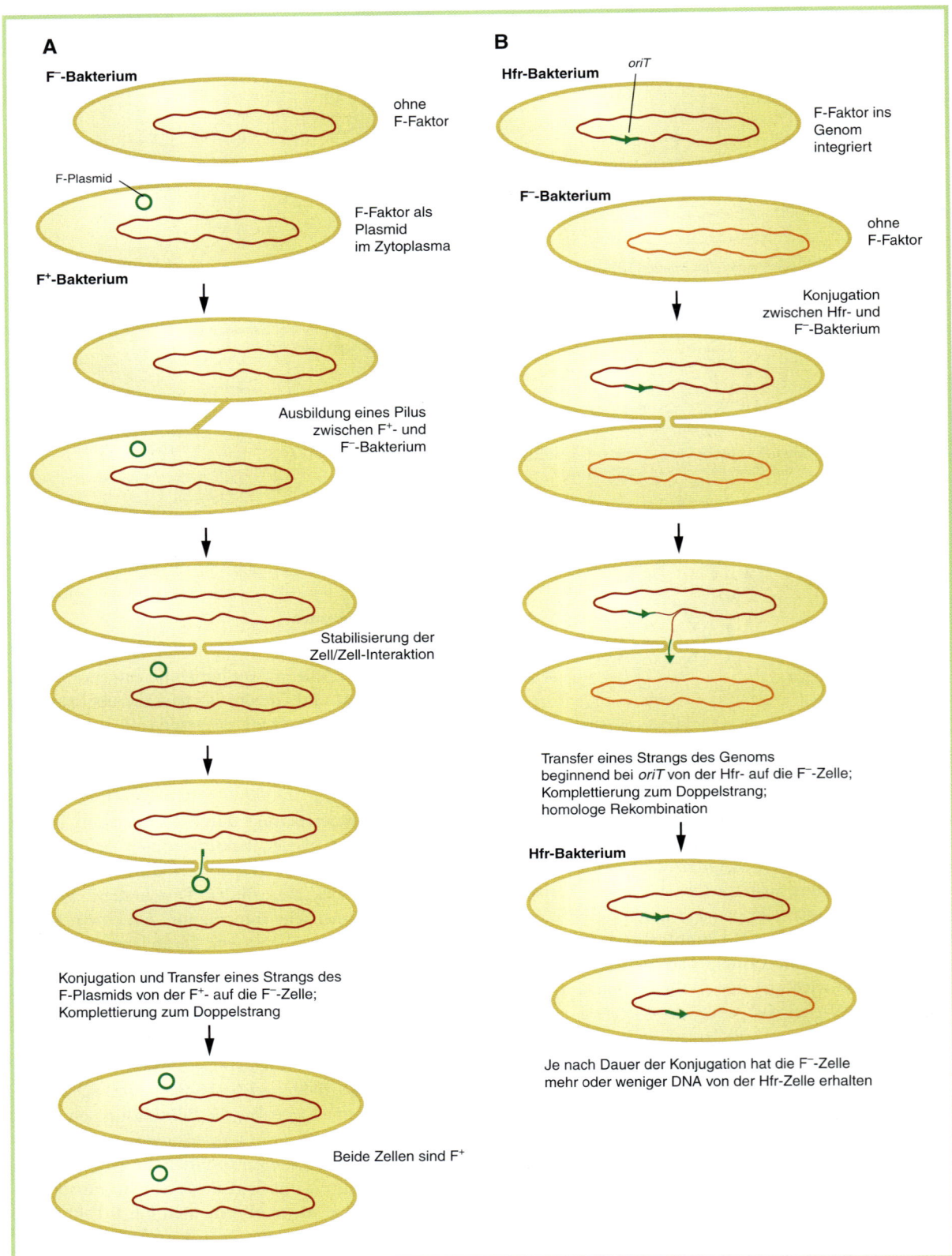

A

F⁻-Bakterium

ohne
F-Faktor

F-Plasmid

F-Faktor als
Plasmid
im Zytoplasma

F⁺-Bakterium

Ausbildung eines Pilus
zwischen F⁺- und
F⁻-Bakterium

Stabilisierung der
Zell/Zell-Interaktion

Konjugation und Transfer eines Strangs des
F-Plasmids von der F⁺- auf die F⁻-Zelle;
Komplettierung zum Doppelstrang

Beide Zellen sind F⁺

B

Hfr-Bakterium   oriT

F-Faktor ins
Genom
integriert

F⁻-Bakterium

ohne
F-Faktor

Konjugation
zwischen Hfr- und
F⁻-Bakterium

Transfer eines Strangs des Genoms
beginnend bei oriT von der Hfr- auf die F⁻-Zelle;
Komplettierung zum Doppelstrang;
homologe Rekombination

Hfr-Bakterium

Je nach Dauer der Konjugation hat die F⁻-Zelle
mehr oder weniger DNA von der Hfr-Zelle erhalten

Abb. 3.63 Konjugation. A. Genübertragung von F⁺- zu F⁻-Bakterien. **B.** Genübertragung von hfr- zu F⁻-Bakterien

lich auch mit dem Bakterienchromosom repliziert und bei der Zellteilung auf die beiden Tochterzellen verteilt. Ein Genom-assoziierter F-Faktor kann wieder in den episomalen Zustand übergehen und umgekehrt.

Eine Genübertragung erfolgt in aller Regel von F$^+$- zu F$^-$-Bakterien. F$^+$-Bakterien konjugieren nur sehr selten mit F$^+$-Bakterien. F$^-$-Bakterien konjugieren nicht miteinander. In vielen Fällen wird bei der Konjugation nur der F-Faktor übertragen. Hierdurch wird ein F$^-$-Bakterium zu einem F$^+$-Bakterium und kann nun seinerseits mit F$^-$-Bakterien konjugieren. Seltener werden durch Konjugation auch Stücke des Bakterienchromosoms übertragen. Dies gilt für so genannte hfr-Stämme (high frequency of recombination). Bei diesen ist der F-Faktor in das Bakterienchromosom integriert. Er bricht vor der Konjugation an einer vorbestimmten Stelle auf und schiebt das Bakterienchromosom durch die Plasmabrücke des Pilus in das F$^-$-Bakterium hinein. Hierbei werden häufig kleinere Stücke, und somit auch nur wenige Gene des F$^+$-Bakteriums in das F$^-$-Bakterium übertragen und dann die Konjugation beendet. Der F-Faktor verbleibt in diesen Fällen in der Donorzelle. Durch Rekombination des übertragenen DNA-Stückes mit dem Bakterienchromosom der Rezipientenzelle wird das DNA-Fragment stabil in das Genom dieser Zelle eingebaut. Die Nachkommen dieser Zelle besitzen dann neue Merkmalskombinationen (Abb. 3.63).

3.3.5.4 Plasmide

Unter dem Begriff „Plasmid" werden Prophagen, F-Faktoren und R-Faktoren zusammengefasst. Sie wurden bisher bei Hefen und Bakterien gefunden. **Plasmide sind kleine, zirkuläre, doppelsträngige DNA-Moleküle, die nur wenige Gene tragen.** Ihre Größe beträgt etwa 1 bis 2 % des Bakteriengenoms. **Plasmide können sich unabhängig vom Genom der Wirtszelle vermehren.** Unter Umständen erfolgt die Replikation plasmidischer DNA wesentlich schneller als die DNA des „Bakterienchromosoms".

Die Plasmide können unabhängig vom „Bakterienchromosom" **durch Konjugation oder Transduktion von Bakterium zu Bakterium übertragen werden.**

Die Gene, die diese zusätzlichen DNA-Ringe tragen, sind zwar für die normalen Funktionen der Zelle entbehrlich, verändern jedoch die Eigenschaften der Trägerzelle teilweise ganz erheblich.

Plasmide haben sich als Vektoren zur Aufnahme und zur Übertragung von fremden Erbeigenschaften im molekularbiologischen Methodenrepertoire ihren festen Platz gesichert. In Plasmide können z.B. menschliche Gene eingebaut und in Bakterien, z.B. E. coli, zur Expression gebracht werden (Kap. 3.5.1).

Übertragung von Resistenzen gegen Antibiotika

Von größter Bedeutung für Medizin und Pharmazie sind Plasmide, die Gene tragen, welche ihren Trägerbakterien Resistenzen gegen Antibiotika, Sulfonamide oder Desinfektionsmittel verleihen. Es sind dies so genannte Resistenz-Faktoren (R-Faktoren). Solche R-Faktoren tragen **Gene für Enzyme, die Antibiotika und Sulfonamide inaktivieren. Sie verleihen dadurch der Trägerzelle eine Resistenz gegen diese Arzneimittel.** Man spricht hier von einer „extrachromosomalen" Resistenz. Selbstverständlich kann die Resistenz gegen Antibiotika auch durch Gene auf dem „Bakterienchromosom" determiniert werden. Plasmidisch bedingte Resistenzen haben jedoch die größte Bedeutung.

Solche plasmidbedingten Resistenzen sind bei verschiedenen Bakteriengruppen bekannt, so bei den gramnegativen Enterobakterien, z.B. *Escherichia coli* (Darmbakterien), *Salmonella* (Typhus und Paratyphus), *Shigella* (bakterielle Ruhr) sowie einer Reihe von Eiter- und Entzündungsbakterien der Gattungen *Aerobacter*, *Proteus* und *Klebsiella*. Extrachromosomale Resistenz ist auch von den grampositiven Staphylokokken bekannt.

Auf den R-Faktoren finden sich in der Regel mehrere Resistenzdeterminanten. Die Trägerbakterien sind dadurch gegen mehrere Antibiotika gleichzeitig resistent. Man spricht deshalb von der „bakteriellen Mehrfachresistenz". **Hierdurch werden die Therapiemöglichkeiten mit Antibiotika stark eingeschränkt.**

Die R-Faktoren der Enterobakterien

Die R-Faktoren der Enterobakterien werden durch Konjugation übertragen. Gleich den F-Faktoren besitzen sie Gene, die die Ausbildung von Pili (= Plasmabrücken) an dem Trägerbakterium determinieren. In einer Zelle, die einen R-Faktor durch Konjugation neu erworben hat, repliziert dieser im Cytoplasma sehr schnell und unabhängig von der bakteriellen DNA. An einem solchen Bakterium entstehen zahlreiche Pili, durch die R-Faktoren auf andere Bakterienzellen übertragen werden können. Hierdurch wird eine große Zahl von sensitiven Zellen in kurzer Zeit mit R-Faktoren infiziert, die dann alle gegen bestimmte Antibiotika resistent werden.

Die R-Faktoren können so innerhalb der Enterobakterien auf alle Arten übertragen werden. Darüber hinaus ist der Nachweis der Übertragung auch auf *Pasteurella pestis* und *Vibrio cholerae* gelungen (Abb. 3.64).

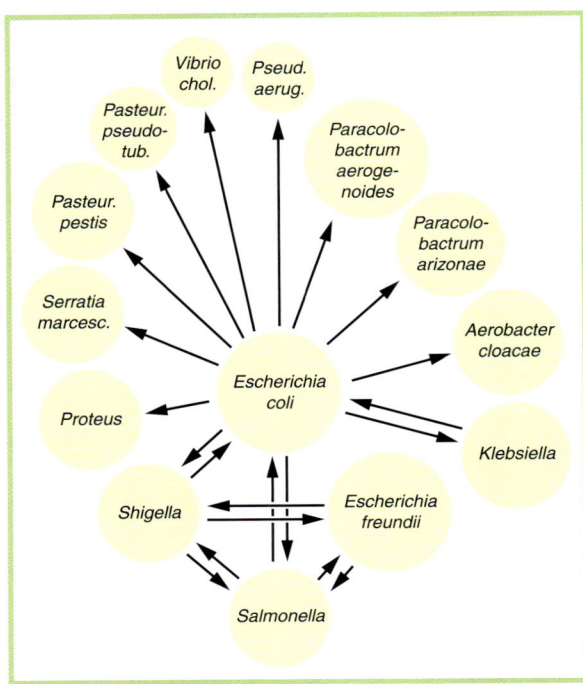

Abb. 3.64 Übertragungsmöglichkeiten von Mehrfachresistenzen von *Escherichia coli* auf pathogene Bakterien

Die R-Faktoren der Staphylokokken

Die R-Faktoren der Staphylokokken werden durch Transduktion übertragen. Viele Staphylokokkenstämme tragen Prophagen, die eine Transduktion von DNA des Wirtsorganismus ermöglichen, seien es nun Gene der Bakterien-DNA oder Plasmide wie R-Faktoren. Spontane Transduktion von Erbeigenschaften kann sehr oft in Mischkulturen von Staphylokokken beobachtet werden. Die Übertragung erfolgt nur innerhalb der Gattung *Staphylococcus*. Die bestuntersuchten Faktoren sind die so genannten Penicillinase-Plasmide. Sie tragen Determinanten für die Ausbildung von β-Lactamasen und verleihen ihren Trägerbakterien Resistenz gegen β-Lactamantibiotika, die Penicilline und die Cephalosporine. Auch Resistenzdeterminanten gegen Erythromycin sowie gegen anorganische Derivate (in Desinfektionsmitteln) können auf solchen „Penicillinase"-Plasmiden enthalten sein.

Je nach der Kombination der Resistenzdeterminanten auf den Plasmiden lassen sich auch hier eine Reihe unterschiedlicher Faktoren nachweisen. So finden sich Plasmide, die ihren Trägerbakterien Resistenz gegen Tetracycline, Kanamycin oder Chloramphenicol verleihen. Anders als bei den R-Faktoren der Enterobakterien, bei denen verschiedene Resistenzdeterminanten gegen Antibiotika auf einem Plasmid gemeinsam vor-

kommen können, finden sich bei den Staphylokokken die Resistenzdeterminanten gegen Antibiotika wie Chloramphenicol, Tetracycline oder Kanamycin jeweils auf getrennten Plasmiden.

Aufbau eines Resistenzfaktors

Ein R-Faktor enthält einen so genannten RTF-Teil und verschiedene Strukturgene. Der RTF-Teil trägt Gene, die die Reduplikation des Plasmids sowie seine Übertragung durch Konjugation unter Pilusbildung determinieren. An diese RTF-Region angehängt sind Strukturgene, welche die Resistenz gegen verschiedene Chemotherapeutika determinieren (Abb. 3.65). Es sind eine Vielzahl von R-Faktoren bekannt geworden, die sich in der Kombination der auf ihnen codierten Resistenzgene unterscheiden (Tab. 3.9).

Die Resistenzgene der R-Faktoren determinieren in der Trägerzelle die Bildung von Enzymen. Bei Entero-

Tab. 3.9 R-Faktoren mit unterschiedlichen Resistenzdeterminanten, gefunden bei *E. coli* in Deutschland und der Schweiz. (Nach Lebek)

R-Tetracyclin

R-Streptomycin

R-Chloramphenicol

R-Kanamycin

R-Streptomycin+Sulfonamid

R-Tetracyclin+Streptomycin

R-Tetracyclin+Sulfonamid

R-Chloramphenicol+Tetracyclin

R-Chloramphenicol+Sulfonamid

R-Chloramphenicol+Streptomycin

R-Tetracyclin+Streptomycin+Sulfonamid

R-Tetracyclin+Streptomycin+Ampicillin

R-Chloramphenicol+Streptomycin+Ampicillin

R-Tetracyclin+Chloramphenicol+Streptomycin

R-Streptomycin+Sulfonamid+Ampicillin

R-Chloramphenicol+Streptomycin+Sulfonamid

R-Tetracyclin+Chloramphenicol+Sulfonamid+Streptomycin

R-Tetracyclin+Streptomycin+Kanamycin+Neomycin+Ampicillin

R-Tetracyclin+Streptomycin+Kanamycin+Neomycin+Sulfonamid

R-Tetracyclin+Chloramphenicol+Streptomycin+Kanamycin+Neomycin+Sulfonamid+Ampicillin

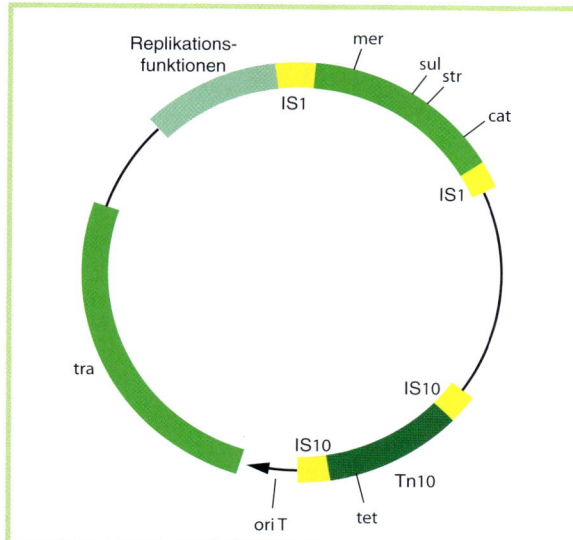

Abb. 3.65 Genetische Karte des Resistenzplasmids R100. Das Resistenzplasmid R100 besteht aus einem doppelsträngigen DNA-Ring, die wichtigsten Antibiotikaresistenzgene sowie einige Schlüsselfunktionen sind markiert. IS: Positionen der Insertionssequenzen, wobei die Bereiche zwischen den Insertionssequenzen als Block übertragen werden können; Resistenzgene gegen Quecksilberionen (*mer*), gegen Sulfonamide (*sul*), Streptomycin (*str*), Chloramphenicol (*cat*) und Tetracycline (*tet*). Tn10: Transposon 10; *ori T*: Startpunkt des DNA-Transfers bei der Konjugation; *tra*: Gene, die für die Übertragung von Zelle zu Zelle verantwortlich sind; Replikationsfunktionen: Gene, die für die Replikation des Plasmids wichtig sind.

bakterien werden diese Enzyme immer gebildet, es sind also konstitutionelle Enzyme. Sie sind in der Zellwand dieser gramnegativen Bakterien lokalisiert und inaktivieren Antibiotika beim Durchtritt durch die Zellwand.

Inaktivierung der Antibiotika

Alle Resistenzgene auf Plasmiden determinieren die Bildung von Enzymen, durch welche Antibiotika inaktiviert werden. Bei β-Lactamantibiotika wird durch β-Lactamasen der β-Lactamring geöffnet. Die dadurch entstehenden Verbindungen sind nicht antibiotisch wirksam (Abb. 3.66). Man kennt inzwischen eine Vielzahl von β-Lactamasen bei grampositiven und gramnegativen Bakterien. Sie unterscheiden sich in verschiedenen Eigenschaften.

Die β-Lactamasen der grampositiven Staphylokokken haben Molekülmassen von 28 000 bis 36 000. Es sind adaptive Enzyme, die aus der Zelle ausgeschieden werden und bereits in der Umgebung der Zelle β-Lactamantibiotika inaktivieren können. Bei Staphylokokken

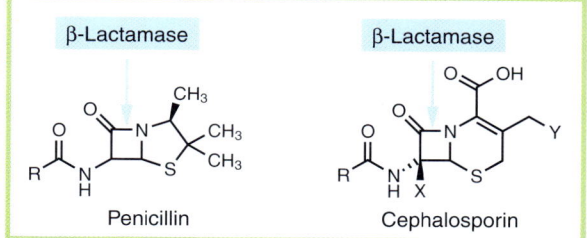

Abb. 3.66 Aufspaltung von β-Lactamantibiotika durch β-Lactamasen

sind die β-Lactamasegene immer auf Plasmiden lokalisiert.

β-Lactamasen gramnegativer Enterobakterien sind konstitutive Enzyme. Gene, die diese Lactamasen determinieren, können auf Plasmiden oder auf der bakteriellen DNA lokalisiert sein. Die pharmazeutisch bedeutsamste Eigenschaft der Lactamasen sind ihre unterschiedlichen Substratspektren.

Unterschiedliche β-Lactamasen inaktivieren unterschiedliche β-Lactame in sehr verschiedenem Ausmaß (Tab. 3.10).

Chloramphenicol wird durch Acetylierung inaktiviert. Ein entsprechendes Enzym, die Chloramphenicol-Acetyltransferase, führt unter Beteiligung von Acetyl-CoA Acetylgruppen in C-1- und C-3-Stellung

Tab. 3.10 Substratprofile unterschiedlicher β-Lactamasen. Angegeben sind die relativen V_{max}-Werte der Enzyme für verschiedene Substrate. Der jeweilige Wert für Penicillin wurde willkürlich auf 100 festgelegt.

0 bedeutet keine Ringöffnung, d. h. das Trägerbakterium ist sensitiv gegen das betreffende Antibiotikum.

Je höher die Zahlen, desto schneller erfolgt die Inaktivierung des Antibiotikums durch eine gegebene β-Lactamase, d. h. das Trägerbakterium ist mehr oder weniger resistent gegen das betreffende Antibiotikum. Beispielsweise verleiht die β-Lactamase IA dem Bakterium, welches über dieses Enzym verfügt, eine hohe Resistenz gegen Cefaloridin, aber nur eine geringe gegen Ampicillin und Carbenicillin.

Lactamase	PenG	Amp	Cef	Cefx	Carb
IA	100	0	8000	620	0
IIA	100	80	0	0	45
III (TEM)	100	180	140	2	10
IV C	100	170	70	0	50
VI (B 70)	100	60	10000	600	–

Pen G = Penicillin G
Amp = Ampicillin
Cef = Cefaloridin

Cefx = Cefalexin
Carb = Carbenicillin

3 Genetik

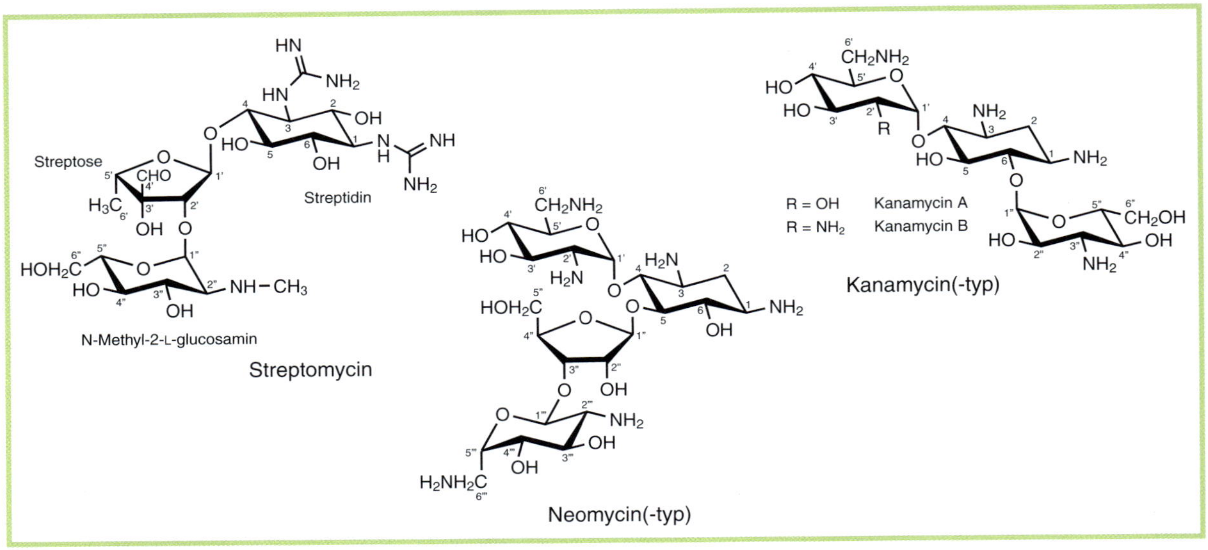

Abb. 3.67 Grundgerüste von Streptomycin, Kanamycin und Neomycin

des Moleküls ein. Die acetylierten Derivate haben keinerlei antibiotische Aktivität.

Von großer Bedeutung ist die Inaktivierung von Aminoglykosidantibiotika, wie Streptomycin, Kanamycin und Gentamicin. Diese besitzen zahlreiche -OH- und -NH$_2$-Gruppen im Molekül (Abb. 3.67), die durch bakterielle Enzyme mit Substituenten modifiziert werden können. Durch solche Enzyme können Acetyl-, Adenyl- und Phosphorylgruppen in das Molekül von Aminoglykosidantibiotika eingeführt werden (Tab. 3.11). Diese substituierten Verbindungen haben keine antibiotische Wirkung.

Einen Sonderfall stellt die Tetracyclin-Resistenz dar. Sie manifestiert sich nicht durch ein Enzym, sondern der Resistenzfaktor ist ein „Transportprotein". Dieses transportiert in der Zelle vorhandenes Tetracyclin aktiv nach außen.

Verlust von Plasmiden

Plasmide, also auch R-Faktoren, die Resistenzgene tragen, können der Trägerzelle spontan verloren gehen. Nach Absetzen einer Antibiotikabehandlung lässt sich beobachten, dass der Anteil R-Faktoren-tragender Bak-

Tab. 3.11 Plasmidbedingte Inaktivierung von Aminoglykosidantibiotika durch Enzyme. Es sind zahlreiche solcher Enzyme bekannt, die das Molekül des Antibiotikums an verschiedenen Stellen substituieren und damit inaktivieren. Deshalb erwerben Bakterien schnell Resistenzen gegen die Aminoglykosidantibiotika.

Chemische Modifikation	Position der Modifikation, abgekürzte Bezeichnung des Enzyms	Substrate
O-Nukleotidylierung (Adenylylierung): Aminoglykosid-Adenylyltransferasen	3'', [AAD(3'')] 4', [AAD(4')] 2', [AAD(2')] 6, [AAD(6)]	Streptomycin, Spectinomycin Kanamycin, Amikacin, Tobramycin, Neomycin Gentamicin, Tombramycin, Kanamycin Streptomycin
O-Phosphorylierung: Aminoglykosid-Phosphortransferasen	3'', [APH(3'')] 3', [APH(3')] 2'', [APH(2'')] 6, [APH(6)]	Streptomycin Neomycin, Kanamycin Gentamicin Streptomycin
N-Acetylierung: Aminoglykosid-Acetyltransferasen	6', [AAC(6')] 2', [AAC(2')] 3', [AAC(3')]	Kanamycin, Neomycin, Amikacin Gentamicin, Tobramycin Gentamicin, Kanamycin, Tobramycin, Neomycin

terien und die Population nach einiger Zeit wieder überwiegend oder völlig aus sensitiven Keimen besteht.

Die Verlustspektren sind für einzelne R-Faktoren zwar charakteristisch, aber nicht für alle gleich. So fanden Lebek et al. Resistenzfaktoren, die in einem Stamm von Salmonella „heidelberg" zum Verlust aller Resistenzeigenschaften mit Ausnahme der Tetracyclinresistenz neigten. Andere R-Faktoren neigen dagegen in dem gleichen Stamm der Wirtsbakterien, S. „heidelberg", zunächst zum Verlust der Tetracyclinresistenz und erst danach zum Verlust der restlichen Resistenzeigenschaften. Hinsichtlich der Antibiotikatherapie bakterieller Infekte ist es tröstlich zu wissen, dass auch mehrfachresistente Erregerpopulationen wieder sensitiv, d. h. wieder einer Antibiotikabehandlung zugänglich werden können.

●●● Zusammenfassung

Die Tatsache, dass meiotische Systeme auf Eukaryonten beschränkt sind, bedeutet nicht, dass nicht auch unter Prokaryonten genetisches Material ausgetauscht werden kann. Wir unterscheiden hier Transduktion, Transformation und Konjugation. Bei der Transduktion handelt es sich um infektiöse Prozesse, bei denen Phagen ihr genetisches Material in eine Zelle injizieren. Bei der Transformation wird von einer Zelle DNA aus der Umgebung aufgenommen. Bei der Konjugation dagegen wird genetisches Material von einer Donor-Zelle auf eine Rezipientenzelle übertragen. Diese Art des Gen-Austausches ist besonders gefürchtet, da so vor allem auch Antibiotika-Resistenzen sehr schnell übertragen werden können. Diese sind meist Plasmid-codiert. Plasmide können, wenn ein Selektionsdruck fehlt, auch wieder aus einer Zelle verloren gehen. In der klinischen Praxis spielt das aber keine Rolle, so dass das Abtöten von Antibiotika-resistenten Bakterien zu einer immer stärkeren Herausforderung wird.

3.3.6. Hemmung von Replikation, Transkription und Translation

Viele Antibiotika hemmen die Vorgänge, die zur Ausprägung der genetischen Information führen. In die

Tab. 3.12 Antibiotika, die Transkription oder Translation hemmen

Transkription	Translation
Aktinomycine	Chloramphenicol
Mitomycine	Tetracycline
Daunorubicin	Aminoglykosidantibiotika
Rifamycine	Makrolidantibiotika
	Lincomycin
	Puromycin

Transkription greifen Aktinomycine, Daunorubicin und Rifamycine ein. Die Translation wird u. a. durch Chloramphenicol, Tetracycline, Aminoglykosidantibiotika und Makrolidantibiotika gehemmt. Neben diesen in der Medizin verwendeten Antibiotika sind noch eine Reihe weiterer Antibiotika bekannt, die in die Vorgänge der Proteinsynthese eingreifen, z. B. Puromycin und Chalkomycin (Tab. 3.12).

3.3.6.1 Hemmung der Replikation und Transkription

Matrizenblocker

Aktinomycine, Mitomycin, Daunorubicin und Bleomycine hemmen die DNA-abhängige Bildung von mRNA. Sie greifen direkt an der DNA an, blockieren also die Matrize für die Biosynthese der RNA. Daher werden diese Antibiotika auch als Matrizenblocker oder Matrizeninhibitoren bezeichnet. Diese Antibiotika bilden Assoziate mit der DNA. Konzentrationsabhängig hemmen diese Verbindungen auch die Replikation der DNA und damit die Zellteilung. Hierauf gründet sich ihre Verwendung in der Tumortherapie.

Chromopeptidantibiotika (Aktinomycine)

Für die Bindung von Aktinomycinen (Abb. 3.68) an die DNA ist eine 2-Aminopurin-Gruppierung notwendig. In der DNA ist diese nur im Guanin enthalten. Mit dieser Gruppierung reagiert die chromophore Gruppe des Antibiotikums. Bei der Komplexbildung schiebt sich der Chromophor flach über oder unter ein Guanin-Cytosin-Basenpaar in die DNA-Helix ein. Man spricht von einer **Interkalation**.

Aktinomycine sind starke Inhibitoren der DNA-abhängigen RNA-Polymerase-Reaktion. Die Hemmwirkung wird von der Sekundärstruktur der DNA und deren Guaningehalt beeinflusst. Die in die DNA

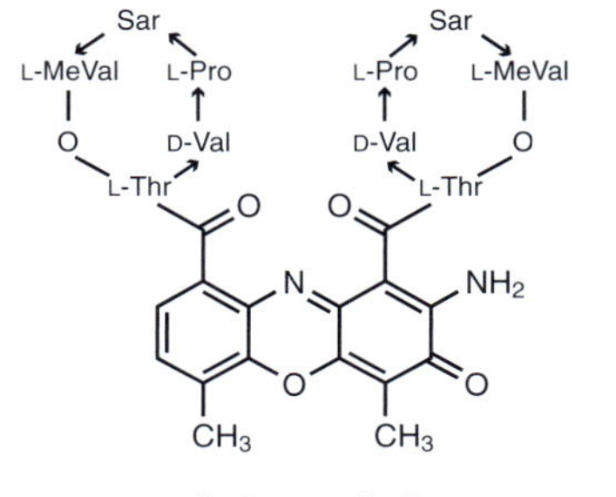

Abb. 3.68 Actinomycin D. Sar=Sarkosin

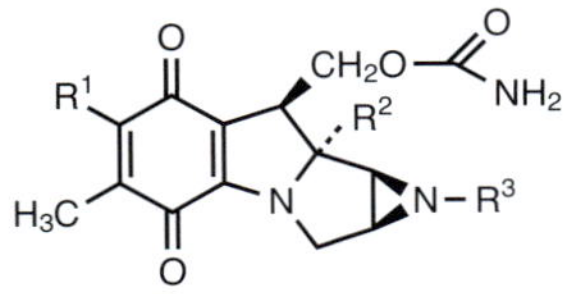

Abb. 3.69 Mitomycine

Mitomycin	R^1	R^2	R^3
A	CH_3O	OCH_3	H
B	CH_3O	OH	CH_3
C	NH_2	OCH_3	H

eingeschobenen Aktinomycinmoleküle verhindern das Fortschreiten der RNA-Polymerase an der DNA-Matrize. Durch Aktinomycine wird auch die Replikation der DNA und damit die Zellteilung verhindert.

Benzochinone (Mitomycine)

Mitomycine (Abb. 3.69) wirken durch **Alkylierung** der DNA. Die beiden komplementären DNA-Stränge werden durch kovalente Bindungen miteinander verbunden, so dass die beiden DNA-Stränge zur DNA-Replikation und RNA-Synthese an bestimmten Stellen nicht mehr getrennt werden können. Durch Mitomycine werden also die DNA-Replikation und die RNA-Biosynthese blockiert. Mitomycine wirken auf Säugetierzellen stark toxisch.

Anthracyclinantibiotika (Daunorubicin, Doxorubicin)

Zu den Anthracyclinantibiotika gehören Daunorubicin (= Daunomycin) und Doxorubicin (Adriamycin) (Abb. 3.70). Anthracycline sind sehr toxische Verbindungen. Sie wirken durch **Komplexbildung mit DNA als Matrizenblocker**. Sie hemmen die Biosynthese von DNA und RNA in gleichem Maße. Die Wirkung hängt nur wenig von der Basensequenz der DNA ab.

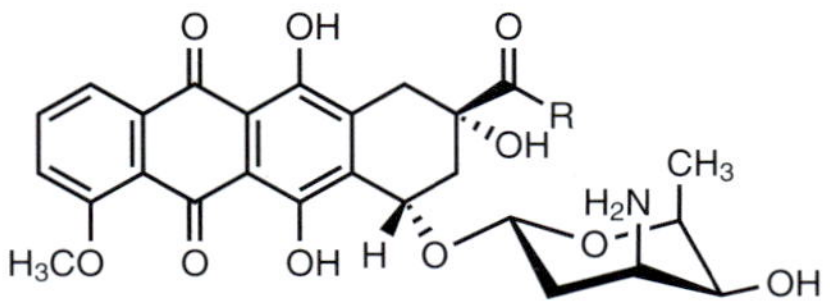

R = –CH₃   Daunorubicin
R = –CH₂–OH   Doxorubicin

Abb. 3.70 Daunorubicin und Doxorubicin

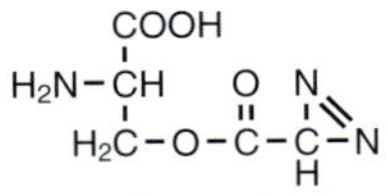

Abb. 3.71 Azaserin

Offensichtlich verhindert auch Daunorubicin eine Trennung der komplementären DNA-Stränge bei der DNA-Replikation und bei der RNA-Biosynthese. Daunorubicin bildet nicht nur mit DNA, sondern auch mit RNA, Oligonukleotiden und Mononukleotiden Komplexverbindungen. Die Hemmwirkung ist wesentlich geringer als die von Aktinomycin. Daunorubicin und Doxorubicin werden wegen ihrer Antitumorwirkung klinisch eingesetzt, z. B. bei verschiedenen Formen der Leukämie.

Azaserin, Bleomycin

Azaserin (Abb. 3.71) und Bleomycine blockieren ebenfalls die Funktion der DNA. Bleomycine sind Glykopeptide mit starker Antitumorwirkung (Abb. 3.72).

Alle diese Verbindungen wirken nicht spezifisch auf Mikroorganismen. Sie blockieren ebenso die DNA- und RNA-Synthese von Pflanzen- und Säugetierzellen. Ihrer Anwendung beim Menschen steht ihre Toxizität im Wege. Wegen ihrer Hemmwirkung auf das Zellwachstum können sie in der Tumortherapie eingesetzt werden. Jedoch sind auch hier die Möglichkeiten ihrer Anwendung stark eingeschränkt, da sie auch DNA- und RNA-Synthese bei gesunden Zellen hemmen. Des Weiteren wirken diese Verbindungen wegen ihrer

Tab. 3.13 Die wichtigsten Antitumor-Antibiotika.

Antibiotikum	Stoffklasse	Produktionsstamm
Actinomycin C_1, C_3	Chromopeptid	*Streptomyces antibioticus*
Doxorubicin, Daunorubicin	Anthracycline	*S. peucetius*
Chromomycin A_3	C-Glykosid	*S. griseus*
Mithramycin		*S. plicatus, S. argillaceus, S. atroolivaceus.*
Mitomycin C	Benzochinon	*S. caespitosus*
Bleomycin A_2, B_2	Glykopeptid	*S. verticillus*
Neocarzinostatin	Peptid	*S. carzinostaticus*

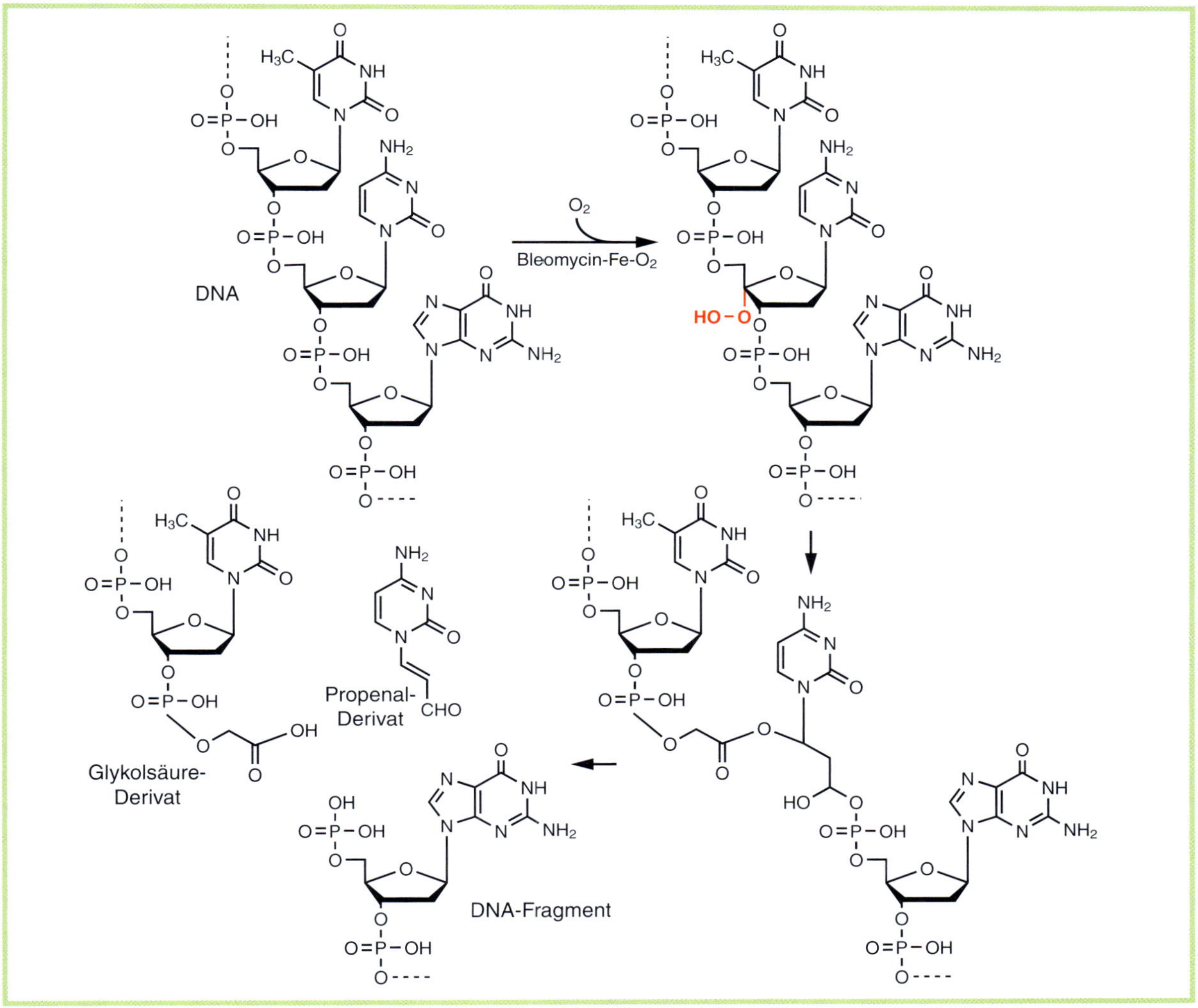

Abb. 3.72 Wirkungsmechanismus der Bleomycine. Bleomycine trennen aus einem Nukleotidstrang doppelsträngiger DNA Thyminmoleküle heraus. Die DNA-Degradation durch Bleomycin erfolgt oxidativ nachdem Bleomycin in die DNA interkaliert hat. Fe^{2+}-Ionen spielen dabei eine große Rolle, indem sie einmal mit dem Bleomycin, dann aber auch mit molekularem Sauerstoff komplexieren. Nun wird am C-4'-Atom der Desoxyribose des räumlich benachbarten DNA-Strangs ein Hydroperoxid gebildet, das unter Spaltung der C-C-3' und C-4' des Desoxyriboserestes und anschließender Eliminierung eines Glykolsäure-Derivats weiterreagiert. Als Endprodukte entstehen schließlich das Propenal der Base und zwei DNA-Fragmente. Bleomycin wird durch seine Reaktion mit der DNA nicht inaktiviert.

Wechselwirkung mit der DNA mutagen. Auch dies verbietet eine breitere, unkritische Anwendung beim Menschen (Tab. 3.13).

Hemmung der RNA-Polymerase – Rifamycine

Einen grundsätzlich anderen Wirkungsmechanismus als die vorgenannten Antibiotika haben die *Rifamycine* (Abb. 3.73). Sie blockieren nicht die DNA-Matrize, sondern sind **Hemmstoffe der DNA-abhängigen RNA-Polymerase**.

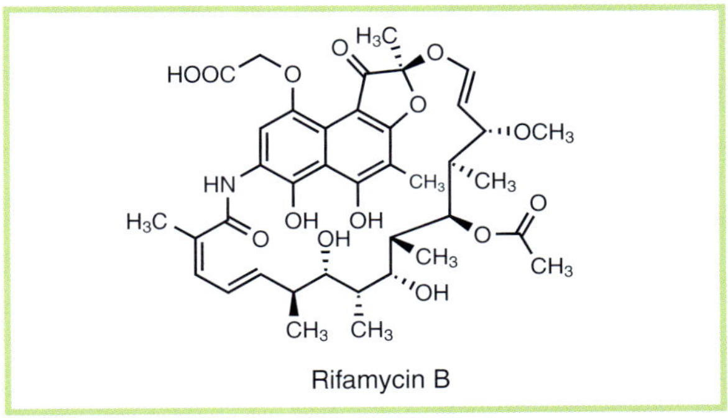

Abb. 3.73 Rifamycin B

Ihre Wirkung ist unabhängig von der Basenzusammensetzung und der Sekundärstruktur der DNA.

Rifamycine zeigen Hemmwirkung nur am freien Enzymprotein. Sobald die RNA-Polymerase an die DNA gebunden ist, ist sie durch Rifamycine nicht mehr hemmbar.

Durch *Rifamycine* kann also nur der Start der RNA-Synthese gehemmt werden. Einmal in Gang gekommen, läuft die RNA-Synthese auch in Anwesenheit von Rifamycin ab. Rifamycin wirkt sehr spezifisch und hemmt selektiv den Start der DNA-gesteuerten RNA-Synthese von Mikroorganismen, wodurch die Proteinbiosynthese unterbrochen wird. Rifamycine wirken auf wachsende Keime bakterizid. Ruhende Keime werden kaum oder gar nicht beeinflusst. RNA-Polymerasen von Säugetieren werden nicht beeinträchtigt. Rifamycine sind hochaktiv gegen grampositive Keime, wie *Staphylokokken* und *Streptokokken*. Gramnegative Keime werden weniger beeinflusst.

Dies ist offensichtlich auf die unterschiedliche Penetrationsfähigkeit des Rifamycins durch die Zellwände grampositiver und gramnegativer Bakterien zurückzuführen.

Eine besonders ausgeprägte Wirkung zeigt Rifampicin gegen *Mycobacterium tuberculosis*. Diese Verbindung findet deshalb vor allem bei der Behandlung der **Tuberkulose** Anwendung.

Hemmung der Gyrase – Chinolone

Bei der Suche nach neuen Wirkstoffen gegen bakterielle Infektionen sind in den letzten Jahren die Chinolone immer stärker in den Vordergrund getreten. Es sind synthetische Verbindungen, die sich durch ein breites Wirkungsspektrum auszeichnen. Insbesondere bei schweren bakteriellen Infektionen sind sie den herkömmlichen Antibiotika überlegen. Als erstes Präparat dieser Gruppe wurde die Nalixidinsäure eingeführt. Sie wirkt bakterizid auf gramnegative Bakterien und Kokken. Abgesehen von ihrem Einsatz bei Harnwegsinfektionen hat Nalixidinsäure keine größere medizinische Bedeutung erlangt. (Abb. 3.74) Durch Molekülvariationen, z. B. durch Einfügen eines Fluor-Atoms, konnte das Wirkungsspektrum der Chinolone erweitert und die antibakterielle Wirkung stark erhöht werden, z. B. im Ciprofloxacin, Ofloxacin oder Moxifloxacin. Diese Verbindungen verfügen über ein breites Wirkungsspektrum gegen gramnegative und grampositive Keime. **Sie hemmen die Gyrase und werden daher auch Gyrasehemmer genannt.** Die Gyrase ist ein Enzym, das ausschließlich bei Bakterien vorkommt und zu den Topoisomerasen zählt (Kap. 3.1.1.1). Es katalysiert die superhelikale Organisation der DNA in der

Abb. 3.74 Chinolone

Bakterienzelle. Wird die Aktivität der Gyrase inhibiert, führt dies zu einer Blockierung der Funktion der bakteriellen DNA und in der Folge zum Absterben der Bakterienzellen. Da die Gyrase bisher in höheren Organismen nicht gefunden wurde, ist dieser Effekt selektiv für Mikroorganismen.

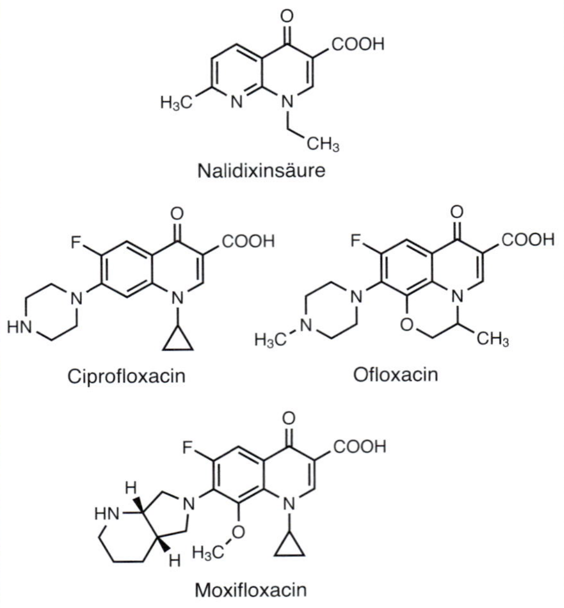

Die DNA-Gyrase der Bakterien besteht aus zwei Untereinheiten. Chinolone blockieren die Funktion der DNA nach Bindung an die größere Untereinheit (A). Novobiocin dagegen bindet an die kleinere Untereinheit (B) (Tab. 3.14).

Weitere Topoisomerasehemmstoffe

Eine Reihe von Zytostatika hemmt Topoisomerasen. Die DNA kann dann nicht in die entspannte Form überführt werden, so dass Replikation und Transkription nicht ablaufen können. Die Zelle geht zugrunde.

Tab. 3.14 DNA-Gyrase besteht aus zwei Untereinheiten, die unterschiedlichen Antibiotika als Angriffspunkt dienen. Gyrase ist ein Tetramer von 400 000 Dalton mit der Struktur A_2B_2.

Untereinheit	Größe in Dalton	Auf die Untereinheit wirkende Antibiotika
A	105 000	Nalidixinsäure, Chinolone
B	95 000	Novobiocin

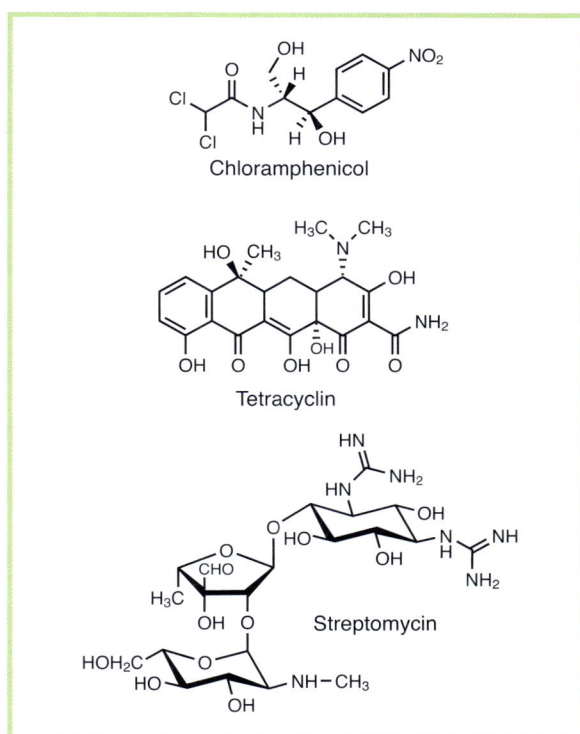

Abb. 3.75 Weitere Topoisomerasehemmstoffe

Abb. 3.76 Hemmstoffe der Translation

Das Alkaloid Camptothecin (Abb. 3.75) hemmt bei Säugetieren spezifisch die Topoisomerase I. Als das Ziel etablierter Zytostatika erwies sich die Topoisomerase II. Hohe Topoisomerase-II-Konzentrationen finden sich in schnell wachsenden Tumorzellen. Etoposid, Teniposid und Anthracycline hemmen die Topoisomerase II. Etoposid und Teniposid sind halbsynthetische Derivate des pflanzlichen Mitosehemmstoffes Podophyllotoxin. Zu den Anthracyclinen zählen Substanzen wie Daunorubicin, Doxorubicin (Abb. 3.70) und Epirubicin.

Das Flavonoid Genistein hemmt die Tyrosinkinase und blockiert daneben auch die Topoisomerase II.

Topoisomerasehemmstoffe sind für die Tumortherapie bedeutsam.

3.3.6.2 Hemmung der Translation (Proteinbiosynthese)

Die Biosynthese der Proteine kann in verschiedenen Teilprozessen durch Antibiotika gehemmt werden.

Chloramphenicol (Abb. 3.76) wird bevorzugt von der 50S-Untereinheit der 70S-Ribosomen gebunden. An Untereinheiten von 80S-Ribosomen kann Chloramphenicol nicht binden und hemmt so spezifisch die Proteinsynthese von Bakterien. Jedoch wird auch die Proteinbiosynthese höherer Organismen, die an 70S-Ribosomen von Plastiden und Mitochondrien abläuft, gestört. Chloramphenicol muss vor Bildung des Initiationskomplexes aus 30S-Untereinheit, mRNA, Formylmethionyl-tRNA und 50S-Untereinheit an die 50S-Untereinheit binden, um wirksam zu werden. Bereits in Gang gekommene Proteinbiosynthesen werden nicht mehr gehemmt.

Vermutlich wirkt **Chloramphenicol** durch Blockierung der Peptidverknüpfungsreaktion, also über die **Hemmung der Peptidyltransferase**. Dabei reicht die Bindung von einem Molekül Chloramphenicol an eine 50S-Untereinheit aus, um die Proteinsynthese in Bakterien zu hemmen. Andere Antibiotika, wie *Erythromycin* und *Lincomycin*, konkurrieren mit *Chloramphenicol* um die gleiche Bindungsstelle.

Nach Behandlung mit Chloramphenicol können schwere Knochenmarkschäden auftreten. Reversible Knochenmarkschäden beobachtet man zudem regelmäßig an Patienten, die höhere Chloramphenicoldosen erhielten. Chloramphenicol-bedingte Schäden können auch zur aplastischen Anämie mit letalem Ausgang führen. Inwieweit solche Nebenwirkungen auf die Hemmung der mitochondrialen Proteinsynthese zurückzuführen ist, ist noch nicht geklärt. Die aplastische Anämie könnte auch durch Metaboliten des Chloramphenicols verursacht werden, da sie häufig erst im Abstand von mehreren Jahren nach der Arzneimittelbehandlung auftritt.

Tetracycline binden ebenfalls an Ribosomen, und zwar **an 70S- wie an 80S-Ribosomen.** Jedoch wird die Proteinbiosynthese von Bakterien weitaus stärker gehemmt. Vermutlich blockieren **Tetracycline die Bindung der Aminoacyl-tRNA an das Ribosom.** Tetracycline binden an beide Untereinheiten von Ribosomen, bilden jedoch stabilere Komplexe mit den kleineren Untereinheiten.

Streptomycin bindet an ein Protein der 30S-Untereinheit von 70S-Ribosomen. Hierdurch wird offensichtlich die Konfiguration des Ribosoms verändert. Die Proteinbiosynthese kann noch ablaufen, jedoch ist die hohe Spezifität der Wechselwirkung zwischen der Aminoacyl-tRNA und der mRNA gestört. Die Pyrimidinnukleotide der mRNA werden nicht mehr richtig abgelesen. Hierdurch entstehen Proteine mit fehlerhafter Aminosäuresequenz, so genannte „Non-sense"-Proteine.

Durch Zerlegung der 30S-Untereinheiten ließ sich das Protein, an das Streptomycin bindet, auffinden. Die Wirkung von Streptomycin ist konzentrationsab-

hängig. In niederen Konzentrationen kommt es zur Ausbildung von Nonsense-Proteinen. Höhere Konzentrationen bewirken eine völlige Hemmung der Proteinbiosynthese. Streptomycin bewirkt auch Veränderungen der Membraneigenschaften und damit Permeabilitätsänderungen.

Andere Aminoglykosidantibiotika, wie *Neomycin*, *Kanamycin* und *Gentamicin* haben den gleichen Wirkungsmechanismus wie Streptomycin. Sie verursachen jedoch in gleichen Konzentrationen wesentlich höhere Raten von Ablesefehlern. Ihre Bindung erfolgt an andere Proteine der 30S-Untereinheit. Streptomycin kann nur sehr bedingt bei der Behandlung von Tuberkulose angewandt werden. Unter Einfluss von Streptomycin entwickeln die Erreger sehr schnell Resistenz. Diese beruht u. a. auf der Mutation des Gens, welches das Protein der 30S-Untereinheit codiert, an das Streptomycin bindet.

Makrolide binden nur an die 50S-Untereinheit von 70S-Ribosomen. Sie hemmen die Translokation, d. h. die **Übertragung der Peptidyl-tRNA von der Aminoacylbindungsstelle auf die Peptidylbindungsstelle des Ribosoms.**

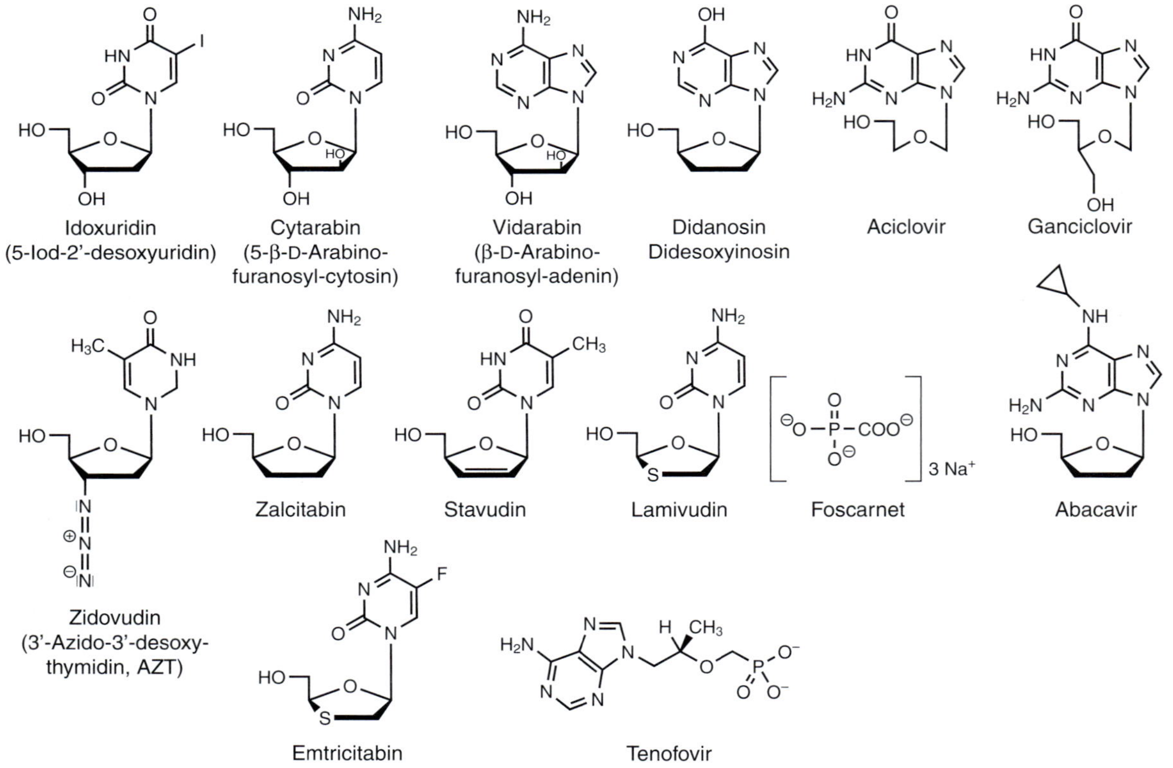

Abb. 3.77 Verbindungen, die als Virustatika wirken

Fusidinsäure, ein Antibiotikum mit steroidähnlicher Struktur, hemmt ausschließlich das Wachstum **grampositiver Keime**. Es findet klinische Anwendung gegen grampositive Infektionen (z. B. Staphylokokken), die gegen gebräuchlichere Antibiotika resistent sind. Fusidinsäure **hemmt die Translokation und verhindert die Spaltung von GTP zu GDP.**

Die Übertragung der Erbinformation kann also durch verschiedene Antibiotika gestört oder ganz blockiert werden. Nur solche Substanzen, die hierbei mehr oder weniger selektiv die Vorgänge bei Bakterien stören, können in der Therapie Verwendung finden.

3.3.6.3 Hemmung von Replikation, Transkription und Translation durch Antimetaboliten

Die Übertragung der genetischen Information kann auch noch durch so genannte Antimetaboliten gestört werden. Antimetaboliten der Nukleinsäuresynthese sind strukturanaloge Verbindungen zu natürlichen Nukleotiden. Solche Verbindungen werden an Stelle von natürlichen Nukleotiden in die DNA eingebaut. Dies führt zur Bildung von mutierter, d. h. stark funktionsgestörter DNA. Solche nukleotidstrukturanaloge Verbindungen sind z. B. *5-Iod-2'-desoxyuridin, Cytarabin* und *Vidarabin* (Abb. 3.77) (Kap. 3.4.2.3).

Diese Verbindungen haben keine selektive Wirkung. Sie können in sehr beschränktem Umfang in der Virustherapie eingesetzt werden. *5-Iod-2'-desoxyuridin* etwa wird zur Behandlung von Herpes corneae verwendet. Die Erreger dieser Krankheit vermehren sich in den Zellen der Hornhaut. Diese Zellen selbst zeigen selten Zellteilung und DNA-Replikation. Die DNA der Viren wird im Verhältnis wesentlich schneller vermehrt. *5-Iod-2'-desoxyuridin* wird an Stelle von Thymin vornehmlich in die DNA der Viren eingebaut, wodurch die Matrizenfunktion dieser DNA gestört wird. Als Folge davon werden fehlerhafte Proteine codiert, die wiederum Fehler im Zusammenbau der Virionen verursachen. Die Virusvermehrung wird gehemmt (Kap. 6.2).

Die Selektivität solcher Arzneimittel ist gering. Sie beruht nur auf quantitativen Unterschieden der DNA-Syntheseraten von Viren und ihren Wirtszellen. Substanzen mit geringer therapeutischer Breite, die zudem mutationsauslösend sind, können nur äußerlich angewandt werden.

Spezifischere Wirkungen zeigen Aciclovir und Ganciclovir. Beide Verbindungen leiten sich vom Guanosin ab. Es sind Acycloguanosine. Diese beiden Substanzen selbst sind keine antiviralen Hemmstoffe. Sie werden jedoch in Zellen, in denen sich Herpesviren vermehren, durch eine Virus-spezifische Thymidinkinase an der

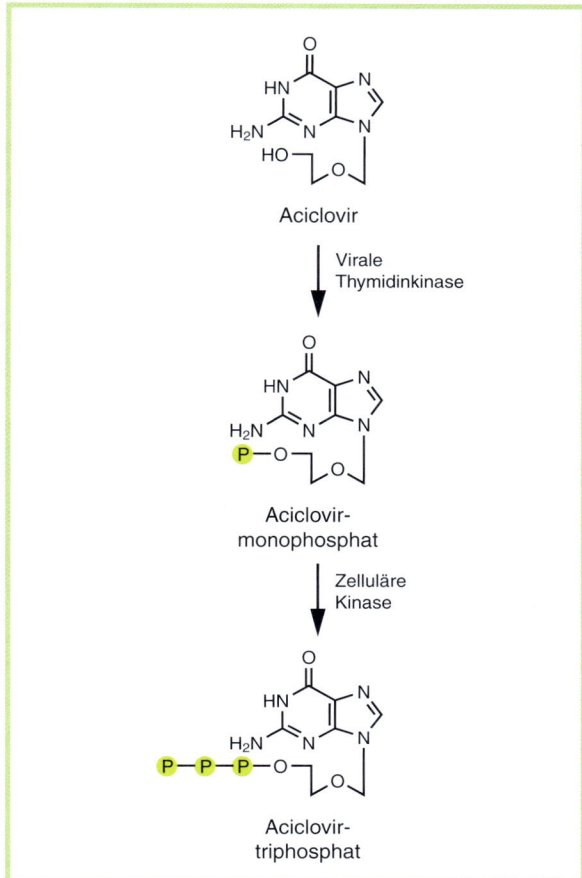

Abb. 3.78 Überführung von Aciclovir in die Wirkform

Seitenkette zum Monophosphat phosphoryliert. Dieses wird dann durch wirtszelleigene Enzyme zum Triphosphat phosphoryliert (Abb. 3.78). Die Triphosphate beider Verbindungen sind dann die wirksamen Hemmstoffe. Die Triphosphate haben eine um 10- bis 30fach höhere Affinität zur viralen Polymerase als zum entsprechenden Enzym der Wirtszelle. Sie werden also bevorzugt in die virale DNA eingebaut. Nach Einbau dieses Antimetaboliten in die DNA ist an dieser Stelle des Moleküls keine 3'-5'-Verknüpfung mehr möglich. Dies ist jedoch für die Kettenverlängerung der DNA unerlässlich. Es kommt daher zum Kettenabbruch, d. h. zum Abbruch der Verlängerung der viralen DNA und damit zum Abbruch der Virusvermehrung in der Zelle. Beide Substanzen werden also erst in Zellen und nur in den Zellen in die aktive Form überführt, in denen sich auch Viren vermehren. Sie besitzen zudem eine hohe Affinität zur viralen DNA-Polymerase. Aus beiden Gründen haben diese Verbindungen im Vergleich zu anderen Antimetaboliten eine relativ geringe Toxizität gegenüber dem Wirtsorganismus. Auf Grund

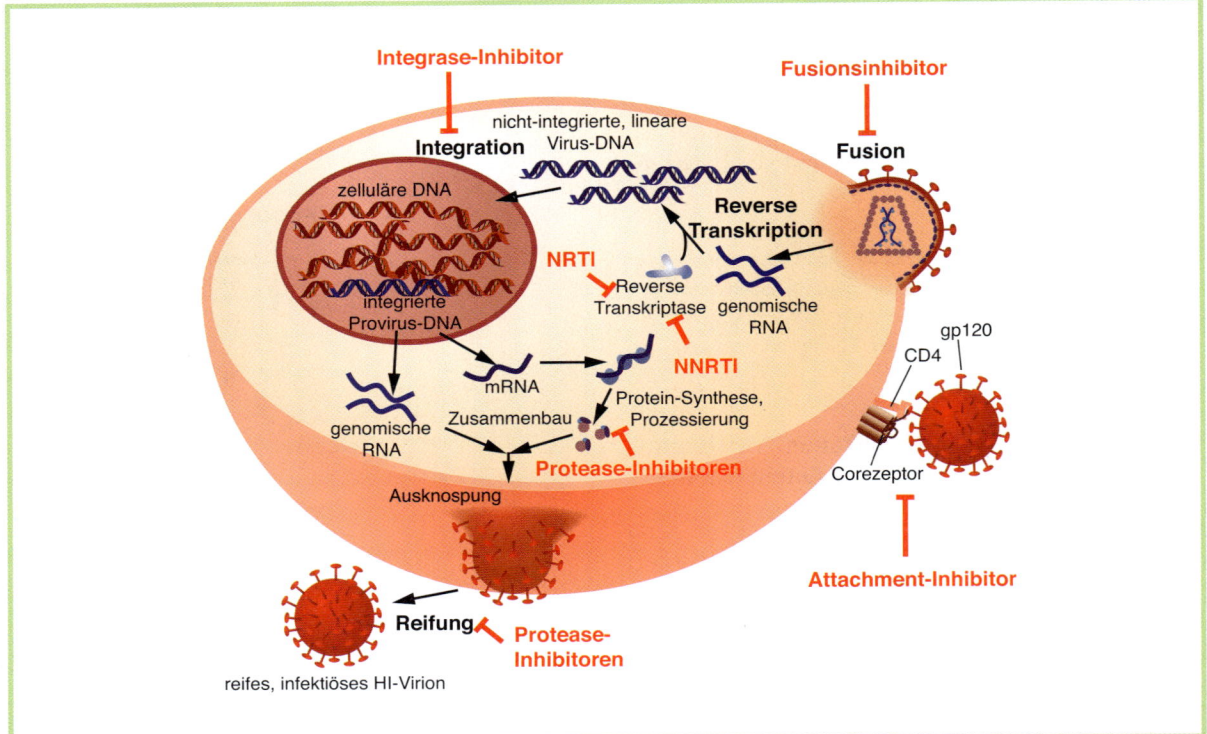

Abb. 3.79 Entwicklungsgang eines HI-Virus. Das Virus bindet über das virale Oberflächenprotein gp120 an das CD4-Molekül und einen weiteren Corezeptor an die Plasmamembran der Wirtszelle (Adsorption). Es wird in die Zelle aufgenommen, die ssRNA wird freigesetzt, es entsteht ein DNA-Provirus, das in die Zell-DNA integriert wird. Die virale DNA wird mit der Zell-DNA repliziert. Gelegentlich kann die virale DNA jedoch zu viraler RNA transkribiert werden. Die virale RNA kann als mRNA mit Ribosomen der Zelle zur Translation viraler Proteine dienen (Gag, Pol, Env). Virale RNA und virale Proteine werden schließlich zu neuen Viren zusammengebaut und an besonders vorbereiteten Stellen aus der Zelle ausgeschleust. Störung der Reversen Transkription unterbricht den Entwicklungszyklus. Die in der AIDS-Therapie verwendeten Wirkstoffgruppen sind rot hervorgehoben. (NRTI: Nukleosidische Reverse Transkriptaseinhibitoren, NNRTI: Nicht nukleosidische Reverse Transkriptaseinhibitoren)

dieser guten Verträglichkeit ist Aciclovir zur topischen Behandlung von Lippenherpes seit Juli 1992 von der Rezeptpflicht befreit. Aciclovir-haltige Arzneiformen zur systemischen Anwendung stehen dagegen, wegen des Risikos möglicher Nebenwirkungen, unter Rezeptpflicht.

Ganciclovir ist nur als Infusionslösung zur intravenösen Applikation im Handel. Es hat, als Infusion verabreicht, erhebliche Nebenwirkungen, ist nur für ein eng begrenztes Indikationsgebiet zugelassen und steht natürlich unter Rezeptpflicht. Es wird zur Behandlung von Lebens- und Augenlicht-bedrohlichen Erkrankungen durch Cytomegalie-Viren verwendet.

Weitere wichtige Arzneimittel sind beispielsweise die Nukleosidanaloga Zidovudin (Azidothymidin) und Didesoxyinosin (Didanosin). Beide hemmen die Reverse Transkriptase, also ein Enzym, welches die RNA von Retroviren (HIV) in DNA transkribiert (Abb. 3.79). Beide sind zugelassen zur Behandlung von HIV-Infek-

tionen (AIDS). Didanosin soll weniger Nebenwirkungen besitzen als Retrovir (Tab. 3.15). Wie dieses kann es jedoch nur den zeitlichen Verlauf einer AIDS-Erkrankung hinauszögern. Eine Heilung der Krankheit ist derzeit nicht möglich (Kap. 6.3.5).

Auch die Reverse-Transkriptaseinhibitoren (Zidovudin, Didanosin, Zalcitabin, Stavudin, Lamivudin und Abacavir) müssen in der Zelle zunächst zum Triphosphat phosphoryliert werden. Sie werden alle von der Reversen Transkriptase als Nukleotidbausteine „anerkannt" und in die provirale DNA eingebaut. Der Einbau dieser Verbindungen blockiert jede weitere Elongation der DNA-Kette und führt zum Kettenabbruch. Das Spektrum der retroviralen Reverse-Transkriptase-Hemmer wurde durch den nukleotidischen Inhibitor Tenofovir erweitert. Tenofovir Disoproxil ist ein Prodrug und liegt im Fertigarzneimittel als Fumarat vor, daher auch der Name Tenofovir DF. Die Substanz wird *in vivo* in Tenofovir, ein Nukleosid-

Tab. 3.15 In Deutschland zugelassene HIV-Medikamente (Stand Sept. 2008). Der Vollständigkeit halber sind hier auch die Protease-, Integrase- und Fusionsinhibitoren mit aufgeführt.

Substanz	Tagesdosierung	Wichtige Nebenwirkungen
Nukleosidische Reverse Transkriptaseinhibitoren (NRTI)		
Abacavir (Ziagen®)	2 x 1 Tbl. oder 1 x 2 Tabl. à 300 mg	Übelkeit, Durchfall, Hypersensitivitätsreaktion
Zidovudin (AZT) (Retrovir®)	500 oder 600 mg in 2–3 Einzeldosen	Übelkeit, Magendruck, Anämie, Leukopenie, Myositis, Kopfschmerzen
Lamivudin (3TC) (Epivir®)	2 x 1 Tbl. à 150 mg oder 1 x 1 Tbl. à 300 mg	Meteorismus, Durchfall, Kopfschmerzen, Arthralgie
Abacavir/3TC (Kivexa®)	1 x 1 Tbl. à 600 mg Abacavir + 300 mg 3TC	wie bei Abacavir und 3TC
AZT/3TC (Combivir®)	2 x 1 Tbl. à 300 mg AZT + 150 mg 3TC	wie bei AZT und 3TC
AZT/3TC/Abacavir (Trizivir®)	2 x 1 Tbl. à 300 mg AZT + 150 mg 3TC + 300 mg Abacavir	wie bei AZT, 3TC und Abacavir
Didanosin (DDI) (Videx®)	< 60 kg: 2 x 125 mg oder 1 x 250 mg ≥ 60 kg: 1 x 400 mg oder 2 x 200 mg	Durchfall, Polyneuropathie, Pankreatitis
Stavudin (D4T) (Zerit®)	< 60 kg: 2 x 1 Kps. à 30 mg ≥ 60 kg: 2 x 1 Kps. à 40 mg	Polyneuropathie, Schlafstörungen, Transaminasenerhöhungen, Myalgien, Lipoatrophie, Lipidstoffwechselstörungen
Emtricitabin (FTC) (Emtriva®)	1 x 1 Kps. à 200 mg	Durchfall, Kopfschmerzen
Nukleotidische Reverse Transkriptaseinhibitoren		
Tenofovir (Viread®)	1 x 1 Tbl. à 245 mg	Durchfall, Nephrotoxizität, Kopfschmerzen
Tenofovir/Emtricitabin (Truvada®)	1 x 1 Tbl. à 245 mg Tenofovir + 200 mg Emtricitabin	wie bei Tenofovir und Emtricitabin
Efavirenz/Emtricitabin/Tenofovir (ATRIPLA®)	1 x 1 Tbl. à 600 mg Efavirenz, 200 mg FTC, 245 mg Tenofovir	wie bei Efavirenz, FTC, Tenofovir
Nicht-nukleosidische reverse Transkriptaseinhibitoren (NNRTI)		
Nevirapin (Viramune®)	14 Tage 1 x 1 Tbl., dann 2 x 1 Tbl. à 200 mg	Exanthem, Fieber, Transaminasenanstieg
Efavirenz (Sustiva®)	1 x 3 Kps. à 200 mg oder 1 x 1 Tbl. à 600 mg nüchtern	ZNS-Nebenwirkungen, Angstträume, Halluzinationen, Exantheme, Durchfall
Proteaseinhibitoren (PI) – geboostert[1]		
Indinavir (Crixivan®)	800 mg (2 Kps. à 400 mg oder 4 Kps. à 200 mg)	Fettstoffwechselstörungen, Nierensteine
Saquinavir (Invirase®)	2 x 2 Tbl. à 500 mg Saquinavir gemeinsam mit 2 x 1 Kps. Ritonavir à 100 mg	Durchfall, Übelkeit, abdominale Beschwerden, Dyspepsie, Lipodystrophie, Fettstoffwechselstörung
Nelfinavir (Viracept®)	2 x 5 Tbl. oder 3 x 3 Tbl. à 250 mg (keine Boosterung möglich)	Durchfall, Exanthem, Meteorismus, Lipodystrophie, Fettstoffwechselstörung
Fosamprenavir (Telzir®)	2 x 1 Tbl. à 700 mg gemeinsam mit 2 x 1 Kps. Ritonavir à 100 mg	Exanthem, Durchfall, Fettstoffwechselstörung, Kopfschmerzen

3 Genetik

Tab. 3.15 In Deutschland zugelassene HIV-Medikamente (Stand Sept. 2008). Der Vollständigkeit halber sind hier auch die Protease-, Integrase- und Fusionsinhibitoren mit aufgeführt. (*Fortsetzung*)

Substanz	Tagesdosierung	Wichtige Nebenwirkungen
Lopinavir/Ritonavir (Kaletra®)	2 x 2 Tbl. à 200/50 mg (fixe Kombination)	Durchfall, Lipodystrophie, Fettstoffwechsel-störung
Tipranavir (Aptivus®)	2 x 2 Kps. à 250 mg gemeinsam mit 2 x 2 Kps. Ritonavir à 100 mg	Durchfall, Übelkeit, Erbrechen, Kopfschmerzen, Bauchschmerzen
Atazanavir (Reyataz®)	1 x 2 Kps. à 150 mg gemeinsam mit 1 x 1 Kps. Ritonavir à 100 mg[3]	Durchfall, Hyperbilirubinämie
Darunavir (Prezista®)	2 x 2 Tbl. à 300 mg gemeinsam mit 2 x 1 Kps. Ritonavir à 100 mg[2]	Kopfschmerzen, Durchfall, Übelkeit, Erbrechen; selten Hautausschlag 10 d nach Therapiebeginn
Integraseinhibitor		
Raltegravir (Isentress®)	2 x 1 Tbl. à 400 mg[2]	Durchfall, Übelkeit, Kopfschmerzen
Fusionsinhibitoren		
Enfuvirt (T20) (Fuzeon®)	2 subkutane Injektionen à 90 mg /Tag[2]	Reaktionen an der Injektionsstelle, Hypersensitivität
Maraviroc (CELSENTRI®)	2 x 150 mg, 300 mg oder 600 mg[2], abhängig von anderen Arzneimitteln, nur Patienten mit CCR5-tropen HIV1	Kopfschmerzen, Müdigkeit, Appetitlosigkeit

[1] Die Dosierungen in nicht geboosterter Form können den jeweiligen Fachinformationen entnommen werden.
[2] In Europa bislang nur bei vorbehandelten Patienten zugelassen.

monophosphat- beziehungsweise Nukleotid-Analogon, umgewandelt. Nach zweimaliger Phosphorylierung entsteht daraus der aktive Metabolit Tenofovirtriphosphat, der die Reverse Transkriptase hemmt.

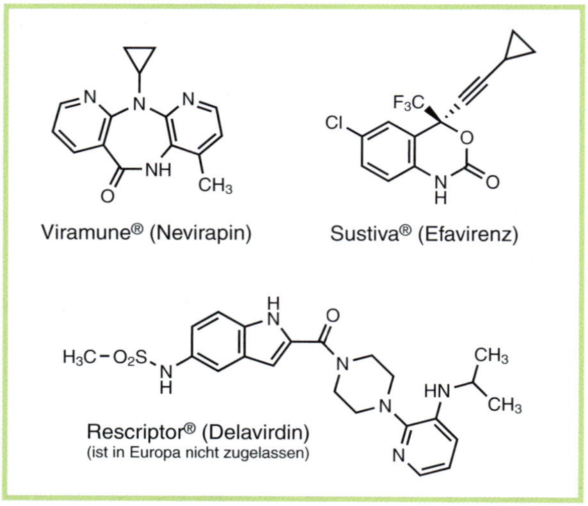

Viramune® (Nevirapin)   Sustiva® (Efavirenz)

Rescriptor® (Delavirdin)
(ist in Europa nicht zugelassen)

Abb. 3.80 Nichtnukleosidische Inhibitoren der Reversen Transkriptase (NNRTI)

Eine andere Klasse von Hemmstoffen sind die so genannten „Nichtnukleosidischen Inhibitoren der Reversen Transkriptase" (NNRTI, Abb. 3.80). Diese Wirkstoffe sind keine Substrate der Reversen Transkriptase, sondern fungieren als nichtkompetitive Inhibitoren (Kap. 4.1.2.1). Strukturell gleichen sie daher auch nicht mehr den Nukleotiden, denn sie binden nicht am aktiven Zentrum des Enzyms, sondern an einer anderen Stelle. Durch die Bindung wird allerdings die Struktur des Enzyms so verändert, dass es seine enzymatische Aktivität einbüßt.

Ein weiterer Hemmstoff der viralen DNA-Replikation ist Foscarnet-Na. Es handelt sich dabei um das Trinatriumsalz der Phosphonoameisensäure. Foscarnet ist selbst die aktive Form und hemmt als solches die DNA-Replikation. Es ist zugelassen bei Lebens- und Augenlicht-bedrohlichen Erkrankungen durch Cytomegalie-Viren bei Patienten mit erworbener Immunschwäche (AIDS). Foscarnet wirkt auf Cytomegalie-Viren virustatisch. Foscarnet-Na ist als Infusionslösung zur intravenösen Applikation im Handel. Foscarnet ist auch als antivirale Creme zugelassen, zur topischen Anwendung bei Symptomen rezidivierender Haut- und

Schleimhautinfektionen durch Herpes-simplex-Virus (HSV) Typ I und II wie Herpes labialis, Herpes integumentalis und Herpes genitalis.

●●● Zusammenfassung

Infektiöse Agenzien wie Bakterien oder Viren oder entartete Zellen an der Vermehrung zu hindern, ist ein prominentes Ziel einer medikamentösen Intervention. Eine solche Hemmung kann auf verschiedenen Ebenen erfolgen: der Replikation, der Transkription oder der Translation.

Matrizenblocker wie Aktinomycine, das Mitomycin, Anthracyclinantibiotika wie Daunorubicin und Doxorubicin, sowie Azaserin und Bleomycin sind Beispiele, die die DNA- und/oder die RNA-Synthese durch einen direkten Angriff an den Nukleinsäuren inhibieren.

Rifamycine hingegen hemmen die RNA-Polymerase, die Chinolone und andere Topoisomerase-Hemmstoffe inaktivieren die Topoisomerase I und die Gyrase.

Die Translation stören eine Vielzahl „klassischer" Antibiotika, darunter Chloramphenicol, Tetracycline, Aminoglykosidantibiotika wie Streptomycin, Neomycin, Kanamycin oder Gentamicin, die Macrolide und auch die Fusidinsäure.

Eine beachtliche Zahl von Antimetaboliten interferiert mit der Aktivität der Reversen Transkriptase der HI-Viren, die zudem durch nicht-nukleosidische Reverse Transkriptase-Hemmer blockiert werden kann.

Ein Hemmstoff der viralen DNA-Replikation ist Foscarnet, das für die Behandlung einer Cytomegalie-Virus-Infektion oder in Form einer topischen Formulierung für die Behandlung einer Herpes-Virus-Infektion zugelassen ist.

3.4　Veränderungen des Erbgutes

3.4.1　Mutation

3.4.1.1　Begriffe, Definitionen

Mutationen sind bleibende Veränderungen des Erbmaterials. Neben Stoffwechsel und Reproduktion gehört der Erbwandel durch Mutation zu den charakteristischen Vorgängen des Lebens. Er ist eine wesentliche Voraussetzung der Evolution. Mutationen können bei allen Organismen und in allen Zellen auftreten.

Bei Vielzellern finden sich Mutationen sowohl im *Soma*, also in den Körperzellen, als auch in der *Keimbahn*. Als Keimbahn wird eine Folge von Zellgenerationen bezeichnet, an deren Ende die Meiose steht. **Mutationen in der Keimbahn** führen zu Veränderungen des Genotyps der Keimzellen. Eine Erbänderung in der Keimbahn findet sich in allen Zellen der folgenden Generation wieder. **Somatische Mutationen** betreffen

nur Körperzellen außerhalb der Keimbahn. Mutationen, die im Soma während der Embryonalentwicklung stattfinden, führen zu so genannten Mosaiken. Der Organismus besteht in der Folge aus Bereichen mit normalen und Bereichen mit mutierten Zellen. Ein Beispiel ist der Mosaik-Mongolismus beim Menschen. Die Entstehung dieses Krankheitsbildes lässt sich durch eine fehlerhafte Chromosomenverteilung in einer Zelle während der Embryonalentwicklung erklären. **Die Auswirkung einer somatischen Mutation ist umso umfangreicher, je früher sie in der Entwicklung des Organismus eintritt.** Die Chromosomensätze von somatischen Zellen eines Organismus können also unterschiedlich sein.

Bei haploiden Organismen sind struktur- oder funktionsrelevante Mutationen sofort im Phänotyp erfassbar. Sie äußern sich beispielsweise als veränderte Stoffwechselleistungen oder als morphologische Veränderungen. **Bei diploiden Organismen führen Mutationen zu heterozygoten Zellen** bzw. Organismen, da mit allergrößter Wahrscheinlichkeit nur eines der beiden Allele mutiert. **Die meisten Mutationen sind hier rezessiv, d. h. sie sind im Phänotyp nicht erkennbar.** Solche rezessiven Mutationen werden nur dann bemerkbar, wenn sich Individuen paaren, die im gleichen Allel gleichsinnig mutiert sind. Hierdurch kann ein Teil der Nachkommen in Bezug auf das betroffene Allel homozygot mutant werden, wodurch die Erbänderung im Phänotyp erkennbar wird. In seltenen Fällen ist das mutierte Allel dominant, oder eine Mutation führt zu einem intermediären Phänotyp. In der Regel führen Mutationen nur zu mehr oder weniger geringfügigen Veränderungen des Erbgutes eines Individuums. Stärkere Veränderungen bedingen meist den Tod des betroffenen Organismus (Letalmutationen).

Mutationen sind immer zufällige Veränderungen. Sie sind nie gerichtet und als solche für den betroffenen Organismus zunächst einmal weder gut noch schlecht. Erst die Reaktion des mutierten Organismus mit Umweltfaktoren, also der Selektionsdruck eines gegebenen Lebensraumes, entscheidet, ob sich eine Mutation nachteilig auswirkt oder von Vorteil für den betroffenen Organismus ist. Meist haben auch nicht-letale Mutationen nachteilige Folgen. Sie setzen die Vitalität herab, d. h. verglichen mit nicht-mutierten Individuen ist die Überlebens- und Vermehrungsaussicht der Mutante vermindert.

Mutation ist im Zusammenwirken mit der Selektion der Motor der Evolution. Die natürliche oder „spontane" Mutationsrate eines Gens ist jedoch sehr gering. Sie liegt bei 10^{-5} bis 10^{-9} pro Verdoppelung eines Gens. Beispielsweise findet sich unter 10^5 bis 10^9 Bakterien des gleichen Typs ein Individuum, das in Bezug auf das in

Tab. 3.16 Mutationsraten beim Menschen (Mutationen pro Gen und Genom). (Aus Bachmann)

Autosomal dominant	
Muskeldystrophie	5×10^{-7}
Zwergwuchs	$4,3 - 7 \times 10^{-5}$
Autosomal rezessiv	
Amaurotischer Schwachsinn	$1,1 \times 10^{-5}$
Epidermolysis bullosa lateralis	$5,0 \times 10^{-5}$
X-gekoppelt rezessiv	
Hämophilie B	$0,5 - 2 \times 10^{-6}$
Muskeldystrophie (Becker-Typ)	$4,7 \times 10^{-5}$

Frage stehende Gen mutiert ist (Tab. 3.16). Diese niedrige **spontane Mutationsrate** ist zweckvoll. Hierdurch wird, trotz möglicher Veränderlichkeit, die Lebensfähigkeit auf dem bewährten Niveau gehalten. Gewisse Veränderungen sind jedoch notwendig, um die Fähigkeit der Art zur Anpassung an Umweltveränderungen zu garantieren und die Evolution zu ermöglichen. Wegen des Gleichgewichtes von Neumutation und Selektion besitzt jede diploide Population genotypisch ein beachtliches Reservoir rezessiver Mutationen. In allen Organismen gibt es relativ häufige (1:10.000) und seltene Mutationen. Dies ist abhängig von der Mutationsrate sowie der Erhaltung des mutierten Allels in der Population. Die Höhe der Mutationsrate hängt auch vom Entwicklungsstadium des Organismus ab.

Mutationen können durch verschiedene Faktoren experimentell ausgelöst werden, vor allem durch Strahlung, chemische Agenzien und Infektion mit bestimmten Viren. Auch die natürlichen Mutationsraten können durch diese Faktoren wesentlich erhöht werden.

●●● **Zusammenfassung**

Mutationen sind bleibende Veränderungen des Erbmaterials. Man unterscheidet somatische Mutationen von Keimbahnmutationen. Erstere betreffen eine einzelne Zelle innerhalb eines Individuums. Letztere hingegen betreffen Keimbahnzellen, so dass diese auf die nächste Generation übertragen werden, wenn die Keimbahnzelle mit einer zweiten Keimbahnzelle des anderen Geschlechts zu einer Zygote fusioniert.

Mutationen sind immer zufällig und nie gerichtet. Sie können sich phänotypisch ausprägen oder nicht. Im Zusammenspiel mit Selektion sind Mutationen der Motor der Evolution, die auch darauf ausgerichtet ist, eine Spezies an veränderte Umweltbedingungen anzupassen.

Man spricht dabei, im Gegensatz zur spontanen Mutation, von **induzierten Mutationen**.

Spontane und induzierte Mutationen führen im Wesentlichen zu gleichen Veränderungen der DNA. Mutationen können durch Rückmutationen wieder aufgehoben werden.

3.4.2 Mutationstypen

Nach der Art der Veränderung des Erbgutes lassen sich verschiedene Mutationstypen unterscheiden.

3.4.2.1 Genommutationen

Durch Veränderung der Anzahl der Chromosomen pro Zelle ergeben sich abnorme Chromosomensätze (Tab. 3.17).

> **Euploidie (Polyploidie):**
> **Numerische Veränderung des ganzen**
> **Chromosomensatzes**

Polyploide Organismen entstehen durch Vervielfachung des ganzen Chromosomensatzes in allen Zellen bedingt durch Endomitosen (Kap. 3.3.2.2). Dies kann spontan erfolgen, kann jedoch auch induziert werden, z. B. durch Colchicin (Abb. 1.79). Polyploidie findet sich häufig bei Kulturpflanzen wie Weizen, Tabak und Kartoffeln. **Polyploide Pflanzen weisen eine höhere Anpassungsfähigkeit an veränderte Umweltbedingungen auf als die entsprechenden diploiden Pflanzen.** Sie enthalten eine größere Anzahl von Allelen als diese. In Übereinstimmung damit steht die geographische Verbreitung polyploider Samenpflanzen. Diese stellen einen hohen Anteil der Angiospermenflora junger Siedlungsgebiete oder extremer Standorte. So beträgt z. B. in der Flora Nordgrönlands der Anteil polyploider Pflanzen etwa 86 %.

Bei Arzneipflanzen wurde vielfach versucht, durch Polyploidisierung die Ausbeute an wirksamen Inhaltsstoffen zu beeinflussen. Jedoch sind hier die Ergebnisse sehr widersprüchlich. Keineswegs führt eine Vermehrung der Chromosomenzahl zwangsläufig zu einer Erhöhung des Gehaltes an Wirkstoffen. Eine Alkaloiderhöhung durch Polyploidisierung wurde verschiedentlich für *Datura stramonium, Atropa belladonna, Lobelia inflata* und *Hyoscyamus niger* berichtet. Diese Ergebnisse sind jedoch nicht gesichert. Als Folge der Polyploidisierung ist oft die Entwicklung der Pflanze verlangsamt und die Blühphase verzögert. Dies kann in speziellen Fällen von praktischer Bedeutung sein. Bei *Fagopyrum tartaricum*, aus dessen Blättern Rutin gewonnen

Tab. 3.17 Terminologie der Genommutationen. (Nach Barthelmeß)

Heteroploid	Euploid	Orthoploid	(Haploid) n	
			Tetraploid 4n	
			Hexaploid 6n	
			Oktoploid 8n	Polyploidie
		Anorthoploid	Triploid 3n	
			Pentaploid 5n	
			Heptaploid 7n	
	Aneuploid	Hypersom	Trisom 2n + 1	
			Dopp. trisom 2n + 2	Verschiedene
		Hyposom	Monosom 2n − 1	
			Dopp. monos. 2n − 2	Verschiedene
			Nullisom 2n − 2	Gleiche

wird, ist als Folge der Genomvervielfachung die vegetative Phase verlängert. Diese Pflanzen liefern einen höheren Blattertrag als die diploiden Pflanzen und damit einen höheren Ertrag an Rutin.

Bei Tieren ist Polyploidie extrem selten. Beim Menschen ist das Auftreten einer Polyploidie in der Zygote letal. Etwa 3 % aller Totgeburten werden durch Triploidie des Fötus bedingt. **Triploide Pflanzen sind lebensfähig, können jedoch nur vegetativ vermehrt werden.**

Nicht alle Zellen eines Organismus müssen zwangsläufig den gleichen Chromosomensatz haben. Durch **Endomitosen** kann während der Differenzierung in bestimmten Zellen oder Geweben eines diploiden Organismus eine Vervielfachung des Chromosomensatzes stattfinden. In Insektenlarven ist z. B. Polyploidie in Speicheldrüsen oder Darmzellen beobachtet worden. Die Leber von Säugetieren enthält oft tetraploide Zellen. Solche endoploiden Zellen zeichnen sich durch eine hohe Enzymproduktion aus.

Aneuploidie (Trisomie): Numerische Veränderung einzelner Chromosomen

Aneuploide Organismen entstehen durch numerische Veränderungen einzelner Chromosomen. Bestimmte Chromosomen können überzählig sein oder fehlen. Individuen mit fehlenden oder überzähligen Chromosomen entstehen durch fehlerhafte Verteilung während der Meiose oder Mitose. Der Verlust eines Chromosoms ist meist letal.

Häufig sind **Trisomien.** Bei trisomen Individuen findet sich in den betroffenen Zellen ein Chromosom zu viel, d. h. es sind von einem Chromosom, das bei einem diploiden Organismus normalerweise doppelt vorhanden ist, drei Exemplare vorhanden. Ein Beispiel überzähliger Chromosomen bietet unter den Arzneipflanzen die Gattung *Datura* mit normalerweise 2 x 12 Chromosomen. Hier konnten alle 12 möglichen Fälle von Trisomie gefunden werden. Die Pflanzen unterscheiden sich phänotypisch. Auswirkungen auf die Inhaltsstoffe wurden nicht untersucht.

Genomanomalien beim Menschen

Beim Menschen führen Trisomien zu mehr oder weniger stark ausgeprägten Krankheitsbildern. Trisomien können Autosomen und Geschlechtschromosomen (Gonosomen) betreffen.

Autosomale Trisomien

Solche Chromosomenanomalien sind u. a. für die Chromosomen 13, 18 und 21 beschrieben (Tab. 3.18). Autosomale Trisomien sind häufige Ursache für Fehlgeburten.

Die weitaus häufigste dieser Chromosomenanomalien ist die Trisomie 21, bekannt als **Mongolismus.** Sie entsteht u. a. durch Störungen der Meiose bei der Mutter. Mit dem Alter der Mutter wächst die Wahrscheinlichkeit des Auftretens solcher Chromosomenanomalien bei den Kindern (Abb. 3.81). Trisomien

Tab. 3.18: Häufige Trisomien beim Menschen. (Nach W. Lenz, Medizinische Genetik)

	Trisomie 13 (Patau-Syndrom)	Trisomie 18 (Edwards-Syndrom)	Trisomie 21 (Down-Syndrom)
Häufigkeit	1:7600 – 1:9000	1:3500 – 1:6700	1:600
50 % verstorben	Bis Ende des 1. Monats	Bis Ende des 2. Monats	Bis zum 10. Lebensjahr
Funktionelle Symptome	Taubheit Krämpfe Hypotonie der Muskulatur Verzögerte psychische Entwicklung	Schwere Entwicklungsverzögerung	Schwachsinn Häufige Infekte
Chemische Besonderheiten	Embryonales und fetales Hämoglobin		Vermehrte Serumharnsäure, Anomalien im Tryptophanstoffwechsel

können auch durch Störungen der Mitose in der frühen Embryonalentwicklung verursacht werden, wenn bei der Zellteilung beide Chromosomen in eine Zelle wandern. Je nachdem, wann in der Entwicklung eine solch fehlerhafte Mitose stattfindet, werden größere oder kleinere Bereiche des sich entwickelnden Individuums trisom. Ein Beispiel ist der *Mosaik-Mongolismus.* Bei etwa 2 % aller Mongoloiden ist die Krankheitsursache auf diese Weise entstanden.

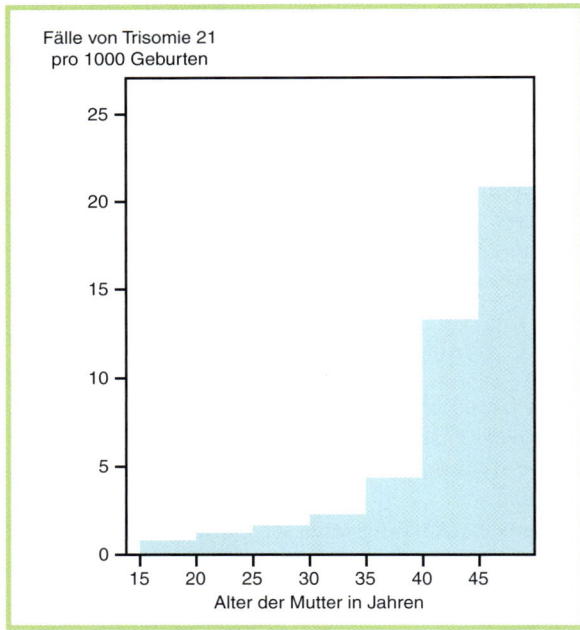

Abb. 3.81 Häufigkeit der Trisomie 21 in Abhängigkeit vom Alter der Mutter

Heterosomale Trisomien

Auch die Geschlechtschromosomen können von solchen Anomalien betroffen werden. Auf etwa 1000 weibliche Neugeborene kommt eines mit einem überzähligen X-Chromosom. Diese XXX-Individuen erscheinen körperlich völlig normal, bleiben jedoch geistig etwas zurück.

Auf etwa 1000 männliche Neugeborene kommen ein bis zwei mit dem Chromosomenbild XYY. Dieses abnorme Chromosomenbild bedingt körperliche und geistige Entwicklungsstörungen sowie Unfruchtbarkeit. Dieser Chromosomenzustand ist ausschließlich auf Störungen in der Spermiogenese zurückzuführen. Chromosomenanomalien lassen sich bereits vor der Geburt feststellen.

3.4.2.2 Chromosomenmutationen

Mutagene Faktoren

Chromosomenmutationen sind Strukturänderungen einzelner Chromosomen. Chromosomenmutationen treten **selten spontan** auf, können aber durch verschiedene Einflüsse **induziert** werden, so **durch Strahlung, Virusinfektion** und **chemische Agenzien,** wie Benzol oder Senfgas.

Bei Überlebenden von Hiroshima und Nagasaki, bei Personen, die durch Unfall (Tschernobyl) einer **Alpha-** oder **Neutronenstrahlung** ausgesetzt waren, oder bei Patienten, die mit **Röntgenstrahlung** behandelt wurden, ließen sich **Chromosomenfragmente, Ringbildung** und **Translokationen** nachweisen. Das gehäufte Auftreten von *Leukämie* nach Strahlenexposition kann seine Ursache in Chromosomenmutationen haben. **Virusinfektionen,** etwa *Windpocken, Masern, Herpes simplex*

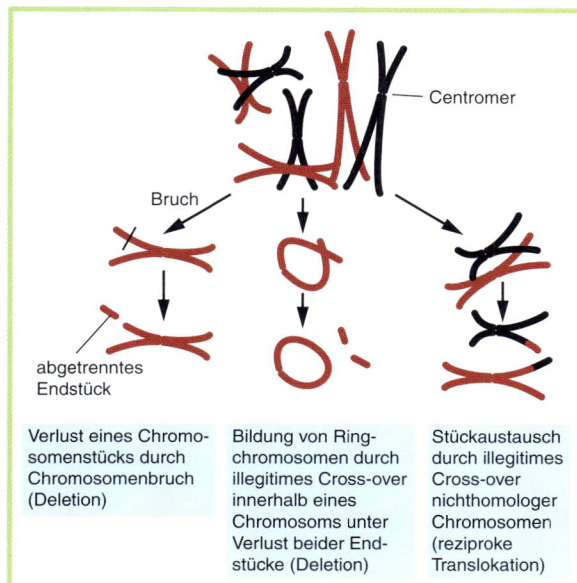

Abb. 3.82 Vereinfachtes Schema zur Entstehung von Chromosomenmutationen

können Chromosomenmutationen auslösen. Kinder mit *Rötelembryopathie* zeigen vermehrt Chromosomenbrüche.

In *Tumorzellen* sind oft abnorm gebaute Chromosomen zu beobachten. Bei *chronischer myeloischer Leukämie* findet sich in den entarteten Zellen des Knochenmarkes gewöhnlich das so genannte *Philadelphia-Chromosom*. Dies ist ein Chromosom 22, bei dem ein Teil des langen Armes durch ein kleines Stück des Chromosoms 9 ersetzt ist (Translokation, siehe unten).

Die Entstehung von Chromosomenmutationen lässt sich durch Cross-over an nichthomologen Stellen erklären (Abb. 3.82). Hierdurch können Chromosomenstücke verloren gehen sowie Endstücke auf dem gleichen oder verschiedenen Chromosomen ausgetauscht werden.

Mutationstypen

Bei **Inversionen** wird ein Chromosomenabschnitt im gleichen Chromosom gedreht. Er wird in umgekehrter Richtung wieder eingebaut.

Bei **Duplikation** wird ein Chromosomenabschnitt verdoppelt. Der **Verlust eines Chromosomenstücks,** eine **Deletion** oder „partielle Monosomie" ist beim Menschen an verschiedenen Chromosomen beschrieben worden. Es zieht mehr oder weniger tief greifende Folgen nach sich (Tab. 3.19). Bei einer Deletion am Chromosom 5 bleiben Säuglinge in ihrer geistigen

und körperlichen Entwicklung zurück. Auffallend ist der weite Augenabstand. Kinder mit dieser Deletion schreien als Neugeborene kläglich wie junge Katzen. Diese Deletion ist deshalb als *Katzenschrei-Syndrom* bekannt. **Durch Deletionen kann das Coderaster der DNA verschoben werden.**

Ringchromosomen können entstehen, wenn ein Chromosom an beiden Enden ein Stück verliert und die Bruchenden verschmelzen. Ihre Entstehung hat Entwicklungsstörungen und morphologische Anomalien zur Folge. Ringbildungen wurden beim Menschen am Chromosom 18 und 21 beobachtet.

Bei **Translokationen sind Stücke zwischen nicht homologen Chromosomen ausgetauscht.** Haben beide Chromosomen nach dem Austausch der Fragmente noch ein Centromer, können die weiteren mitotischen Teilungen ungestört ablaufen. Solche *stabilen reziproken Translokationen* haben manchmal keine Konsequenzen für den Betroffenen. Die Anordnung des genetischen Materials ist zwar verändert, aber es ist weder vermehrt noch vermindert worden. Die Chromosomenzahl ist normal, die Translokation balanciert. Teilweise werden durch reziproke Translokationen aber auch schwere Krankheiten (meist Tumorerkrankungen) ausgelöst (siehe unten).

In der Meiose bei der Paarung homologer Chromosomenabschnitte kann das Vorhandensein von Translokationschromosomen jedoch zu Störungen führen. Die exakte Verteilung homologer Chromosomenabschnitte auf die Tochterzellen ist nicht mehr garantiert. Translokationschromosomen können unverändert auf die Nachkommen vererbt werden und brauchen sich nicht in irgendeiner Weise bemerkbar zu machen. Jedoch ist der chromosomale Apparat, welcher der gleichmäßigen Genverteilung auf die Keimzellen dient, gestört. Dies kann in seltenen Fällen zu einem Ausfall von Chromosomenstücken und damit einer quantitativen Veränderung des Genbestandes bei den Nach-

Tab. 3.19: Phänotyp bei Deletionen (Mensch). (Nach Lenz, Medizinische Genetik)

Deletion am Chromosom Nr.	4	5	18	21
Katzenschrei	–	+	–	–
Schwachsinn	+	+	+	+
Hirnmissbildungen	+	–	–	–
Gaumenspalte	+	–	–	–
Karies	–	–	+	–
Vermehrte Wirbelmuster	–	(+)	–	+

kommen führen. *Es ist eine der Grundlagen von familiärer Häufung multipler Missbildungen.*

Ein Beispiel ist der *Translokationsmongolismus.* Er ist selten bei mongoloiden Kindern junger Mütter zu beobachten. Er beruht auf einer Translokation zwischen Chromosomen der Gruppen G und D durch zentrische Fusion. Personen mit einer *Translokation 21/21* können keine gesunden Kinder zeugen oder gebären, auch wenn sie selbst phänotypisch normal sind.

Translokationen treten bei der Entwicklung von Lymphozyten regelmäßig auf und führen zur Festlegung der *Antigenspezifität.*

Translokation als Ursache von Krebsentstehung

Chromosomentranslokationen können Ursache von *Krebsentstehung* sein. (Abb. 3.83). Dies ist nachgewiesen beim menschlichen *Burkitt-Lymphom.* Das Burkitt-Lymphom ist ein sehr schnell wachsender Krebs der B-Zellen. Durch reziproke Translokation in B-Zellen wird ein Onkogen, ein potenziell krebserzeugendes Gen, in die Nähe einer DNA-Sequenz verlagert, welches normalerweise die Antikörperproduktion verstärkt. Diese sehr aktive Sequenz verstärkt dann am neuen Genort die Aktivität des nun in seine Nachbarschaft geratenen Onkogens. Dieser Mechanismus ist offensichtlich auch Ursache für andere Tumorarten, z.B. bei B-Zell-Leukämien. Offensichtlich liegen auf Chromosom 18 und Chromosom 11 des Menschen Onkogene, die durch Translokation zu Chromosom 14 unter den Einfluss von Verstärkersequenzen kommen. Es sind die bcl-Gene (**B-Cell-Leukämie**).

3.4.2.3 Genmutationen (Punktmutationen)

Veränderungen der Basenstruktur

Gen- oder Punktmutationen beruhen auf kleinsten molekularen Änderungen in der DNA. Sie haben ihre Ursache in chemischen Veränderungen der Purin- bzw. Pyrimidinbasen, im Einbau von Basenanalogen, im Verlust oder Austausch von Nukleotiden. **Punktmutationen führen zu einer Änderung der Nukleotidsequenz in der DNA und damit primär zum Falscheinbau von Aminosäuren in Proteine. Punktmutationen sind Ursache zahlreicher Enzymdefekte, die zu erblich bedingten Stoffwechselstörungen führen können. Bei diploiden Organismen** sind solche Punktmutationen in den allermeisten Fällen **rezessiv.** In einem Gen können mehrere Punktmutationen gleichzeitig auftreten.

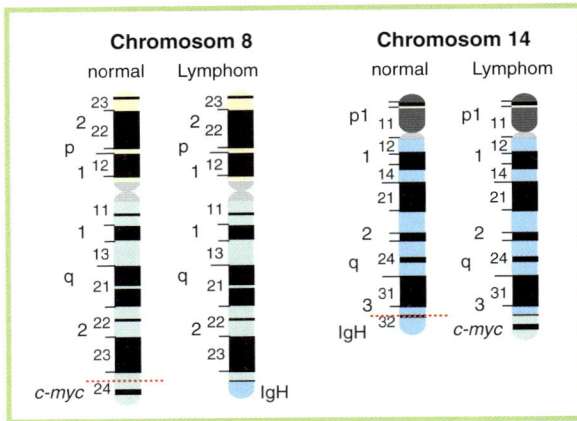

Abb. 3.83 Reziproke Translokation in Zellen des Burkitt-Lymphoms. Es findet ein Austausch zwischen Chromosom Nr. 8 und Chromosom Nr. 14 statt. Vom Chromosom 8 gelangt hierdurch ein Chromosomenabschnitt an das Chromosom 14. Auf dem translozierten Chromosomenstück des Chromosoms 8 befindet sich das so genannte c-*myc*-Gen. Normalerweise wird dieses Gen nur zu Beginn des Zellzyklus kurz aktiviert. Durch die Translokation gerät das Gen nun in die Nachbarschaft einer sehr aktiven Gengruppe IgH, die in Lymphozyten ständig hochaktiv ist. Sie codiert für die schwere Kette eines Antikörpers. Hierdurch wird auch das c-*myc*-Gen ständig aktiviert, der Zellzyklus läuft ständig und schnell ab, d.h. die Zelle wird zu ständigem Wachstum, zur Proliferation angeregt. Das c-*myc*-Gen wird zum Onkogen. Es wird am neuen Genort nicht mehr richtig reguliert. Es ist neben ein Verstärkerelement geraten. Das Endstück von Chromosom 8 kann auch auf die Chromosomen 2 und 22 übertragen werden.

●●● Zusammenfassung

Wir unterscheiden Genommutationen, Chromosomenmutationen und Genmutationen.

Genommutationen lassen sich unterteilen in Euploidie (Polyploidie), bei der eine numerische Veränderung des gesamten Chromosomensatzes vorliegt, oder in Aneuploidie (z.B. Trisomie), bei der eine numerische Veränderung einzelner Chromosomen vorliegt. Polyploidie findet man nicht selten bei Kulturpflanzen. Beim Menschen kommt dieses Phänomen nicht vor. Dagegen sind Trisomien beim Menschen nicht so außergewöhnlich. Allerdings werden durch derartige Veränderungen in aller Regel bestimmte Krankheiten verursacht.

Chromosomenmutationen lassen sich unterteilen in Inversionen, Duplikationen, Deletionen und Translokationen. Auch hier resultieren nicht selten bestimmte Krankheiten.

Genmutationen sind meist Punktmutationen, bei denen nur eine einzelne Base ausgetauscht ist. Diese sind heute in Form der SNPs (*single nucleotide polymorphisms*) ins zentrale Interesse der Genomforschung gerückt, da sie einen großen Teil der Individualität determinieren.

3.4.3 Mutagene Faktoren und transponierbare genetische Elemente

Durch Strahlung oder chemische Agenzien können Veränderungen in der DNA hervorgerufen werden. Diese als Prämutationen bezeichneten primären Veränderungen können in manchen Fällen durch besondere Enzymsysteme wieder repariert werden. Prämutationen werden erst nach DNA-Replikation als echte Mutationen, d. h. dauerhafte Basenänderungen manifest. Für einzelne mutationsauslösende Faktoren ist der molekulare Wirkungsmechanismus aufgeklärt.

3.4.3.1 Ames-Test zur Mutagenitätsprüfung

Von zahlreichen Chemikalien in unserer Umwelt ist bekannt, dass sie kanzerogen wirken können. Kanzerogenität ist oft mit Mutation des Erbgutes verknüpft. Ständig werden neue Verbindungen produziert, vor deren Verwendung ein Mutagenitätstest durchgeführt werden muss.

Allgemein wird hierzu heute u. a. das Verfahren von Ames benutzt. Man misst dabei die Rückmutation einer histidinbedürftigen, auxotrophen Mutante von *Salmonella typhimurium* zum prototrophen Wildtyp.

Histidin-Mangelmutanten von *Salmonella typhimurium* können nur auf Nährmedien wachsen, denen die Aminosäure Histidin zugesetzt ist. Durch Rückmutation können sie die Fähigkeit zur eigenen Histidinbildung wieder erlangen. Sie sind dann wieder prototroph und wachsen wieder auf histidinfreien Nährmedien. Bei der Mutagenitätsprüfung wird die Zahl der Bakterienkolonien gemessen, die auf einem histidinfreien Medium wachsen.

Bei den verwendeten *Salmonella*-Stämmen ist durch eine weitere Mutation ein wichtiges Reparatursystem ausgeschaltet. Hierdurch wird die Empfindlichkeit gegen Mutationen erheblich gesteigert. Viele mutagene und damit auch potentiell kanzerogene Verbindungen werden erst im Säugetierorganismus in eine aktive Form überführt. Ein Beispiel hierfür ist Aflatoxin (Abb. 9.13). Dieser Tatsache wird auch im Ames-Test Rechnung getragen. Man gibt eine Fraktion aus der Rattenleber, in der die wichtigsten Enzyme zur Biotransformation angereichert sind, dem Nährmedium zu. Diese Fraktion nennt man die „S9-Fraktion", da sie als Überstand nach Zentrifugation eines Leberhomogenates bei 9.000 x g erhalten wird.

Auf Agarplatten mit histidinfreiem Nährsubstrat werden 10^8–10^9 Testbakterien und die S9-Fraktion des Leberhomogenates verteilt. In die Mitte der Agarplatte wird eine Filterpapierscheibe gelegt, die mit der Verbindung getränkt ist, deren mutagene Wirkung untersucht werden soll. Die Substanz diffundiert in den Agar und erreicht die Bakterien. Rückmutanten erscheinen als Ring von Bakterienkolonien rund um die Filterpapierscheiben. Ausgewertet wird die Zahl der Kolonien im Verhältnis zur Konzentration der mutagenen Verbindung. Aflatoxin B_1 beispielsweise erzeugt in einer Konzentration von 0,1 mg pro Platte etwa 2200 Kolonien rückmutierter Bakterien.

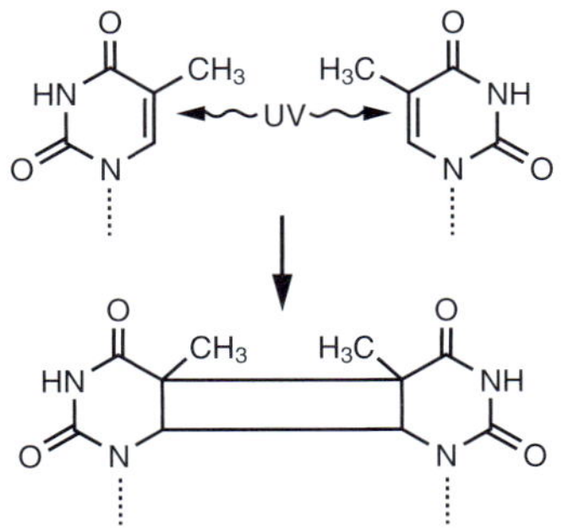

3.4.3.2 Mutagene Agenzien / physikalische Mutagene

UV-Strahlen

UV-Strahlen werden direkt von den Nukleinsäuren absorbiert. Das Absorptionsmaximum bei 260 nm fällt mit dem Maximum der mutagenen Wirkung zusammen. Die Wirkung des UV-Lichtes betrifft vor allem die Pyrimidine in der DNA, also Cytosin und Thymin. Cytosin lagert unter UV-Wirkung an eine Doppelbindung Wasser an. Es entsteht ein Hydrat, das jedoch nicht sehr langlebig ist, d. h. diese Veränderung der DNA kann sich spontan wieder in den Ausgangszustand zurückwandeln. **Die hauptsächliche Wirkung von UV-Strahlung besteht in der Dimerisierung von Thyminmolekülen, die in einem DNA-Strang benachbart sind.** Durch Öffnen der Doppelbindung und Verknüpfungen zwischen C-4 und C-5 entsteht ein Cyclobutanring zwischen den beiden Pyrimidinbasen (Abb. 3.84). Diese Verbindung ist stabil. Thymidindimere verzerren die räumliche Struktur der DNA.

Abb. 3.84 Durch UV-Strahlung werden zwei am gleichen Nukleotidstrang benachbart stehende Thyminmoleküle dimerisiert.

Reparatur von UV-Schäden

1. **Photoreaktivierung.** Diese Prämutation lässt sich durch ein **lichtabhängiges Enzym löschen**, d. h. die Di-

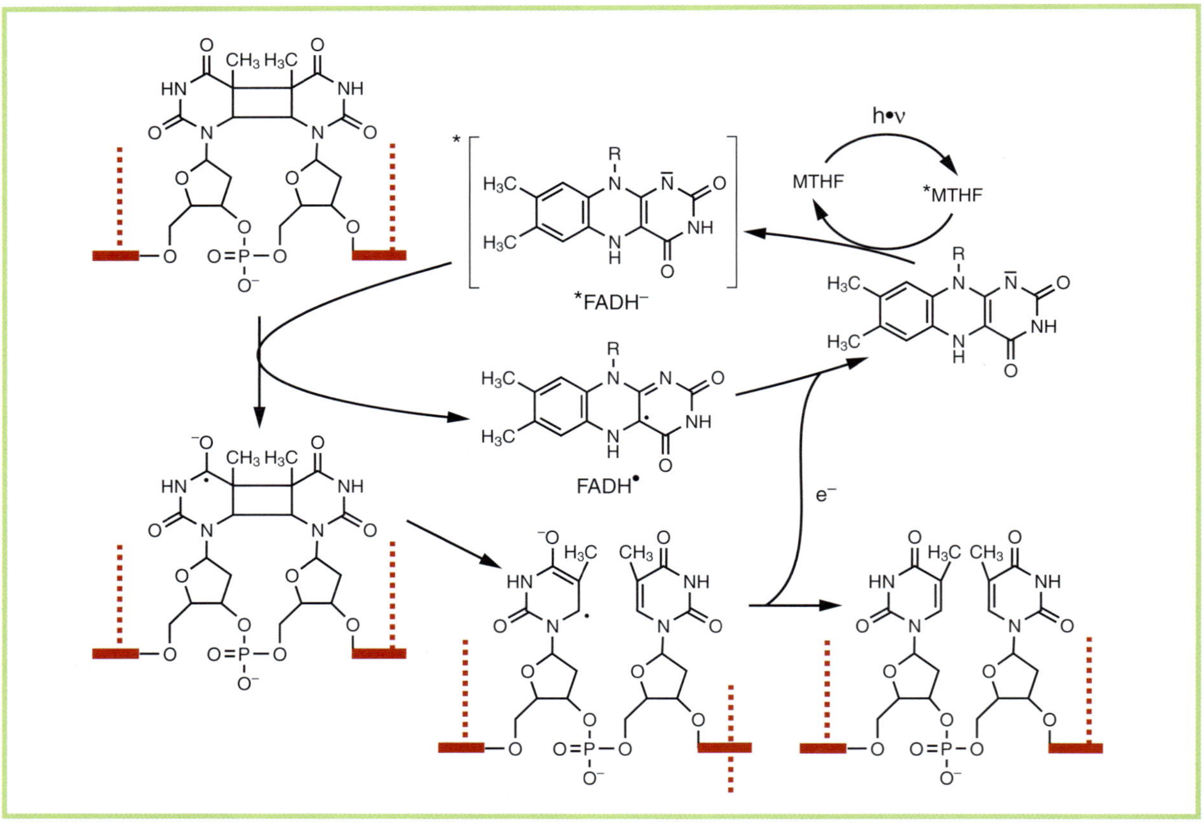

Abb. 3.85 Lichtreparatur einer UV-Mutation. Die Photolyase bindet an Pyrimidin-Dimere und spaltet in Anwesenheit von Licht der Wellenlänge 340-400 nm den Cyclobutanring. Dafür sind zwei Chromophore erforderlich: 5,10-Methylen-tetrahydrofolat (MTHF) dient als „Lichtsammler" und überträgt Elektronen auf Flavinadenin-Dinukleotid (FAD). Die reduzierte Form liefert die Elektronen für die Spaltung des Cyclobutanrings.

mere werden wieder gespalten. Eine Bakterienpopulation, die mit UV-Licht von 260 nm bestrahlt wurde und nach dieser mutagenen Bestrahlung mit langwelligem UV-Licht um 350 nm oder mit Blaulicht nachbestrahlt wird, ergibt eine wesentlich geringere Ausbeute an Mutanten, als ohne diese Nachbehandlung. Man spricht hier von einer Photoreversion oder Photoreaktivierung. Das hierbei beteiligte Enzym, die Photolyase, bindet an das Thymidindimer und spaltet nach Beleuchtung mit Licht der Wellenlänge 340 bis 400 nm den Cyclobutanring (Abb. 3.85).

Die ursprünglichen Monomerstrukturen werden wieder freigesetzt. Bei dieser Reaktion wird keine Nukleotidsequenz aus der DNA herausgeschnitten, wie das für andere DNA-Reparatursysteme typisch ist. Die menschliche Photolyase ist isoliert und charakterisiert worden. Dieses Enzym benötigt für seine Aktivierung ein Photon des Wellenlängenbereichs von 300 bis 600 nm. Es vermag nach einer UV-Bestrahlung der Haut, die noch kein Erythem hervorruft, innerhalb von

20 Minuten etwa 20 % der Pyrimidindimeren zu spalten. Die Photolyase ist auch bei Bakterien und niederen Eukaryonten weit verbreitet.

2. Exzisisionsreparatur (Dunkelreversion). Prämutationen können durch spezielle Endonukleasen erkannt und aus der DNA entfernt werden.

So erkennt z.B. die **uvr-Endonuklease** Thymindimere und schneidet unter Verbrauch von ATP auf beiden Seiten der geschädigten Stelle den betroffenen DNA-Strang auf (Abb. 3.86). Hierdurch wird das Thymindimer einschließlich einiger Nukleotide beiderseits der Schadstelle entfernt. In die entstandenen Lücken werden dann durch das Enzym **DNA-Polymerase I** die fehlenden Nukleotide komplementär zum erhalten gebliebenen Strang der DNA wieder eingesetzt. Die Verbindung zum alten Strang wird durch das Enzym **Ligase** geschlossen (weitere Reparaturenzyme in Kap. 3.4.3.6). Durch entsprechende Nukleasen können auch Prämutationen, die durch chemische Mutagene erzeugt wurden, erkannt und entfernt werden.

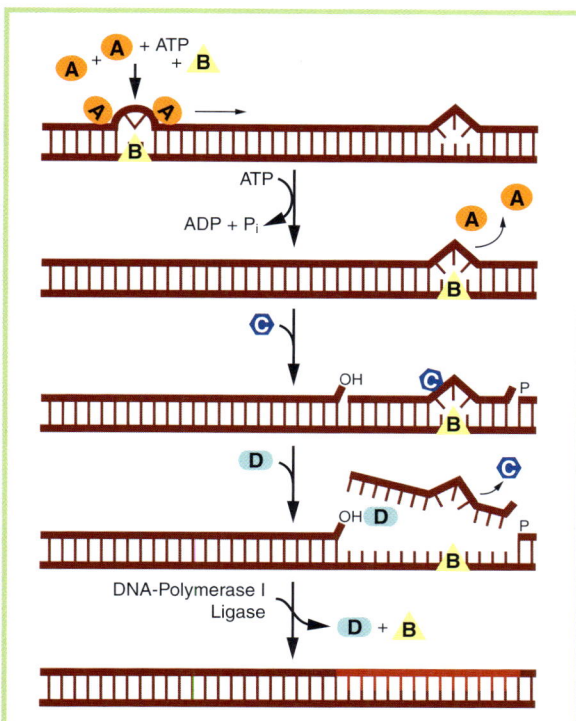

Abb. 3.86 Exzisionsreparatur von UV-Schäden (Dunkelreversion).
Zwei UvrA-Proteine („A") bilden in Anwesenheit von ATP einen
Komplex mit UvrB („B"), der spezifisch DNA-Schäden, wie z. B.
Pyrimidin-Dimere oder unförmige Basenmodifikationen, erkennt.
Nach der Bindung an die geschädigte DNA wird UvrA durch UvrC
ersetzt und der neue UvrBC-Komplex schneidet die DNA acht
Nukleotide 5'-wärts und fünf Nukleotide 3'-wärts vom DNA-
Schaden. Anschließend wird die UvrD-Helikase aktiv und entfernt
das geschädigte DNA-Stück. Nun kann die DNA-Polymerase I die
DNA neu und richtig synthetisieren und die Ligase schließt die
Lücke.

Der Ausfall dieses Reparaturweges verursacht z. B. die
Krankheitserscheinungen der Xeroderma pigmentosum. Störungen dieser Art lassen sich pränatal erkennen. Die entsprechende Nuklease lässt sich dann
nicht nachweisen.

Ionisierende Strahlen

Ionisierende Strahlenarten, α-, β- oder γ-Strahlen,
werden nicht selektiv von der DNA absorbiert. Ob
ihre mutagene Wirkung nur auf direkte „Treffer" der
DNA oder auch auf Sekundärreaktionen über Veränderungen im Plasma zurückzuführen ist, ist noch um-
stritten. Nach Bestrahlung von isolierter DNA mit
Röntgenstrahlen lassen sich Peroxide und Glykole
vor allem der Pyrimidinbasen nachweisen. Des Weiteren lassen sich Brüche in der DNA beobachten, die auf

Esterspaltungen der Zucker-Phosphatbindungen zurückzuführen sind. Jedoch lassen sich die Ergebnisse
solcher *In-vitro*-Versuche nicht ohne weiteres auf die
Verhältnisse in der Zelle übertragen.

3.4.3.3 Mutagene Agenzien / chemische Mutagene

Von zahlreichen Stoffen aus den verschiedensten Ver-
bindungsklassen wurde eine mutagene Wirkung berichtet. Diese Wirkungen wurden hauptsächlich an höheren Pflanzen, z. B. Zwiebelwurzelspitzen oder Bakterien, Phagen und Viren untersucht. Dabei wurden in
der Regel sehr hohe Dosierungen der betreffenden Verbindung verwendet. Diese Ergebnisse lassen sich nicht
ohne weiteres auf die Verhältnisse bei Säugetieren und
beim menschlichen Organismus übertragen. Hier werden nur bei extrem hoher Dosierung oder lang dauernder Einwirkung mutagene Effekte erreicht, die sicher
nur in seltenen Fällen in der Keimbahn auftreten. Arzneimittel, deren mutagene Wirkung in Versuchen mit
Mikroorganismen gezeigt wurde, z. B. Aktinomycin,
Mitomycin oder Basenanaloge, werden ohnehin nur
in sehr speziellen Fällen unter strenger ärztlicher Kontrolle angewandt.

Erwartungsgemäß führen Änderungen der Struktur von
Purinen und Pyrimidinen zu Mutationen, da die beiden
DNA-Stränge über Wasserstoffbrückenbindungen zwischen
den jeweils komplementären Basen miteinander interagieren.
Jedoch können auch Substanzen, die die Wasserstoffbrücken-
bildung nicht direkt beeinflussen, durch Verschiebung des
Gleichgewichtes zwischen den tautomeren Formen von Pyrimidinen und Purinen und der damit verbundenen Änderung
der Bindungskapazität, mutagene Wirkung haben.

Salpetrige Säure (Nitrit)

**Salpetrige Säure ruft Mutationen durch Desaminie-
rung von Cytosin zu Uracil beziehungsweise von Adenin zu Hypoxanthin hervor.** Durch Desaminierung
von Adenin zu Hypoxanthin ergibt sich nach zweimaliger Replikation der DNA ein **Basenaustausch** A:T zu
G:C, da Hypoxanthin mit Cytosin paart. Wird Cytosin
desaminiert, ergibt sich entsprechend ein Basenübergang C:G zu T:A (Abb. 3.87). Da bei dieser wie auch
bei anderen Punktmutationen ein DNA-Strang unverändert bleibt, finden sich in der Nachkommenschaft
prämutierter Individuen nichtmutierte und mutierte
Formen (Abb. 3.88).
Solche Basenaustauschmutationen werden Transitio-
nen genannt. Auch **Guanin kann durch salpetrige
Säure desaminiert werden.** Es entsteht Xanthin. Diese

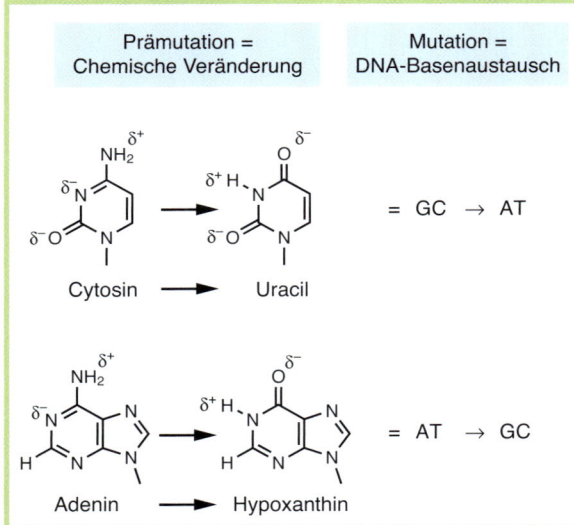

Abb. 3.87 Die molekularen Grundlagen der mutagenen Wirkung von salpetriger Säure (HNO₂). Ihre Einwirkung führt zu einer Desaminierung von Basen, die eine NH₂-Gruppe tragen. Hierdurch ändern sich die Möglichkeiten zur Ausbildung von Wasserstoffbrücken zwischen den Basen (Nitritmutanten).

Verbindung kann vermutlich mit keiner anderen Base paaren und stört daher die DNA-Replikation. Auch spontane Desaminierungen, z. B. von Cytosin zu Uracil, treten auf. Man schätzt ihre Zahl auf etwa 100 pro Genom und Tag.

Basenanaloge

Der Einbau von Basenanalogen in die DNA kann Mutationen verursachen (Tab. 3.20). An Stelle des Thymins werden z. B. in 5-Stellung halogenierte Uracilderivate in die DNA eingebaut. Dies sind 5-Iod- und 5-Bromuracil. Der Ionenradius dieser Halogenidionen entspricht etwa dem Ionenradius der CH₃-Gruppe in 5-Stellung des Thymins. Das entsprechende Fluorderivat des Uracils wird an Stelle von Uracil in die RNA eingebaut. Der Ionenradius des Fluor entspricht etwa dem des H-Atoms.

Der Einbau einer basenanalogen Verbindung in die DNA hat als solcher zunächst keine Konsequenzen. **Diese ergeben sich erst, wenn durch eine tautomere Umlagerung die Möglichkeiten zur Ausbildung von Wasserstoffbrücken verändert werden** (Abb. 3.89). Wird z. B. Bromuracil an Stelle des Thymins in die DNA eingebaut, so löst dies zunächst keine Mutation aus, da die basenanaloge Verbindung bei der Replikation ebenfalls mit Adenin paart. Lagert sich Bromuracil jedoch in die **Enolform** um, besteht die Möglichkeit zur

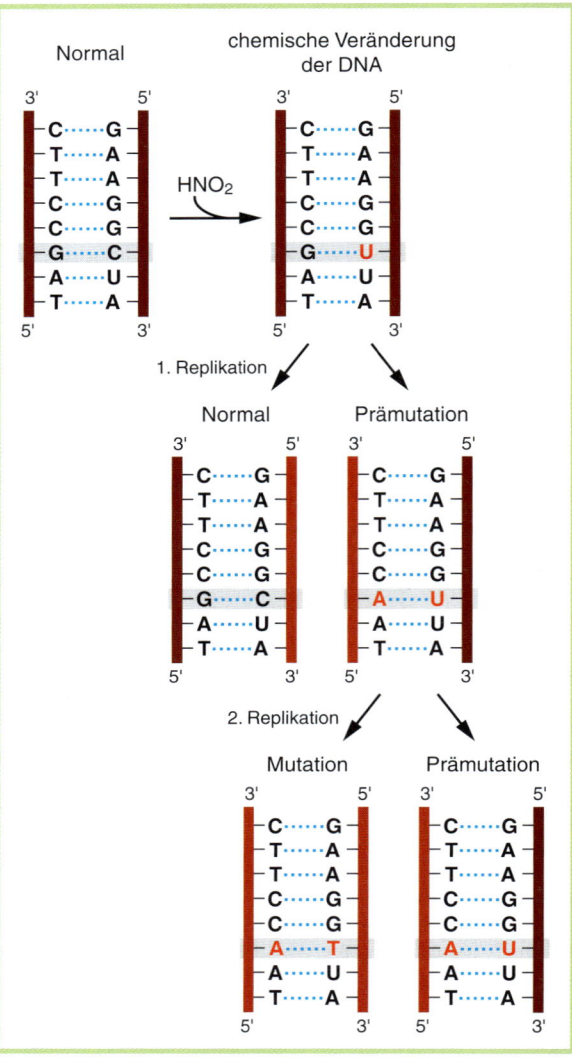

Abb. 3.88 Basenaustauschmutation (GC → AT) nach Desaminierung von Cytosin. Erst nach der 2. DNA-Replikation zeigen sich stabile Mutanten.

Abb. 3.89 Keto-Enoltautomerie von Bromuracil und die Veränderung der Möglichkeiten zur Ausbildung von Wasserstoffbrücken

Tab. 3.20 Vergleich des Stoffwechselverhaltens einiger Purin- und Pyrimidinbasenanaloge bei der Nukleinsäurebiosynthese

Basenanalogon	Effekt auf Nukleinsäurebiosynthese
5-Bromuracil bzw. 5-Brom-2'-desoxyuridin 5-Ioduracil bzw. 5-Iod-2'-desoxyuridin 5-Trifluormethyluracil bzw. 5-Trifluormethyl-2'-desoxyuridin	Einbau in DNA, dagegen nicht in RNA
5-Fluoruracil bzw. 5-Fluoruridin 5-Fluororotsäure 2-Thiouracil	Einbau in RNA, dagegen nicht in DNA
8-Azaguanin 6-Thioguanin 5-Fluorcytidin	Einbau sowohl in DNA als auch in RNA
6-Mercaptopurin 4-Azauracil bzw. 4-Azauridin 5-Fluor-2'-desoxyuridin	Kein Einbau in Nukleinsäuren

Ausbildung von drei Wasserstoffbrücken. In dieser Form kann eine Verbindung mit Guanin erfolgen. Es resultiert dann nach den beiden folgenden Replikationen ein **Basenübergang** T:A zu C:G. Geht die Enolform wieder in die Ketoform über, so wird hierdurch die Prämutation aufgehoben. Wird Bromuracil bereits in der Enolform in die DNA eingebaut, so ersetzt es dort Cytosin und paart mit Guanin. Wandelt es sich dann in die Ketoform um, erfolgt nach entsprechenden Replikationen der Übergang C:G zu T:A.

Basenanaloge können in besonderen Fällen in der Virustherapie verwendet werden (Kap. 3.3.6.3). Auch spontane Mutationen können auf tautomeren Umlagerungen der vier normalen Basen beruhen.

Alkylierende Agenzien

Starke Mutagene sind alkylierende Agenzien, wie Dimethylsulfat, β-Propiolacton, Stickstofflost, Diethylsulfat, Ethylen- und Propylenoxid, Methyl- und Ethylmethansulfonat sowie Aflatoxine (Kap. 9.2.3, Abb. 9.13). Alkylierung findet vorwiegend am Stickstoff in 7-Stellung des Guanins statt, kann jedoch auch, allerdings weitaus weniger häufig, an der 1-Position des Adenins und der 3-Position des Cytosins erfolgen. Durch Substitution in Position 7 des Guanins entsteht ein quarternäres, stark basisches N-Atom. Hierdurch wird die Glykosidbindung an N-9 zur Desoxyribose instabil. Das 7-Alkylguanin löst sich leicht aus der DNA. 7-Alkylguanin kann auch mit Thymin paaren (Abb. 3.90).

Acridinderivate

Acridinderivate haben eine flache, basenähnliche Form. Sie schieben sich in die DNA zwischen zwei benachbarte Basenpaare und drängen sie auf etwa den doppelten Abstand auseinander. Eine solche **Interkalation** verursacht während der folgenden DNA-Replikation Einschübe oder Ausfälle einzelner Nukleotidpaare. Hierdurch wird das Raster der DNA-Tripletts verschoben. Man spricht hier von Schubmutationen, **Leserastermutationen** bzw. „Frameshift"-Mutationen.

Leserastermutationen treten gehäuft in DNA-Abschnitten auf, in denen mehrere gleiche Nukleotidpaare hintereinander vorkommen.

Leserastermutationen ereignen sich vor allem dann, wenn einer der beiden DNA-Stränge Lücken aufweist, z. B. in der Nähe der Replikationsgabel, oder bei Rekombination und Reparaturprozessen.

3.4.3.4 Mutationen durch spontanen Zerfall der DNA

Bei hoher Temperatur und in Gegenwart starker Säuren wird die glykosidische Bindung zwischen der Desoxyribose und den Purin- bzw. Pyrimidinbasen gelöst. Die Phosphat-Zucker-Kette der DNA bleibt jedoch erhalten (AP-Stellen). Solche Depurinierungen oder Depyrimidinierungen ereignen sich selten auch unter physiologischen Bedingungen (Abb. 3.91).

Bei der Replikation der DNA können gegenüber solchen basenfreien Stellen beliebige Nukleotide in den neuen DNA-Strang eingebaut werden. Sehr häufig kommt es aber dabei zum Einbau von dATP. Daraus resultiert oft ein Übergang von G:C nach A:T.

3 Genetik

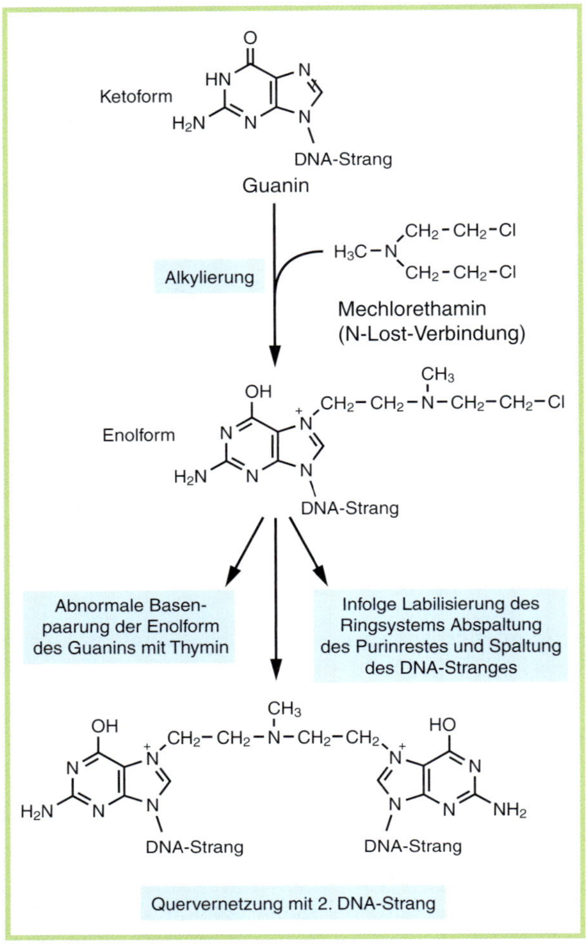

Abb. 3.90 Wirkungsmechanismen alkylierender Agenzien (Nach Jungermann). Die DNA wird vornehmlich am Stickstoff in Position 7 des Guanin alkyliert. Es kann dann: **1.** eine falsche Basenpaarung eintreten, mit Thymin an Stelle von Cytosin, da alkyliertes Guanin hauptsächlich in der Enolform vorliegt; **2.** eine Guaninabspaltung eintreten, hierdurch wird der DNA-Strang gespalten (s. Bleomycine) und damit unterbrochen; **3.** bei bifunktionell alkylierenden Verbindungen eine Querversetzung mit einem anderen Guaninmolekül erfolgen.

Man schätzt, dass täglich etwa 5000 Purinbasen aus der DNA jeder menschlichen Zelle verloren gehen.

3.4.3.5 Mutationsorte

Punktmutationen können an beliebigen Stellen innerhalb eines Gens oder auch an mehreren Stellen gleichzeitig erfolgen. Sie sind jedoch nicht gleichmäßig über die DNA verteilt. Es existieren bevorzugte Stellen, die als „hot spots" bezeichnet werden. Die Verteilung der Mutationshäufigkeiten über die DNA, die ein Mu-

tationsspektrum ergibt, ist charakteristisch für das betreffende Mutagen. Spontanmutationen sind ebenfalls in charakteristischen Spektren verteilt.

3.4.3.6 Reparatur von DNA-Schäden

Die Reparaturmöglichkeiten von UV-Schädigungen wurden bereits geschildert (Kap. 3.4.3.2).

Durch **chemische Veränderungen** in der DNA einer Zelle ereignen sich täglich Tausende von Zufallsveränderungen (Prämutationen). Jedoch manifestieren sich daraus nur wenige Mutationen pro Jahr. Die meisten Prämutationen werden sehr effektiv durch DNA-Reparaturmechanismen wieder rückgängig gemacht. Hierbei werden die verschiedenen Prämutationen von unterschiedlichen Reparaturenzymen erkannt.

DNA-Glykosylasen

DNA-Glykosylasen sind eine Gruppe relativ kleiner Enzyme. Sie erkennen in der DNA „fremde" Basen und entfernen diese durch Spaltung der N-Glykosylbindung zwischen Base und Zucker. DNA-Glykosylasen sind sehr spezifisch und erkennen nur jeweils einen Typ einer falschen Base.

Die häufigsten sind die Uracil-DNA-Glykosylasen und die Hypoxanthin-DNA-Glykosylasen. Sie erkennen die durch Desaminierung von Cytosin entstandenen Uracilreste, bzw. die durch Desaminierung von Adenin entstandenen Hypoxanthinreste in einem DNA-Strang und entfernen diese.

Andere DNA-Glykosylasen erkennen und entfernen alkylierte Basen aus der DNA. Die 3-Methyl-Adenin-DNA-Glykosylase z. B. erkennt in 3-Stellung methyliertes Adenin.

AP-Endonukleasen

Das Ergebnis der Glykosylasewirkung ist in jedem Falle eine fehlende Pyrimidin- oder Purinbase und die Etablierung einer AP-Stelle.

Solche AP-Stellen werden von AP-Endonukleasen erkannt. AP-Endonukleasen schneiden aus dem DNA-Strang, der eine AP-Stelle enthält, ein Stück mit dieser Stelle heraus, sodass ein 5'-Phosphat- und ein 3'-OH-Ende entsteht. Hierdurch bildet sich eine Lücke im betreffenden DNA-Strang. Diese Lücke wird durch die DNA-Polymerase I aufgefüllt, indem an das 3'-OH-Ende der erhalten gebliebenen Teile des DNA-Stranges Nukleotide angefügt werden. Eine DNA-Ligase schließt schließlich den neu gebildeten DNA-Strang an das andere Ende des erhalten gebliebenen Stranges an (Abb. 3.92).

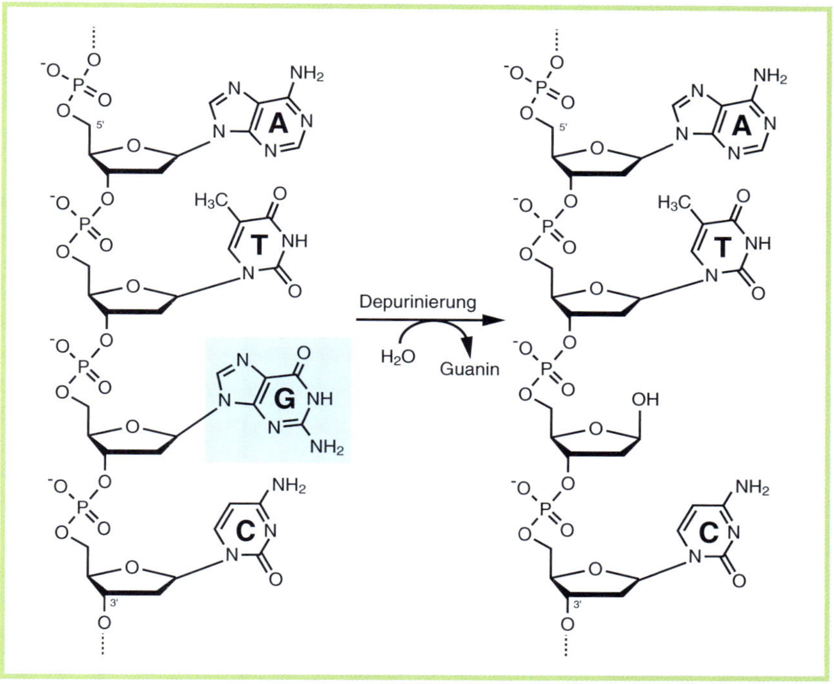

Abb. 3.91 Mutationsauslösung durch Depurinierung

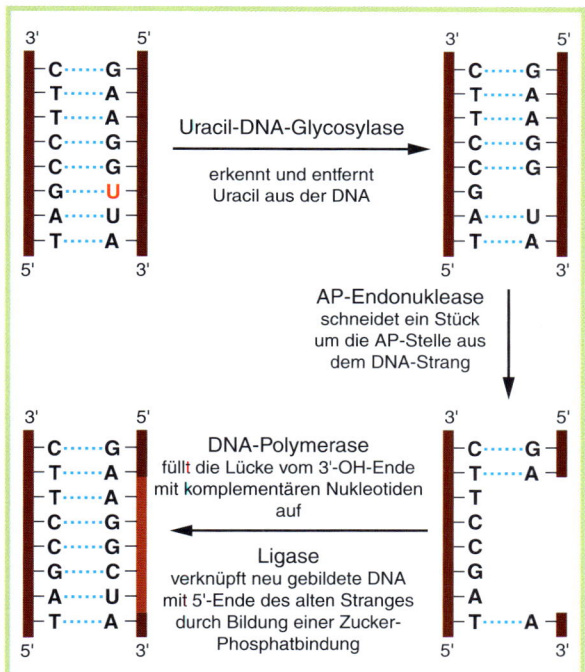

Abb. 3.92 Reparaturweg nach Desaminierung eines Cytosinrestes

DNA-Glykosylasen und AP-Endonukleasen sind bei Prokaryonten und Eukaryonten weit verbreitet.

O^6-Methylguanin-Transferase

Dieses Enzym trennt Methylgruppen von Guanin-Molekülen, die an der O^6-Stellung methyliert sind, und überträgt sie auf eine enzymeigene Cystein-Seitenkette. Da das Enzym die Methylgruppe nicht weitergeben kann, inaktiviert es sich damit selbst.

Alkylierende Verbindungen können kanzerogen wirken. Durch solche Verbindungen können Säugetierzellen maligne transformiert werden, d. h. sie wachsen ungeordnet und unkontrolliert als Krebszellen. Es konnte gezeigt werden, dass die Transformation einer Zelle mit der Verweildauer von O^6-Methylguanin korreliert, d. h. Zellen, in denen ein alkylierter Guanin-Rest nicht entfernt wird, werden mit größerer Wahrscheinlichkeit zu Tumorzellen als Zellen mit nicht alkylierten Guanin-Resten. Der O^6-Methylguanin-Transferase kommt so eine besondere Bedeutung zu.

SOS-System

Alkylierende Verbindungen, polyzyklische Kohlenwasserstoffe oder UV-Bestrahlung können tief greifende Schäden in der DNA verursachen, mit schwer wiegenden Konsequenzen für den betreffenden Organismus. Diese Störung der Struktur der DNA resultiert aus einer Unterbrechung der DNA-Replikation.

In diesen Fällen werden 15 Gene aktiviert. Es sind so genannte din-Gene (**d**amage **in**duced).

Im Zuge der SOS-Reaktion wird auch die Aktivität anderer Gengruppen erhöht, z. B. die der uvr-Gene (uv-r = uv-repair), die uvr-Endonukleasen codieren.

Andere Gengruppen, die im Rahmen der SOS-Reaktion aktiviert werden, codieren für Proteine, welche die Zellteilung verhindern oder die Aktivität von Nukleasen blockieren.

Insgesamt werden durch diese Mechanismen in verstärktem Maße Reparaturenzyme für die Zelle verfügbar.

Bei Bakterien wurde über das SOS-System hinaus noch ein weiteres System gefunden. Es wird aktiviert, wenn in der DNA methylierte Nukleotide auftreten. Auch bei Hefezellen wurde ein induzierbares DNA-Reparatursystem gefunden. Solche induzierbaren DNA-Reparatursysteme werden auch in anderen Eukaryontenzellen vermutet.

Eine Zelle vermag also auf Schädigung ihrer DNA mit Genaktivierungen und Synthese von Reparaturenzymen zu reagieren.

3.4.3.7 Beispiele aus der Humanmedizin

Beispiele aus der Humanmedizin für die Auswirkung von Punktmutationen sind z. B. Albinismus, Phenylketonurie, Galaktosämie, Sichelzellenanämie, das Lesch-Nyhan-Syndrom, das androgenitale Syndrom sowie Xeroderma pigmentosum, um nur einige der zahlreichen Krankheiten zu nennen.

Das **Lesch-Nyhan-Syndrom** wird durch eine Genmutation auf dem X-Chromosom verursacht. Diese bedingt einen Defekt des Enzyms *Hypoxanthin-Guanin-Phosphoribosyl-Transferase* und damit eine Störung der Nukleotidbiosynthese. Die Krankheit äußert sich in schweren Gehirnschäden.

Die Erscheinungen des **androgenitalen Syndroms** werden durch Cortisonmangel bedingt. Sie umfassen u. a. Pseudohermaphroditismus und Virilisierung bei Mädchen, Pseudopubertas praecox bei Knaben und Nebennierenrindenhyperplasie. Je nach quantitativem Ausmaß des Enzymdefektes sind die Krankheitsbilder mehr oder weniger ausgeprägt. Gestört sind vor allem die Umwandlung von Pregnenolol zu Progesteron durch Defekt einer 3β-Dehydrogenase sowie die Umwandlung von *Progesteron* zu *Cortisol* durch Ausfall der 21-Hydroxylase und der 11β-Hydroxylase (Abb. 3.93).

Xeroderma pigmentosum zählt zu den Erbkrankheiten, die zur Bildung bösartiger Hauttumoren disponieren. Sie beruht auf einem Defekt von DNA-Reparaturenzymen. Sie äußert sich in einer verstärkten Bildung von Sommersprossen, Hautatrophie und Keratosen. Maligne Melanome bilden sich vor allem an Stellen, die der Sonne (UV-Strahlung) ausgesetzt sind.

Diese Erbkrankheit ist äußerst selten. Die Betroffenen sind schon als Kinder sehr lichtempfindlich und bekommen Monate bis Jahre nach der ersten Sonnenexposition, an allen bestrahlten Hautstellen Lichtschäden, aus denen sich Hauttumoren entwickeln können.

Bei der **Galactosämie** besteht der primäre Defekt in einem Mangel an Galactose-1-Phosphat-Uridyl-Transferase (Abb. 3.94). Hierdurch kommt es zur Anhäufung von Galactose-1-Phosphat in verschiedenen Geweben, die durch toxische Konzentrationen geschädigt werden. Die Folge sind vielfältige Krankheitserscheinungen, wie Leberzirrhose, Funktionsstörungen der Nieren, Trübung der Augenlinsen. Diese Symptome lassen sich durch eine Diät ohne Milchzucker verhüten und in begrenztem Maße heilen.

Die **Phenylketonurie** beruht auf einem Defekt der Phenylalaninhydroxylase. Dieses Enzym katalysiert die Umwandlung von Phenylalanin zu *Tyrosin* (Abb. 3.95). Völliger Mangel an Phenylalaninhydroxylase führt u. a. zu Schwachsinn, verminderter Pigmentierung der Haut, der Haare und der Iris.

Durch eine andersartige Mutation des betreffenden Gens kann eine Variante der Phenylalaninhydroxylase resultieren, die bedingt funktionsfähig ist, jedoch durch höhere Phenylalaninkonzentrationen gehemmt wird. Dies führt zu einer milden Form der Phenylketonurie. Phenylketonurie ist bereits wenige Wochen nach der

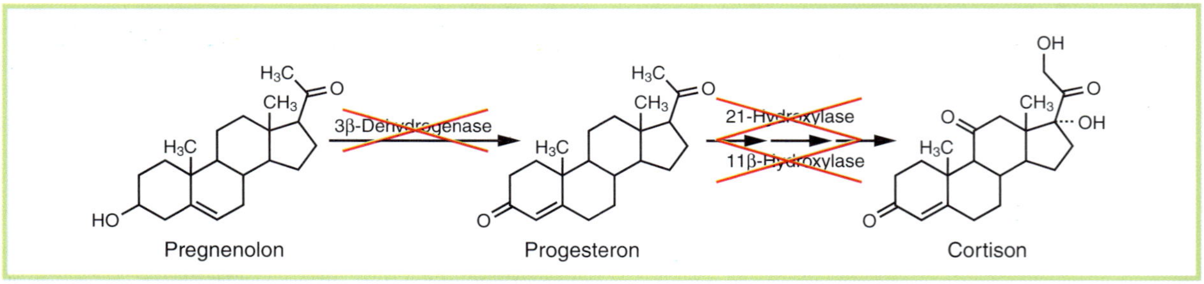

Abb. 3.93 Störungen der Steroidsynthese durch Enzymdefekte beim androgenitalen Syndrom

Geburt durch vermehrte Ausscheidung von Phenyl-alanin, Phenylmilchsäure, Phenylessigsäure und vor allem Phenylbrenztraubensäure zu erkennen.

Phenylketonurie ist eine sehr verbreitete Erbkrankheit. Etwa jedes 15 000. Neugeborene besitzt das mutierte Gen homozygot, d. h. leidet phänotypisch unter dieser Krankheit. Daraus lässt sich errechnen, dass jeder 60. Mensch das Gen heterozygot trägt. Durch eine möglichst frühzeitig einsetzende Phenylalanin-freie Diät lassen sich die Symptome der Krankheit unterdrücken.

Auch der **Albinismus** ist auf eine Mutation zurückzuführen, als deren Folgen der Tyrosinstoffwechsel gestört ist (Abb. 3.95). Durch Ausfall der Tyrosinhydroxylase in den Melanozyten wird der Stoffwechselweg, der zum Melanin führt, gestört. Die Folge ist ein Ausfall der Hautpigmentierung.

Ein Musterbeispiel einer Punktmutation bietet die **Sichelzellenanämie.** Die primäre Wirkung dieser Mutation äußert sich im Austausch einer Aminosäure im Hämoglobin.

Das normale Hämoglobin erwachsener Menschen besteht aus je 2 α- und β-Ketten. Am Ende der normalen β-Ketten findet sich die Aminosäure-Reihenfolge Valin – Histidin – Leucin – Threonin – Prolin – Glutaminsäure – Glutaminsäure. Im Sichelzellenhämoglobin (S-Hämoglobin) ist eine Glutaminsäure durch

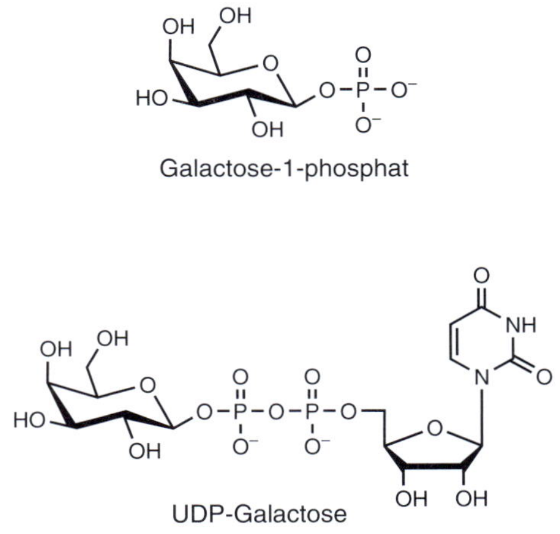

Abb. 3.94 Molekulare Grundlage der Galactosämie. Das Enzym baut beim Säugling die Galactose der Milch in eine verwertbare Form ab. Ausfall des Enzyms führt zur Anreicherung von Galactose-1-Phosphat in verschiedenen Geweben und somit zu den Erscheinungen der Galactosämie.

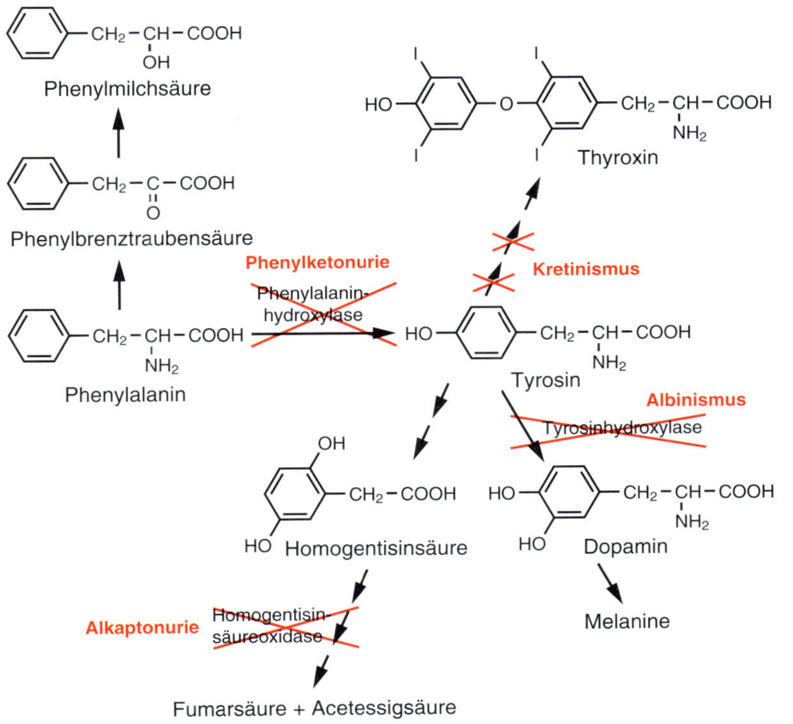

ein Valin ersetzt (Abb. 3.96). Personen, bei denen die Mutation homozygot auftritt, besitzen nur Sichelzellenhämoglobin. Die roten Blutkörperchen, die S-Hämoglobin enthalten, verändern bei verringerter Sauerstoff-

Abb. 3.95 Ausschnitt aus dem Stoffwechsel von Phenylalanin und Tyrosin mit den durch Enzymdefekte verursachten Erbkrankheiten

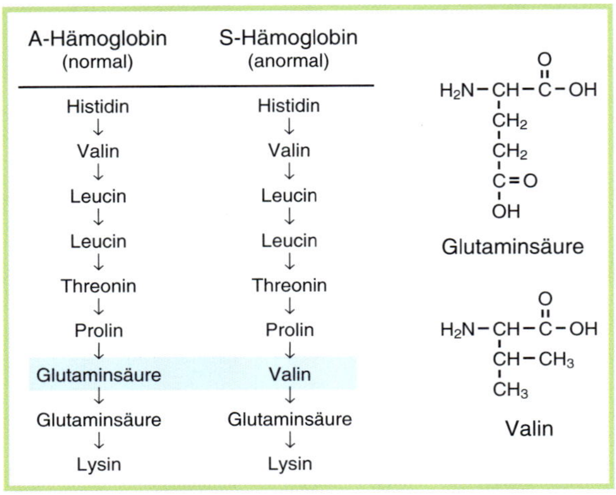

Abb. 3.96 Eine Mutation und ihre Folgen. Der Austausch von Glutaminsäure der β-Kette durch Valin führt zum Sichelzellen-hämoglobin. Die unterschiedliche elektrische Ladung der beiden Aminosäuren bedingt eine Verschiebung des isoelektrischen Punktes des Hämoglobins. Dies verursacht eine veränderte Löslichkeit des Proteins im reduzierten Zustand und ist Ursache der Sichelzellenanämie.

konzentration ihre Form. Die vorher ovalen Zellen werden sichelförmig. Die Krankheit äußert sich in Anämie, Herzerweiterung, Knochendeformierungen, Lähmungen, temporärer oder dauernder Blindheit. Personen, die das mutierte Gen heterozygot tragen, haben zur

Hälfte Erythrozyten mit normalem, zur anderen Hälfte mit S-Hämoglobin. Sie sind phänotypisch normal. Die Krankheit macht sich nur bei schweren Belastungen störend bemerkbar.

Die Sichelzellenanämie ist vor allem in Zentralafrika und Südostasien häufig. Ihr Hauptverbreitungsgebiet deckt sich mit dem der Malaria tropica, da Träger des Sichelzellengens in Malariagebieten bessere Überlebenschancen haben. Mit Malaria infizierte Zellen bleiben leicht an Gefäßwänden hängen. Erythrozyten mit Sichelzellenhämoglobin werden bei der dadurch verursachten starken Sauerstoffabgabe sichelförmig und können ·in diesem Zustand von den Zellen der Gefäßwände phagozytiert werden. Hierdurch werden Erythrozyten mit Malariaparasiten selektiv aus dem Organismus entfernt. Die an sich nachteilige Mutation verleiht ihren Trägern unter besonderen Bedingungen – in Malariagebieten – Vorteile. Dies erklärt, dass in solchen Gebieten etwa 30 % der Bevölkerung das Sichelzellengen tragen. In den USA, wohin dieses Gen mit den Sklaven eingeschleppt wurde, beträgt der Anteil im schwarzen Bevölkerungsteil nur noch 9 %. Dies ist auf eine allmähliche Ausverdünnung des Gens zurückzuführen, da dort die Malaria ausgerottet ist.

Neben der Sichelzellenanämie sind zahlreiche weitere erbliche Blutkrankheiten bekannt, die von durch Mutationen bedingte Veränderungen in der Aminosäuresequenz des Hämoglobins verursacht werden (Tab. 3.21).

Tab. 3.21 Mutative Änderungen des Hämoglobins. (Aus Bartelmeß)

Bezeichnung des anormalen Hämoglobins	Krankheitsbild	Kette	Stelle	Änderung im Hämoglobin Aminosäure	Änderung im mRNA-Molekül Ersatz von/durch
Torino	Anämie	α	43	Phe → Val	U → G
Chesapeake	Polyzythämie	α	92	Arg → Leu	G → U
Bibba	Anämie	α	136	Leu → Pro	U → C
Hb C	Sichelzellenanämie (mäßig)	β	6	Glu → Lys	G → A
Hb S	Sichelzellenanämie	β	6	Glu → Val	A → U
Hb E	Thalassämie	β	26	Glu → Lys	G → A
Genova	Hämolytische Anämie	β	28	Leu → Pro	U → C
Zürich	Nach Sulfonamid schwere hämolyt. Krisen	β	28 63	His → Arg	A → G
Sydney	Hämolytische Anämie	β	67	Val → Ala	U → C
Rainier	Erythrozythämie	β	145	Tyr → His	U → C

(A = Adenin, C = Cytosin, G = Guanin, U = Uracil)

Tab. 3.22 Genetisch bedingte Besonderheiten in der Reaktion auf Medikamente. (Aus Lenz, Medizinische Genetik)

Medikament oder Medikamente	Enzym und Varianten	Häufigkeit Erblichkeit	Klinische Erscheinungen bei Zufuhr des Medikaments
Succinylcholindichlorid „Suxamethonium" (Muskelrelaxans bei Narkosen)	Pseudocholinesterase Mehrere Varianten mit verminderter oder fast völlig fehlender Aktivität	1:2500 bis 1:3000 Autosomal rezessiv; in Heterozygoten nachweisbar	Abnorm protrahierte Muskelschlaffheit bei Narkose mit Succinylcholin. Behandlung: Bluttransfusion (Blut und Plasma enthalten Pseudocholinesterase)
Probenecid, Phenacetin, Nitrofurantoin, Sulfanilamid, Tolbutamid, Primaquin usw. Ebenso *Vicia faba* (Saubohne) und Johannisbeeren	Glucose-6-phosphat-Dehydrogenase. Etwa 50 Varianten mit verminderter oder fehlender Aktivität	Nord- und Mitteleuropa 0 %; Südeuropa stellenweise 3 bis 10 bis 35 % der männlichen Bevölkerung. Häufig im vorderen Orient, Thailand, Südchina, Neuguinea, Afrika. X-chromosomal mit intermediärer Manifestation bei Heterozygoten	Hämolytische Anämie
Isoniazid, Sulfadimidin, Hydralazin	Acetyltransferase	Enzymdefekt (langsame Inaktivierung) bei 52 bis 56 % der Europäer und Nordamerikaner, 11 % der Japaner. Autosomal-rezessiv, in Heterozygoten nachweisbar	„Neuritis" nach Isoniazid bei Spätausscheidern, weit häufiger kein Einfluss auf therapeutische Wirksamkeit der üblichen Isoniaziddosen

Einige dieser Hämoglobin-Varianten sind weniger stabil als normales Hämoglobin. Beim Hb Zürich können als Folge dieser verminderten Stabilität nach Gabe oxidierender Medikamente, vor allem von Sulfonamiden, schwere hämolytische Erscheinungen beobachtet werden.

Allgemein müssen sich erblich bedingte Proteindefekte nicht unbedingt und in jedem Falle unmittelbar in Krankheitserscheinungen äußern. Erst durch Zusammenwirken mit einem äußeren Faktor, z. B. der Gabe eines Medikaments, wirken sich solche Proteindefekte aus. Ein Beispiel hierfür ist neben der erwähnten Hämoglobinvariante Hb Zürich ein Isoenzym der Pseudocholinesterase. Das Vorliegen dieser Enzymvariante zeigt sich bei ihren Trägern nur nach Gabe von Succinylcholinchlorid (Muskelrelaxans) und führt zu lang anhaltendem Atemstillstand. Weitere Beispiele genetisch bedingter Besonderheiten in der Reaktion auf Medikamente sind in Tab. 3.22 zusammengefasst.

Inaktivierung von Viren

Chemische und physikalische Eingriffe in die Struktur der Nukleinsäuren, die zu Mutationen führen, können auch Inaktivierung von DNA- oder RNA-Viren bewirken. Dies kann im Auftreten letaler Mutanten oder der Unterbindung der korrekten Replikation gegeben sein. Durch Inaktivierung will man im Idealfall ein nichtinfektiöses, also nicht mehr vermehrungsfähiges Virus erhalten, das jedoch noch eine Antikörperbildung induzieren kann.

Die erste Substanz, durch die ein inaktiviertes Virus für Impfstoffe gewonnen wurde, war Formaldehyd. Dieser reagiert mit Aminogruppen der Nukleinsäure und des Hüllproteins. Die antigenen Eigenschaften des Hüllproteins werden hierdurch nicht merklich beeinflusst. Die Addition von $H_2C=O$-Gruppen zu Aminogruppen von Purinen und Pyrimidinen der Nukleinsäure unterbindet deren Matrizen- und Messengerfunktion und führt damit zur Inaktivierung des Virus. Auf der Grundlage der Inaktivierung des Poliovirus durch Formaldehyd war der Salk-Impfstoff aufgebaut. Zur Immunisierung gegen Maul- und Klauenseucheviren wird ebenfalls ein Impfstoff mit formaldehydinaktivierten Viren verwendet.

Die Verwendung inaktivierter Viren in Impfstoffen hat jedoch große Nachteile. Beispielsweise ist die Bindung von Formaldehyd an Aminogruppen reversibel. Nach Entfernen des Formaldehyds oder starker Verdünnung der Lösung kann daher die Infektiosität der Viren zurückkehren. Dies bedeutet ein erhebliches Risiko bei Schutzimpfungen. Deshalb wird heute in zunehmendem Maße der Einsatz von Lebendimpfstoffen angestrebt. Diese basieren auf der Verwendung von Mutanten, die noch voll vermehrungsfähig sind und die volle Antigenität besitzen. Sie sind jedoch so abgewandelt, dass sie nicht mehr pathogen sind. Hierauf beruht z. B. der Impfstoff gegen Poliomyelitis von Sabin. Die Impfviren wurden durch zahlreiche Passagen auf Gewebekulturen selektioniert.

3.4.3.8 Transponierbare Elemente („Springende Gene")

Das Auftreten eigenartiger Mutationen bei Bakterien, Pflanzen und Tieren führte zur Entdeckung einer besonderen Art von Gensequenzen. Sie sind nicht, wie normale Gene, an einer festen, definierten Stelle im Genom fixiert, sondern können von einer Stelle an eine andere übertragen, transponiert werden. Solche Nukleotidsequenzen können sich zwischen verschiedenen Stellen des Genoms hin und her bewegen. Es sind transponierbare Elemente, Insertionssequenzen, Transposons und Plasmide.

Transponierbare Elemente bei Bakterien

Insertionssequenzen

Die einfachsten transponierbaren Elemente sind die Insertionssequenzen (IS). Je nach Typ bestehen IS-Elemente von E. coli aus 800 bis 2000 Basenpaaren. Jedes IS-Element ist eine selbstständige Einheit und codiert nur für solche Proteine, die es für seine eigene Transposition braucht. IS-DNA ist meist an beiden Enden von sehr kurzen Sequenzwiederholungen eingerahmt. Die Reihenfolge der Nukleotide ist dabei spiegelbildlich gegenläufig (invertierte Sequenzwiederholungen). Sie sind meist 15 bis 25 Basenpaare lang.

Die kürzeste Insertionssequenz, IS1, von E. coli codiert für zwei Proteine, die beide für die Transposition notwendig sind. Andere IS-Elemente haben einen langen Bereich, der die Transposase codiert. Die Transposase ist die enzymatische Aktivität der IS-Elemente, die die DNA an der Insertionsstelle aufschneidet und das Element dort platziert.

Falls eine Insertions-Sequenz in den codierenden Bereich eines Strukturgens eingefügt wird, führt dies zu einem Verlust dieser Genfunktion. Die Transposition von IS-Elementen ist eine häufige Ursache von Mutationen in Bakterienkulturen.

Transposons

IS-Elemente haben nur die genetische Information für die eigene Transposition. Transposons dagegen haben darüber hinaus zusätzliche genetische Information, z. B. Gene für Antibiotikaresistenzen. Sie bestehen aus dem zentralen Bereich, der die Funktionsgene enthält und sind flankiert von invertierten Sequenzwiederholungen (Abb. 3.97). Manche Transposons werden als solche aus der Wirts-DNA herausgeschnitten und an einer anderen Stelle wieder eingesetzt (Schnitt- und Klebeweg, cut and paste). Andere werden vor der Transposition repliziert und nur die Kopie wird verlagert, während das ursprüngliche Transposon an der Ausgangs-Stelle verbleibt (Replikativer Weg, copy and paste). Manche Transposons bedienen sich beider Mechanismen.

Resistenzgene gegen Antibiotika können durch Transposition von einem DNA-Molekül auf ein anderes übertragen werden, etwa von einem Plasmid auf ein anderes oder von einem Plasmid auf die DNA des „Bakterienchromosoms" und umgekehrt.

Zahlreiche Transposons sind inzwischen entdeckt worden (Tab. 3.23). Der pharmazeutisch/medizinisch wichtigste Aspekt im Zusammenhang mit Transposons

Tab. 3.23 Einige bakterielle Transposons und die durch sie verursachten Resistenzen

Bezeichnung	Ungefähre Größe (Basenpaare)	Endstruktur	Resistenz gegen
Klasse I			
Tn 5	5700	IS 50	Kanamycin
Tn 9	2650	IS 1	Chloramphenicol
Tn 10	9300	IS 10	Tetracyclin
Klasse II			
Tn 3	5000	38	Ampicillin
Tn 501	8200	38	Quecksilber-Salze
Tn 1000 (=543;=540;)	5700	35	

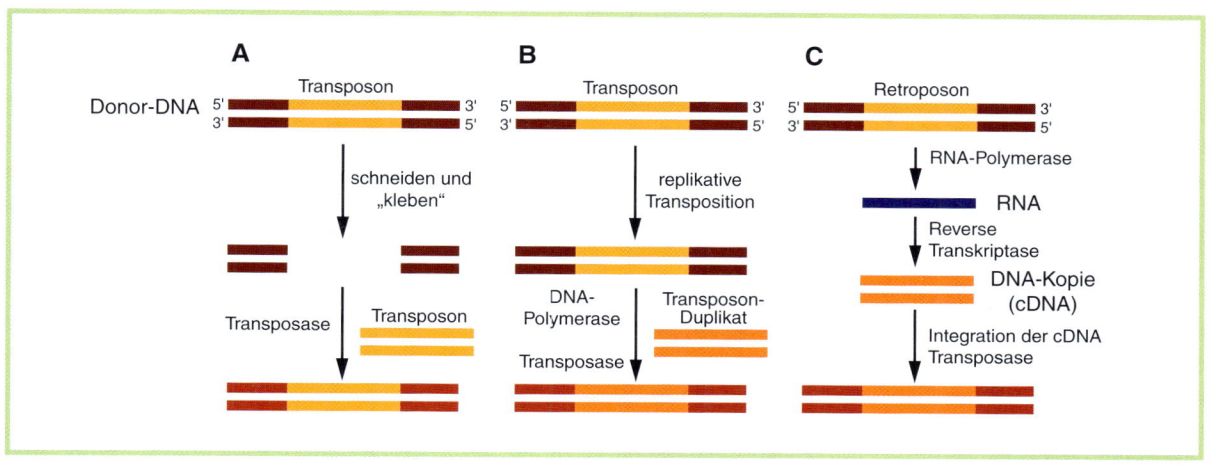

Abb. 3.97 Verschiedene Strategien der Verlagerung von Transposons, resp. Retroposons im Genom:
A. Die Transposon-Sequenz wird aus der ursprünglichen DNA (Donor-DNA) herausgeschnitten. Diese wird an den Schnittstellen wieder „verklebt", verliert jedoch die auf dem Transposon lokalisierte Information. Das „freie" Transposon kann sich im Genom bewegen und an anderer Stelle wieder in das Genom integriert werden.
B. Das Transposon wird durch eine DNA-Polymerase repliziert. Das Transposon-Duplikat kann an anderer Stelle in eine andere DNA-Sequenz eingebaut werden.
C. Die genetische Information von Retroposons wird durch eine RNA-Polymerase in RNA transkribiert. Von dieser RNA-Sequenz wird durch eine Reverse Transkriptase doppelsträngige DNA synthetisiert. Diese DNA kann an anderer Stelle im Genom wieder in die DNA integriert werden. Diese Strategie hat viele Gemeinsamkeiten mit der Vermehrung der Retroviren.

ist der Übergang von Transposons vom Bakterienchromosom auf Plasmide. Dabei entstehen Plasmide, die ein oder mehrere Resistenzgene enthalten können. Solche Resistenzplasmide (R-Plasmide, Kap. 3.3.5.4) verbreiten sich in einer Bakterien-Population rasch durch Konjugation (Kap. 3.3.5.3), falls Antibiotika anwesend sind und somit nur solchen Bakterien das Überleben ermöglicht wird, die diese Antibiotika inaktivieren können. Über diesen Mechanismus sind bereits 1955 in Japan multiresistente *Shigella*-Stämme entstanden, die zahlreiche Antibiotika inaktivieren konnten. Infektionen mit solchen Bakterienstämmen waren mit den meisten der damals verfügbaren Antibiotika nicht mehr therapierbar (Tab. 3.23).

Transponierbare Elemente bei Eukaryonten

Transponierbare Elemente, so genannte „springende Gene", sind auch bei Eukaryonten zu finden. Sie sind denen der Prokaryonten vergleichbar gebaut. Vermutlich enthält jedes Genom ein ganzes Spektrum beweglicher DNA-Sequenzen. Sie liegen gewöhnlich in jeder Zelle in mehreren Kopien vor.

Ihre Länge variiert von einigen hundert bis zu mehreren zehntausend Basenpaaren. Auch bei den Transposons der Eukaryonten gibt es mehrere Mechanismen

der Transposition. Bei einem Typ solcher transponierbarer Elemente gleicht der Vorgang einem Teil des Entwicklungszyklus von Retroviren. Sie werden daher als **Retrotransposons** (Retroposons) bezeichnet. Die Transposition solcher Elemente beginnt mit der Transkription des gesamten Elements. Die dabei gebildete RNA-Kopie wird durch eine Reverse Transkriptase schließlich wieder in doppelsträngige DNA überführt.

Retroposons kommen in den Genomen aller Eukaryonten vor. Wie bei den Retroviren wird auch hier der normale Fluss der genetischen Information umgekehrt. Auch hier dient RNA als Matrize für die Synthese von DNA. Der Fluss der genetischen Information verläuft hierbei also rückwärts (retro). Manche Retroposons haben Sequenz-Übereinstimmungen mit Retroviren. Von bestimmten Proteinen (gag-Proteinen) geschützt können einige von ihnen in der Zelle als Virus-ähnliche Partikel nachgewiesen werden. Andere RNA-Transkripte werden in DNA-Kopien umgeschrieben. Diese gelangen durch Integration an verschiedene Stellen des Genoms. Falls sie in aktive Gene eingebaut werden, können sie Mutationen auslösen (Insertionsmutagenese).

Andere transponierbare Elemente werden aus der Wirtszell-DNA herausgeschnitten und ohne Replikation an einer anderen Stelle wieder eingebaut. Die DNA wird wieder geschlossen. Durch das Wiederverbinden der DNA an der Austrittstelle des Transposons kommt es dabei oft zu Veränderungen der Nukleotidsequenz, d. h. zu Mutationen („Schneiden und Kleben").

Andere transponierbare Elemente replizieren sich vor der Transposition. Es wird durch Replikation eine DNA-Kopie gebildet, die dann an einer zufälligen anderen Stelle in das Genom eingebaut wird (replikativer Weg) (Abb. 3.97). Ein solches Element kann sich nur innerhalb einer einzigen Zelle und ihren Nachkommen im Genom hin und her bewegen.

Transponierbare Elemente können nicht nur sich selbst bewegen. Sie bewirken auch Verschiebungen und Umordnungen in den benachbarten DNA-Sequenzen des Wirtsgenoms. Sie verursachen z. B. Chromosomenbrüche. Hierdurch entstehen Translokationen, Deletionen oder Inversionen. Auch Genmutationen werden durch Transposons ausgelöst.

Transponierbare Elemente können auch die Genfunktion verändern, sie können Gene an- und abschalten. Ein Beispiel liefert der Mais. Hier wurden Transposons im Phänotyp bunt gesprenkelter Maiskörner entdeckt. Wenn ein Transposon in ein Gen, das für die rotviolette Pigmentierung von Maiskörnern verantwortlich ist, insertiert wird, so wird das Gen inaktiviert. Es kann keine Pigmentierung mehr stattfinden. Das Maiskorn bleibt gelblich-weiß. Springt das Transposon wieder aus dem Gen heraus, so kann die betroffene Zelle und deren Nachkommen wieder Pigment bilden, das betreffende Gen ist rückmutiert (Abb. 3.98).

Bei Pflanzen kennt man auch den Austausch von Gen-Sequenzen zwischen den DNA-Molekülen der Plastiden und Mitochondrien. Ein solcher Austausch kann auch zwischen der DNA dieser Organellen und der DNA im Zellkern stattfinden. Auch Bakteriengene können in pflanzliche Zellen übertragen werden. Bodenbakterien wie *Agrobacterium tumefaciens* können bei höheren Pflanzen die Bildung von Tumoren auslösen. Die Bakterien selbst finden sich in den Tumorzellen nicht, jedoch ein Stück bakterieller DNA. Dieses ist in das Genom solcher Zellen integriert, wird mit der Zell-DNA repliziert und bei jeder Zellteilung auf die Tochterzellen weitergegeben. Solche Zellen fallen durch die Synthese eigenartiger Aminosäuren auf, die als Opine bezeichnet werden. Auf dieser Basis werden auch die induzierenden Plasmide unterschieden, z. B. die Nopalin-Plasmide oder die Octopin-Plasmide.

Die DNA-Sequenz der Bakterien in den Pflanzenzellen stammt von einem Plasmid, dem Ti-Plasmid (Tumor induzierend), wobei allerdings immer nur ein Teil eines solchen Plasmids in die Pflanzenzelle übertragen wird.

Diese in das Genom einer Pflanzenzelle integrierbaren Gensequenzen von Bakterien eröffnen die Möglichkeit, Pflanzen durch gentechnologische Methoden zu verändern (Kap. 3.5.2).

●●● Zusammenfassung

Mutationen können, müssen sich aber nicht phänotypisch ausprägen. Einer der bekanntesten Tests auf mutagene Agenzien ist der Ames-Test. Mutagene Agenzien sind beispielsweise energiereiche Strahlung (UV-/ionisierende Strahlung) oder bestimmte chemische Agenzien. Bekannte Mutagene sind salpetrige Säure (A:T → G:C oder C:G → T:A), Basenanaloga wie 5-Jod- oder 5-Bromuracil (T : A → C : G oder C : G → T : A), alkylierende Agenzien (z. B. Dimethylsulfat, p-Propiolacton, Stickstofflost, Aflatoxine u. a.), oder auch Acridinderivate, die in einen DNA-Doppelstrang interkalieren und so vor allen Dingen *Frameshift*-Mutationen verursachen.

Ein Teil der Mutationen kann durch unterschiedliche Reparatursysteme wieder korrigiert werden. Dies gilt sowohl für UV-Schäden als auch für chemisch induzierte Schäden. Sind die Reparatursysteme ihrerseits durch Mutationen inaktiviert, resultieren schwer Krankheiten wie beispielsweise die Xeroderma pigmentosa, und das Krebsrisiko steigt dramatisch.

Eine besondere Art der Mutation sind DNA-Insertionen, die von transponierbaren Genen oder von Viren stammen können. Dies stellt auch ein relevantes Problem bei dem Bemühen dar, schwere Erbdefekte durch Gentherapie zu korrigieren. Da die DNA, die das zu substituierende Gen trägt, in aller Regel in die Genome der behandelten Zellen integriert, verhält sie sich formal wie ein Insertions-Mutagen. Dies wurde in klinischen Studien auch tatsächlich beobachtet, was für die Patienten teils fatale Folgen hatte.

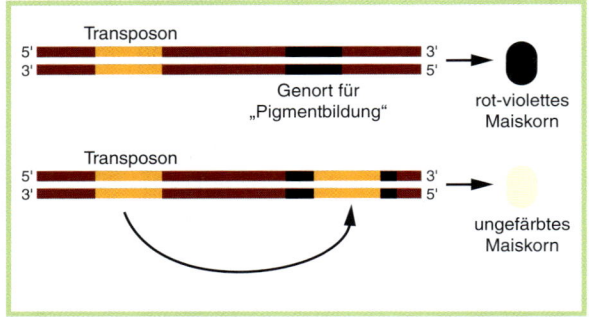

Abb. 3.98 Mutation durch transponierbare Elemente. Ein transponierbares Element, das an einen Genort für Pigmentbildung verlagert wird, führt dort u. U. zu einer Mutation. Das Enzym für Pigmentbildung fällt aus und die Pigmentbildung z. B. im Maiskorn unterbleibt. Springt das Transposon erneut an eine andere Stelle, wird das Gen für Pigmentbildung rückmutiert. Das Pigment kann wieder gebildet werden, d. h. springende Gene schalten andere Gene an und aus.

3.4.4 Umordnung von Genen: Antikörperbildung

Jedes gesunde Individuum ist mit einem Set von Antikörpern ausgestattet, das jede beliebige Oberfläche zu erkennen vermag. Ein Antikörpermolekül besteht aus vier Polypeptidketten, zwei „leichten" (L) mit jeweils etwa 220 Aminosäuren, und zwei „schweren" (H), mit jeweils etwa 330 bis 440 Aminosäuren, je nach Antikörperklasse. Diese Polypeptidketten werden durch Disulfidbrücken verbunden. Sowohl L- als auch H-Ketten haben an einem Ende eine variable, am anderen Ende eine konstante Region (Abb. 3.99). Die **konstante Region** ist bei allen Antikörpern bis auf geringe Unterschiede zwischen den einzelnen Antikörperklassen, den so genannten Isotypen, gleich.

Die **variablen Regionen,** die Antigenbindungsstellen oder Paratope, sind jedoch ungeheuer vielfältig. Man schätzt die Anzahl der verschiedenen Paratope in einem gesunden Organismus auf ca. 10^{11}.

Diese Variabilität der Aminosäuresequenz innerhalb der variablen Regionen ist die strukturelle Grundlage für die Vielfalt der Antikörper, die sicherstellt, dass gegen jede beliebige biologische Oberfläche ein spezifischer Antikörper gebildet werden kann.

Es ist ausgeschlossen, dass eine solche Vielfalt molekularer Variabilität von einer entsprechenden Anzahl „klassischer Genen" codiert werden kann. Jeden Antikörper durch ein eigenes Gen zu codieren, wäre auch eine Verschwendung genetischer Informationen, da die Hälfte einer jeden leichten Kette und dreiviertel einer jeden schweren Kette strukturell identisch (weil konstant) sind.

Die Natur hat das Problem dadurch gelöst, dass sie die Gene für die Antikörper modular aufgebaut hat. Nur bestimmte Teile eines Antikörpers sind im Genom in einer großen Redundanz vorhanden. Diese Bereiche (Exons) sind durch Introns voneinander getrennt.

Die Umstrukturierung der Immunglobulin-Gene erfolgt in immunkomponenten Zellen durch einen Prozess, den wir als somatische Rekombination bezeichnen. Im Laufe dieser somatischen Rekombination werden auf DNA-Ebene unterschiedliche Exons, die jeweils eine Proteindomäne codieren, zu einem funktionellen Gen neu kombiniert.

Leichte Ketten sind aus zwei Domänen zusammengesetzt, einer C_L und einer V_L-Domäne. Bei den C_L-Domänen lassen sich κ- und λ-Domänen unterscheiden. Die Aminosäuresequenz der variablen Domäne bestimmt die Antigenspezifität.

In Zellen, die keine Antikörper produzieren, sind die Gen-Segmente für die V_L- und C_L-Domänen durch

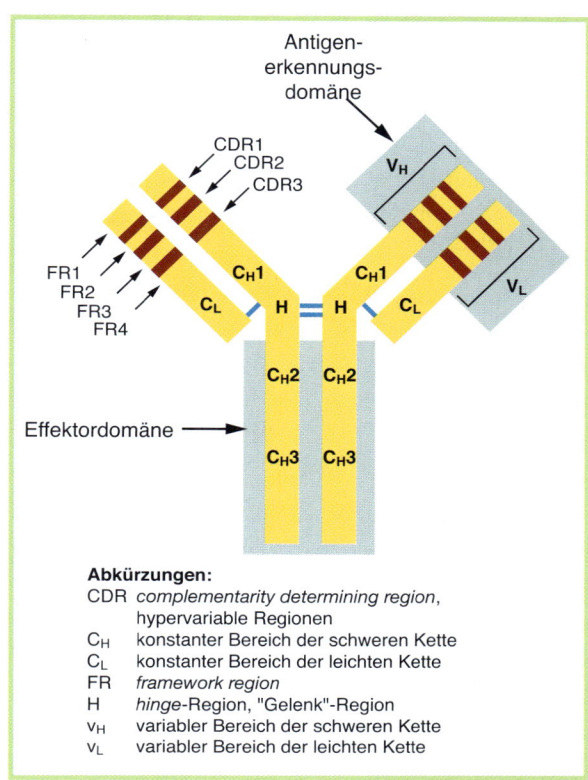

Abb. 3.99 **Schema eines Antikörpermoleküls (Immunglobulin G).** In den L- und H-Ketten finden sich je drei hypervariable Regionen (CDR, complementarity determining regions). Diese bilden gemeinsam die Antigenbindungsstelle des Antikörpers.

Introns voneinander getrennt. Selbst in voll ausdifferenzierten B-Lymphozyten stoßen die V_L- und C_L-Gensegmente nicht unmittelbar aneinander. Diese beiden Segmente sind vielmehr durch eine kleine DNA-Sequenz voneinander getrennt, die als J-Gensegment bezeichnet wird (Abb. 3.100).

Im Laufe der Differenzierung von B-Zellen rearrangiert die genomische DNA derart, dass ein beliebiges V-Segment an eines von fünf J-Gensegmenten fusioniert wird. Die dazwischen liegende DNA geht im Laufe dieses Rekombinationsprozesses verloren. Das „neue" Gen wird in eine große Vorläufer-mRNA transkribiert, die anschließend zu einer maturen mRNA prozessiert wird. Dabei werden, wie üblich, alle nicht codierenden Bereiche, darunter Introns und die übrigen, nicht relevanten Gensegmente der variablen und konstanten Exons eliminiert. Die Translation dieser mRNA führt zu einer leichten κ-Kette. Zwei hypervariable Regionen stammen von dem V-Gensegment, eine dritte entsteht an der Verbindungsstelle zwischen V- und dem J-Segment. Durch die möglichen Kombinationen zwischen

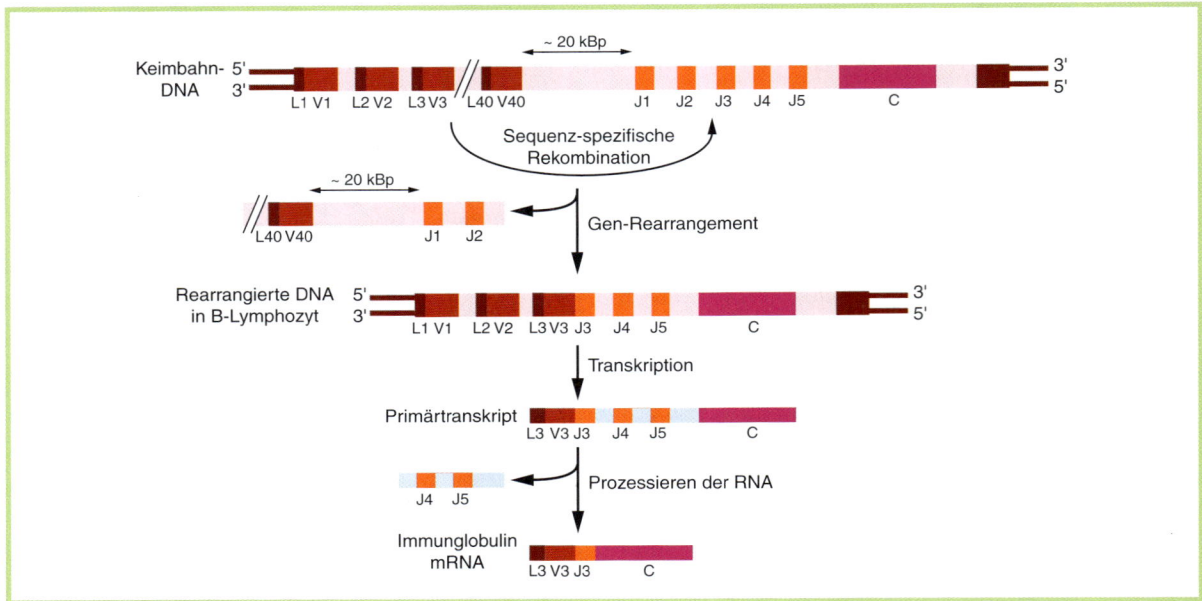

Abb. 3.100 Die Verknüpfung der V-, J- und C-Gensequenzen bei der Synthese einer L-Kette eines Antikörpers. In der Keimbahn-DNA liegen diese Gensequenzen, durch Introns getrennt, weit voneinander entfernt. Die V-Gensegmente lassen sich noch in Genfamilien unterteilen. Im Laufe der Differenzierung des B-Lymphozyten findet eine Umlagerung der Gene, unter Deletion von Genabschnitten, statt. Bei der Differenzierung der Keimbahn-DNA zur B-Lymphozyten-DNA geht also Erbinformation verloren. Beim Prozessieren der hnRNA werden weitere Sequenzen entfernt, sodass schließlich ein V-, ein J- und das C-Segment in der mRNA übrig bleiben. Durch Translation entsteht hieraus eine leichte Kette eines Antikörpers.

V-Segmenten und J-Segmenten können theoretisch ca. 500 verschiedene variable κ-Regionen gebildet werden.

Durch einen ganz ähnlichen Mechanismus werden die leichten Ketten des λ-Typs gebildet.

Die Gene für die schweren Ketten befinden sich beim Menschen auf dem Chromosom 14. Diese Gene sind in ihrer „Grundausstattung" in vier Gensegmenten angeordnet, denn anders als bei den Genen der leichten Ketten, kommen zu den V-, J- und C-Segmenten noch so genannte D-Segmente hinzu (Abb. 3.101).

■ Wie bei den Gen-*Clustern* der leichten Ketten befinden sich am Anfang des Gen-*Clusters* der schweren Ketten auch wieder 100 bis 200 V_H-Gensegmente, denen alle eine *Leader*-Sequenz vorangestellt ist. In diesem Bereich sind die Aminosäuren 1 bis 95 der schweren Ketten codiert.
■ Es folgen, getrennt durch einen großen Intron-Bereich, 27 D-Segmente (*diversity*-Segmente), auf denen die Aminosäuren 96 bis 101 codiert sind.
■ Weiter stromabwärts befinden sich sechs funktionelle J-Segmente. Diese codieren die Aminosäuren 102 bis 110.
■ Schließlich folgen 9 Gensegmente für unterschiedliche konstante Regionen der schweren Ketten. Diese werden als C_μ-, C_δ-, $C_{\gamma3}$-, $C_{\gamma1}$-, $C_{\alpha1}$-, $C_{\gamma2}$-, $C_{\gamma4}$-, C_ϵ-

und $C_{\alpha2}$-Segmente bezeichnet. Sie codieren die Isotypen IgM, IgD, IgG$_3$, IgG$_1$, IgA$_1$, IgG$_2$, IgG$_4$, IgE und IgA$_2$.

Der Mechanismus, der zu funktionellen schwere Ketten in den sich differenzierenden B-Zellen führt, ist ganz ähnlich dem der leichten Ketten. Zunächst wird ein D-Gensegment mit einem J-Gensegment fusioniert. Dies bezeichnet man als D-J-Rearrangement. Auch hierbei werden wieder die überschüssigen DNA-Bereiche eliminiert. Im nächsten Schritt wird eines der 100 bis 200 V_H-Gene mit dem bereits rearrangierten DJ-Segment verknüpft. Dieser Prozess wird als V-D-J-Rearrangement bezeichnet. Nun wird eine VDJ-C$_\mu$-mRNA und anschließend das entsprechende VDJ-C$_\mu$-Protein synthetisiert. Nach Abspalten der *Leader*-Sequenz wird auch dieses Protein aus der Zelle ausgeschleust und auf der Zellmembran verankert.

Das erste mRNA-Transkript, das von einer B-Zelle gemacht wird, nachdem das V-D-J-Rearrangement geglückt ist, enthält die Kopien des Exons für die V_H-Kette und die Kopien der Exons für die konstanten Domänen einer μ- und einer δ-Kette. Diese mRNA wird derart differenziell gespleißt, dass eine μ-mRNA und eine δ-mRNA entstehen, die beide die gleiche V_H-Region besitzen. Aus diesem Grund tragen die ersten

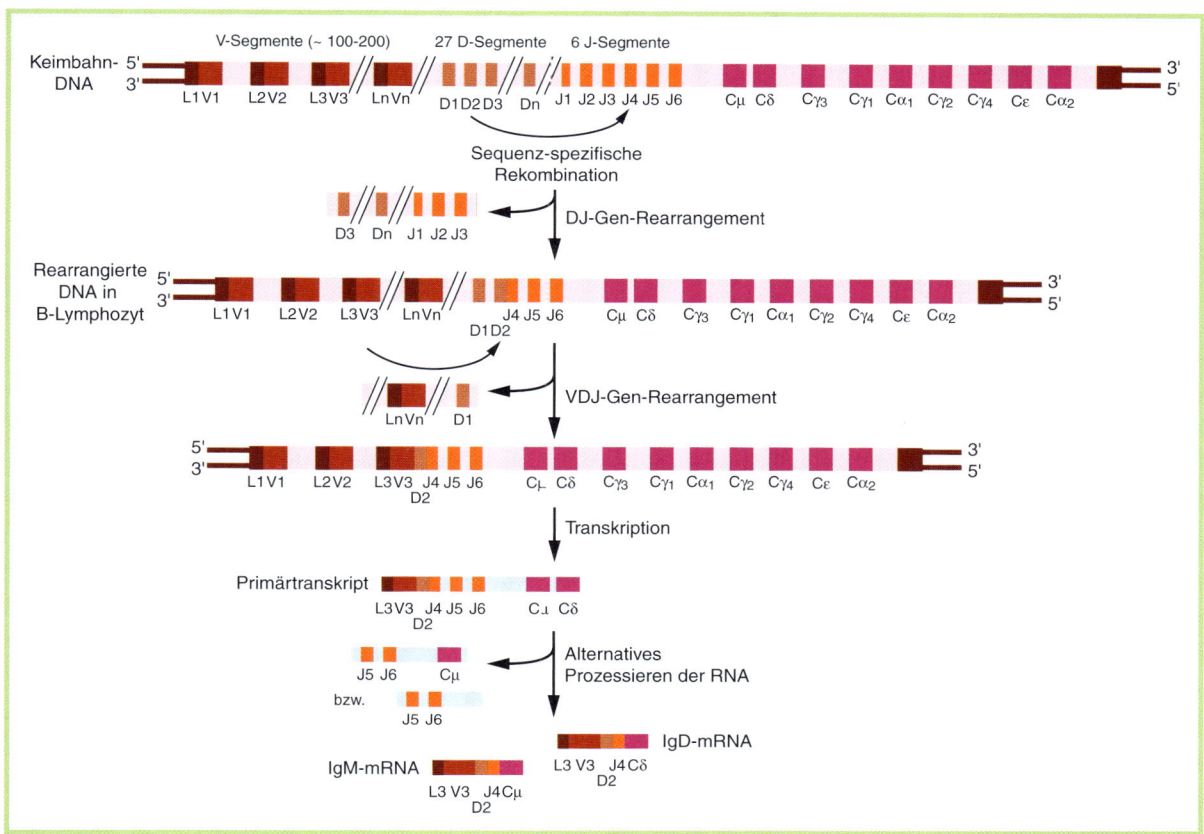

Keimbahn-DNA
V-Segmente (~ 100-200)   27 D-Segmente   6 J-Segmente

Sequenz-spezifische Rekombination

DJ-Gen-Rearrangement

Rearrangierte DNA in B-Lymphozyt

VDJ-Gen-Rearrangement

Transkription

Primärtranskript

Alternatives Prozessieren der RNA

bzw.

IgD-mRNA

IgM-mRNA

Abb. 3.101 Struktur der Keimbahn-DNA für die schwere Kette eines Antikörpers in der Vorläuferzelle eines B- Lymphozyten der Maus. Hier stehen etwa 1000 V-Gensegmente, 27 D-Gensegmente, 6 J-Gensegmente und 5 C-Gensegmente, je eines für die verschiedenen Antikörperklassen, zur Verfügung. Aus diesem „Sortiment" von Exons lässt sich eine Vielzahl von Kombinationen, die für unterschiedliche Antikörpermoleküle codieren, durch zufällige Deletionen und Prozessieren der hnRNA „zusammenfügen".

Antikörper, die von einer B-Zelle gebildet werden, immer μ- und δ-schwere Ketten. Das heißt, es entstehen zunächst immer IgM- und IgD-Isotypen, die jeweils in die Membran fixiert werden. Werden B-Zellen danach durch ein Antigen stimuliert, sezerniert diese B-Zelle zunächst die IgM-Antikörper in einer pentameren Form.

In dem Maße wie die Immunantwort voranschreitet, ändert sich der Antikörperisotyp. Es finden weitere Rearrangierungen der DNA statt, wobei nun andere konstante Gensegmente an die originale V_H-Region anrekombiniert werden. Im Gegenzug werden die dazwischen liegenden DNA-Regionen mit den μ- und δ-schwere-Kette-Gensegmenten eliminiert.

Diese komplexen Prozesse bedingen die enorme Antikörpervielfalt. Das Prinzip ist Rekombination (genetische Instabilität), die an so genannten **Mosaikgenen** realisiert wird. Man schätzt, dass der Mensch auch ohne Antigenstimulation etwa 10^6 bis 10^8 unterschiedliche Antikörpervarianten besitzt.

●●● Zusammenfassung

Antikörpergene gehören neben den Genen für die T-Zellrezeptoren zu den genomischen Bereichen, wo ein Umbau genetischer Information erlaubt ist – allerdings nur in B- und T-Zellen, wenn die von Vorläuferzellen zu ausdifferenzierten Zellen heranreifen. Ein ausgeklügeltes Baukastenprinzip bildet die Basis für das, was wir unter „somatischer Rekombination" verstehen. Nur so ist es möglich, dass sich Antikörper und T-Zellrezeptoren von so ausgeprägter Affinität und Spezifität bilden können.

Neben diesen Rekombinationsmechanismen, die von spezifischen Enzymen katalysiert werden, werden in der Phase der Ausbildung funktioneller Antikörper- und T-Zellrezeptorgene auch ganz bewusst Fehler zugelassen, aus denen Mutationen resultieren, die ihrerseits zur den besonderen Eigenschaften dieser Adaptermoleküle beitragen. Wir können daher mit gutem Recht behaupten, dass für nahezu jede denkbare molekulare Oberfläche durch ein Zusammenspiel von Rekombination und Mutation ein Antikörper- und (mit Abstrichen auch) ein T-Zellrezeptormolekül gebildet werden kann.

3 Genetik

3.5 Grundlagen der Molekularbiologie

Die Methoden der Gentechnologie eröffnen die Möglichkeit zur Bildung neuer Kombinationen und Expression von Erbmaterial auch über die Artgrenzen hinweg. So gelingt beispielsweise der Einbau menschlicher Gene in Bakterienzellen, die dann menschliche Proteine, wie Insulin, Wachstumshormon, Interferon usw. produzieren. Gentechnologische Methoden ermöglichen auch einen Genaustausch zwischen Bakterien und Pflanzenzellen und zwischen Zellen von Säugetieren in Zellkulturen.

Ferner haben diese Methoden die Grundlagenforschung revolutioniert, u.a. durch innovative und extrem aussagekräftige Möglichkeiten einer funktionellen Genanalyse. Die Entdeckung der Mosaikstruktur der Gene (Kap. 3.1.1.3), die Erkennung von Kontrollelementen und der „springenden" Gene (Kap. 3.4.3.8) seien hier als Beispiele aufgeführt.

3.5.1 Gentechnologie bei Bakterien

3.5.1.1 Gewinnung von Genen

Um Gene in fremde DNA einbauen zu können, müssen diese erst isoliert oder synthetisiert werden (Tab. 3.24).

Es ist heute möglich, Gene, d.h. DNA-Abschnitte, chemisch zu synthetisieren. Wenn die Aminosäuresequenz eines Proteins bekannt ist, lässt sich die entsprechende Nukleotidfolge der DNA durch die Gesetzmäßigkeiten des genetischen Codes ableiten. Chemisch synthetisiert wurden beispielsweise die Gene, die für Somatostatin oder für die beiden Ketten des Insulins codieren (Abb. 3.102).

Eine andere Methode, Gene zu erhalten, ist das „Umschreiben" von mRNA in komplementäre DNA, also in cDNA, mit Hilfe der Reversen Transkriptase (Kap. 6.3.5). Von Eukaryonten abgeleitete cDNA enthält keine Introns, da sie ja aus „prozessierter" mRNA gewonnen wurde (Kap. 3.2.2). Sie kann also

von RNA-Polymerasen der Prokaryonten direkt in eine mature mRNA überschrieben werden, vorausgesetzt, es wird der cDNA ein prokaryontischer Promotor vorgeschaltet (Kap. 3.2.1.2). Schließlich lassen sich Gene auch durch „Zerschneiden" von DNA mit Hilfe von Endonukleasen gewinnen.

3.5.1.2 Klonieren von Genen

Die weiteren Methoden der Gentechnologie folgen einem einheitlichen Grundschema. Dies sei am Beispiel des Insulingens erläutert (Tab. 3.25).

Gleichgültig, wie man ein Gen gewonnen hat, die Menge dieser Nukleinsäure ist so gering, dass sie erst vermehrt werden muss, ehe sie weiter bearbeitet werden kann. **Man nennt diesen Schritt, bei dem viele identische DNA-Moleküle entstehen, Klonieren der DNA.**

Hierzu muss die „fremde" DNA in eine DNA-Einheit eingebaut werden, die zur Selbstreplikation fähig ist. Dies kann ein Plasmid sein, wenn ein Gentransfer in Bakterien geplant ist, oder eine ringförmige Virus-DNA, z.B. die des Simian-Virus 40 (SV 40), wenn das „fremde" Gen in eine Säugetierzelle eingeschleust werden soll. Solche DNA-Einheiten dienen als Überträger, als Vektoren oder Genfähren, für fremde DNA.

Plasmide sind doppelsträngige, ringförmige DNA-Moleküle, die in der Bakterienzelle unabhängig vom „Bakterienchromosom" replizieren können (Kap. 3.3.5.4). Solche Plasmide kann man aus bestimmten Bakterienzellen isolieren. Sie lassen sich auch wieder in lebende Bakterienzellen einschleusen, in denen sie anschließend eigenständig replizieren und in unterschiedlich hoher Kopienzahl persistieren.

Restriktionsendonukleasen

Um eine fremde DNA, in unserem Beispiel ein chemisch synthetisiertes Insulin-Gen, in ein bakterielles Plasmid einbauen zu können, muss das ringförmige Plasmid „aufgeschnitten" werden. Dies ist möglich mit Hilfe von **Restriktionsendonukleasen.** Die Entde-

---

Tab. 3.24 Möglichkeiten der Gewinnung von Genen

Isolierung aus dem Bakterienchromosom, z.B. mit Hilfe des Phagen λ
Chemische Synthese eines Gens
Synthese über mRNA mit Hilfe der reversen Transkriptase: cDNA (copy DNA)
Zerschneiden von DNA mit Restriktionsenzymen

Tab. 3.25 Gentechnische Schritte zur Produktion von Insulin durch *E. coli*

Synthese der Gene für die A- und B-Kette des Insulins
Klonierung der Gene
Kopplung mit Kontrollelementen (Promotor und Terminator) und Einbau in ein Plasmid
Einbau des Expressionsvektors in spezielle *E.-coli*-Stämme

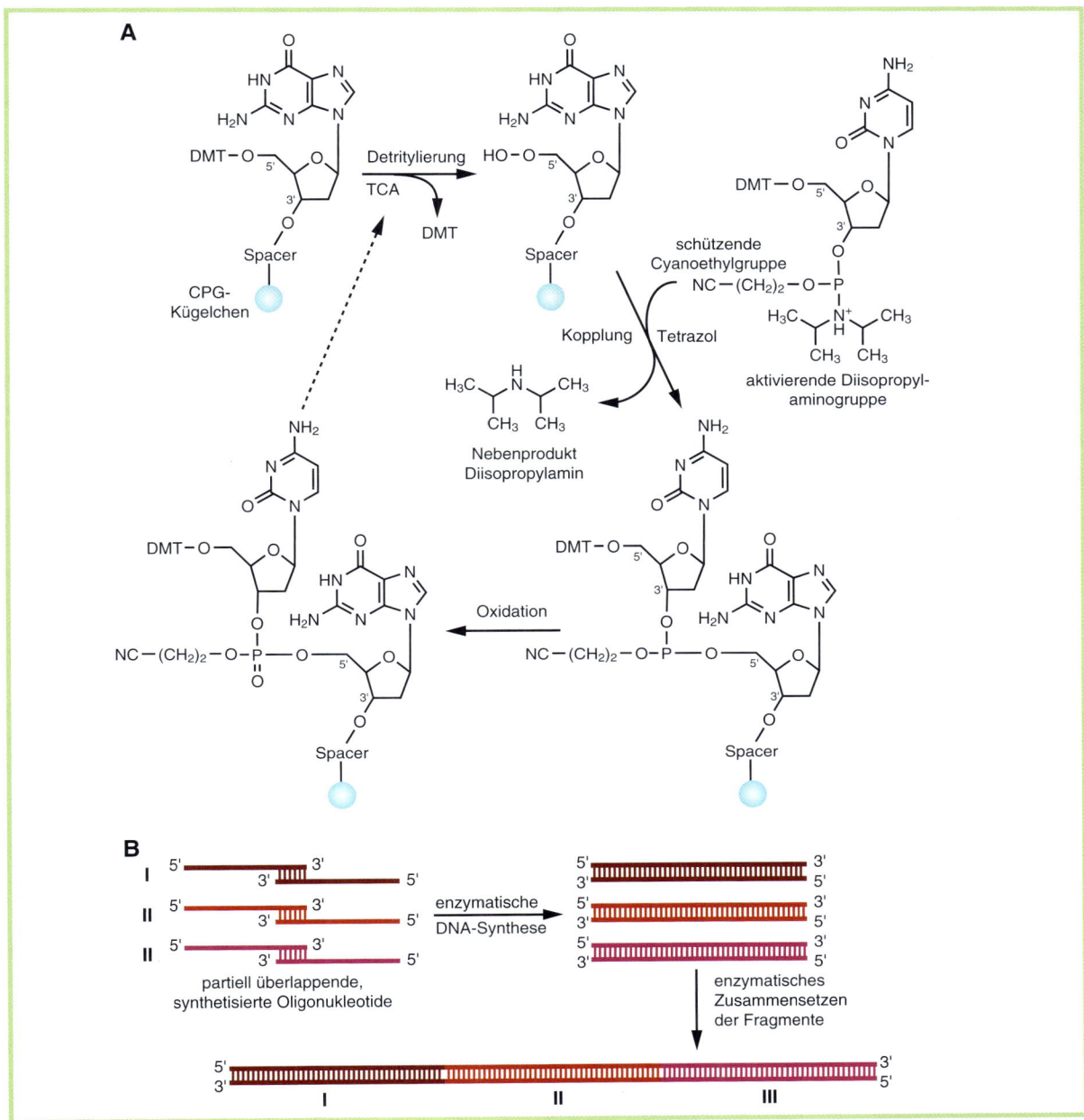

Abb. 3.102 Prinzip der Gensynthese
A. Der erste Teil der Gensynthese ist rein chemischer Art. An einer festen Phase, d. h. auf der Oberfläche von CPG-Kügelchen (CPG: controlled pore glass), ist über eine Molekülbrücke (spacer) ein Starternukleotid gekoppelt. Die reaktive 5′-OH-Gruppe ist zu diesem Zeitpunkt noch durch eine Dimethoxytrityl (DMT)-Schutzgruppe blockiert. Nach Detritylierung reagiert das nächste 3′-Phosphoramidit-Derivat mit dem endständigen Nukleotid der festen Phase. Das Kopplungsreagenz in dieser Reaktion ist Tetrazol. Der bei der Kopplungsreaktion entstandene Phosphit-Triester wird schließlich zum Phosphat-Triester oxidiert. Zu beachten ist, dass die chemische Synthese von Nukleinsäuren vom 3′-Ende zum 5′-Ende hin erfolgt. Im Gegensatz dazu werden biologisch alle Nukleinsäuren vom 5′-Ende zum 3′-Ende hin synthetisiert. Die Reaktionsausbeuten der chemischen DNA-Synthese sind heute in den einzelnen Schritten so hoch, dass leicht Oligonukleotide von 50 Bausteinen und mehr synthetisiert werden können. Der Reaktionsablauf wird dabei durch rechnergesteuerte Automaten kontrolliert. **B.** Der zweite Teilschritt der Gensynthese besteht im Zusammenbau der Oligonukleotide zu DNA-Doppelsträngen. Hierzu werden zunächst je zwei partiell zueinander komplementäre Oligonukleotide enzymatisch zu einem durchgehenden DNA-Doppelstrang „aufgefüllt". Die kleinen doppelsträngigen DNA-Fragmente (I, II, III) lassen sich dann zu längeren DNA-Molekülen zusammensetzen und werden enzymatisch kovalent verknüpft. Das Insulingen für die A-Kette wurde aus 11, das Gen für die B-Kette aus 19 Teilstücken zusammengesetzt.

Tab. 3.26 Beispiele von Restriktionsendonukleasen

Bezeichnung	Herkunft	Erkennungs-stelle	resultierende Enden
EcoRI	Escherichia coli KY 13	G↓AATTC CTTAA↑G	G AATTC CTTAA G
HindIII	Haemophilus influenza	A↓AGCTT TTCGA↑A	A AGCTT TTCGA A
BamHI	Bacillus amy-loliquefaciens	G↓GATCC CCTAG↑G	G GATCC CCTAG G

ckung dieser Enzyme in den 1960er Jahren war der Schlüssel zur Gentechnologie.

Restriktionsendonukleasen sind Enzyme, die zwei Ribose/Phosphat-Bindungen in jeweils einem Strang der doppelsträngigen DNA hydrolysieren. Man kennt heute eine sehr große Zahl solcher „Schneide-Enzyme". Sie schneiden DNA in sehr charakteristischer und jeweils spezifischer Weise (Tab. 3.26).

Ein Enzym aus *E. coli*, z.B. *Eco*RI, schneidet ein DNA-Molekül immer so auf, dass es eine Verbindung zwischen Guanin und Adenin löst, wenn die nächste Basenfolge AATT ist. Es schneidet also ein DNA-Molekül nicht einfach „glatt" durch, sondern erzeugt freie, sehr spezifische Enden. An diese überstehenden Enden

kann das Ende einer anderen DNA, z.B. ein Ende des Insulin-Gens, gebunden werden, vorausgesetzt, an diesem Ende befindet sich ebenfalls eine *Eco*RI-Schnittstelle, so dass komplementäre, überstehende Nukleotidfolgen vorliegen. Durch Hydrolyse eines weiteren Enzyms wird ein weiteres freies Ende mit einer anderen überstehenden Nukleotidfolge generiert (Abb. 3.103 und 3.104). So lässt sich die fremde DNA seitenrichtig in ein Plasmid einbauen, wenn auch dieses die entsprechenden charakteristischen Endsequenzen besitzt.

Markergene

Ein Plasmid, das als Vektor dienen soll, muss ein Gen tragen, mit dessen Hilfe das Plasmid in Bakterien nachgewiesen werden kann. Solche Marker sind beispielsweise Resistenzgene gegen Ampicillin oder Tetracyclin. Als Marker können auch Enzyme (z.B. die *β*-Galactosidase) fungieren, die durch Spaltung eines Leukofarbstoffs einen Farbstoff generieren, der diejenigen Bakterien identifizierbar macht, die den Marker tragen. So präparierte Plasmide können in *E.-coli*-Zellen eingeschleust werden. Dort werden sie und mit ihr die fremde DNA vervielfältigt, so dass identische Kopien in großer Zahl hergestellt werden. Es entsteht ein Klon von DNA mit identischer Nukleotidfolge und somit mit identischen Eigenschaften. Man spricht von der Klonierung der DNA (Abb. 3.105).

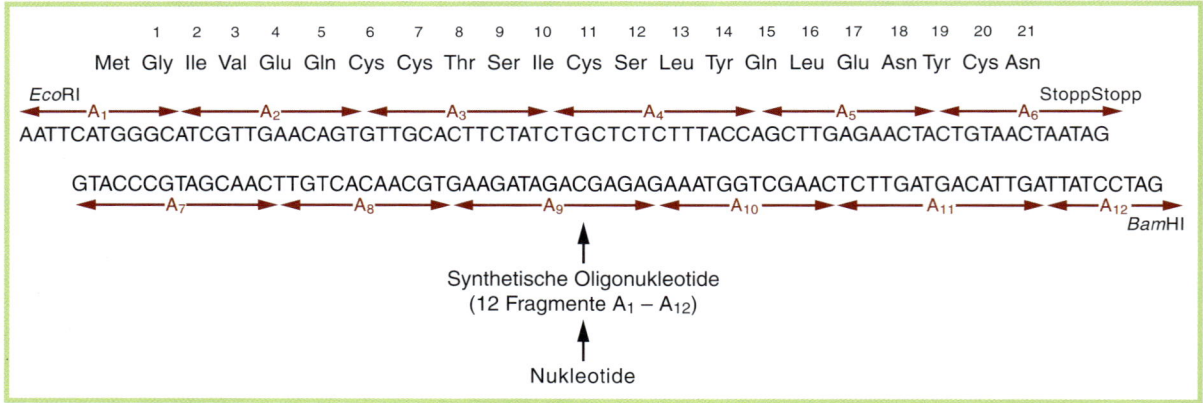

Abb. 3.103 A-Ketten-Gen des Insulins. Aus der bekannten Aminosäuresequenz der Polypeptidketten des Insulins lässt sich die Nukleotidfolge des entsprechenden Gens konstruieren. Jeder Aminosäure im Polypeptid, hier der Insulin-A-Kette, entsprechen in der DNA drei Nukleotide, z.B. der ersten Aminosäure Glycin, die Basenfolge Guanin, Guanin, Cytosin. Am Anfang (links) und am Ende (rechts) eines solchen synthetischen Gens müssen Anfangs- und Endsignale eingebaut werden. Außerdem müssen an beiden Enden freie Einzelstrangenden überstehen (*Eco*RI, *Bam*HI). Sie sind am Anfang und Ende des Gens verschieden und dienen dem Einbau des Gens in das Verbundplasmid. Da für jede Aminosäure mehrere Tripletts möglich sind, entspricht das synthetische Gen in seinem molekularen Bau nicht unbedingt dem „natürlichen" Gen. Der Informationssinn ist jedoch der gleiche. Der codogene Strang dieses synthetisierten Gens ist die untere Nukleotidfolge. Beginnend beim 2. Nukleotid = T ergibt sich ein Triplett TAC. Dies entspricht dem Codon auf der mRNA = AUG und codiert die Aminosäure Methionin. Nach rechts fortschreitend ist das nächste Triplett CCG; entsprechend GGC auf der mRNA, codiert für die Aminosäure Glycin.

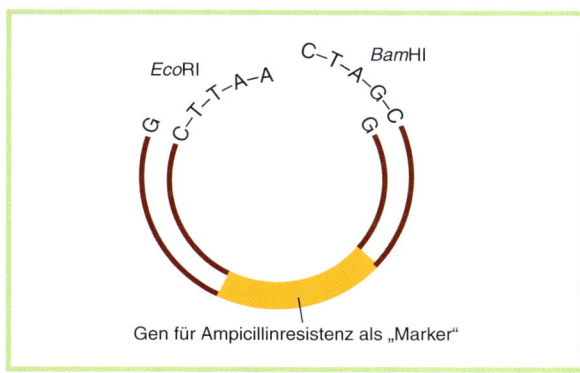

Abb. 3.104 Schema eines durch zwei Restriktionsnukleasen „geschnittenen" Plasmids. Durch die Restriktionsenzyme *EcoRI* und *BamHI* wird aus dem Plasmid ein kurzes Stück herausgeschnitten. Das Restplasmid hat zwei Enden mit unterschiedlicher Basenfolge. An diese überstehenden „klebrigen" Enden kann ein anderes Stück DNA, z. B. das Insulingen für die A-Kette, gebunden werden. Die unterschiedlichen Enden garantieren dabei den Einbau in der richtigen Richtung.

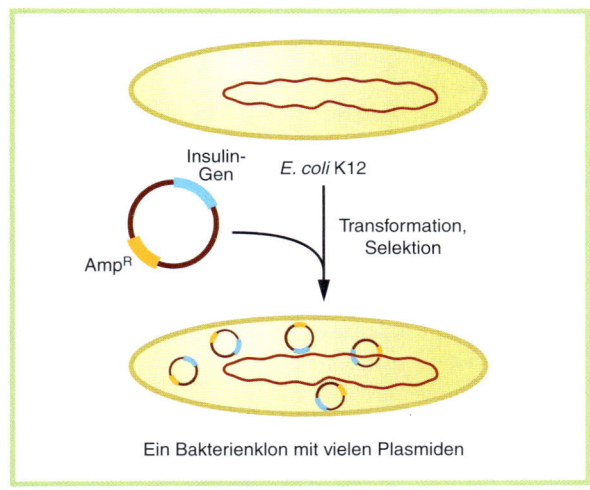

Abb. 3.105 Schema der Klonierung des Gens, das für die Insulinkette A codiert. Das Gen wurde in ein Plasmid eingebaut, welches außerdem noch ein Gen für Ampicillin-Resistenz trägt. Dies ist notwendig, um mit Hilfe der Resistenz gegen Ampicillin die Bakterien wiederzufinden, die das Plasmid aufgenommen haben. Die Plasmide werden in eine Suspension von Bakterien (*E. coli* K 12) gegeben. Mit einer sehr geringen Wahrscheinlichkeit werden sie in einzelne Zellen aufgenommen. Die ganze Kultur wird dann auf Agarplatten mit Ampicillin übertragen. Nur die ampicillinresistenten, d. h. die plasmidtragenden Bakterien wachsen und mit ihnen vermehren sich die Plasmide und die Insulingene. Die Plasmide können wieder isoliert und erneut bearbeitet werden. Man erhält so viele identische Kopien eines Gens, d. h. einen Klon identischer DNA.

Einbau von Kontrollregionen

Damit das fremde Gen, z. B. ein Insulin-Gen, in der Bakterienzelle auch abgelesen werden kann, muss es von Kontrolleinheiten (Promotor und Terminator) flankiert werden. Diese Kontrolleinheiten müssen aus dem Organismus stammen, in dem das Fremdgen exprimiert werden soll. Ist dies ein Bakterium, so kann man als Promotor beispielsweise den Promotor der bakteriellen β-Galactosidase (Abb. 3.106) verwenden.

Ein derart konstruiertes Plasmid besitzt nun die Fähigkeit, zum einen in *E. coli* zu replizieren und zu persistieren. Zum anderen wird von ihm durch den Transkriptions- und Translationsapparat des Bakteriums humanes Insulin synthetisiert (Abb. 3.107). Die *E.-coli*-Zellen, die das Plasmid tragen, können über ihre Antibiotikaresistenz, die ebenfalls auf dem Plasmid codiert ist, selektioniert werden. Dies ist wesentlich, da die Teilschritte einer solchen Rekombination bei weitem nicht quantitativ verlaufen und die Schneide- und Verbindungsprodukte vielfach nicht die richtigen Sequenzen tragen. Aus Millionen von Bakterien müssen diejenigen herausgefunden werden, die ein korrekt zusammengebautes, rekombiniertes Plasmid besitzen. Dies geschieht mit Hilfe der Antibiotikaresistenz und anderer Marker.

Bis heute sind über 130 Wirkstoffe zugelassen, die in genetisch veränderten Bakterien, Hefezellen oder Säugerzellen erzeugt werden (Tab. 3.27). Und ein Ende ist keineswegs absehbar. Im Gegenteil, die Zahl der jährlich neu zugelassenen rekombinanten Wirkstoffe ist zwischenzeitlich ähnlich groß, wie die der neu zugelassenen chemisch synthetisierten Wirkstoffe. Die außerordentliche Bedeutung der gentechnischen Herstellung von Arzneimitteln wird aus Tabelle 3.27 ersichtlich.

Mit Hilfe gentechnischer Methoden wurden bereits Hunderte von kompletten Genomen bis auf die letzte Base entschlüsselt, darunter auch das komplette humane Genom. Folglich lassen sich auch Mutationen nachweisen, die zu Erbkrankheiten führen (Kap. 3.4.3.7). Durch Analyse der DNA fetaler Zellen lassen sich derartige Mutationen bereits pränatal erkennen, und damit Erbkrankheiten frühzeitig diagnostizieren. Ein Austausch solcher mutierter Gene durch normale Gene, also eine Art „Gentherapie" befindet sich allerdings nach wie vor in einem experimentellen Stadium. Dabei gibt es nicht nur technische Probleme zu überwinden. Es hat sich gezeigt, dass die Therapien auch mit signifikanten Gefahren verbunden sind, die darin bestehen, dass die eingeschleuste DNA in wichtige Gene insertiert (siehe Insertionsmutagenese), was dann zu fatalen Folgekrankheiten, wie Leukämien, führen kann.

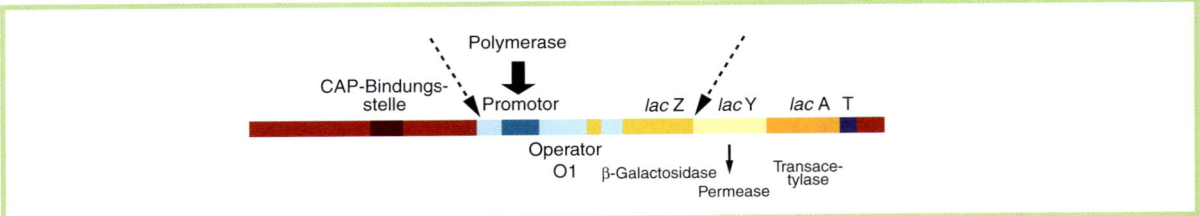

Abb. 3.106 Konstruktion eines genetischen Elementes. Bei der Konstruktion eines genetischen Elementes, eines Expressionsvektors, das in *E. coli* die Produktion von Insulin codieren soll, müssen die Insulin-Gene jeweils in eine Regeleinheit eingebaut werden. Hierzu wurde ein Teil des so genannten Lactoseoperons aus *E. coli* verwendet, welcher die Promotorregion enthält. Dies ist die Nukleotidsequenz, an der die Polymerase an die Nukleinsäuren bindet. Hierdurch wird das richtige Leseraster sichergestellt. Ferner enthält die Regeleinheit noch das Strukturgen für *β*-Galactosidase. An dieses Strukturgen wird das jeweilige Insulingen angebunden. Dieser Teil des Lactoseperons kann mit Hilfe des Phagen λ aus dem Bakterienchromosom isoliert werden.

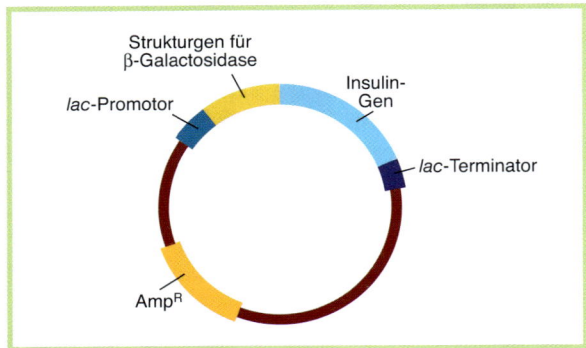

Abb. 3.107 Aufbau des Plasmids für die Insulinproduktion. Erst wenn dem Insulingen eine Regeleinheit vorgeschaltet ist, die vom Bakterium erkannt werden kann, können Polymerasen des Bakteriums die Information des Insulingens in mRNA überschreiben, d. h. erst dann kann das Bakterium das menschliche Hormonprotein bilden. Dies enthält zunächst immer noch Galactosidaseprotein, welches mit chemischen Methoden abgetrennt wird.

●●●   **Zusammenfassung**

Das Prinzip der Gentechnologie besteht darin, genetische Information zu isolieren, zu modifizieren und in einem anderen Organismus als dem Quellorganismus zur Wirkung zu bringen. Dazu bedarf es biochemischer Reagenzien und Hilfsmittel, die in großer Vielfalt in einschlägigen Katalogen gefunden und bei spezialisierten Firmen bestellt werden können.

Das Potential ist beeindruckend, und die Techniken reduzieren sich im Wesentlichen auf Experimentvorschriften, die leicht zu reproduzieren sind. Dies hat nicht nur Auswirkungen im Forschungsbereich. Zwischenzeitlich sind über 130 gentechnisch hergestellte Wirkstoffe zugelassen, die das Spektrum an relevanten Interventionsmöglichkeiten bei der Behandlung teils schwerster Krankheiten deutlich erweitert haben.

3.5.2 Gentechnologie bei Höheren Pflanzen

3.5.2.1 Plasmide von *Agrobacterium tumefaciens*

Plasmide des Bakteriums *Agrobacterium tumefaciens* führen bei zahlreichen Pflanzen zu Tumoren, so genannte Wurzelhalsgallen (Abb. 3.108). Diese Plasmide sind wichtige Vektoren für die experimentelle Genübertragung bei Pflanzen. Virulente Stämme des Bakteriums enthalten dieses tumorinduzierende Plasmid, das **Ti-Plasmid.** Ein Teil dieses Plasmids, die T-Region wird während der Infektion in der DNA des Zellkerns von Pflanzen integriert und bleibt dort während des Tumorwachstums über Jahre erhalten. Sie induziert in den Tumorzellen die Bildung spezieller Aminosäuren, so genannter Opine. Diese Opine dienen den Bakterien als Kohlenstoff- und Stickstoffquelle. Das Ti-Plasmid kann aus *Agrobacterium tumefaciens* isoliert und genetisch verändert werden. Es gelingt, die tumorinduzierenden Eigenschaften auszuschalten und ein fremdes Gen in das Plasmid einzubauen. Das so modifizierte Plasmid kann in Zellkulturen eingeschleust werden. Pflanzen, die aus einer solchen transformierten Zelle regeneriert werden, tragen in allen ihren Zellen das neu erworbene Gen. Dieses wird über die Samen auf die nächsten Generationen übertragen (Abb. 3.109).

Man nutzt die Gentechnik, um solche Erbanlagen zu übertragen, die sich nicht auf klassischem Weg einkreuzen lassen, d. h. Erbanlagen von nicht verwandten Arten. So wurde z. B. das Toxingen des Bakteriums *Bacillus thuringiensis* in Kartoffel, Kohl, Tomate und Baumwolle eingesetzt, um diese Kulturpflanzen vor Insekten-Schädlingsfraß zu schützen. Für Menschen, Säugetiere und Vögel sind diese Gifte unschädlich.

Tab. 3.27 Beispiele für gentechnisch gewonnene Arzneimittel (2007)

Wirkstoff	Produktionszelle/-organismus	Anwendung
Antikörper		
Omalizumab	CHO	Allergie
Efalizumab	CHO	Psoriasis
Alefacept	CHO	
Infliximab	SP0/2	Rheumatoide Arthritis, Colitis ulcerosa
Adalimumab	CHO	
Etanercept	CHO	
Abciximab	Murin-humane Hybridomazelle	Reperfusionsprophylaxe
Palivizumab	Myelomzelle NS0	Passive Immunisierung gegen RSV
Natalizumab	Murine Zelllinie	Multiple Sklerose
Basiliximab	Myelomzelle	Transplantat-Abstoßungsprophylaxe
Daclizumab	NSO-Myelomzelle	
Alemtuzumab	CHO	Tumortherapie
Bevacizumab	CHO	
Cetuximab	Säugerzelle SP2/0	
Ibritumomab Tiuxetan	CHO	
Rituximab	CHO	
Trastuzumab	CHO	
Ranibizumab	*E. coli*	Altersbedingte Makuladegeneration
Enzyme		
Alteplase (tPA)	CHO	Thrombose, Schlaganfall
Reteplase	*E. coli*	
Tenecteplase	CHO	
Antithrombin III	Ziege	ATIII-Mangel
Dornase alfa	CHO	Mukoviscidose
Imiglucerase	CHO	Lysosomale Speicherkrankheiten
Agalsidase alfa	Humane Fibrosarcoma Zelle	
Agalsidase beta	CHO	
Laronidase	CHO	
Idursulfatase	Humane Fibrosarcoma Zelle	
Galsulfase	CHO	
Alglucosidase alfa	CHO	
Rasburicase	*S. cerevisiae*	Tumortherapie

3 Genetik

Tab. 3.27 Beispiele für gentechnisch gewonnene Arzneimittel (2007) *(Fortsetzung)*

Wirkstoff	Produktionszelle/-organismus	Anwendung
Gerinnungsfaktoren		
Eptacog alfa	BHK	
Faktor VIII	BHK	
Faktor VIII	CHO	Gerinnungsstörungen
Moroctocog alfa	CHO	
Octocog alfa	CHO	
Nonacog alfa	CHO	
Hormone		
Insulin human	*E. coli*	
Insulin human	*S. cerevisiae*	
Inhalatives Insulin human	*E. coli*	
Insulin lispro	*E. coli*	Diabetes
Insulin aspart	*S. cerevisiae*	
Insulin glulisin	*E. coli*	
Insulin glargin	*E. coli*	
Insulin detemir	*S. cerevisiae*	
Glucagon	*S. cerevisiae*	Hypoglykämie
Follitropin alfa	CHO	
Follitropin beta	CHO-K1	*In-vitro*-Fertilisation
Lutropin alfa	CHO	
Choriogondotropin alfa	CHO	
Nebenschilddrüsen-Hormon	*E. coli*	Osteoporose-Prophylaxe
Teriparatide	*E. coli*	
Lachscalcitonin	*E. coli*	Knochenschwund
Thyrotropin alfa	CHO	Tumordiagnostik/-therapie
Somatropin	*E. coli*	Wachstumsstörung/ Kleinwuchs
Somatropin	*S. cerevisiae*	
Inhibitoren/ Rezeptorantagonisten		
Desirudin	*S. cerevisiae*	Thrombose-Prophylaxe
Lepirudin	*S. cerevisiae*	
Anakinra	*E. coli*	Rheumatoide Arthritis
Pegvisomant	*E. coli*	Wachstumsstörung/Akromegalie

Tab. 3.27 Beispiele für gentechnisch gewonnene Arzneimittel (2007) *(Fortsetzung)*

Wachstumsfaktoren		
Epoetin alfa	CHO	
Epoetin beta	CHO	Blutarmut
Epoetin delta	Humane Fibrosarcoma Zelle	
Darbepoetin alfa	CHO-K1	
Becaplermin	*S. cerevisiae*	Wundheilung
Dibotermin alfa	CHO	
Eptotermin alfa	CHO	Knochenwachstum
Palifermin	*E. coli*	Schleimhautläsionen
Filgrastim	*E. coli*	
Lenograstim	CHO	Tumortherapie/Wachstumsfaktoren für Granulozyten
Pegfilgrastim	*E. coli*	
Zyokine		
Interferon alfa-2a	*E. coli*	
Interferon alfa-2b	*E. coli*	Tumortherapie/Virale Infektionen
Peginterferon alfa-2a	*E. coli*	
Peginterferon alfa-2b	*E. coli*	Hepatitis B/C-Infektionen
Interferon beta-1a	CHO	
Interferon beta-1b	*E. coli*	Multiple Sklerose
Interferon gamma	*E. coli*	Gamma-Aglobulinämie
Aldesleukin	*E. coli*	
Tasonermin	*E. coli*	Tumortherapie
Drotrecogin alfa	HEK293	Sepsis

Mit Hilfe der Gentechnik lassen sich Pflanzen vor Virusinfektionen schützen, die oft verheerende Schäden in Kulturen anrichten. In diese Pflanzen wurde das Gen für ein Virushüllprotein eingebaut. In Pflanzenzellen, die dieses Hüllprotein bilden, können sich Viren nur sehr langsam vermehren. Diese Verzögerung von einigen Wochen reicht aus, damit diese Pflanzen ungestört Frucht ansetzen und normale Ernteerträge erbringen. Dieses Gen wurde schon in Kartoffel, Gurke, Raps, Zucchini, Kiwi, Palme, Mango und viele andere Pflanzen eingebaut.

Auch Arzneipflanzen wurden durch die Übertragung einzelner Gene verändert. Ein Beispiel bietet *Atropa belladonna*. Diese Pflanze bildet normalerweise überwiegend Hyoscyamin und wenig Scopolamin. Hyoscyamin wird in der Pflanze durch eine enzymatische Reaktion in Scopolamin überführt. In *Atropa belladonna* wird das Gen für dieses Enzym nur gering exprimiert. Da der Bedarf an Scopolamin wesentlich höher ist, als der an Hyoscyamin, wurde das entsprechende Gen aus *Hyoscyamus niger*, das wesentlich stärker exprimiert wird, isoliert und in das Genom von *Atropa belladonna* eingebaut. *Atropa-belladonna*-Pflanzen mit diesem zusätzlichen Gen produzieren nun überwiegend Scopolamin.

Auch qualitative Verbesserungen von Früchten lassen sich mit Hilfe der Gentechnik erreichen. So wurde z. B. in Tomaten ein Gen für Antisense-RNA eingebaut. Die Antisense-RNA verhindert die Bildung des Reifungsenzyms Polygalacturonase. Die Fruchtschale solcher Tomaten kann dann nicht erweicht werden. Damit werden die Tomaten wochenlang lagerungsfähig.

3 Genetik

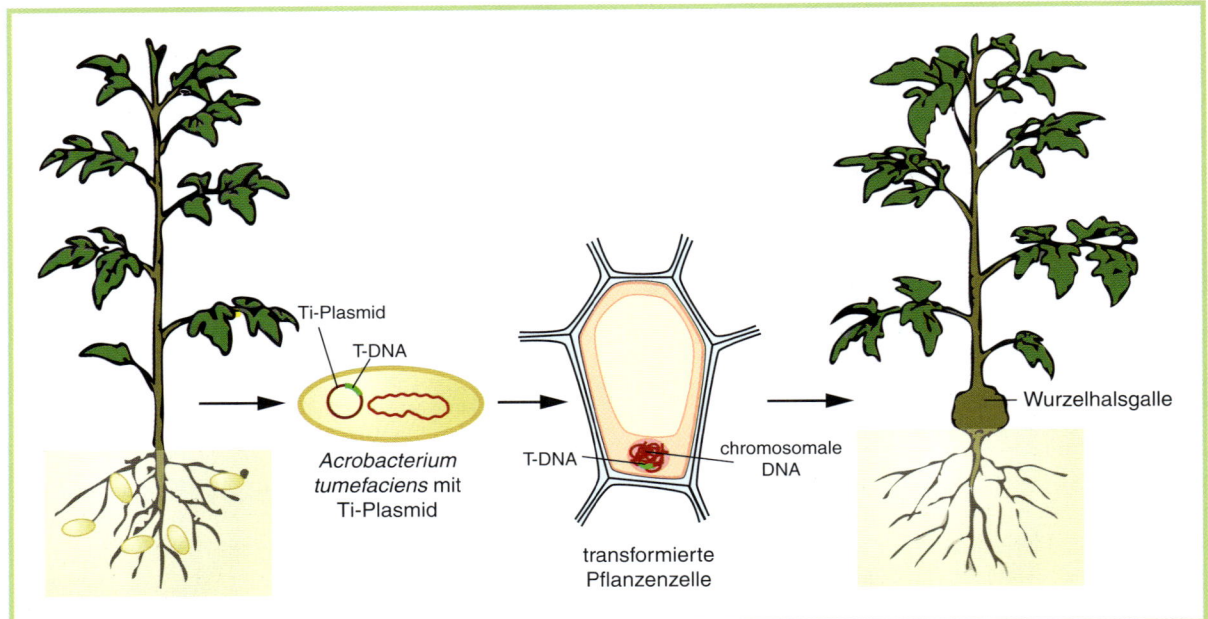

Abb. 3.108 Wurzelhalsgallen durch *Agrobacterium tumefaciens*. *Agrobacterium tumefaciens* ist ein Bodenbakterium, das in der Wurzelzone von zahlreichen Pflanzen lebt. Es kann in die Zellen am Wurzelhals eindringen. Dabei wird ein Plasmid, das Ti-Plasmid, in Pflanzenzellen übertragen. Ein transponierbarer Teil dieses Plasmids, ein Transposon, die T-Region (T-DNA), wird in die DNA der Pflanzenzelle eingebaut und veranlasst damit Tumorwachstum. Es bildet sich ein Tumor, eine so genannte Wurzelhalsgalle.

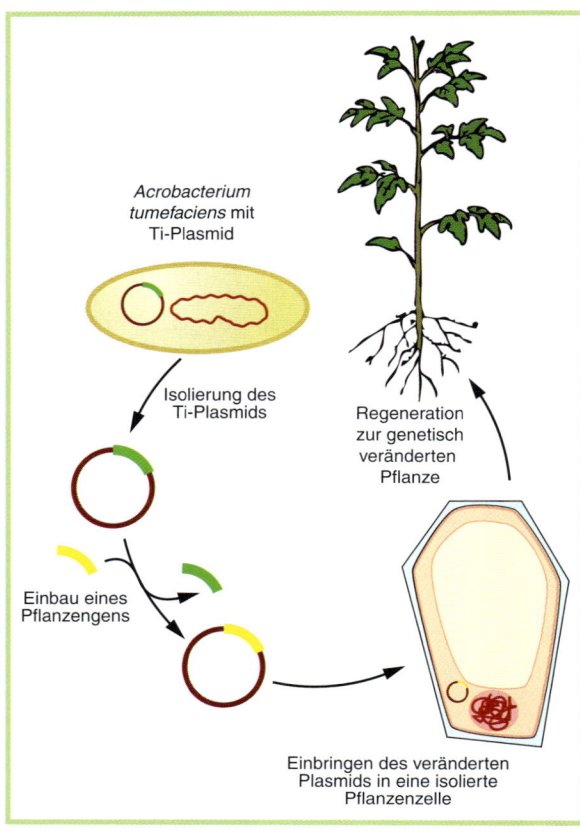

Abb. 3.109 Übertragung eines Pflanzengens in isolierte Pflanzenzellen. Über deren Regeneration zu einer ganzen Pflanze wird das Pflanzengen in alle Zellen dieser Pflanze übertragen.

●●● Zusammenfassung

Auch bei höheren Pflanzen ist Gentechnologie heute Routine. Hierzu hat maßgeblich ein ausgeklügeltes Transformationsverfahren auf Basis des Bakteriums *Agrobacterium tumefaciens* beigetragen.

Es gibt eine Vielzahl von Applikationen. Allerdings wird die „grüne Gentechnologie" in der Bevölkerung nach wie vor kaum akzeptiert. Somit wird wohl auch noch eine lange Zeit vergehen, bis Arzneipflanzen durch gentechnische Maßnahmen modifiziert werden, obwohl das durchaus möglich ist.

3.5.3   Somatische Hybridisierung

Voraussetzung für die Züchtung neuer Rassen, Varietäten und Produktionsstämme ist die Vermischung, die Rekombination des Erbgutes erbungleicher Organismen. Eine solche Rekombination von Erbgut findet in der Natur z. B. bei der sexuellen Vermehrung statt.

Eine Neukombination von Erbgut kann experimentell jedoch auch somatisch erreicht werden.

Die Methodik der Erzeugung somatischer Hybride ist interessant bei Organismen, die sexuell nicht kompatibel sind oder bei Organismen, bei denen sexuelle Fortpflanzung nicht bekannt ist, z. B. bei manchen Pilzen. Somatische Hybridisierung lässt sich durch Protoplastenfusion oder durch Zellfusion erreichen.

3.5.3.1 Protoplastenfusion

Eine Protoplastenfusion ist bei Bakterien, Pilzen und Zellen von höheren Pflanzen möglich. Sie hat sich als eine der wichtigsten Entwicklungen der letzten Jahre in der angewandten Genetik erwiesen.

Bei Bakterien und Pilzen lassen sich Protoplasten durch Auflösen der Zellwände mit Lysozym oder anderen lytischen Enzymen gewinnen. Die Zellwände höherer Pflanzen lassen sich mit Pektinasen und Cellulasen „abverdauen" (Abb. 3.110).

Die von der Zellwand befreiten Protoplasten können dann fusionieren. Wegen der stark negativen Ladung der Protoplastenoberfläche treten Fusionen normalerweise selten auf. Erst in Gegenwart von beispielsweise Polyethylenglykol verschmelzen die Protoplasten, und es kommt bei der nächsten Teilung der DNA zu einer Vereinigung des Erbmaterials der Ausgangszellen

(Abb. 3.111). Nach Regeneration der Zellwand können sich aus solchen somatischen Hybridzellen Organismen entwickeln. Unter diesen finden sich unter Umständen Rekombinanten, d. h. solche mit neuen Erbeigenschaften.

Intraspezifische Fusion

Protoplastenfusionen sind besonders bei solchen Arten erfolgreich, die sich selbst mit einem artgleichen Partner nur selten paaren. Dies ist beispielsweise bei den Streptomyceten der Fall. Hier wird die Protoplastenfusion mit Erfolg zur Verbesserung der Antibiotikaproduktion sowie des Auffindens neuer Antibiotika genutzt. Auch bei *Bacillus*-Stämmen ist die Protoplastenfusion anwendbar.

Erfolgreich wurde die Protoplastenfusion bei verschiedenen Pilzen, wie *Aspergillus*-, *Penicillium*- und *Cephalosporium*-Stämmen eingesetzt. Eine besonders erfolgreiche Rolle spielte diese Methodik bei der Entwicklung von *Cephalosporium*-Stämmen. Rekombinanten mit einer Steigerung der Cephalosporin-C-Bildung um bis zu 40 %, die zudem auch noch besser wuchsen und eine verbesserte Sporenbildung zeigten, konnten isoliert werden. Mutterkornalkaloide werden heute

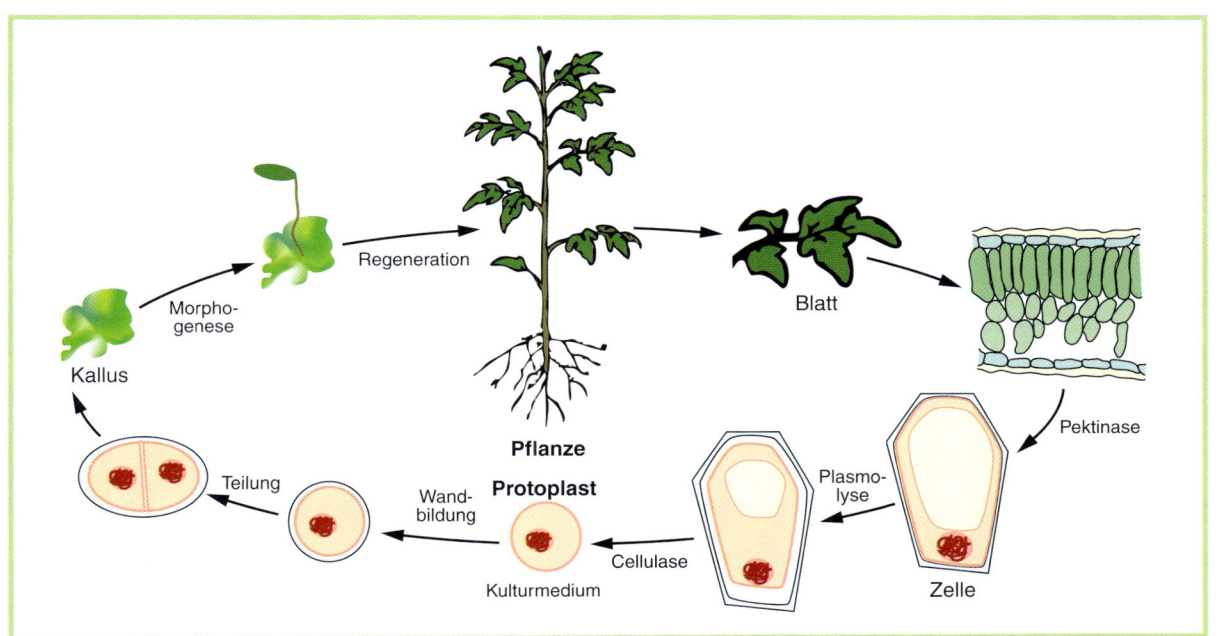

Abb. 3.110 Isolierung von Protoplasten aus Pflanzenzellen. Blattmesophyllzellen werden mit Pektinasen und Cellulasen behandelt. Hierdurch wird der Zellverband gelöst und die Zellwand entfernt. Die Protoplasten runden sich ab. Unter geeigneten Bedingungen lässt sich aus einem solchen Protoplasten wieder eine ganze Zelle gewinnen, die nach ausreichenden Teilungen zunächst einen Kallus und schließlich eine komplette Pflanze bildet. Protoplasten lassen sich vielfältig manipulieren, so kann man Protoplasten unterschiedlicher Herkunft miteinander fusionieren oder fremde DNA, z. B. Ti-Plasmid-DNA, einbringen. Über Protoplasten lässt sich auch die Auslese somatischer Mutanten zur Anzucht neuer Varietäten durchführen.

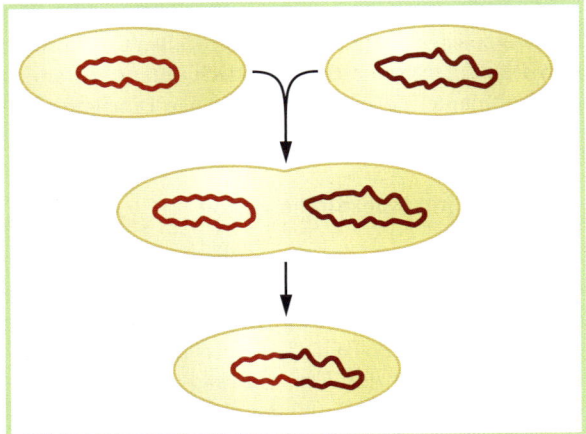

Abb. 3.111 Fusion von Protoplasten zweier *Streptomyces*-Stämme. Bei der Fusion von zwei Protoplasten verschmilzt das Protoplasma und die DNA-Moleküle vereinigen sich zu einem gemeinsamen Molekül. Als Resultat entsteht eine somatische Hybride mit neuen Erbeigenschaften. Aus dem gemeinsamen Protoplasten regeneriert wieder eine Bakterienzelle und gibt ihr neu-kombiniertes Erbgut an ihre Nachkommenschaft weiter.

auch über Submerskulturen von *Claviceps*-Stämmen produziert. In Submerskulturen fehlt die sexuelle Entwicklungsphase des Pilzes. Hier bietet die Protoplastenfusion neue Ansatzpunkte zur Stammentwicklung.

Interspezifische Fusion

Auch Protoplasten verschiedener Arten lassen sich miteinander verschmelzen. Dies bietet die Möglichkeit, das Erbgut von Arten miteinander zu kombinieren, die

▶

Abb. 3.112 Herstellung monoklonaler Antikörper. Ein Antigen (oben) hat in der Regel mehrere determinante Gruppen mit unterschiedlichen Strukturen, in unserem Beispiel vier. Injiziert man dieses Antigen in eine Maus oder ein anderes Säugetier, so werden als Abwehrreaktionen des Immunsystems Klone von Lymphozyten differenziert und vermehrt. Jeder dieser Lymphozytenklone produziert Antikörpermoleküle, die z. B. mit einer determinanten Gruppe des Antigens reagieren können. Entnimmt man dieser Maus Blut, gewinnt man ein Antiserum mit einem Antikörpergemisch, das das Antigen erkennt. Normale Lymphozyten lassen sich nicht außerhalb eines lebenden Organismus kultivieren, sie teilen sich nicht in künstlichen Nährmedien. Myelomzellen, d. h. tumorartig wuchernde B-Zellen, die selbst keine spezifischen Antikörper mehr bilden können, wachsen und teilen sich jedoch in künstlichen Nährmedien. Verschmilzt man normale Lymphozyten aus einem immunisierten Tier mit Myelomzellen, so erhält man eine vegetative Hybridzelle, eine Hybridomzelle. Aus einem Gemisch lassen sich über die Selektion von Einzelzellen Zellklone, d. h. erbgleiche Nachkommenzellen, züchten.

natürlicherweise nicht miteinander paaren würden. Es gelingt so, die Artschranke zu durchbrechen. Man hofft, damit zu neuen modifizierten Produkten zu kommen. Ein Einsatz der Protoplastenfusion mit dieser Zielsetzung ist vor allem bei der Suche nach neuen Antibiotika interessant. Allerdings müssen für eine erfolgreiche Anwendung dieser Technik die Arten, deren Protoplasten fusioniert werden, nahe verwandt sein.

Von Bedeutung kann die somatische Erzeugung von Artbastarden durch Protoplastenfusion auch bei höheren Pflanzen werden. Von pharmazeutischem Interesse sind beispielsweise somatische Hybride zwischen *Datura stramonium* und *Datura innoxia*. Solche Hybriden ließen eine deutliche Steigerung der Alkaloidbildung erkennen. Vor einer breiten praktischen Anwendung

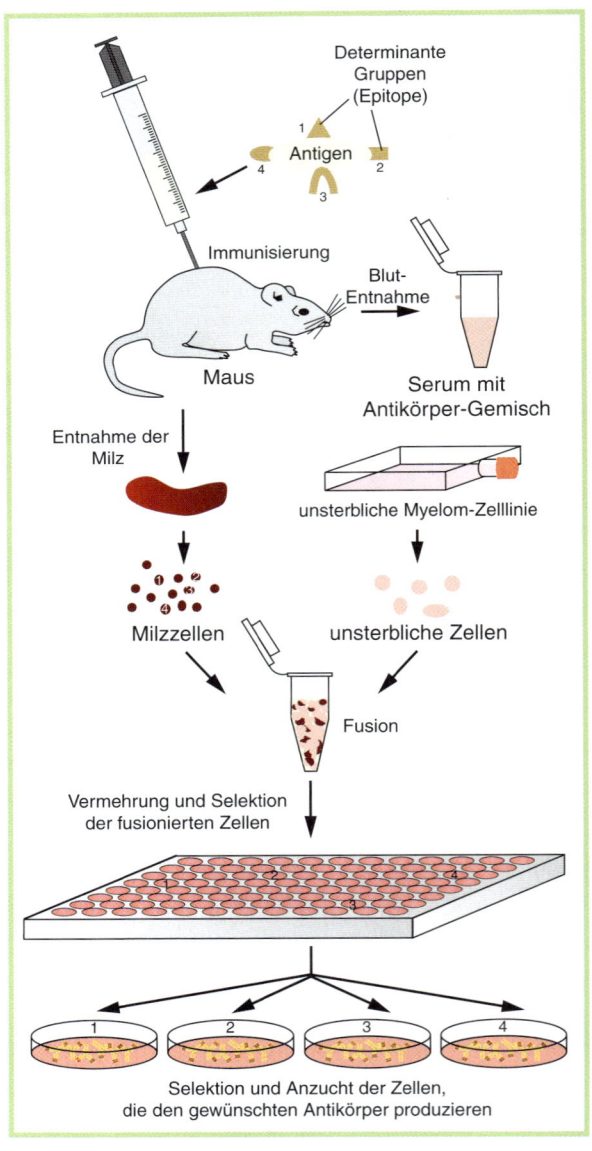

in der Pflanzenzüchtung müssen hier jedoch noch zahlreiche Fragen der Grundlagenforschung gelöst werden. Es lassen sich zwar von sehr vielen Pflanzenarten Protoplasten isolieren. Bei einigen Versuchen gelang auch die Fusion von Protoplasten unterschiedlicher Arten. Bei sehr wenigen jedoch ließen sich aus den Fusionsprodukten wieder ganze Pflanzen regenerieren. Am besten gelingt das bisher innerhalb der Familie der Solanaceen.

3.5.3.2 Zellfusion

Kulturzellen tierischen und menschlichen Ursprungs lassen sich ebenfalls miteinander fusionieren. Als Fusionsvermittler kann auch hier wieder Polyethylenglykol dienen.

Die Fusion zweier Zellen führt zunächst zu einer zweikernigen Zelle, einem Heterokaryon. Bei der ersten Zellteilung verschmelzen die beiden Kerne zu einem einzigen Kern, der die Chromosomen beider Elternzellen vereint. So lassen sich beispielsweise menschliche Fibroblastenzellen mit Mauszellen hybridisieren. In diesen Mensch-Maus-Hybridzellen gehen allerdings bei den nachfolgenden Teilungen die menschlichen Chromosomen wieder verloren. Solche Zellfusionen sind wesentlich für manche Fragen der Grundlagenforschung.

3.5.3.3 Herstellung monoklonaler Antikörper

Von größter praktischer Bedeutung ist die Zellfusion jedoch für die **Herstellung monoklonaler Antikörper.** Grundlage hierfür ist die Fusion von B-Lymphozyten mit Myelomzellen. Myelome sind maligne Tumoren des Immunsystems. Die B-Lymphozyten steuern die Fähigkeit zur Bildung spezifischer Antikörper bei, die Myelomzellen die unbegrenzte Teilungsfähigkeit der Zellhybride. Aus jeder Hybridzelle entsteht ein Zellklon. Solche Hybridzellen lassen sich unendlich vermehren. Ein Zellklon produziert dann nur Antikörper mit gleicher Antigenspezifität, also monoklonale Antikörper (Abb. 3.112). Solche monoklonalen Antikörper besitzen eine hohe Spezifität. Ihnen kommt eine ständig wachsende Bedeutung in Medizin und Pharmazie zu, z.B. in der Diagnose, Analytik und Stoffisolierung. Sie lassen sich in nahezu beliebiger Menge gewinnen. Monoklonale Antikörper nehmen zwischenzeitlich auch einen bedeutenden Stellenwert unter den zugelassenen Arzneimitteln ein und sie haben weiterhin eine große Zukunft. Zum Teil werden die Gene derartiger monoklonaler Antikörper gentechnisch modifiziert, wobei nur die Bereiche als „Maus-Sequenzen" belassen werden, die für die spezifische Erkennung des Antigens

erforderlich sind. Alle anderen Bereiche werden durch „humane Sequenzen" ersetzt. Man bezeichnet derartige Antikörper als „chimärisierte Antikörper" (Abb. 3.113). Diese werden deutlich besser vertragen als reine Maus-Antikörper, da sie signifikant geringer antigen sind. Beispiele für in Deutschland zugelassene rekombinante Antikörper sind in Tabelle 3.27 aufgeführt: So ist Simulect® als Immunsuppressivum bei Nierentransplantationen zugelassen. Dieser monoklonale Antikörper blockiert die alpha-Kette des Interleukin-2-Rezeptors (CD25-Rezeptor) der T-Zellen. Hierdurch wird die Vermehrung der T-Zellen und damit die Abstoßungsreaktion (Immunreaktion) gegen das transplantierte Organ verhindert. Herceptin® dient zur Behandlung von Brustkrebs.

Ein Fab-Fragment eines human-murin-chimärischen monoklonalen Antikörpers enthält das Präparat ReoPro® (Abciximab). Bei diesem ursprünglich murinen Antikörper wurden alle konstanten Bereiche mit

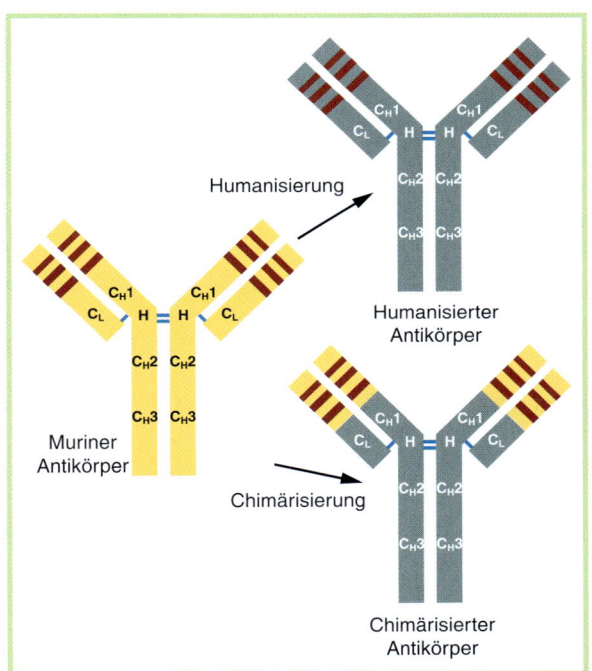

Abb. 3.113 Chimärisierte und humanisierte Antikörper. Gentechnisch lassen sich monoklonale murine Antikörper derart verändern, dass sie die konstanten Bereiche menschlicher Antikörper besitzen. Auf diese Weise entstehen chimärisierte Antikörper, die meist an der Endung „-ximab" der INN-Namen zu erkennen sind. Bei den humanisierten Antikörpern mit Namen, die auf „-zumab" enden, werden zusätzlich die Framework-Regionen in den variablen Abschnitten durch humane Sequenzen ersetzt. Dadurch reduziert sich der murine Anteil auf 5-10 %. Mittlerweile lassen sich gentechnisch auch so genannte humane Antikörper (Endung „-mumab") herstellen, bei denen keine Maus mehr im Spiel war.

Hilfe gentechnologischer Methoden durch entsprechende Sequenzen aus humanen Antikörpern ersetzt. Nur die variablen Bereiche, die für die spezifische Erkennung des GPIIb/IIIa-Rezeptors verantwortlich sind, wurden als murine Sequenzen belassen. Das Antikörperfragment wird eingesetzt, um die Gefahr einer Restenose nach Dilatation von Koronargefäßen zu verringern.

●●● Zusammenfassung

Auch durch somatische Hybridisierung lassen sich neue Organismen erzeugen, ohne dass gentechnische Verfahren im Spiel sind. Im Bereich von Bakterien und Pflanzen werden Protoplasten fusioniert. Säugerzellen hingegen lassen sich wegen des Fehlens einer Zellwand unter geeigneten Bedingungen auch direkt fusionieren. Dies wurde in der Hybridomatechnologie zur Herstellung monoklonaler Antikörper zur Perfektion gebracht. Derartige Hybridomazellen bilden die Basis für die Herstellung therapeutischer Antikörper, wobei die aus der Hybridomatechnologie resultierenden Mausantikörper noch gentechnisch modifiziert werden, um sie akzeptabel verträglich zu machen.

3.5.4   Pflanzenzucht mit Protoplasten

In einem pflanzlichen Organismus befinden sich zahlreiche mutierte Zellen. Diese verdanken ihre Entstehung Mutationen von Somazellen (Kap. 3.4.1.1). Die Entstehung somatischer Mutationen ist auf eine Reihe verschiedener Ursachen zurückzuführen, auf Chromosomenaberration, Punktmutationen, Mutationen im Genom oder in der DNA von Chloroplasten oder Mitochondrien. Diese genetische Variabilität von Somazellen lässt sich in der Pflanzenzüchtung für die Entwicklung neuer Sorten nutzen.

Aus dem Blattmesophyll höherer Pflanzen können in sehr großer Zahl Protoplasten isoliert werden. Aus diesen Protoplasten lassen sich wieder ganze Pflanzen regenieren (Kap. 1.1). Diese Pflanzen, jede einzeln aus einem einzigen Protoplasten der gleichen Pflanze regeneriert, sind in der Regel unter sich und der Ausgangspflanze sehr ähnlich oder gleich. Es lassen sich unter den regenerierten Pflanzen jedoch auch solche finden, die in ihren Eigenschaften von der Ausgangspflanze abweichen. Man spricht von somaklonaler Variation. Durch Selektion lassen sich aus diesen Varianten neue Sorten gewinnen, die z. B. bei Kartoffeln, resistenter gegen Pilzerkrankungen sind. Der Vorteil dieser Methodik liegt darin, dass Abertausende von Protoplasten und daraus entstehende Zellkulturen auf kleinstem Raum im Labor untersucht werden können.

●●● Zusammenfassung

Im Prinzip bedient sich die Gentechnologie geeigneter Plasmide zur Übertragung von genetischem Material von einer Donorzelle (im therapeutischen Bereich meist eine menschliche Zelle) in eine Akzeptorzelle, wo das fremde genetische Material dann korrekt abgelesen und in Protein translatiert wird.

Die Plasmidringe werden mit „Schneide-Enzymen", so genannten Restriktionsendonukleasen geöffnet, und an die freien Enden wird eine neue Gensequenz gekoppelt. Hierdurch entsteht ein neuer Plasmidring mit einer zusätzlichen Erbinformation. Diese veränderten Plasmide können in beliebige Zellen eingeschleust werden. Sie vermehren sich dort und mit ihnen das eingefügte Gen. Es entsteht so eine größere Anzahl von identischen Kopien des eingesetzten Gens, ein Klon identischer DNA. Damit die Erbinformation des eingesetzten Gens exprimiert werden kann, muss dem eingesetzten Gen auf dem Plasmid noch eine Regeleinheit vorgeschaltet werden.

Plasmide dienen also als Vektoren zur Übertragung von Fremdgenen in Bakterien. Auch zur Übertragung von bakteriellen Genen in pflanzliche Zellen dienen Plasmide (von *Agrobacterium tumefaciens*), oder ringförmige DNA von Viren (z. B. eines Blumenkohlvirus), die in pflanzliche Zellen eindringen und eingesetzte Fremdgene „mittragen" können. Zur Übertragung von Genen in Säugetierzellen kann u. a. ringförmige DNA von Papovaviren (SV 40) dienen.

4   Stoffwechsel- und Entwicklungsphysiologie

Wesentliches Kennzeichen aller zellulären Lebensvorgänge ist der Stoffwechsel (Metabolismus), d. h. Aufbau, Umbau und Abbau von Zellbestandteilen. Dieses in hohem Maß geordnete metabolische Geschehen erfordert die ständige Zufuhr von Energie. Dabei werden im Rahmen des Stoffwechsels ganz verschiedene Aufgaben erfüllt:

1. Aus anorganischen oder organischen Verbindungen der Umgebung (Nährstoffen) oder aus absorbiertem Sonnenlicht wird chemische Energie gewonnen.
2. Aus den Nährstoffen werden die Grundbausteine für die zellulären Makromoleküle hergestellt.
3. Aus diesen Grundbausteinen erfolgt die Synthese von Proteinen, Nukleinsäuren, Lipiden, Polysacchariden und anderen Zellkomponenten.
4. Durch den Abbau von Proteinen, Fettsäuren und Kohlenhydraten gewinnt die Zelle Energie.

Die Stoffwechselvorgänge verlaufen im so genannten Primärstoffwechsel in Prokaryonten und Eukaryonten weitgehend übereinstimmend. Wie umfangreich die Stoffwechselvorgänge sind, zeigt sich daran, dass ein Erwachsener im Zeitraum von 40 Jahren insgesamt ca. 6 Tonnen Nahrungsmittel und 36 000 Liter Wasser zu sich nimmt und dennoch sein Gewicht weitgehend konstant bleibt.

Dissimilation ist die Energiegewinnung und Bereitstellung von Metaboliten durch Abbau von Nährstoffen.

Leben bedarf der dauernden Zufuhr von Energie. Photosynthetisierende Organismen benutzen die Sonnenenergie, um chemische Energie in Form von Glucose und anderen organischen Substanzen aufzubauen. Heterotrophe Organismen benützen diese Produkte der Photosynthese als Vorstufen für ihre zelleigenen Bestandteile und als energiereichen Brennstoff für ihre energieverbrauchenden Funktionen. Die wichtigsten Nahrungs- und Reservestoffe für Menschen, Tiere, Pflanzen und Mikroorganismen sind Kohlenhydrate, Proteine und Fette. Heterotrophe Organismen müssen diese Substanzen mit der Nahrung aufnehmen. Die wichtigsten Stoffwechselwege beim Abbau von Nähr- bzw. Reservestoffen sind bei Mensch, Tier, Pflanze und Mikroorganismen ähnlich. Die Prinzipien sind unter den jeweiligen Kapiteln (4.2, 4.3, 4.4 und 4.5) behandelt.

4.1   Grundlagen biochemischer Reaktionen – Enzyme

Die dem Stoffwechsel zugrunde liegenden biochemischen Reaktionen weisen gegenüber chemischen Reaktionen eine Reihe von Besonderheiten auf. Dazu gehören vor allem, dass (von wenigen Ausnahmen abgesehen) die **von Enzymen katalysierten Reaktionen im pH-Bereich um den Neutralpunkt und bei mäßigen Temperaturen ablaufen.**

Enzyme sind fast immer Proteine. Ausnahmen sind bestimmte RNA-Moleküle, die eine katalytische Aktivität entfalten können. Dies ist beispielsweise beim autokatalytischen Spleißen der Fall, wenn mRNA-Moleküle ihre eigene Sequenz modifizieren. Zahlreiche Enzyme können ohne Aktivitätsverlust aus der Zelle isoliert und u. U. sogar kristallin erhalten werden. Untersuchungen mit isolierten Enzymen im Reagenzglas haben wichtige Erkenntnisse über die Struktur und Wirkung dieser Biokatalysatoren erbracht. **Enzyme können durch ihre Substrate, ihre Cofaktoren, durch ihren isoelektrischen Punkt oder durch ihre Michaelis-Menten-Konstante charakterisiert werden.**

4.1.1   Einteilung von Enzymen

Die Enzyme werden nach ihren Substratspezifitäten und nach dem Typ der von ihnen katalysierten Reaktionen in verschiedene Gruppen eingeteilt. Wegen ihrer großen Zahl wurde von der internationalen Enzymkommission eine systematische Klassifizierung in sechs Hauptklassen, die wiederum in Unterklassen und Untergruppen gegliedert sind, empfohlen (Tab. 4.1).

4.1.1.1   Grundlegende Eigenschaften von Enzymen

1. Jede enzymatische Reaktion beginnt mit einer reversiblen Bindung des Substrats.
2. Enzyme beschleunigen die Einstellung von Reaktionsgleichgewichten, sie beeinflussen nicht die Richtung der chemischen Reaktion.
3. Enzyme gehen unverändert aus einer Reaktion hervor.
4. Enzyme können in ihrer Aktivität reguliert werden.

Tab. 4.1 Einteilung und Nomenklatur der Enzyme[1]

Hauptklasse und Untergruppen (Auswahl)	Beispiele
EC 1. Oxidoreduktasen (Enzyme der biologischen Oxidation und Reduktion)	
EC 1.1 Auf >CH – OH wirkend	
EC 1.1.1 Mit *NAD* oder *NADP* als Akzeptor	Lactat-Dehydrogenase
EC 1.1.3 Mit O_2 als Akzeptor	Glucose-Oxidase
EC 1.2 Auf Aldehyde wirkend	
EC 1.2.1 Mit *NAD* oder *NADP* als Akzeptor	Glycerinaldehyd-3-phosphat-Dehydrogenase
EC 1.4 Auf > CH – NH_2-Gruppen wirkend	
EC 1.4.3 Mit O_2 als Akzeptor	L-Aminosäure-Oxidase
EC 1.13-1.14 Oxygenasen	
EC 1.13.11 Zwei Sauerstoff-Atome einführend	Tryptophan-2.3-Dioxygenase
EC 1.14.13-1.14.17 Mit zwei Donoren, ein Sauerstoff-Atom einführend und Wasser bildend	Phenylalanin-4-Monooxygenase
EC 2. Transferasen (gruppenübertragende Enzyme)	
EC 2.1 C_1-Gruppen übertragend	
EC 2.1.1 Methyl-Transferasen	Guanidinoacetat-Methyl-Transferase
EC 2.1.3 Carboxyl- und Carbamoyl-Transferasen	Ornithin-Carbamoyl-Transferase
EC 2.3 Acyl-Transferasen	Lecithin-Cholesterin-Acyl-Transferase
EC 2.4 Glykosyl-Transferasen	Lactose-Synthase
EC 2.6 N-haltige Gruppen übertragend	
EC 2.6.1 Amino-Transferasen	Alanin-Transaminase
EC 3. Hydrolasen (Enzyme, die hydrolytische Spaltungen katalysieren)	
EC 3.1 Esterbindungen spaltend	
EC 3.1.1 Carboxylester-Hydrolasen	Phospholipase A_2
EC 3.1.3 Phosphomonoesterasen	Glucose-6-Phosphatase
EC 3.1.11-3.1.31 Nukleasen	
EC 3.2 Glykoside spaltend	
EC 3.2.1 Glykosidasen	
EC 3.4 Peptidbindungen spaltend	
EC 3.4.11 Aminoacylpeptidhydrolasen	Aminopeptidase
EC 3.4.21-3.4.24 Proteinasen	Trypsin
EC 4. Lyasen (sie katalysieren Eliminierungsreaktionen unter Ausbildung einer Doppelbindung, oder in Umkehrung Additionen an Doppelbindungen)	
EC 4.1 C-C-Lyasen	
EC 4.1.1 Carboxyl-Lyasen	Pyruvat-Decarboxylase
EC 4.1.2 Aldehyd-Lyasen	Aldolase

Tab. 4.1 Einteilung und Nomenklatur der Enzyme[1] (*Fortsetzung*)

Hauptklasse und Untergruppen (Auswahl)	Beispiele
EC 4.2 C-O-Lyasen	
EC 4.2.1 Hydro-Lyasen	Fumarat-Hydratase (Fumarase)
EC 4.3 C-N-Lyasen	Histidin-Ammoniak-Lyase
EC 5. Isomerasen (sie katalysieren Umlagerungen innerhalb des Moleküls)	
EC 5.1 Racemasen und Epimerasen	
EC 5.1.3 Auf Kohlenhydrate wirkend	Ribulose-5-phosphat-Epimerase
EC 5.3 Intramolekulare Oxidoreduktasen	
EC 5.3.1 Aldosen-Ketosen umwandelnd	Glucose-6-phosphat-Isomerase
EC 5.4 Intramolekulare Transferasen	Methylmalonyl-*CoA*-Mutase
EC 6. Ligasen (sie knüpfen Bindungen unter gleichzeitiger Spaltung von ATP)	
EC 6.1 C-O-Bindungen knüpfend	
EC 6.1.1 Aminosäuren-*RNA*-Ligasen	Aminosäuren-aktivierende Enzyme
EC 6.3 C-N-Bindungen knüpfend	
EC 6.3.1 Säure-Ammoniak Ligasen	Glutamin-Synthetase
EC 6.4 C-C-Bindungen knüpfend	Acetyl-*CoA*-Carboxylase, Pyruvatcarboxylase
EC 6.4.1 Carboxylasen	

[1]Enzyme Nomenclature. Recommendations (1992) of the Nomenclature Committee of the International Union of Biochemistry. Academic Press New York. (http://www.chem.qmul.ac.uk/iubmb/enzyme/)

4.1.1.2 Bau von Enzymen

Die Spezifität eines Enzyms ist durch seine Struktur bedingt, insbesondere durch den Bereich, an den das Substrat gebunden und an dem es zu einem Produkt umgesetzt wird. Dies ist die Substratbindungsstelle, das so genannte „aktive" oder „katalytische" Zentrum. Das aktive Zentrum befindet sich häufig im Inneren des Enzyms in einer hydrophoben Tasche. **Jedes Enzym besitzt ein aktives Zentrum, an dem die katalytische Umsetzung des Substrats abläuft.**

Einige Enzyme benötigen für ihre enzymatische Aktivität zusätzlich Cofaktoren. Als Cofaktoren können **Metallionen** oder organische **Moleküle (Coenzyme)** dienen (Tab. 4.2). Enzymprotein plus Cofaktor wird als Holoenzym bezeichnet, während der Proteinanteil des Enzyms allein als **Apoenzym** bezeichnet wird. **Cofaktoren lassen sich in vielen Fällen vom Enzym trennen, sie sind im Gegensatz zum Enzymprotein im Allgemeinen thermostabil und besitzen ein niedriges Molekulargewicht.** Cofaktoren fungieren häufig als

Überträger von Elektronen, Wasserstoffatomen oder funktionellen Gruppen (Abb. 4.1, Tab. 4.3). Viele Coenzyme enthalten als aktive Molekülkomponenten Flavin, Thiamin oder Nicotinamid, also Verbindungen, die der Mensch nicht selbst synthetisieren kann, sondern als Vitamine aufnehmen muss (Tab. 4.3).

Sind die Coenzyme sehr fest in das Enzymprotein eingebunden, werden sie als **prosthetische Gruppen** bezeichnet. **Auf die Coenzyme trifft die Definition des Katalysators nicht zu. Sie gehen nicht unverändert aus der Reaktion hervor.** Erst in einer weiteren enzymatischen Reaktion wird das Coenzym wieder regeneriert. Deshalb werden Coenzyme vielfach auch als Cosubstrate bezeichnet.

4.1.1.3 Spezifität der Enzyme

Eine wesentliche Eigenschaft von Enzymen ist ihre **ausgeprägte Substratspezifität,** d. h. die Fähigkeit, nur die Umsetzung bestimmter Substrate zu katalysieren, während andere chemisch nahe verwandte Verbindungen

Tab. 4.2 Beispiele für Enzyme, die Metallionen und/oder Coenzyme enthalten

Enzym	Metallion	Coenzym
Alkohol-Dehydrogenase	Fe, Zn	NAD
Carboanhydrase	Zn	–
Cytochrom-Oxidase	Cu	–
Cytochrom b	Fe^{2+}/Fe^{3+}	
Katalase	Mn	–
Succinat-Dehydrogenase	FeS	FAD
Tyrosinase	Cu	–
Pyruvat-Carboxylase	Zn, Mn	Biotin
Glucose-Oxidase	–	FAD
Glucose-6-phosphat-Dehydrogenase	–	NADP
Pyruvat-Dehydrogenase	–	NAD, FAD, Thiamin-pyrophosphat, Liponsäure
Transaminasen	–	Pyridoxal-phosphat
Decarboxylasen	–	Pyridoxal-phosphat
Transferasen	–	Pyridoxal-phosphat

zwar möglicherweise noch am Enzym gebunden, aber nicht umgesetzt werden können, d. h. sie wirken gegebenenfalls als kompetitive Hemmsubstanzen.

Nur wenige Enzyme verfügen allerdings über eine nahezu absolute Spezifität für ein einziges Substrat. Die meisten Enzyme haben eine etwas breitere Spezifität und können verschiedene, chemisch sehr nahe verwandte Verbindungen umsetzen. Ob ein bestimmtes Substrat von einem Enzym umgesetzt wird, hängt hauptsächlich von zwei Faktoren ab:

1. Das Substrat muss chemische Voraussetzungen erfüllen, die eine spezifische Bindung an das Enzym ermöglichen.
2. Das Substrat muss meist noch zusätzliche Bindevalenzen besitzen, so dass es in der Nähe des katalytischen Zentrums des Enzyms fixiert werden kann.

Für die Substratspezifität spielt natürlich auch die Struktur des Enzymproteins eine ausschlaggebende Rolle. Funktionell wichtige Gruppen in den Enzymmolekülen sind in der linear betrachteten Peptidkette oft weit voneinander entfernt.

Damit diese Gruppen zu einem **aktiven Zentrum** zusammengelagert werden, muss die Peptidkette entsprechend strukturiert und gefaltet sein.

Bedingt durch diese Tertiärstruktur können innerhalb eines Enzymmoleküls sowohl hydrophile als auch hydrophobe Zonen entstehen, die für die Anlagerung und räumliche Orientierung des Substrats im katalytischen Zentrum wesentlich sind.

4.1.1.4   Coenzyme

Typische dissoziable Coenzyme sollten eigentlich besser Cosubstrate genannt werden. Es handelt sich um **Nicht-Proteinanteile eines Enzyms.**

Sie sind reversibel an den Proteinanteil eines Enzyms gebunden. Sie erfahren bei der Reaktion eine Umwandlung. Zur Wiederherstellung ihres ursprünglichen Zustandes ist eine zusätzliche Reaktion erforderlich. Sie übernehmen die Rolle von Wasserstoff- oder Gruppendonatoren. Phosphatreste werden beispielsweise von Kinasen übertragen. Der Phosphatrest stammt hierbei vom ATP. Bei vielen Reaktionen der Oxidoreduktasen dient NAD^+ als reduzierbares Cosubstrat.

Beide Cosubstrate, ATP und NAD^+, fungieren als zweites Substrat, das sich mit dem eigentlichen Substrat stöchiometrisch und nicht katalytisch umsetzt. In einer zweiten Reaktion, die durch ein anderes Enzymprotein katalysiert wird, wird ADP wieder Phosphat aufnehmen und NADH+H^+ Wasserstoff wieder abgeben.

Die katalytische Wirkung eines Coenzyms kommt erst durch seine Bindung mit beiden Enzymen zu einem Enzymsystem zustande (Abb. 4.2).

Coenzyme vermitteln so zwischen verschiedenen Enzymen. Durch sie wird die Übertragung von Stoffwechselmetaboliten, z. B. Phosphat, Wasserstoff oder anderen organischen Gruppen erst möglich. Man nennt Coenzyme daher auch „Transportmetaboliten".

4.1.1.5   Prosthetische Gruppen

Ist ein Coenzymen fest an das Enzymprotein gebunden, spricht man von einer prosthetischen Gruppe. Das Holoenzym reagiert nacheinander mit zwei verschiedenen Substraten. Ein Beispiel ist die Aminosäureoxidase, die mit FAD (Flavin-Adenin-Dinukleotid) als prosthetischer Gruppe verbunden ist (Abb. 4.3).

Tab. 4.3 Einige Beispiele für Coenzyme und prosthetische Gruppen und ihre Funktion

Coenzym bzw. prosthetische Gruppe	Häufige Abkürzung	Übertragene Gruppe	Zugehöriges Vitamin
I. Wasserstoff und Elektronen übertragende Coenzyme			
Nicotinamidadenindinukleotid	NAD$^+$	Wasserstoff	Nicotinsäureamid
Nicotinamidadenindinukleotidphosphat	NADP$^+$	Wasserstoff	Nicotinsäureamid
Flavinmononukleotid	FMN	Wasserstoff	Riboflavin
Flavinadenindinukleotid	FAD	Wasserstoff	Riboflavin
Ubichinon	Q	Wasserstoff	–
Zellhämine		Elektronen	–
Liponsäure	Lip (S$_2$)	Wasserstoff und Acyl-Gruppen	–
II. Gruppenübertragende Coenzyme			
Adenosintriphosphat	ATP	Phosphorsäure-Rest (und AMP-Rest)	–
Phosphoadenylsäuresulfat	PAPS	Schwefelsäure-Rest	–
Pyridoxalphosphat	PLP	Amino-Gruppe	Pyridoxin (Vitamin B$_6$)
Cytidindiphosphat	CDP	Phosphocholin und verwandte Gruppen	–
Uridindiphosphat	UDP	Zucker, Uronsäure	–
Coenzyme für C$_1$-Transfer:			
Adenosylmethionin	SAM	Methyl-Gruppe	(Methionin)
Tetrahydrofolsäure	H4-folat	Formyl-Gruppe	Folsäure
Biotin		Carboxy-Gruppen (CO$_2$)	Biotin
Coenzyme für C$_2$-Transfer:			
Coenzym A	CoA	Acetyl (Acyl)	Pantothensäure
Thiamindiphosphat	ThPP	C$_2$-Aldehyd-Gruppen	Thiamin
III. Wirkgruppen der Isomerasen und Lyasen			
Uridindiphosphat	UDP	Zuckerisomerisierung	–
Pyridoxalphosphat	PLP	Decarboxylierung	Pyridoxin (Vitamin B$_6$)
Thiamindiphosphat	ThPP	Decarboxylierung	Thiamin
B$_{12}$-Coenzym	B$_{12}$	Umlagerung	Cobalamin

4.1.1.6 Einteilung und Funktionen von Coenzymen

Fast alle Coenzyme enthalten Nukleotid-Anteile (Abb. 4.1). Oft sind Vitamine Bestandteile von Coenzymen. Coenzyme werden nach der Reaktion eingeteilt, an deren Ablauf sie beteiligt sind (Tab. 4.3).

Coenzyme der Oxidoreduktasen

Oxidoreduktasen katalysieren Redoxreaktionen. Wichtige Coenzyme dieser Enzyme sind Nicotinamid-Nukleotide. Wasserstoff wird hierbei vom Substrat auf Nicotinamid-Adenin-Dinukleotid (NAD) oder auf Nicotinamid-Adenin-Dinukleotidphosphat (NADP) übertragen. Nicotinamid bildet den reaktiven Bestandteil. Der Pyridinring ist N-glykosidisch mit Ribose verknüpft. Der Pyridinteil in den beiden Coenzymen trägt

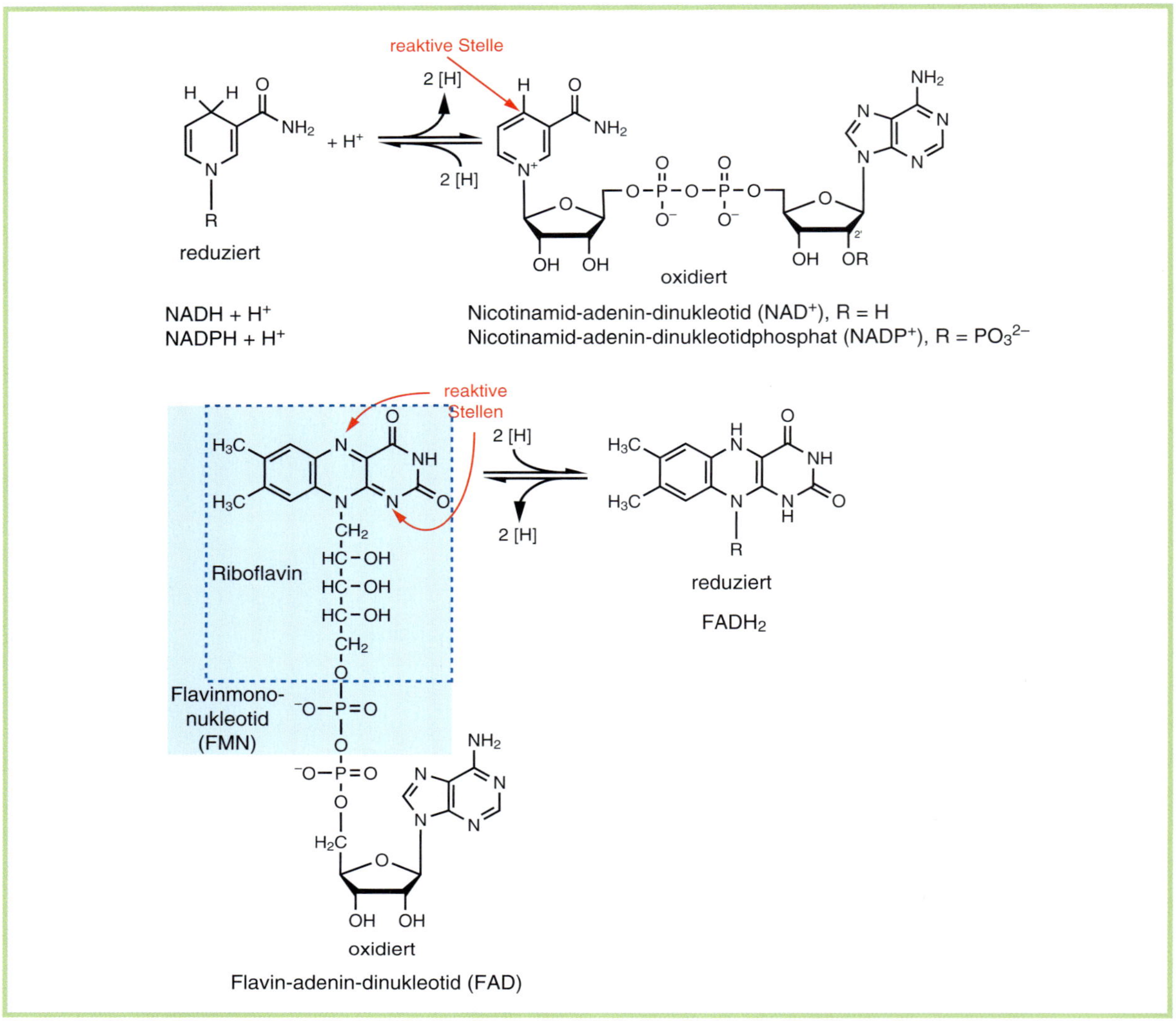

Abb. 4.1 NAD, NADP, FMN bzw. FAD

eine positive Ladung. Sie werden daher als NAD$^+$ bzw. NADP$^+$ bezeichnet. Beide Coenzyme können Wasserstoff reversibel aufnehmen. Der Pyridinring nimmt ein zusätzliches H-Atom auf und wird dabei reduziert.

Bei der Reduktion des Pyridinrings handelt es sich um einen 2-Elektronen-Übergang. Beide Elektronen werden gemeinsam mit einem Proton übertragen.

NAD$^+$ und NADP$^+$ sind Coenzyme zahlreicher Dehydrogenasen. Sie katalysieren z. B. die Dehydrierung von primären und sekundären alkoholischen Gruppen. In der Regel sind die Reaktionen reversibel. Beide Coenzyme sind wichtige Transportmetaboliten. Sie übernehmen den Wasserstofftransport innerhalb der Zelle, jedoch mit unterschiedlicher Funktionszuweisung.

NADP·H liefert bei **Biosynthesen** den nötigen Wasserstoff, resp. die „Reduktionsäquivalente". **NAD·H** ist

mehr in katabole Prozesse involviert und gibt seinen Wasserstoff beispielsweise an die Enzyme der **Atmungskette** ab. Diese Reaktionen werden dann zur Synthese von ATP genutzt.

Nicotinsäure und Nicotinamid zählen zu den Vitaminen der B-Gruppe.

Flavinnukleotide

Flavinnukleotide sind die prosthetischen Gruppen der Flavoproteine. Es sind Alloxanderivate. Flavinmononukleotid (FMN) ist ein Riboflavin-5-Phosphat, das Riboflavin ein Vitamin der B-Gruppe (Abb. 4.1). Andere Flavoproteine enthalten das Flavinadenindinukleotid (FAD) als prosthetische Gruppe.

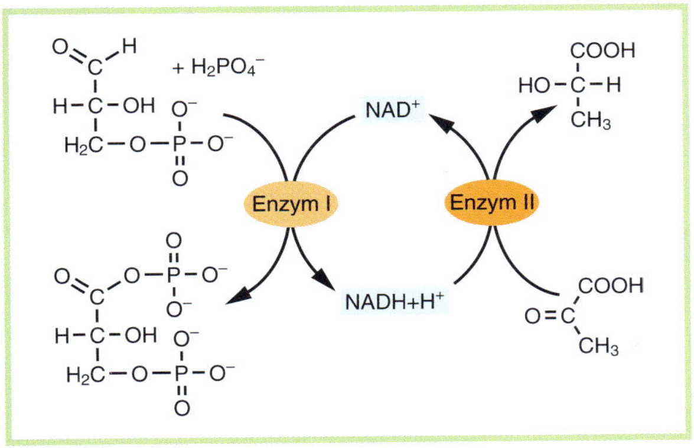

Abb. 4.2 Zur Reaktionsweise von Coenzymen. In diesem Beispiel wirkt das Nicotinamid-adenin-dinukleotid (NAD) als Cosubstrat der Glycerinalphosphat-Dehydrogenase. NAD übernimmt den Wasserstoff von einem Derivat des Glycerinaldehyds (oben links). Dieser wird zum Säurederivat dehydriert (unten links). Das Wasserstoff beladene Coenzym wird dann, gebunden an ein anderes Enzym, z. B. die Lactat-Dehydrogenase, wieder dehydriert. Damit verbunden ist die Hydrierung von Pyruvat zu Lactat (rechts).

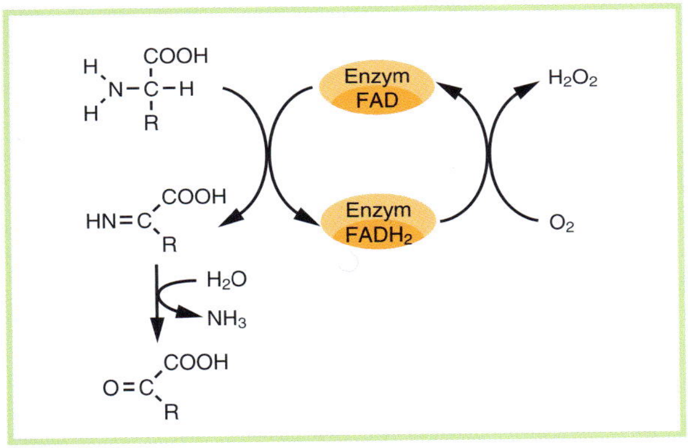

Abb. 4.3 Zur Reaktionsweise von prosthetischen Gruppen. In diesem Beispiel übernimmt ein Enzym (eine Aminosäure-Oxidase) mit Flavin-adenin-dinukleotid als prosthetischer Gruppe den Wasserstoff von einer Aminosäure. Diese wird dann in einer zweiten Reaktion des gleichen Enzyms, unter Bildung von H_2O_2 auf Sauerstoff übertragen. Das Enzym geht wieder in die dehydrierte Form über. Damit ist der katalytische Zyklus einmal durchlaufen.

Flavoproteine sind bei zahlreichen Reaktionen beteiligt, als Dehydrogenasen, Oxidasen – z. B. Aminosäure-Oxidasen (Abb. 4.3) – oder Monooxigenasen. Ein Beispiel ist die NADH-Dehydrogenase der Atmungskette (Kap. 4.5.7). Auch bei der β-Oxidation der Fettsäuren und im Citratzyklus spielen flavinhaltige Dehydrogenasen eine wichtige Rolle.

Ferredoxine

Ferredoxine sind Proteine, die Gruppen von Eisen und Schwefel enthalten. Sie übertragen Elektronen in der Atmungskette und bei der Photosynthese.

Enzyme, die Eisen-Schwefelgruppen besitzen und zusätzlich noch Flavinnukleotide und Metalle, sind z. B. die Succinat-Dehydrogenase, die Nitrat-Reduktase und die Nitrogenase.

Chinone

Chinone sind Redoxsysteme in der Atmungskette (Ubichinon) oder Photosynthese (Plastochinon) (Abb. 4.4). Chinone sind wasserunlöslich. Sie bilden Reduktionsäquivalente in Lipidmembranen. Sie übertragen $2e^- + 2H^+$. Plastochinone und Ubichinone sind membrangebunden und an Elektronentransportketten beteiligt.

An Wasserstoffübertragung beteiligt ist auch die Liponsäure. Liponsäure ist als prosthetische Gruppe säureamidartig an das Enzymprotein gebunden. Diese Enzyme sind an der oxidativen Decarboxylierung von 2-Oxosäuren beteiligt, z. B. von Pyruvat und weiteren 2-Oxosäuren, die Transaminierungsprodukte von z. B. Valin darstellen. Dabei entstehen CO_2 und die nächst niedere Carbonsäure (Abb. 4.5). Ein Beispiel

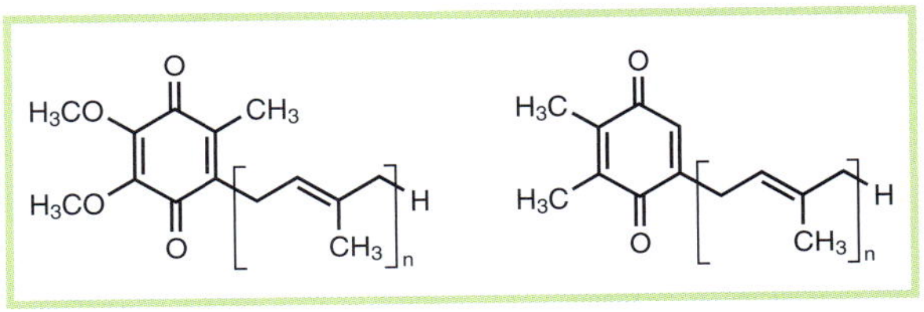

Abb. 4.4 Ubichinon (n=6 – 10) (links) und **Plastochinon** (n=9) (rechts)

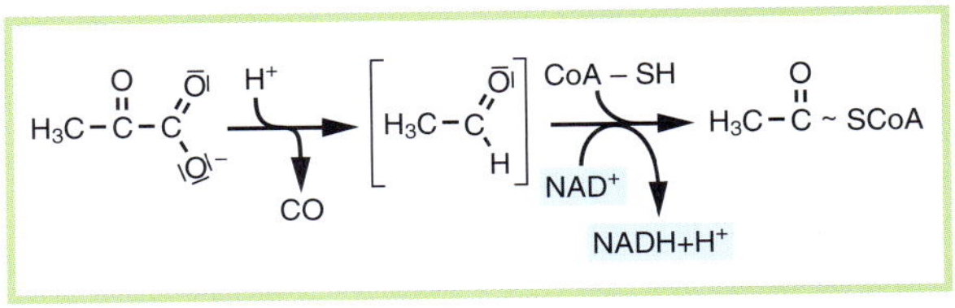

Abb. 4.5 Die Reaktionsfolge einer oxidativen Decarboxylierung. Dieses Beispiel zeigt die oxidative Decarboxylierung von Pyruvat. Bei der Oxidation des Aldehyds zum CoA-Derivat der Carbonsäure dient NAD^+ als Wasserstoffakzeptor. Die Reaktion ist eigentlich eine Dehydrierung durch die Pyruvat-Dehydrogenase. Es entstehen CO_2 und die nächst niedrigere Carbonsäure, in diesem Beispiel Acetyl-CoA.

ist die Pyruvatdehydrogenase. Dieser Multienzymkomplex enthält drei verschiedene Untereinheiten. An das Kernenzym ist Liponsäure in Säureamidbindung an einen Lysinrest gebunden. Eine weitere Untereinheit, die Decarboxylase-Dehydrogenase hat als prosthetische Gruppe das Thiamindiphosphat. Die dritte Untereinheit ist ein Flavoprotein. Weitere Cosubstrate des Pyruvatdehydrogenase-Komplexes sind Coenzym A und NAD^+. Als Endprodukte der Reaktion ergeben sich CO_2, $NADH+H^+$ und Acetyl-CoA. Auch zyklische Tetrapyrrole sind wichtige prosthetische Gruppen von Oxidoreduktasen, z. B. der Cytochrome. In den Cytochromen fungiert Eisen in Form von Fe^{2+}/Fe^{3+} als bedeutendes Redoxpaar, z. B. in den Enzymen der Atmungskette (Kap. 4.5.7).

Gruppenübertragende Enzyme und ihre Coenzyme

Gruppenübertragungsreaktionen werden von Transferasen katalysiert. Transferasen sind eine sehr vielfältige Gruppe von Enzymen. Sie übertragen eine große Anzahl von Molekülgruppen, die auf zahlreiche Akzeptormoleküle übertragen werden, z. B. Methylgruppen, Phosphat- oder Zuckerreste und zahlreiche andere. Als Donatoren für solche Gruppen dienen Cosubstrate, die eine entsprechende Molekülgruppe tragen. Donator für Methylgruppen ist z. B. das S-Adenosylmethionin (Kap. 4.3.1, Abb. 4.30). Donator für Phosphatgruppen ist häufig Adenosintriphosphat. Gruppenübertragungsreaktionen sind stark exergon. Wegen der hohen Energie, die in den meisten Fällen bei der Hydrolyse der gebundenen Gruppen frei wird, spricht man von „energiereichen Verbindungen" oder „aktivierten Gruppen", z. B. aktiven Methylgruppen, aktiver Ameisensäure usw. Der Gruppendonator ATP besitzt drei Phosphatgruppen, sodass eine Vielzahl von Reaktionen ermöglicht wird.

Zur Gruppe der Transferasen zählen auch die **Kinasen**. Sie übertragen die endständige Phosphatgruppe. Ein Beispiel ist die Phosphorylierung der Glucose durch die **Hexokinase** zu Glucose-6-phosphat (Kap. 4.5.2). Als Akzeptoren können alkoholische Hydroxylgruppen, Carboxygruppen u. a. dienen.

Adenosintriphosphatasen (ATPasen) übertragen die Phosphatgruppe auf Wasser. Diese stark exergone Reaktion ist immer mit besonderen Leistungen der Zelle verknüpft, z. B. beim aktiven Transport.

Nukleotidyl-Transferasen übertragen Adenosinmonophosphat (AMP) auf verschiedene Substrate. Hierbei wird Pyrophosphat abgespalten. Diese Reaktion ist wichtig, z. B. bei der Aktivierung von Aminosäuren und Carbonsäuren und bei der Biosynthese von

NAD^+ und FAD. Die gebildeten Säureanhydride sind energiereich. Auch andere Nukleosidtriphosphate können als Coenzyme dienen.

Coenzyme für Transferasen, die C_1-Gruppen übertragen, sind Adenosylmethionin (Methylgruppen), Tetrahydrofolsäure (Formylgruppen), und Biotin, das auch als Vitamin H bezeichnet wird (CO_2-Transfer). C_2-Gruppen werden durch Coenzym A übertragen. Coenzym A kann Essigsäure oder andere Carbonsäuren in energiereicher Bindung aufnehmen. Coenzym A und Acyl-Coenzym A reagieren dabei wie echte Cosubstrate. Sie können Reaktionspartner verschiedener Apoenzyme sein. Entscheidend für die Reaktionsfähigkeit ist die SH-Gruppe am Cysteaminteil des Coenzyms A. Die wichtigste Verbindung des Coenzyms A ist das Acetyl-Coenzym A (Acetyl-CoA), die „aktivierte Essigsäure" (Kap. 4.5.3, Abb. 4.62).

Transferasen sind auch die Transaminasen (Aminotransferasen). Substrate für diese Enzyme sind Aminosäuren sowie einige Zwischenprodukte des Citratzyklus. Pyridoxalphosphat fungiert hierbei als Coenzym. Die Aminogruppen von zahlreichen Aminosäuren werden von verschiedenen Transaminasen auf 2-Oxoglutamat oder Oxalacetat übertragen. Die Aminosäure (z. B. Alanin) reagiert mit dem enzymgebundenen Pyridoxalphosphat. Es entsteht eine 2-Oxosäure (z. B. Pyruvat). Die Aminogruppe bleibt an das Pyridoxalphosphat gebunden und wird auf eine Ketosäure übertragen (z. B. 2-Oxoglutarat – Glutamat). Die Transaminierungsreaktionen sind reversibel (Abb. 4.6).

Coenzyme der Lyasen

Durch Lyasen werden Verbindungen in zwei Bruchstücke gespalten oder umgekehrt eine kovalente Bindung zwischen zwei Molekülen katalysiert (Synthasen).

Zu den Lyasen zählen **Decarboxylasen**. Die prosthetische Gruppe bei der Decarboxylierung von Aminosäuren ist **Pyridoxalphosphat. Thiamindiphosphat** ist Cofaktor bei der Decarboxylierung von Brenztraubensäure zu Acetaldehyd (Pyruvatdecarboxylase). Pyridoxalphosphat ist der wichtigste Cofaktor des Aminosäurestoffwechsels (Abb. 4.7). Es ist Cofaktor von Amino-Transferasen, Aminosäure-Decarboxylasen, einiger Lyasen und Synthasen, die am Aminosäurestoffwechsel beteiligt sind. Ein Beispiel für die Reaktionsweise einer Lyase (Aldolase) ist die Spaltung von Fructose-1,6-bisphosphat in Glycerinaldehydphosphat und Dihydroxyacetonphosphat (Kap. 4.5.2).

Ein weiteres Beispiel für eine Lyase ist die Pyruvat-Decarboxylase. Die Pyruvat-Decarboxylase enthält als prosthetische Gruppe Biotin. Dieses kann Carboxygruppen in energiereicher Bindung aufnehmen.

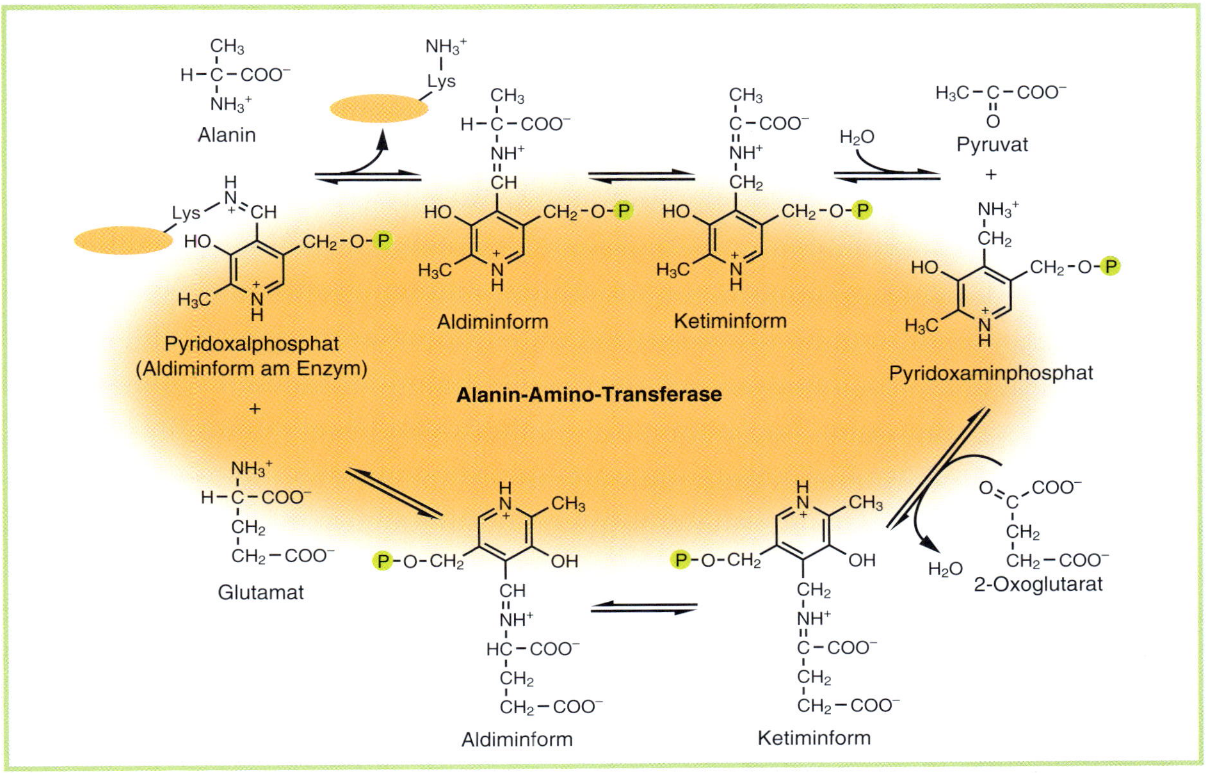

Abb. 4.6 Die Reaktionsfolge einer Transaminierung. In diesem Beispiel bindet die Aminosäure Alanin an das enzymgebundene Pyridoxalphosphat, und zwar an dessen Aldehydgruppe. Es entsteht eine Schiff'sche Base. Durch Mesomerie, Verschiebung der Doppelbindung und Hydrolyse wird die 2-Oxosäure Pyruvat als Oxidationsprodukt des Alanins gebildet. Pyridoxaminphosphat, das unter Reduktion aus Pyridoxalphosphat entstanden ist, bleibt an das Enzym gebunden. Im nächsten Schritt reagiert Pyridoxaminphosphat mit 2-Oxoglutarat unter Bildung einer Schiff'schen Base. Nach Verschiebung der Doppelbindung und Hydrolyse wird Glutamat freigesetzt. Solche Transaminierungsreaktionen sind reversibel.

Als weiteres Beispiel kann die Acetyl-CoA-Carboxylase aufgeführt werden, die Acetyl-CoA zu Malonyl-CoA carboxyliert. Auch hier dient Biotin als prosthetische Gruppe. Schließlich wäre hier noch die Ribulosediphosphat-Carboxylase zu erwähnen, ein Enzym, das die Anlagerung von CO_2 an Ribulosediphosphat katalysiert.

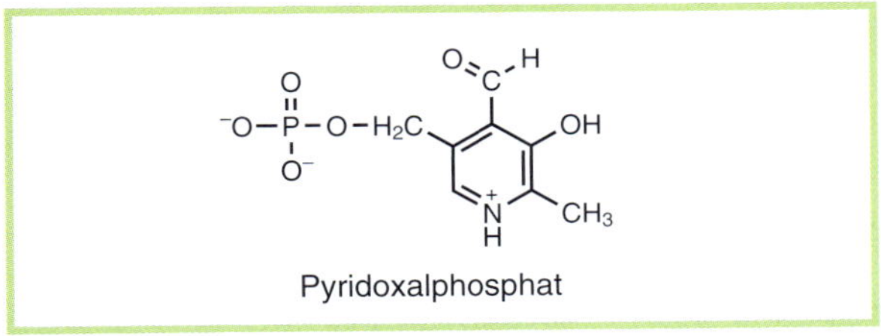

Abb. 4.7 Die Wirkform der Vitamin-B$_6$-Gruppe ist das Pyridoxalphosphat. Es ist Cofaktor zahlreicher Enzyme, z. B. von Aminosäure-Decarboxylasen, Aminotransferasen, Racemasen, Lyasen und Synthasen.

Coenzyme, Beziehung zu den Vitaminen

Zahlreiche Coenzyme sind Bestandteile von Vitaminen.

Thiamin, Vitamin B$_1$

Thiamindiphosphat ist Coenzym der oxidativen Decarboxylierung von z. B. Pyruvat und Coenzym der Pyruvatdecarboxylase. Thiaminmangel führt zur Krankheit Beriberi.

Vitamin-B$_2$-Komplex

Die einzelnen Vertreter dieses Komplexes sind Riboflavin, Nicotinamid, Folsäure und Pantothensäure.

Riboflavin ist stets in Form eines Flavoproteins gebunden, das entweder FMN oder FAD als prosthetische Gruppe enthalten kann. Ihr Isoalloxazin-Ring wirkt als reversibles Redoxsystem.

Nicotinamid ist Bestandteil von NAD^+ und $NADP^+$, die als Wasserstoff-übertragende Coenzyme eine wichtige Rolle im Zellstoffwechsel spielen. Mangel führt zu Pellagra, Diarrhöen, Delirium.

Folsäure (Tetrahydrofolsäure) ist Coenzym des C_1-Stoffwechsels. C_1-Fragmente sind u.a. für die Biosynthese des Purinrings erforderlich. Mangel an Folsäure wirkt sich daher vor allem auf die Biosynthese der Nukleinsäuren aus.

Pantothensäure ist Bestandteil des Coenzyms A und des Multienzymkomplexes der Fettsäuresynthese.

Vitamin B_6 (Pyridoxol)

Vitamin B_6 ist ein substituiertes Pyridin. Es steht in Beziehung zum Pyridoxal. Pyridoxal ist ein wichtiges Coenzym im Aminosäurestoffwechsel.

Vitamin B_{12} (Cobalamin)

Vitamin B_{12} ist in Form des Adenosylcobalamins ein Coenzym von Isomerasen. Es ist beteiligt an Umlagerungsreaktionen, bei denen Wasserstoff und organische Gruppen ihren Platz tauschen.

Ein Beispiel ist die Isomerisierung von Methylmalonyl-CoA zu Succinyl-CoA.

Vitamin C

Vitamin C kann reversibel in Dehydroascorbinsäure übergehen und gehört zu den biochemischen Redoxsystemen. Bei einigen Oxidoreduktasen wirkt Ascorbinsäure als Wasserstoffdonator.

Biotin (Vitamin H)

Biotin ist ein Cofaktor für die Übertragung von COO-Gruppen (CO_2-Transfer). Es ist die prosthetische Gruppe von Carboxy-Transferasen. Diese katalysieren β-Carboxylierungen.

4.1.1.7   Multienzymsysteme

In der lebenden Zelle läuft die Vielzahl der enzymkatalysierten Reaktionen eines Stoffwechselweges normalerweise in einer geordneten Reihenfolge ab. Das Produkt des einen Enzyms bildet das Substrat des nächsten Enzyms usw. In einigen Fällen werden daher bestimmte Stoffwechselsequenzen durch ein Multienzymsystem katalysiert (Abb. 4.8). Dabei sind die entsprechenden Enzyme in einem Komplex vereinigt, der die betreffende Reaktionsabfolge ohne freigesetzte Zwischenprodukte ermöglicht. Als Beispiele für Multienzymsysteme

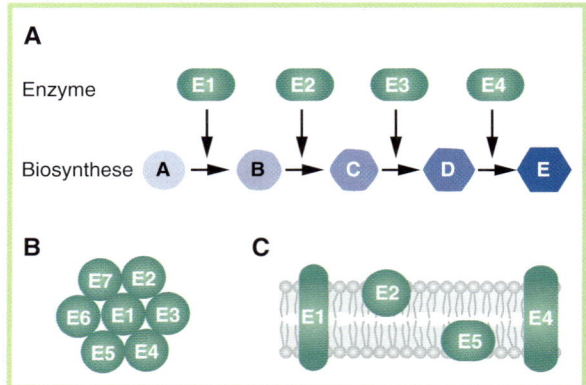

Abb. 4.8 Schematische Darstellung verschiedener Möglichkeiten von Enzymsystemen
A. Ein lösliches oder dissoziiertes Enzymsystem mit diffundierenden Zwischenprodukten (B, C, D), z.B. die Enzyme der Glykolyse, die im Cytosol lokalisiert sind. Das kleine Substratmolekül diffundiert von einem Enzym zum anderen.
B. Ein Multienzymkomplex. Meistens bleiben die Zwischenprodukte während der Umsetzung fest in den Komplex eingebunden, z.B. bei der Fettsäure-Synthese.
C. Ein membrangebundenes Multienzymsystem, z.B. die Atmungskette in der Mitochondrienmembran

seien der Fettsäuresynthetasekomplex, die Atmungskette oder der Citratzyklus angeführt. Häufig ist das Endprodukt einer biosynthetischen Reaktionssequenz, bei der mehrere Enzyme beteiligt sind, ein Inhibitor eines an dieser Reaktionssequenz beteiligten Enzyms.

4.1.1.8   Lokalisation von Enzymsystemen in der Zelle

Die verschiedenen Enzymsysteme der Zelle sind in charakteristischer Weise an morphologische Strukturen der Zelle gebunden. Enzyme der **Glykolyse** sind im **Cytosol** lokalisiert. Die Enzymsysteme des **Elektronentransports**, der **Atmungskette und** der **oxidativen Phosphorylierung**, sind an die **innere Membran der Mitochondrien** gebunden. Enzyme des **Fettsäureabbaus** und des **Citratzyklus** sind dagegen in der **Matrix** der **Mitochondrien** lokalisiert. An den Membranen des **Endoplasmatischen Retikulums** befinden sich unter anderem die Enzymsysteme der **Fettsäuresynthese**, der **Steroidsynthese** sowie **hydroxylierende Enzymsysteme**, die beim Arzneimittelabbau wichtig sind. Diese Kompartimentierung von Enzymen in der Zelle ermöglicht eine zeitliche sowie räumliche Koordination und Regulation von intrazellulären Stoffwechselvorgängen (Tab. 1.5).

4.1.1.9 Energiereiche Verbindungen

Viele Stoffwechselprozesse der Zelle, z. B. die Synthese von Proteinen, erfordern den Aufwand von Energie. Diese lebensnotwendige Energie gewinnt die Zelle aus dem Abbau von Nährstoffen oder durch Nutzung der Lichtenergie.

Die dabei freigesetzte Energie kann von der Zelle in Form von energiereichen Verbindungen gespeichert werden. Dies sind Verbindungen, die aufgrund ihrer besonderen Struktur die Übertragung von chemisch gebundener Energie zwischen energieliefernden und energieverbrauchenden Prozessen übernehmen (Tab. 4.4).

Die wichtigsten energiereichen Verbindungen der Zelle sind **Nukleosidtriphosphate.** Sie besitzen ein hohes Gruppenübertragungspotential, d. h. sie können Phosphatgruppen leicht auf andere Verbindungen übertragen und diese damit „aktivieren", d. h. enzymatischen Umsetzungen zugänglich machen.

Die Nukleosidtriphosphate bestehen aus einer Purin- bzw. Pyrimidinbase, einer Ribose und einer Triphosphat-Einheit. Von den verschiedenen Nukleosidtriphosphaten **besitzt das Adenosintriphosphat (ATP) quantitativ bei weitem die größte Bedeutung (Abb. 4.9). Es ist in allen Zellen vorhanden.** Bei seiner Hydrolyse, d. h. der Abspaltung einer Phosphatgruppe unter Bildung von Adenosindiphosphat (ADP) und Phosphorsäure, werden unter Standardbedingungen (pH 7,0, 25 °C) etwa 30 kJ/mol ($\Delta G^{\circ\prime}$=30 kJ/mol) freigesetzt. Ein Teil dieser Energie kann in der Zelle zu chemischen Umsetzungen genutzt werden, ein weiterer Teil geht als Wärme verloren. An ATP-abhängigen Reaktionen ist Mg^{2+} als Cofaktor beteiligt. Bei vielen biochemischen Reaktionen reagiert nicht freies ATP, sondern ein Komplex mit Mg^{2+}-Ionen (Abb. 4.9).

Bei vielen enzymatischen Prozessen wird die endständige Phosphatgruppe des ATP auf andere Moleküle übertragen, es handelt sich um Phosphorylierungsreaktionen, die durch Kinasen katalysiert werden. So wird

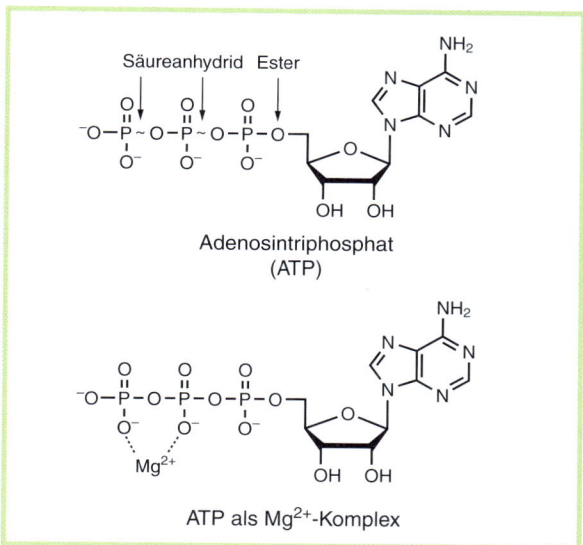

Abb. 4.9 Beispiel eines energiereichen Triphosphates. Die Reaktivität solcher Moleküle hängt von der Art der innermolekularen Bindungen ab. Sie enthalten zwei Phosphorsäure-Anhydrid-Bindungen, die einen hohen Energiegehalt haben, sowie eine Esterbindung. ~ = Energiereiche Bindungen

z. B. Glucose mit ATP durch Glucokinase oder Hexokinase zu Glucose-6-Phosphat phosphoryliert, wobei ADP freigesetzt wird. Die bei der Hydrolyse der Pyrophosphorsäurebindung des ATP freiwerdende Energie (30 kJ/mol) bleibt zum Teil in der Phosphatesterbindung des Glucose-6-phosphats erhalten (12 kJ/mol). Dadurch wird die Reaktionsfähigkeit der Glucose für weitere biochemische Umsetzungen erhöht. Außer der Phosphatgruppe kann auch u. U. die Pyrophosphatgruppe auf ein Substrat übertragen werden, oder unter Abspaltung von Pyrophosphat der Adenylrest an ein Molekül gebunden werden. Jede dieser Reaktionen des ATP wird durch spezifische Enzyme katalysiert (Tab. 4.5).

Die Bildung von ATP aus AMP resp. ADP und anorganischem Phosphat ist immer mit energieliefernden Reaktionssequenzen gekoppelt und findet hauptsächlich bei der Atmung, bei der Photosynthese und bei der Gärung statt. Die ATP-Konzentrationen in der Zelle werden stets innerhalb enger Grenzen konstant gehalten, so dass die Zelle immer über einen schnell verfügbaren Speicher an chemisch gebundener Energie verfügt, der sich für Syntheseleistungen (chemische Arbeit), Bewegungsenergie (mechanische Arbeit) oder Wärmeenergie (Aufrechterhaltung der Körpertemperatur) nutzen lässt.

Tab. 4.4 Energiereiche Verbindungen

Verbindung	Bindungsart	$\Delta G^{\circ\prime}$ [kJ/mol]
Glucose-6-phosphat	Ester	−14
Pyrophosphat	Säureanhydrid	−21
Adenosintriphosphat, ATP	Säureanhydrid	−35
Phosphoenolpyruvat, PEP	Enolphosphat	−60
Kreatinphosphat	Phosphoamid	−43

4 Stoffwechsel- und Entwicklungsphysiologie

Tab. 4.5 Reaktionsmöglichkeiten von ATP

Übertragung der terminalen Phosphatgruppe auf ein Substrat (S)
ATP + S → ADP + S-Phosphat

Übertragung der terminalen Pyrophosphatgruppe auf ein Substrat
ATP + S → AMP + S-Pyrophosphat

Übertragung von AMP auf ein Substrat
ATP + S → Pyrophosphat + S-AMP

Übertragung der Adenylgruppe auf ein Substrat
ATP + S → Phosphat + Pyrophosphat + Adenyl-S

Abspaltung von Phosphat bzw. Pyrophosphat, zur Ermöglichung einer Reaktion
ATP + S_1 + S_2 → AMP + [S_1–S_2] + Pyrophosphat
oder ATP + S_1 + S_2 → ADP + [S_1–S_2] + Phosphat

Thioester

Weitere energiereiche Verbindungen sind Thioester. Ein Beispiel ist Coenzym A-SH. Für die Reaktionsfähigkeit entscheidend ist die SH-Gruppe am Cysteaminteil des Moleküls.

4.1.1.10 Redoxsysteme

Die wichtigsten Prozesse der Zelle zur Energiegewinnung sind Photosynthese und Atmung. In beiden Fällen handelt es sich dabei um eine Kette von Oxidations-Reduktions-Reaktionen, die mit der Phosphorylierung von ADP unter Bildung von ATP gekoppelt sind. Bei Oxidations-Reduktions-Reaktionen (Redoxreaktionen) werden Elektronen von einem Reaktionspartner auf den anderen übertragen. Ein Elektronendonor (Reduktionsmittel, reduzierendes Agens) gibt dabei Elektronen an einen Elektronenakzeptor (Oxidationsmittel, oxidierendes Agens) ab. Bei einigen Reaktionen werden bei der Übertragung von Elektronen gleichzeitig auch Wasserstoffionen übertragen. Reduzierende Substanzen haben die Neigung, Elektronen abzugeben, d. h. sie besitzen einen bestimmten „Elektronendruck". Oxidierende Substanzen dagegen haben die Tendenz, Elektronen aufzunehmen, da sie durch eine hohe „Elektronenaffinität" gekennzeichnet sind. Die Neigung einer reduzierenden Substanz, Elektronen abzugeben, wird durch die Größe des unter Standardbedingungen ermittelten Redoxpotentials beschrieben.

Die Messung der Potentialdifferenz von Redoxsystemen erfolgt mit Hilfe eines Potentiometers, das zwischen zwei Halbzellen geschaltet ist. Unter Standardbedingungen besteht eine Halbzelle aus einer Platin-

elektrode in 1 N HCl, die mit Wasserstoffgas (10,1 MPa) bei 25 °C umspült wird (Wasserstoffelektrode = Bezugselektrode). Die andere Halbzelle enthält eine je einmolare Lösung der Substanzen des Redoxsystems und eine inerte Elektrode. Beide Halbzellen sind über eine Agarbrücke leitend miteinander verbunden. Die zwischen den Halbzellen gemessene Spannung ist das Normalpotential E_o (Volt).

Die Messung der Redoxpotentiale biologischer Systeme wird jedoch nicht auf diese Standardbedingungen bezogen, sondern erfolgt mit einer Lösung von pH 7. Das elektrische Potential wird dann nicht mehr als E_o, sondern als E'_o bezeichnet. Das Standardredoxpotential der Wasserstoffelektrode erreicht unter diesen Bedingungen einen Wert von −0,42 Volt. Stärkere Reduktionsmittel als H_2 besitzen ein negativeres, schwächere ein positiveres Normalpotential. Redoxsysteme mit einem stark negativen Standardredoxpotential haben also ein hohes Reduktionsvermögen und eine große Neigung, Elektronen abzugeben. Dagegen entspricht einem stark positiven Redoxpotential eine hohe Oxidationsneigung und eine starke Affinität für Elektronen. Ordnet man verschiedene Redoxsysteme nach ihrem Redoxpotential, so erhält man eine Elektronentransportkette (Abb. 4.10). Da der **Elektronenfluss vom negativen zum positiven Potential** hin erfolgt, kann mit Hilfe der Standardpotentiale verschiedener biologischer Oxidations-/Reduktionssysteme die Richtung des Elektronenflusses vorhergesagt werden. Die stufenweise Verringerung des Elektronendrucks bei jeder einzelnen

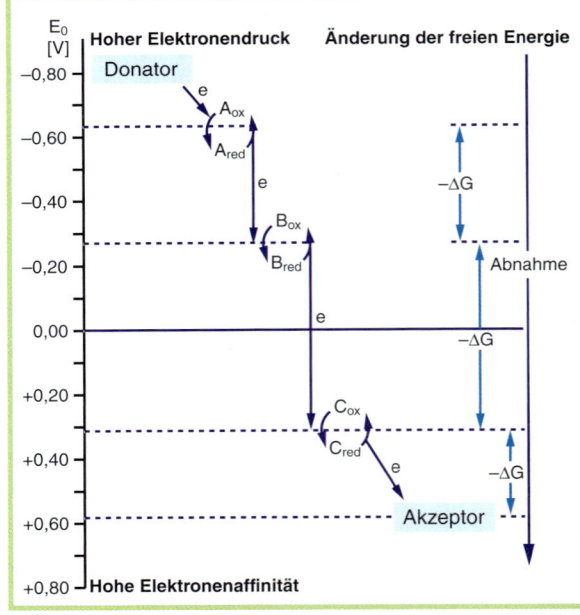

Abb. 4.10 Schema einer biologischen Elektronentransportkette

Reaktion einer Elektronentransportkette ist gleichzeitig mit einem **Verlust an freier Energie verbunden.** In der Zelle wird der Elektronen- bzw. Wasserstoff-Fluss von einer Reihe von elektronen- bzw. wasserstoffübertragenden Enzymen katalysiert, deren Coenzyme bei der katalytischen Funktion eine wesentliche Rolle spielen.

Das **Nicotinamid-Adenin-Dinukleotid (NAD$^+$)** und das **Nicotinamid-Adenin-Dinukleotidphosphat (NADP$^+$)** sind Coenzyme einer ganzen Reihe von wasserstoffübertragenden Enzymen (Abb. 4.1). Der bei enzymatischen Umsetzungen entscheidende Molekülanteil ist das Pyridinderivat Nicotinamid. **Nicotinamid-Adenin-Dinukleotidphosphat** besitzt gegenüber dem NAD$^+$ noch eine Phosphatgruppe mehr, und zwar am C-Atom 2 der mit dem Adeninring verknüpften Ribose. Beide Coenzyme nehmen Wasserstoff reversibel auf. Dabei entstehen die reduzierten Formen NADH+H$^+$ bzw. NADPH+H$^+$. In der oxidierten Form besitzt der Pyridinkern eine positive Ladung. Die Coenzymfunktion wird durch die Aufnahme von 2 Elektronen in Verbindung mit 2 Protonen erfüllt, wobei die positive Ladung des Pyridinringes aufgehoben wird und er dadurch seine aromatische Natur verliert. Die Bindung des einen Wasserstoffatoms erfolgt dabei stereospezifisch in 4-Stellung des Pyridinringes als Hydridanion (H$^-$), während das zweite Wasserstoffatom als Proton (H$^+$) keine feste Bindungsstelle besitzt. Beim Übergang von der reduzierten Form (NADH bzw. NADPH, Dihydropyridinform) zur oxidierten Form (NAD$^+$, NADP$^+$, Pyridinform) (Abb. 4.1) des Coenzyms kommt es zu einer starken Abnahme der Lichtabsorption bei 340 nm. Diese Veränderung der Lichtabsorption bildet die Grundlage für die optische Messung von Enzymaktivitäten, bei denen dieses Coenzym beteiligt ist. NAD$^+$ und NADP$^+$ sind in der Regel nicht kovalent an die entsprechenden Enzyme, **Dehydrogenasen,** gebunden. Sie werden deshalb nicht als feste prosthetische Gruppen betrachtet, sondern eher als Cosubstrate, da sie in den meisten Fällen während der enzymatischen Reaktion vom aktiven Zentrum des Enzyms dissoziieren. **NAD$^+$ und NADP$^+$ stellen daher bewegliche Überträger von Wasserstoff bzw. Elektronen dar.**

Flavinmononukleotid (FMN) und **Flavinadenindinukleotid** (FAD) sind Coenzyme der Flavoproteine (Abb. 4.1). Ihre gelbe Farbe verdanken diese wasserstoffübertragenden Enzyme dem Riboflavin (Vitamin B$_2$). Die reversible Anlagerung von Wasserstoff erfolgt bei beiden Coenzymen an die Stickstoffatome 1 und 10 des Isoalloxazinringsystems. Die Flavin-Coenzyme sind im Gegensatz zu NADH und NADPH meist sehr fest an den Proteinteil des Enzyms (Apoenzym) gebunden, sie werden dann als prosthetische Gruppe bezeichnet.

Abb. 4.11 Coenzym Q = Ubichinon

Ubiquitär bei Pflanzen und Tieren verbreitet ist eine Gruppe von Benzochinonderivaten, die **Ubichinone.** Sie unterscheiden sich in der Länge der Isoprenoid-Seitenketten. Die Fähigkeit zum reversiblen Übergang vom reduzierten in den oxidierten Zustand erhalten diese Verbindungen durch die parachinoide Struktur. Das in tierischen Mitochondrien lokalisierte Ubichinon wird als **Coenzym Q** bezeichnet (Abb. 4.11).

Prosthetische Gruppen zahlreicher elektronenübertragender Systeme sind **Eisenporphyrine.** Hierher gehören die **Cytochrome.** Bei diesen Enzymen ist das im Porphyrinringsystem komplex gebundene Eisen zur Aufnahme und Abgabe von Elektronen befähigt. Cytochrome enthalten Fe^{2+}/Fe^{3+}-Porphyringruppen. Es sind elektronenübertragende Enzyme. Sie katalysieren 1-Elektronen-Übertragungen.

$$[Fe^{3+} - Porphyrin] + e^- <-> [Fe^{2+} - Porphyrin]$$

Eine Reihe von elektronenübertragenden Enzymen enthält Kupfer als Cofaktor.

●●●   Zusammenfassung

Stoffwechselvorgänge werden von chemischen Reaktionen bestimmt, die nur deshalb unter physiologischen Bedingungen (meist ca. 36 °C und ca. pH 7,5) ablaufen können, weil eine Vielzahl von Enzyme die Reaktionen katalysieren. Fast alle Enzyme sind Proteine. Allerdings können auch RNAs (Ribozyme) Strukturen annehmen, die die Aktivierungsenergie spezifischer Reaktionen herabsetzen können.

Nicht selten benötigen Enzyme Cofaktoren – beispielsweise Metallionen oder Cosubstrate, die ihrerseits an der katalysieren Reaktion direkt beteiligt sind. Sind diese kovalent mit dem Protein verbunden, sprechen wir von prosthetischen Gruppen. Etliche der Cosubstrate gehören zu den Vitaminen, d. h. unser

Organismus kann diese wichtigen Komponenten nicht selber synthetisieren.

Unter Multienzymsystemen versteht man eine Gruppe von Enzymen und Coenzymen, die in eine zusammenhängende Stoffwechselsequenz eingebunden sind. Beispiele sind die Aktivitäten des Fettsäuresynthetasekomplexes, der Glykolyse und des Citratzyklusses. Derartige Komplexe sind in charakteristischer Weise an morphologische Strukturen der Zelle gebunden. So findet die Fettsäurebiosynthese am Endoplasmatischen Retikulum statt, die Glykolyse läuft im Cytosol ab und der Citratzyklus generiert Reduktionsäquivalente in der Matrix der Mitochondrien.

Die Energie, die viele biochemische Prozesse erfordert, wird in Form chemischer Verbindungen bereitgestellt. Wichtige energiereiche Verbindungen sind Nukleosidtriphosphate und Thioester von Fettsäuren, die unter Einbindung des Coenzyms A gebildet werden. Ferner kann Energie aus der Potentialdifferenz verschiedener Oxidationsstufen gewonnen werden.

4.1.2 Kinetik von Enzymreaktionen – Reaktionsprinzip

Die allgemeinen Gesetzmäßigkeiten für die Kinetik chemischer Reaktionen gelten auch für enzymkatalysierte Umsetzungen. In einem geschlossenen System stellt sich bei chemischen Reaktionen nach einer gewissen Zeit immer ein Gleichgewichtszustand ein, in dem keine Veränderungen in der Konzentration der Reaktanden mehr stattfinden. Es handelt sich um ein statisches Gleichgewicht. Die Lage dieses Gleichgewichts wird durch das Verhältnis der Konzentrationen der Reaktionspartner und der Reaktionsprodukte bestimmt und kann durch die Gleichgewichtskonstante K beschrieben werden. Die Gesetzmäßigkeiten des chemischen Gleichgewichts gelten nur für so genannte geschlossene Systeme, d. h. für Reaktionen, bei denen kein Austausch von Materie und Energie mit der Umgebung stattfindet.

Eine Zelle oder ein Organismus ist jedoch kein geschlossenes, sondern ein offenes System. Stoffe und Energie werden ständig mit der Umgebung ausgetauscht. Das Stoffwechselsystem der Zelle befindet sich in einem **Fließgleichgewicht.** Alle Prozesse verlaufen in Richtung des Gleichgewichts. Dieser Zustand wird in einem offenen System jedoch nie erreicht. Dadurch bleibt das lebende System in der Lage, kontinuierlich aus den ablaufenden Reaktionen **Energie zu gewinnen.** Ein Fließgleichgewicht ist dadurch gekennzeichnet, dass Ausgangsverbindungen mit der gleichen Geschwindigkeit in das Reaktionssystem eingebracht werden, mit der die Produkte das Reaktionssystem verlassen. Das Leben der Organismen ist an die Aufrecht-

erhaltung des Fließgleichgewichtes gebunden. Wird das Gleichgewicht statisch, erlischt das Leben, da keine Energiebildung mehr möglich ist.

Zahlreiche Reaktionsfolgen im Zellstoffwechsel befinden sich im Fließgleichgewicht, z. B. die Glykolyse oder die Atmungskette. Bei solchen Prozessen ist die freie Energie $\Delta G'$ negativ, d. h. sie **leisten Arbeit,** es sind **exergonische Reaktionen,** und die freigesetzte Energie kann z. B. in Form energiereicher Verbindungen in „chemische Energie" umgewandelt und in der Zelle gespeichert werden.

Nicht alle Reaktionen eines Fließgleichgewichts sind exergonisch. Es sind im komplexen Stoffwechselgeschehen auch **endergonische, energieverbrauchende Reaktionen** eingeschaltet. Der Ablauf von endergonischen Reaktionen wird durch Kopplung mit einer exergonischen Reaktion ermöglicht. Eine endergonische Reaktion ist also stets energetisch an eine exergonische Reaktion gekoppelt. Man spricht von einer energetischen Kopplung.

Zum Beispiel erfolgt die Bildung von ATP aus ADP und Phosphat durch energetische Kopplung an eine stark exergonische Reaktion. Auf der anderen Seite kann durch Spaltung von ATP in ADP und Phosphat Energie freigesetzt und zum Betrieb einer anderen endergonischen Reaktion verwendet werden. Dabei aktiviert ATP ein Molekül, z. B. Glucose, durch Übertragung einer Phosphatgruppe (Phosphorylierung).

Chemische Reaktionen laufen nur dann ab, wenn die beteiligten Moleküle zeitweise in einer aktivierten Form vorliegen, um eine chemische Bindung aufzubrechen oder neu herzustellen. Dieser aktivierte Zustand (Übergangszustand) stellt eine Energiebarriere dar, die die Ausgangssubstanz vom Produkt trennt. Die Geschwindigkeit einer chemischen Reaktion ist unmittelbar proportional zu der Konzentration an aktivierten Molekülen. Die Aktivierungsenergie ist die Energiemenge, die zugeführt werden muss, um alle Moleküle einer Verbindung (bezogen auf 1 Mol) in den aktivierten, reaktionsfähigen Zustand zu überführen.

Es gibt im Allgemeinen zwei verschiedene Wege, durch die eine chemische Reaktion beschleunigt werden kann. Zum einen durch die Erhöhung der Temperatur. Bei vielen Reaktionen wird die Reaktionsgeschwindigkeit verdoppelt, wenn die Temperatur um 10 °C erhöht wird. Zum anderen kann die Geschwindigkeit einer chemischen Reaktion auch durch den Zusatz von Katalysatoren beschleunigt werden. Zwischen Katalysator und Ausgangssubstanz bildet sich dabei ein kurzlebiges Zwischenprodukt, das unter Regeneration des Katalysators rasch zum Produkt weiterreagiert. Ein Katalysator beschleunigt eine chemische Reaktion durch Erniedrigung der Aktivierungsenergie. Richtiger

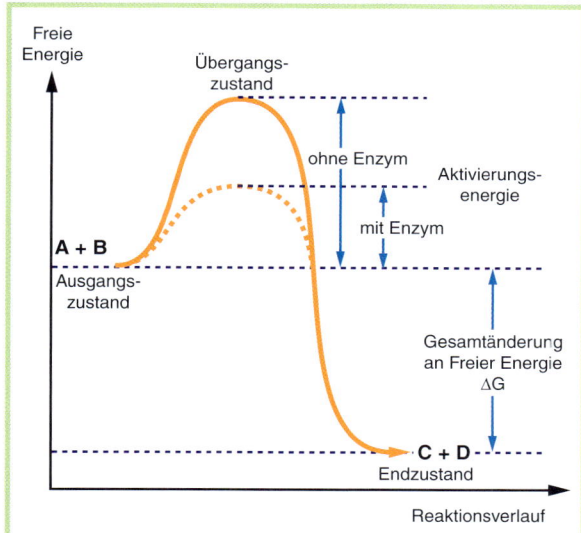

Abb. 4.12 **Enzyme katalysieren chemische Reaktionen durch Erniedrigung der Aktivierungsenergie**

Bei biochemischen Reaktionen spielen die Enzyme die Rolle des Katalysators. Sie können die Aktivierungsenergie, die notwendig ist, um Reaktionspartner zur Umsetzung zu bringen, stark herabsetzen (Abb. 4.12). Die katalytische Wirkungsweise von Enzymen besteht im Wesentlichen in der Bildung einer kurzlebigen, aber sehr reaktionsfähigen Enzym-Substrat-Verbindung (Abb. 4.13). Durch die Bindung an das Enzym wird das Substrat aktiviert und die Aktivierungsenergie für die Gesamtreaktion erniedrigt.

ist jedoch die Aussage, dass die katalysierte Reaktion über einen Mechanismus mit niedrigerer Aktivierungsenergie abläuft. Sind die Reaktionsprodukte gebildet, geht der Katalysator unverändert aus der Reaktion wieder hervor.

Die Geschwindigkeit enzymatischer Reaktionen ist von der Substratkonzentration abhängig. Bei ausreichend niedrigen Substratkonzentrationen ist die Geschwindigkeit der enzymkatalysierten Reaktion proportional der Substratkonzentration. Die Sättigungskonzentration ist enzymspezifisch. Bei enzymkatalysierten Reaktionen nimmt die Geschwindigkeit (v) der Umsetzung mit steigender Substratkonzentration [S] allerdings nicht linear zu. Bei konstanter Enzymkonzentration steigt die Reaktionsgeschwindigkeit bei Erhöhung von [S] im Bereich niedriger Substratkonzentration zunächst linear an. Bei hohen Substratkonzentrationen ist v dann nahezu unabhängig von [S]. Das Enzym ist substratgesättigt. Die Reaktion läuft mit maximaler Geschwindigkeit, V_{max}, ab. Bei Substratsättigung ist dann die Gesamtgeschwindigkeit der Reaktion allein von der Konzentration des Enzyms abhängig. Im Jahre 1913 stellten L. Michaelis und M. L. Menten eine allgemeine Theorie über die Wirkung und Kinetik von Enzymen auf. Das Michaelis-Menten-Modell geht davon aus, dass das Enzym zuerst eine Verbindung mit dem Substrat eingeht. Es wird ein Enzym-Substrat-Komplex gebildet. In einem zweiten Schritt zerfällt dieser Komplex dann in freies Enzym und das Produkt (Abb. 4.13).

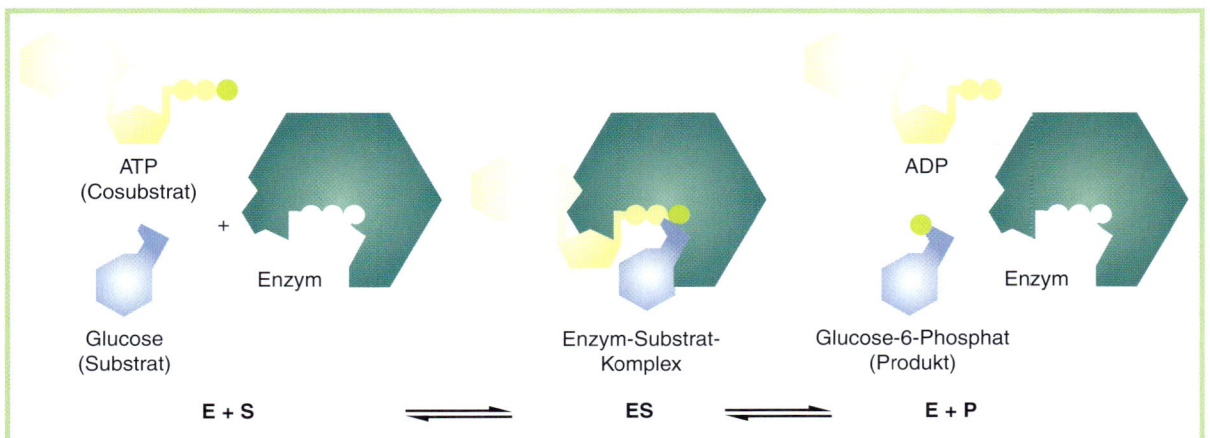

Abb. 4.13 **Schematische Darstellung einer enzymkatalysierten Reaktion am Beispiel der Phosphorylierung von Glucose zu Glucose-6-phosphat.** ATP hat die Funktion eines gruppenübertragenden Cosubstrates. Am Enzym treten Substrat und Cosubstrat zusammen und bilden einen Enzym-Substrat-Komplex. In dieser engen räumlichen Bindung kann die Übertragung der Phosphatgruppe von ATP zu Glucose erfolgen. Anschließend trennen sich die Reaktionspartner. Enzym, das veränderte Cosubstrat und das entstandene Produkt werden frei.

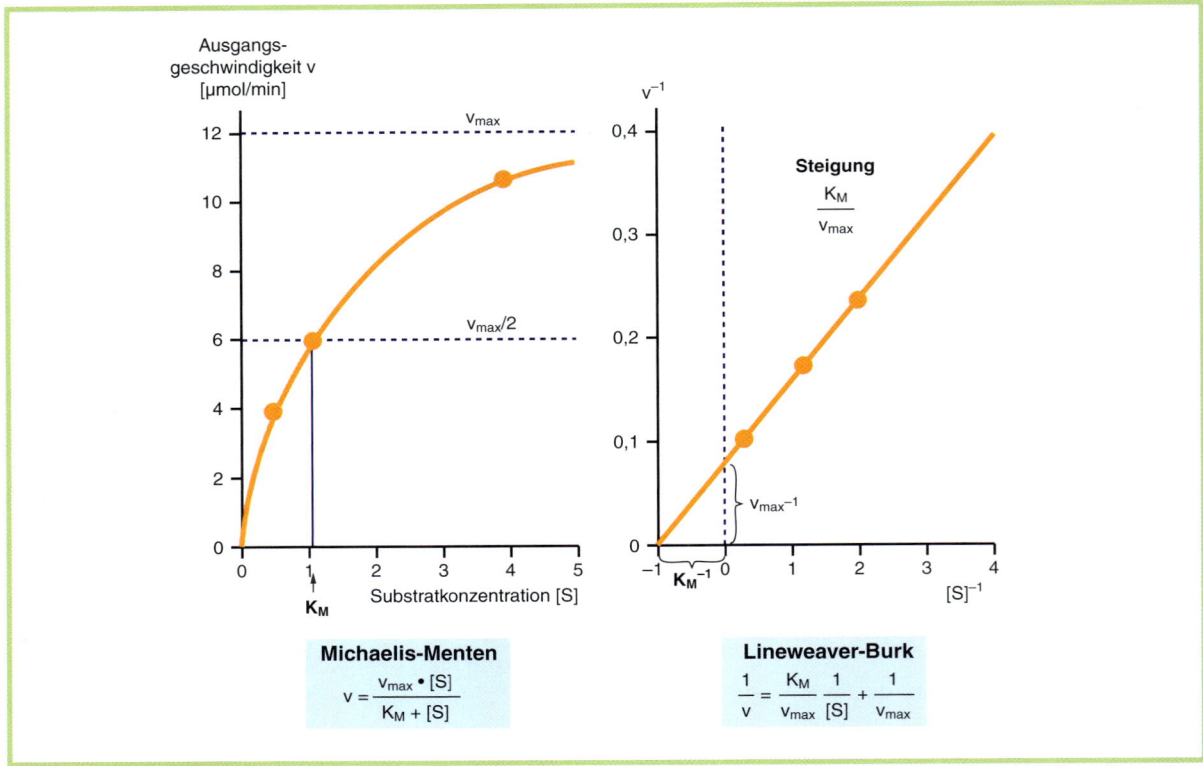

Abb. 4.14 Der Einfluss der Substratkonzentration [S] auf die Geschwindigkeit v einer enzymkatalysierten Reaktion.
Es wird die Anfangsgeschwindigkeit v der Enzymreaktion extrapoliert zum Zeitpunkt Null in verschiedenen Ansätzen gemessen. Die Ansätze haben unterschiedliche Anfangskonzentrationen an Substrat. Diese müssen unterhalb des Sättigungsbereichs liegen.
Links: Einfache Auftragung der Messwerte nach Michaelis-Menten: v als Funktion von [S]. K_M erhält man als die Konzentration, bei der die halbmaximale Geschwindigkeit erreicht ist.
Rechts: Doppelreziproke Darstellung nach Lineweaver-Burk. Es ist oft schwierig, v_{max} nach der Darstellung von Michaelis-Menten zu bestimmen. Die Michaelis-Menten-Gleichung kann durch die Lineweaver-Burk-Gleichung linearisiert werden. Dabei wird die reziproke Geschwindigkeit als lineare Funktion der reziproken Substratkonzentration ausgedrückt. Da eine Gerade exakter extrapolierbar ist, können v_{max} und K_M sicherer bestimmt werden. Sie ergeben sich aus den Schnittpunkten der Geraden mit der y- bzw. der x-Achse. Die Reaktionsgeschwindigkeit wird in mmol/min=Enzymeinheit (E) angegeben. Beispiel: v_{max}=12 mmol/min=12 E. K_M=1 mmol/L

Bei ihren kinetischen Betrachtungen stellten Michaelis und Menten eine Gleichung auf, die die Geschwindigkeit v einer enzymatischen Reaktion mit der Substratkonzentration [S] verbindet.

Eine Folge dieser Überlegungen war die Einführung der so genannten **Michaelis-Menten-Konstante**, des K_M-Wertes.

> Die Michaeliskonstante ist eine charakteristische Kenngröße für ein Enzym und gibt die Substratkonzentration in mol/L an, bei der die Reaktionsgeschwindigkeit halbmaximal ist.

Die Michaeliskonstante erlaubt Aussagen zur Affinität des Enzyms zum Substrat. Die Dissoziationskonstante des Enzym-Substrat-Komplexes ist unabhängig von der Enzymkonzentration. Eine niedrige Michaelis-

Menten-Konstante zeigt an, dass die Affinität des Substrats zum Enzym groß ist (Abb. 4.14). Sie ist unabhängig von der Enzymkonzentration. Der Wert von K_M für ein Enzym kann experimentell bestimmt werden, indem die Anfangsgeschwindigkeit der enzymkatalysierten Reaktion bei verschiedenen Substratkonzentrationen und einer gleich bleibenden Enzymkonzentration gemessen wird.

Allerdings kann die Maximalgeschwindigkeit v_{max} experimentell nicht ermittelt werden, da eine Sättigung des Enzyms mit Substrat nur asymptotisch erreicht wird. Um v_{max} und damit auch K_M zu ermitteln, hilft eine mathematische/graphische Umformung der Michaelis-Menten-Gleichung. Aus der entsprechenden Lineweaver-Burk-Auftragung können v_{max} und K_M dann leicht graphisch ermittelt werden. Für die meisten

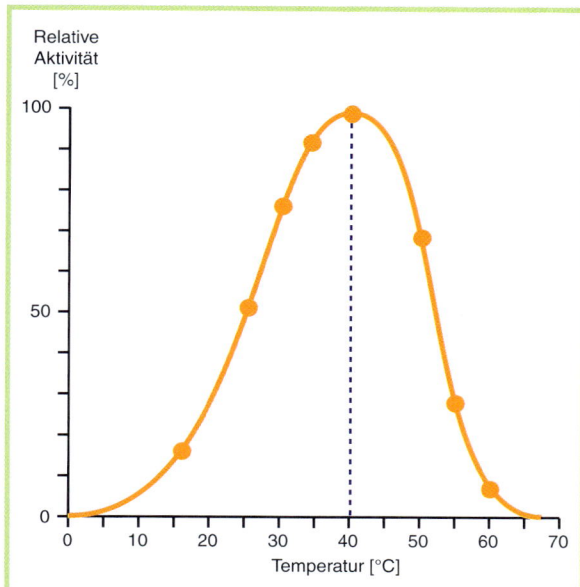

Abb. 4.15 Abhängigkeit der Enzymaktivität von der Temperatur

Enzyme liegen die K_M-Werte zwischen 10^{-1} und 10^{-6} Mol/Liter.

Die Geschwindigkeit enzymatischer Reaktionen ist sowohl Temperatur- als auch pH-abhängig. Das Temperaturoptimum liegt meist zwischen 30 und 50 °C (Abb. 4.15). Die Abnahme der Reaktionsgeschwindigkeit bei höheren Temperaturen ist Folge

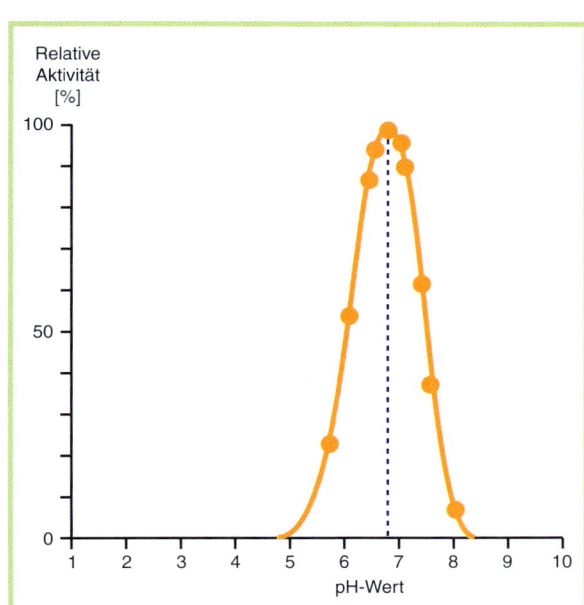

Abb. 4.16 Abhängigkeit der Enzymaktivität von der Wasserstoffionenkonzentration

der verstärkt einsetzenden Denaturierung der katalytischen Enzymproteine. Das pH-Optimum liegt häufig innerhalb eines eng begrenzten pH-Bereiches (Abb. 4.16). Zwar zeigen die meisten Enzyme ihre optimale Aktivität zwischen pH 6 und 8, es gibt jedoch Ausnahmen, z. B. Pepsin mit einem pH-Optimum um pH 2.

4.1.2.1 Hemmung von Enzymen

Enzymatische Reaktionen können in verschiedener Weise gehemmt werden. Die Hemmung von einigen Enzymen durch bestimmte Stoffwechselzwischenprodukte (Metaboliten) ist ein wichtiger Faktor bei der Regulation des Intermediärstoffwechsels. Enzyme können aber auch durch zellfremde Substanzen gehemmt werden. Dies ist insbesondere für die Pharmazie und Medizin von Bedeutung, da zahlreiche Pharmaka die katalytische Wirkung von Enzymen erheblich beeinträchtigen können. Die Hemmung von Enzymen kann reversibel oder irreversibel sein. Die **irreversible Hemmung** beruht meist auf der permanenten chemischen Veränderung der wesentlichen funktionellen Gruppen des Enzyms. **Reversible Hemmungen** können je nach Natur des Hemmstoffes auf unterschiedliche Weise zustande kommen. Bei der **kompetitiven Hemmung** (Abb. 4.17) reagiert ein dem Substrat **strukturähnliches Molekül** (Inhibitormolekül) **mit dem aktiven Zentrum** des Enzyms zu einem Enzyminhibitorkomplex entsprechend der Reaktion des Substrates mit dem Enzym. **Diese Hemmung ist reversibel und kann durch eine Erhöhung der Substratkonzentration überwunden werden** d. h. bei Zugabe einer ausreichend großen Menge an Substrat wird der Inhibitor vom aktiven (katalytischen) Zentrum des Enzyms verdrängt. Zwar wird hier v_{max} nicht verändert, der K_M-Wert, also die **Michaeliskonstante bzw. die Substratkonzen-**

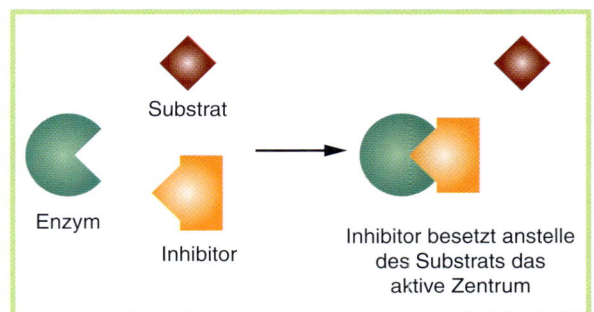

Abb. 4.17 Schematische Darstellung der kompetitiven Hemmung. Der Inhibitor konkurriert mit dem Substrat um das aktive Zentrum am Enzym. Im Gegensatz zum Substrat kann der Inhibitor durch das Enzym nicht umgesetzt werden.

4 Stoffwechsel- und Entwicklungsphysiologie

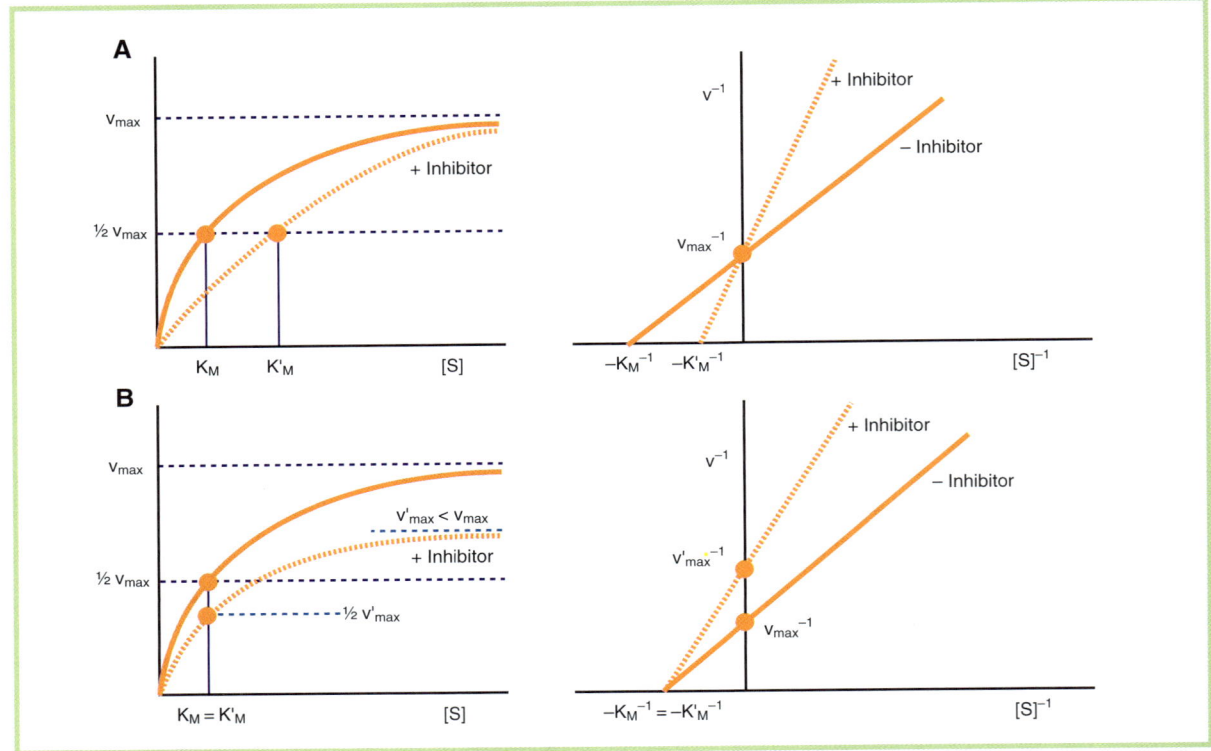

Abb. 4.18 Die häufigsten Hemmtypen von Enzymreaktionen, dargestellt nach Michaelis-Menten (links) und Lineweaver-Burk (rechts).
A. Kompetitive Hemmung; das gleiche Diagramm ergibt sich für die Produkthemmung.
B. Nicht-kompetitive Hemmung. Die veränderten kinetischen Größen in Gegenwart des Inhibitors werden als K'_M, bzw. v'_{max} bezeichnet. Sie erlauben eine Berechnung der Affinität des Inhibitors zum Enzym.

tration, die zur halbmaximalen Sättigung des Enzyms erforderlich ist, wird allerdings erhöht. Bei der **nicht-kompetitiven Hemmung** dagegen lagert sich die Hemmsubstanz auch an Bindungsstellen **außerhalb des aktiven Zentrums** an das Enzymmolekül an. Es beeinflusst das aktive Zentrum, ohne selbst dort zu binden. Die **Enzym-Substrat-Bindung muss bei der nicht-kompetitiven Hemmung nicht beeinträchtigt sein.** Eine Umsetzung des Substrats zum Produkt kann jedoch nicht mehr katalysiert werden. Entsprechend wird bei einer nicht-kompetitiven Hemmung v_{max} he-

rabgesetzt, während der K_M-Wert unverändert bleibt. Die **nicht-kompetitive Hemmung kann auch nicht durch eine Erhöhung der Substratkonzentration aufgehoben werden.** Nicht-kompetitive Inhibitoren sind z. B. Schwermetallionen wie Hg^{2+} oder Cu^+, die mit den SH-Gruppen der Proteine reagieren (Abb. 4.18).

4.1.2.2 Allosterische Enzyme

Die Reaktionskinetik vieler Enzyme kann nicht durch das Michaelis-Menten-Modell erklärt werden. Bei der Auftragung von v gegen [S] ergibt sich nämlich keine hyperbole Kurve, sondern eine sigmoide Form. Diese Enzyme werden als allosterische Enzyme bezeichnet.

> Kompetitive Inhibitoren ähneln in ihrer Struktur dem Substrat, mit dem sie um die Bindungsstelle am Enzym kompetieren. Sie erhöhen scheinbar den K_M für das Substrat. V_{max} ändert sich hingegen nicht. Der Hemmeffekt kann durch eine Erhöhung der Substratkonzentration aufgehoben werden.
>
> Demgegenüber verändern nicht-kompetitive Inhibitoren den K_M nicht. Sie erniedrigen allerdings die v_{max} der Reaktion. Ihre Wirkung ist nicht durch eine Erhöhung der Substratkonzentration aufhebbar.

> Allosterische Enzyme besitzen zusätzlich zu ihrem katalytischen Zentrum noch Bindungsstellen, an denen ein Effektor- oder Modulatormolekül reversibel binden kann. Allosterische Enzyme haben mindestens zwei Bindungsstellen.

Durch allosterische Modulatoren kann die katalytische Aktivität des Enzyms verringert, gegebenenfalls aber auch erhöht werden, d. h. es gibt sowohl negativ als auch positiv wirkende Modulatormoleküle. Allosterische Enzyme sind in der Regel größer und komplizierter gebaut als normale Enzyme, da nahezu alle allosterischen Enzyme aus zwei oder mehr Polypeptidketten aufgebaut sind. Allosterische Enzyme zeigen ein von anderen Enzymen abweichendes kinetisches Verhalten. **Allosterische Hemmung oder Aktivierung ist immer vollständig reversibel.**

Allosterische Enzyme spielen eine bedeutende Rolle für die zelluläre Regulation. Ihre Bindungsstellen für Modulator-Moleküle können als Chemosensoren für eine intrazelluläre Metabolitenkonzentration angesehen werden, die damit eine unmittelbare metabolische Feinsteuerung ausüben. **Allosterische Enzyme können durch die Endprodukte einer Biosynthesekette gehemmt werden** (Kap. 3.2.4.6).

4.1.2.3 Isoenzyme

Enzyme, **die dieselbe enzymatische Reaktion katalysieren,** jedoch einen unterschiedlichen, molekularen Aufbau besitzen, bezeichnet man als **Isoenzyme**. Man kann Isoenzyme mit Hilfe geeigneter Trennmethoden, z.B. der Elektrophorese, einzeln isolieren. Isoenzyme können innerhalb eines Organismus oder sogar innerhalb einer Zelle präsent sein.

Ein gut untersuchtes Beispiel für das Vorliegen von Isoenzymen stellt die **Lactat-Dehydrogenase** (LDH) dar. Der Mensch besitzt 5 Isoenzyme der LDH. Jedes dieser Enzyme besteht aus vier Untereinheiten, die zwei verschiedenen Typen, die H- und die M-Form, zugeordnet sind. Fünf Kombinationen sind beim Menschen realisiert, die organspezifisch auftreten: LDH-1 (4H) im Herz, LDH-2 (3H1M) im Lymphsystem, LDH-3 (2H2M) in den Zellen der Lunge, LDH-4 (1H3M) in den Nieren und LDH-5 (4M) in Leber und quergestreifter Muskulatur.

Isoenzyme haben verschiedene Michaeliskonstanten und spielen bei der Regulation von Stoffwechselvorgängen eine Rolle. Am Beispiel der Lactat-Dehydrogenase der Säugetiere ließ sich erstmals nachweisen, dass sich das Isoenzym-Muster je nach Gewebe und Entwicklungszustand ändert. Auch für höhere Pflanzen wurde in vielen Fällen eine Gewebe- und Stadienspezifität von Isoenzym-Mustern nachgewiesen. Unter-

4 Stoffwechsel- und Entwicklungsphysiologie

●●● Zusammenfassung

Die allgemeinen Gesetzmäßigkeiten für die Kinetik chemischer Reaktionen gelten auch für enzymatisch katalysierte Reaktionen. Es wird sich bei einer chemischen Reaktion in einem geschlossenen System ein Gleichgewicht einstellen, das durch eine Gleichgewichtskonstante K beschrieben werden kann. Dieses Gleichgewicht wird in lebenden Systemen allerdings nie erreicht, da dort Fließgleichgewichte herrschen, die dadurch gekennzeichnet sind, dass Ausgangsverbindungen mit der gleichen Geschwindigkeit in das Reaktionssystem eingespeist werden wie Reaktionsprodukte aus dem System abgezogen werden.

Fließgleichgewichte, die netto Energie freisetzen, werden als exergonische Reaktionen bezeichnet, wohingegen Reaktionsabfolgen, die netto Energie verbrauchen als endergonische Reaktionsfolgen bezeichnet werden.

Katalysatoren – also auch Enzyme – verschieben nicht das Gleichgewicht. Sie ermöglichen allerdings das schnellere Einstellen des Gleichgewichtes, indem sie die Aktivierungsenergie herabsetzen. Ferner wird die Geschwindigkeit, mit der sich ein Gleichgewicht einstellt, von der Konzentration der Reaktionspartner bestimmt. Eine relevante Kennzahl eines jeden Enzyms ist die Michaelis-Menten-Konstante (K_M), die in mol/L die Substratkonzentration beschreibt, bei der die Reaktionsgeschwindigkeit halbmaximal ist.

Enzyme sind wichtige Zielstrukturen für eine therapeutische Intervention, da sie sich hemmen und z.T. auch aktivieren lassen. Wir unterscheiden die kompetitive von der nicht-kompetitiven Hemmung. Bei der kompetitiven Hemmung konkurriert der Hemmstoff mit dem Substrat um die Bindung im aktiven Zentrum. Charakteristisch für diesen Hemmtyp ist, dass sich der K_M-Wert für das Substrat scheinbar erhöht, die maximale Reaktionsgeschwindigkeit (v_{max}) für eine bestimmte Enzymkonzentration aber konstant bleibt. Bei der nicht-kompetitiven Hemmung bindet der Hemmstoff nicht in der Substrattasche. Vielmehr verursacht die Bindung eine „Verformung" des Enzyms, die einer partiellen Denaturierung entspricht. Als Konsequenz ändert sich der K_M-Wert für das Substrat zwar nicht, allerdings nimmt die maximale Reaktionsgeschwindigkeit (v_{max}) ab. Ein dritter Hemm- bzw. Aktivierungstyp wird durch allosterische Effektoren geprägt. Hier kommt zum Tragen, dass allosterisch hemm- oder aktivierbare Enzyme praktisch immer aus mehreren Untereinheiten bestehen und in der komplexeren multimeren Form sehr viel aktiver sind als in der monomeren Form. Die Hemmung bzw. Aktivierung eines allosterisch regulierbaren Enzyms folgt einer sigmoidalen Kurve, was zur Folge hat, dass in dem Bereich des Umschlagspunkts kleinste Konzentrationsunterschiede eine drastische Enzymaktivierung bzw. -inhibierung nach sich ziehen können.

Isoenzyme stellen eine Gruppe von Enzymen dar, die die gleiche Reaktion katalysieren, wobei sich allerdings die Kennzahlen wie K_M und v_{max} unterscheiden können. Sie können entwicklungsspezifisch und zelltypspezifisch exprimiert werden und sind somit an der Feinregulation bestimmter Reaktionen beteiligt.

schiedliche Isoenzym-Muster bedingen u. U. auch individuelle Besonderheiten in der Reaktion auf Medikamente (Kap. 3.4.3.7).

Isoenzyme

- Isoenzyme führen für das gleiche Substrat zu unterschiedlichen Michaelis-Menten-Konstanten.
- Verschiedene Isoenzyme können innerhalb der gleichen Zelle auftreten.
- Das Isoenzymmuster ist in den Zellen eines Organismus abhängig von dessen Entwicklungszustand und kann sich im Laufe der Differenzierung ändern.

4.1.3   Ribozyme

Vor etwa 20 Jahren wurde gezeigt, dass nicht nur Proteine sondern auch komplexe Ribonukleinsäuremoleküle (RNA) in der Lage sein können, biochemische Reaktionen zu katalysieren. Dies war sehr erstaunlich, denn RNA war bis dato ausschließlich als Träger genetischer Information (virale RNA), als Zwischenspeicher genetischer Information (mRNA), als Adaptermolekül (tRNA) und als Strukturkomponente (rRNA) bekannt. Mit der Entdeckung, dass RNA unter bestimmten strukturellen Vorgaben zusätzlich auch katalytische Funktionen übernehmen kann, wird heute der RNA eine Schlüsselrolle bei der Entstehung des Lebens zugedacht.

Katalytisch aktive RNA-Moleküle werden als **Ribozyme** bezeichnet. Verschiedene Arten natürlich vorkommender Ribozyme sind im Laufe der letzten 20 Jahre in Pflanzen, niederen Eukaryonten, Bakterien und Viren beschrieben worden. In Wirbeltieren hingegen sind Ribozyme bisher selten nachgewiesen worden. Man unterscheidet drei Hauptgruppen.

| Selbstspleißende RNAs

Selbstspleißende RNAs sind in der Lage, aus einer Prä-mRNA die nicht codierenden Sequenzen (Introns) autokatalytisch zu entfernen. Demzufolge heißen Ribozyme mit Spleißaktivität **Intron-Ribozyme**.

Im Prinzip kann man zwei Gruppen von Intron-Ribozymen unterscheiden: Die eine Gruppe erlangt die autokatalytische Spleißaktivität durch die Ausbildung konservierter Sekundärstrukturen. Bei der anderen Gruppe handelt es sich um obligate Metallenzyme, die zweifach geladene Kationen wie Mg^{2+} oder Mn^{2+} benötigen, um katalytisch aktiv zu sein.

| Selbstspaltende RNAs

Selbstspaltende RNAs katalysieren die Spaltung in der eigenen Nukleotid-Sequenz. Man unterscheidet verschiedene konservierte Motive, die nach ihrem Erscheinungsbild oder Vorkommen benannt werden. Am bekanntesten sind **Hammerhead-**, **Hairpin-** und **HDV-** sowie **VS-Ribozym**, die zwischen 40 und 160 Nukleotide lang sein können.

| Ribonuklease P

Die Ribonuklease P kommt in allen Zellen und Organellen vor. Das Ribozym spaltet von dem Vorläufermolekül der transfer-RNA überhängende RNA-Moleküle ab, damit diese im Anschluss daran mit Aminosäuren beladen werden und in den Prozess der Proteinbiosynthese involviert werden kann. Die Ribonuklease P kann je nach Organismus aus 250 bis 450 Nukleotiden bestehen und in einem Proteinkomplex eingebettet sein. Für die katalytische Aktivität sind aber in jedem Fall die RNA-Moleküle verantwortlich.

Kürzlich konnte auch für ein Einzelstrang-DNA-Molekül eine katalytische Aktivität nachgewiesen werden. In Analogie zu den Ribozymen werden diese Enzyme als DNAzyme bezeichnet.

Ribozyme lassen sich auch synthetisch herstellen und mit vielen Spezifitäten versehen. Diese Möglichkeit verleiht Ribozymen zwischenzeitlich den ernstzunehmenden Status eines Wirkstoffkandidaten. Da RNA generell sehr labil ist, verwendet man für synthetische Ribozyme oft modifizierte Nukleobasen, um den Molekülen eine höhere biologische Stabilität zu verleihen. Verschiedene Ribozyme für unterschiedliche Indikationen befinden sich in fortgeschrittenen Phasen der klinischen Entwicklung.

●●●   Zusammenfassung

Ribozyme sind RNA-Moleküle, die aufgrund einer speziellen dreidimensionalen Struktur als Katalysatoren fungieren können. Wir unterscheiden selbstspleißende RNAs, die aus einer Prä-mRNA Introns autokatalytisch entfernen, selbstspaltende RNAs, die eine Hydrolyse innerhalb einer RNA katalysieren, und die Ribonuklease P, die Vorläuferstrukturen der Transfer-RNAs zurechttrimmt.

4.2 Grundzüge des Kohlenhydratstoffwechsels

Kohlenhydrate sind aus Kohlenstoff, Sauerstoff und Wasserstoff aufgebaut und ihre allgemeine Formel lautet $(CH_2O)_n$. Man unterteilt sie in vier Kategorien: Monosaccharide sowie Disaccharide, Oligosaccharide und Polysaccharide, die ihrerseits aus glykosidisch verknüpften Monosacchariden zusammengesetzt sind. Einige Kohlenhydrate tragen zusätzliche funktionelle Gruppen. Die wichtigsten sind die Zuckerphosphate (z. B. Glucose-6-phosphat, Fructose-1,6-diphosphat) und Aminozucker (z. B. Glucosamin).

4.2.1 Mono-, Di-, Oligo- und Polysaccharide

Die Kohlenhydrate erfüllen in der Zelle zwei Hauptfunktionen. In niedermolekularer Form als **Mono-** oder **Disaccharide** sind sie **für die meisten Zellen die wichtigste, leicht erschließbare Energiequelle.** In hochpolymerer Form, als **Polysaccharide,** bilden sie in der Zelle **Reservestoffe** oder dienen als **Gerüstsubstanzen** zum Aufbau von Zellwänden (Abb. 4.19). Die **Glucose** ist in den meisten Zellen das wichtigste Monosaccharid. Von ihr ausgehend erfolgt die Synthese anderer Monosaccharide und deren Überführung in Di- und Polysaccharide.

Die Zelle vermag eine Vielzahl von verschiedenen Zuckern zu bilden und hieraus komplizierte Polysaccharide aufzubauen (Tab. 4.6). Dabei entstehen Makromoleküle mit Molekulargewichten bis zu mehreren Millionen. **Die wichtigsten** Polysaccharide, die in Form von **Reservekohlenhydraten** als Energiespeicher dienen, sind für Tiere und Pilze das **Glykogen**, für höhere Pflanzen dagegen die **Stärke**. Bei den Asteraceen dient Inulin als Reservesubstanz. Inulin ist im Zellsaft gelöst. Es ist ein Fructosan mit endständiger Glucose (Abb. 4.19, Tab. 4.6). In manchen Pflanzenfamilien, z. B. Fabaceen, lagern Zellen des Endosperms während der Samenreifung Kohlenhydrate als Reservestoffe in ihre Zellwände ein. Diese erscheinen dann im Mikroskop stark verdickt. Diese Reservestoffe bestehen oft aus Galactomannanen. Sie setzen sich zusammen aus einer Kette von β-D-1,4-verknüpften Mannose-Molekülen, an die über α-D-1,6-Bindungen Galactose-Einheiten gebunden sind (Abb. 4.21).

Andere Zellwandpolysaccharide, wie Glucomannane, Xyloglucane, u. a. dienen zahlreichen dikotylen Pflanzen (Magnoliidae) als Reservestoffe.

Wichtige, als **Stütz- und Gerüstsubstanzen** spezialisierte Polysaccharide, sind die **Cellulose** als Hauptbestandteil der pflanzlichen Zellwand oder **Chitin** als Hauptkomponente des Außenskeletts der Insekten sowie der Zellwand der Pilze. Bei Bakterien besteht die Zellwand überwiegend aus Polysacchariden, die meist eine sehr komplexe Struktur haben.

Häufig kommen Polysaccharide in Bindung an Proteine vor. Diese **Mucopolysaccharide** spielen eine besondere Rolle als Gleitsubstanz an Gelenkflächen. Man findet sie auch als Substanzen an der Oberfläche von Zellen, z. B. des tierischen Verdauungstraktes, sowie in den Zellwänden der Bakterien. Zu den Peptidoglycanen zählt das **Murein,** die Stütz- und Gerüstsubstanz der Zellwände von Bakterien.

Einige pharmazeutisch wichtige Kohlenhydrate kommen als Bestandteile der Zellwände von Algen vor. **Rotalgen** (Rhodophyceae) liefern Agar. **Agar** besteht aus unverzweigten und verzweigten, mit Schwefelsäuren veresterten Polygalactanen, Agarose und Agaropektin. Agar wird aus Rotalgen der Gattungen *Gelidium* und *Gracilaria* gewonnen. Er findet als Quellmittel in der Lebensmittelindustrie, Medizin und Pharmazie vielfältige Verwendung, z. B. zur Herstellung von festen Nährböden für Bakterien- und Pilzkulturen, als quellendes Laxans oder als Tablettensprengmittel.

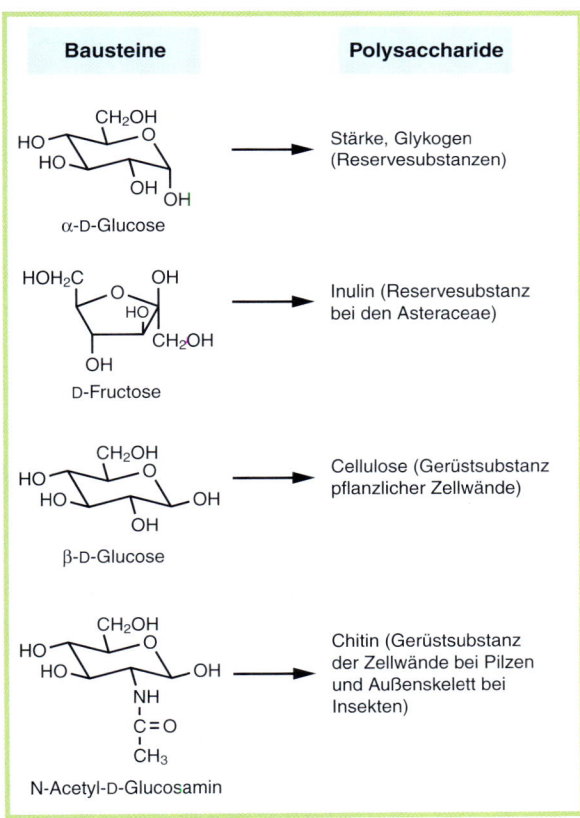

Bausteine	Polysaccharide

α-D-Glucose → Stärke, Glykogen (Reservesubstanzen)

D-Fructose → Inulin (Reservesubstanz bei den Asteraceae)

β-D-Glucose → Cellulose (Gerüstsubstanz pflanzlicher Zellwände)

N-Acetyl-D-Glucosamin → Chitin (Gerüstsubstanz der Zellwände bei Pilzen und Außenskelett bei Insekten)

Abb. 4.19 Wichtige Polysaccharide und ihr Bausteine

4 Stoffwechsel- und Entwicklungsphysiologie

Tab. 4.6 Wichtige Polysaccharide

Polysaccharid	Darin enthaltene Monosaccharide
Cellulose Gerüstsubstanz pflanzlicher Zellwände	Glucose in β-1,4-glykosidischer Bindung
Pektine Grundsubstanz pflanzlicher Zellwände	Galacturonsäure in α-1,4-glykosidischer Bindung, α-1,2-Rhamnose
Stärke Reservepolysaccharid bei Pflanzen	Zwei verschiedene Bestandteile: Amylose = Glucose in α-1,4-glykosidischer Bindung. Amylopektin = Glucose in α-1,4-glykosidischer Bindung, daneben im Molekül Verzweigungen durch α-1,6-glykosidische Bindungen
Glykogen Reservepolysaccharid bei Tieren und Pilzen	Glucose in α-1,4-glykosidischer Bindung, zahlreiche Verzweigungen durch 1,6-glykosidische Bindungen, mehr als im Amylopektin
Inulin Reservepolysaccharid bei Asteraceen	Fructose in β-1,2-glykosidischer Bindung mit endständiger Glucose
Alginsäure Polysaccharid bei Braunalgen	β-D-Mannuronsäure in β-1,4-glykosidischer Bindung, α-L-Guluronsäure (Guluronomannuronan)
Agar Bestandteil der Zellwände bei Rotalgen	Zwei verschiedene Bestandteile: Agarose, Agaropektin; Agarose: β-D-Galactose + 3,6-Anydro-α-L-galactose = Agarobiose (Galactane)
Carrageen Bestandteil der Rotalgen	L-Galactose, D-Galactose, 3,6-Anydro-L-galactose, 3,6-Anhydro-D-galactose, D-Galactose-4-sulfat, D-Galactose-2,6-disulfat (Galactane)
Chitin Außenskelett bei Insekten, Zellwandsubstanz bei Pilzen	N-Acetylglucosamin in β-1,4-glykosidischer Bindung
Galaktomannane Zellwandreservestoffe	Mannose in β-D-1,4-glykosidischer Bindung mit α-D-1,6-verknüpften Galactose-Einheiten

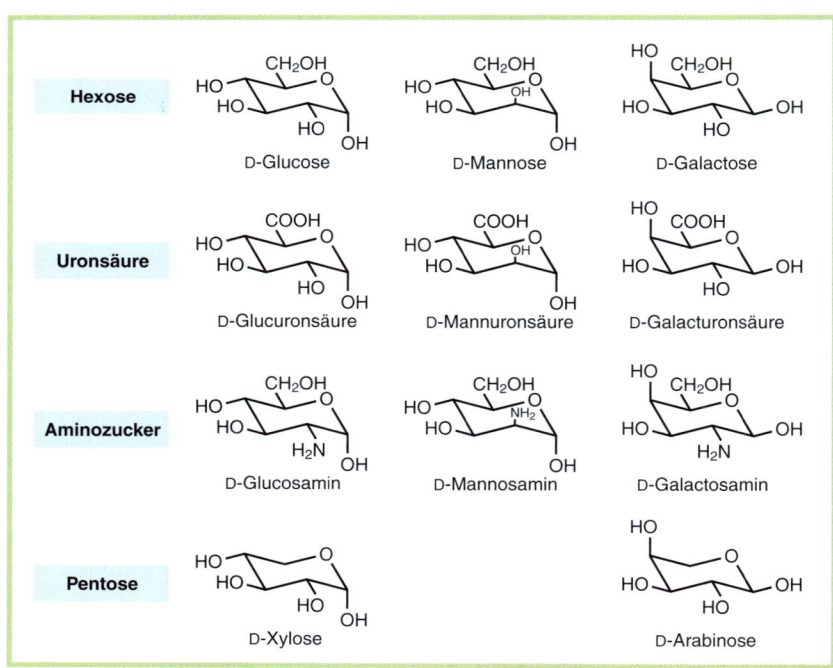

Abb. 4.20 Weitere wichtige Polysaccharidbausteine

$$-\overset{4}{\text{Man}}\overset{1}{-}\overset{4}{\text{Man}}\overset{1}{-}\overset{4}{\text{Man}}\overset{1}{-}\overset{4}{\text{Man}}\overset{1}{-}$$

Abb. 4.21 Molekülausschnitt eines Galactomannans

Carrageen ist ein Polygalactan, das aus *Chondrus-* und *Gigartina*-Arten gewonnen wird.

Eine Schleimsubstanz der **Braunalgen** (Phaeophyceae) ist die **Alginsäure**, ein β-D-1,4-Polymannuronid mit wechselnden Anteilen von Guluronsäure im Molekül. Sie ist Bestandteil der Zellwände, wird aber auch in Interzellularräume abgelagert. Salze der Alginsäure bilden hochviskose Lösungen (K^+, Na^+) oder Gallerten (Ca^{2+}). Diese finden vielfache Anwendung in Pharmazie und Lebensmittelindustrie. Als Quelle für die Gewinnung von Alginsäure dienen *Ascophyllum-*, *Laminaria-* und *Macrocystis*-Arten (s. Kap. 10.1).

4.2.1.1 Abbau von Polysacchariden zu Glucose

Die wichtigsten Polysaccharide für die heterotrophe Ernährung sind **Stärke** und **Glykogen**, beide sind aus Glucose aufgebaut. Wie bereits erwähnt tritt bei den Asteraceen (hier auch Unterfamilie Cichoriaceen) **Inulin** an

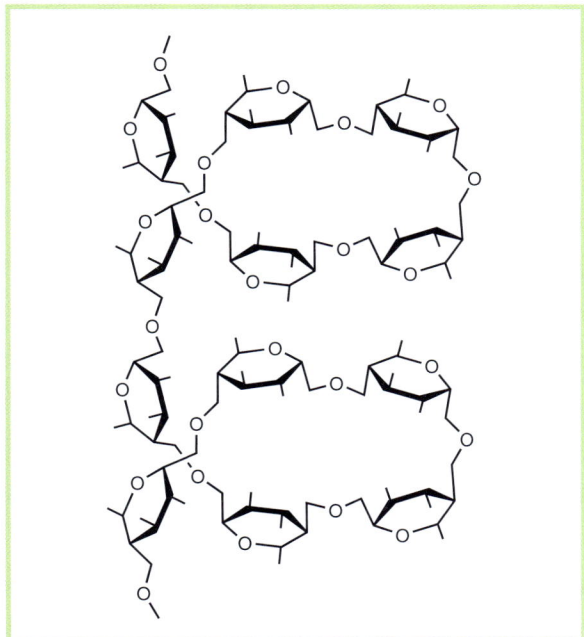

Abb. 4.22 Ausschnitt aus einem schraubig aufgewundenen Amylosemolekül. Die Hydroxylgruppen wurden für die Übersichtlichkeit weggelassen.

die Stelle der Stärke. In vielen Pflanzen werden **Xylane**, **Arabinane** und andere Zucker in den **Zellwänden von Samen** als **Reservekohlenhydrate** gespeichert. Dextrane nutzen Hefen und Bakterien als Reservepolysaccharide. Der Grundbaustein von Dextran ist ebenfalls Glucose.

Stärke wird von den höheren Pflanzen gebildet und als osmotisch inaktives Makromolekül gespeichert. Mensch und Tier nehmen einen Großteil der Kohlenhydrate der Nahrung in Form von Stärke auf. **Glykogen** ist das Reservepolysaccharid von Mensch und Tier und Pflanzen und findet sich bei Menschen insbesondere reichlich in Leber und Muskelzellen. **Stärke** besteht aus **Amylose** und als **Amylopektin**.

Die **Amylose** ist ein **wenig verzweigtes Kettenmolekül**, in dem die **Glucoseeinheiten durch α-1,4-glykosidische Bindungen** miteinander verknüpft sind (Abb. 4.22). Die Zahl der Glucosemoleküle in der Amylose variiert sehr stark zwischen 1000 bis 2000. Amylose ist nicht echt in Wasser löslich, sondern bildet Mizellen, die Wasser aufnehmen können. **Durch Einlagerung von Jod lässt sich die Amylose bekanntermaßen blau anfärben.**

Amylopektin enthält neben α-1,4 auch α-1,6-glykosidische Bindungen. Es besteht aus Sequenzen von 20 bis 30 Glucoseeinheiten, die α-1,4-glykosidisch miteinander verknüpft sind. Über α-1,6-glykosidische Bindungen treten dann **Verzweigungen** auf. **Das Amylopektinmolekül ist also stark verzweigt.**

Glykogen besteht wie Amylopektin aus Glucoseketten, die α-1,4-glykosidisch verknüpft sind. Im Glykogen finden sich jedoch weit mehr α-1,6-Bindungen, d.h. **Glykogen ist noch stärker verzweigt** als Amylopektin. Eine verknüpfte Einheit besteht hier aus 8 bis 12 Glucosemolekülen. Glykogen ergibt mit Jod eine rot-violette Färbung.

Für ihre Verwendung im Zellstoffwechsel müssen die Reservepolysaccharide zunächst zu einzelnen Glucosemolekülen abgebaut werden. Dabei wirken mehrere Enzyme mit verschiedener Substratspezifität zusammen.

α-Amylase

Die α-Amylase hydrolysiert 1,4-α-glykosidische Bindungen. Das Enzym zerlegt Amylose und Amylopektin zunächst in kleinere Bruchstücke von 6 bis 7 Glucoseeinheiten, **indem es als Endoenzym die Moleküle von innen her hydrolysiert.** Bei längerer Einwirkung des Enzyms werden die Oligosaccharide zum Disaccharid **Maltose** abgebaut. α-Amylase kann aber α-1,6-glykosidische Bindungen nicht abbauen. Amylopektin kann daher durch α-Amylase nicht vollständig enzymatisch hydrolysiert werden (Abb. 4.23). α-Amylase kommt

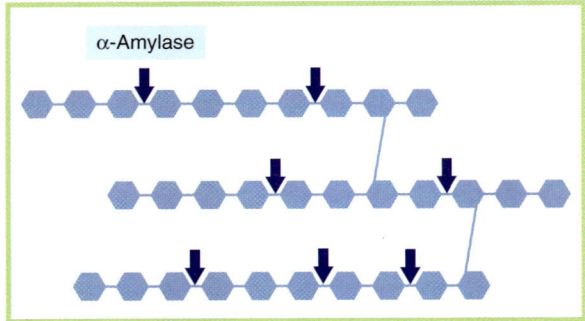

Abb. 4.23 Wirkungsweise der α-Amylase. Als Endoenzym spaltet sie α-1,4-glykosidische Bindungen in der Stärke. α-Amylase kann α-1,6-glykosidische Bindungen nicht hydrolysieren, aber umgehen.

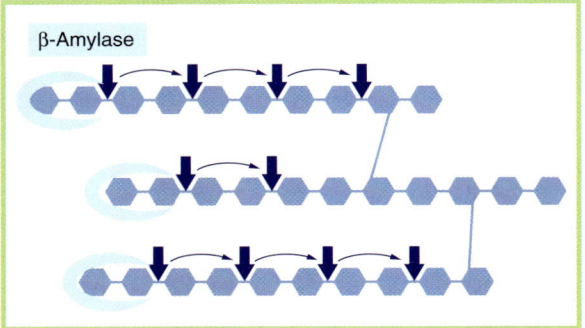

Abb. 4.24 Wirkungsweise der β-Amylase. Als Exoenzym spaltet sie vom nichtreduzierenden Ende der α-1,4-glykosidisch aufgebauten Ketten des Stärkemoleküls jeweils ein Molekül Maltose ab. Das Enzym kann α-1,6-glykosidische Bindungen nicht spalten und nicht umgehen. Amylose kann durch β-Amylase vollständig zu Maltose abgebaut werden. Bei Amylopektin bleibt ein Grenzdextrin übrig, das alle α-1,6-glykosidischen Bindungen enthält.

insbesondere im Speichel und im Pankreas vor, aber auch in Pflanzen ist α-Amylase nachgewiesen worden.

β-Amylase

β-Amylase kommt dagegen fast ausschließlich im Pflanzenreich vor. Dieses Enzym hydrolysiert als Exoenzym das Stärkemolekül vom nichtreduzierenden Ende her und spaltet jede zweite α-1,4-glykosidische Bindung unter Freisetzen von Maltosemolekülen. Amylose kann so von β-Amylase vom Ende her fortschreitend vollständig zu Maltose abgebaut werden. Aber auch β-Amylase kann keine α-1,6-glykosidischen Bindungen spalten. Beim Abbau des Amylopektins bleibt ein niedermolekulares Restmolekül, das so genannte **Grenzdextrin**, zurück. Dieses enthält noch alle α-1,6-Bindungen (Abb. 4.24).

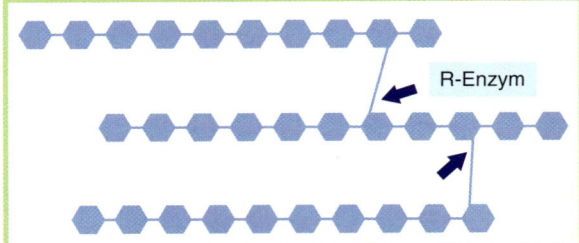

Abb. 4.25 Wirkungsweise des R-Enzyms. R-Enzym spaltet nur α-1,6-glykosidische Bindungen. Es bleiben α-1,4-glykosidisch verknüpfte Moleküle übrig.

R-Enzym (Iso-Amylase)

Pflanzen verfügen im Gegensatz zu Mensch und Tier über ein Enzym, das als **R-Enzym,** bezeichnet wird. Diese kann auch **α-1,6-glykosidische Bindungen** spalten. Es hydrolysiert die niedermolekularen Restmoleküle der α-Amylasespaltung, aber auch die höhermolekularen β-Amylasegrenzdextrine, so dass Moleküle übrig bleiben, die nur noch α-1,4-glykosidische Bindungen aufweisen (Abb. 4.25). Diese werden dann durch die anderen Amylasen weiter zu Maltose hydrolysiert. **Die Hydrolyse der Stärke durch die Amylasen bleibt somit auf der Stufe des Disaccharids Maltose stehen.**

Stärkephosphorylase

Die Stärkephosphorylase im Pflanzenreich baut die Polysaccharide schrittweise vom nichtreduzierenden Ende des Moleküls her ab (Abb. 4.26). Es handelt

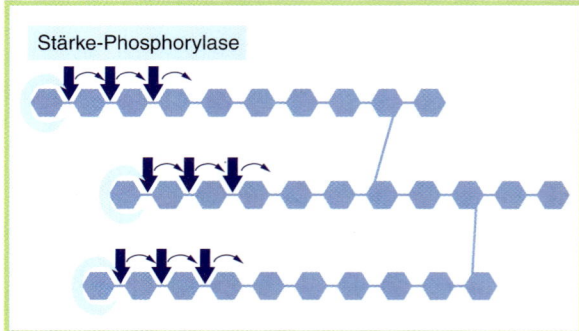

Abb. 4.26 Wirkungsweise der Stärkephosphorylase. Dieses Enzym spaltet vom nichtreduzierenden Ende her jeweils ein Glucosemolekül ab und überträgt es auf anorganisches Phosphat. Es entsteht Glucose-1-phosphat. Amylose kann vollständig abgebaut werden. Von Amylopektin bleiben Grenzdextrine, da die Phosphorylase keine α-1,6-glykosidischen Bindungen spalten kann.

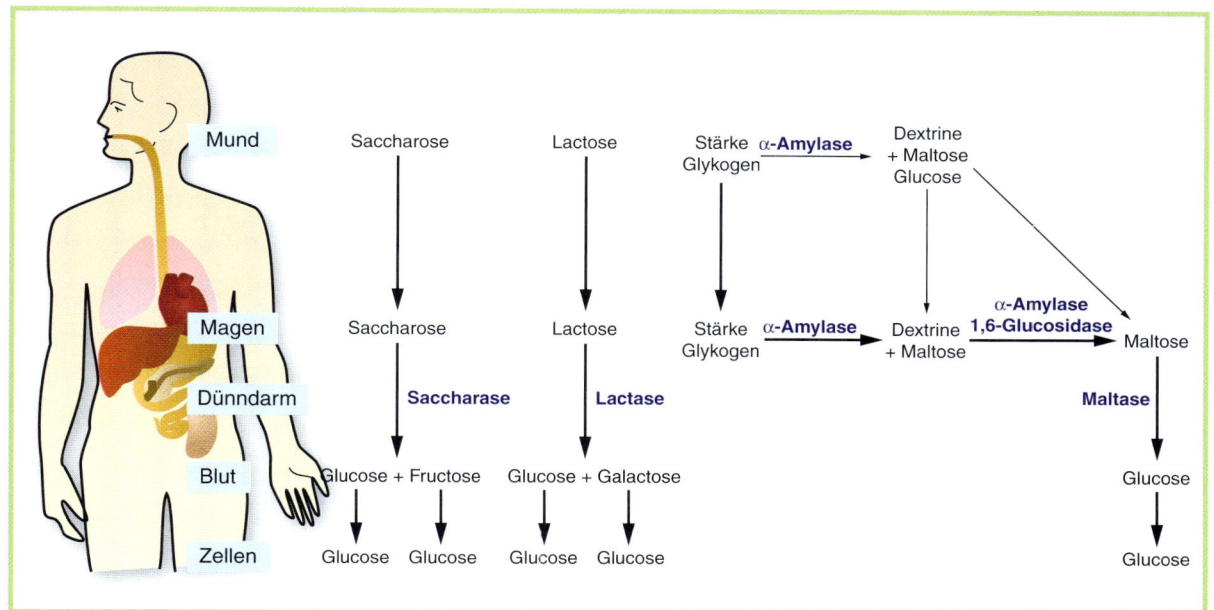

Abb. 4.27 Abbau der wichtigsten Kohlenhydrate beim Menschen

sich dabei um eine **phosphorolytische Spaltung**, bei der jeweils der abgespaltene Glucoserest in 1-Stellung phosphoryliert und als Glucose-1-phosphat abgetrennt wird. Da auch Phosphorylasen α-1,6-glykosidische Bindungen nicht zu spalten vermögen, bleiben auch hier **Grenzdextrine** übrig. Im Gegensatz zu Amylose kann daher Amylopektin durch diese Enzyme nicht vollständig zu Glucose-1-phosphat abgebaut werden.

Bei der Mobilisierung der Stärke während der Samenkeimung wird α-Amylase neu synthetisiert, während β-Amylase aus einer gebundenen Form freigesetzt wird. Die **Neusynthese von α-Amylase** in der Aleuronschicht wird durch die **Gibberellinsäure** induziert. Dies wurde bei der **Keimung** von Gerstenfrüchten (Karyopsen) nachgewiesen.

Maltase

Die Hauptkohlenhydrate der menschlichen Nahrung sind **Stärke** (Kartoffel, Mehl, Reis etc.) und **Glykogen**

(Fleisch). Beide werden im Verdauungstrakt zu Glucose abgebaut (Abb. 4.27).

Bei **Mensch** und **Tier** wird Stärke, die mit der Nahrung aufgenommen wird, im Verdauungstrakt zu Glucose abgebaut. Die im Speichel und in der Pankreasflüssigkeit vorhandene α-Amylase zerlegt dabei das Polysaccharid zu **Dextrinen** und zu Maltose. Die Dextrine, die noch α-1,6-glykosidische Bindungen enthalten, werden durch eine **Oligo-1,6-Glucosidase** gespalten. **Die Maltose wird durch das Enzym Maltase schließlich zu 2 Molekülen Glucose gespalten** (Abb. 4.28). Die durch den Stärkeabbau freigesetzte Glucose wird dann aus dem Verdauungstrakt resorbiert und steht zur Energiegewinnung oder zum Einbau in das tierische Reservepolysaccharid Glykogen zur Verfügung.

Abbau des Glykogens

Der Abbau des Glykogens erfolgt durch zwei Enzymsysteme. **Glykogenphosphorylase** spaltet α-1,4-glykosidische Bindungen **phosphorolytisch** vom Ende des Glykogenmoleküls, so dass Glucose-1-phosphat freigesetzt wird. Die α-1,6-Bindungen des Glykogens werden von einer **Amylo-1,6-Glucosidase** gespalten. In Leberzellen wurde auch α-Amylase nachgewiesen.

Der Abbau des eigenen Speicherglykogens wird bei den Säugetieren hormonell sorgfältig reguliert. Bei dieser Steuerung spielt das zyklische Adenosin-3',5'-monophosphat (cAMP) eine wichtige Rolle. Der Ausfall von glykogenabbauenden Enzymen ist Ursache von

Abb. 4.28 Maltose

Tab. 4.7 Glykogenspeicherkrankheiten

Defektes Enzym	Betroffene Organe	Krankheitsbilder
Glucose-6-phosphat-Phosphatase	Leber, Niere, Intestinaltrakt	Hepatomegalie, Hypoglykämie, Ketose Azidose
Amylo-α-1,4-Glucosidase	generalisiert, Herz, Lunge, Gehirn	Kardiomegalie, Herzversagen, Muskelschwäche
Amylo-α-1,6-Glucosidase	Leber, Herz, Muskel	Muskelschwäche
Amylo(1,4→1,6)-Transglucosidase	Leber, Milz, Herz, Muskel	Leberzirrhose, Leberversagen
Muskel-Phosphorylase	Skelettmuskel	Schmerzen, Steifheit, Schwäche bei Bewegung Hypoglykämie
Leber-Phosphorylase	Leber	Hepatomegalie, Hypoglykämie

erblichen Glykogenspeicherkrankheiten. Es erfolgt eine übersteigerte Speicherung von Glykogen in verschiedenen Organen (Tab. 4.7). Die Glucose bzw. Glucose-1-phosphat werden im Rahmen der Glykolyse, besonders aber nach weiterem Abbau über die Atmungsketten-phosphorylierung, zur Gewinnung von Energie im Organismus genutzt.

4.2.1.2   Weitere, für die menschliche Ernährung wichtige Kohlenhydrate

Neben Glucose spielen in der normalen Ernährung auch andere Monosaccharide als Bausteine von Kohlenhydraten eine Rolle. Diese müssen ebenfalls in den Stoffwechsel eingeschleust werden. Fructose ist Bestandteil der **Saccharose**, die durch **Saccharase** gespalten wird. Fructose wird nach Aktivierung durch eine ATP-abhängige Phosphorylierung in die Glykolyse eingeführt.

Die Lactose der Milch ist aus je einem Galactose- und Glucose-Molekül aufgebaut. Die **Lactase** im Dünndarm spaltet dieses Disaccharid. Das Fehlen der Lactase bei Erwachsenen ist häufig der Grund für die Unverträglichkeit von Milch (**Lactose-Intoleranz**).

Galactose wird zu Glucose isomerisiert, indem sie zunächst mit ATP zu Galactose-1-phosphat aktiviert wird. Dann wird mit UDP-Glucose UDP-Galactose gebildet, die schließlich zu UDP-Glucose isomerisiert wird. Die entstandene Glucose wird über die Glykolyse zur Energiegewinnung genutzt.

●●●   Zusammenfassung

Kohlenhydrate bestehen in ihrer Grundform aus Kohlenstoff, Wasserstoff und Sauerstoff. In komplexerer Form können sie aber vielfältig modifiziert sein. Sie fungieren als Energiespeicher (Reservestoffe) oder als Gerüstsubstanzen. Ferner bilden sie in Form der Ribose bzw. Desoxyribose wichtige Elemente der Nukleinsäuren RNA und DNA.

Um Kohlenhydrateinheiten in ausreichender Menge speichern zu können ohne Probleme mit dem osmotischen Druck einer Zelle zu bekommen, sind die Monomere in der Lage zu polymerisieren und Moleküle von Molekulargewichten bis zu mehreren Millionen aufzubauen. Unter diesen Makromolekülen finden sich auch pharmazeutisch interessante Vertreter, die als Hilfsstoffe in der Technologie oder als Quellstoffe in der Therapie eingesetzt werden.

Stärke und Glykogen sind Polysaccharide, die nur aus Glucose-einheiten aufgebaut sind und die daher als Energiereserven von besonderer Bedeutung sind. Um einzelne Glucose-Moleküle wieder zu mobilisieren sind Amylasen erforderlich, die die 1,4-α-glykosidischen Bindungen (α- und β-Amylase) und die 1,6-α-glykosidischen Bindungen (Iso-Amylase) hydrolysieren können. Ferner können Stärke und Glykogen auch phosphorolytisch abgebaut werden. Hierbei wird Glucose-1-phosphat aus dem Makromolekül freigesetzt.

Für die menschliche Ernährung besonders wichtige Kohlenhydrate sind neben der Glucose die Saccharose, die Lactose und die Galactose.

4.3 Grundzüge des Stickstoffstoffwechsels

4.3.1 Aminosäuren

4.3.1.1 Bedeutung der Aminosäuren für Bau und Stoffwechsel der Organismen

Aminosäuren sind die Grundbausteine der Proteine (Abb. 4.29). Die meisten Proteine sind aus maximal 20 verschiedenen L-α-Aminosäuren zusammengesetzt. Die 20 Aminosäuren, die als Grundbausteine von Proteinen dienen können, werden **proteinogene Aminosäuren** genannt (Tab. 4.8). Die Formeln dieser Aminosäuren sind in Abbildung 4.29 zusammengestellt. Die Menge freier Aminosäuren, die den so genannten Aminosäure-Pool bilden, ist in der Zelle gering. Diese Aminosäuren stehen der Zelle für die verschiedenen Stoffwechselprozesse zur Verfügung (Tab. 4.9).

Eine Reihe von Mikroorganismen sowie die grünen pflanzlichen Organismen sind in der Lage, alle Aminosäuren z. T. aus Vorstufen selbst zu synthetisieren. Der Mensch sowie die meisten Tiere sind dagegen auf die Zufuhr bestimmter Aminosäuren von außen angewiesen. Derartige Aminosäuren werden für den betreffenden Organismus als „essentiell" bezeichnet (Tab. 4.10). Der Hauptteil der Synthese der nicht essentiellen Aminosäuren erfolgt im Säugetierorganismus in der Leber. Sie werden auf dem Blutwege zu ihrem Verwendungsort transportiert. Die Konzentration der freien Aminosäuren in einer Zelle wird durch Regelmechanismen innerhalb enger Grenzen konstant gehalten.

Neben ihrer Funktion als **Bausteine von Proteinen** erfüllen die Aminosäuren noch andere Aufgaben im Stoffwechsel der Zelle, beispielsweise als **Donoren aktiver Gruppen** für die Biosynthese anderer Zellbestandteile (Tab. 4.11).

Methionin spielt eine wichtige Rolle im Intermediärstoffwechsel als „Methylgruppendonor". Bei verschiedenen Biosynthesen wird vom Methionin eine Methylgruppe auf andere Moleküle übertragen. Hierzu wird Methionin zunächst unter Spaltung von ATP an Adenosin gebunden und dadurch „aktiviert". Von diesem „aktiven Methionin", dem S-**Adenosylmethionin** (Abb. 4.30), können Methylgruppen auf andere Verbindungen übertragen werden. S-Adenosylmethionin zerfällt bei der Methylgruppenübertragung in Adenosin und Homocystein.

In einer reversiblen Reaktion überträgt **Serin** eine Hydroxymethylgruppe (CH_2OH), **Histidin** eine Formylgruppe (—CHO—) z. B. auf Tetrahydrofolsäure. Tetrahydrofolsäure ist eine wichtige Verbindung im C_1-Stoffwechsel. Sie ist z. B. an der Synthese der Purin- und Pyrimidin-Nukleobasen als wichtiger Cofaktor beteiligt. Sie überträgt Hydroxymethylgruppen (aktivierter bzw. aktiver Formaldehyd) und Formylgruppen (aktivierte bzw. aktive Ameisensäure) (Abb. 4.31). Tetrahydrofolsäure wird von manchen Mikroorganismen als Wuchsstoff benötigt.

Des Weiteren sind Aminosäuren Ausgangsverbindungen bei verschiedenen Synthesen, z. B. der Nukleotide, von Alkaloiden und Porphyrinen.

Aminosäuren dienen der Zelle auch als **Stickstoffquelle**. Durch ihren Abbau und ihre Veratmung können sie von den Organismen für energieliefernde Prozesse nutzbar gemacht werden.

4.3.1.2 Struktur von Aminosäuren

Proteinogene Aminosäuren besitzen in der Regel zwei funktionelle Gruppen, die Aminogruppe (–NH_2) und die Carboxylgruppe (–COOH). Beide sind an C-2 ge-

Tab. 4.8 Die 20 proteinogenen Aminosäuren

Aminosäure	Seitenkette
A. Polare Aminosäuren	
Asparaginsäure	negativ
Glutaminsäure	negativ
Arginin	positiv
Lysin	positiv
Histidin	positiv
Asparagin	ungeladen, polar
Glutamin	ungeladen, polar
Serin	ungeladen, polar
Threonin	ungeladen, polar
Tyrosin	ungeladen, polar
B. Unpolare Aminosäuren	
Alanin	unpolar
Glycin	unpolar
Valin	unpolar
Leucin	unpolar
Isoleucin	unpolar
Prolin	unpolar
Phenylalanin	unpolar
Methionin	unpolar
Tryptophan	unpolar
Cystein	unpolar

Monoaminomonocarbonsäuren

COO⁻
⁺H₃N—CH₂

Glycin
(Gly, G)

COO⁻
⁺H₃N—CH
         CH₃

L-Alanin
(Ala, A)

COO⁻
⁺H₃N—CH
         CH
      H₃C   CH₃

L-Valin
(Val, V)

COO⁻
⁺H₃N—CH
         CH₂
         CH
      H₃C   CH₃

L-Leucin
(Leu, L)

COO⁻
⁺H₃N—CH
         CH
      H₂C   CH₃
         CH₃

L-Isoleucin
(Ile, I)

Hydroxymonoaminomonocarbonsäuren

COO⁻
⁺H₃N—CH
      H₂C—OH

L-Serin
(Ser, S)

COO⁻
⁺H₃N—CH
      HC—OH
         CH₃

L-Threonin
(Thr, T)

Saure Aminosäuren

Monoaminodicarbonsäuren und deren ω-Amide

COO⁻
⁺H₃N—CH
         CH₂
         COO⁻

L-Asparaginsäure
(Asp, D)

COO⁻
⁺H₃N—CH
         CH₂
         CH₂
         COO⁻

L-Glutaminsäure
(Glu, E)

COO⁻
⁺H₃N—CH
         CH₂
      H₂N—C=O

L-Asparagin
(Asn, N)

COO⁻
⁺H₃N—CH
         CH₂
         CH₂
      H₂N—C=O

L-Glutamin
(Gln, Q)

Basische Aminosäuren

Diaminomonocarbonsäuren

COO⁻
⁺H₃N—CH
         CH₂
         CH₂
      H₂C   NH₂
         N—C
         H   NH₂⁺

L-Arginin
(Arg, R)

COO⁻
⁺H₃N—CH
         CH₂
         CH₂
         CH₂
      H₂C—NH₃⁺

L-Lysin
(Lys, K)

Aromatische Aminosäuren

COO⁻
⁺H₃N—CH
         CH₂

L-Phenylalanin
(Phe, F)

COO⁻
⁺H₃N—CH
         CH₂

OH

L-Tyrosin
(Tyr, Y)

Schwefelhaltige Aminosäuren

COO⁻
⁺H₃N—CH
      H₂C—SH

L-Cystein
(Cys, C)

COO⁻
⁺H₃N—CH
         CH₂
      H₃C—S—CH₂

L-Methionin
(Met, M)

Heterozyklische Aminosäuren

COO⁻
⁺H₃N—CH
         CH₂

N
H

L-Tryptophan
(Trp, W)

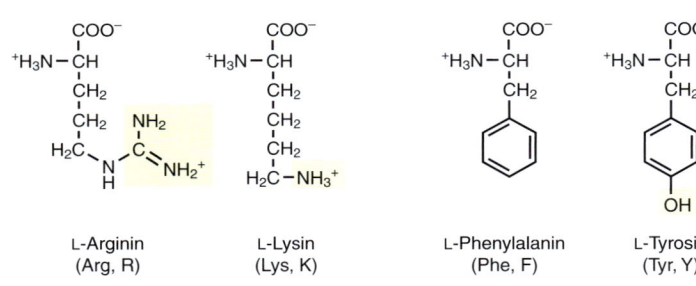

COO⁻
⁺H₃N—CH
         CH₂

HN   N

L-Histidin
(His, H)

COO⁻
⁺H₂N

L-Prolin
(Pro, P)

Abb. 4.29 Die proteinogenen Aminosäuren

Tab. 4.9 Nicht-proteinogene Aminosäuren und einige davon abgeleitete Verbindungen von biologischer Bedeutung

Name	Vorkommen, Funktion
β-Alanin	Teil der Pantothensäure und damit von Coenzym A sowie von natürlich vorkommenden Peptiden wie Carnosin u. a.
γ-Aminobuttersäure (GABA)	Bestandteil von Pflanzengewebe sowie der Hirnzellen von Säugern, einigen Amphibien und Vögeln
Sarcosin	Zwischenprodukt im C₁-Stoffwechsel, Bestandteil der Aktinomycine
Betain	Bestandteil von pflanzlichen und tierischem Gewebe, Zwischenprodukt des Lipidstoffwechsels
O-Diazoacetylserin (Azaserin)	Antibiotikum
Homoserin	Wichtiges Zwischenprodukt im Aminosäurestoffwechsel von Pflanzen und Tieren
Ornithin	Wichtiges Zwischenprodukt bei der Harnstoffsynthese
Citrullin	Wichtiges Zwischenprodukt bei der Harnstoffsynthese
Adrenalin, Tyramin, Dopamin, Noradrenalin	Hormone
Ephedrin	Protoalkaloid
Taurin	Oxidationsprodukt von Cystein, Konjugationspartner der Gallensäuren

bunden. Die Aminogruppe steht bei den biologisch wichtigen Aminosäuren in α-Stellung zur Carboxylgruppe. Mit Ausnahme des Glycins trägt das α-C-Atom vier verschiedene Substituenten. Es ist asymmetrisch substituiert und daher optisch aktiv. Dies führt zu Spiegelbildisomerie. Von einer Aminosäure sind daher, mit Ausnahme des Glycins, stets zwei Enantiomere möglich, die der L-Reihe resp. der D-Reihe zugeordnet

werden können (Abb. 4.32). In den Proteinen kommen nur Aminosäuren der L-Reihe vor. Aminosäuren der D-Reihe finden sich z. B. in der Mureinschicht der Zellwände von Bakterien.

In wässriger Lösung sind bei physiologischem pH sowohl die α-Aminogruppe als auch die α-Carboxylgruppe dissoziiert, d. h. die Aminosäure liegt dann als Zwitterion vor (Abb. 4.33). Beide Funktionsgruppen tragen entgegengesetzte Ladungen.

Durch Veränderung der Wasserstoffionenkonzentration kann jeweils eine der beiden Gruppen entladen werden, die Carboxylgruppe durch Erhöhung, die Aminogruppe durch Erniedrigung der Wasserstoffionenkonzentration.

Tab. 4.10 Für den Menschen essentielle und nicht-essentielle Aminosäuren

Essentiell	Nicht-essentiell
Valin	Glycin
Leucin	Alanin
Isoleucin	Serin
Threonin	Cystein (abhängig von Methioninzufuhr)
Phenylalanin	Glutaminsäure
Tryptophan	Glutamin
Methionin	Prolin
Lysin	Asparaginsäure
	Asparagin
	Arginin (für Säuglinge essentiell)
	Histidin (für Säuglinge essentiell)
	Tyrosin (abhängig von Phenylalaninzufuhr)

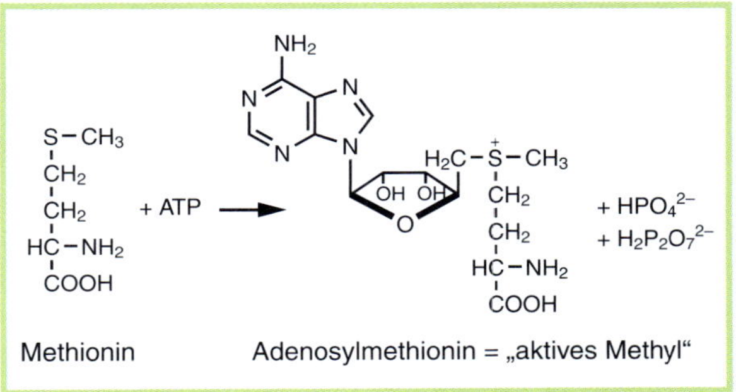

Abb. 4.30 Bildung von Adenosylmethionin

Tab. 4.11 Mögliche Rollen der Aminosäureester bei der Strukturierung der Proteine und der Funktion der Enzyme

Aminosäurerest	Funktionseigenschaften
Arginyl	Hydrophil; elektrostatische Wechselwirkungen
Lysyl	Hydrophil; elektrostatische Wechselwirkungen; Bindung prosthetischer Gruppen oder Cofaktoren in Amidbindung; bildet Schiff'sche Basen; Ligand zu Metallionen
Histidyl	Hydrophil oder hydrophob (je nach Ionisierung); elektrostatische Wechselwirkungen; Protonen-Transfer; Ligand zu Metallionen; Wasserstoffbrücken; Akzeptor bei Transfer-Reaktionen
Glutamyl Aspartyl	Hydrophil; elektrostatische Wechselwirkungen; Protonen-Transfer; Ligand zu Metallionen; kovalente Bindung zu Estern oder Amiden durch ω-Carboxyl
Glutaminyl	Hydrophil; Wasserstoffbrücken
Asparaginyl	Hydrophil; Wasserstoffbrücken
Seryl	Wasserstoffbrücken; nukleophil; kovalente Bindung des OH in Ester
Threonyl	Wasserstoffbrücken; nukleophil; kovalente Bindung des OH in Ester
Glycyl	Abwesenheit der Seitenkette erlaubt Flexibilität bei der Faltung und Wasserstoffbrückenbindung
Alanyl Valyl Leucyl Isoleucyl Phenylalanyl	Hydrophobe Wechselwirkungen; determinieren sterische und konformationelle Spezifität: Viele Alanylreste begünstigen die Bildung einer α-Helix, während viele Valyl- oder Isoleucylreste in einer Folge dies behindern.
Tyrosyl Tryptophanyl	Hydrophob; Wasserstoffbrücken; Protonen-Transfer; elektrostatische Wechselwirkungen bei hohem pH; Ligand zu Metallionen
Cysteinyl	Hydrophob; Wasserstoffbrücken
Cystinyl	Nukleophil; Acylakzeptor; Wasserstoffbrücken; Ligand zu Metallionen
Methionyl	Querverbindungen durch Disulfidbrücken
Prolyl	Hydrophob; Wasserstoffbrücken zu S (?); Ligand zu Metallionen; Unterbrechung der α-Helix oder β-Strukturen; hydrophob

Die proteinogenen Aminosäuren besitzen, mit Ausnahme des Prolins, alle ein gemeinsames konstantes Strukturmerkmal: die Carboxylgruppe mit dem benachbarten α-C-Atom, das die Aminogruppe trägt. Unterschiedlich ist jedoch bei allen Aminosäuren der vierte Substituent des α-C-Atoms, häufig als Seitenkette R oder variabler Anteil bezeichnet. Die Carboxylgruppe und die Aminogruppe am α-C-Atom sind in Proteinen stets an der Ausbildung von Peptidbindungen beteiligt. Die Seitenkette R, der variable Molekülanteil, bestimmt dagegen mit ihren unterschiedlichen chemischen und physikalischen Eigenschaften das Verhalten der einzelnen Aminosäuren im Verband einer Peptidkette. Eine Einteilung der Aminosäuren nach Struktur und Eigenschaften der Seitenketten gibt die Abbildung 4.29.

Eine biologisch sehr wichtige Reaktion ist die Verknüpfung von Aminosäuren zum **Säureamid.** Die Aminogruppe einer Aminosäure reagiert mit der Carboxyl-Gruppe einer zweiten Aminosäure unter Wasserabspaltung. Die entstehende **Peptidbindung** verknüpft beide Aminosäuren zu einem Dipeptid. Durch Verknüpfungen mit weiteren Aminosäuren entstehen Peptide, resp. Proteine (Abb. 4.34).

Je nach der Zahl der miteinander verknüpften Aminosäuren spricht man von **Oligo-** oder **Polypeptiden.** Polypeptide mit Molekulargewichten von mehr als 10 000 Da werden als **Proteine** bezeichnet. Biologisch wichtige Oligopeptide sind beispielsweise die Antibiotika **Penicillin** oder **Gramicidin S** oder das **Phalloidin,** ein stark wirksames Gift des **Knollenblätterpilzes.** Zu

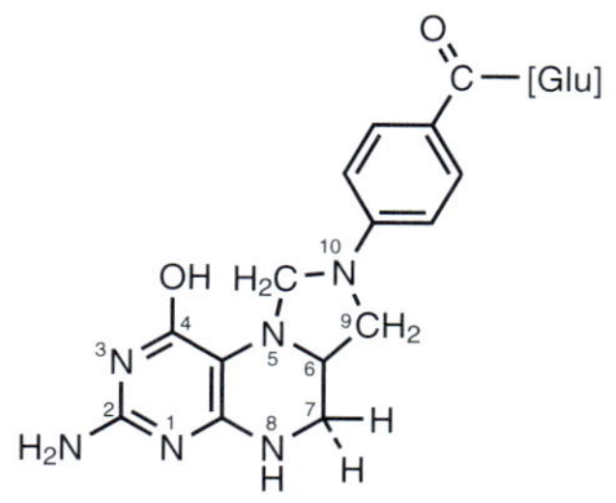

N⁵,N¹⁰-Methylentetrahydrofolsäure
("aktiver Formaldehyd")

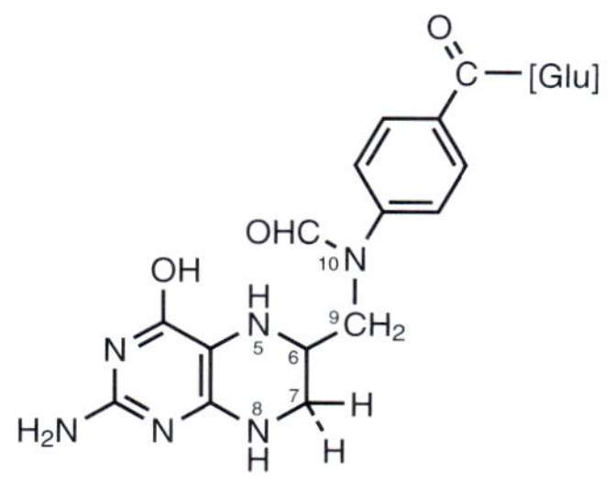

N¹⁰-Formyltetrahydrofolsäure
("aktive Ameisensäure")

Abb. 4.31 Aktiver Formaldehyd und aktive Ameisensäure

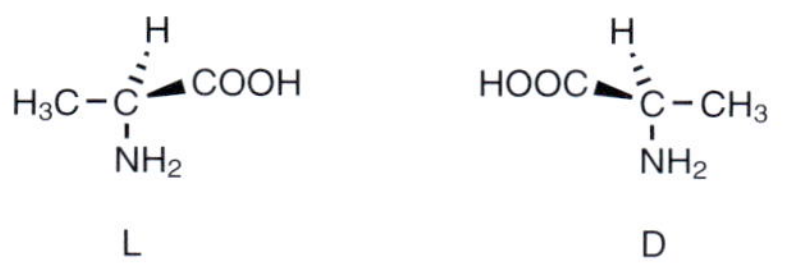

Abb. 4.32 Spiegelbildisomerie der Aminosäuren am Beispiel D-, L-Alanin

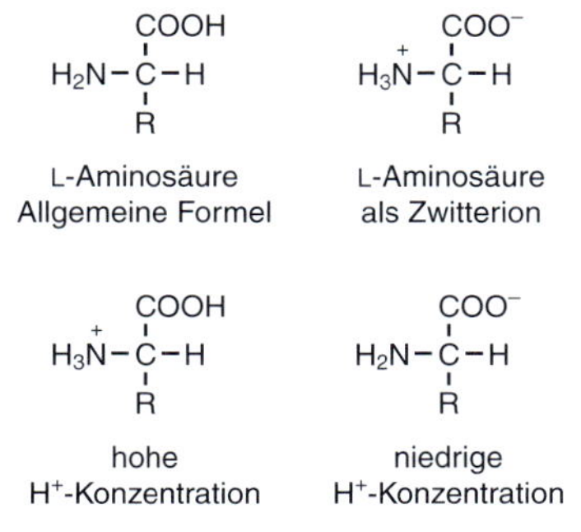

Abb. 4.33 Ladungszustände und allgemeine Formel von L-Aminosäuren

den Oligopeptiden gehören viele Peptidhormone, wie **Oxytocin** und **Vasopressin**. Während die Proteinbiosynthese immer an den Ribosomen erfolgt, werden manche Oligopeptide nicht-ribosomal an Enzymkomplexen (z. B. Gramicidin-S-Synthase) gebildet.

4.3.1.3 Biosynthese von Aminosäuren

Bakterien und Pflanzen können in der Regel alle proteinogenen Aminosäuren selbst synthetisieren. Säugetiere vermögen nur einen Teil der notwendigen Aminosäuren de novo zu synthetisieren. Die übrigen so genannten essentiellen Aminosäuren müssen sie mit der Nahrung aufnehmen.

Die Biosynthese der 20 proteinogenen Aminosäuren erfolgt mit verschiedenen Enzymen auf zum Teil komplizierten Stoffwechselwegen (Abb. 4.35). Grundlegend wichtige Reaktionen bei der Biosynthese der Aminosäuren sind: **reduktive Aminierungen, Amidbildung** und **Transaminierung**. Veränderungen des Kohlenstoffgerüstes der Aminosäuren erfolgen auf der Stufe von organischen Säuren über die Bildung entsprechender Ketosäuren. Der wichtigste Weg für die Bildung von Aminogruppen aus NH_4^+ und organischen Vorstufen ist die **reduktive Aminierung** von α-Ketosäuren zu α-**Aminosäuren**. Dieser Biosyntheseweg scheint bei allen Organismen in gleicher Weise abzulaufen.

Glutamat kann durch die **Glutamin-Synthetase** zu Glutamin amidiert werden. Diese Reaktion dient zur Überführung von Ammoniumstickstoff in organische Bindung in Form von Amidogruppen.

Glutamat + NH_4^+ + ATP → Glutamin + ADP + P_i

Vom Glutamin kann die Amidogruppe durch eine Glutamin-2-Oxoglutarat-Aminotransferase reduktiv auf 2-Oxoglutarat (α-Ketoglutarat) irreversibel übertragen werden. Dabei ist in Chloroplasten reduziertes Ferredoxin Elektronendonor, in nichtgrünen Zellen dagegen $NADH+H^+$ (Abb. 4.36).

Andere Wege vom Ammoniumstickstoff zu Aminosäuren führen über Brenztraubensäure zum Alanin oder von der Oxalessigsäure zur Asparaginsäure und zum Asparagin. Neben Glutamin ist Asparagin eine wichtige Speicherform für organisch gebundenen Stickstoff. **Die Bildung von Glutamin und Asparagin findet bei Pflanzen vor allem in reifenden Samen statt.** Diese Stickstoffreserven dienen dem **Aufbau von Speicherproteinen**.

Alle anderen Aminosäuren werden über **Transaminierungsreaktionen** gebildet. **Glutaminsäure** bzw. **Glutamin, aber auch Asparaginsäure und Asparagin** dienen als Donoren für Aminogruppen. Von entsprechenden Enzymen, den **Transaminasen**, werden die

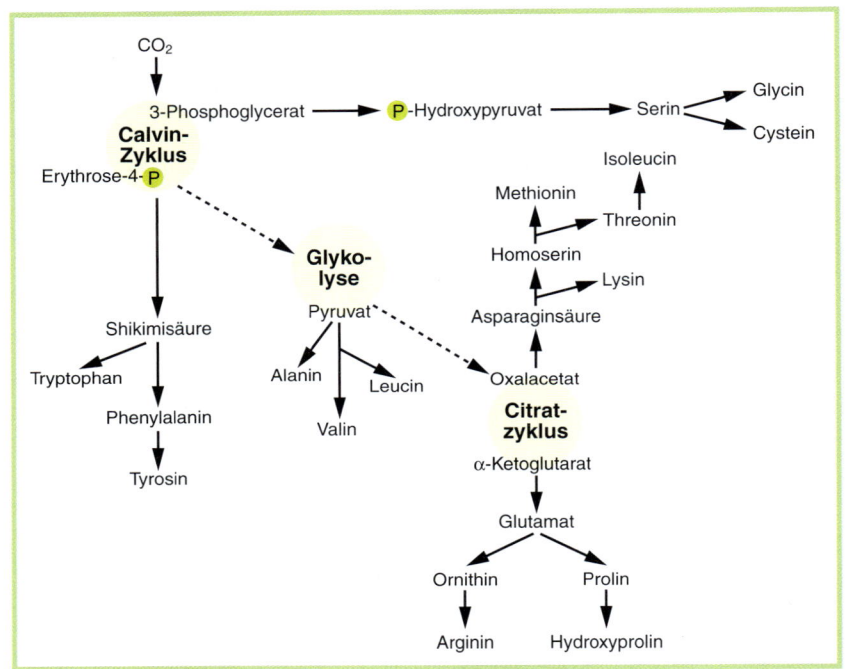

Abb. 4.34 Verknüpfung von Aminosäuren zu Peptidketten

Abb. 4.35 Biosynthesewege von Aminosäuren

Aminogruppen auf Ketosäuren übertragen. **Die Transaminierung stellt in der Biosynthese von Aminosäuren meist den letzten Schritt der Reaktionskette** (Abb. 4.37). **Prosthetische Gruppe der Transaminasen ist das Pyridoxalphosphat,** ein Bestandteil des Vitamin-B_6-Komplexes. Die Kohlenstoffgerüste einiger Aminosäuren stammen aus dem Calvinzyklus, dem Pentosephosphatzyklus, der Glykolyse und dem Citratzyklus. Bei anderen Aminosäuren, z. B. *Valin, Phenylalanin, Tyrosin* und *Tryptophan,* muss das Kohlenstoffgerüst erst über eine Reihe spezieller Reaktionen aufgebaut werden. Die Biosynthese einiger anderer Aminosäuren, z. B. *Serin, Glycin* und *Cystein,* ist in der grünen Pflanze eng an die CO_2-Assimilation gebunden (Abb. 4.35).

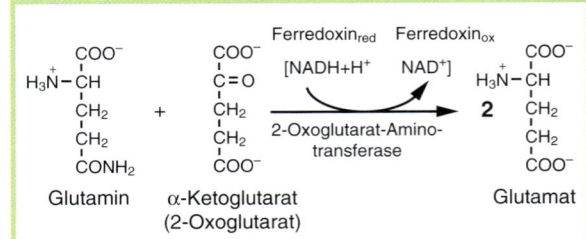

Abb. 4.36 Bildung von Glutamat aus Glutamin in Chloroplasten

Tab. 4.12 Aminosäuren als Vorstufen zur Biosynthese organischer Verbindungen

Aminosäuren	Biosyntheseprodukte
Arginin	Spermin, Putrescin, Harnstoff
Asparaginsäure	Pyrimidin
Glutaminsäure	Glutathion
Glycin	Purine, Tetrapyrrole, Betain, Cholin, Glutathion
Histidin	Histamin, Ergothionein, Pilocarpin
Lysin	Anabasin, Coniin
Ornithin	Hyoscyamin, Scopolamin (Tropanalkaloide) Cocain
Tyrosin	Adrenalin, Meskalin, Ephedrin, Morphin, Codein, Papaverin, Thyroxin, Chloramphenicol, Novobiocin
Tryptophan	Nicotinsäure, Serotonin, Psilocybin, Indolessigsäure, Indolalkaloide (z. B. Reserpin, Strychnin, Vincristin, Raubasin)

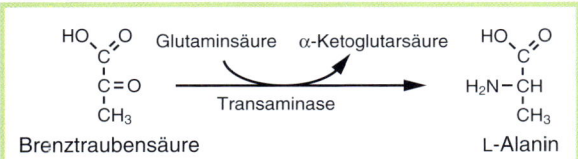

Abb. 4.37 Beispiel für eine Transaminierungsreaktion. NH_2 wird von Glutaminsäure auf Brenztraubensäure übertragen, es entsteht L-Alanin. Die Glutaminsäure wird zu α-Ketoglutarsäure desaminiert.

Aminosäuren dienen als Bausteine der Protein- bzw. Proteidsynthese, sind jedoch auch Vorstufen für die verschiedensten Zellbestandteile, z. B. für Hormone, Vitamine, Porphyrine, Alkaloide, Antibiotika (Tab. 4.12). Die meisten Biosynthesewege, die zu Aminosäuren führen, unterliegen einer Regulation über die Endprodukthemmung (Kap. 3.2.4.6).

Störungen der Biosynthese von Aminosäuren führen zu Stoffwechselstörungen mit entsprechenden Krankheitssymptomen (Kap. 3.4.3.7).

●●● Zusammenfassung

Die Grundbausteine der Proteine sind die Aminosäuren. Bei den so genannten proteinogenen Aminosäuren handelt es sich ausschließlich um L-α-Aminosäuren. Einige dieser Aminosäuren (essentielle Aminosäuren) können wir Menschen nicht synthetisieren, sondern müssen sie mit der Nahrung aufnehmen.

Aminosäuren sind nicht nur „Building Blocks" für Proteine. Sie können auch Cosubstratfunktionen übernehmen, indem sie beispielsweise Methylgruppen (Methionin), Hydroxymethylgruppen (Serin) oder Formylgruppen (Histidin) übertragen. Im Sekundärstoffwechsel der Pflanzen und Pilze dienen einige Aminosäuren als Biosynthesestartpunkt für Alkaloidsynthesen.

Aminosäuren sind Zwitterionen. Dieses Charakteristikum geht verloren, wenn Aminosäuren zu Peptiden und Proteinen kondensieren, denn sowohl die α-Aminogruppe als auch die α-Carboxylgruppe sind Teil der resultierenden Peptid-(Säureamid)-Bindung. Die Seitenketten, die ganz unterschiedliche Eigenschaften aufweisen (sauer, basisch, hydrophob, hydrophil, aromatisch, aliphatisch) verleihen Proteinen bzw. Proteinregionen die für viele Funktionen so wichtigen Charakteristika.

Die Biosynthesen der Aminosäuren beinhalten z. T. sehr komplexe Reaktionsabfolgen, an denen viele Enzyme beteiligt sind. Die Kohlenstoff-Gerüste einiger Aminosäuren stammen aus dem Calvinzyklus, dem Pentosephosphatzyklus, der Glykolyse und dem Citratzyklus. Einige Aminosäuren, z. B. Valin, Phenylalanin, Tyrosin und Tryptophan, werden komplett neu aufgebaut. Grundlegend wichtige Reaktionen sind reduktive Aminierungen, Amidbildung und Transaminierung. Veränderungen des Kohlenstoffgerüstes der Aminosäuren erfolgen meist auf der Stufe der α-Ketosäuren. Durch reduktive Aminierung werden die α-Ketosäuren in α-Aminosäuren überführt.

4.3.2 Proteine

4.3.2.1 Aufbau und Funktion der Proteine

Proteine sind hochmolekulare Substanzen. Ihre Molekülmassen reichen von einigen Tausend bis zu mehreren Millionen (Tab. 4.13). Sie bilden die Grundsubstanz der Zelle. Mengenmäßig sind sie deren Hauptbestandteil. Sie stellen 50 bis 80 % des Trockengewichts eines Zellhomogenates dar und bestimmen maßgeblich die Strukturen und Funktionen der Zelle. Kleinere Proteine bestehen aus etwa 70 bis 80 Aminosäuren, während große Proteine mehrere tausend Aminosäuren enthalten. Hochmolekulare Proteine sind in der Regel aus mehreren Polypeptidketten zusammengesetzt. Die einzelnen Ketten können dabei auch sehr unterschiedlich aufgebaut sein. Beispielsweise besteht das **Hämo-**

Tab. 4.13 Molekülmasse, Anzahl der Peptidketten und Disulfid-Bindungen von Proteinen

Proteine	Molekül-masse	Ketten	–S–S-Brücken
Insulin	5800	2	3
Ribonuklease	13 700	1	4
Lysozym	14 400	1	5
Myoglobin	17 000	1	0
Papain	20 900	1	3
Trypsin	23 800	1	6
Chymotrypsin	24 500	3	5
Carboxypeptidase	34 300	1	0
Hexokinase	45 000	2	0
Rinderserumalbumin	66 500	1	17
Hämoglobin	68 000	4	0
Alkalische Phosphatase	80 000	2	4
Leber-Alkohol-Dehydrogenase	83 000	2	0
Glycerinaldehyd-3P-Dehydrogenase	140 000	4	0
Lactat-Dehydrogenase	140 000	4	0
Aldolase	142 000	3	0
Hefe-Alkohol-Dehydrogenase	150 000	4	0
γ-Globulin	160 000	4	25
Glutamat-Dehydrogenase	250 000	4	0
Myosin	620 000	3	0

tionen im Organismus. Als **Rezeptoren** sind sie an der Signalerkennung und –weiterleitung beteiligt. Als **Antikörper** sind sie Teil des Immunsystems der Säugetiere. **Serumalbumin** wirkt im Blut als Puffersubstanz. **Hämoglobin**, das eisenhaltige Protein der Erythrozyten, transportiert den Sauerstoff im Organismus. Daneben erfüllen sie mechanische Aufgaben, so etwa die **Skleroproteine** als Bestandteile von Stütz- und Gerüstsubstanzen des Körpers. Die Kontraktionsfähigkeit eines Muskels ist auf das Zusammenwirken zweier Proteine, des **Myosins** und des **Aktins** zurückzuführen.

Proteine, die in unterschiedlichen Arten von Pflanzen und Tieren vorkommen, sind für die jeweilige Art charakteristisch und können serologisch voneinander unterschieden werden. „Artfremdes Eiweiß" wird vom Immunsystem der Wirbeltiere und des Menschen als fremd erkannt und eliminiert.

4.3.2.2 Strukturen der Proteine

Primärstruktur

In einer Polypeptidkette ist die **sequenzielle Abfolge der einzelnen Aminosäuren** genau festgelegt. Diese **Aminosäuresequenz** wird als **Primärstruktur** des Proteins bezeichnet. Sie ist **genetisch determiniert, und sie verleiht dem Proteinmolekül seine ganz typische Spezifität.**

Das erste Protein, dessen vollständige Aminosäuresequenz bestimmt wurde, war das Insulin (Sanger 1954) (Abb. 4.38). Heute kennt man die Primärstrukturen aller menschlichen und sehr vieler pflanzlicher und tierischer Proteine, da die entsprechenden Genome zwischenzeitlich sequenziert sind und sich die Proteinsequenzen aus diesen direkt ableiten lassen, selbst wenn man die Proteine noch gar nicht näher charakterisiert hat.

Sekundärstruktur

Im so genannten „nativen" Zustand liegen die Proteine nicht als gestreckte Polypeptidketten vor. Sie nehmen unter Ausbildung von Wasserstoffbrücken hauptsächlich zwischen $>C=O$- und $>N$-H-Gruppen die Gestalt einer Schraube (**Helix**) oder aber die Form eines **Faltblattes** an. Diese **Helix- bzw. Faltblattstruktur** wird als Sekundärstruktur der Proteine bezeichnet (Abb. 4.39).

Die einfachere Faltblattstruktur findet sich bei einer kleinen Gruppe von Strukturproteinen. Hierher gehören z. B. das Seidenfibroin und das Keratin. Die Ausbildung der Faltblattstruktur ist nur möglich, wenn die Peptidkette aus Aminosäuren mit sehr kurzen (Serin, Alanin) oder fehlenden Seitenketten (Glycin) zusam-

globin aus vier Polypeptidketten, von denen je zwei identisch sind.

In der Aminosäurezusammensetzung verschiedener Proteine zeigen sich sehr große Unterschiede. So treten in den **Histonen**, den basischen Proteinen des Zellkerns und den **ribosomalen Proteinen** vor allem basische Aminosäuren auf. Andere Proteine wie z. B. das **Pepsin** sind durch das bevorzugte Auftreten von sauren Aminosäuren (Glutaminsäure, Asparaginsäure) charakterisiert. In Bezug auf die Aminosäurezusammensetzung zeigen homologe Proteine artspezifische Unterschiede. Dies gilt beispielsweise für die Proteine der Ribosomen verschiedener Herkunft sowie der Hämoglobine unterschiedlicher Arten und Rassen.

Proteine zeigen größte Vielfalt im Aufbau und in den spezifischen funktionellen Eigenschaften. Als **Enzyme** katalysieren sie die meisten chemischen Reaktionen. Als **Hormone** (Peptidhormone) erfüllen sie Regelfunk-

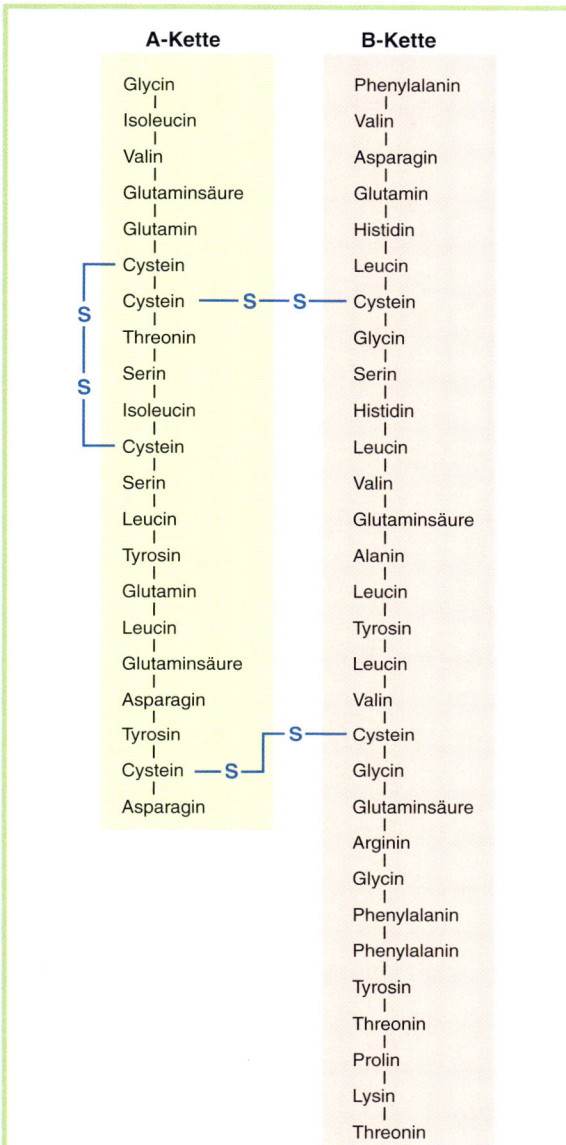

A-Kette	B-Kette
Glycin	Phenylalanin
Isoleucin	Valin
Valin	Asparagin
Glutaminsäure	Glutamin
Glutamin	Histidin
Cystein	Leucin
Cystein — S — S — Cystein	
Threonin	Glycin
Serin	Serin
Isoleucin	Histidin
Cystein	Leucin
Serin	Valin
Leucin	Glutaminsäure
Tyrosin	Alanin
Glutamin	Leucin
Leucin	Tyrosin
Glutaminsäure	Leucin
Asparagin	Valin
Tyrosin	S — Cystein
Cystein — S	Glycin
Asparagin	Glutaminsäure
	Arginin
	Glycin
	Phenylalanin
	Phenylalanin
	Tyrosin
	Threonin
	Prolin
	Lysin
	Threonin

Abb. 4.38 Aminosäuresequenz (=Primärstruktur) des Insulins. Insulin besteht aus zwei über Schwefelbrücken verbundenen Polypeptidketten.

mengesetzt ist. Die längeren Seitenketten der meisten Aminosäuren verhindern eine derart einfache Faltung der Kette aus räumlichen Gründen. Hier wird dann eine **α-Helix** ausgebildet. Diese Form ist sehr stabil, da sie zwischen den >C=O- und >N-H-Gruppen jeder Windung die größtmögliche Anzahl von Wasserstoffbrückenbindungen aufweist. Das Rückgrat dieser Spirale ist wieder die regelmäßig aufeinander folgende Gruppierung -NHCH(R)CO-. Die Reste R der Aminosäuren ragen aus dieser Spirale nach außen (Abb. 4.39).

Tertiärstruktur

Die α-helikalen Spiralen der Sekundärstruktur erstrecken sich meist nur über relativ kurze Bereiche. Insbesondere Prolin gilt als „**Helixbrecher**". Meist folgt auf einen helikalen Bereich ein β-Faltblattbereich. Die verschiedenen Sekundärstrukturbereiche stabilisieren sich untereinander durch die Ausbildung von Disulfidbrücken, von weiteren Wasserstoffbrückenbildungen, Ionenbindungen und von hydrophoben und hydrophilen Wechselwirkungen. So entsteht in den meisten Fällen ein dreidimensionales, dicht gepacktes, oft kugelförmiges (globuläres) Molekül (Abb. 4.40). Es gibt aber auch Fälle, wo die Tertiärstruktur eine lang gestreckte, fibrilläre Form annimmt.

Die Tertiärstruktur steht im Gegensatz zum „zufälligen Knäuel". Sie ist durch die Aminosäuresequenz, die Primärstruktur, vorgegeben. Allerdings ist diese Vorgabe nicht eindeutig. Andere Strukturen sind denkbar, führen dann aber zum Funktionsverlust. In einigen Fällen ist sogar eine Funktionsänderung bei alternativen Tertiärstrukturen möglich. Das ist beispielsweise bei **Prionen** der Fall, die in einer globulären Tertiärstruktur Funktionen in der Zellmembran wahrnehmen, in einer alternativen eher fibrillären Form allerdings massiv aggregieren, was dann zum Absterben der Zelle führt. Dies ist die Basis für die Creutzfeldt-Jakob-Krankheit beim Menschen bzw. für BSE bei Rindern und Scrapie bei Schafen.

Viele Zellen enthalten spezielle Proteine, die als **Chaperone** bezeichnet werden und bei der Ausbildung der korrekten Tertiärstruktur behilflich sind.

Quartärstruktur

Sind am Aufbau eines Proteins mehrere Polypeptidketten beteiligt, **die nicht durch Peptidbindungen zusammengehalten werden,** so wird die räumliche Zuordnung der einzelnen Peptidketten zueinander als Quartärstruktur bezeichnet. Die Quartärstruktur eines Proteins ist veränderlich. Die Zahl der Untereinheiten, die Art der Verknüpfung und die räumlichen Beziehungen sind variabel. Derartige Veränderungen in der Quartärstruktur bedingen allerdings wesentliche Veränderungen in der Funktion des Proteins. Ein Beispiel für ein solches zusammengesetztes Protein ist das **Hämoglobin**, das aus vier Peptidketten besteht.

Die Folgestrukturen eines Proteins ergeben sich aus der Primärstruktur. Durch die Windungen und Faltungen sowie durch Zusammenlagerung mehrerer Peptidketten erhält das Proteinmolekül eine spezifische, unverwechselbare Gestalt und Oberflächenstruktur. **Die biologische Funktion eines Proteinmoleküls hängt**

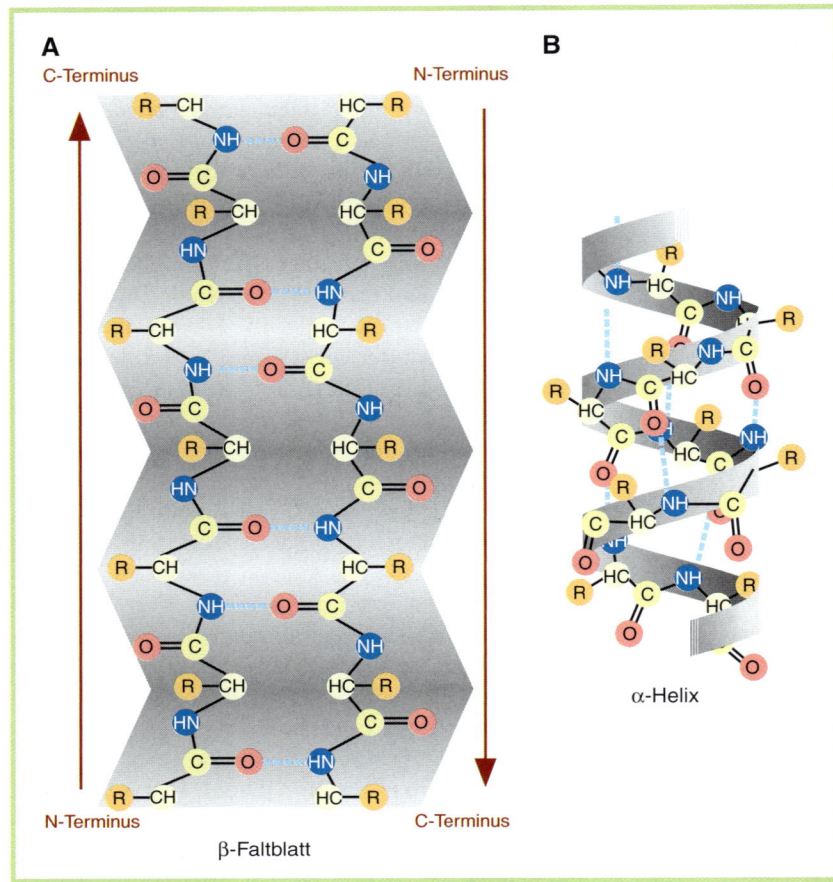

Abb. 4.39 Sekundärstrukturen von Proteinen (punktiert: Wasserstoffbrücken)
A. Faltblattstruktur zweier antiparalleler Polypeptidketten
B. α-Helix-Struktur einer Polypeptidkette

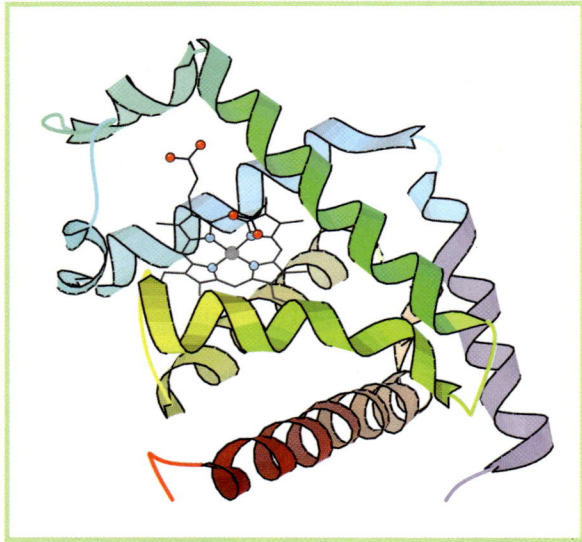

Abb. 4.40 Tertiärstruktur des Myoglobins. Myoglobin besteht aus 135 Aminosäuren und weist 8 Helixbereiche auf. Über zwei Histidinreste wird die Hämgruppe fixiert. Quelle: Protein Data Base (www.pdb.org), Kinemage von 2MM1.

zwingend von dieser räumlichen Ordnung des Moleküls ab.

Wird die Primärstruktur durch Austausch einzelner Aminosäuren oder durch eine Änderung der Reihenfolge der Aminosäuren in der Peptidkette modifiziert, so kann dies in dem betreffenden Bereich **veränderte Sekundär- und Tertiärstrukturen** zur Folge haben. Dies kann zu einem teilweisen oder vollständigen Funktionsverlust des Proteins führen.

Protein-Komplexe

Zahlreiche Proteinmoleküle enthalten neben dem Proteinanteil noch eine Nichtprotein-artige Gruppe. Je nach der Natur dieser zusätzlichen Gruppe unterscheidet man:

- Phosphoproteine,
- Lipoproteine,
- Glykoproteine,
- Metallproteine und
- Nukleoproteine.

Bei den **Phosphoproteinen** sind einzelne Serin- Threonin- oder Tyrosinreste esterartig mit der Phosphorsäure modifiziert. Beispiele für eine Serin-Phosphorylierung sind das im Magensaft vorkommende Verdauungsenzym **Pepsin** und das **Ovalbumin** im Eiklar. Tyrosinphosphorylierung findet man häufig in Signaltransduktionskaskaden, über die Signale von Wachstumsfaktoren weiter geleitet werden. Das macht die beteiligten Tyrosinkinasen zu interessanten Zielen für die Entwicklung neuer Krebstherapeutika.

Bei den **Lipoproteinen** sind verschiedenartige Lipideinheiten an die Carbonsäurereste der Polypeptidketten gebunden. Die Lipid- und Peptidanteile können sowohl durch elektrostatische Kräfte als auch durch kovalente Bindungen miteinander verbunden sein. Lipoproteine sind wesentliche Bestandteile von biologischen Membranen.

Glykoproteine enthalten einen Kohlenhydratanteil, der einen erheblichen Anteil der Gesamtmasse des Moleküls ausmachen kann. Bei einem sehr großen Kohlenhydratanteil spricht man von Mucopolysacchariden oder Mucoiden. Typische Glykoproteine sind die

γ-**Globuline des Blutserums**, darunter auch die **Antikörper**. Zu den *Mucopolysacchariden* gehören u. a. Zellwandbestandteile von Bakterien.

Bei den **Chromoproteinen**, resp. **Metallproteinen** sind ein oder mehrere Atome verschiedener Metalle in das Protein eingebunden. Eine wichtige Verbindung dieser Art ist das **Hämoglobin.** Es enthält vier Eisenatome pro Molekül.

Eine biologisch sehr wichtige Gruppe der zusammengesetzten Proteine sind die **Nukleoproteine**. Sie bestehen aus Nukleinsäure und Protein, die zu sehr großen Einheiten verbunden sind. Sie werden in allen lebenden Zellen sowohl im Kern als auch im Cytoplasma gefunden. Ebenso sind sie Bestandteil aller Viren.

4.3.3 Abbau von Proteinen zu Aminosäuren

Proteolytische Enzyme

Proteinasen sind neben Amylasen die wichtigsten hydrolytischen Enzyme. Sie katalysierten die Hydrolyse von Peptid- oder Säureamidbindungen, die ihrerseits aus der Reaktion einer Carboxylgruppe mit einer Aminogruppe gebildet wurden (Abb. 4.41). Im Gegensatz zu den meisten anderen Enzymen sind die Proteinasen nicht spezifisch auf bestimmte Proteine eingestellt, sondern auf bestimmte Strukturmerkmale der Polypeptidketten.

Bei der Keimung des Samens werden Speicherproteine, die in erster Linie als Stickstoffreserven dienen, durch Proteinasen in ihre Aminosäurebestandteile gespalten. Diese Speicherproteine bestehen vor allem aus den stickstoffreichen Aminosäuren Glutamin, Asparagin und Arginin. Diese werden in die Zellen des Keimlings transportiert. Proteinspeichervakuolen fungieren hierbei als Cytolysosomen, als Kompartimente des intrazellulären Stoffabbaus. Die Mobilisierung erfolgt bei

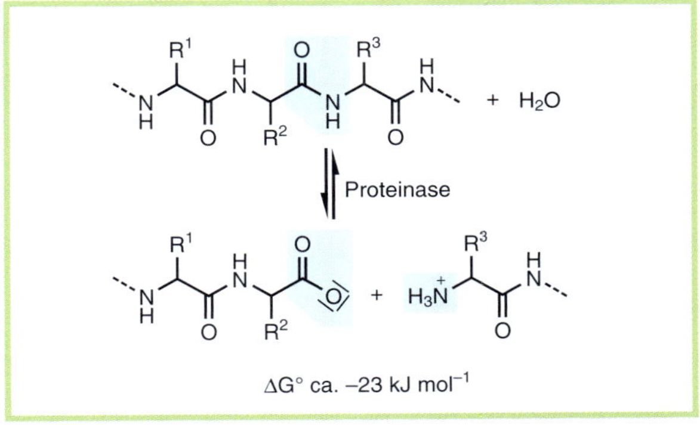

Abb. 4.41 Spaltung einer Peptidbindung durch eine Proteinase

●●● Zusammenfassung

Proteine stellen die direkte „Realisierung" der genetischen Information dar. Mengenmäßig bilden sie mit 50 bis 80 % die Hauptmasse des Trockengewichts einer Zelle.

Proteine zeigen größte Vielfalt im Aufbau und in den spezifischen funktionellen Eigenschaften. Sie kommen als Enzyme, Hormone, Rezeptoren und Kanäle, Antikörper und Puffersubstanzen (Albumin), Transportvehikel (Hämoglobin), als Bestandteile der Stütz- und Gerüstsubstanzen (Skleroproteine), als Funktionseinheiten kontraktiler Elemente (Aktin und Myosin), als lösliche oder membrangebundene Moleküle oder als Nukleinsäure-bindende Einheiten vor. Die jeweiligen spezifischen Eigenschaften werden durch die Sequenz der Aminosäuren mit den jeweils charakteristischen Seitenketten determiniert. Dieses Charakteristikum bezeichnet man als Primärsequenz. Die Primärsequenz determiniert ihrerseits zwei Sekundärsequenzstrukturen (α-Helix und β-Faltblatt). Diese Strukturen sind sehr stabil, da sich viele Wasserstoffbrückenbindungen zwischen den >C=O- und den >N-H-Gruppen ausbilden. Die Proteine falten sich dann weiter in Tertiär- und gegebenenfalls Quartärstrukturen. Hierzu sind vielfach Hilfsproteine (Chaperone) erforderlich, um die Ausbildung der einen Struktur zu gewährleisten, die für eine funktionsfähige (native) Proteinstruktur erforderlich ist. Alle anderen denkbaren Faltungsstrukturen führen zu inaktiven (denaturierten) Proteinen.

Proteine können posttranslational modifiziert werden, indem nicht-proteinartige Gruppen eingeführt werden. Wir unterscheiden dann Phosphoproteine, Lipoproteine, Glykoproteine, Metallproteine und Nukleoproteine.

der Keimung nach Neusynthese von Proteinasen mit saurem pH-Optimum. Im keimenden Samen sind mehrere proteolytische Enzyme nachweisbar. Pflanzliche Proteinasen sind z.B. **Papain, Ficin, Bromelain**.

Proteinasen werden auf Grund ihres Angriffspunktes bei der Spaltung von Proteinen in **Endopeptidasen** und **Exopeptidasen** eingeteilt. Endopeptidasen spalten **Peptidbindungen innerhalb des Proteinmoleküls und spalten das Protein so in kleinere Peptide. Exopeptidasen dagegen spalten fortschreitend vom Ende eines Proteinmoleküls her Aminosäuren ab.** Nach ihrer Spezifität für die jeweilige terminale Peptidbindung werden Exopeptidasen in **Carboxypeptidasen** bzw. **Aminopeptidasen** unterteilt. Beide bauen in der Regel kleinere Proteine und Bruchstücke von größeren Proteinen zu Aminosäuren ab. Im Gegensatz zu den meisten anderen Enzymen wirken Proteinasen nicht spezifisch auf bestimmte Substrate. Ihr „Substrat" ist die Peptidbindung *per se*. Allerdings bevorzugen bestimmte Enzyme bestimmte Sequenzmerkmale der Proteine (Tab. 4.14). Diese Spezifitäten werden in der biochemischen Forschung vielfach genutzt.

Proteinasen können durch bestimmte Inhibitorproteine gehemmt werden. Diese finden sich z.T. in größeren Mengen in den Speicherorganen von Pflanzen. Die Inhibitorproteine hemmen auch tierische und bakterielle Proteasen. Ein Proteinaseinhibitor ist z.B. das Aprotinin (Trasylol®), ein aus 58 Aminosäuren bestehendes Peptid. Es wurde zur Prophylaxe und Therapie verschiedener Formen des Schocks verwendet. Derzeit wird der Nutzen dieses Wirkstoffs vermehrt in Frage gestellt, da auch unerwünschte Wirkungen beobachtet

Tab. 4.14 Einteilung der Proteinasen. Nach der internationalen Enzymnomenklatur werden die Proteinasen nach den reaktiven Gruppen des aktiven Zentrums in Untergruppen eingeteilt.

1. *Serin-Proteinasen*, die häufigste Proteinase-Klasse, mit Serin und Histidin im aktiven Zentrum (Trypsin, Chymotrypsin u. a.).

2. *Cystein-Proteinasen*, die einen Cystein-Rest im aktiven Zentrum tragen, z. B. Papain.

3. *Aspartat-Proteinasen*, bei denen die Carboxy-Gruppen von Asparaginsäure-Resten an der Katalyse beteiligt sind, z. B. Pepsin. Sie spalten nur im sauren pH-Bereich.

4. *Metall-Proteinasen* mit einem Metallion (häufig Zn^{2+}, Ca^{2+}).

5. Enzyme mit ungenau untersuchten Reaktionsmechanismen.

werden. Aus diesem Grund hat Bayer den Wirkstoff im November 2007 vom Markt genommen und das BfArM hat ein Ruhen der Zulassung zunächst bis 30.3.2009 angeordnet.

Beim Menschen (Abb. 4.42) und den Säugetieren werden die mit der Nahrung aufgenommenen Proteine durch Proteasen des Verdauungstraktes abgebaut. **Pepsin, Trypsin** und **Chymotrypsin** hydrolysieren die Nahrungsproteine zu kleineren Peptiden, die dann durch Peptidasen wie **Carboxypeptidasen** oder **Aminopeptidasen** schrittweise zu Aminosäuren abgebaut werden. Durch die Mucosa des Dünndarmes können die Aminosäuren resorbiert werden. Es werden aber auch kleinere Peptide resorbiert. Die Aminosäuren stehen dann in den Zellen für die Proteinsynthese zur Verfügung, oder sie werden weiter ab- und umgebaut und dienen so als Ausgangsmaterial für die Synthese des Kohlen-

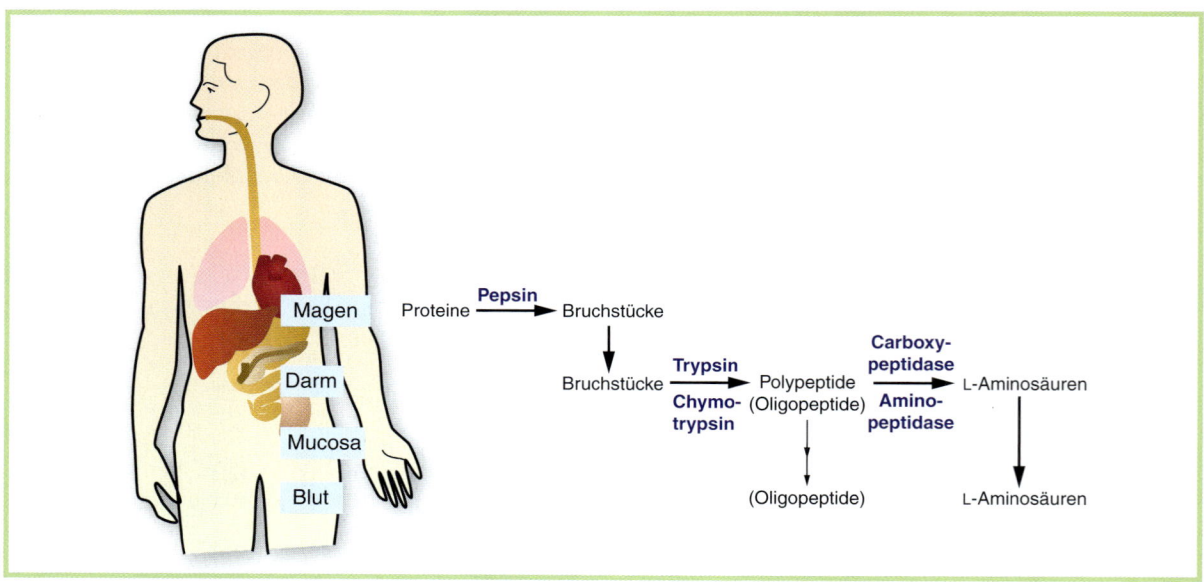

Abb. 4.42 Abbau von Proteinen beim Menschen

stoffgerüstes verschiedener anderer Stoffwechselverbindungen. Schließlich kann das Kohlenstoffgerüst der Aminosäuren auch zur Energiegewinnung in der Zelle verwandt werden.

Proteinasen, die sich extrazellulär im Blut und den extrazellulären Flüssigkeiten befinden, üben dort spezifische regulatorische Funktionen aus, z. B. bei der **Blutgerinnung**, bei der **Fibrinolyse** oder der **Aktivierung von Komplementfaktoren**. Innerhalb der Zellen finden sich Proteinasen vor allem in den Lysosomen (Kap. 1.4.11).

●●● Zusammenfassung

Proteasen sind Hydrolasen, die den Abbau der Proteine zu Peptiden (Endopeptidasen) und schließlich zu Aminosäuren (Exopeptidasen) katalysieren. Sie sind sehr häufig durch ein eher grobes Spezifitätsspektrum gekennzeichnet und erkennen nicht etwa bestimmte Proteine, sondern bestimmte Konsensussequenzen in Proteinen, die durch eine typische Aminosäureabfolge gekennzeichnet sind. Exopeptidasen hydrolysieren Peptide entweder vom C-terminalen Ende (Carboxypeptidase) oder vom N-terminalen Ende (Aminopeptidasen) her.

Um zu verhindern, dass Proteasen unkontrolliert Proteine abbauen, befinden sie sich entweder in speziellen Organellen (Lysosomen), werden durch Inhibitoren kontrolliert gehemmt, oder kommen im Organismus als inaktive Vorstufen vor, die spezifisch aktiviert werden müssen. Kaskadenartig organisierte Proteinase-Ketten sind beispielsweise das Blutgerinnungssystem und das Komplementsystem. Beides sind „Notfallsysteme", die initial aktiviert werden und sich dann selbst durch konsekutive Protease-Reaktionen zur vollen Funktion weiter aktivieren.

4.3.4 Abbau von Aminosäuren

Aminosäuren können neben ihrer Verwendung als Bausteine für die Proteinbiosynthese und die Biosynthese anderer Produkte wie Porphyrine oder Purine auch zur Energiegewinnung herangezogen werden. Viele Mikroorganismen benutzen daher Aminosäuren sowohl als Kohlenstoffquelle als auch als Energiequelle. Auch in Pflanzen spielt der Abbau von Aminosäuren eine große Rolle, obwohl bei ihnen die Neusynthese von Aminosäuren im Allgemeinen überwiegt. Bei Mensch und Tier werden die körpereigenen und die mit der Nahrung aufgenommenen Proteine zur Herstellung von Stoffwechselmetaboliten und zur Energiegewinnung herangezogen. Der Abbau der 20 proteinogenen Aminosäuren erfolgt hauptsächlich in der Leber. **Die oft langen und komplizierten Abbauwege der Aminosäuren verlaufen über viele Zwischenprodukte und münden in den meisten Fällen in Pyruvat, Acetyl-Coenzym A, Acetessigsäure und letztlich im Citratzyklus** (Abb. 4.43).

Der erste Schritt des Aminosäureabbaus ist in der Regel die **Entfernung der α-Aminogruppe**. Dies geschieht entweder **durch Transaminierung oder durch oxidative Desaminierung**. Durch Transaminierung werden in erster Linie initial folgende Aminosäuren abgebaut: Alanin, Arginin, Asparaginsäure, Cystein, Isoleucin, Leucin, Lysin, Tyrosin und Valin. **Die Aminogruppe der Aminosäuren wird dabei auf eine α-Ketosäure übertragen, und die Aminosäure selbst geht in eine α-Ketosäure über.** Die bei diesen Reaktionen beteiligten Enzyme werden **Aminotransferasen** oder

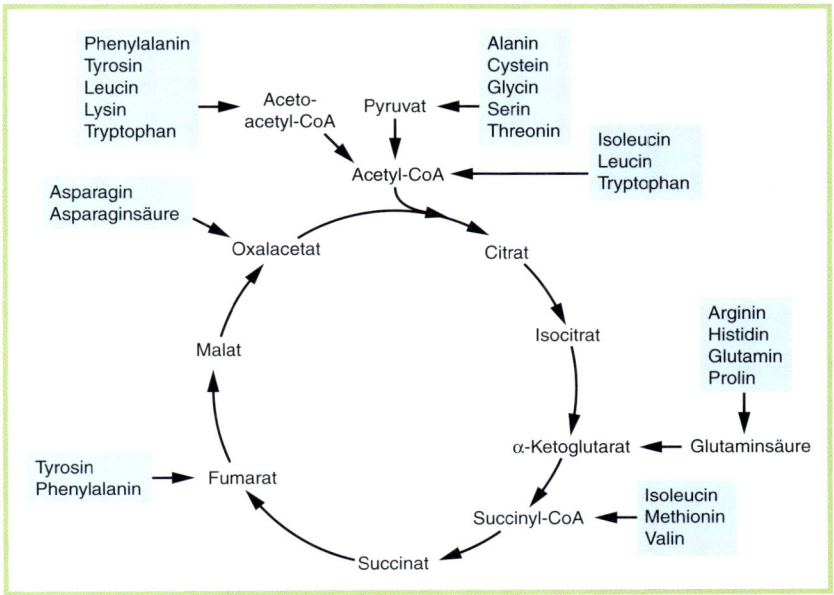

Abb. 4.43 Einschleusung der Kohlenstoffgerüste der Aminosäuren in den Citratzyklus

4 Stoffwechsel- und Entwicklungsphysiologie

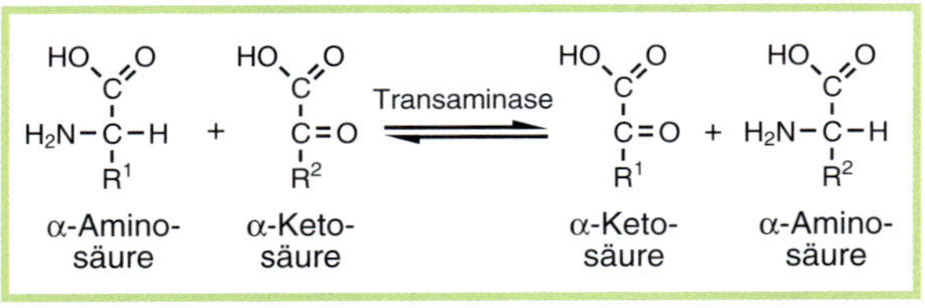

Abb. 4.44 Schema der Transaminierung. Die Aminogruppe einer Aminosäure wird reversibel auf eine Ketosäure übertragen.

Transaminasen genannt (Abb. 4.44). **Als Akzeptor der Aminogruppen dient in der Hauptsache α-Ketoglutarat, das zu Glutaminsäure umgesetzt wird.** Alle **Transaminasen** besitzen als **prosthetische Gruppe das Pyridoxalphosphat,** ein Bestandteil des **Vitamin-B$_6$-Komplexes.** Pyridoxalphosphat ist als Coenzym noch bei einer Reihe anderer Umsetzungen beteiligt, die Aminosäuren betreffen, z. B. bei der Decarboxylierung von Aminosäuren zu biogenen Aminen. Die durch die verschiedenen Transaminierungsreaktionen entstandene Glutaminsäure wird entweder zu weiteren Transaminierungen verwendet oder zum Abbau oxidativ desaminiert. Dieser Schritt erfolgt durch das Enzym **Glutamat-Dehydrogenase.**

L-Glutaminsäure + NAD$^+$ ⇆ α-Ketoglutarsäure + NH$_4^+$ + NADH+H$^+$

Die Glutamat-Dehydrogenase verwendet sowohl NAD$^+$ als auch NADP$^+$ als Wasserstoffakzeptor. Das bei der Oxidation entstandene NADH+H$^+$ kann über die Atmungskette zur Gewinnung von ATP herangezogen werden. Neben der **Glutamat-Dehydrogenase,** dem wichtigsten Enzym für die oxidative Desaminierung, gibt es noch weitere Enzyme, die diesen Schritt katalysieren.

Die Kohlenstoffgerüste von **Cystein, Serin** und **Threonin** werden über **Pyruvat** abgebaut. Die Desaminierung von **Alanin** führt unmittelbar zum Pyruvat. Der Abbau von **Phenylalanin, Tyrosin, Lysin, Tryptophan** und **Leucin** führt zum **Acetoacetyl-Coenzym A,** ein Produkt, das ebenfalls beim Fettsäureabbau entsteht. Acetoacetyl-Coenzym A wird thiolytisch in zwei Mol Acetyl-Coenzym A gespalten, die in den Citratzyklus geschleust werden. Die Kohlenstoffgerüste von **Arginin, Histidin, Glutaminsäure, Glutamin** und **Prolin** werden über die α-Ketoglutarsäure in den Citratzyklus eingebracht. Die Kohlenstoffgerüste von **Methionin, Isoleucin** und **Valin** gelangen über die **Bernsteinsäure (Succinat)** in den **Citratzyklus. Asparagin** und **Asparaginsäure** werden zu **Oxalessigsäure (Oxalacetat)** umgebaut und können damit im Citratzyklus metabolisiert werden.

Verschiedene Erbkrankheiten des Menschen beruhen auf Enzymdefekten in den oben angeführten Stoffwechselwegen (z. B. **Phenylketonurie**) (Kap. 3.4.3.7).

Aminosäuren dienen auch als Vorstufen zur Biosynthese von biogenen Aminen. Biogene Amine sind Substanzen wie **Histamin, Adrenalin, Dopamin** oder **5-Hydroxytryptamin (Serotonin).**

Wie in den Kapiteln 4.5.5 und 4.5.6.1 ausgeführt wird, kann Glucose via Gluconeogenese bei Mensch und Tier nicht aus Fettsäuren aufgebaut werden. Beim Abbau von Aminosäuren entstehen neben Acetyl-CoA auch Zwischenprodukte des Citratzyklus und Pyruvat. Aus letzteren kann beim Menschen Glucose biosynthetisiert werden. Entsprechend der beim Aminosäureabbau auftretenden Produkte spricht man deshalb von ketoplastischen und glucoplastischen Aminosäuren, je nachdem ob ein Umbau zur Glucose möglich ist (glucoplastisch) oder nicht (ketoplastisch).

● ● ● **Zusammenfassung**

Aminosäuren nehmen auch selber am Stoffwechsel teil, indem sie zu anderen Molekülen oder auch zur Energiegewinnung umgebaut werden können. Bei Säugern erfolgt der Umbau primär in der Leber. Ähnlich komplex wie die Biosynthesen der Aminosäuren ist auch deren Ab- und Umbau. Als erster Schritt wird in der Regel (bei Alanin, Arginin, Asparaginsäure, Cystein, Isoleucin, Leucin, Lysin, Tyrosin, Valin) die Aminogruppe entfernt, so dass eine α-Ketosäure entsteht. Als Akzeptor der Aminogruppe dient meist α-Ketoglutarat, so dass Glutaminsäure entsteht. Alle Transaminasen, die diesen Reaktionstyp katalysieren, verwenden als prosthetische Gruppe Pyridoxalphosphat, ein Bestandteil des Vitamin B$_6$.

Zur Energiegewinnung über den Citratzyklus und die Atmungskette wird Alanin direkt, Cystein, Serin und Threonin über Zwischenstufen zum Pyruvat abgebaut. Der Abbau von Phenylalanin, Tyrosin, Lysin, Tryptophan und Leucin führt zum Acetyl-CoA, und die Aminosäuren Arginin, Histidin, Glutaminsäure, Glutamin und Prolin gelangen über α-Ketoglutarat in den Citratzyklus. Methionin, Isoleucin und Valin werden über Bernsteinsäure (Succinat) und Asparagin und Asparaginsäure über Oxalacetat dem Citratzyklus zugeführt.

Als decarboxylierte Derivate fungieren einige Aminosäuren bzw. Aminosäureanaloga in Form von Histamin, Adrenalin, Dopamin und Serotonin als biogene Amine.

4.4 Grundzüge des Fettstoffwechsels

Als Lipide wird eine sehr große Gruppe verschiedenartiger Substanzen biologischen Ursprungs zusammengefasst. Gemeinsam ist ihnen vor allem ihr Löslichkeitsverhalten. Sie sind weitgehend unlöslich in Wasser, gut löslich in organischen Lösungsmitteln, wie Ether, Chloroform, Benzol oder Hexan. Dies wird durch die aliphatischen oder aromatischen Kohlenwasserstoffe der Lipidmoleküle bedingt. Tragen derartige unpolare, hydrophobe Moleküle an einem Ende eine hydrophile Gruppe, so werden sie amphiphil, d. h. sie besitzen dann einen ausgeprägt hydrophoben und einen hydrophilen Teil. Solche Lipidmoleküle schließen sich bei Anwesenheit von Wasser zu gerichteten Einheiten, **Mizellen**, zusammen. Dies ist besonders bei der Bildung von Biomembranen von Bedeutung (Kap. 1.3). Die Bildung von **Biomembranen** innerhalb einzelner Zellen oder zwischen verschiedenen Zellen ist eine der Hauptfunktionen der amphiphilen Lipide. **Steroide, Phospholipide, Lipoproteine** und **Glykolipide** erfüllen hier wichtige Funktionen beim Stofftransport in die Zelle, aus der Zelle und innerhalb der Zelle. Daneben kommt den Lipiden in vielen Zellen, ebenso wie den Polysacchariden, eine **Funktion als Energiespeicher** zu. Als Energiespeicher sind vor allem die Neutralfette von Bedeutung. Dies sind **Triglyceride** von Fettsäuren (Abb. 4.45).

4.4.1 Fettsäuren und Fette

Fettsäuren können in drei Gruppen eingeteilt werden:

1. Gesättigte Monocarbonsäuren.
2. Einfach und mehrfach ungesättigte Monocarbonsäuren. Für die Doppelbindungen ist hier allgemein die *cis*-Konfiguration typisch.
3. Verbindungen mit Doppelbindungen in *trans*-Konfiguration, Dreifachbindungen, sowie verzweigte Ketten.

Höhere Pflanzen können mehrfach ungesättigte Fettsäuren bilden, z. B. Linolsäure und Linolensäure. Beide sind für Mensch und Säugetiere essentiell, d. h. sie müssen mit der Nahrung aufgenommen werden. Sie finden sich u. a. in Leinöl, Mohnöl und Sonnenblumenöl. Sie werden vor allem für Membranlipide, aber auch für die Biosynthese z. B. von Prostaglandinen und Leukotrienen, benötigt. Arachidonsäure ist eine Vorstufe der Prostaglandine und findet sich in Prostaglandinfraktionen tierischer Fette. Von Pflanzen, Menschen und Tieren gebildete Fettsäuren enthalten in der Regel eine gerade Anzahl von C-Atomen.

Fette sind für viele Tiere und den Menschen wichtige Nährstoffe und können als Reservestoffe gespeichert werden. Viele Nahrungsstoffe, die über den Normalbedarf hinaus aufgenommen werden, werden größtenteils in Fette umgewandelt und in Fettgeweben gespeichert. Gegenüber der Speicherung in Form von Kohlenhydraten bietet dies Vorteile. Fette sind sehr viel energiereicher. Ihre Verbrennungswärme beträgt 39 kJ/g, wohingegen die Verbrennungswärme der Kohlenhydrate

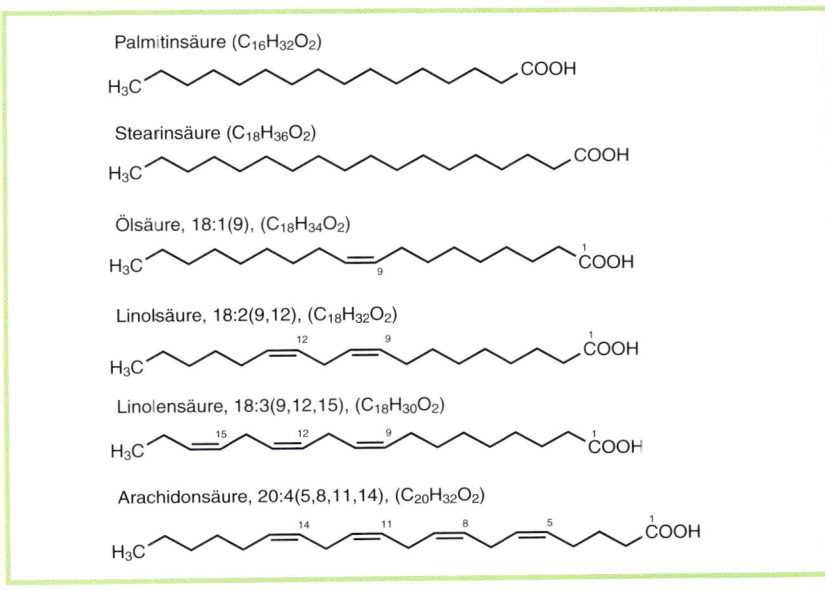

Abb. 4.45 Wichtige Fettsäuren in Pflanzen. Linolsäure und Linolensäure sind für den Menschen essentiell.

Palmitinsäure ($C_{16}H_{32}O_2$)

Stearinsäure ($C_{18}H_{36}O_2$)

Ölsäure, 18:1(9), ($C_{18}H_{34}O_2$)

Linolsäure, 18:2(9,12), ($C_{18}H_{32}O_2$)

Linolensäure, 18:3(9,12,15), ($C_{18}H_{30}O_2$)

Arachidonsäure, 20:4(5,8,11,14), ($C_{20}H_{32}O_2$)

4 Stoffwechsel- und Entwicklungsphysiologie

Tab. 4.15 Wichtige Lipide

Gruppe	Aufbau
Neutralfette, ubiquitäre Reserve-substanzen	Triacylglycerole: Triester von Fettsäuren mit Glycerol; z.B. Palmitinsäure (C_{16}), Stearinsäure (C_{18}), ungesättigte Fettsäuren
Phosphatide, Bestandteile von Biomembranen	Diester von Fettsäuren mit Glycerol: Eine Hydroxylgruppe des Glycerols ist mit Phosphorsäure verestert, die mit einem Amin, z.B. Cholin, verknüpft ist, z.B.: Lecithine, Cephaline.
Steroide, ubiquitäre Substanzen	Grundgerüst: Steran, ein zyklischer Kohlenwasserstoff; z.B. Cholesterol, Steroidhormone
Carotinoide, besonders bei Pflanzen weit verbreitet	Grundbaustein: Isopren z.B. β-Carotin

nur 17 kJ/g beträgt. Im Gegensatz zu Kohlenhydraten sind Fette nicht hydratisiert. Durch Fettspeicherung kann pro Gewichtseinheit neunmal so viel Energie gespeichert werden wie bei der Speicherung von Glykogen.

Die verschiedenen Lipide haben ganz unterschiedliche Bedeutung für den Organismus: **Fette** und **Öle** sind Energiespeicher. **Carotinoide** sind Licht absorbierende Pigmente, die in Pflanzen und Tieren vorkommen. **β-Carotin** trägt dazu bei, im Zuge der Photosynthese Lichtenergie einzufangen. Im Menschen kann β-Carotin zu zwei Molekülen **Vitamin A** gespalten werden. Daraus wird das für den Sehvorgang benötigte Rhodopsin gewonnen. Auch die **Vitamine D, E und K** zählen zu den Lipiden. **Phospholipide** sind wichtige Membranbestandteile, **Prostaglandine** zählen zu den Signalmolekülen. Die **Steroide** sind wichtige Vertreter der Sexual- und Nebennierenrindenhormone. Und in der Gruppe der vom Isopren abgeleiteten Moleküle finden sich neben einigen **Vitaminen** und **Hormonen** auch viele **sekundäre Pflanzenstoffe** (Tab. 4.15).

Zu den Lipiden zählen auch die Wachse. Haardrüsen sondern Wachse ab, Federn sind mit einer Wachsschicht überzogen, Honigwaben bestehen aus Wachs und auch Pflanzen besitzen z.B. auf ihren Blättern wachsartige Überzüge, die auch pharmazeutische Verwendung finden (Cera carnauba PhEur, gewonnen aus den Blättern der Wachspalme *Copernicia cerifera*).

●●● Zusammenfassung

Fettsäuren und Fette sind wichtige physiologische Energiespeicher. Im Vergleich zu Kohlenhydraten ist ihre Verbrennungswärme mehr als doppelt so hoch (39 kJ/g vs. 17 kJ/g). Neben Fetten und Fettsäuren enthält die Lipidfraktion einer Zelle u.a. noch Carotinoide, fettlösliche Vitamine (A, D, E und K), Phospholipide, Prostaglandine und Steroide. Prominente Lipide unter den sekundären Pflanzenstoffen sind u.a. die ätherischen Öle und die Wachse.

4.4.2   Biosynthese von Fettsäuren

Die Biosynthese der Bausteine der Fette – Glycerin und Fettsäuren – erfolgt getrennt in unterschiedlichen Stoffwechselwegen. **Pflanzen, Tiere und Mensch bilden Fette, bzw. allgemein Lipide, hauptsächlich durch Umwandlung von Kohlenhydraten.** Jedoch können auch Proteine zu Lipiden umgebaut werden. Bei Pflanzen ist dies besonders dann ausgeprägt, wenn in ihren Samen fette Öle als Reservestoffe gespeichert werden. **Tier und Mensch überführen überschüssige Glucose in Fettsäuren und speichern Fette in Fettgeweben.**

Die **Fettsäuresynthese** findet bei allen Organismen **im Cytoplasma** statt, jedoch nicht ausschließlich. Die Acetylgruppe des in den Mitochondrien gebildeten Acetyl-CoA kann aber nicht durch die Mitochondrienmembran ins Cytoplasma gelangen und wird daher innerhalb der Mitochondrien auf Oxalacetat übertragen. Dabei entsteht Citrat, das dann aus den Mitochondrien ins Cytoplasma ausgeschleust werden kann. Dort wird die Acetylgruppe wieder auf cytoplasmatisches CoA übertragen. Citrat dient also zusammen mit einem Carrierprotein als Überträger von Acetylgruppen aus den Mitochondrien in das Cytoplasma.

Bei grünen Pflanzen kann der Aufbau von Fettsäuren auch in Chloroplasten erfolgen. Die erforderlichen Synthesevorstufen werden allerdings teilweise im Cytosol gebildet und in die Chloroplasten transportiert. In den Chloroplasten werden offensichtlich vor allem gesättigte Fettsäuren aus C-2-, resp. C-3-Vorstufen gebildet. Dabei wird 3-Phospho-D-glycerat, ein Produkt der photosynthetischen Kohlendioxidfixierung, als Ausgangssubstrat für die Synthese von Acetyl-Coenzym A über Pyruvat verwendet, von dem aus die Fettsäuresynthese startet. Die im Chloroplasten gebildeten Fettsäuren dienen überwiegend der Synthese von Membranlipiden, nicht aber von Reservefetten. Daneben existieren in den Mitochondrien Enzymsysteme, die Fettsäuremoleküle verlängern können.

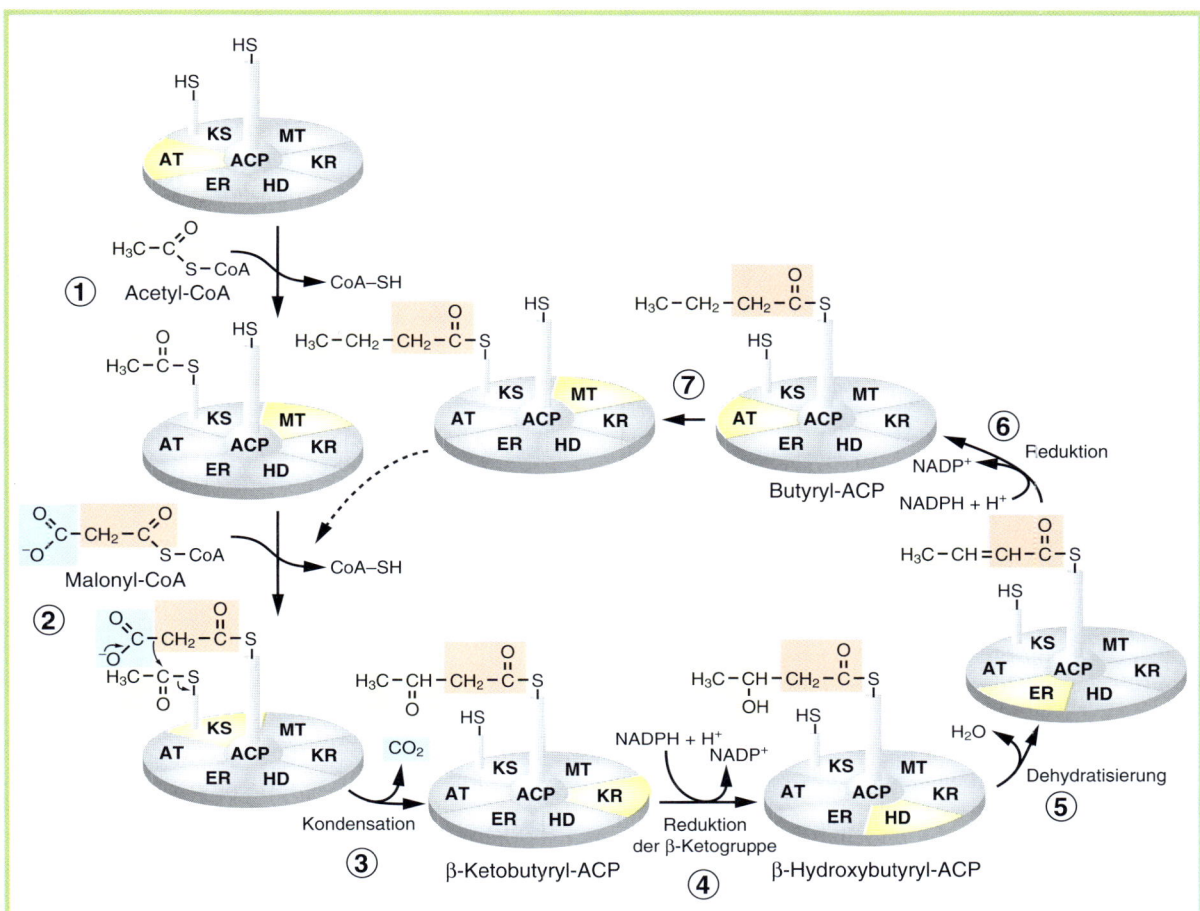

Abb. 4.46 Ablauf der Fettsäuresynthese im Enzymkomplex der Fettsäure-Synthase (ein Umlauf). Der Fettsäure-Synthase-Komplex ist schematisch dargestellt, wobei jedes Segment für eine enzymatische Aktivität steht. In der Mitte befindet sich das Acyl-Carrier-Protein (ACP) mit dem Phosphopantethein-Arm. AT = Acetyl-CoA-ACP-Transacetylase, MT = Malonyl-CoA-ACP-Transferase, KS = β-Keto-ACP-Synthase mit einem essentiellen Cystein-SH-Rest, KR = β-Ketoacyl-ACP-Reduktase, HD = β-Hydroxyacyl-ACP-Dehydratase, ER = Enoyl-ACP-Reduktase

Die De-novo-Synthese der Fettsäuren wird bei Pilzen und Säugetieren von einem Multienzymkomplex, der Fettsäure-Synthase, katalysiert (Abb. 4.46). Dieser Enzymkomplex besteht aus zwei multifunktionellen Enzymproteinen, die die einzelnen Syntheseschritte katalysieren. Als Coenzyme sind Coenzym A, NADPH+H$^+$ und Biotin beteiligt. Biotin fungiert als prosthetische Gruppe der Acetyl-CoA-Carboxylase. Bei Bakterien und höheren Pflanzen lassen sich die beteiligten Enzyme getrennt isolieren. Sie liegen in diesen Organismen in freier Form vor.

Hauptprodukte der De-novo-Synthese der Fettsäuren sind bei Säugetieren und Mensch Palmitinsäure (C$_{16}$), bei Pflanzen Palmitinsäure und Stearinsäure (C$_{18}$). Erst durch nachträgliche Reaktionen wie Kettenverlängerungen oder Dehydrierung entsteht daraus die Vielfalt an Fettsäuren, wie sie in der Natur angetroffen wird.

Die Biosynthese geradzahliger Fettsäuren geht von einem Molekül Acetyl-CoA aus dem Acetyl-CoA-Pool des Cytosols aus. Dieses fungiert als Starter (primer) der Reaktion. Alle weiteren Acetylgruppen, die zur Kettenverlängerung Verwendung finden, müssen zunächst durch Carboxylierung zu Malonyl-CoA aktiviert werden. Dieses Molekül ist wesentlich reaktionsfähiger und für die Kettenverlängerung besser geeignet.

Die Carboxylierung erfolgt durch die Acetyl-CoA-Carboxylase (Abb. 4.47). Dieses Enzym benutzt wie viele andere Carboxylasen Biotin als prosthetische Gruppe. Es ist nicht Bestandteil des Fettsäure-Synthase-Komplexes. Die Acetyl-CoA-Carboxylase ist das geschwindigkeitsbestimmende Enzym der Fettsäure-

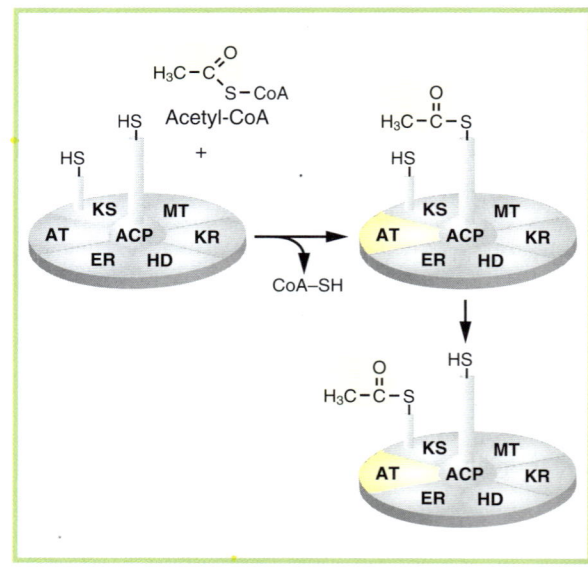

Abb. 4.47 Acetyl-CoA wird durch die biotinhaltige Acetyl-CoA-Carboxylase zu Malonyl-CoA carboxyliert.

synthese. Zur Carboxylierung von Malonyl-CoA aus Acetyl-CoA ist jeweils 1 ATP erforderlich.

Um **Palmitinsäure** zu synthetisieren müssen somit **ein Molekül Acetyl-CoA und 7 Moleküle Malonyl-CoA** bereitgestellt werden.

Acetyl-CoA + 7 Malonyl-CoA + 14 NADPH+H$^+$ →
CH$_3$(CH$_2$)$_{14}$COO$^-$ + 7 CO$_2$ + 8 CoA-SH + 14 NADP$^+$

Während der Biosynthese ist die wachsende Fettsäurekette über eine Thioesterbindung unmittelbar an den Enzymkomplex gebunden, d. h. alle Zwischenprodukte sind kovalent mit einer SH-Gruppe verknüpft.

Die Bindung erfolgt über ein relativ kleines, hitzestabiles Protein, das **Acyl-Carrier-Protein** (ACP) (Abb. 4.48). Die Acylgruppen des Acetyl-CoA und des Malonyl-CoA werden auf die Thiolgruppe des ACP übertragen, katalysiert durch die Enzyme **Acetyl-Transacylase** und **Malonyl-Transacylase.**

Die einzelnen enzymatischen Schritte bei der Fettsäuresynthese sind:

1. Startreaktion – Acyltransfer
Die Übertragung der Acetylgruppen des Acetyl-CoA auf den Fettsäure-Synthetase-Komplex erfolgt zunächst auf die SH-Gruppe des Acyl-Carrier-Proteins (ACP) und von dort weiter auf eine SH-Gruppe des kondensierenden Enzyms (Abb. 4.46-1 und Abb. 4.49).

Die **Acetyl-Transacylase** ist kein für Acetyl-CoA absolut spezifisches Enzym. Auch andere an CoA gebundene Acylgruppen können gegebenenfalls auf die SH-Gruppe des Fettsäure-Synthase-Komplexes übertragen werden. So wird z. B. ausgehend von Propionyl-CoA Propionyl-Enzym gebildet, **so dass schließlich auch ungeradzahlige Fettsäuren entstehen können.**

2. Malonyltransfer
Der Malonylrest wird durch die hochspezifische **Malonyl-Acyltransferase** vom Malonyl-CoA auf die Sulfhydrylgruppe des ACP übertragen.

Auf Grund dieser Reaktionen liegt nunmehr ein **Acetyl~S-, Malony~S-ACP-Enzym** vor (Abb. 4.46-2).

3. Kondensation
Die Acetylgruppe wird nun auf die Malonylgruppe übertragen. Dabei wird aus der freien Carboxylgruppe des Malonyl-S-ACP CO$_2$ abgespalten. Das Gleichgewicht dieser Reaktion wird in Richtung der Kondensation verschoben, da die Decarboxylierung des Malonylrestes stark exergon ist. Es entsteht **β-Ketobutyryl-ACP** (Abb. 4.46-3).

Abb. 4.48 Das Acyl-Carrier-Protein (ACP) der Fettsäure-Synthase

Abb. 4.49 Die Startreaktion der Fettsäuresynthese, der Acyltransfer

4. Erste Reduktion

β-Ketobutyryl-ACP wird durch NADPH+H$^+$ zum β-Hydroxybutyryl-ACP reduziert. Katalysiert wird diese Reaktion durch die **β-Ketoacyl-ACP-Reduktase** (Abb. 4.46-4).

5. Dehydratisierung

Der Hydroxybutyrylrest unterliegt einer Wasserabspaltung. Dies führt zum **Crotonyl-ACP** (Abb. 4.46-5).

6. Zweite Reduktion

Der Crotonylrest wird durch NADPH+H$^+$ zum Butyrylrest reduziert (Abb. 4.46-6).

7. Transacylase-Reaktion

Mit der Bildung von **Butyryl~S-ACP-Enzym-SH** ist die Biosynthese einer gesättigten Fettsäure (C$_4$ in unserem Beispiel) beendet. Vor der Bindung eines neuen Malonylrestes an das ACP des Enzymkomplexes wird der Butyrylrest innerhalb der Fettsäure-Synthase auf die Sulfhydrylgruppe des kondensierenden Teilenzyms übertragen (Abb. 4.46-7).

Damit kann erneut ein Malonylrest auf die Sulfhydrylgruppe des ACP übertragen und ein erneuter Umlauf eingeleitet werden.

Bei jedem Umlauf wird die wachsende Fettsäure um eine C$_2$-Einheit verlängert. Zur Biosynthese der Palmitinsäure (C$_{16}$) sind 7, für Stearinsäure (C$_{18}$) 8 Umläufe erforderlich. Am Ende der Synthese wird die fertige Fettsäure von der Fettsäure-Synthase abgespalten.

Die Verwendung von Acetylresten als Grundbausteine der Fettsäurebiosynthese erklärt einleuchtend, warum in der Natur **fast ausschließlich geradzahlige Fettsäuren** vorkommen.

NADPH+H$^+$, das für die Fettsäuresynthese benötigt wird, kann von photoautotrophen Pflanzen durch zwei Stoffwechselwege gewonnen werden: einmal als Endprodukt der Lichtreaktion der Photosynthese, zum anderen über den Pentosephosphatweg. Bei heterotrophen Organismen ist der Pentosephosphatweg der einzige Weg zur Gewinnung von NADPH+H$^+$. Bei Säugetieren und Menschen läuft diese Reaktionsfolge in der Leber und in Fettgewebe, also den Orten intensiver Fettsäuresynthese, mit hoher Umsatzrate ab.

Die hauptsächlichen Endprodukte der De-novo-Fettsäuresynthese, Palmitinsäure und Stearinsäure, dienen nun selbst als Vorstufen für die Biosynthese weiterer Fettsäuren, z.B. kann eine Kettenverlängerung der Palmitinsäure durch verschiedene Enzyme erfolgen, die in den Mitochondrien, den Chloroplasten oder am Endoplasmatischen Retikulum lokalisiert sind. Durch Einführung einer oder mehrerer Doppelbindungen entstehen ungesättigte Fettsäuren. Dies wird bei Pflan-

zen und Tieren durch spezifische Oxidoreduktasen katalysiert.

$$\text{R-CH}_2\text{-CH}_2\text{-R} + O_2 + \text{NADPH+H}^+ \rightarrow \text{R-CH=CH-R} + \text{NAD}^+ + 2 H_2O$$

Bei grünen Pflanzen sind solche Enzyme an die Thylakoidmembranen der Chloroplasten gebunden.

Mehrfach ungesättigte Fettsäuren wie **Linolsäure oder Linolensäure** werden von Pflanzen aus Vorstufen aufgebaut, die sich von einfach ungesättigten Fettsäuren ableiten (Abb. 4.45). Diese beiden Fettsäuren werden nur von Pflanzen bzw. Mikroorganismen synthetisiert und müssen von Säugetieren und Mensch mit der Nahrung aufgenommen werden. Es sind für sie **essentielle Fettsäuren,** da sie sowohl zur Synthese gewisser Membranlipide, als auch der Prostaglandine notwendig sind.

●●● **Zusammenfassung**

Der Ort der Fettsäurebiosynthese ist bei allen Lebewesen das Cytosol. Bei Pflanzen ist Fettsäurebiosynthese aber auch in den Chloroplasten und teilweise auch in Mitochondrien möglich. Die Synthese erfolgt an einem als Fettsäure-Synthase bezeichneten Multienzymkomplex. Sukzessive wird Acetyl-CoA durch C$_2$-Einheiten (aus Malonyl-CoA als Substrat unter Abspaltung von CO$_2$) verlängert, wobei als Coenzyme CoA-SH, NADPH+H$^+$ und Biotin beteiligt sind. Die einzelnen Reaktionsschritte lassen sich in Acyltransfer, Malonyltransfer, Kondensation, erste Reduktion, Dehydratisierung, zweite Reduktion und Transacylasereaktion unterteilen. Hauptprodukte sind bei Säugern die Palmitinsäure (C$_{16}$) und bei Pflanzen die Stearinsäure (C$_{18}$). Durch nachgeschaltete Reaktionen werden längere und ungesättigte Aminosäuren gebildet. Die wichtigen mehrfach ungesättigten Fettsäuren Linol- und Linolensäure sind für den Menschen essentiell.

4.4.3 Bildung von Lipiden

Die Synthese von Glycerolipiden, die u.a. als Depot- und Speicherform für Fettsäuren dienen, erfolgt durch Veresterung von Glycerinphosphat mit entsprechenden Fettsäuren. Zunächst werden die freien Hydroxylgruppen des Glycerinphosphats durch zwei Moleküle Fettsäure-CoA-Thioester acyliert. Dabei entstehen **Phosphatidsäuren.**

Die als Zwischenprodukte der Neutralfettsynthese fungierenden Phosphatide weisen durch den Phosphorsäurerest eine Polarisierung zwischen einem lipophilen Kohlenwasserstoffanteil und einem hydrophilen Säureanteil auf. Darauf beruht ihre besondere Eignung zur Bildung von Schichten zwischen lipoiden und wässrigen Phasen. Entsprechend sind sie die wichtigsten Teilstrukturen der Biomembranen (Kap. 1.3).

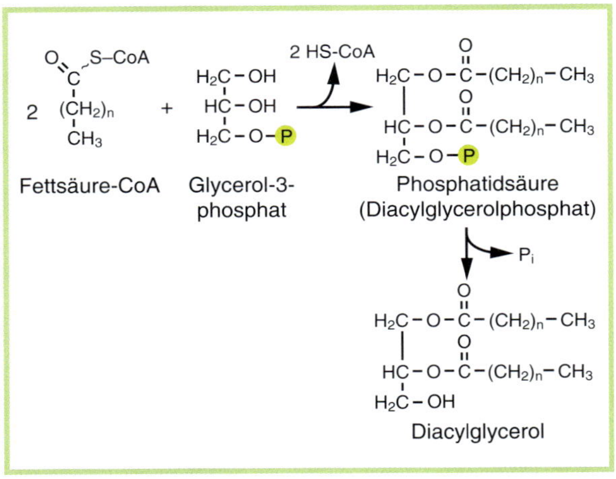

Abb. 4.50 Bildung von Lipiden (resp. Neutralfetten). Bei der Biosynthese von Phospholipiden (und Neutralfetten) treten Phosphatidsäuren als Zwischenprodukte auf. Über Acyl-CoA werden Acylgruppen („aktivierte Fettsäuren") durch eine Acyltransferase auf Glycerol-3-phosphat übertragen. Glycerol-3-phosphat selbst kann durch Reduktion von Dihydroxyacetonphosphat gebildet werden. Vom Diacylglycerolphosphat wird dann durch eine Phosphatase anorganisches Phosphat abgespalten, unter Bildung von Diacylglycerol (resp. Triacylglycerolen).

Zur weiteren Biosynthese der Depotlipide wird die Phosphatgruppe der Phosphatidsäure hydrolytisch abgespalten (Abb. 4.50). Die dabei entstehenden **Diacylglycerole** reagieren mit einer weiteren Fettsäure zu **Triacylglycerolen** (Abb. 4.51).

$$
\begin{aligned}
&\quad\; O \\
&\quad\; \| \\
&R\text{-}C\sim S\text{-}CoA + \text{Diacylglycerol} \rightarrow \text{Triacylglycerol} + \\
&CoA\text{-}SH
\end{aligned}
$$

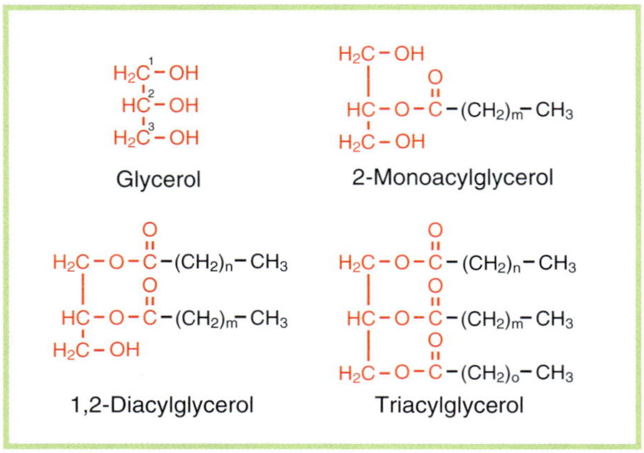

Abb. 4.51 Acyl-Glycerole

●●● **Zusammenfassung**

Fettsäuren reagieren mit einem Glycerinbaustein zu den Triacylglyceriden (Neutralfette) oder den Phosphoglyceriden, die als Membranbausteine eine prominente Rolle spielen.

4.4.4   Abbau von Lipiden zu Fettsäuren

Verschiedene Pflanzen sind in der Lage, Lipide in Form von fetten Ölen als Reservestoffe in ihren Samen zu speichern. Hierher gehören z. B. **Ölpalme**, **Erdnuss**, **Sonnenblume** und **Lein.** Bei der Keimung der Samen werden die Reservestoffe mobilisiert und zunächst in Fettsäuren und Glycerin gespalten. Säugetiere nehmen Lipide zwar hauptsächlich mit der Nahrung auf, sie synthetisieren die Speicherlipide jedoch selbst und lagern sie im Fettgewebe ein. Vor der weiteren Verwertung im Stoffwechsel müssen auch die Lipide tierischer Organismen in Glycerin und Fettsäuren gespalten werden. Die Spaltung der Nahrungslipide in Fettsäuren und Glycerin erfolgt durch Enzyme im Verdauungstrakt. Erst dadurch werden Fette gut resorbierbar.

Die spezifischen Enzyme der Lipidspaltung, **die Lipasen,** sind **Hydrolasen.** Sie hydrolysieren die Esterbindungen zwischen Fettsäuren und Glycerin unter Aufnahme von Wasser. Glycerin wird auf dem Weg des Kohlenhydratstoffwechsels im Organismus weiter metabolisiert. Die Fettsäuren werden hingegen durch β-Oxidation zu kleineren C_2-Fragmenten abgebaut.

●●● **Zusammenfassung**

Der Abbau der Lipide wird von Lipasen (Hydrolasen) katalysiert. Auf diese Weise wird die Freisetzung von Fettsäuren und die Mobilisierung der in ihnen gespeicherten Energie induziert.

4.4.5   Abbau der Fettsäuren durch β-Oxidation

Der Abbau der Fettsäuren erfolgt **in den Mitochondrien** und verläuft bei Mensch, Tier, Pflanze und Mikroorganismen im Prinzip gleich. Bei Pflanzen können Fettsäuren hauptsächlich in den Glyoxysomen abgebaut werden (Kap. 1.4.10.2). Zunächst müssen allerdings die Fettsäuren aus dem cytoplasmatischen Raum in die Mitochondrien transportiert werden. Dafür werden die Fettsäuren „aktiviert", d.h. als Thioester an das **Coenzym A gebunden. Die dafür nötige Energie wird von ATP unter Abspaltung von Pyrophosphat geliefert.**

Langkettige Fettsäuren können allerdings nur in geringem Ausmaß als CoA-Thioester durch die Mitochondrienmembran transportiert werden. Daher wird die Fettsäure von Coenzym A auf **Carnitin** übertragen (Abb. 4.52).

Die **Carnitinfettsäureverbindung** (**Acylcarnitin**) wird nun durch die Mitochondrienmembran transportiert. Im Inneren des Mitochondriums wird die Fettsäure wieder vom Carnitinrest auf Coenzym A übertragen. Das Carnitin spielt also beim Transport der Fettsäuren aus dem Cytoplasma in die Mitochondrien die Rolle eines **Transportvehikels** (**Carrier**).

Der Abbau der Fettsäuren erfolgt schließlich durch die Enzyme des Fettsäureoxidationszyklus. Die Enzyme sind im Innern des Mitochondriums lokalisiert. Bei den sich anschließenden enzymatischen Schritten bleiben die Fettsäuren immer als Thioester an das Coenzym A gebunden.

1. Zunächst wird das Acyl-Coenzym A durch das Enzym **Acyl-CoA-Dehydrogenase** am C-2 und C-3 **dehydriert**. Wasserstoffakzeptor bei dieser Reaktion ist das **Flavinadenindinukleotid (FAD)** (Abb. 4.53-1).
2. Die entstandene α,β-ungesättigte Acyl-CoA-Verbindung wird nun enzymatisch durch **Wasseranlagerung** in eine L-**3-Hydroxyacyl-CoA-Verbindung** überführt (Abb. 4.53-2).
3. Der nächste Schritt des Fettsäureabbaus ist wiederum eine **Oxidation**. Die 3-Hydroxyacylverbindung wird unter Wasserstoffabspaltung zum **3-Ketoacyl-Coenzym A** oxidiert. Als Wasserstoffakzeptor bei dieser Reaktion fungiert NAD^+ (Abb. 4.53-3).
4. Der letzte Schritt des Fettsäurezyklus ist eine **thiolytische Spaltung** des 3-Ketoacyl-Coenzym A durch das Enzym **Thiolase**. Dabei wird von der Fettsäure ein C_2-Fragment als Acetyl-Coenzym A abgespalten. Der um 2 C-Atome verkürzte Rest der Fettsäure bleibt am Coenzym A gebunden und wird erneut der β-Oxidation unterzogen (Abb. 4.53-4).

Diese Reaktionssequenz wiederholt sich so lange, bis das Fettsäuremolekül vollständig zu C_2-Fragmenten abgebaut ist. **Die bei der Oxidation der Fettsäuren entstandenen Reduktionsäquivalente werden in die Atmungskette eingeschleust und tragen dort zur Energiegewinnung in Form von ATP bei. Die entstehenden Acetyl-Coenzym-A-Reste können über den Citratzyklus zur weiteren Energiegewinnung eingesetzt werden.** Es bleibt festzuhalten, dass bei der β-Oxidation der Fettsäuren keine sofort verwendbaren energiereichen Verbindungen in Form von Nukleosidtriphosphaten, z. B. ATP, gewonnen werden.

4 Stoffwechsel- und Entwicklungsphysiologie

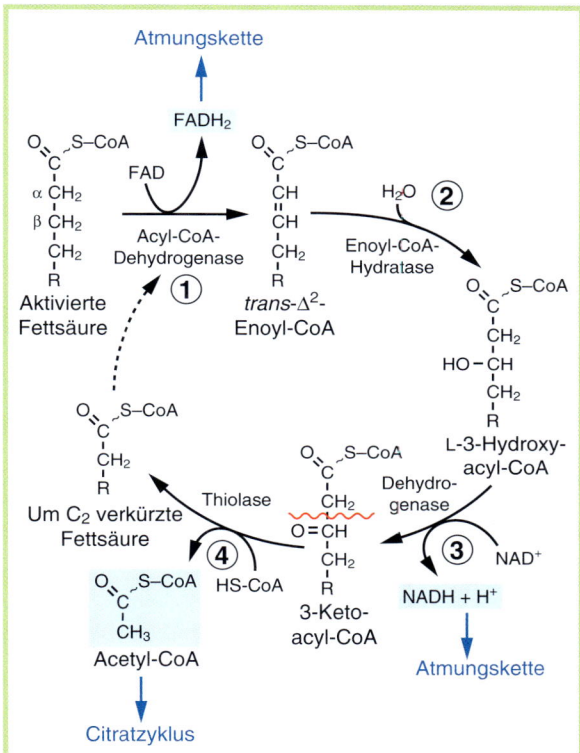

Abb. 4.52 Bildung von Acyl-Carnitin

Abb. 4.53 Schema eines Umlaufs der β-Oxidation von Fettsäuren

● ● ● **Zusammenfassung**

Der Abbau der Fettsäuren erfolgt in umgekehrter Sequenzfolge wie der Aufbau. Allerdings unterscheiden sich Enzyme des Fettsäureoxidationszyklus von denen des Fettsäure-Synthesekomplexes. Die Enzyme des Fettsäureoxidationszyklus sind zudem im Innern der Mitochondrien lokalisiert. Als Cosubstrate fungieren CoA-SH, FAD und NAD^+. Bei jedem Zyklus wird eine C_2-Einheit oxidativ abgespalten, weshalb der Fettsäureabbau auch als β-Oxidation bezeichnet wird. Als Bilanz des Abbaus einer C_{16}-Fettsäure resultieren 7 Mol $FADH_2$, 7 Mol $NADH+H^+$, und 8 Mol Acetyl-CoA.

Bei jedem Umlauf, d. h. jeder Abspaltung eines C_2-Fragmentes und Übertragung auf Coenzym A werden 1 $FADH_2$ und 1 NADH+H$^+$ gewonnen. Zum vollständigen Abbau z. B. der Myristicinsäure (C_{14}) entstehen 6 Mol $FADH_2$, 6 Mol NADH+H$^+$, und 7 Mol Acetyl-CoA. Beim vollständigen Abbau von Palmitinsäure (C_{16}) entstehen 7 Mol $FADH_2$, 7 Mol NADH+H$^+$ und 8 Mol Acetyl-CoA.

4.5   Grundzüge des Energiestoffwechsels

Je nachdem, in welcher Form die Organismen bzw. Zellen Kohlenstoff aus ihrer Umgebung aufnehmen, lassen sie sich zwei großen Gruppen zuordnen (Tab. 4.16).

Autotrophe Zellen und Organismen sind in der Lage, das Kohlendioxid der Luft als einzige Kohlenstoffquelle zu verwenden und daraus organische Moleküle aufzubauen. Benutzen sie zur Reduktion des CO_2 die Energie des Sonnenlichtes, spricht man von **photoautotrophen** Organismen, wird die Energie zur Reduktion des CO_2 aus chemischen Umsetzungen gewonnen, von **chemoautotrophen** Organismen.

Heterotrophe Zellen (Organismen) können dagegen Kohlendioxid nicht zum Aufbau von Kohlenhydraten nutzen, sondern müssen Kohlenstoff in Form von organischen Nährstoffen, wie z. B. Glucose, Fett oder Protein, aufnehmen. Sie sind also auf die organischen Syntheseprodukte anderer Organismen angewiesen (Abb. 4.54).

Die lebenswichtige Energie wird von den verschiedenen Organismen auf ganz unterschiedliche Weise ge-

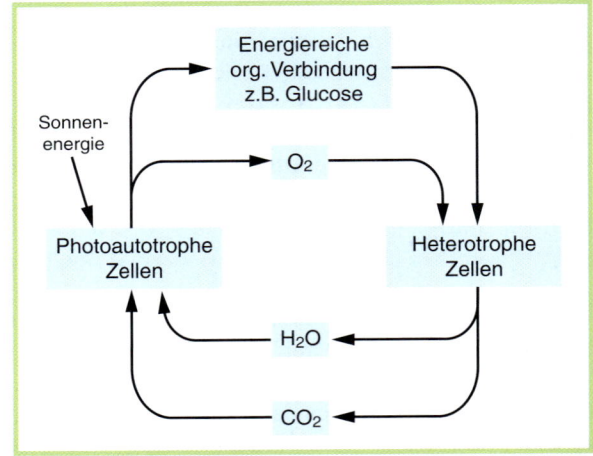

Abb. 4.54 Der Kreislauf des Kohlenstoffs und des Sauerstoffs in der Biosphäre

wonnen. **Photoautotrophe** Organismen können die **Energie des Sonnenlichts** zum einen bei der Photophosphorylierung zur Bildung von ATP aus ADP und PO_4^{3-} nutzen. Zum anderen können sie bei der Photosynthese unter CO_2-Assimilation in mehreren aufeinander folgenden Reaktionsschritten Glucose aufbauen.

Sie sind jedoch auch zur Energiegewinnung durch Atmung befähigt, d. h. sie können die aus der Assimilation des CO_2 hervorgegangenen organischen Substanzen wieder zu $CO_2 + H_2O$ abbauen. Photoautotrophe Zellen gewinnen ihre Energie bei Belichtung durch Photosynthese, bei Dunkelheit durch Atmung, d. h. durch den Abbau der durch die Photosynthese gewon-

Tab. 4.16 Einteilung der Organismen nach deren Kohlenstoff- und Energiequellen

Organismentyp	Kohlenstoffquelle	Energiequelle	Elektronendonoren	Beispiele
Photoautotroph	CO_2	Licht	Anorganische Verbindungen (H_2O, H_2S, S)	Grüne Zellen höherer Pflanzen, Blaualgen, photosynthetisch tätige Bakterien
Photoorganotroph	Organische Verbindungen (aber auch CO_2)	Licht	Organische Verbindungen	Schwefelfreie Purpurbakterien
Chemoautotroph	CO_2	Redoxreaktionen	Anorganische Verbindungen (H_2, S, H_2S, Fe(II), NH3)	Knallgas, Schwefel-, Eisen- und nitrifizierende Bakterien
Heterotroph	Organische Verbindungen	Redoxreaktionen	Organische Verbindungen, z. B. Glucose, Fettsäuren	Alle höheren Tiere, die meisten Mikroorganismen, photosynthetisch nicht tätige Pflanzenzellen

nenen Verbindungen. Der entscheidende Vorgang der Photosynthese besteht in einer Übertragung von Wasserstoff bzw. Elektronen auf CO_2, dabei wird das Kohlendioxid reduziert. Der Wasserstoff stammt aus dem Wasser, das mit Hilfe der Energie des Sonnenlichtes „photolysiert", d. h. in Sauerstoff und Wasserstoff gespalten wird.

Kohlendioxid + Wasser + Sonnenenergie →
Organische Verbindungen + Sauerstoff

Heterotrophe Organismen können ihre Energie nur über die Prozesse der **Atmung** (aerobe Organismen) oder **Gärung** (anaerobe Organismen) gewinnen.

Die wichtigsten Vorgänge für den Energiegewinn der Organismen sind also die Verwertung der Sonnenstrahlung durch die Prozesse der **Photosynthese** sowie die Reaktionsfolgen beim Abbau organischer Substanzen (Abb. 4.55), d. h. die Prozesse der **Atmung**.

Bei der Photosynthese und der Atmung beruht die Energiegewinnung auf dem gleichen Prinzip. **An einen Elektronenfluss über eine Kette von Redoxsystemen (Elektronentransportkette) ist die Phosphorylierung von ADP zu ATP gekoppelt.**

Bei der Photosynthese stammen die Elektronen bzw. der Wasserstoff für die Reduktion des Kohlendioxids aus dem Wasser. Die Energie, die den Elektronenfluss bzw. Wasserstofftransport antreibt, ist die Sonnenenergie. Bei den Reaktionsfolgen der Atmung folgt der Elektronen- bzw. Wasserstoff-Fluss dem natürlichen Energiegefälle. Bei der Atmung werden organische Moleküle unter Verbrauch von Sauerstoff zu H_2O und CO_2 abgebaut. Bei diesen Abbauvorgängen werden im Prinzip Elektronen bzw. Wasserstoff freigesetzt und auf Sauerstoff als letzten Elektronenakzeptor übertragen. **Die Atmung ist formal eine Umkehrung der Photosynthese.**

Organische Verbindungen + Sauerstoff →
Kohlendioxid + Wasser + Energie

Neben Photosynthese und Atmung dienen auch **Gärungsprozesse** zur Energiegewinnung. Unter **Gärung** versteht man die Gewinnung von Energie durch lebende Zellen bei Abwesenheit von Sauerstoff (anaerobe Organismen). Wichtige Gärungsprozesse sind die **alkoholische Gärung**, die **Milchsäuregärung** und die **Buttersäuregärung**. **Der Energiegewinn aus diesen Prozessen ist, verglichen mit der Atmung, gering. Anaerobe Organismen** verwenden an Stelle von Sauerstoff andere Substanzen als Elektronenakzeptoren, nämlich **Acetaldehyd, Brenztraubensäure, Butyraldehyd**, etc.

Anaerobe Organismen, denen Sauerstoff grundsätzlich nicht als Elektronenakzeptor dienen kann, sind **obligat anaerob**. Auf sie wirkt Sauerstoff giftig. Viele Organismen bzw. Zellen sind jedoch nur **fakultativ anaerob**. Sie können in Abwesenheit von Sauerstoff oder bei Sauerstoffmangel ihre Energie durch Gärung, bei Anwesenheit von Sauerstoff durch Atmung gewinnen.

Die Zellen und Organe eines Organismus können durchaus verschiedene Stoffwechselwege zur Gewinnung von Energie beschreiten. Die grünen Zellen einer Pflanze sind z. B. autotroph, die Wurzelzellen heterotroph. Die Muskelzellen der Tiere können ihre Energie durch Atmung oder Gärung gewinnen (**Milchsäuregärung**).

Autotrophe und heterotrophe Organismen sind in ihrer Ernährung untereinander abhängig.

Mit dem Kreislauf des Kohlendioxids von photoautotrophen über heterotrophe Organismen ist gleichzeitig ein Energiekreislauf gekoppelt, in dem die Sonne als Energiespender die entscheidende Rolle spielt. Durch die Photosynthese wird die Energie des Sonnenlichts in chemische Energie organischer Verbindungen überführt. Diese wird dann von den heterotrophen Organismen genutzt. **Letzten Endes stammt also alle von Zellen genutzte Energie aus der Sonnenenergie.**

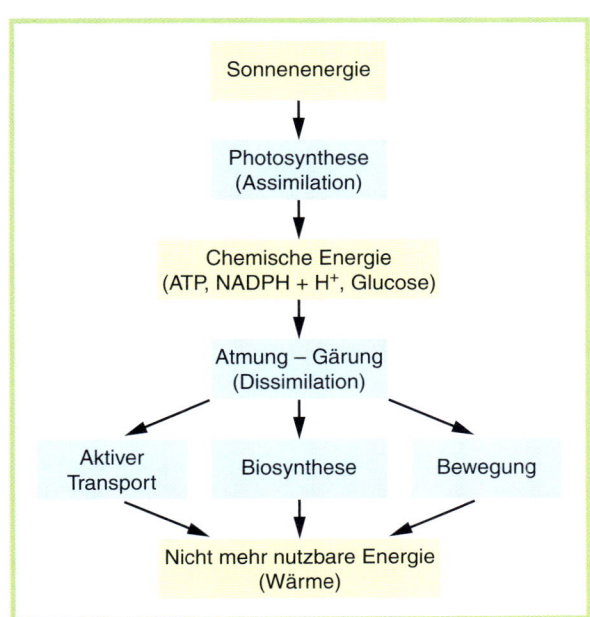

Abb. 4.55 **Energiefluss in der Biosphäre**

4.5.1 Energetische Kopplung: Abbauende und aufbauende Stoffwechselwege

Im Stoffwechsel laufen ständig und gleichzeitig zwei voneinander abhängige Prozesse ab. Ihre Reaktionsfolgen, die so genannten **Stoffwechselwege,** lassen sich jedoch getrennt analysieren.

- Unter abbauenden bzw. **katabolen Stoffwechselwegen** werden Umsetzungen verstanden, bei denen größere Moleküle zu kleineren abgebaut werden. So führen die Abbauwege ausgehend von Proteinen, Polysacchariden oder Fetten über Aminosäuren, Zucker und Fettsäuren und zahlreiche weitere Zwischenstufen letztlich zum Kohlendioxid.
- Als aufbauende bzw. **anabole Stoffwechselwege** werden dagegen Biosynthesevorgänge verstanden, die ausgehend von einfachen Molekülen zu komplexen, höhermolekularen Verbindungen führen. Die Zwischenprodukte in diesem Geschehen werden als **Metaboliten,** das ganze Geschehen als **Intermediärstoffwechsel** bezeichnet.

Katabole Vorgänge sind mit der Freisetzung der von Molekülen gebundenen Energien verbunden. Diese wird in die Form energiereicher Phosphatbindungen, z. B. ATP überführt. Anabole Vorgänge dagegen bedürfen der Zufuhr von Energie, die wiederum aus dem ATP gewonnen wird. Der Stoffwechsel der Zelle ist also immer mit einem Energieaustausch gekoppelt (Energiekopplung).

Der Abbau der Hauptbestandteile der Nahrung (Fette, Polysaccharide, Proteine) erfolgt durch zahlreiche hintereinander geschaltete enzymkatalysierte Reaktionen. Zunächst werden die polymeren Moleküle in ihre monomeren Bausteine zerlegt. **Fette zu Fettsäuren und Glycerin, Polysaccharide zu Zuckern, Proteine zu Aminosäuren.** Diese Grundbausteine werden häufig auf verschiedene Weise zu einem C_2-Körper, der „aktivierten Essigsäure" abgebaut. Aminosäuren werden daneben auch zu α-Oxoglutarsäure, Bernsteinsäure, Fumarsäure oder Oxalessigsäure „desaminiert". Der C_2-Körper und die Abbauprodukte der Aminosäuren werden schließlich in einem zentralen Kreisprozess des Stoffwechsels, dem **Citratzyklus, zu CO_2** abgebaut.

In der Atmungskette (**Endoxidation**) wird der u. a. in Form von $NADH + H^+$ als **Reduktionsäquivalent** auftretende Wasserstoff unter Bildung von Wasser auf Sauerstoff übertragen (Abb. 4.56). **Dabei findet der wesentliche Prozess der Energiegewinnung, die oxidative Phosphorylierung von ADP zu ATP statt.**

●●● **Zusammenfassung**

Autotrophe Organismen können mit Hilfe von CO_2 als einziger Kohlenstoffquelle leben. Verwenden sie die zur Reduktion des CO_2 erforderliche Energie aus dem Sonnenlicht, so bezeichnen wir diese Organismen als photoautotrop. Chemoautotrophe Organismen beziehen die Energie aus chemischen Umsetzungen.

Heterotrophe Organismen benötigen höher organisierte Kohlenstoffverbindungen (Glucose, Fette, Proteine), um sich über Atmung oder Gärung mit Energie zu versorgen.

Photosynthese und Atmung sind somit die wichtigsten Quellen für die Bereitstellung chemischer Energie. Die Atmung ist formal die Umkehrung der Photosynthese. Als weitere Möglichkeit chemische Energie zu generieren dient die Gärung. Hierunter versteht man ganz allgemein Energiegewinnung in Abwesenheit von Sauerstoff.

Katabole (Energie-liefernde) und Anabole (Energie-verbrauchende) Stoffwechselwege laufen immer gleichzeitig nebeneinander ab. Da ein Teil der Energie in Form von Wärme verlorengeht, sind alle Organismen auf externe Energiequellen angewiesen. Autotrophe Organismen assimilieren CO_2, heterotrophe Organismen müssen energiereiche Moleküle aufnehmen.

Die grundlegenden anabolen Stoffwechselwege könnte man formal als Umkehr der entsprechenden katabolen Vorgänge auffassen. **Katabole und anabole Stoffwechselwege sind** jedoch **meist nicht identisch, sondern werden von unterschiedlichen Enzymen katalysiert. Oft sind auch anabole und katabole Stoffwechselwege in verschiedenen Kompartimenten der Zelle lokalisiert.** Der Abbau der Fettsäuren z. B. erfolgt in den Mitochondrien, die Fettsäuresynthese dagegen im Cytoplasma außerhalb der Mitochondrien, teilweise durch Enzyme, die an das Endoplasmatische Retikulum gebunden sind.

Die Reaktionsfolgen des Citratzyklus stellen hingegen einen Stoffwechselweg für anabole und katabole Vorgänge dar (**amphiboler Stoffwechselweg**).

4.5.2 Glykolyse: Abbau der Glucose zu Pyruvat

Die aus den Reserve- und Nahrungskohlenhydraten freigesetzte Glucose wird in den Zellen weiter abgebaut. Die daran beteiligten enzymatischen Reaktionen werden unter dem Begriff „Glykolyse" zusammengefasst. Die Glykolyse wird durch eine Gruppe von 11 Enzymen katalysiert und verläuft bei den verschiedenen Organismen über die gleichen Zwischenstufen. **Bei der Glykolyse wird zum einen das Kohlenstoffgerüst der Glucose bis zur Brenztraubensäure abgebaut. Zum anderen**

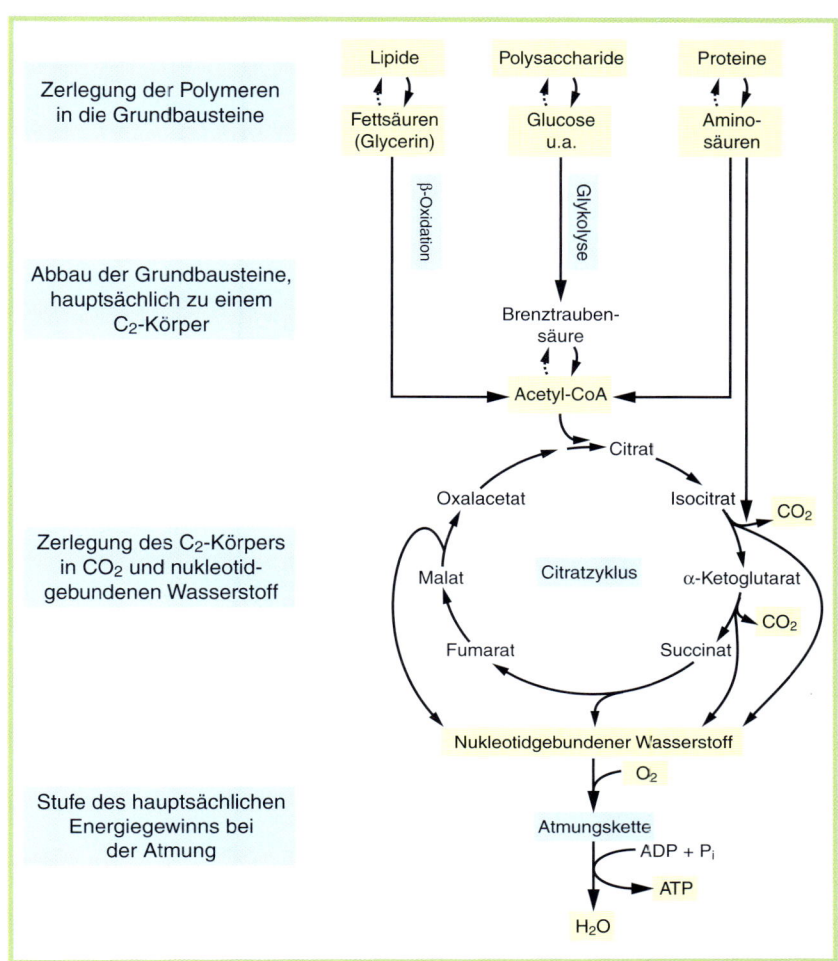

Abb. 4.56 Übersicht über die wichtigsten Abbauwege (katabole Stoffwechselwege)

wird dabei als energiereiche Verbindung ATP gewonnen. Die Glykolyse läuft im Cytoplasma der Zelle ab. Zwischenprodukte, die bei der Glykolyse auftreten, können auch zur Synthese anderer Zellbestandteile verwandt werden. Die einzelnen Schritte der Glykolyse sind in Abb. 4.57 zusammengefasst.

Der erste Reaktionsschritt der Glykolyse ist eine Phosphorylierung der Glucose in 6-Stellung zu **Glucose-6-phosphat**, die durch das Enzym **Hexokinase** katalysiert wird. Die Hexokinase phosphoryliert nicht nur Glucose, sondern kann auch eine Reihe von anderen Hexosen in 6-Stellung phosphorylieren, z. B. **Fructose, Mannose** und **Glucosamin**. Die Reaktion wird auch durch das Enzym **Glucokinase** katalysiert. **Glucokinase**, die hauptsächlich in der Leber vorkommt, ist allerdings spezifisch für Glucose und phosphoryliert keine anderen Hexosen. Beide Enzyme gehören in die Gruppe der Transferasen (Kinasen).

$ATP + \alpha\text{-}D\text{-Glucose} \leftrightarrows ADP + \alpha\text{-}D\text{-Glucose-6-phosphat}$
$\Delta G^{\circ\prime} = -16,7 \text{ kJ}$

Glucose-6-phosphat wird durch das Enzym **Glucose-6-phosphat-Isomerase** zu Fructose-6-phosphat umgelagert. Diese Reaktion ist leicht reversibel.

$Glucose\text{-}6\text{-phosphat} \leftrightarrows Fructose\text{-}6\text{-phosphat}$
$\Delta G^{\circ\prime} = +1,7 \text{ kJ}$

In einer weiteren Phosphorylierungsreaktion wird nun **Fructose-6-phosphat** durch das Enzym **Phosphofructokinase**, einer Transferase, in 1-Stellung unter Verbrauch von ATP phosphoryliert.

Die **Regulation der Glykolyse** erfolgt über die **Phosphofructokinase**.

Die Aktivität der **Phosphofructokinase** wird durch hohe ATP-Konzentration allosterisch gehemmt. Im Gegensatz hierzu wirken ADP und AMP als allosterische Aktivatoren auf dieses Enzym.

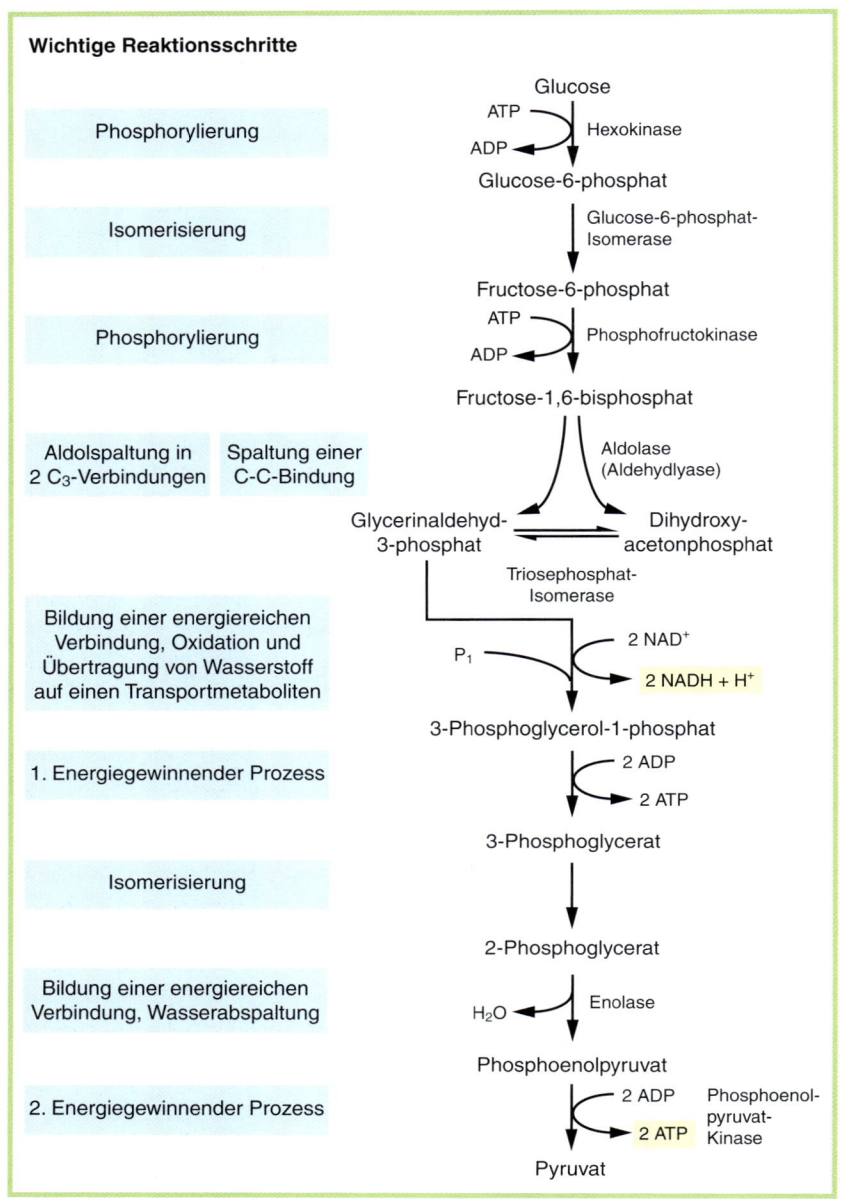

Wichtige Reaktionsschritte

Phosphorylierung

Isomerisierung

Phosphorylierung

Aldolspaltung in 2 C₃-Verbindungen | Spaltung einer C-C-Bindung

Bildung einer energiereichen Verbindung, Oxidation und Übertragung von Wasserstoff auf einen Transportmetaboliten

1. Energiegewinnender Prozess

Isomerisierung

Bildung einer energiereichen Verbindung, Wasserabspaltung

2. Energiegewinnender Prozess

Glucose
ATP → Hexokinase
ADP ←
Glucose-6-phosphat
Glucose-6-phosphat-Isomerase
Fructose-6-phosphat
ATP → Phosphofructokinase
ADP ←
Fructose-1,6-bisphosphat
Aldolase (Aldehydlyase)
Glycerinaldehyd-3-phosphat   Dihydroxy-acetonphosphat
Triosephosphat-Isomerase
P_1 → 2 NAD$^+$
2 NADH + H$^+$
3-Phosphoglycerol-1-phosphat
2 ADP → 2 ATP
3-Phosphoglycerat
2-Phosphoglycerat
H_2O ← Enolase
Phosphoenolpyruvat
2 ADP → Phosphoenol-pyruvat-Kinase
2 ATP
Pyruvat

Abb. 4.57 Übersicht über die Reaktionen der Glykolyse

ATP + Fructose-6-phosphat ⇌ ADP+Fructose-1,6-bis-phosphat
$\Delta G^{\circ\prime} = -14{,}2$ kJ

Bis zur Bildung von Fructose-1,6-bisphosphat werden also pro Mol Glucose 2 Mol ATP aufgebracht. Das Fructose-1,6-bisphosphat wird durch das Enzym **Fructose-bisphosphat-Aldolase** in Glycerinaldehyd-3-phosphat und Dihydroxyacetonphosphat (DHAP) gespalten (Aldolspaltung, Spaltung einer C-C-Bindung durch eine Aldehydlyase).

Fructose-1,6-bisphosphat ⇌ Dihydroxyaceton-phosphat + Glycerin-aldehyd-3-phosphat
$\Delta G^{\circ\prime} = +24{,}0$ kJ

Das Gleichgewicht zwischen den beiden Triosen, das weit auf der Seite des DHAP liegt, wird durch die **Triosephosphat-Isomerase** eingestellt. In der nachfolgenden Reaktion dient nur **Glycerinaldehyd-3-phosphat** als Substrat, das dadurch ständig aus dem Gleichgewicht entfernt wird. Glycerinaldehyd-3-phosphat wird durch das Enzym **Glycerinaldehydphosphat-Dehydrogenase** oxidiert. Die Aldehydgruppe wird an eine SH-Gruppe der Dehydrogenase addiert. Bei der anschließenden Dehydrierung wird der Wasserstoff auf NAD^+ übertragen. Die energiereiche Thioesterbindung wird durch Phosphorolyse unter Bindung von P_i gelöst. Es entsteht **3-Phosphoglyceroyl-1-phosphat**. Bei der Oxidation entsteht also nicht unmittelbar die freie Carbonsäure, sondern ein gemischtes Anhydrid mit Phosphorsäure. **Diese Anhydridbindung ist sehr energiereich und hat ein höheres Phosphatgruppenübertragungspotential als ATP.** Die energiereich gebundene Phosphorsäure wird durch die **Phosphoglycerat-Kinase** auf ADP übertragen. Damit entstehen 3-Phosphoglycerat und ATP. Eine Reaktionsfolge, bei der aus ADP und anorganischem Phosphat ATP gebildet wird, ist eine „**Substratkettenphosphorylierung**".

Glycerinaldehyd-3-phosphat + NAD^+ + P_i →
3-Phosphoglyceroyl-1-phosphat + NADH+H^+
$\Delta G^{\circ\prime} = +6,3$ kJ

3-Phosphoglyceroyl-1-phosphat + ADP $\leftrightarrows$
3-Phosphoglycerat + ATP
$\Delta G^{\circ\prime} = -18,8$ kJ

Dieser Reaktionsschritt bildet den ersten energieliefernden, exergonischen Prozess. Die Energiebilanz des bisherigen Verlaufs der Glykolyse ist damit ausgeglichen, da zu Beginn pro Mol Glucose 2 Mol ATP investiert werden mussten, die nun zurück gewonnen wurden, da aus jeder Glucose 2 Nukleotid-Triphosphate entstanden sind.

Im nächsten Reaktionsschritt wird die Phosphatgruppe von C-3 auf das C-2 der **Phosphoglycerinsäure** übertragen.

3-Phosphoglycerinsäure $\leftrightarrows$ 2-Phosphoglycerinsäure
$\Delta G^{\circ\prime} = -4,4$ kJ

Aus **2-Phosphoglycerinsäure** entsteht schließlich durch enzymatische Wasserabspaltung **Phosphoenolpyruvat**. Die Reaktion wird durch das Enzym **Enolase** katalysiert.

2 Phosphoglycerinsäure $\leftrightarrows$ Phosphoenolpyruvat + H_2O
$\Delta G^{0\prime} = +1,8$ kJ

Dadurch entsteht wiederum eine energiereiche Phosphatbindung. Die **Pyruvat-Kinase** überträgt diese Phosphatgruppe unter Bildung von **Pyruvat** anschließend auf ADP.

Phosphoenolpyruvat + ADP → Pyruvat + ATP
$\Delta G^{0\prime} = -31,4$ kJ

Durch diese Reaktion werden wiederum 2 Mol ATP pro Mol Glucose gewonnen (Abb. 4.57, 4.58).

Das Pyruvat kann nun in verschiedene Stoffwechselwege eingeschleust werden. Es ist nicht nur eine wichtige Vorstufe für weitere Biosynthesen, sondern auch von großer Bedeutung für die Energiegewinnung. Beim weiteren Abbau des Pyruvats ist entscheidend, ob der Stoffwechsel des Organismus anaerob oder aerob verläuft.

> Im anaeroben Stoffwechsel wird Pyruvat in Gärungsreaktionen weiter umgesetzt, z.B. zu Milchsäure oder Ethanol. Bei der aeroben Energiegewinnung wird Pyruvat bis hin zum Wasser und Kohlendioxid vollständig oxidiert.

4.5.2.1 Pentosephosphatweg

Zu einem geringen Teil kann Glucose auch über den so genannten **Pentosephosphatweg** abgebaut werden. **Dieser Reaktionsprozess besteht im Prinzip aus einer Abspaltung von Wasserstoff von Glucose-6-phosphat.** Die Reaktion verläuft in zwei Stufen (Abb. 4.59):

1. Glucose-6-phosphat wird durch die **Glucose-6-phosphat-Dehydrogenase** am C-1 dehydriert.
2. Die entstandene 6-Phosphogluconsäure unterliegt einer Dehydrierung am C-3 verbunden mit einer CO_2-Abspaltung durch das Enzym **6-Phosphogluconat-Dehydrogenase**. Es entsteht D-**Ribulose-5-phosphat**. In beiden Dehydrierungsreaktionen wird $NADP^+$ zu NADPH+H^+ reduziert.

Das Ribulose-5-phosphat wird anschließend durch das Enzym **Ribulose-5-phosphat-Isomerase** zu Ribose-5-phosphat isomerisiert.

Ribose-5-phosphat wird über einen vielstufigen, zyklischen Reaktionsweg wieder zu Glucose-6-phosphat regeneriert. In dieser Reaktionsfolge treten C-7-, C-6-, C-5-, C-4- und C-3-Verbindungen auf, die als Vorstufen für die Biosynthese zahlreicher Zellbestandteile dienen können, z.B. von Nukleotiden.

Der Pentosephosphatweg ist formal eine Umkehrung des Calvin-Zyklus (Kap. 4.6.3). Letzterer wird auch als **reduktiver Pentosephosphatzyklus** bezeichnet, wohingegen der hier besprochene Stoffwechselweg als **oxidativer Pentosephosphatzyklus** bezeichnet wird. Die Enzyme beider Stoffwechselwege sind zum Teil identisch. **In grünen Pflanzen sind sie für beide Stoffwechselwege in den Chloroplasten lokalisiert.**

NADPH+H^+ **kann nicht über die Atmungskette oxidiert werden. Der oxidative Pentosephosphatzyklus dient daher nicht der Energiegewinnung, sondern der Bereitstellung von NADPH+H^+ für Reduktionsreaktionen bei Biosynthesen,** z.B. der Fettsäuresynthese, der Synthese von Mevalonsäure, der Aminierung von α-Ketoglutarsäure zu Glutaminsäure und vieler anderer Synthesen.

4 Stoffwechsel- und Entwicklungsphysiologie

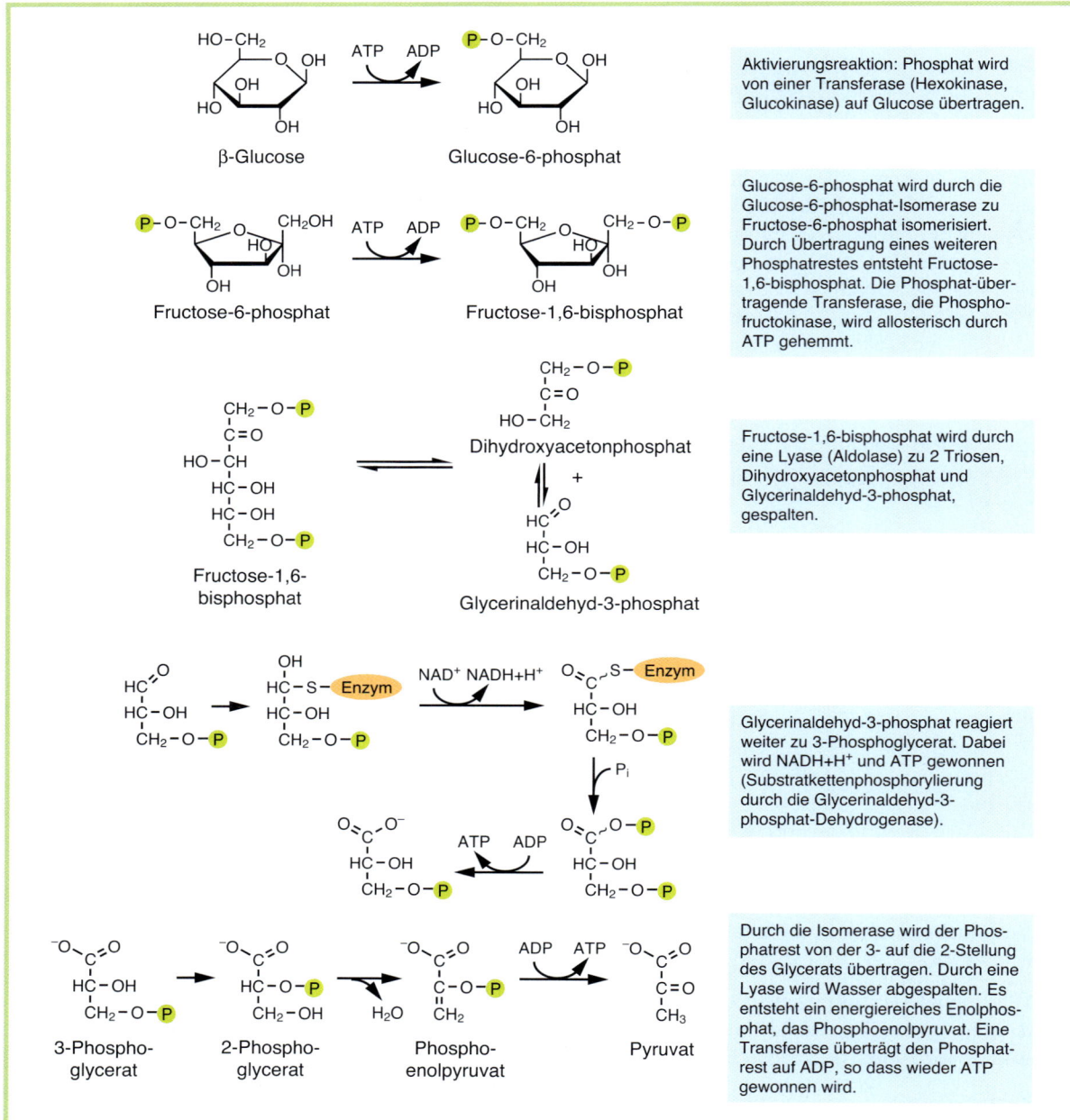

Abb. 4.58 Formelmäßige Darstellung der Reaktionsfolgen der Glykolyse

Der Pentosephosphatweg liefert also Reduktionsäquivalente für Biosynthesen und stellt der Zelle ein Spektrum von Bauelementen zur Verfügung. Bei Säugetieren und beim Menschen wird Glucose über den Pentosephosphatweg vor allen Dingen in Organen mit hoher Fettsäurebiosynthese oder allgemein solchen mit hohem $NADPH+H^+$-Verbrauch oxidiert, z. B. in Fettgewebe, Nebenniere und Erythrozyten.

Es besteht auch die Möglichkeit, dass Glucose am C-6-Kohlenstoff oxidiert wird. Unter Erhalt der Aldehydfunktion am C-1 entsteht so Glucuronsäure, eine Schlüsselsubstanz für die Biosynthese von Polyuronsäuren (Bestandteile von Schleimen, Zellwänden, Pektinen). Glucuronsäure dient im Säuger bevorzugt auch zur Konjugation mit lipophilen Arzneisubstanzen, die dadurch wasserlöslich und damit nierengängig gemacht werden.

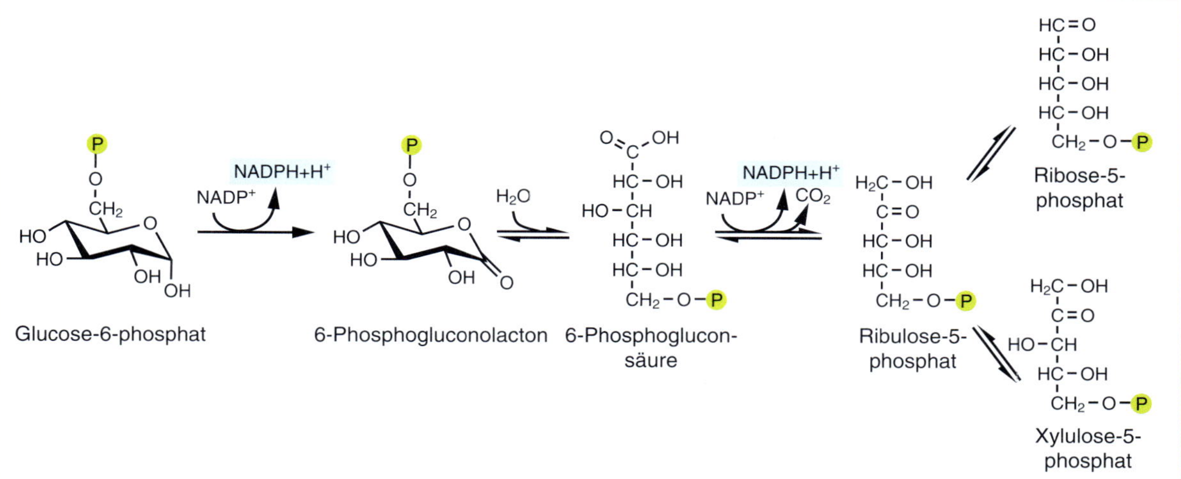

Abb. 4.59 Pentosephosphatweg. Die ersten Reaktionen zum oxidativen Abbau der Glucose

●●● Zusammenfassung

Die Glykolyse leitet die „Verwertung" von Glucose ein, die schließlich bis zum CO_2 abgebaut wird. Auf dem Weg dorthin entstehen ATP, GTP und Reduktionsäquivalente in Form von NADH+H$^+$ und FADH$_2$. Diese werden schließlich benötigt, um in der Atmungskette O_2 zu H_2O zu reduzieren. Die aus dieser stark exothermen Reaktion freiwerdende Energie wird genutzt, um ATP zu synthetisieren.

Die eigentliche Glykolyse liefert ausgehend von einem Molekül Glucose als Endprodukt zwei Moleküle Pyruvat. In der Bilanz erhalten wir bei einem Durchgang pro Mol Glucose 2 Mol ATP und 2 Mol NADH+H$^+$.

Ein Teil der Glucose fließt in den Pentosephosphatweg ein. Hier wird Glucose-6-P über 6-P-Gluconolacton zu D-Ribulose-5-P und schließlich zu Ribose-5-P umgewandelt. Hierbei entstehen 2 Mol NADPH+H$^+$, die nicht etwa zur Energiegewinnung sondern als Reduktionsäquivalente für Biosynthesereaktionen genützt werden.

In einem vielstufigen, zyklischen Reaktionsweg wird ein Teil des Ribose-5-P über C-7-, C-6-, C-5-, C-4- und C-3-Verbindungen wieder zu Glucose-6-P regeneriert. Der Pentosephosphatweg ist formal eine Umkehrung des Calvin-Zyklus.

4.5.3 Pyruvatdecarboxylierung: Bildung von Acetyl-Coenzym A aus Pyruvat

Pyruvat, das durch den Abbau der Glucose, anderer Monosaccharide oder durch andere Abbauwege gebildet wurde, **kann oxidativ decarboxyliert werden.** Diese Reaktion wird von der **Pyruvat-Dehydrogenase** katalysiert. Dieser Enzymkomplex ist **in der Matrix der Mitochondrien** lokalisiert. Der Enzymkomplex besteht aus drei Enzymteilen und mehreren Cofaktoren. Das **Thiamindiphosphat** ist die prosthetische Gruppe einer Decarboxylase-Dehydrogenase. Der Grundkörper dieses Coenzyms, das Thiamin, muss von Menschen als lebenswichtiges Vitamin mit der Nahrung aufgenommen werden.

Das Apoenzym trägt als prosthetische Gruppe die **Liponsäure** (Thiooctansäure, Abb. 4.60). Diese ist mit ihrer terminalen Carboxyl-Gruppe mit einem Lysylrest des Enzymproteins verknüpft. Sie liegt im Enzymkomplex als **Liponamid** (= Liponsäureamid) vor. Sie kann in einer oxidierten und einer reduzierten Form vorliegen. Liponsäure ist als prosthetische Gruppe an Redoxprozessen (oxidative Decarboxylierung) beteiligt. Sie ist über eine Aminogruppe mit einer Untereinheit des jeweiligen Enzyms verbunden, z. B. der **α-Ketoglutarat-Dehydrogenase** und der **Pyruvat-Dehydrogenase. Die Liponsäure ist an der oxidativen Decarboxylierung von 2-Oxo-Säuren beteiligt. Weitere Cofaktoren sind Coenzym A, NAD$^+$, Mg^{2+} und FAD.**

Das Kernenzym hat weiterhin die Funktion einer **Transacetylase.** Es überträgt den Acetylrest vom Lipon-

reaktive
Disulfidbindung

Liponsäureamid

Thiaminpyrophosphat

Abb. 4.60 Prosthetische Gruppen des Pyruvat-Dehydrogenase-Komplexes. Die Liponsäure ist als Amid an das Enzym gebunden und kann über die reaktive Disulfidbindung entweder als Überträger für Wasserstoff oder für Acetyl-/Acylgruppen fungieren. Thiaminpyrophosphat (TPP) ist direkt an der oxidativen Decarboxylierung von Pyruvat beteiligt.

amid auf das Coenzym A. Das dritte Enzym ist die **Dihydroliponamid-Dehydrogenase**. Es dehydriert Dihydroliponamid wieder zu Liponamid. Der Wasserstoff wird hierbei auf NAD$^+$ übertragen (Abb. 4.61).

> Endprodukte der Decarboxylierung sind CO$_2$, NADH + H$^+$ und Acetyl-CoA.

4.5.3.1 Regulation der Pyruvat-Dehydrogenase

Die oxidative Decarboxylierung von Pyruvat ist eine wichtige Zwischenreaktion im Kohlenhydrat- und Alanin-Stoffwechsel. Hier verzweigen sich Stoffwechselwege zum Endabbau, resp. zur Fettsäuresynthese. Die Aktivität der Pyruvat-Dehydrogenase kann über verschiedene Mechanismen reguliert werden. **Das Endprodukt Acetyl-CoA hemmt die Transacetylase. Das Endprodukt NADH+H$^+$ hemmt die Dihydroliponamid-Dehydrogenase** (Abb. 4.61).

Die **Decarboxylase-Dehydrogenase** kann durch eine **Pyruvat-Dehydrogenase-Kinase** an einem Serinrest phosphoryliert werden. Hierdurch wird die Pyruvat-Dehydrogenase inaktiviert. Ein weiteres regulierbares Enzym ist eine Ca^{2+}-abhängige Phosphatase. Sie spaltet den Phosphatrest von der Pyruvat-Dehydrogenase ab. Damit wird dieses Enzym wieder aktiviert.

Je nach Stoffwechsellage kann so der Pyruvat-Dehydrogenase-Komplex **durch Phosphorylierung oder Dephosphorylierung aktiviert oder inaktiviert** werden oder **durch Endprodukthemmung die Enzymaktivität reguliert** werden.

4.5.3.2 Die oxidative Decarboxylierung

Neben Pyruvat unterliegen 2-Oxoglutarat sowie einige weitere 2-Oxosäuren, die als Transaminierungs-Produkte von Valin, Isoleucin und Leucin gebildet werden, einer oxidativen Decarboxylierung. Grundsätzlich entstehen bei dieser Reaktion aus einer 2-Oxosäure CO$_2$ und die nächst niedere Carbonsäure. Primäres Produkt der Decarboxylierung ist ein Aldehyd, der an das Enzym gebunden bleibt. Er wird im Verlauf der oxidativen Decarboxylierung zur Carbonsäure oxidiert, die in Form des Coenzym-A-Derivats anfällt.

Bei der Oxidation des Aldehyds dient NAD$^+$ als Wasserstoffakzeptor (Abb. 4.61).

Durch die Reaktionsfolge der Pyruvat-Dehydrogenase wird **Acetat als Thioester an das Coenzym A gebunden** (Abb. 4.62). Diese **Thioesterbindung ist energiereich, das Acetyl-CoA stellt die aktivierte Essigsäure dar.** Daneben entsteht bei dieser Reaktion noch NADH+H$^+$, das als Reduktionsäquivalent über die Atmungskette zur weiteren Energiegewinnung eingesetzt werden kann.

Die Decarboxylierungsreaktion ist stark exergon.

Pyruvat + NAD$^+$ + CoA-SH → Acetyl-S-CoA + NADH+H$^+$ + CO$_2$
$\Delta G°' = -33,5$ kJ

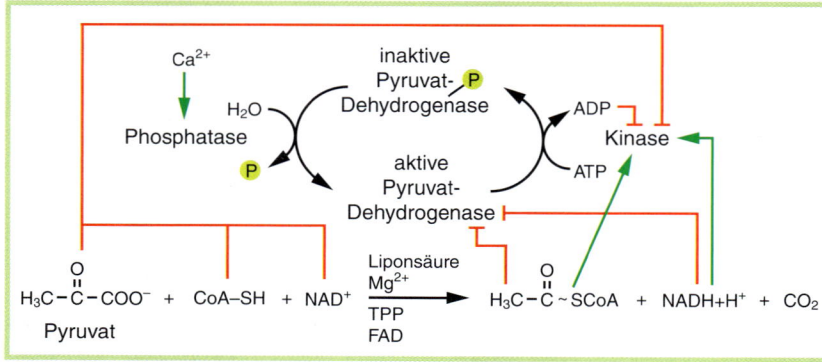

Abb. 4.61 Oxidative Decarboxylierung von Pyruvat durch den Pyruvat-Dehydrogenase-Multienzymkomplex. Das Enzym wird einerseits über die entstandenen Produkte gehemmt (rote Blockpfeile), andererseits über eine spezifische Kinase inaktiviert bzw. Phosphatase aktiviert. Diese beiden Regulationsenzyme werden ebenfalls umfassend reguliert.

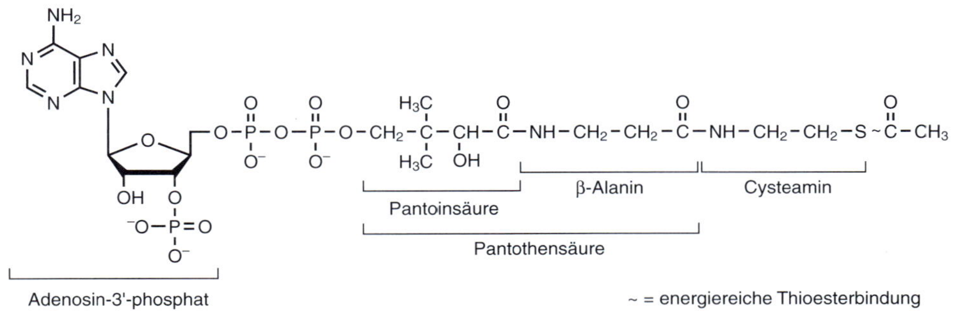

Abb. 4.62 Acetyl-Coenzym A

Das Acetyl-Coenzym A nimmt im Stoffwechsel eine zentrale Stellung ein. Es entsteht nicht nur durch die oxidative Decarboxylierung von Pyruvat, also über den Abbau von Glucose und anderen Monosacchariden, sondern wird auch beim Abbau von Fettsäuren und verschiedenen Aminosäuren gebildet.

Vom Acetyl-Coenzym A nehmen zahlreiche Stoffwechselwege ihren Ausgang. So dient es als Grundbaustein für die Biosynthese von Fettsäuren, Carotinoiden, Terpenen und Steroiden. Es ist darüber hinaus das Zwischenglied bei der Umwandlung von Glucose in Fettsäuren. **Weiterhin kann die Acetylgruppe des Coenzyms A in die Reaktionsfolge des Citratzyklus eingeschleust und dadurch vollständig zu CO_2 oxidiert werden. Die aktivierte Essigsäure stellt daher ein außerordentlich wichtiges Bindeglied sowohl für anabole als auch für katabole Stoffwechselwege dar.**

●●● Zusammenfassung

Eine wichtige Schnittstelle beim Totalabbau der Glucose ist die Umwandlung von Pyruvat zu Acetyl-CoA. Diese Reaktion wird durch die Pyruvat-Dehydrogenase katalysiert, ein Enzymkomplex, der in der Matrix der Mitochondrien lokalisiert ist. Drei enzymatische Reaktionszentren und eine ganze Reihe von Coenzymen und prosthetischen Gruppen (Thiaminphosphat, Liponsäure, Coenzym A, NAD^+, Mg^{2+} und FAD) sind an der Reaktion beteiligt, die ein C_3-Molekül in ein C_2-Molekül umwandelt.

Verschiedene Regulationsmechanismen greifen an dieser Stelle, so dass je nach Stoffwechsellage der Pyruvat-Dehydrogenase-Komplex durch Phosphorylierung oder Dephosphorylierung aktiviert oder gehemmt oder durch Endprodukthemmung reguliert werden kann.

Durch den Umbau von Pyruvat zu Acetyl-CoA entstehen pro Mol Glucose zwei weitere Mol $NADH+H^+$. Ferner wurden die ersten beiden CO_2-Moleküle freigesetzt, so dass aus einem C_6-Molekül zwischenzeitlich zwei C_2-Moleküle und zwei CO_2 entstanden sind.

4.5.4 Der Citratzyklus: Abbaureaktionen zur Gewinnung von nukleotidgebundenem Wasserstoff

Die abbauenden, katabolen Stoffwechselwege der wichtigsten Nahrungsstoffe wie Kohlenhydrate, Fette und vieler Aminosäuren der Proteine führen letzten Endes alle zur Bildung von **Acetyl-Coenzym A.** In dieser Form werden die verbliebenen C_2-Einheiten zum weiteren Abbau in den Citratzyklus eingeschleust. Dieser auch als **Tricarbonsäurezyklus** bezeichnete Kreisprozess ist eine Kette von Reaktionen, die in den Mitochondrien fast aller **aerober** Organismen abläuft. Bei Sauerstoffmangel kommt dieser Prozess schnell zum Stillstand. Die Bilanzgleichung des Citratzyklus lautet:

Acetyl-CoA + GDP + P_i → 2 CO_2 + GTP + 8 [H] + CoA-SH

In einer Folge nacheinander ablaufender Reaktionen wird **im Citratzyklus das Kohlenstoffgerüst des Acetats vollständig oxidiert und der Kohlenstoff als CO_2 ausgeschieden. Der dabei frei werdende Wasserstoff wird in Form von Reduktionsäquivalenten gewonnen** ($NADH+H^+$ und $FADH_2$), die dann in der Atmungskette zur Energiegewinnung eingesetzt werden. Weiterhin wird bei der Oxidation des Acetats im Citratzyklus **noch 1 Mol Nukleotidtriphosphat in Form von GTP gebildet. Die verschiedenen, im Citratzyklus auftretenden Zwischenprodukte können auch als Vorstufen für die Biosynthese zahlreicher Substanzen dienen.**

Die Umsetzungen des Citratzyklus nehmen ihren Ausgang vom **Citrat,** das in mehreren Schritten zu **Oxalacetat** abgebaut wird und dabei zwei C-Atome als CO_2 verliert (Abb. 4.63).

Citrat wird wieder regeneriert, indem Oxalacetat mit der Acetylgruppe des Acetyl-CoA eine Kondensations-

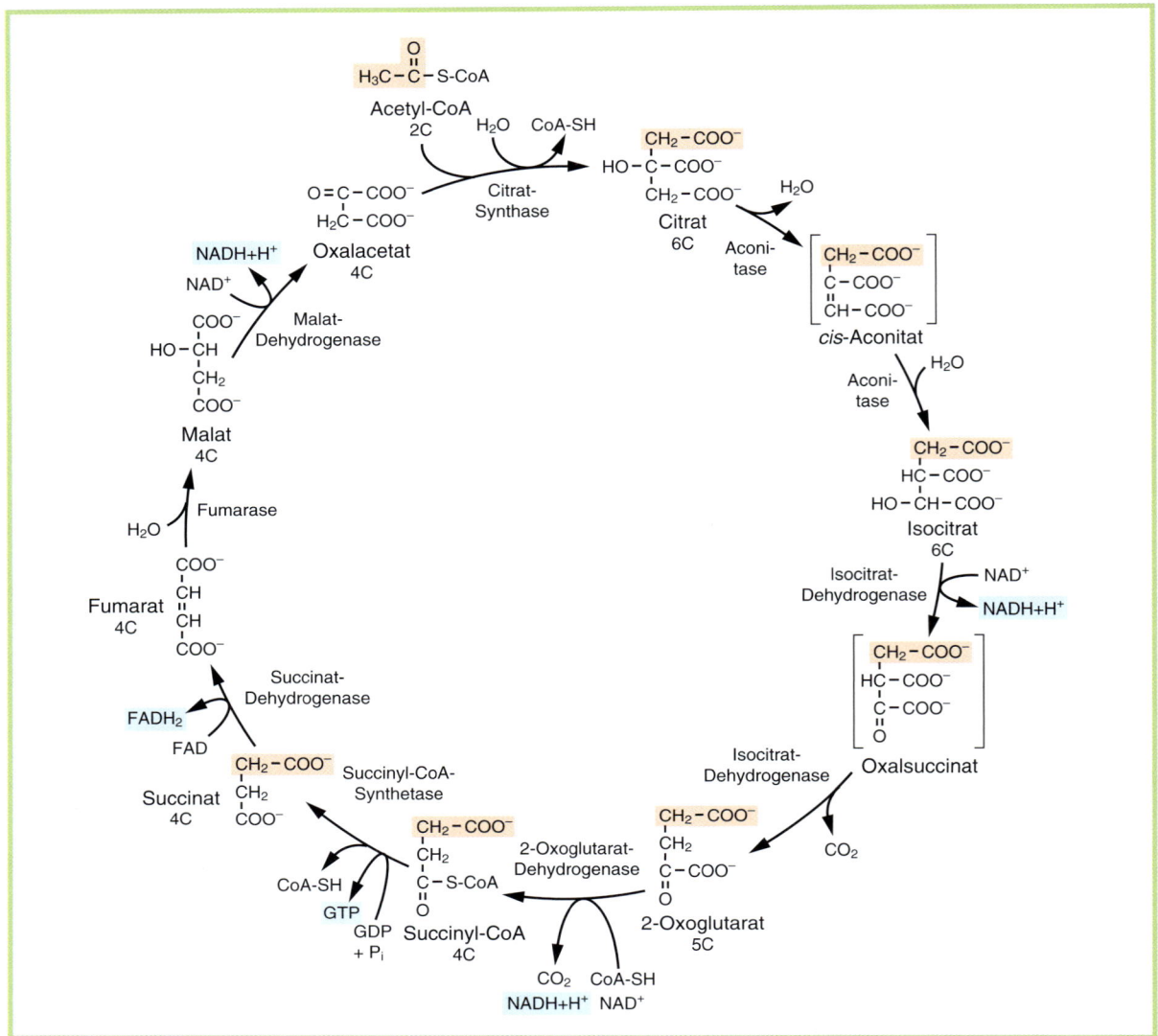

Abb. 4.63 Die Reaktionsfolgen des Citratzyklus. In Mitochondrien und aeroben Bakterien werden die aus dem Pyruvat stammenden Acetylgruppen als CO_2 abgespalten. Die Wasserstoffatome werden auf die Transportmetaboliten NAD^+ und FAD übertragen.

reaktion eingeht. Diese Kondensationsreaktion wird durch das Enzym **Citrat-Synthase** (eine **Lyase**) katalysiert. Die enzymatische Reaktion verläuft dabei im Sinne einer **Aldolkondensation** zwischen der Methylgruppe des Acetatrestes und der Carbonylgruppe des Oxalacetats. Unter Abspaltung von freiem Coenzym A entsteht Citrat. Das Oxalacetat, das hier benötigt wird, kann entweder aus dem Aminosäurestoffwechsel stammen, z. B. durch Transaminierung von Aspartat, oder aus Pyruvat. **Pyruvat kann zu Oxalacetat carboxyliert werden. Dies ist die wichtigste anaplerotische Reaktion** (Kap. 4.5.8). Das beteiligte Enzym ist die **Pyruvat-Carboxylase**, eine biotinhaltige **Ligase**.

Im nächsten Reaktionsschritt wird das Citrat durch das Enzym **Aconitase** (**Aconitat-Hydratase**) zu Isocitrat **isomerisiert.**

Die Reaktion besteht in einer Verschiebung der Hydroxylgruppe. Dabei tritt *cis*-**Aconitsäure** als enzymgebundenes Zwischenprodukt auf. Das Gleichgewicht dieser Isomerisierungsreaktion liegt sehr stark auf der Seite des Citrats. Da aber Isocitrat durch die nachfolgende enzymatische Umsetzung dauernd aus dem Reaktionsgleichgewicht entfernt wird, verläuft die Aconitasereaktion in Richtung der Isocitratbildung. Das entstandene Isocitrat wird nun durch die **Isocitrat-Dehydrogenase** oxidiert. Es entsteht Oxalbernsteinsäure

(**Oxalsuccinat**), die als Zwischenstufe am Enzym gebunden bleibt und sofort zu *α*-**Oxoglutarat decarboxyliert** wird. Auf Grund der Abspaltung von CO_2 wird das Gleichgewicht in Richtung α-Oxoglutarat verschoben. Die Isocitrat-Dehydrogenase nutzt NAD^+ als Cosubstrat. Bei der **Dehydrierung des Isocitrats wird Wasserstoff in Form von NADH+H$^+$ gewonnen.**

Isocitrat + NAD^+ → α-Oxoglutarat + CO_2 + NADH + H^+

Anschließend wird α-Oxoglutarat durch die **α-Oxoglutarat-Dehydrogenase** zu Succinyl-CoA oxidiert.

α-Oxoglutarat + NAD^+ + CoASH $\leftrightarrows$ Succinyl-CoA + CO_2 + NADH+H^+

Bei dieser Reaktion handelt es sich um eine **oxidative Decarboxylierung** analog der Oxidation von Pyruvat, bei der Acetyl-Coenzym-A entsteht (Kap. 4.5.3). Diese Reaktion ist irreversibel. Sie wird von einem Multienzymkomplex katalysiert. Es wird CO_2 abgespalten, und gleichzeitig wird dehydriert. Das um ein C-Atom kürzere Succinat liegt in der „aktivierten" Form als **Succinyl-CoA** vor. Auch hier sind Thiaminpyrophosphat und Liponsäure beteiligt. Weitere an der Reaktion beteiligte Coenzyme sind CoA und NAD^+. **Der bei dieser Oxidation entzogene Wasserstoff wird wiederum auf NAD$^+$ übertragen und in Form von NADH+H$^+$ gespeichert.** Im nächsten Schritt des Citratzyklus wird die im Thioester des Succinyl-CoA enthaltene chemische Energie zur Bildung von Guanosintriphosphat verwendet. Dabei werden Succinat und Coenzym A freigesetzt.

Succinyl-CoA + P_i + GDP $\leftrightarrows$ Succinat + GTP + CoA-SH

Vom Guanosintriphosphat kann die endständige Phosphatgruppe auf ADP übertragen werden, so dass schließlich ATP gewonnen wird.

Das entstandene Succinat wird durch die **Succinat-Dehydrogenase** zu Fumarat oxidiert. Als wasserstoffübertragendes Coenzym der Succinat-Dehydrogenase dient ein **Flavinadenindinukleotid**, das kovalent in den Enzymkomplex eingebunden ist. Der Enzymkomplex selbst ist fest an die innere Membran der Mitochondrien gebunden. Die Succinat-Dehydrogenase wird durch Malonat gehemmt. **Es handelt sich um eine kompetitive, also reversible Hemmung.**

Succinat + FAD $\leftrightarrows$ Fumarat + $FADH_2$

Der nächste, vorletzte Reaktionsschritt des Citratzyklus besteht in einer **Anlagerung von Wasser an Fumarat.** Diese durch das Enzym **Fumarase** katalysierte Anlagerung von Wasser erfolgt stereospezifisch. Dieses Enzym, das auch **Fumarat-Hydratase** genannt wird, gehört zur Gruppe der Lyasen. Es entsteht nur die L-Form des Malats.

Fumarat + H_2O $\leftrightarrows$ L-Malat

Im letzten Schritt der Reaktionsfolge wird **Malat zu Oxalacetat oxidiert.** Das dabei beteiligte Enzym, die **Malat-Dehydrogenase,** kann nur L-Malat oxidieren. NAD^+ dient in dieser Reaktion wieder als Cofaktor, NADH+H^+ wird als Reduktionsäquivalent gewonnen.

L-Malat + NAD^+ $\leftrightarrows$ Oxalacetat + NADH+H^+

Mit der Rückbildung des Oxalacetat ist die Kreisreaktion des Citratzyklus beendet. Oxalacetat steht nun wieder als Akzeptor für Acetyl-Coenzym A zur Verfügung.

●●● Zusammenfassung

Im Citratzyklus, der in der mitochondrialen Matrix abläuft, werden die gebildeten C_2-Moleküle (Acetyl-CoA) zu CO_2 abgebaut. Dazu wird ein Mol Acetyl-CoA auf Oxalacetat übertragen, wobei Citrat entsteht, das dem Zyklus den Namen gegeben hat. Im Laufe des Zyklus, bei dem das Citrat wieder zum Oxalacetat abgebaut wird, werden neben den beiden CO_2-Molekülen noch 1 Mol GTP, 2 Mol NAD+H^+ und 1 Mol $FADH_2$ gebildet.

4.5.5 Glyoxylsäurezyklus

Pflanzen, die in ihren Samen fette Öle als Reservestoffe speichern, verfügen über einen **besonderen Stoffwechselweg,** der bei der Keimung den **Umbau der Fettsäuren zu Kohlenhydraten** ermöglicht. Der Abbau der Fettsäuren erfolgt hier nicht in den Mitochondrien, sondern in spezialisierten Zellorganellen, den **Glyoxysomen,** jedoch liefert der Fettsäureabbau auch in diesem Falle NADH+H^+ und Acetyl-CoA. Das Acetyl-CoA wird dabei in einem besonderen Stoffwechselweg, dem Glyoxylsäurezyklus, metabolisiert, der eine Modifikation des Citratzyklus darstellt. Anders als bei diesem wird jedoch hier **Isocitrat zu Glyoxylat und Succinat gespalten. Durch Kondensation des entstandenen Glyoxylats mit Acetyl-CoA entsteht unter Abspaltung von CoA Malat, das zu Oxalacetat oxidiert wird.** In den Glyoxysomen erfolgt der Abbau der Fettsäuren bis zum Acetyl-CoA in gleicher Reaktionsfolge, wie in den Mitochondrien. Die hierfür benötigten Enzyme zur *β*-Oxidation der Fettsäuren sind in der Membran der Glyoxysomen lokalisiert.

An der Umwandlung von Fettsäuren zu Kohlenhydraten sind Enzymsysteme beteiligt, die in verschiedenen Zellkompartimenten lokalisiert sind (Abb. 4.64).

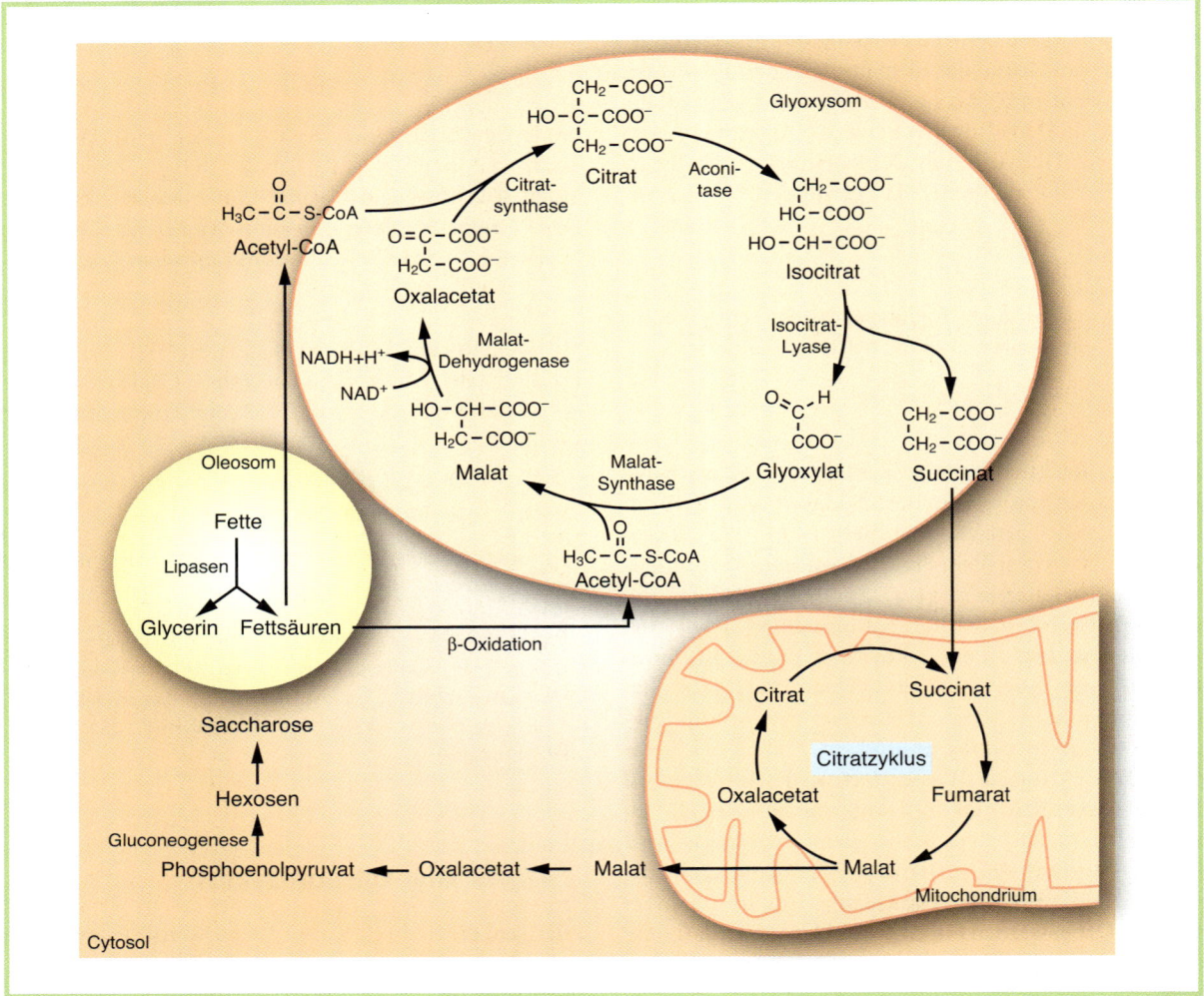

Abb. 4.64 Glyoxylsäurezyklus. Abbau der Fette und Fettsäuren. Die Reaktionen des Glyoxylsäurezyklus in den Glyoxysomen und des Citratzyklus im Mitochondrium laufen gleichzeitig ab und stehen miteinander in Verbindung: Zwischenprodukte werden über das Cytosol zwischen den Kompartimenten ausgetauscht.

Die Einbeziehung des Glyoxylats ermöglicht also einen **zusätzlichen abgekürzten Reaktionsweg.** Insgesamt wird damit an zwei Stellen Acetyl-CoA in die Reaktionsfolge eingeführt, einmal über den Akzeptor Oxalacetat und zum anderen über Glyoxylat. Dadurch wird ein Überschuss an C_4-Verbindungen erzielt, die vor allem für Biosynthesen Verwendung finden können. So kann z. B. über das Succinat aus solchen C_4-Körpern Glucose aufgebaut werden. Dazu wird Succinat aus den Glyoxysomen ausgeschleust und in die Mitochondrien aufgenommen. Dort kann es von den entsprechenden Enzymen des Citratzyklus zu Malat umgebaut werden. Malat wird dann von den Mitochondrien in das Cytoplasma ausgeschieden und über Oxalacetat zu Phosphoenolpyruvat umgewandelt. Dieses dient als

Ausgangsverbindung für die Neubildung der Glucose (Gluconeogenese, Kap. 4.5.6.1) (Abb. 4.64).

Auch verschiedene Mikroorganismen, die Acetat, Ethanol oder Fettsäuren als Kohlenstoff-Quelle benutzen, verfügen über die Enzyme des Glyoxylsäurezyklus. **Säugetiere und Mensch verfügen nicht über diesen Stoffwechselweg. Sie können Fette nicht in Kohlenhydrate umwandeln.** Sie vermögen jedoch andere Verbindungen, z. B. Aminosäuren, zu Glucose umzubauen, sofern beim Metabolismus Pyruvat oder Oxalacetat als Produkte entstehen.

●●● **Zusammenfassung**

Die Pflanzen verfügen über einen besonderen Reaktionsweg, mit Hilfe dessen sie in der Lage sind, im Samen gespeicherte Fette in Kohlenhydrate umzuwandeln, um schnell über Energiereserven verfügen zu können. Beteiligt sind dabei neben den speziellen Organellen, den Glyoxysomen, auch die Mitochondrien.

4.5.6 Anabole Stoffwechselwege

Die Biosynthese von Zellbestandteilen aus einfachen Vorstufen verläuft oft über Stoffwechselwege, deren Reaktionsfolgen formal als Umkehrung der entsprechenden Abbauwege erscheinen. **Jedoch entsprechen sich katabole und anabole Stoffwechselwege niemals völlig.** Eine Reihe von Einzelschritten, denen reversible Reaktionen zugrunde liegen, können gemeinsam sein. Mindestens ein Einzelschritt in beiden Stoffwechselwegen verläuft jedoch irreversibel in eine Richtung. **Die Biosynthese eines Zellbestandteils ist also nie die einfache Umkehr seines Abbauweges.**

Häufig verlaufen Biosynthese-Reaktionen innerhalb anderer Zellkompartimente als die entsprechenden Abbauwege. So verläuft z. B. die **Fettsäuresynthese im Cytosol**, der **Fettsäureabbau** dagegen **in den Mitochondrien.**

Die Biosyntheseprozesse der Zelle sind **immer energieverbrauchende Reaktionen** und daher stets an die Verfügbarkeit energiereicher Verbindungen wie ATP gebunden. Anabole und katabole Stoffwechselwege werden zwar getrennt reguliert, werden aber durch gemeinsame Regulationsmechanismen der Zelle in einem ausgewogenen Verhältnis gehalten.

4.5.6.1 Biosynthese von Kohlenhydraten

Die Bildung von Kohlenhydraten ist mengenmäßig der vorherrschende Syntheseprozess in der Biosphäre. Pflanzen erzeugen riesige Mengen an polymeren Kohlenhydraten, überwiegend in Form von Stärke, Cellulose und anderen Polysacchariden. Schlüsselverbindung bei der Biosynthese von Kohlenhydraten ist **Glucose.**

Glucose kann durch zwei wichtige Prozesse gebildet werden:

- durch die Assimilation des Kohlendioxids mit Hilfe der Photosynthese (Kap. 4.6.1),
- durch Gluconeogenese.

Über die Gluconeogenese wird Glucose aus organischen Verbindungen gewonnen. So können Pflanzen Fettsäuren und Aminosäuren zu Glucose, also Fette und Proteine in Kohlenhydrate umbauen. Da Säugetiere und der Mensch Fettsäuren nicht zur Synthese von Glucose verwenden können, dienen hier als Ausgangsprodukte für die Gluconeogenese Aminosäuren sowie Milchsäure, die unter anaeroben Bedingungen in Muskelzellen gebildet wurde. **Für heterotrophe Organismen ist die Gluconeogenese der einzige Weg zur Eigensynthese von Glucose.** In der Hauptsache gewinnen sie Glucose jedoch durch Abbau von Kohlenhydraten, die sie mit der Nahrung aufnehmen.

Autotrophe Organismen können Glucose sowohl über die CO_2-Assimilation als auch über die Gluconeogenese synthetisieren.

Gluconeogenese

Die meisten Reaktionen dieses Biosyntheseweges werden durch Enzyme der Glykolyse katalysiert, und zwar diejenigen, die zwischen **Phosphoenolpyruvat** und **Fructose-1,6-bisphosphat** liegen (Kap. 4.5.2). Jeweils die Start- bzw. Endreaktionen von Glykolyse und Gluconeogenese werden jedoch von Enzymen katalysiert, die für den jeweiligen Stoffwechselweg spezifisch sind. Diese Enzyme katalysieren irreversible Reaktionen und bestimmen die Richtung der Reaktionsfolge, es handelt sich also um **Regulator-Enzyme.**

Die erste Reaktion bei der Gluconeogenese ist die Bildung von **Phosphoenolpyruvat** (Abb. 4.65). Sie kann aus energetischen Gründen nicht durch einfache Umkehr der entgegen gerichteten Glykolysereaktion aus Pyruvat und ATP erfolgen, sondern verläuft über mehrere Reaktionsschritte, die teils in den Mitochondrien, teils im Cytoplasma ablaufen.

In den Mitochondrien wird Pyruvat zunächst durch die **Pyruvat-Carboxylase** unter Energieverbrauch zu **Oxalacetat** carboxyliert. Die Aktivität der Pyruvat-Carboxylase wird durch die Konzentration von Acetyl-CoA reguliert. Ist diese hoch, so ist das Enzym aktiv. Bei Abwesenheit von Acetyl-CoA ist es inaktiv. **Auf diese Weise sind Fettsäureabbau und Gluconeogenese regulatorisch miteinander verknüpft.**

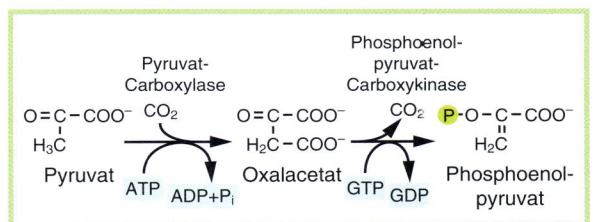

Abb. 4.65 Die ersten Reaktionsfolgen der Gluconeogenese

Oxalacetat wird dann ebenfalls in den Mitochondrien durch NADH+H$^+$ zu Malat reduziert. Dies wird aus den Mitochondrien in das Cytoplasma ausgeschleust und dort unter Bildung von NADH+H$^+$ zu Oxalacetat rückoxidiert. Malat fungiert hier als Überträger (Carrier) des Wasserstoffs aus den Mitochondrien ins Cytoplasma.

Das Oxalacetat wird schließlich mit Hilfe der **Phosphoenolpyruvat-Carboxykinase** durch Decarboxylierung und gleichzeitige Phosphorylierung (mit GTP) zu Phosphoenolpyruvat umgesetzt.

Pyruvat + CO_2 + ATP + H_2O ⇆ Oxalacetat + ADP + P_i + 2H$^+$

Oxalacetat + GTP ⇆ Phosphoenolpyruvat + GDP + CO_2

Für die Bildung eines Moleküls Phosphoenolpyruvats müssen also 2 ATP aufgewendet werden. Damit kann die Pyruvatkinasereaktion der Glykolyse thermodynamisch reversibel gestaltet werden, wenn auch über zwei energieverbrauchende Einzelschritte.

Bis zum Fructose-1,6-bisphosphat werden dann die Reaktionsschritte der Gluconeogenese durch die gleichen Enzyme katalysiert wie bei der Glykolyse, da diese Reaktionen reversibel sind. Die Richtung der Reaktion wird nur durch das Verhältnis der Konzentrationen der Reaktionspartner bestimmt.

Die Bildung von Fructose-6-phosphat aus **Fructose-1,6-bisphosphat** wird durch die **Bisphosphofructose-Phosphatase** katalysiert, ein Enzym, das bei der Glykolyse keine Rolle spielt. Es **spaltet irreversibel die Phosphatgruppe am C-1 der Fructose ab.** Dieses Enzym besitzt mehrere Bindungsstellen für Adenosinmonophosphat (AMP). Seine Aktivität wird durch die AMP-Konzentration allosterisch reguliert. Eine hohe AMP-Konzentration hemmt, eine niedrige steigert die Aktivität des Enzyms. **Fructose-6-phosphat** wird schließlich reversibel zu **Glucose-6-phosphat** isomerisiert.

4.5.6.2 Nutzung von Glucose-6-phosphat für Biosynthesen

Glucose-6-phosphat, das der Zelle entweder aus der CO_2-Assimilation mit Hilfe der Photosynthese oder aus den Reaktionen der Gluconeogenese zur Verfügung steht, dient nicht nur der Energiegewinnung, sondern ist Ausgangssubstanz für zahlreiche Synthesen.

Der Pflanze dient Glucose-6-phosphat sowohl als Grundbaustein der Cellulose zum Aufbau ihrer Zellwände als auch zum Aufbau von Stärke als Reservestoff. Pilze und Tiere bauen aus Glucose-6-phosphat dagegen Glykogen als Reservesubstanz auf.

Glucose kann über zwei wichtige Stoffwechselwege für Biosynthesen genutzt werden:

- über den Pentosephosphatweg (Kap. 4.5.2.1),
- über die Bildung nukleotidgebundener Zucker.

Bei photosynthetisch aktiven Pflanzen dienen auch Zwischenprodukte des Calvinzyklus als Ausgangsprodukt für zahlreiche Biosynthesen.

Bildung nukleotidgebundener Zucker

Zucker können von der Zelle für Biosynthesen nur genutzt werden, wenn sie vorher „aktiviert", d.h. in eine reaktionsfähige Form überführt werden. **Ein wichtiger Weg der Aktivierung von Zuckern durch Umwandlung in Nukleosiddiphosphat-Zucker,** wie UDP-Zucker, ADP-Zucker, CDP-Zucker und GDP-Zucker. Diese Nukleosiddiphosphatzucker dienen dann der Übertragung der betreffenden Zuckerreste.

Bei Säugetieren werden Zucker ausschließlich über die Bindung an Uridindiphosphat (UDP) aktiviert. Bei Pflanzen und Mikroorganismen spielen neben UDP noch ADP und CDP bei der Übertragung von Zuckern eine gewisse Rolle.

Beim Aufbau der Polysaccharide wird durch entsprechende Enzyme, z.B. **Glykogen-Synthase, Amylose-Synthetase** usw., unter Spaltung der energiereichen Bindung des Zuckers an einem Nukleotiddiphosphat ein Zuckermolekül an das andere geknüpft (Abb. 4.66).

Bei Säugetieren und Mensch wird die Polymerisation der Glucose zu Glykogen, ebenso wie der Abbau und die Neusynthese von Glucose (Gluconeogenese) durch Hormone wie **Glucagon** und **Adrenalin** reguliert.

Auch bei der Biosynthese von Disacchariden dienen nukleotiddiphosphatgebundene Zucker als Zwischenverbindungen (Abb. 4.67).

UDP-Glucose + Fructose-6-phosphat → UDP+Saccharose-6-phosphat

UDP-Galactose + D-Glucose → UDP + Lactose

In der Bindung an Nukleosiddiphosphate können Zucker auch strukturelle Veränderungen erfahren, wie Epimerisierungen:

UDP-Glucose → UDP-Galactose.

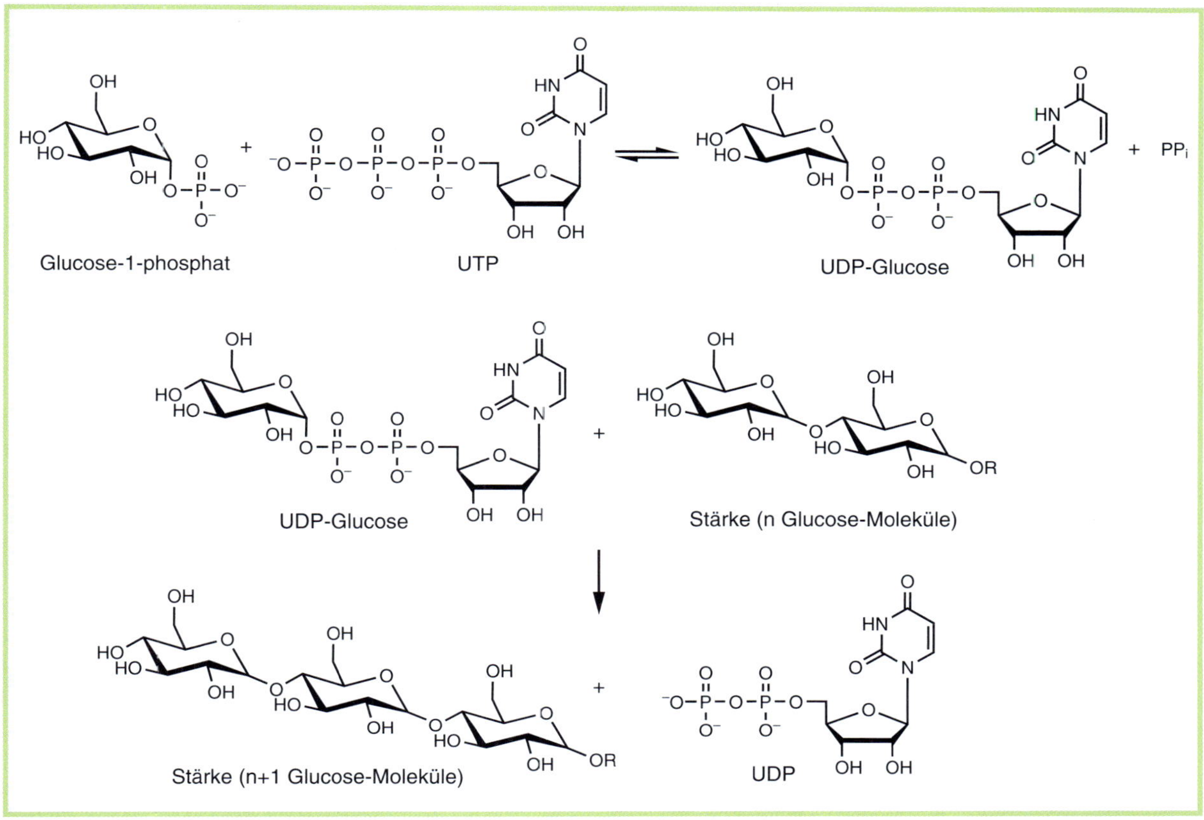

Abb. 4.66 Aufbau von Stärke

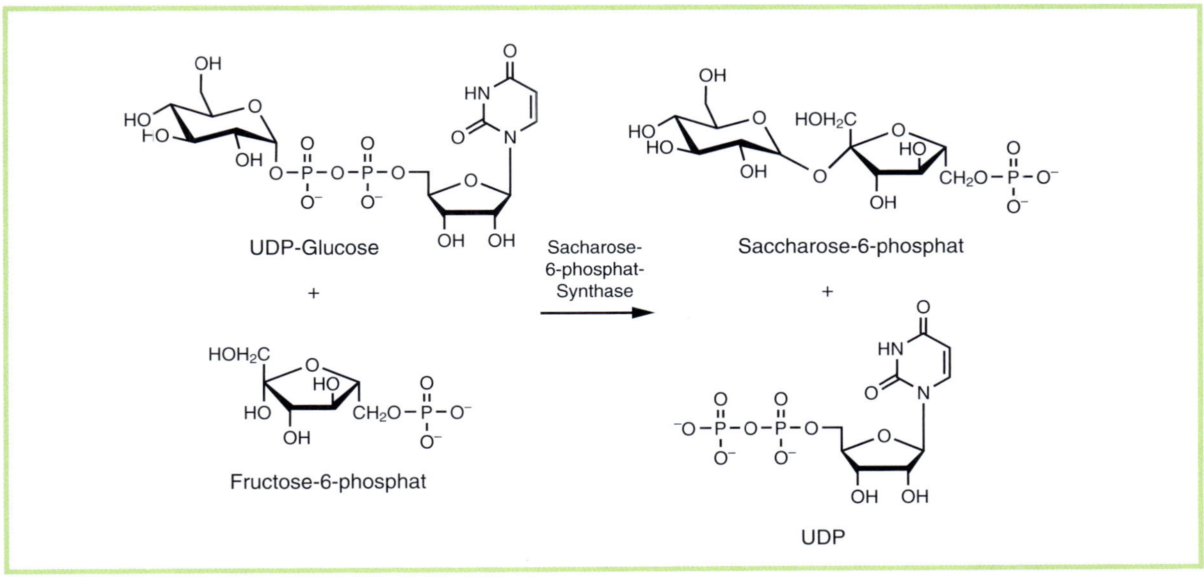

Abb. 4.67 Biosynthese der Saccharose. Saccharose (Rohrzucker) ist ein Disaccharid aus Glucose und Fructose. Die Biosynthese von Saccharose spielt in der Pflanze eine wichtige Rolle.
Glykosyldonator ist UDP-Glucose, Akzeptor Fructose-6-phosphat. Dieser Phosphatrest wird anschließend abgespalten.

●●●   Zusammenfassung

Bei Energieüberschuss macht es keinen Sinn, Pyruvat in Richtung Citratzyklus abzubauen. Wird daher ein ATP-Überschuss registriert, wird Pyruvat zunächst durch die Pyruvat-Carboxylase unter Energieverbrauch zu Oxalacetat carboxyliert. Oxalacetat wird dann durch NADH+H$^+$ zu Malat reduziert, das aus den Mitochondrien ausgeschleust wird und im Cytosol wieder zu Oxalacetat rückoxidiert wird. Die Phosphoenolpyruvat-Carboxylase decarboxyliert dann das Oxalacetat zu Phosphoenolpyruvat, wobei das Phosphat aus GTP stammt. Auf diese Weise wird die Umkehrung der Glykolyse induziert, wobei an einer Stelle ein spezielles Enzym zum Einsatz kommt: die Bisphosphofructose-Phosphatase. Sie spaltet irreversibel die Phosphatgruppe am C1 des Fructose-1,6-bisphosphats ab. Die Bisphosphofructose-Phosphatase ist ein durch AMP allosterisch reguliertes Enzym, das bei hohen AMP-Konzentrationen gehemmt und bei niedrigen AMP-Konzentrationen aktiviert ist.

Das am Ende dieser Reaktionskette stehende Glucose-6-P ist ein „begehrtes" Zwischenprodukt. Es kann zur Synthese von Cellulose oder zur Synthese von Stärke verwendet werden. Ferner ist es Substrat für die Bildung von nukleotiddiphosphatgebundener Glucose (UDP-, ADP-, CDP-, GDP-Glucose), die in dieser Form vielfältig verstoffwechselt werden kann.

4.5.7   Atmung, Endoxidation

Die Gewinnung von Energie erfolgt bei allen Organismen durch schrittweisen Abbau geeigneter Verbindungen (Assimilate, zugeführte Nährstoffe). Dieser Abbau führt schließlich zur Oxidation des Kohlenstoffs zu CO_2 und einer Abspaltung von Wasserstoff. Dieser wird in

Form von Reduktionsäquivalenten NADH+H$^+$ und FADH$_2$ gespeichert und so für den Stoffwechsel verfügbar.

4.5.7.1   Prinzip der Atmungskette

Bei der Zellatmung wird Sauerstoff mit Wasserstoff zu Wasser reduziert. Diese Reaktion ist stark exergon. Die dabei frei werdende Energie beträgt −220 kJ.

$$H_2 + \tfrac{1}{2}\,O_2 \rightarrow H_2O$$
$$\Delta G^{\circ\prime} = -220 \text{ kJ/mol}$$

Für eine biochemische Reaktion ist dieser Energiebetrag zu hoch. Er wäre in dieser Form für die Zelle nicht nutzbar. In der Atmungskette werden die Reaktion von Wasserstoff mit Sauerstoff und die damit frei werdende Energie in „Portionen" zerlegt. Der Wasserstoff bzw. die Elektronen werden kaskadenartig über eine Kette von **Redoxkatalysatoren** geführt. Dabei wird die frei werdende Energie auf **Redoxreaktionen verteilt**, bei denen jeweils nur ein kleinerer Energiebetrag freigesetzt wird. Dies ermöglicht auch eine Kopplung mit endergonen Prozessen. Die Energie des Elektronenflusses wird primär dazu genutzt, um H$^+$-Ionen vom Matrixraum durch die innere Mitochondrienmembran zu transportieren (Abb. 4.68). Dies führt zum Aufbau eines elektrochemischen Potentials. Die dabei gespeicherte Energie wird sekundär für endergone Reaktionen genutzt, z. B. die Bildung von ATP aus ADP und P$_i$. Der elektrochemische Gradient von H$^+$-Ionen kann daneben auch für den Transport von Ionen durch die Membran genutzt werden, z. B. für den Transport von Phosphationen.

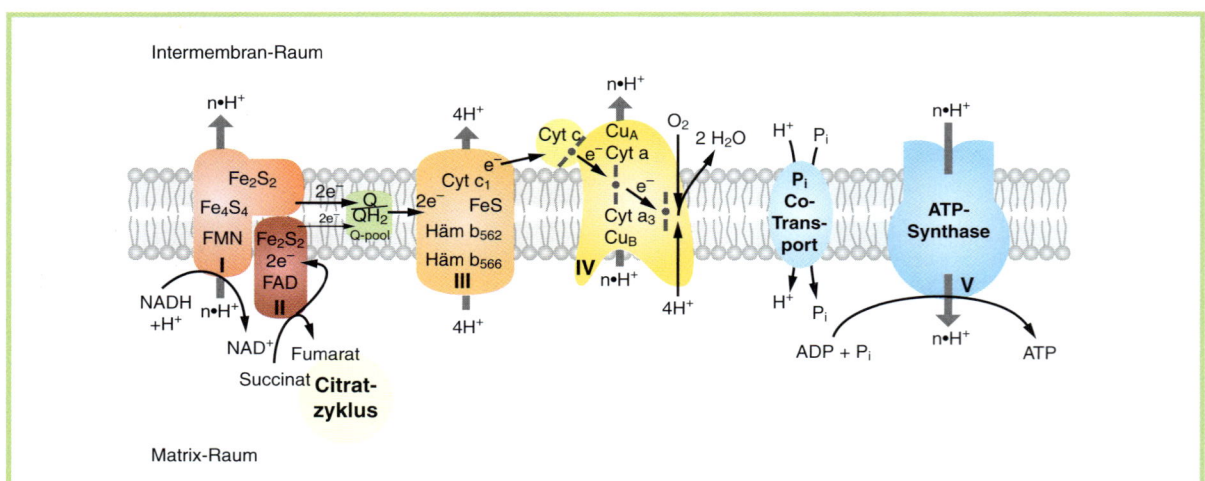

Abb. 4.68 Modellvorstellung zum Bau der inneren Mitochondrienmembran mit den Redoxkomplexen der Atmungskette, der ATP-Synthase und einem Co-Transportsystem für Phosphationen

In der Atmungskette wird also der Wasserstoff in einer Kette von Redoxreaktionen zusammen mit seinen Elektronen auf molekularen Sauerstoff übertragen, d. h. Sauerstoff wird reduziert. Diese Reaktionsfolge wird als Atmungskette bezeichnet. Um ein Molekül O_2 zu reduzieren, werden 4 Elektronen benötigt.

Die Atmungskette besteht aus einer Reihe von Proteinkomplexen, die als Komplexe I–IV bezeichnet werden (Tab. 4.17). Sie wirken als Oxidoreduktasen, als Redoxsysteme, welche Elektronen übertragen können. Ihre Funktion besteht darin, die Elektronen bzw. den Wasserstoff des im Stoffwechsel gebildeten $NADH+H^+$ oder aus anderen Quellen aufzunehmen und über eine Folge von Redoxreaktionen letztendlich auf Sauerstoff als Endakzeptor zu übertragen.

Die elektronenübertragenden Proteinkomplexe sind teilweise integrale, d. h. fest in die Membran eingebundene Bestandteile der inneren Mitochondrien-Membran, teilweise fungieren sie als bewegliche Elektronenüberträger. Auch die integralen Membranproteine sind nicht völlig starr in der Membran fixiert. Sie können sich senkrecht zur Membran um ihre Längsachse drehen sowie in der Membran seitlich verschoben werden.

Integrale Bestandteile der inneren Mitochondrienmembran sind die **Komplexe I bis IV**. Drei dieser Komplexe werden der eigentlichen Atmungskette zugeordnet. Es sind dies die **Komplexe I: NADH-Ubichinon-Oxidoreduktase, Komplex III: Ubichinon-Cytochrom-c-Reduktase und Komplex IV: die Cytochrom-Oxidase.** Zwischen den Komplexen I, III und IV verlaufen die Elektronenübergänge mit großen Redoxpotential-Unterschieden. **Die dabei frei werdende Energie wird**

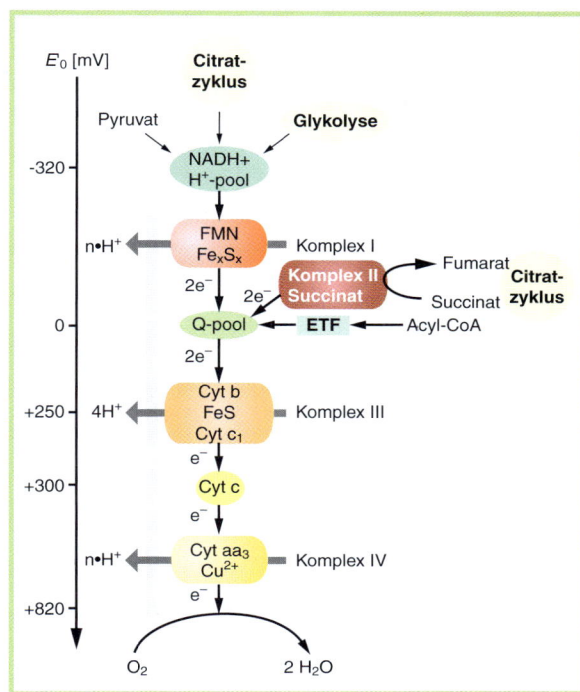

Abb. 4.69 Anordnung der Redoxkomplexe der Atmungskette nach deren Redoxpotentialen mit den wichtigsten Quellen für Reduktionsäquivalente

für den Aufbau eines Protonengradienten genutzt. Diese Komplexe katalysieren zwei Prozesse:

- Zum einen den Elektronentransport innerhalb der Membran von Komplex zu Komplex,
- zum anderen wirken sie als Protonenpumpen, indem sie den Transport von Protonen durch die Membran hindurch katalysieren (Abb. 4.69).

Bei **Komplex II** entfällt wegen des niedrigen Potentialgefälles zum Ubichinon die Funktion als Protonenpumpe. Er fungiert lediglich als **Dehydrogenase (Succinatdehydrogenase)**.

Die beiden beweglichen Komponenten der Atmungskette sind **Ubichinon** und **Cytochrom c**. Diese beiden Redox-Hilfssubstrate dienen als Sammelbecken sowie Überträger für Elektronen resp. Wasserstoff.

Die Multiproteinkomplexe der Atmungskette enthalten Reaktionszentren mit Flavinen, Eisen-Schwefel-Komplexen und Eisenporphyrinen (Cytochromen).

Im ersten Teil der Atmungskette katalysieren die Redoxsysteme 2-Elektronenübergänge. Vom Ubichinon ab finden 1-Elektronenübergänge statt. Die Reduktionsäquivalente, z. B. $NADH+H^+$ oder $FADH_2$, werden dissoziiert in H^+-Ionen und Elektronen, die

Tab. 4.17 Die Elektronentransportkomplexe der mitochondrialen Atmungskette

Komplex	Trivial- und systematischer Name	H_2-, bzw. e^--Donor
I	NADH-Dehydrogenase (NADH:Ubichinon-Oxidoreduktase)	$NADH+H^+$
II	Succinat-Dehydrogenase (Succinat:Ubichinon-Reduktase)	Succinat
III	Cytochrom-bc1-Komplex (Ubichinon:Cytochrom-c-Oxidoreduktase)	Ubihydrochinon
IV	Cytochrom-Oxidase (Cytochrom c: O_2-Oxidoreduktase)	Cytochrom c

durch das Cytochromsystem transportiert werden. Die Cytochrome fungieren als **Elektronenüberträger** durch den Valenzwechsel des Häm-Eisens. Entsprechend den Redoxpotentialen werden die Elektronen über **Cytochrom b** und **Cytochrom c** zum **Cytochrom a,a3** transportiert. Von Letzterem werden sie auf Sauerstoff übertragen.

> Wie die Elektronentransportkette der Photosynthese, besteht die Atmungskette aus einer Reihe von hintereinander geschalteten Redoxsystemen, über die Wasserstoff bzw. dessen Elektronen von Verbindungen mit negativen Potentialen zu Verbindungen mit positiven Potentialen transportiert werden. Ein Teil der dabei frei werdenden Energie kann in der Zelle als ATP gespeichert werden. Die Enzyme der Atmungskette sind alle in oder an der inneren Mitochondrienmembran lokalisiert.

4.5.7.2 Struktur der Atmungskette

Wasserstoff bzw. Elektronen werden hauptsächlich von NADH+H$^+$ in die Atmungskette eingeschleust.

NADH+H$^+$ dient als Sammelbecken für Wasserstoff bzw. Elektronen aus den verschiedensten Substraten, die durch eine NAD-abhängige Dehydrogenase oxidiert werden. Entsprechend seinem stark negativen Potential von $-0,32$ Volt können von NADH+H$^+$ Wasserstoff bzw. Elektronen auf Flavoproteine im Komplex I übertragen werden.

Der Komplex I, die **NADH-Ubichinon-Oxidoreduktase**, übernimmt den Wasserstoff vom NADH+H$^+$ auf seine prosthetische Gruppe Flavinadeninmononukleotid (FAM) und oxidiert damit NADH+H$^+$ zum NAD$^+$. Weitere Wirkgruppen des Komplexes sind eine Reihe von **Eisen-Schwefelproteinen**. Ein FeS-Protein ist vermutlich der **Elektronendonor zum Ubichinon (Q)**, welches damit zum **Ubihydrochinon (QH$_2$)** reduziert wird. Mehrere Untereinheiten des Komplexes durchqueren die Membran. Sie sind wahrscheinlich am Protonentransport durch die Membran beteiligt. NADH+H$^+$ kann nur vom Matrixraum des Mitochondriums aus an den Komplex gebunden und oxidiert werden.

Der Komplex II, die **Succinat-Oxidoreduktase**, ist nicht nur ein Enzym der Atmungskette, sondern auch ein Enzym des Citratzyklus. Es ist als einziges Enzym des Citratzyklus fest in die innere Membran des Mitochondriums integriert. Das Enzym trägt, kovalent gebunden, FAD sowie Eisen-Schwefel-Proteine als Wirkgruppen. FAD (Flavinadenindinukleotid) dient als Wasserstoffakzeptor. Die Bindungsstelle für Succinat liegt auf der Matrix-Seite der Membran. Die **Succinat-Ubichinon-Oxidoreduktase** überträgt Wasserstoff

vom Succinat zum **Ubichinon (Q)**, und reduziert es zum **Ubihydrochinon (QH$_2$)**, jedoch wegen des geringen Potentialunterschiedes zwischen den beiden Reaktionspartnern, ohne Kopplung an einen Protonentransport. Die Reaktion ist deshalb auch reversibel.

Das Elektronen übertragende Flavoprotein (ETF) besteht aus zwei FAD-haltigen Untereinheiten. Die **Acyl-Dehydrogenase** überträgt Wasserstoff zunächst auf FAD und von dort auf ein Eisen-Schwefel-Protein, die **ETF-Ubichinon-Reduktase**. Diese reduziert dann Ubichinon (Q) zum Ubihydrochinon (QH$_2$). Auf diesem „Seitenweg" wird Wasserstoff bzw. werden Elektronen aus dem Fettsäureabbau in die Atmungskette eingebracht.

Ubichinon (Coenzym Q) fungiert als Sammelbecken (Pool) für den Wasserstoff, resp. Elektronen, die teils vom NADH+H$^+$, teils vom Succinat, teils vom Fettsäureabbau oder aus anderen Wasserstoffquellen geliefert werden. Ubichinon ist lipophil und in der Lipidschicht der inneren Mitochondrienmembran beweglich. Dies ist wichtig für seine Funktion bei der Wasserstoff- und Elektronen-Übertragung. Es fungiert als mobiler Redoxkatalysator. Der Übertragungsmodus ist der gleiche wie beim Plastochinon in der Photosynthese. Auch Plastochinon ist ein mobiler Elektronenüberträger. Verglichen mit anderen Redoxkomponenten ist Ubichinon etwa im 10- bis 15fachen Überschuss vorhanden. Ubichinon gehört zur Gruppe der **Polyprenylchinone** (Abb. 4.70).

Der Komplex III, **Ubihydrochinon-Cytochrom-c-Oxidoreduktase**, hat als Redoxzentren **Cytochrom b mit zwei Häm als prosthetische Gruppen, ein Eisen-Schwefelprotein und ein Cytochrom c$_1$**. Komplex III hat zwei Bindungs- und Reaktionsstellen für Ubichinon (Q). Die eine ist zum Intermembranraum, die andere zum Matrixraum orientiert.

Gibt QH$_2$ Wasserstoff ab, werden zwei Protonen nach außen gepumpt. Ein Elektron wandert über ein Fe-S-Protein zum Cytochrom c$_1$, wird von diesem auf Cytochrom c übertragen und verlässt damit den Komplex. Ein weiteres Elektron reduziert Ubichinon (Q) zum Semichinon (Q*). Letzteres nimmt ein Elek-

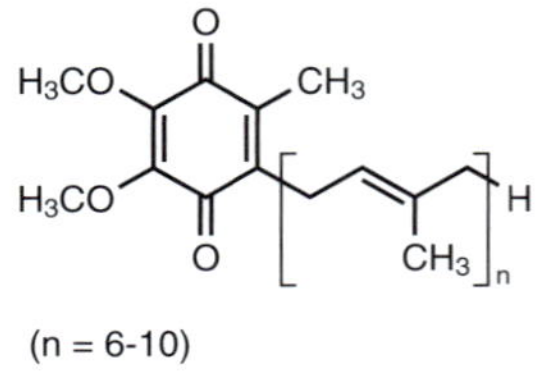

(n = 6-10)

Abb. 4.70 Ubichinon

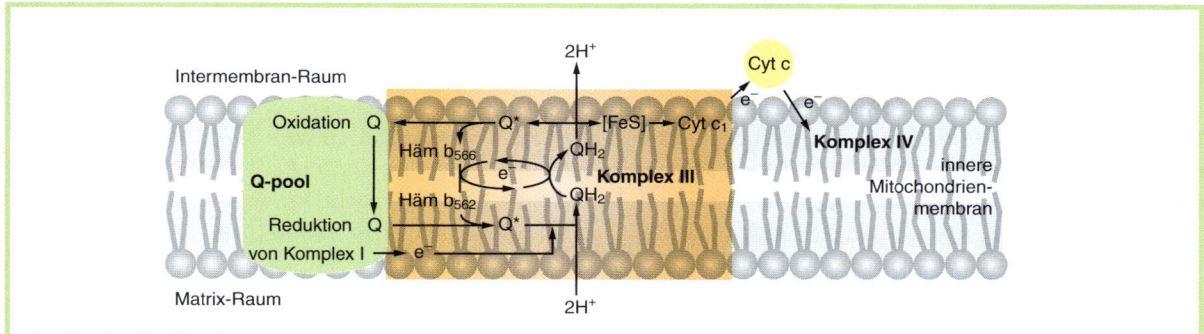

Abb. 4.71 Schema des Q-Zyklus am Komplex III der inneren Mitochondrienmembran. Komplex III hat zwei Bindungsstellen für Coenzym Q (Ubichinon). Die eine (Q-Reduktion) liegt nahe der inneren, die andere (Q-Oxidation) nahe der äußeren Grenzfläche der inneren Mitochondrienmembran.

tron vom Komplex I und $2H^+$ aus dem Matrixraum auf und wird so zum QH_2, dem Substrat von Komplex III. Formal befindet sich ein Elektron immer im zyklischen Umlauf durch das System und ermöglicht so die Mitnahme von zwei Protonen je Elektron, das auf Cytochrom c übertragen wird. Dieser Prozess wird als **Q-Zyklus** bezeichnet (Abb. 4.71).

Cytochrom c ist wie Ubichinon ein **Hilfssubstrat der Atmungskette.** Es ist ein wasserlösliches Hämoprotein, das vornehmlich durch elektrostatische Kräfte an die Intermembranseite der inneren Mitochondrienmembran gebunden ist (s. Abb. 4.72).

Cytochrom c übernimmt ein Elektron vom Komplex III und überträgt es auf den **terminalen Komplex IV** der Atmungskette, die **Cytochrom-Oxidase.** Dieser Komplex besteht aus 13 Untereinheiten, bildet

aber **ein** integrales Membranprotein. Es besitzt eine hochaffine Bindungsstelle für Cytochrom c. Seine Funktion als protonentransportierendes Redoxsystem ist an zwei Untereinheiten gebunden.

Der Komplex enthält **zwei Häm a** und insgesamt **drei Cu-Atome,** wovon zwei am Elektronentransport beteiligt sind. Dieser verläuft vom Cytochrom c über eines der Häm-a-Zentren und Cu_A zum Häm a_3 und Cu_B. Die beiden letzteren bilden ein **Reaktionszentrum,** an dem die Reduktion von molekularem Sauerstoff, dem Endakzeptor, stattfindet. **Insgesamt werden vier Elektronen in einzelnen Reaktionsschritten übertragen, so dass am Ende zwei Moleküle Wasser vorliegen.**

4.5.7.3 Atmungskettenphosphorylierung (Oxidative Phosphorylierung)

Im Zuge des Elektronentransports über die Redox-Systeme der Atmungskette werden Protonen aus dem Matrixraum der Mitochondrien durch dessen innere Membran hindurch in den Intermembranraum transportiert. Die Energie hierfür liefert die bei den Elektronenübergängen frei werdende Redoxenergie. Der hierdurch entstehende Protonengradient wird zur Synthese von ATP durch die **ATP-Synthase** genutzt. **Die beteiligten Komplexe I, III und IV sind also nicht nur Oxidoreduktasen, sondern fungieren auch als Protonenpumpen.** Mit der Anreicherung von Protonen im Intermembranraum wird Redoxenergie zum Aufbau eines elektrochemischen Potentials genutzt.

Die **ATP-Synthase** ist ein **integraler Proteinkomplex der inneren Mitochondrienmembran (Komplex V).** Er besteht aus zahlreichen Untereinheiten mit unterschiedlichen Funktionen. Die ATP-Synthase ermöglicht den Rückfluss der Protonen aus dem Intermembranraum in den Matrixraum der Mitochondrien. An diesen Protonenstrom ist die ATP-Synthase energetisch

Abb. 4.72 Schema der Bindung von Häm c im aktiven Zentrum von Cytochrom c. Das Eisenporphyrin sitzt in einer hydrophoben Tasche.

gekoppelt. Im Zusammenspiel mit den protonenpumpenden Komplexen I, III und IV wird so ein Protonenkreislauf aufrechterhalten.

Maximal können von jedem dieser Komplexe vier Protonen pro transportiertem Elektronenpaar durch die Membran gepumpt werden. Die Gesamtleistung der Atmungskette wäre damit 12 H$^+$.

Insgesamt müssen über die ATP-Synthase vier Protonen zurückfließen, damit ein Mol ATP aus ADP und P$_i$ (PO$_4^{3-}$) entsteht.

Ein Proton wird für den Co-Transport eines Phosphat-Ions aus dem Cytosol in den Matrixraum benötigt. Demnach sollten durch die Oxidation von NADH+H$^+$ drei ATP gebildet werden Dies wird durch den **P/O-Quotienten** ausgedrückt, der angibt, wie viele Moleküle ATP pro Sauerstoffatom bzw. pro Molekül Wasser gebildet werden. Er dient als Maß für die Energiekonservierung. **Der P/O-Quotient bei der Oxidation von 1 NADH+H$^+$ beträgt demnach 3.**

Wird Wasserstoff von Komplex II oder anderen „Seiteneinstiegen" in die Atmungskette eingebracht, ergibt sich ein **P/O-Quotient von 2**, d.h. es werden pro Sauerstoffatom nur zwei ATP gebildet.

Eine Absenkung des P/O-Quotienten unter drei kann auch erfolgen, wenn der Protonengradient zum Co-Transport von Ionen oder anderen niedermolekularen Substanzen genutzt wird. Letzteres ist eine weitere wichtige Funktion des Protonengradienten. Zur „Grundausstattung" der Atmungskettenphosphorylierung gehören zwei weitere integrale Membranproteine. Eines davon ist für den Phosphat-Transport, das andere für den ADP/ATP-Austauschtransport verantwortlich.

Die Bildung von ATP aus ADP und anorganischem Phosphat ist ein stark endergoner Prozess.

Bei der Bildung von drei Molekülen ATP durch die **Atmungskettenphosphorylierung** werden etwa 40 % der beim Elektronentransport frei werdenden Energie als chemische Energie für die Zelle nutzbar gemacht. **Die Atmungskette ist also ein Prozess, in dem stufenweise Energie freigesetzt und teilweise in die chemische Energie energiereicher Phosphatbindungen überführt wird. Dies wird durch die Kopplung exergoner (NADH-Oxidation) und endergoner (ATP-Bildung) Prozesse ermöglicht.**

Der Gesamtprozess lässt sich zerlegen in einen **exergonen** Teil

$$NADH+H^+ + {}^1/_2\ O_2 \rightarrow NAD^+ + H_2O$$
$$\Delta G^{\circ\prime} = -220\ kJ/mol$$

und einen **endergonen** Teil

$$3\ ADP + 3\ H_3PO_4 \rightarrow 3\ ATP + 3\ H_2O$$
$$\Delta G^{\circ\prime} = 3 \times 29{,}3 = 92\ kJ/mol$$

Die Oxidation von NADH+H$^+$ kann nur ablaufen, wenn genügend ADP zur Verfügung steht, d.h. wenn ATP verbraucht wird. Über das ADP/ATP-Verhältnis kann der Prozess reguliert werden. Wird viel ATP in der Zelle verbraucht, entsteht ADP, das den Elektronenfluss stimuliert und dabei zu ATP phosphoryliert wird. Ist ADP verbraucht, verlangsamt sich der Elektronenfluss wieder.

4.5.7.4 Energiebilanz des Zuckerabbaus

Bilanz des aeroben Abbaus der Glucose zu CO$_2$ und H$_2$O

Glucose wird durch die Reaktionsfolgen der **Glykolyse, des Citratzyklus und der Atmungskette** vollständig zu Kohlendioxid und Wasser abgebaut. Für den Gesamtvorgang ergibt sich die Bilanzgleichung:

$$C_6H_{12}O_6 + 38\ ADP + 38\ P_i + 6\ O_2 \rightarrow$$
$$6\ CO_2 + 6\ H_2O + 38\ ATP$$
$$C_6H_{12}O_6 + 6\ O_2 \rightarrow 6\ CO_2 + 6\ H_2O$$
$$\Delta G^{\circ\prime}\ ca.\ -2826\ kJ/mol$$
$$38\ ATP \rightarrow 38\ ADP + 38\ P_i$$
$$\Delta G^{\circ\prime} = -1160\ kJ/mol$$

Energieausbeute als ATP

etwa 40 %

Der Gewinn von ATP verteilt sich wie folgt auf die Teilabschnitte des Glucoseabbaus:

Bilanz der Glykolyse
$$C_6H_{12}O_6 + 2\ NAD^+ + 2\ ADP + 2\ P_i \rightarrow$$
$$2\ C_3H_4O_3 + 2\ NADH+H^+ + 2\ ATP$$
(Glucose→Pyruvat)   **2 ATP**

Der im NADH+H$^+$ gebundene Wasserstoff erbringt bei seiner Oxidation über die **Atmungskette** weitere chemische Energie.

$$2\ NADH+H^+ + 6\ ADP + 6\ P_i + O_2 \rightarrow$$
$$2\ NAD^+ + 2\ H_2O + 6\ ATP \qquad \textbf{6 ATP}$$

Die beiden Pyruvat-Moleküle werden decarboxyliert und in Acetyl-CoA überführt.

$$2\ C_3H_4O_3 + 2\ NAD^+ + 2\ CoA \rightarrow$$
$$2\ Acetyl\text{-}CoA + 2\ NADH+H^+ + 2\ CO_2$$
Diese 2 Mole NADH+H$^+$ erbringen über die
Atmungskette: **6 ATP**

Die beiden Acetylreste werden über den Citratzyklus vollständig zu CO$_2$ abgebaut. Dabei entstehen je 8 Reduktionsäquivalente in Form von 2×3 NADH+H$^+$ und 2×1 FADH$_2$.

Außerdem werden im Citratzyklus gewonnen: **2 GTP**

In der Atmungskette entstehen durch die Atmungskettenphosphorylierung daraus:

6 NADH+H$^+$ + 18 ADP + 18 P$_i$ + 3 O$_2$ →
6 NAD$^+$ + 6 H$_2$O + 18 ATP   **18 ATP**
2 FADH$_2$ + 4 ADP + 4 P$_i$ + O$_2$ →
2 FAD + 2 H$_2$O + 4 ATP   **4 ATP**
Gewinn an chemischer Energie =   **36 ATP**
  +   **2 GTP**
entsprechend insgesamt =   **38 ATP**

Insgesamt werden also bei der Glykolyse pro Mol Glucose **2 Mol ATP** und im Citratzyklus **2 Mol GTP** gewonnen. Der weit überwiegende Energiegewinn von **34 Mol ATP** wird durch die Atmungskettenphosphorylierung erzielt.

4.5.7.5 Bilanz des Fettsäureabbaus am Beispiel der Palmitinsäure (C$_{16}$)

Palmitinsäure (C$_{16}$) wird in 7 Umläufen durch die Enzyme des Fettsäureabbaus in 8 C$_2$-Bruchstücke zerlegt, die als Acetylgruppen in 8 Molekülen Acetyl-CoA vorliegen. Bei jedem Umlauf der β-Oxidation werden 4 Wasserstoffatome auf Transportmetaboliten (NAD$^+$ und FAD) übertragen.

Die Bilanzgleichung für 7 Umläufe beim Abbau der Palmitinsäure lautet somit:

Palmitoyl-CoA + 7 CoA + 7 FAD + 7 NAD$^+$ +
7H$_2$O → 8 Acetyl-CoA + 7 FADH$_2$ + 7 NADH+H$^+$

Bei der β-Oxidation der Fettsäuren wird also kein ATP gebildet.

Die 8 Acetylreste können jedoch über die Reaktionsfolgen des Citratzyklus weiter abgebaut werden. Dabei entstehen Coenzym-gebundener Wasserstoff und GTP. Dies ergibt:

8 FADH$_2$ + 24 NADH+H$^+$ + 8 GTP

β-Oxidation und Citratzyklus erbringen also pro Mol Palmitinsäure

15 FADH$_2$ + 31 NADH+H$^+$ + 8 GTP

Über die Atmungskettenphosphorylierung ergeben

FADH$_2$ = 15 × 2 ATP =   **30 ATP**
NADH+H$^+$ = 31 × 3 ATP =   **93 ATP**
                            123 ATP
+ 8 GTP entsprechend   **8 ATP**
                            131 ATP

131 Mol ATP ergeben bei ihrer Hydrolyse etwa **4000 kJ** unter Standardbedingungen.

4.5.7.6 Atmungsquotient

Bei der Atmung finden charakteristische Gasaustauschvorgänge statt. O$_2$ wird aus der Atmosphäre aufgenommen und CO$_2$ an die Atmosphäre abgegeben.

> Bei der Veratmung von Glucose ist das Verhältnis von abgegebenem CO$_2$ zu aufgenommenem O$_2$ = 1. Dieses Verhältnis von CO$_2$/O$_2$ wird als Atmungsquotient (= respiratorischer Quotient, Atmungskoeffizient) bezeichnet.

C$_6$H$_{12}$O$_6$ + 6 O$_2$ → **6 H$_2$O + 6 CO$_2$**
Atmungsquotient = 1

Bei der Veratmung von Fetten ist der Atmungsquotient etwa 0,7, da Fettsäuren sauerstoffärmere Verbindungen sind als Glucose. Bei ihrem Abbau muss aus der Atmosphäre mehr Sauerstoff aufgenommen werden, als CO$_2$ abgegeben wird.

Der Atmungsquotient bei der Veratmung von Proteinen liegt bei 0,8.

Pflanzen können Energie auch durch Abbau und Veratmung von organischen Säuren, z. B. Oxalsäure gewinnen. Diese sind sauerstoffreicher als Glucose. Zu ihrer Oxidation muss daher weniger Sauerstoff aus der Atmosphäre aufgenommen werden als CO$_2$ abgegeben wird. **Die Werte für den Atmungsquotienten können deshalb über 1,0 liegen.**

●●● Zusammenfassung

Der Abbau von Nahrungs- und Reservestoffen zur Energiegewinnung durch Atmung vollzieht sich in vier Stufen.

1. Zunächst werden die Makromoleküle – Kohlenhydrate, Fette, Proteine – in ihre Grundbausteine, z. B. Hexosen, Pentosen, Fettsäuren, Aminosäuren zerlegt.

2. Auf unterschiedlichen Abbauwegen – Glykolyse, β-Oxidation der Fettsäuren, oxidativer Abbau der Aminosäuren – werden diese Grundbausteine in der Hauptsache zu C$_2$-Körpern, zur „aktivierten Essigsäure" (Acetyl-CoA) abgebaut. Diese vorbereitenden Vorgänge bringen der Zelle jedoch noch keinen großen Energiegewinn.

3. Auf der dritten Stufe des Abbaus, dem Citratzyklus, wird der C$_2$-Körper vollständig zu CO$_2$ oxidiert. Der wesentliche Vorgang in der Reaktionsfolge des Citratzyklus ist die Oxidation des Acetylrestes zu CO$_2$ und die Speicherung der dabei frei werdenden Wasserstoffatome in stabilen Transportmetaboliten, NADH+H$^+$ und FADH$_2$. Auch bei diesen Reaktionsfolgen erzielt die Zelle noch keinen nennenswerten Gewinn an chemischer Energie (als ATP).

4. Erst in der 4. Stufe, der Atmung, wird die Potentialdifferenz zwischen Wasserstoff und Sauerstoff zur Synthese von ATP und damit zur Gewinnung chemischer Energie genutzt. Über eine Elektronentransportkette, die Atmungskette, wird das stark elektronegative Potential des Wasserstoffs durch Transport über Redoxpaare stufenweise erniedrigt. Die dabei freigesetzte Energie wird der Zelle teilweise in Form von ATP erhalten. Schließlich reagiert Wasserstoff mit Sauerstoff zu Wasser.

Zur Aufrechterhaltung der lebensnotwendigen Energiegewinnung durch Atmung muss eine ausreichende Sauerstoffversorgung der Zellen und Gewebe von aerob lebenden Tieren und Pflanzen gewährleistet sein. Bei Säugetieren dient hierzu das Kapillarsystem der Blutbahnen, über das Sauerstoff gebunden an Hämoglobin an die Zellen heran- und CO_2 abgeführt wird. Bei Pflanzen dient hierzu der Luftraum des Interzellularsystems, das die Parenchyme der Pflanze durchzieht.

4.5.8 Anaplerotische Reaktionen: Umbaureaktionen für die Synthese von Stoffwechselzwischenprodukten

Zwischenprodukte des Citratzyklus dienen als Vorstufen für die Biosynthese zahlreicher Verbindungen. Zum Beispiel werden α-Oxoglutarat und Oxalacetat als Vorstufen für die Biosynthese einiger Aminosäuren, u. a. der beiden wichtigen Aminosäuren Glutaminsäure und Asparaginsäure benötigt (Abb. 4.73).

Succinat wird zur Biosynthese von Porphyrin aus dem Reaktionszyklus entfernt. Dem Citratzyklus werden auf diese Weise Zwischenprodukte für biosynthetische Zwecke entzogen. Da der Kreisprozess durch dieses Ausschleusen von Zwischengliedern nicht fortgesetzt werden könnte, muss ein Weg existieren, auf dem eine Nachlieferung entsprechender Zwischenglieder ermöglicht wird. Tatsächlich kennt man besondere enzymatische Reaktionsschritte, **anaplerotische Reaktionen** (= Auffüllreaktionen), durch die Zwischenprodukte des Citratzyklus gebildet werden können. An erster Stelle ist dabei die Carboxylierung von Pyruvat durch die **Pyruvat-Carboxylase** zu nennen (Abb. 4.74).

$$\text{Pyruvat} + CO_2 + \text{ATP} \leftrightarrows \text{Oxalacetat} + \text{ADP} + P_i$$

Die Pyruvat-Carboxylase ist eine **Ligase**. Sie ist in Mitochondrien lokalisiert und enthält Biotin als Wirkgruppe. Bei der Reaktion vom Pyruvat zum Oxalacetat wird Biotin unter ATP-Verbrauch mit CO_2 beladen. Diese „aktivierte Kohlensäure" (aktiviertes C-1) reagiert anschließend mit Pyruvat unter Bildung von Oxalacetat. Dabei wird pro Mol Oxalacetat ein Mol ATP verbraucht. Die Aktivität der Pyruvat-Carboxylase wird durch Acetyl-CoA allosterisch reguliert. Biotin wird nur dann carboxyliert, wenn Acetyl-CoA im Über-

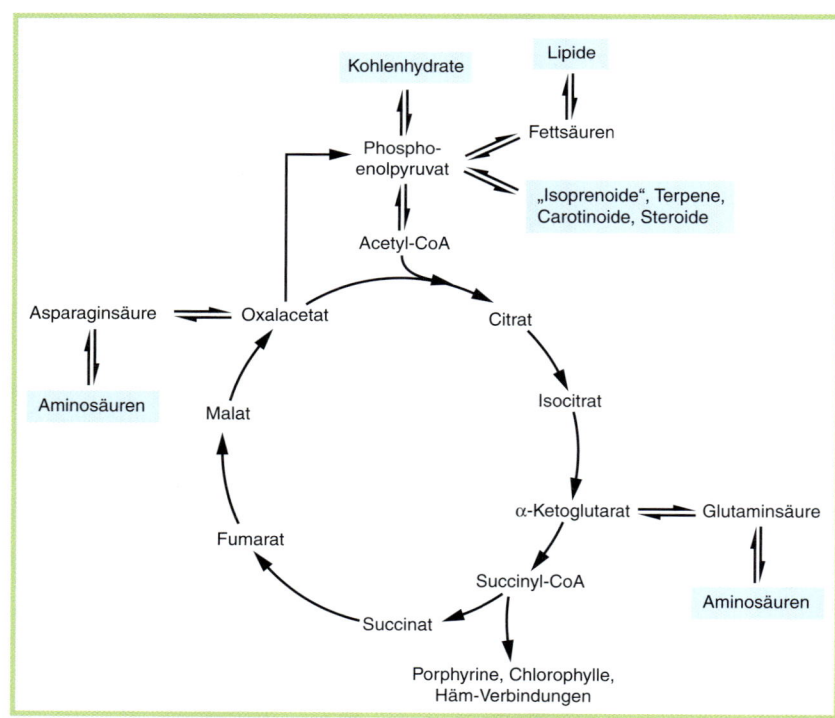

Abb. 4.73 Der Citratzyklus als Sammelbecken des Stoffwechsels

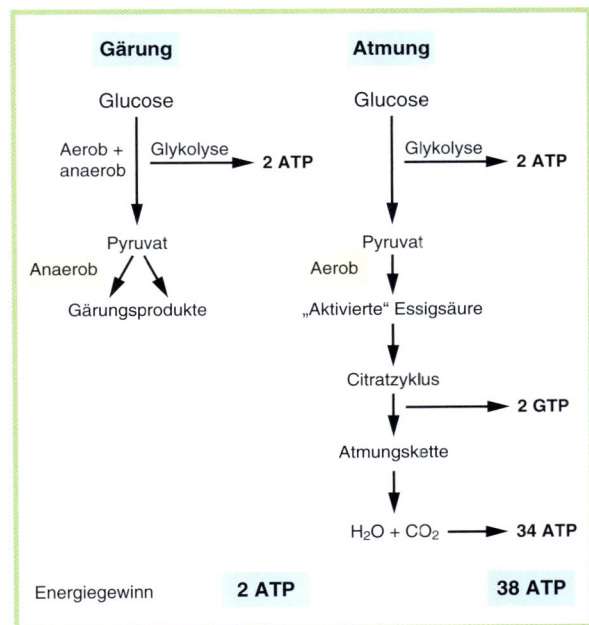

Abb. 4.74 Carboxylierung von Pyruvat zu Oxalacetat durch die Pyruvat-Carboxylase

schuss vorhanden ist und entsprechend an das Enzym bindet.

●●● **Zusammenfassung**

Anaplerotische Reaktionen dienen dazu, Defizite in Kreisprozessen auszugleichen, wenn Zwischenprodukte abgezogen und so Stöchiometrien gestört werden.

4.5.9 Energiegewinnung durch Gärung

Bei den Vorgängen der Atmung wird Energie aus organischen Molekülen durch deren vollständige Oxidation und der Übertragung der Elektronen auf den Sauerstoff als Endakzeptor gewonnen. Dabei werden die organischen Moleküle vollständig zu Wasser und Kohlendioxid oxidiert.

Gärungen verlaufen demgegenüber ohne Sauerstoff, also anaerob. Auch hierbei werden organische Moleküle oxidiert. Die Elektronen werden jedoch **im Gegensatz zur Atmung nicht auf Sauerstoff, sondern auf andere organische Moleküle als Akzeptoren übertragen.** Die Ausgangsverbindungen für die Gärung werden nicht vollständig abgebaut, d. h. die Energie, die sie enthalten, kann nur zum Teil freigesetzt und zur Phosphorylierung von ADP zu ATP genutzt werden. **Daher ist die Ausbeute an chemisch gebundener Energie bei Gärungsprozessen bedeutend geringer als bei der Atmung** (Abb. 4.75).

Das wichtigste Substrat für die Gärung ist Glucose. Einige Mikroorganismen können jedoch auch andere Zucker sowie Aminosäuren und Fettsäuren vergären. **Der anaerobe Abbau der Glucose verläuft über die Reaktionsschritte der Glykolyse und wird durch die gleichen Enzyme katalysiert. Es handelt sich also, bis auf das Endprodukt und die abschließenden Reaktionen, um den gleichen Stoffwechselweg.** Bei der Glykolyse wird Glucose zu Pyruvat abgebaut. Dabei werden **pro Mol Glucose 2 Mol ATP und 2 Mol NADH+H⁺** gewonnen (Kap. 4.5.2).

Abb. 4.75 Vergleich Gärung – Atmung

4.5.9.1 Milchsäuregärung

Bei der Milchsäuregärung dient der Wasserstoff des NADH+H⁺ zur Reduktion des entstandenen Pyruvat zu Lactat. Pyruvat wird in diesem Falle nicht decarboxyliert, sondern dient als Akzeptor für den Wasserstoff. Die Reduktion wird durch die **Lactat-Dehydrogenase (LDH)**, eine **Oxidoreduktase**, katalysiert (Abb. 4.76). Es muss festgehalten werden, dass die Reduktionsäquivalente NADH+H⁺ schon beim Abbau der Glucose zu Pyruvat entstehen. Der Reaktionsschritt dient somit der unabdingbaren Regeneration von NAD⁺, das nicht aerob über die Atmungskette verwendet werden kann. Ohne verfügbares NAD⁺ würde die Glykolyse zum Stillstand kommen.

Es entstehen also bei der Milchsäuregärung **aus einem Molekül Glucose zwei Moleküle Milchsäure und zwei Moleküle ATP.** Die Bildung der Milchsäuregärung lautet:

$$C_6H_{12}O_6 + 2\ P_i + 2\ ADP \rightarrow$$
$$2\ C_3H_6O_3 + 2\ ATP$$

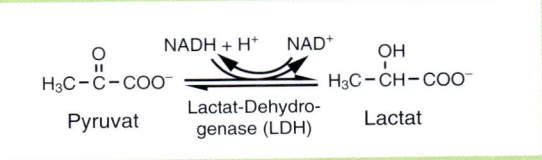

Abb. 4.76 Schema des Endschrittes der Milchsäuregärung

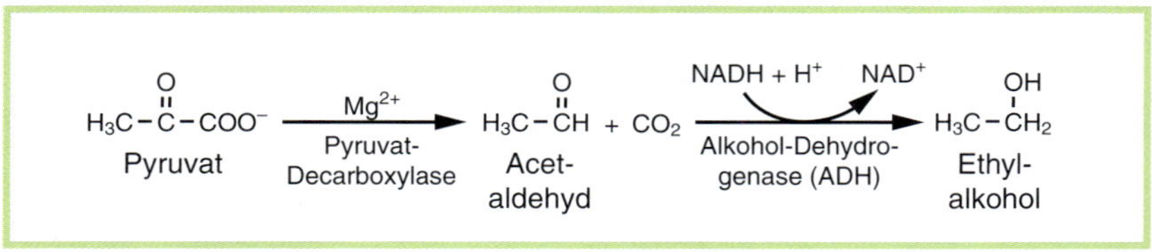

Abb. 4.77 Die Endschritte der alkoholischen Gärung

Bei der Hydrolyse von 2 Mol ATP werden etwa 14 kcal freigesetzt ($\Delta G^{\circ\prime}$ = 58 kJ).

Die Energieausbeute der Milchsäuregärung ist somit sehr gering, verglichen mit dem vollständigen Abbau der Glucose zu CO_2 und Wasser via Citratzyklus und Atmungskette.

Zur Milchsäuregärung sind zahlreiche Bakterien befähigt. Einige davon werden zur Milchveredelung, z.B. der Joghurtherstellung, oder zur technischen Gewinnung von Milchsäure genutzt. Milchsäurebakterien (Kap. 7.3.5.3) sind obligate Milchsäuregärer und obligat anaerob.

Zellen von höheren Pflanzen und von Säugetieren sind bei Sauerstoffmangel ebenfalls zur Milchsäuregärung in der Lage. Bei höheren Pflanzen ist dieser Vorgang von untergeordneter Bedeutung. **Sehr wichtig ist die Milchsäurebildung jedoch bei Säugetieren.** Säuger vergären Glucose vor allem in den Muskeln zu Milchsäure, wenn bei intensiver körperlicher Arbeit die Sauerstoffversorgung der Muskelzellen zur aeroben Energiegewinnung nicht ausreicht. Ein großer Teil der in den Muskelzellen gebildeten Milchsäure gelangt über die Blutbahn in die Leber und wird dort zu CO_2 und H_2O abgebaut oder dient zur **Neusynthese von Glucose (Gluconeogenese).**

Zellen von Pflanzen und Tieren können also fakultativ anaerob sein. Bei schlechter Sauerstoffversorgung vermögen sie für eine gewisse Zeit die Energie für ihren Zellstoffwechsel aus anaeroben Prozessen zu gewinnen. Bei genügender Sauerstoffzufuhr stellen sie ihren Stoffwechsel auf Atmung um. In Pflanzen können im Laufe des anaeroben Stoffwechselgeschehens eine ganze Anzahl von verschiedenen Endprodukten auftreten, neben **Milchsäure** und **Oxalsäure, Äpfelsäure, Weinsäure, Citronensäure.**

4.5.9.2 Alkoholische Gärung

Bei der alkoholischen Gärung wird zunächst **Pyruvat zu Acetaldehyd decarboxyliert.** Dieser dient als Wasserstoffakzeptor und wird durch NADH+H$^+$ zu Ethylalkohol reduziert. Die beteiligten Enzyme sind **Pyruvat-Decarboxylase** und **Alkohol-Dehydrogenase** (Abb. 4.77). **Coenzym der Pyruvat-Decarboxylase ist das Thiaminpyrophosphat** (Abb. 4.78).

Bei der alkoholischen Gärung entstehen aus einem Mol Glucose zwei Mol Ethylalkohol und **zwei Mol CO_2.** Dabei wird chemische Energie in Form von **zwei Mol ATP** gewonnen. Das bei der Oxidation von Glycerinaldehyd-3-phosphat gebildete NADH+H$^+$ wird bei der Reduktion des Acetaldehyds zu Ethanol wieder zu NAD$^+$ regeneriert.

Die Bilanz der alkoholischen Gärung lautet:

$$C_6H_{12}O_6 + 2\ P_i + 2\ ADP \rightarrow$$
$$2\ C_2H_5OH + 2\ CO_2 + 2\ ATP$$

Die Energieausbeute ist damit die gleiche wie bei der Glykolyse oder der Milchsäuregärung, da bei all diesen Prozessen die gleichen enzymatischen Reaktionen zur Gewinnung von ATP genutzt werden.

Ethylalkohol ist das Endprodukt des anaeroben Glucoseabbaus verschiedener Hefen. Auch andere Pilze und höhere Pflanzen können unter anaeroben Bedingungen Ethylalkohol bilden. **Hefen sind nur fakultativ anaerob.** Bei ausreichender Sauerstoffversorgung können sie Glucose aerob zu CO_2 und Wasser abbauen. **Durch Anwesenheit von Sauerstoff wird die Gärung der Hefe gehemmt.** Diese Erscheinung wird als **Pasteureffekt** bezeichnet und lässt sich auch bei pflanzlichen und tierischen Zellen beobachten.

Die ethanolische Gärung unter Sauerstoffmangel stellt also eine Anpassung des Stoffwechsels auf veränderte Umweltbedingungen dar. Die Zelle stellt von optimaler Energiegewinnung auf einen „Sparumsatz" um, dessen Energiegewinnung noch zur Aufrechterhaltung von wichtigen Zellfunktionen ausreicht, jedoch kaum noch Vermehrungswachstum ermöglicht.

Die Alkoholdehydrogenase hat eine geringe Substratspezifität. Sie katalysiert auch die Bildung von Methanol.

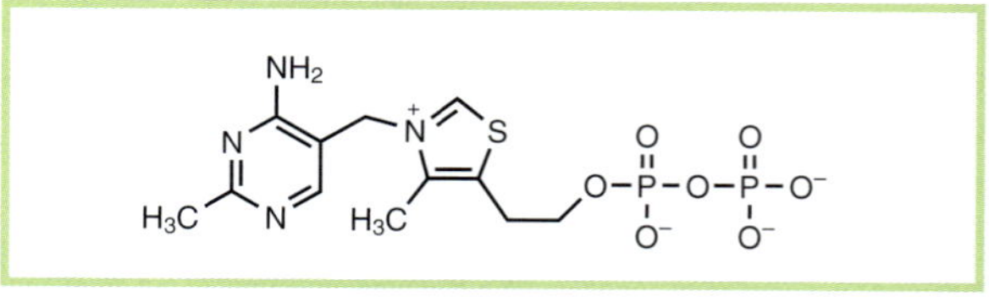

Abb. 4.78 Thiaminpyrophosphat (TPP)

4.5.9.3 Essigsäuregärung

Ethylalkohol kann von einigen Bakterien, vor allem der Gattung *Acetobacter* zu Essigsäure oxidiert werden. **Obwohl dieser Prozess unter Sauerstoffaufnahme abläuft und Sauerstoff dabei als Endakzeptor für Wasserstoff dient, wird er aus historischen Gründen auch heute noch als Essigsäuregärung bezeichnet.** Im strengen Sinne ist diese Reaktionsfolge **keine Gärung.**

$$CH_3-CH_2OH + O_2 \rightarrow CH_3-COOH + H_2O$$

Dem Ethylalkohol wird dabei in zwei Dehydrierungsschritten Wasserstoff entzogen und dieser auf NAD^+ übertragen.

Die erste Dehydrierungsreaktion ist formal eine Umkehr der Ethanolbildung. Es entsteht Acetaldehyd, der in einem weiteren Schritt zu Essigsäure oxidiert wird (Abb. 4.79).

Der an $NADH+H^+$ gebundene Wasserstoff wird über die Atmungskette auf Sauerstoff übertragen. Die Energieausbeute bei der Essigsäuregärung ist deshalb mit $\Delta G^{\circ\prime} = 240$ kJ/mol höher als bei anaeroben Abbauvorgängen. Obwohl hier also Sauerstoff mit Wasserstoff zu Wasser reagiert, **unterscheidet sich die Essigsäuregärung von der Atmung durch das Fehlen des Abbaus des Acetats, der bei der Atmung im Citratzyklus stattfindet.** Essigsäurebakterien können damit die im Acetat noch vorhandene Energie nicht weiter nutzen.

Neben alkoholischer Gärung und Milchsäuregärung sind eine Reihe weiterer Gärungsprozesse bekannt: **Buttersäuregärung, Propionsäuregärung, Bernsteinsäuregärung** u.a.

●●● **Zusammenfassung**

Gärprozesse laufen ohne Sauerstoff ab, so dass die zur Reduktion bereitgestellten Elektronen auf andere organische Moleküle übertragen werden müssen. Die Energieausbeute ist deutlich geringer als bei der Atmung.

Wichtige Gärprozesse sind die Milchsäure-, die alkoholische und die Essigsäuregärung. Die ersten beiden Prozesse liefern pro Mol Glucose jeweils 2 Mol ATP. Bei der Essigsäuregärung handelt es sich streng genommen nicht um einen Gärungsprozess, da hier Ethanol mit Hilfe von O_2 zu Essigsäure oxidiert wird. Die in Form von $NADH+H^+$ gebildeten Reduktionsäquivalente werden in der Atmungskette zur Reduktion von O_2 verwendet.

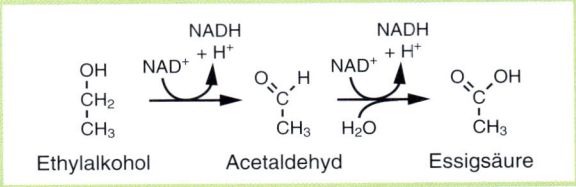

Abb. 4.79 Die Oxidation von Ethylalkohol zu Essigsäure – Essigsäuregärung

4.6 Pflanzliche und bakterielle Stoffwechselprozesse

4.6.1 Photosynthese – die Assimilation des Kohlenstoffs

Die wichtigste Energiequelle für das Leben auf der Erde ist die Sonne. Ohne ständige Energiezufuhr in Form von Sonnenlicht wäre auf der Erde kein Leben möglich. Das Sonnenlicht ist nicht nur unmittelbare Energiequelle für die grünen Pflanzen und andere photosynthetisierenden Organismen, sondern auf Grund der Nahrungskette letzten Endes auch die Energiequelle für nahezu alle heterotrophen Organismen. Zur Photosynthese, d. h. zur Umwandlung von Sonnenenergie in chemische Energie, sind zahlreiche Organismen befähigt, so die höheren Pflanzen, Grün-, Rot- und Braunalgen, schließlich Kieselalgen und Blaualgen und weiterhin noch zahlreiche Bakterienarten, z.B. Chlorobakterien und Purpurbakterien. Bei der Photosynthese wird die von der Sonne in Form von Licht ausgestrahlte Energie in chemische Energie umgewandelt. Diese chemische Energie kann dann von den Organismen im eigenen Stoffwechsel genutzt werden. Jährlich werden mehr als 10^{10} **Tonnen Kohlendioxid** mit Hilfe der Photosynthese in Kohlenhydrate und andere organische Verbindungen assimiliert. In den autotrophen Pflanzen wird die Lichtenergie hauptsächlich dazu benützt, um aus Kohlendioxid und Wasser Glucose herzustellen. Der Gesamtvorgang (Ausnahme: Bakterien) lässt sich mit der Gleichung

$$6\ CO_2 + 6\ H_2O \rightarrow C_6H_{12}O_6 + 6\ O_2$$

beschreiben.

Dieser Prozess ist in der Summe gesehen die **Umkehr der Glucoseoxidation.** Es handelt sich dabei um die Reduktion von CO_2 mit Hilfe des Wassers bzw. des durch Spaltung des Wassers gewonnenen Wasserstoffs (**Photolyse**). Zur Photosynthese befähigte Bakterien können an Stelle von Wasser andere Verbindungen zur Reduktion des Kohlendioxids heranziehen, z.B.

Schwefelwasserstoff oder einige organische Substanzen. Für alle Photosynthesevorgänge lässt sich daher die allgemeine Gleichung formulieren.

$$12 \ H_2X + 6 \ CO_2 \rightarrow (C_6H_{12}O_6) + 6 \ H_2O + 12 \ X$$

Der von den grünen Schwefelbakterien als Wasserstoffquelle benutzte Schwefelwasserstoff wird zu Schwefel oxidiert. Purpurbakterien können Isopropylalkohol als Wasserstoffquelle nutzen. Dieser wird dabei zu Aceton oxidiert.

Die photosynthetische Assimilation von CO_2 setzt sich aus zwei Teilprozessen zusammen:

- Aus Reaktionen, die nur bei Lichteinstrahlung ablaufen können, den so genannten Lichtreaktionen,
- und aus Reaktionen, die auch ohne Lichteinstrahlung ablaufen können, den so genannten Dunkelreaktionen.

Die lichtabhängigen Reaktionen dienen der Umwandlung von Lichtenergie in chemische Energie in Form von ATP und in Reduktionsäquivalente in Form von NADPH+H$^+$.

$$\text{Wasser} + NADP^+ + P_i + ADP \rightarrow$$
$$\text{Sauerstoff} + NADPH+H^+ + ATP$$

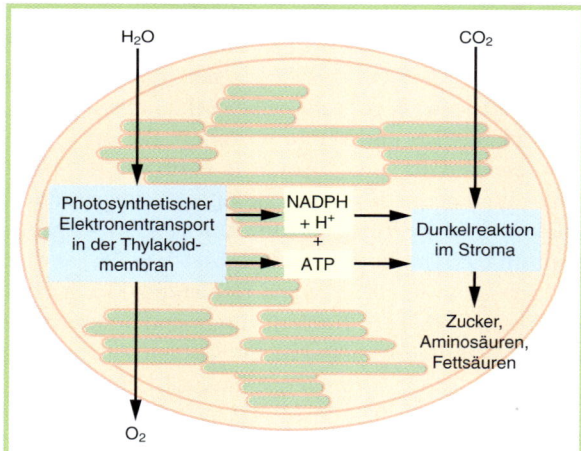

Abb. 4.80 Die Reaktionen während der Photosynthese. Durch Photo-Oxidation wird Wasser gespalten, Sauerstoff wird freigesetzt. Als Ergebnis des Elektronentransports über die Redoxkatalysatoren (Elektronentransportketten) der Photosynthese II und I in den Thylakoidmembranen wird NADPH+H$^+$ als Reduktionsäquivalent gewonnen. Durch die Ausbildung eines Protonengradienten und dessen Ausgleich über die ATP-Synthase wird ATP als energiereiche Verbindung gebildet. Beide werden benötigt, um in den anschließenden Dunkelreaktionen im Stroma des Chloroplasten Kohlenstoff zu fixieren, zu reduzieren und in organische Verbindungen, vornehmlich Glucose, einzubauen.

Während der Lichtreaktion wird dem Wasser der Wasserstoff entzogen (Photolyse des Wassers) und auf NADP$^+$ übertragen, dabei wird Sauerstoff frei. Gleichzeitig wird aus ADP und anorganischem Phosphat (P$_i$) ATP gebildet (**Photophosphorylierung**). **Die so gewonnene energiereiche Verbindung ATP und das NADPH+H$^+$ können nun in lichtunabhängigen Reaktionen (Dunkelreaktionen) zur Reduktion von Kohlendioxid und zur Synthese von Glucose dienen** (Abb. 4.80). NADPH+H$^+$ wird dabei zu NADP$^+$ oxidiert und ATP wird in ADP und Phosphat (P$_i$) gespalten.

$$6 \ CO_2 + 12 \ NADPH+H^+ + 18 \ ATP \rightarrow$$
$$(C_6H_{12}O_6) + 12 \ NADP^+ + 18 \ ADP + 18 \ P_i + 6 \ H_2O$$

4.6.1.1 Photosynthesepigmente (Photorezeptoren)

Die Wellenlänge des sichtbaren Lichtes umfasst den Bereich von 390 nm bis 760 nm, also von violett bis dunkelrot. Voraussetzung für die Umwandlung von Strahlungsenergie in chemische Energie ist das Vorhandensein geeigneter **Pigmente**, die Licht bestimmter Wellenlänge absorbieren können. Wichtige Photorezeptoren sind die **Chlorophylle** (Abb. 4.81). Höhere Pflanzen enthalten in ihren photosynthetisch aktiven Zellen die **Chlorophylle a und b**. In Braun- und Kieselalgen kommt noch **Chlorophyll c** vor, in Rotalgen **Chlorophyll d**. Alle Chlorophylle besitzen in ihren Molekülen zahlreiche konjugierte Doppelbindungen und können daher sichtbares Licht absorbieren.

Der Grundkörper aller Chlorophylle ist das Porphyrin. Über die vier Stickstoffatome der Pyrrolringe ist ein Mg^{2+}-Ion komplex eingebunden. Eine lange, hydrophobe Seitenkette, das Phytol, ist esterartig an einen Pyrrolring des Chlorophyllmoleküls gebunden. Die Chlorophylle absorbieren insbesondere blaue und rote Strahlung, wobei die rote Strahlung für die Photoreaktionen am wichtigsten ist.

Die Absorptionsmaxima von **Chlorophyll a liegen bei 430 nm und 662 nm**, die von **Chlorophyll b bei 453 bzw. 642 nm** (in Ether). Chlorophyll a ist in Etherlösung blaugrün, Chlorophyll b gelbgrün gefärbt (Abb. 4.82). In der Zelle, assoziiert mit Proteinen und eingebettet in die Thylakoidmembran des Chloroplasten, zeigen die Chlorophylle andere Absorptionsmaxima. Weitere wichtige Photosynthesepigmente sind **Carotinoide** und **Phycobiline** (Tab. 4.18).

Den Pigmenten, den Photorezeptoren, fallen unterschiedliche Aufgaben bei der Photosynthese zu. Je nach ihrer Funktion kann man **primäre und sekundäre**

R = CH₃: Chlorophyll a
R = CHO: Chlorophyll b

Abb. 4.81 Strukturformel der Chlorophylle

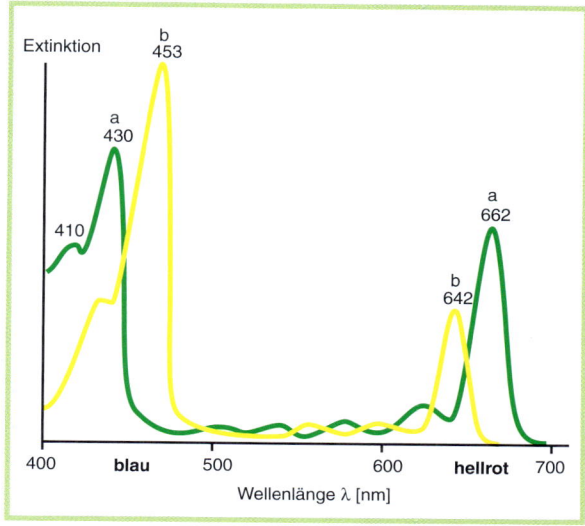

Abb. 4.82 Absorptionsspektren von Chlorophyll a und Chlorophyll b in Ether. Die Zahlen geben die Lage der Absorptionsmaxima in nm an.

(= **akzessorische**) **Photosynthesepigmente** unterscheiden.

Primäre Photosynthesepigmente sind Chlorophyll a und Bacteriochlorophyll a. Diese können, bedingt durch ihre Struktur, sichtbare Strahlung spezifisch absorbieren und damit verbunden in definierte Anregungszustände übergehen. Des Weiteren können sie Anregungsenergie von **akzessorischen Pigmenten** übernehmen. Schließlich sind sie zu spezifischen **photochemischen Reaktionen** befähigt.

Akzessorische Photosynthesepigmente sind die Chlorophylle b bis d, sowie gelbe Carotinoide, und rote bzw. blaue Phycobiline bei Algen (Abb. 4.83). Sie sind nur mittelbar an den photochemischen Reaktionen der Photosynthese beteiligt. Sie können Licht auch bei Wellenlängen absorbieren, bei denen Chlorophyll a keine Strahlungsenergie mehr aufnehmen kann. Hierdurch wird der Bereich des für die Photosynthese verwertbaren Lichtes wesentlich erweitert. Beispielsweise können Rotalgen auch grünes Licht, das von akzessorischen Pigmenten absorbiert wird, für die Photosynthese nutzen. **Akzessorische Pigmente sind also Zulieferer von absorbierter Strahlungsenergie an die primären Photosynthesepigmente** (Abb. 4.84). Mit Proteinen assoziiert bilden sie die Strukturen der so ge-

β-Carotin

Phycoerythrobilin

Abb. 4.83 Strukturformeln akzessorischer Pigmente

Tab. 4.18 Vorkommen von Photosynthesepigmenten im Pflanzenreich

	Chlorophylle				Carotinoide	Phycobiline (z. B. Phycocyan, Phycoerythrin)
	a	b	c	d		
Eucaryota						
Spermatophyta	+	+	−	−	+	−
Pteridophyta	+	+	−	−	+	−
Bryophyta	+	+	−	−	+	−
Chlorophyta	+	+	−	−	+	−
Euglenophyta	+	+	−	−	+	−
Rhodophyta	+	−	−	+	+	+
Phaeophyceae	+	−	+	−	+	−
Chrysophyceae	+	−	+	−	+	−
Procaryota						
Cyanophyta	+	−	−	−	+	+
Rhodospirillaceae Thiorhodaceae (Purpurbakterien) }	Bacteriochlorophylle; Carotinoide					

nannten **Lichtsammlersysteme.** Sie sind mit Antennen vergleichbar. Man bezeichnet sie deshalb auch als „Antennenpigmente". Sie nehmen Strahlung auf und führen diese den Reaktionszentren zu, in denen die eigentlichen photochemischen Reaktionen stattfinden.

Ein solches Lichtsammlersystem wirkt wie eine Sammelfalle für Lichtquanten. Durch das Lichtsammlersystem wird eine maximale Sammlung von Lichtenergie auch bei niedrigen Lichtintensitäten ermöglicht. Bei zu hoher Lichtenergie hingegen wird überschüssige Ener-

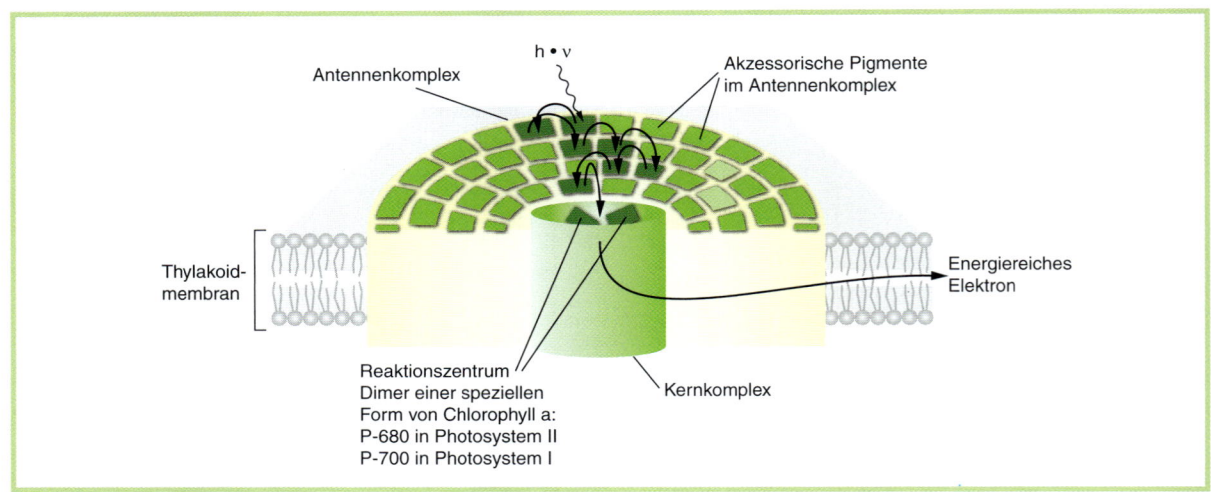

Abb. 4.84 Schematische Darstellung eines Photosystems. Photosynthesepigmente und Proteine sind in die Thylakoidmembran integriert. Der Kernkomplex ist von hunderten von Antennenpigmenten umgeben. Die von diesen absorbierte Lichtenergie wird von Pigmentmolekül zu Pigmentmolekül zum Reaktionszentrum im Kernprotein geleitet. Dort finden an speziellen Formen des Chlorophyll a die eigentlichen photochemischen Reaktionen statt.

gie, die nicht durch das Reaktionszentrum aufgenommen werden kann, als langwelliges Fluoreszenzlicht wieder abgestrahlt. Die Photosynthesepigmente liegen als **prosthetische Gruppen** von Chromoproteinen vor, die in spezifischer Ordnung in die Thylakoidmembran eingelagert sind. Ein Lichtsammlersystem besteht aus hunderten von Molekülen akzessorischer Pigmente, die Strahlungsenergie aufnehmen und von einem Molekül zum anderen weiterleiten, bis in das Reaktionszentrum eines Photosystems.

Über ihre Rolle in Lichtsammlersystemen hinaus besitzen **Carotinoide** auch eine **Schutzfunktion** bei der Photosynthese. Bei übermäßiger Lichteinstrahlung schützen sie die Chlorophylle vor photooxidativer Zerstörung. Besonders effektiv sind hier **Lutein** und **β-Carotin**.

Die Funktionsfähigkeit aller Photosynthesepigmente beruht auf einer spezifischen, räumlichen Anordnung der Pigmente im Verbund mit Proteinen und, bei höheren Pflanzen, ihre Einbindung in die **Thylakoidmembranen** der Chloroplasten. Dort bilden sie, assoziiert mit Proteinen, Funktionskomplexe, das **Photosystem I** und das **Photosystem II**. In diesen laufen die Lichtreaktionen der Photosynthese ab, die als **Lichtreaktion 1** und **Lichtreaktion 2** bezeichnet werden.

Jedes dieser beiden Photosysteme besteht aus einem Lichtsammlersystem (**Antennenkomplex**) und einem **Kern(core)-Komplex**. In den Letzteren ist das **Reaktionszentrum** eingebettet.

4.6.1.2 Lichtreaktionen der Photosynthese

Insgesamt wird bei den Lichtreaktionen der Photosynthese Wasser gespalten und NADP$^+$ zu NADPH+H$^+$ reduziert. Des Weiteren wird im Zuge der Lichtreaktionen aus anorganischem Phosphat und ADP energiereiches ATP gebildet.

Photosystem II und Lichtreaktion 2

Das **Photosystem II** besteht aus einem Lichtsammlersystem (Antennenkomplex) und dem Kernkomplex mit dem Reaktionszentrum. Das Reaktionszentrum enthält ein **Chlorophyll-a-Dimer**, das wegen seines Absorptionsmaximums bei 680 nm als **Pigment 680 (P-680)** bezeichnet wird.

Die Reaktionskette der Photosynthese beginnt mit der Absorption eines Lichtquants im Photosystem II (Abb. 4.85). Hierdurch wird P-680 in „photoangeregtes" P-680* überführt. Auf Grund seines stark negativen Potentials überträgt dieses quer durch die Thylakoidmembran hindurch ein energiereiches Elektron auf einen **Primärakzeptor**. Primärakzeptor ist **Pheophytin a**, die **magnesiumfreie Form von Chlorophyll a**. Von diesem wird es auf das primäre **Plastochinon QA** übertragen. QA ist ein **Plastochinon-Eisen-Proteinkomplex**. Die Plastochinonmoleküle bilden ein Kollektiv (einen Pool) in der Lipidphase der Thylakoidmembran. Sie können quer und längs in der Thylakoidmembran wandern und fungieren so als bewegliche Elektronenträger. Durch Aufnahme eines Elektrons und eines

4 Stoffwechsel- und Entwicklungsphysiologie

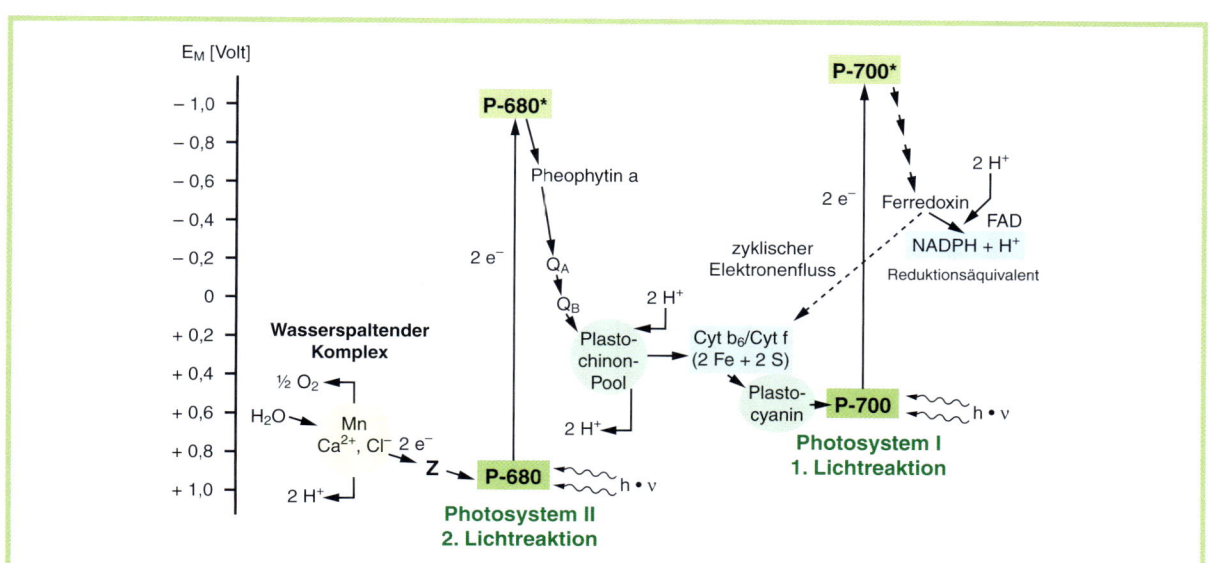

Abb. 4.85 Schema des Elektronentransports während der Photosynthese. Die Abbildung zeigt den Elektronentransport vom Wasser zum NADPH+H$^+$.

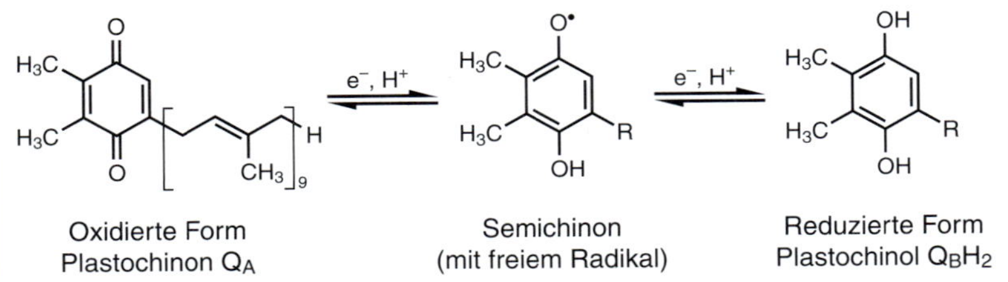

Abb. 4.86 Elektronenübertragung am Plastochinon

Protons wird **Plastochinon Q$_A$** zum Plastosemichinon reduziert. **Q$_A$ wird durch Q$_B$ reoxidiert.** Das Plastosemichinon wird dann durch ein weiteres photochemisch freigesetztes Elektron und Aufnahme eines Protons in Q$_B$H$_2$, das **Plastochinol** (= Plastohydrochinon), überführt (Abb. 4.86). Bei diesem Elektronentransport werden zwei Protonen vom Stroma in den Intrathylakoidraum geschleust. Der Plastochinon-Zyklus wirkt als **Protonenpumpe**. Die Reaktionsfolge Plastochinon-Plastosemichinon-Plastochinol führt also in Verbindung mit dem Cytb$_6$/Cytf-Komplex zum Protonentransport vom Stroma des Chloroplasten durch die Thylakoidmembran in den Intrathylakoidraum.

Vom Plastochinol werden zwei Elektronen auf den **Cytochrom-b$_6$/Cytochrom-f-Komplex** übertragen, der eine transmembranäre Elektronentransportkette bildet. Der **b$_6$f-Komplex** ist ein integrales Membranprotein. **Er ist das zentrale Glied des Elektronentransports zwischen Photosystem II und Photosystem I.** Der Komplex besteht aus mehreren Polypeptiden und enthält Cytochrom b, das zwei Häm-Gruppen trägt, sowie Cytochrom f, ein peripheres Protein, das ein kovalent gebundenes Häm trägt. Der b$_6$f-Komplex überträgt über ein Fe-S-Protein Elektronen auf das **kupferhaltige Plastocyanin**. Die Plastocyanine der Chloroplasten zählen zu den **Kupferproteiden**. Sie enthalten ein Molekül Kupfer. Plastocyanin fungiert als beweglicher Redoxkatalysator. Die Elektronenübertragung beruht auf dem Valenzwechsel zwischen Cu^{2+} und Cu$^+$. Plastocyanin überträgt Elektronen nach der Photoreaktion auf das **Reaktionszentrum P-700**. Damit wird photooxidiertes P-700 wieder reduziert.

> Insgesamt übernimmt also der Cytochrom-b$_6$/Cytochrom-f-Komplex zwei Elektronen vom Plastochinol, welches damit zum Plastochinon oxidiert wird, und reduziert Plastocyanin. Die Aktivität des Komplexes entspricht somit einer Plastochinol-Plastocyanin-Reduktase.

Wasserspaltung (Photolyse des Wassers)

Durch die Photooxidation von P-680 entsteht im Reaktionszentrum des Photosystems II ein **Elektronendefizit**. Dieses wird durch Wasserspaltung wieder aufgefüllt. Der Prozess der Wasserspaltung läuft an einem, dem Kernkomplex des Photosystems II assoziierten **Mn-haltigen Polypeptid-Komplex** ab, dem „Wasserspaltenden Komplex". Essentielle Faktoren der Wasserspaltung sind Chlorid- und Calcium-Ionen.

Die Photolyse des Wassers liefert **molekularen Sauerstoff O$_2$**, und muss deshalb als 4-Elektronen-Übertragung formuliert werden.

$$2 \text{ H}_2\text{O} \rightarrow 4 \text{ H}^+ + 4 \text{ e}^- + \text{O}_2$$

Durch die Lage des wasserspaltenden Komplexes am Photosystem II wird durch den Elektronentransport **ein Protonengradient zwischen dem Intrathylakoidraum und dem Stroma des Chloroplasten** aufgebaut. Dieser kann am ATP-Synthase-Komplex zur ATP-Synthese genutzt werden.

Ergebnisse der Lichtreaktion 2

Die durch Lichtenergie im Photosystem II ausgelöste photochemische Reaktionsfolge führt zur Wasserspaltung unter Freisetzung von molekularem Sauerstoff, zur Trennung und Stabilisierung von Ladungen, zu einem Elektronentransfer, sowie zum Aufbau eines Protonengradienten.

Photosystem I und Lichtreaktion 1

Der Elektronenfluss vom Photosystem II zum Photosystem I verläuft also über eine **Elektronentransportkette**, mit den Bestandteilen **Plastochinon-Pool, Cytochrom-b$_6$/Cytochrom-f-Komplex und Plastocyanin** als **Redoxkomponenten** (Abb. 4.87).

Das Reaktionszentrum von Photosystem I, das **Pigment 700 (P-700)**, erhält Elektronen vom reduzierten Plastocyanin. Durch eine weitere Photooxidation (aus historischen Gründen Lichtreaktion 1 genannt) wird ein energiereiches Elektron vom **P-700*** innerhalb

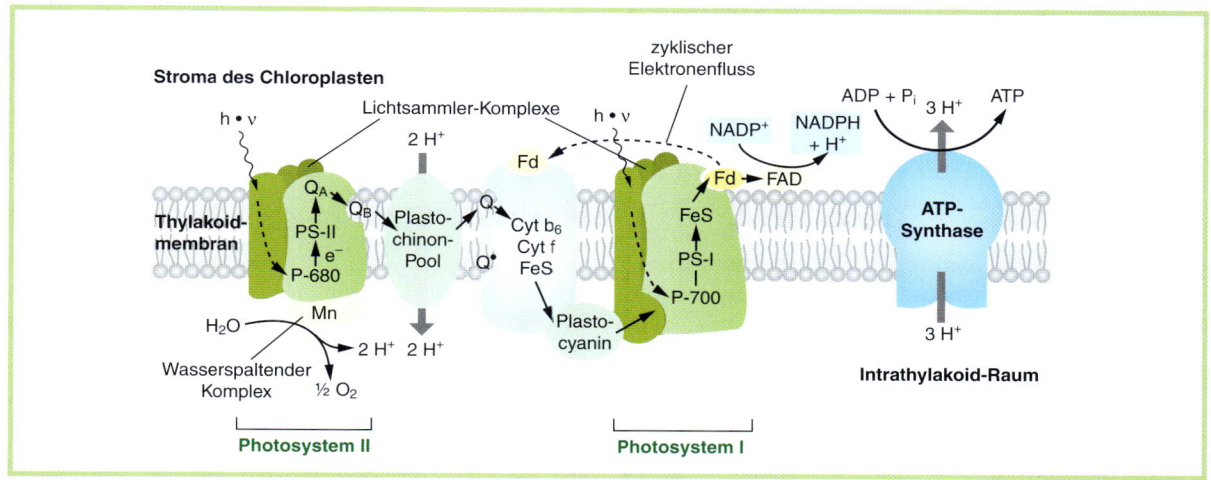

Abb. 4.87 Schnitt durch eine Thylakoidmembran. Schema zur Organisation der Komponenten des photosynthetischen Elektronenflusses und der Photophosphorylierung in der Thylakoidmembran. Protonen werden durch die Wasserspaltung im Intrathylakoidraum freigesetzt, bzw. durch den Q-Zyklus dorthin transportiert. Fd = Ferredoxin, FAD = Flavinadenindinukleotid

der Thylakoidmembran zum **Ferredoxin**, einem weiteren, beweglichen Redoxkatalysator, geführt. Die Aktivität von Photosystem I kann demgemäß als **lichtgetriebene Plastocyanin-Ferredoxin-Oxidoreduktase** beschrieben werden. Reduziertes Ferredoxin liefert schließlich die Elektronen für die Reduktion von $NADP^+$ zum $NADPH+H^+$. Diese Reaktion wird von der **Ferredoxin-$NADP^+$-Oxidoreduktase** katalysiert. Diese ist ein Flavoprotein mit Flavinadenindinukleotid (FAD) als Wirkgruppe.

Ergebnisse der Lichtreaktion 1

Mit der Bildung von $NADPH+H^+$ als Reduktionsäquivalent hat das ursprünglich aus dem Wasser stammende Elektron eine stabile, aber doch reaktionsfähige Bindung gefunden. Die ganze Reaktionskette muss zweimal durchlaufen werden, weil zur Reduktion von $NADP^+$ zwei Elektronen notwendig sind. Der Elektronenfluss über die beiden Photosysteme wird als nichtzyklischer Elektronentransport bezeichnet.

Zyklischer Elektronenfluss

Wenn die auf das Ferredoxin übertragenen Elektronen nicht für die $NADP^+$-Reduktion benötigt werden, können sie über ein in der Membran bewegliches Ferredoxin auf den **Cytochrom-b_6/Cytochrom-f-Komplex zurück übertragen** werden und auf das Photosystem I zurückfließen. Ob dieser Kreisprozess zu einer Photophosphorylierung genutzt werden kann, ist nicht zweifelsfrei nachgewiesen.

Bildung von ATP durch Photophosphorylierung

Im Zuge des Elektronentransports **wird ein Protonengradient zwischen Stroma und Intrathylakoidraum aufgebaut, welcher für die Synthese von ATP am ATP-Synthase-Komplex genutzt werden kann.** Protonen werden durch die Thylakoidmembran hindurch in den Intrathylakoidraum befördert. Die am Elektronentransport beteiligten Redoxsysteme arbeiten wie Protonenpumpen, welche von der Redoxenergie angetrieben werden, die bei den Elektronenübergängen anfällt (Abb. 4.88). Hierdurch werden Protonen im Innenraum der Thylakoide angereichert. Der Rückfluss der

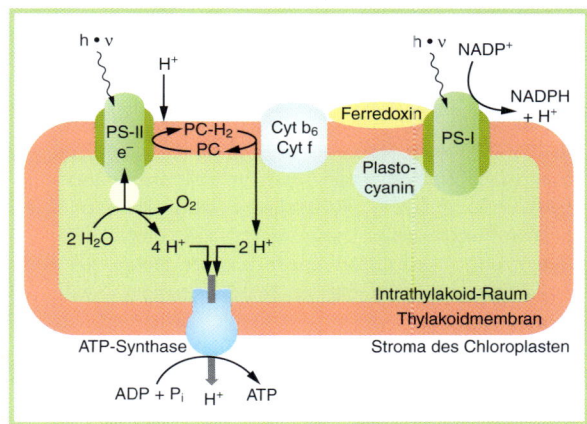

Abb. 4.88 Protonenzyklus beim photosynthetischen Elektronentransport
PC=Plastochinon

Protonen kann für die **ATP-Synthese** am **ATP-Synthase-Komplex** genutzt werden. Der ATP-Synthase-Komplex ist in die Thylakoidmembran integriert. Er verbindet den gerichteten, energieliefernden Protonenrückfluss aus dem Lumen der Thylakoide in das Stroma des Chloroplasten mit der stark endergonischen Bildung von ATP aus ADP und Phosphat. Somit ist die **ATP-Synthese in Chloroplasten (und Mitochondrien) nur indirekt an den Elektronentransport gebunden.** Sie verläuft über einen intermediären, transmembranären Protonengradienten. Das beteiligte Enzym, die ATP-Synthase, ist kein Glied in der Elektronentransportkette.

Bilanz der Lichtreaktionen der Photosynthese

Die Photosynthese kann mit folgender Bilanzgleichung beschrieben werden:

$$6\ CO_2 + 12\ NADPH+H^+ + 18\ ATP \rightarrow$$
$$(C_6H_{12}O_6) + 12\ NADP^+ + 18\ ADP + 18\ P_i + 6\ H_2O$$

Für die Reduktion eines CO_2-Moleküls sind also 3 ATP- und 2 NADPH+H^+-Moleküle erforderlich.

Zur Bildung von **zwei** Molekülen NADPH+H^+ müssen vier Elektronen **die Reaktionskette vom Wasser bis zum NADP$^+$ durchlaufen.** Hierzu sind insgesamt acht Lichtquanten erforderlich, je vier für Photosystem I und II. Die energetische Bilanzgleichung der beiden Lichtreaktionen ist also

$$2\ H_2O + 2\ NADP^+ + 2\ ADP + 2\ P_i \rightarrow$$
$$O_2 + 2\ NADPH+H^+ + 2\ ATP$$

Das zusätzliche Molekül ATP, das für die Reduktion von CO_2 notwendig ist, kann u. U. durch die **zyklische Photophosphorylierung** gebildet werden, die möglicherweise unabhängig von der nichtzyklischen Phosphorylierung abläuft. Bei einem Bedarf von acht Lichtquanten beträgt die **Energieausbeute der Photosynthese ungefähr 38 %.** Die in der Natur erzielte Ausbeute ist allerdings wesentlich geringer als die theoretisch errechnete. Sie liegt bei etwa 2 bis 10 % der eingestrahlten Sonnenenergie, d. h. **2 bis 10 % der Sonnenenergie können durch die Pflanzen in chemische Energie umgewandelt werden.** Die Ausbeute der Lichtreaktion wird durch den Prozess der **Lichtatmung** zusätzlich vermindert.

●●● Zusammenfassung

Die von den Photosynthesepigmenten, also den Chlorophyllen, Carotinoiden und Phycobilinen, absorbierte Strahlungsenergie treibt zwei Photoreaktionen an. Diese laufen an zwei Reaktionskomplexen ab, die in die Thylakoidmembranen der Chloroplasten integriert sind. Es sind dies die Photosysteme II und I, denen die Lichtreaktionen 2 bzw. 1 zugeordnet werden. Ein Photosystem besteht aus einem Lichtsammlersystem, einem Kernkomplex und einem Reaktionszentrum. Das Lichtsammlersystem absorbiert Licht und leitet die Strahlungsenergie an das Reaktionszentrum. Dort wird von einer spezifischen Form des Chlorophyll a (P-680, resp. P-700) ein energiereiches Elektron abgespalten. Die entstehende Elektronenlücke in P-680 wird durch Elektronen aus der Wasserspaltung wieder aufgefüllt. Das emittierte Elektron wird über eine Elektronentransportkette zum NADP$^+$ geleitet und liegt schließlich im NADPH+H^+, dem Reduktionsäquivalent, in einer stabilen, aber reaktionsfähigen Bindung vor. Am Elektronentransport beteiligt und ebenfalls in die Thylakoidmembran integriert ist ein pigmentfreier Komplex. Dessen funktionelle Komponenten sind Cytochrom b$_6$ und Cytochrom f. Zwischen diesen drei in die Thylakoidmembran integrierten Reaktionskomplexen wird der Elektronentransport von in der Membran beweglichen Redoxkatalysatoren getragen. Dies sind Plastochinone, Plastocyanin und Ferredoxin. Beim Elektronentransport wird Redoxenergie frei. Durch diese werden Protonen vom Stroma durch die Thylakoidmembran hindurch in den Intrathylakoidraum transportiert. Hierdurch wird ein Protonengradient zwischen dem Stroma und dem Intrathylakoidraum aufgebaut. Zusammen mit einem Membranpotential wird dieser für die Synthese von ATP, dem Energieäquivalent genutzt. Die ATP-Synthese vollzieht sich an einem vierten integralen Membrankomplex, der ATP-Synthase. Dieser Prozess der Photophosphorylierung ist nicht direkt an den Elektronenfluss gekoppelt. Die ATP-Synthase ist nicht am Elektronenfluss beteiligt und liegt auch räumlich von den drei anderen Membrankomplexen entfernt in der Thylakoidmembran. Endprodukte der Lichtreaktionen der Photosynthese sind NADPH+H^+ und ATP. Der bei der Photolyse des Wassers entstandene molekulare Sauerstoff wird von den Pflanzen an die Atmosphäre abgegeben.

Die Photosynthese ist der Prozess, der die wichtigste Energiequelle für das Leben auf der Erde nutzt: die Sonne. Daneben werden CO_2 und H_2O verwendet, um schließlich Glucose aufzubauen. Die Nettoformel der Photosynthese lautet demnach:

$$6\ CO_2 + 6\ H_2O \longrightarrow C_6H_{12}O_6 + 6\ O_2$$

Formal ist dies die Umkehrung der Glucoseoxidation, die mit der Atmungskette abgeschlossen wird.

Auch andere Verbindungen als Wasser können zur Reduktion des CO_2 verwendet werden, z. B. H_2S im Falle der Schwefelbakterien.

Die wichtigste Variante ist allerdings die klassische Photosynthese. Hier sammeln Antennenkomplexe Photonen ein, die sie auf zwei Photosysteme (I und II) übertragen. Der nun folgende Prozess wird als Lichtreaktion der Photosynthese bezeichnet.

4.6.2 Chemosynthese

Photosynthese ist die autotrophe C-Assimilation mit Hilfe von Licht. Unter Chemosynthese versteht man die **autotrophe C-Assimilation mit Hilfe von Energie aus Oxidation anorganischer Substanz** wie H_2S, NH_3, Methan, H_2 oder Eisen.

Diese Art der Energiegewinnung findet man nur bei aeroben Bakterien. Diese Bakterien nennt man **Chemoautolithotrophe**; es sind meist **Schwefelbakterien, Nitrifizierer, Knallgasbakterien** und **Methanobakterien**.

Beispiele:

Schwefelbakterien: *Beggiotoa/Thiothrix*:

$HS^- + H^+ + \frac{1}{2} O_2 \rightarrow S + H_2O$
$\Delta G^{0'} = -210$ kJ/Reaktion

$S + 1\frac{1}{2} O_2 + H_2O \rightarrow SO_4^{2-} + 2 H^+$
$\Delta G^{0'} = -590$ kJ/Reaktion

Nitrifizierer: *Nitrosomonas/Nitrobacter*:

$NH_4^+ + 1\frac{1}{2} O_2 \rightarrow NO_2^- + 2 H^+ + H_2O$
$\Delta G^{0'} = -275$ kJ/Reaktion

$NO_2^- + \frac{1}{2} O_2 \rightarrow NO_3^-$ $\Delta G^{0'} = -75$ kJ/Reaktion

Knallgasbakterien: *Ralstonia eutropha*:

$H_2 + \frac{1}{2} O_2 \rightarrow H_2O$ $\Delta G^{0'} = -237$ kJ/Reaktion

Eisenbakterien: *Acidithiobacillus ferrooxidans*:

$Fe^{2+} + H^+ + \frac{1}{4} O_2 \rightarrow Fe^{3+} + \frac{1}{2} H_2O$
$\Delta G^{0'} = -33$ kJ/Reaktion

Sie verwenden diese Substrate als Elektronendonatoren, um die Elektronen dann – ähnlich wie bei der Lichtreaktion der Photosynthese – durch die Membran zu transportieren. Dadurch entsteht wiederum ein Protonengradient, der, wie bei der Photophosphorylierung, zur ATP-Produktion führt.

Ein Teil des Substrats wird aber auch zur Produktion von NADPH+H^+ verwendet, das zur CO_2-Fixierung eingesetzt werden kann. Dieses geschieht in einem dem **Calvinzyklus** ähnlichen Prozess, wobei ebenfalls Kohlenhydrate entstehen.

$6 H_2O + 6 CO_2 + \text{Energie} \rightarrow C_6H_{12}O_6 + 6 O_2$

All diese Bakterien spielen eine wichtige Rolle im **C-, S- und N-Kreislauf** der Natur.

Chemolithoautotrophe Bakterien findet man vor allem an extremen Standorten wie heißen Quellen, in der Tiefsee bei hydrothermalen Schloten z.B. als Archaebakterien.

●●● Zusammenfassung

Unter der Chemosynthese versteht man die autotrophe C-Assimilation mit Hilfe von Energie, die aus der Oxidation anorganischer Moleküle wie H_2S, NH_3, Methan, H_2 oder Eisen gewonnen wird. Nur bestimmte Bakterien (Schwefelbakterien, Nitrifizierer, Knallgasbakterien, Methanobakterien) sind in der Lage, derartige Reaktionen auszuführen.

4.6.3 Dunkelreaktionen – Reduktion von Kohlendioxid und die Bildung von Hexosen – Calvinzyklus

Die durch die Lichtreaktionen von Photosynthese als ATP gewonnene Energie sowie die Reduktionsäquivalente NADPH+H^+ können in **lichtunabhängigen Reaktionen**, so genannten **Dunkelreaktionen**, unter Reduktion von Kohlendioxid zur Bildung von Kohlenhydraten genutzt werden. Die Reduktion des Kohlendioxids (**CO_2-Assimilation, CO_2-Fixierung**) verläuft als Kreisprozess in mehreren enzymkatalysierten Teilschritten. Die Aufklärung dieses Reaktionskomplexes gelang Calvin. Man bezeichnet daher diesen Kreisprozess auch als **Calvinzyklus**. Die einzelnen Reaktionen laufen **im Stroma der Chloroplasten** ab.

CO_2 wird zunächst auf ein **Akzeptormolekül** übertragen. Dabei handelt es sich um **Ribulose-1,5-bisphosphat**, eine Ketopentose, die in 1- und 5-Stellung mit Phosphorsäure verestert ist. Ribulosebisphosphat wird zunächst carboxyliert.

Die CO_2-Gruppe wird am C-2 der Ribulose gebunden. Dabei entsteht eine C_6-Verbindung als enzymgebundene Zwischenstufe. Diese C_6-Zwischenverbindung wird anschließend in zwei Moleküle 3-**Phosphoglycerinsäure** gespalten. Das C-Atom der Carboxylgruppe einer Phosphoglycerinsäure stammt dabei aus dem fixierten CO_2. Die Fixierung von CO_2 wird durch das Enzym **Ribulosebisphosphat-Carboxylase-Oxygenase** katalysiert (Abb. 4.89). Dieses Enzym ist in den Chloroplasten in sehr hoher Konzentration vorhanden. Es stellt etwa 15 % **des Gesamtchloroplastenproteins** und ist damit wahrscheinlich eines der am häufigsten vorkommenden Enzyme überhaupt. Auch in Cyanobakterien und zur Photosynthese befähigten Eubakterien ist die Menge des Enzyms sehr hoch. Oft liegen die Enzymmoleküle in kristallähnlichen Strukturen vor.

Das Enzym macht den anorganischen CO_2-Vorrat in der Atmosphäre für die Biosynthese von organischen Verbindungen (Kohlenhydrate) verfügbar und ist so eine der Voraussetzungen für das Leben auf der Erde.

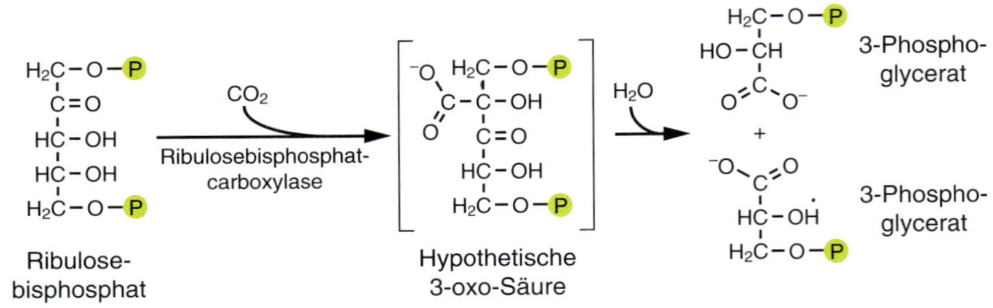

Abb. 4.89 Fixierung von CO$_2$ bei der Photosynthese

3-Phosphoglycerat ist eine Verbindung, die auch beim Abbau der Glucose während der Glykolyse auftritt. Die sich nun anschließenden Reaktionen werden durch Enzyme katalysiert, die auch an der Glykolyse beteiligt sind. Beim Aufbau der Glucose katalysieren sie nun die Rückreaktionen. 3-Phosphoglycerat wird in zwei enzymatischen Schritten zu 3-Phosphoglycerinaldehyd reduziert. Diese Reaktion ist stark endergonisch und bedarf der Zufuhr von Energie. Dabei wird das ATP verbraucht, das während der Lichtreaktion bei der Photosynthese gewonnen wurde. Der zur Reduktion benötigte Wasserstoff wird von NADPH+H$^+$ geliefert, gleichfalls ein Produkt der Lichtreaktion. Zunächst wird 3-Phosphoglycerat durch die **Phosphoglyceratkinase** mit ATP zu 3-Phosphoglyceroyl-1-phosphat umgewandelt. Diese Verbindung wird durch die **Phosphoglycerinaldehyd-Dehydrogenase** mit NADPH+H$^+$ unter Freisetzung von anorganischem Phosphat zu **3-Phosphoglycerinaldehyd** reduziert (Abb. 4.90).

> Die Reduktion des 3-Phosphoglycerat zu 3-Phosphoglycerinaldehyd ist eine wichtige Teilreaktion bei der CO$_2$-Assimilation. Die durch die Absorption der Strahlungsenergie unmittelbar gewonnene chemische Energie wurde damit zur Umwandlung von CO$_2$ in ein Kohlenhydrat aufgewendet.   •

Die sich anschließenden Reaktionen von 3-Phosphoglycerinaldehyd zur Glucose benötigen keine weitere Zufuhr von Energie. Ein Teil des 3-Phosphoglycerin-

aldehyds wird durch die **Triosephosphat-Isomerase** zum Dihydroxyacetonphosphat isomerisiert. In einer weiteren Reaktion entsteht aus 3-Phosphoglycerinaldehyd und Dihydroxyacetonphosphat mit Hilfe des Enzyms **Fructosebisphosphat-Aldolase** Fructose-1,6-bisphosphat (vgl. Glykolyse). Schließlich wird durch die **Fructosebisphosphatase** die am C-1 stehende Phosphatgruppe abgespalten, und es entsteht Fructose-6-phosphat (Abb. 4.91), das teilweise bei dem sich hier anschließenden Kreisprozess zur Regeneration von Ribulose-1,5-bisphosphat Verwendung findet (Regeneration des CO$_2$-Akzeptors). In einer Kette von sieben enzymatischen Schritten wird aus Fructose-6-phosphat und Glycerinaldehyd-3-phosphat wieder der CO$_2$-Akzeptor Ribulosebisphosphat rückgebildet (Abb. 4.92). Ein Teil des Fructose-6-phosphats wird durch Isomerisierung zu Glucose-6-phosphat umgewandelt, dem Kreislauf entzogen und nach Abspaltung der Phosphatgruppe, schließlich zu Stärke polymerisiert, die als **Assimilationsstärke** in den Chloroplasten mikroskopisch sichtbar abgelagert wird. Die **Assimilationsstärke ist** mengenmäßig das **wichtigste Endprodukt** der CO$_2$-Assimilation, da freie Glucose in höheren Pflanzen meist nur in geringer Menge auftritt. Die Assimilations- oder Primärstärke dient jedoch nur zur vorübergehenden Lagerung der gewonnenen Glucose. Sie wird sehr rasch wieder abgebaut, und die Kohlenhydrate werden als Saccharose über die Siebröhren zu den Speicherorganen der Pflanze, z. B. zu Wurzelknollen, Rhizomen und

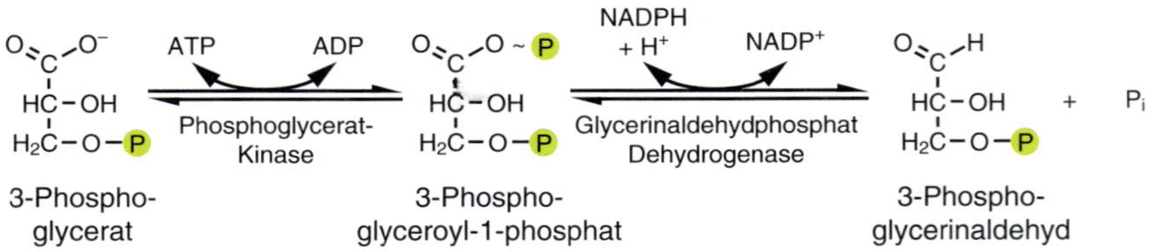

Abb. 4.90 Die energieverbrauchende Reduktion von Kohlenstoff bei der Photosynthese

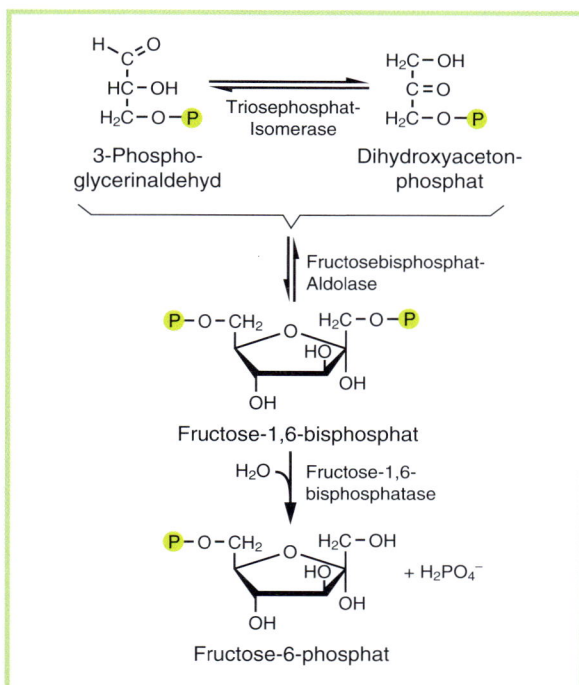

Abb. 4.91 Bildung von Fructose-6-phosphat

Samen geleitet. Dort stehen die Kohlenhydrate dann der Pflanze, meist in Form von Reservestärke, als Depot für die Energiegewinnung und als Ausgangsprodukte für biosynthetische Stoffwechselwege zur Verfügung.

Bei der Lichtatmung reagiert die **Ribulosebisphosphat-Carboxylase** anstelle von CO_2 mit O_2 und ist somit eine **Oxygenase**. Es entsteht 3-Phosphoglycerinsäure und Glykolsäure. zwei Moleküle Glykolsäure werden schließlich unter Abspaltung von CO_2 in mehreren Reaktionsschritten zu 3-Phosphoglycerinsäure.

4.6.3.1 C$_4$-Dicarbonsäureweg

Bei einigen grünen Pflanzen ist die 3-Phosphoglycerinsäure nicht das erste Produkt der CO_2-Fixierung. Pflanzen wie Zuckerrohr und Mais nutzen **Phosphoenolpyruvat** als Akzeptor für CO_2. Diese Reaktion wird durch das Enzyms **Phosphoenolpyruvat-Carboxylase** katalysiert. Das bei der Fixierung gebildete Oxalacetat reagiert sofort weiter. Artspezifisch entstehen mit Hilfe der $NADP^+$-abhängigen **Malat-Dehydrogenase** Malat oder mit Hilfe der **Oxalacetat-Aspartat-Transaminase** Aspartat (Abb. 4.93). Diese Reaktionsfolgen laufen in den Chloroplasten des Mesophyllgewebes ab.

Malat wird dann in die Zellen der Leitbündelscheide transportiert und in deren Chloroplasten durch die **Malat-Decarboxylase in Pyruvat und CO_2 gespalten.** Dieses CO_2 wird dem Calvinzyklus zugeführt.

Die Fixierung von CO_2 erfolgt hier wesentlich effektiver als über den Calvinzyklus. Der C$_4$-Dicarbonsäureweg dient offensichtlich zur Konzentrierung von CO_2 für den Calvinzyklus. Atmosphärisches CO_2 wird in diesen Fällen nur durch das Enzym **Phosphoenolpyru-**

4 Stoffwechsel- und Entwicklungsphysiologie

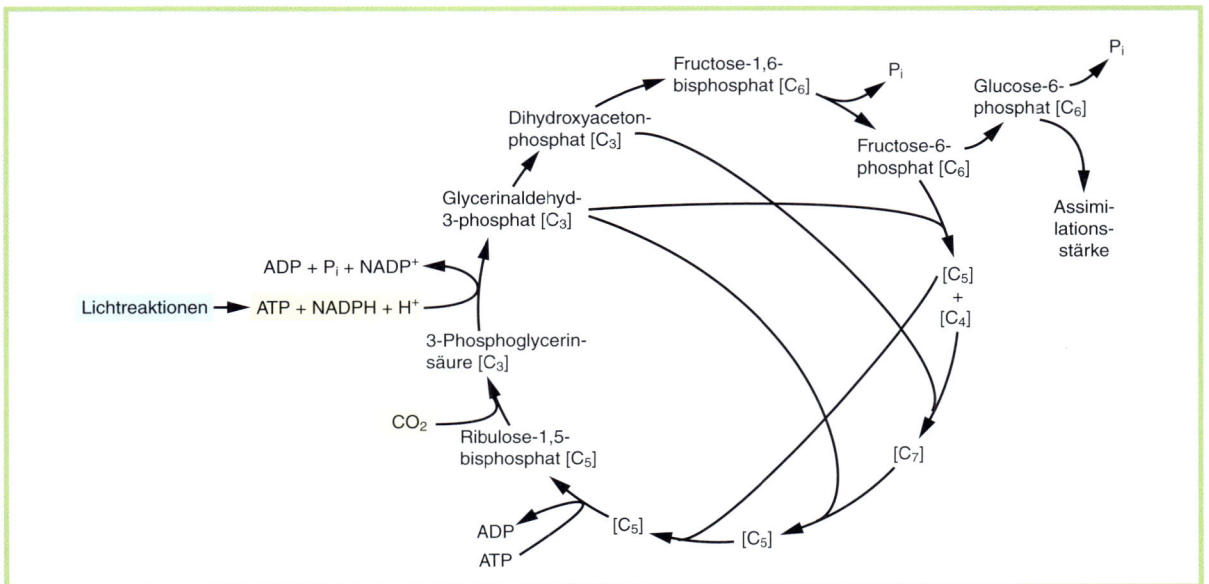

Abb. 4.92 Vereinfachtes Schema des Calvinzyklus. Der Calvinzyklus dient der Reduktion des Kohlenstoffs und der Regeneration des Akzeptormoleküls Ribulose-1,5-bisphosphat. Die hierbei auftretenden C3-, C4-, C6-, C7-Verbindungen sind wichtige Bausteine für Biosynthesen.

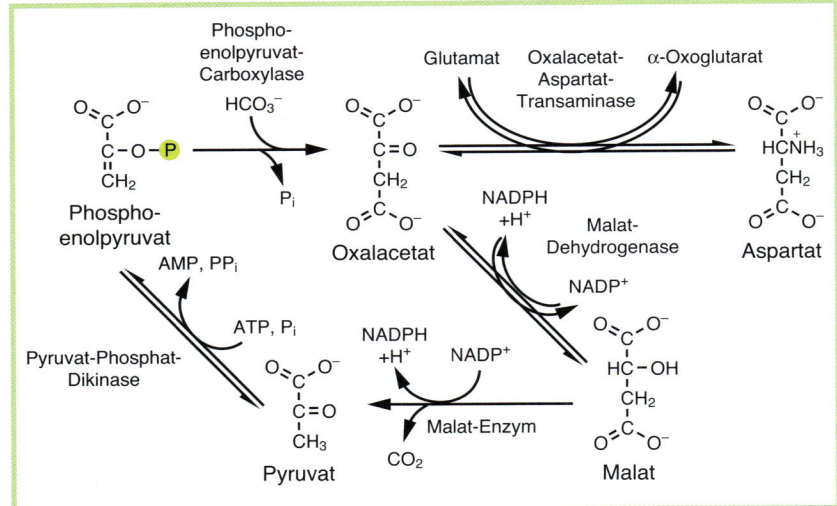

Abb. 4.93 Die Fixierung von CO₂ über den C₄-Dicarbonsäureweg (Phosphoenolpyruvat [PEP]-Carboxylierung)

vat-Carboxylase als Carboxylgruppe einer Dicarbonsäure fixiert. **Durch anschließende Decarboxylierung wird das CO_2 dann dem Calvinzyklus zugeführt. An dieser CO_2-Fixierung sind also zwei unterschiedliche Gewebe beteiligt** (Abb. 4.94).

Manche Sukkulenten, wie *Sedum-* oder *Crassula*-Arten, verfügen über einen ähnlichen Mechanismus der CO_2-Fixierung (CAM-Pflanzen = *Crassulaceae acid metabolism*). Sie fixieren während der Nacht CO_2 mit Hilfe der **Phosphoenolpyruvat-Carboxylase** durch Bindung an organische Säuren. Diese werden vorwiegend als Malat in der Zellvakuole gespeichert, können am Tag wieder decarboxyliert werden und damit CO_2 für den Calvinzyklus liefern.

4.6.3.2 Synthese weiterer Verbindungen im Zusammenhang mit der CO₂-Assimilation

Die Assimilation des CO_2 im Rahmen der Photosynthese dient nicht nur der Bildung von Kohlenhydraten. Als weitere unmittelbare Folgeprodukte der Photosynthese lassen sich Aminosäuren, z. B. Alanin, Glycin sowie Glutaminsäure und Asparaginsäure nachweisen. Auch organische Säuren wie Äpfelsäure und Bernsteinsäure gehören zu den unmittelbaren Produkten der Photosynthese. Diese bei der CO_2-Reduktion auftretenden Zwischenverbindungen dienen der Pflanze als Bausteine für biosynthetische Vorgänge.

●●● **Zusammenfassung**

In der Dunkelreaktion der Photosynthese werden das in der Lichtreaktion gewonnene ATP und die in Form von NADPH+H⁺ vorliegenden Reduktionsäquivalente genutzt, um Glucose zu synthetisieren. Dieser Prozess läuft in den Chloroplasten ab.

Der initiale Schritt ist die Fixierung von CO_2 auf Ribulose-1,5-bisphosphat, wobei intermediär eine C5-Verbindung in eine C6-Verbindung umgewandelt wird. Das Enzym, das diese Reaktion katalysiert, ist die Ribulosebisphosphat-Carboxylase-Oxygenase. Es ist wohl das in der belebten Natur am häufigsten vorkommende Enzym. Die C6-Verbindung wird allerdings gleich in zwei C3-Verbindungen gespalten. Die folgenden Reaktionen laufen als Kreisprozess ab, der als Calvinzyklus bezeichnet wird. Produkt dieses Prozesses ist Glucose-6-Phosphat, das zu Assimilationsstärke aufpolymerisiert werden kann.

Einige Pflanzen nutzen Phosphoenolpyruvat als Akzeptor für CO_2. Dieser C₄-Dicarbonsäureweg dient offensichtlich zur Konzentrierung von CO_2 für den Calvinzyklus. Pflanzen, die sich dieses Weges bedienen, bezeichnen wir auch als CAM-Pflanzen.

4.6.4 Einfluss ökologischer Faktoren auf die Photosynthese

Während der Photosynthese wird CO_2 von der Pflanze aufgenommen und Sauerstoff abgegeben, und zwar in gleichen Mengenverhältnissen.

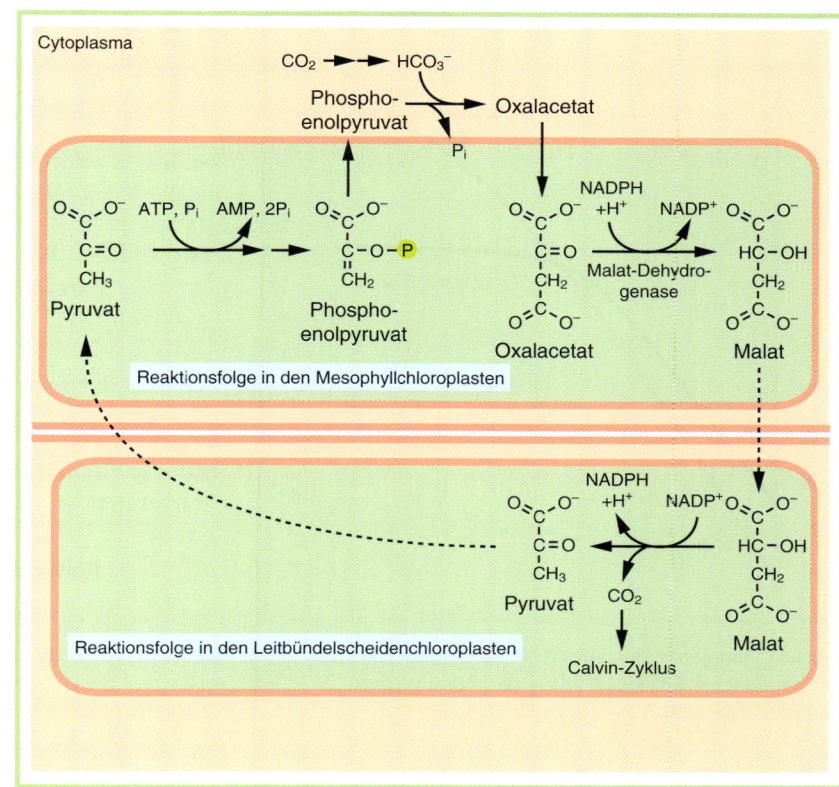

Abb. 4.94 Lokalisierung der CO$_2$-Fixierung über den C$_4$-Dicarbonsäureweg

Der so genannte Assimilationsquotient (A), d.h. das Verhältnis zwischen CO$_2$ und O$_2$ ist also bei der Bildung von Glucose gleich 1.

$$A = \frac{O_2}{CO_2} = 1$$

Die Intensität der Photosynthese kann durch Messung der Abgabe von O$_2$ bzw. der Aufnahme von CO$_2$ bestimmt werden. Auf diese Weise lassen sich Faktoren untersuchen, die die Intensität der Photosynthese beeinflussen, wie Licht, CO$_2$-Konzentration, Temperatur, Wasserversorgung und Öffnungszustand der Spaltöffnungen. Der jeweils im Minimum vorhandene Faktor begrenzt die Photosyntheseleistung.

Die Intensität der Photosynthese kann durch Messung der Abgabe von O$_2$ bzw. der Aufnahme von CO$_2$ bestimmt werden. Auf diese Weise lassen sich Faktoren untersuchen, die die Intensität der Photosynthese beeinflussen, wie Licht, CO$_2$-Konzentration, Temperatur, Wasserversorgung und Öffnungszustand der Spaltöffnungen. Der jeweils im Minimum vorhandene Faktor begrenzt die Photosyntheseleistung.

Wasser

Wasser ist in physiologisch aktiven Zellen meist ausreichend verfügbar, es wird nur selten zum begrenzenden Faktor.

Licht

Als lichtbedürftiger Prozess zeigt die Photosynthese eine starke Abhängigkeit von der Quantität (und Qualität) des eingestrahlten Lichts.

Die Intensität der Photosynthese ist über einen weiten Bereich der Lichtintensität proportional, d.h. mit zunehmender Beleuchtungsstärke steigt die Intensität der Photosynthese zunächst linear an.

Bei weiterer Zunahme der Lichtintensität durchläuft die Photosyntheseintensität ein Optimum. Beim Erreichen dieses Optimums an Lichteinstrahlung ist der Photosyntheseprozess mit Licht gesättigt. Je nach Anpassung der Pflanzen an die unterschiedlichen Lichtverhältnisse der natürlichen Standorte wird dieser Sättigungswert unterschiedlich schnell erreicht, bei Sonnenpflanzen z.B. bei Einstrahlung relativ hoher Lichtwerte, bei Schattenpflanzen dagegen schon bei niedrigen Lichtintensitäten.

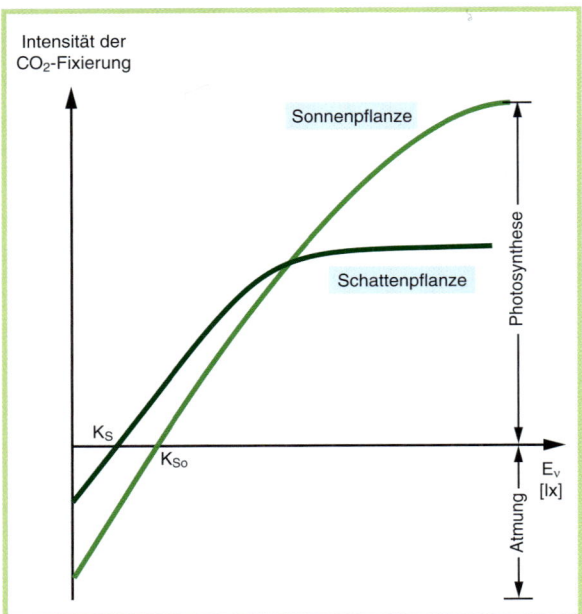

Abb. 4.95 Photosyntheseintensität einer Schatten- und einer Sonnenpflanze in Abhängigkeit von der Lichtintensität
Ks: Lichtkompensationspunkt der Schattenpflanze
Kso: Lichtkompensationspunkt der Sonnenpflanze
Ev: Beleuchtungsstärke

Ein weiterer wichtiger Unterschied zwischen Licht- und Schattenpflanzen wird deutlich bei Betrachtung der Ausgangspunkte der Photosynthesekurven. In beiden Fällen beginnen diese unter dem Nullpunkt, d. h. dem **Licht-Kompensationspunkt.** Beide schneiden die Abszisse in einem Bereich geringer Lichtintensität. Dieser Schnittpunkt zeigt die Lichtintensität, bei der die Photosynthese gerade soviel CO_2 verbraucht wie die gleichzeitig anlaufende Atmung der Pflanze erzeugt. Bei diesem Wert wird die Atmung durch die Photosynthese kompensiert. Man bezeichnet daher den Schnittpunkt der Photosynthesekurve mit der Abszisse als **Licht-Kompensationspunkt.** Bei Sonnenpflanzen wird der Kompensationspunkt bei einer wesentlich höheren Lichtintensität erreicht, als bei Schattenpflanzen. Dies bedeutet, dass Schattenpflanzen schon bei niedrigen Beleuchtungsstärken eine positive Stoffbilanz aufweisen und schon bei niedrigeren Beleuchtungsstärken leben können (Abb. 4.95).

Eine weitere Steigerung der Lichtintensität kann die Photosyntheseintensität auch negativ beeinflussen, bedingt durch schädigende Lichteinwirkung.

Temperatur

Auch die Temperatur beeinflusst die Photosyntheserate stark. Bei optimaler Belichtung nimmt die Photosyntheseintensität bis zum Erreichen eines Temperaturoptimums zu und wird bei Überschreiten dieser Grenze infolge von Hitzeeinwirkung wieder absinken. Auch hier zeigen sich Anpassungen der Pflanzen an die unterschiedlichen Bedingungen ihrer natürlichen Standorte, z. B. haben Tropenpflanzen ein höheres Temperaturoptimum als Pflanzen der Arktis.

Das Temperaturoptimum für Pflanzen in Mitteleuropa liegt zwischen 20 °C und 30 °C. Das Maximum der Temperatur, oberhalb dessen keine Photosynthese mehr nachweisbar ist, liegt bei etwa 35 °C bis 50 °C. Jedoch gibt es hiervon je nach Anpassung der Pflanzen starke Abweichungen.

Kohlendioxid

Die normale CO_2-Konzentration der Luft (0,03 %) ist bei guter Lichtversorgung und optimaler Temperatur meist der begrenzende Faktor der Photosynthese. Bei Erhöhung der CO_2-Konzentration lässt sich bei vielen Pflanzen eine erhebliche Steigerung der Photosynthese erreichen (Abb. 4.96).

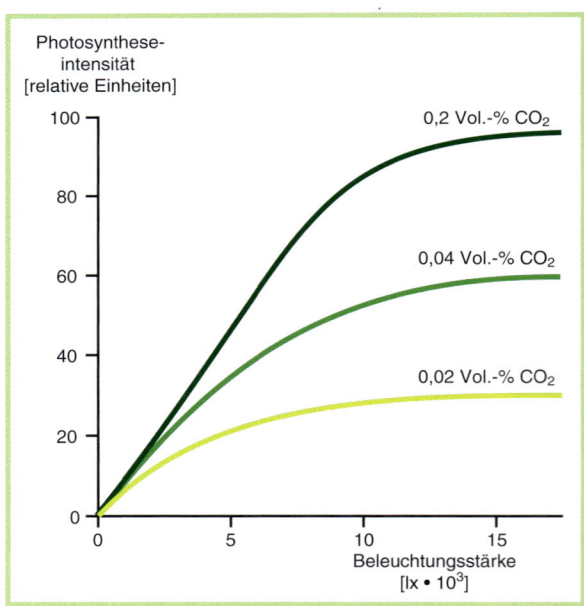

Abb. 4.96 Die Abhängigkeit der Photosyntheseintensität von der CO_2-Konzentration und der Beleuchtungsstärke

●●● **Zusammenfassung**

Unter dem Assimilationsquotienten (A) versteht man das Verhältnis zwischen CO_2 und O_2. Bei der Bildung von Glucose ist dieser gleich 1. Die Photosyntheserate wird von äußeren Faktoren beeinflusst. Weniger relevant ist hier Wasser. Allerdings können sich die Lichtintensität, die Temperatur und die CO_2-Konzentration auf die Effizienz der Photosynthese auswirken.

4.6.5 Aufnahme und Verwertung von Stickstoff, Schwefel und Phosphor

4.6.5.1 Stickstoffkreislauf

Stickstoff ist neben Kohlenstoff, Sauerstoff, Wasserstoff und Schwefel eines der wichtigsten Elemente zum Aufbau lebender Substanzen, vor allem von Aminosäuren, Proteinen, Nukleotiden und Nukleinsäuren. Ferner enthalten die Alkaloide und fast alle Antibiotika Stickstoff.

Stickstoff steht den Organismen in verschiedener Form zur Verfügung, als N_2 in der Atmosphäre, als Ammoniumsalze und Nitrate im Boden und schließlich in Form von organisch gebundenem Stickstoff. Die autotrophen Pflanzen sowie viele Pilze und Bakterien können anorganische Stickstoffverbindungen, **hauptsächlich das NO_3^--Ion,** als Stickstoffquelle für den Aufbau von Biomolekülen nutzen (assimilieren), d. h. anorganisch gebundenen Stickstoff in organisch gebundenen Stickstoff überführen. Sie sind **Stickstoff-autotroph.** Einzelne Bakterien und Blaualgen

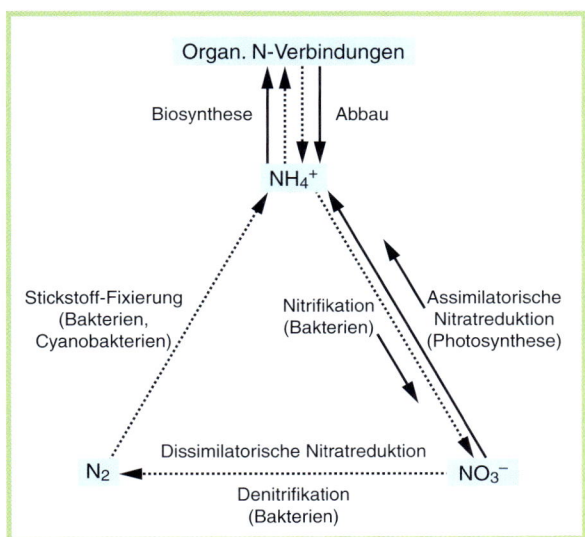

Abb. 4.97 Übersicht über die Reaktionen des Stickstoffkreislaufs

können unter bestimmten Bedingungen auch molekularen Stickstoff nutzen.

Tiere und Menschen sind dagegen auf die Zufuhr von organisch gebundenem Stickstoff in Form von Proteinen bzw. Aminosäuren angewiesen. Sie **sind Stickstoff-heterotroph** (Abb. 4.97). Bei Mikroorganismen kennt man alle Übergänge von der Stickstoff-Autotrophie bis zur Stickstoff-Heterotrophie.

❙ Bindung von molekularem Stickstoff in organische Verbindungen

Die Verwertung von molekularem Stickstoff zum Einbau in organische Verbindungen ist von großer Bedeutung für die Stickstoffbilanz der Atmosphäre. Auf der anderen Seite wird durch bakterielle Denitrifikation N_2 an die Atmosphäre abgegeben.

Organismen, die atomaren Stickstoff (N_2) zu binden vermögen, können in zwei große Gruppen eingeteilt werden (Tab. 4.19), in solche, die **frei im Boden lebend** N_2 binden können, und in symbiotische Organismen. Zu den frei im Boden lebenden zählen einige aerobe und anaerobe sowie manche photoautotrophe Bakterien, insbesondere jedoch *Azotobacter*-Arten. Außerdem können einige Blaualgen, wie *Chlorogloea*-, *Nostoc*- und *Anabaena*-Arten molekularen Stickstoff verwerten. Auch unter den Enterobakterien, die sich u. a. im Verdauungstrakt des Menschen finden, gibt es solche, die N_2 fixieren können.

Ein Beispiel für **symbiontische Stickstoff-Fixierung** bieten die Knöllchenbakterien der Leguminosen. Diese normalerweise frei im Boden lebenden Bakterien der Gattung *Rhizobium* sind nur in Symbiose zur N_2-Fixierung befähigt. Die Bakterien dringen über die Wurzelhaare in die Zellen der Wurzelrinde ein. Sie regen dort die Zellteilungstätigkeit an und indizieren Gewebewucherungen, „Knöllchen", an den befallenen Wurzeln. Diese Knöllchen enthalten das **Leghämoglobin**, ein dem Hämoglobin verwandtes Pigment, das Sauerstoff bindet.

Die Reduktion von N_2 zu NH_4^+ wird durch einen Multienzymkomplex, die Nitrogenase, katalysiert. Dieses Enzym findet sich bei einigen frei lebenden heterotrophen Bakterien, bei einigen Cyanobakterien sowie bei symbiotisch lebenden Bakterien und Cyanobakterien (Tab. 4.19). Die Nitrogenase ist ein **Molybdänferredoxin**, das aus mehreren Untereinheiten besteht. Diese enthalten 32 Eisen-, 32 Schwefel- und 2 Molybdän-Atome. An die Metall-Schwefelgruppen ist N_2 gebunden.

Es ist mit einer zweiten, kleineren Einheit assoziiert, der **Nitrogenase-Reduktase (Azoferredoxin)**. Diese überträgt unter Verbrauch von ATP ein Elektron auf das

Tab. 4.19 Beispiele N_2-bindender Organismen (Gattungen, die N_2-fixierende Arten enthalten)

Frei lebende Organismen		
Bakterien		
Aerobier	C-heterotroph	*Azotobacter*
		Pseudomonas
Anaerobier	Photoautotroph	*Klebsiella pneumoniae*
		Chlorobium (grüne Schwefelbakterien)
		Chromatium (Schwefel-Purpurbakterien)
		Rhodospirillum, Rhodopseudomonas
		(schwefelfreie Purpurbakterien)
	C-heterotroph	*Clostridium* (Buttersäurevergärer)
		Aerobacter
		Methanobacterium
Cyanobakterien	Aerob; photoautotroph	*Anabaena*
		Nostoc
		Calotrix

Symbiontische Organismen		
Mikroorganismen	**Pflanzen**	**Befallenes Organ**
Bakterien		
Rhizobium leguminosarum	Leguminosen	Wurzel
Klebsiella-Arten	*Psychotria*-Arten (Rubiaceae)	Blätter
Verschiedene Actinomyceten	Erle (Betulaceae)	Wurzel
	Sanddorn, Ölweide (Elaeagnaceae)	Wurzel
	Myrica (Myricaceae)	Wurzel
Cyanobakterien		
Nostoc	*Blasia* (Lebermoos)	Thallus
	Collema (Flechte)	Thallus
	Gunnera (Haloragaceae)	In den Zellen der Blattbasen im Rhizom
Anabaena	*Azolla* (Schwimmfarn)	Blätter
	Cycas, Macrozamia (Cycadaceae)	Wurzel, Rhizom

Ferredoxin der Nitrogenase. N_2 wird von der Nitrogenase schrittweise unter Übertragung von 6 Elektronen zu NH_4^+ reduziert und in organische Verbindungen eingebaut. Die Nitrogenase ist gegen Sauerstoff empfindlich.

$$N_2 + 6\ H^+ + 6\ e^- \longrightarrow 2\ NH_3$$

Zwischenprodukte der Reaktion sind nicht nachweisbar. Daher ist anzunehmen, dass der Stickstoff während der Reduktion an das Enzym gebunden bleibt. Der Energiebedarf der N_2-Reduktion ist sehr hoch: Es werden **16 Mol ATP pro Mol N_2** benötigt. Als Reduktionsmittel dient Ferredoxin.

Reduziertes Ferredoxin und ATP stehen Blaualgen und photo-autotrophen Bakterien aus der Photosynthese zur Verfügung. Heterotrophe Bakterien dagegen gewinnen diese beiden Verbindungen aus dem Abbau von Pyruvat zu Acetat.

Der Einbau von NH_4^+ in organische Verbindungen erfolgt bei N_2-fixierenden Organismen hauptsächlich durch **Übertragung auf Glutaminsäure**. Dabei entsteht **Glutamin**. Diese Reaktion wird durch das Enzym **Glutamin-Synthetase** katalysiert. Diese Reaktion benötigt ATP und ist praktisch irreversibel.

Die γ-Amidgruppe des Glutamins wird durch Transamidierung auf andere organische Verbindungen übertragen (Abb. 4.98).

$N_2 \rightarrow 2\ NH_4^+ \rightarrow$ Glutamin $\rightarrow$
N-haltige organische Verbindungen

Bei Organismen, die die Reduktionsäquivalente, hier reduziertes Ferredoxin, durch Photosynthese gewinnen, dient N_2 neben CO_2 als Wasserstoffakzeptor des aus dem Wasser freigesetzten Wasserstoffs.

$3\ H_2O + \mathbf{N_2} \rightarrow 2\ NH_3 + 1^{1}/_{2}\ O_2$
(Photoassimilation von N_2)

$H_2O + CO_2 \rightarrow (CH_2O) + O_2$
(Photoassimilation des CO_2)

Beide Prozesse laufen bei den photoautotrophen, Stickstoff-assimilierenden Organismen, z. B. den Cyanobakterien, nebeneinander ab.

Die Energie zur Reduktion von N_2 liefert in diesem Falle also die Sonnenenergie. Der Wasserstoff des Ammoniums entstammt dem Wasser. Die Befähigung zur Stickstoff-Fixierung ist an die so genannten *nif*-Gene gebunden. Diese sind auf Plasmiden lokalisiert, die sich durch Konjugation von einem Bakterium auf das andere übertragen lassen, so z. B. von *Klebsiella pneumoniae* auf *Escherichia coli*.
Durch die Fixierung von molekularem Stickstoff können erhebliche Mengen an Stickstoff in organisch gebundene Form überführt werden. Durch deren Abbau

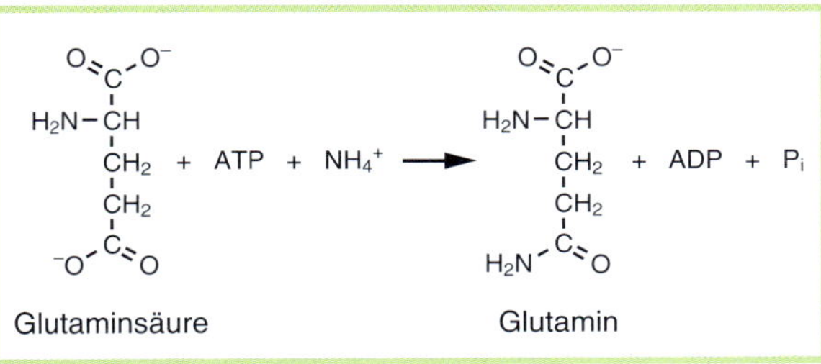

und durch nitrifizierende Boden-Bakterien wird dieser schließlich in Nitrat überführt und damit den höheren Pflanzen zugänglich gemacht.

Nitrifizierende Bakterien oxidieren Ammoniumstickstoff zu Nitrit und dieses weiter zum Nitrat. Dieser Vorgang der Nitrifikation ist für den Stickstoffkreislauf der Natur von großer Bedeutung. Die nitrifizierenden Bakterien der Gattung ***Nitrosomonas*** und ***Nitrobacter*** sind in der Natur in Ackerböden weit verbreitet. Sie sind immer miteinander vergesellschaftet. *Nitrosomonas* oxidiert Ammoniumstickstoff zu Nitrit:

$2\ NH_3 + 3\ O_2 \rightarrow 2\ HNO_2 + 2\ H_2O \quad \Delta G^{\circ\prime} = -661\ kJ$

Das Nitrit wird von *Nitrobacter* weiter zum Nitrat oxidiert

Nitrat-Reduktion

Nitrat ist die hauptsächliche Stickstoffquelle für höhere Pflanzen. Sie nehmen Nitrat (NO_3^-) aus dem Boden auf, reduzieren es zu NH_4^+ und bauen daraus alle Stickstoffverbindungen der Zelle auf.
Die Reduktion von NO_3^- zu NH_4^+ erfolgt in zwei Reaktionsschritten.

1. **Die Nitrat-Reduktase** reduziert Nitrat zu Nitrit. Das Enzym ist im Cytosol der Zellen des Assimilationsparenchyms lokalisiert. Es enthält Eisen- und Molybdän-Ionen sowie FAD. Als Reduktionsmittel dient $NADPH+H^+$. Die Bildung der Nitrat-Reduktase ist in der Pflanze regulierbar. Die Bildung des Enzyms wird durch NO_3^- und NO_2^--Ionen induziert. Die hierzu erforderliche Genaktivierung erfolgt beim Mais innerhalb von zwei Stunden. Die Enzymbildung kann auch durch Cytokinine (Kap. 4.7.1.4) induziert werden. Durch NH_4^+-Ionen wird die Enzymsynthese reprimiert.

2. **Die Nitrit-Reduktase** überträgt 6 Elektronen auf das Nitrit und reduziert dies zu NH_4^+. Zwischenstufen dieses Reduktionsvorgangs sind bisher nicht bekannt. **Das Enzym ist bei photosynthetisch aktiven Zellen in den Chloroplasten lokalisiert.** Als Elektronendonor dient reduziertes Ferredoxin (Abb. 4.99). Auch die Bildung der Nitrit-Reduktase ist durch Nitrat und Nitrit induzierbar. **Die Nitratreduktion ist bei photosynthetisierenden Organismen eng an die Photosynthese gekoppelt und deshalb im Licht stark gesteigert.** Als Wasserstoffdonor dient hier das aus der Photosynthese stammende $NADPH+H^+$. Im Dunkeln liefert der Abbau von Kohlenhydraten (Glykolyse) die nötigen Reduktions- und Energieäquivalente zur Nitratreduktion. Bei der assimilatorischen Nitratreduktion kann also Nitrat neben

Abb. 4.98 Überführung des reduzierten Stickstoffs in organische Bindung

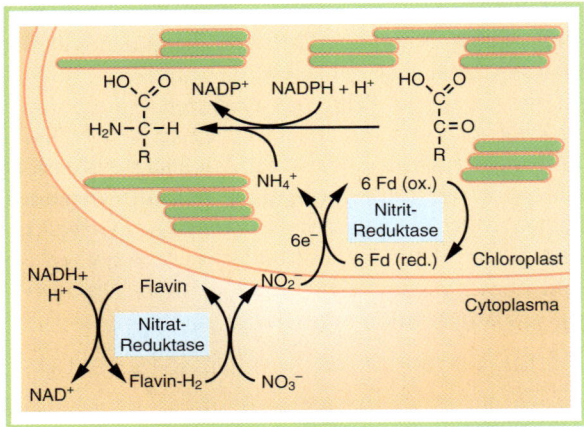

Abb. 4.99 Schema der assimilatorischen Nitratreduktion

Kohlendioxid als Akzeptor des bei der Photosynthese aus Wasser freigesetzten Wasserstoffs dienen.

$$NO_3^- + 8[H] + 2\,H^+ \rightarrow NH_4^+ + 3\,H_2O$$
(Photoassimilation von NO_3^-)

Das von grünen Pflanzen in den Chloroplasten gebildete NH_4^+ wird noch in den Chloroplasten in organische Bindung überführt. Eine Chloroplasten-gebundene **Glutamat-Dehydrogenase** überträgt NH_4^+ auf α-Ketoglutarat. Hierbei entsteht **Glutamat**.

L-Glutamat-Dehydrogenasen sind in Chloroplasten und Mitochondrien nachgewiesen worden. Die Glutamat-Dehydrogenase-Reaktion ist reversibel. Durch sie wird der Glutamat-Stoffwechsel mit dem Citratzyklus verbunden. Diese Reaktion ist eine der wichtigsten Transaminierungsschritte (Abb. 4.100). Der in der Glutaminsäure gebundene Stickstoff kann für die Biosynthese weiterer Aminosäuren herangezogen werden. Auch Pilze sind zur assimilatorischen Nitratreduktion befähigt. Sie gewinnen die dazu notwendigen Reduktions- und Energieäquivalente aus dem Abbau der Kohlenhydrate.

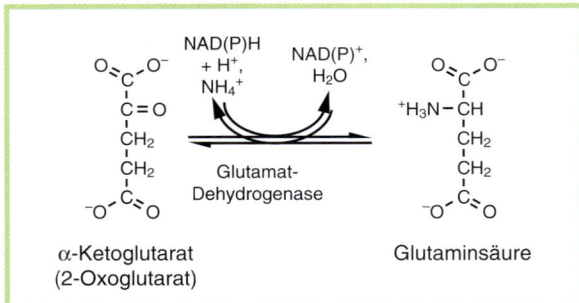

Abb. 4.100 Übertragung von NH_4^+ auf α-Ketoglutarat

Ausscheidung von Stickstoff

Die Ausscheidung von Stickstoff erfolgt vorwiegend als **Harnstoff**, **Harnsäure** oder in Form von **Ammoniumsalzen**. Der Mensch und die Landwirbeltiere verfügen in der Leber über ein Enzymsystem, das den bei der oxidativen Desaminierung von Glutaminsäure frei werdenden Ammoniak in Harnstoff überführen kann.

Viele im Wasser lebende Tiere scheiden dagegen den Stickstoff unmittelbar als Ammoniumsalz, Landreptilien, Insekten und Vögel hauptsächlich in Form von Harnsäure aus. Harnsäure ist beim Menschen ein Endprodukt des Purinabbaus. Anders als bei Mensch und Tier **scheiden Pflanzen keinen Stickstoff aus.** Sie speichern ihn hauptsächlich in Form von **Asparagin** und **Glutamin**, unter Umständen auch in Form von **Alantoin** oder **Alantoinsäure.** Aus diesen Verbindungen kann die Pflanze den Stickstoff für biosynthetische Zwecke wieder gewinnen.

4.6.5.2   Schwefelstoffwechsel

Schwefel wird von Bakterien, Pilzen und Pflanzen als Sulfat-Ion aufgenommen. Auch der Transport innerhalb der Pflanze vollzieht sich vorwiegend in Form des Sulfat-Ions, das auch Ausgangsverbindung für den Schwefelstoffwechsel der Organismen ist.

Das Sulfat-Ion kann auf zwei Wegen in organische Verbindungen eingebaut werden. In einem Falle entstehen durch **Veresterung von Sauerstofffunktionen** Schwefelsäureester von Steroiden und Phenolen, sulfathaltige Mucopolysaccharide sowie sulfathaltige Polysaccharide in Zellwänden von Algen (Agar-Agar, Carrageen). Diese **Veresterung des Sulfats** wird durch ein Enzymsystem, die „Sulfotransferase" katalysiert. Dieses Enzymsystem findet sich auch in tierischen Zellen.

Beim zweiten Weg, bei der „**assimilatorischen Sulfatreduktion**" wird das aufgenommene Substrat in mehreren Reaktionsschritten zum Sulfid reduziert und als SH-Gruppe in organische Verbindungen eingebaut. In dieser Form ist Schwefel essentieller Bestandteil von Enzymen. Zum anderen finden sich in der Zelle eine Reihe von Schwefelverbindungen, die als Coenzyme eine wesentliche Rolle im Stoffwechsel spielen. Bei einigen dieser Coenzyme ist der Schwefel fest in die Molekülstruktur eingebaut, z.B. beim **Thiaminpyrophosphat.** Bei anderen ist er **in SH-Gruppen die reaktive Stelle des Moleküls, z.B. im Coenzym A.** An die SH-Gruppe in Coenzym A werden z.B. Fettsäuren als Thioester gebunden und so „aktiviert" (Kap. 4.4.5).

Schließlich enthalten **schwefelhaltige Aminosäuren,** wie Cystein und Methionin, **eine SH-Gruppe.** In Proteinen dienen SH-Gruppen zur Ausbildung von

Disulfidbrücken und spielen damit eine wichtige Rolle bei der Ausbildung der Quartärstrukturen von Proteinen (Kap. 4.3.2).

Aktivierung des Sulfats

Für beide Stoffwechselwege muss das in die Zelle aufgenommene Sulfat-Ion zunächst aktiviert werden.

Erster Schritt dieser Aktivierung ist der Einbau von SO_4^{2-} in Adenosinmonophosphat zu **Adenosin-5'-phosphorylsulfat (APS)**. Diese Anhydridverbindung entsteht durch Umsetzung von SO_4^{2-} und ATP mit Hilfe einer **ATP-Sulfurylase (Sulfatadenyl-Transferase)**. Bei dieser Reaktion wird SO_4^{2-} gegen den Diphosphatrest des ATP ausgetauscht.

$$ATP + SO_4^{2-} \leftrightarrows \text{Adenosin-5'-phosphosulfat} + PP_i$$

APS wird durch die **APS-Kinase (Adenosinphosphorylsulfat-Kinase)** zu **Phosphoadenosinphosphorylsulfat (PAPS)** phosphoryliert. Die Phosphatgruppe wird dabei an das C-3-Atom der Ribose gebunden. In dieser energiereichen Verbindung, als „aktives Sulfat", kann Sulfat dann durch Veresterung als SO_4^{2-} in organische Verbindungen eingebaut oder auf die Stufe des Sulfids reduziert werden. In grünen Pflanzen findet die Aktivierung des Sulfats unter Bildung von PAPS hauptsächlich an den Thylakoidmembranen der Chloroplasten statt. Zur Bildung des aktiven Sulfats und zur Sulfatesterbildung sind auch tierische Zellen befähigt. Die Reduktion des Sulfats zum Sulfid kann dagegen von tierischen Zellen nicht durchgeführt werden. Sie müssen „reduzierten Schwefel" mit der Nahrung, z. B. in Form von schwefelhaltigen Proteinen aufnehmen.

Assimilatorische Sulfatreduktion

Die Reduktion des Sulfats findet bei grünen Pflanzen überwiegend in den Chloroplasten statt. Zu einem geringen Teil kann sie jedoch auch in Wurzelzellen ablaufen. Sie vollzieht sich formal in zwei Schritten unter Verbrauch von acht Elektronen:

$$SO_4^{2-} \xrightarrow{2e^-} SO_3^{2-} \xrightarrow{6e^-} S^{2-}$$

Zunächst wird PAPS zu APS dephosphoryliert. Von APS wird dann die Sulfonylgruppe auf ein niedermolekulares Trägerprotein übertragen. In dieser Bindung wird Sulfit zum Sulfid reduziert. Zwischenprodukte werden dabei nicht freigesetzt. Als Elektronendonor dient dabei in Chloroplasten reduziertes Ferredoxin, in chlorophyllfreien Zellen $NADPH+H^+$. Mit Übertragung der SH-Gruppe auf Acetylserin unter Bildung von Cystein ist der Einbau des „reduzierten Schwefels" in organische Verbindungen vollzogen. Nach Reaktion

mit $NADPH+H^+$ ist das Trägerprotein erneut reaktionsbereit. Durch vielfältige Synthesewege wird die SH-Gruppe in andere organische Moleküle eingebaut.

Schwefelbakterien

Bakterien können Sulfat auch in anderen Stoffwechselwegen reduzieren. Die sulfatreduzierenden Bakterien reduzieren Sulfat zu Schwefelwasserstoff, der als solcher freigesetzt wird. Aus dieser Reaktionsfolge, die einen Elektronentransport ermöglicht, gewinnen sie Energie. Dies ist der Vorgang der „dissimilatorischen Sulfatreduktion", der so genannten Sulfatatmung. Der Hauptteil des in der Natur gebildeten Schwefelwasserstoffs ist mittels dissimilatorischer Sulfatreduktion von Bakterien gebildet.

Pigmentfreie Schwefelbakterien oxidieren Schwefelwasserstoff zu Schwefel und diesen weiter zu Sulfat. Auch Thiosulfat wird zu Sulfat oxidiert. In der Bilanz lassen sich diese Reaktionen wie folgt formulieren:

$$2\,H_2S + O_2 \rightarrow 2\,H_2O + 2\,S$$
$$\Delta G^{\circ\prime} = -494 \text{ kJ}$$

$$2\,S + 2\,H_2O + 3\,O_2 \rightarrow 2\,H_2SO_4$$
$$\Delta G^{\circ\prime} = -1172 \text{ kJ}$$

$$H_2S_2O_3 + 2\,O_2 + H_2O \rightarrow 2\,H_2SO_4$$
$$\Delta G^{\circ\prime} = -418 \text{ kJ}$$

Der Schwefel wird dabei von der zweiwertigen negativen zur sechswertigen positiven Form oxidiert. Die Energieausbeute bei diesen Reaktionen ist sehr hoch. Die gewonnene Energie wird teilweise zur CO_2-Fixierung genutzt. Schwefelbakterien sind in der Natur vor allem in nährstoffreichen Seen verbreitet. Sie sind in Kläranlagen an der biologischen Reinigung beteiligt, da sie den aus Fäulnisprozessen stammenden Schwefelwasserstoff zu Sulfat oxidieren.

4.6.5.3 Phosphorkreislauf

Phosphor wird von der Pflanze als Orthophosphat, PO_4^{3-}, aus dem Boden aufgenommen. In dieser Form wird er im Stoffwechsel verwendet. PO_4^{3-} braucht nicht erst wie NO_3^- oder SO_4^{2-} reduziert werden.

Es erfolgt lediglich eine Veresterung des PO_4^{3-} an verschiedene alkoholische Hydroxylgruppen.

Phosphorsäureverbindungen spielen eine dominierende Rolle bei vielen Stoffwechselvorgängen. So ist besonders die **Anhydridbindung** zwischen Phosphorsäuremolekülen, die an Nukleoside gebunden sind, zur **Konservierung und Übertragung von Energie** von überragender Bedeutung. Die am häufigsten vorkommende Phosphorsäureverbindung ist das **Adenosintriphosphat (ATP)**. Durch Bindung an Phosphorsäure können ferner Zwischenprodukte des Stoffwechsels aktiviert und damit leichter umsetzbar gemacht werden.

Als Bestandteil von Phospholipiden bzw. Phospholipoiden ist Phosphat am Aufbau von Biomembranen beteiligt.

Viele pflanzliche Organismen können Phosphat in Form von Polyphosphaten als „Phytin" speichern.

●●● **Zusammenfassung**

Ebenso wie CO_2 müssen auch Stickstoff, Schwefel und Phosphor aus anorganischen Quellen aufgenommen werden. Molekularer Stickstoff kann nur von wenigen Organismen genutzt werden. Hier sind es vor allem die Stickstoff-fixierenden Knöllchenbakterien der Leguminosen oder Stickstoff-fixierende Blaualgen. Höhere Pflanzen nehmen Stickstoff meist in Form von Nitrat- oder Ammoniumverbindungen auf.

Die Reduktion von molekularem Stickstoff erfolgt an einem Multienzymkomplex, der Nitrogenase. Dieses Enzym ist gegen Sauerstoff empfindlich. Es liefert Ammonium-Ionen, die hauptsächlich auf Glutaminsäure übertragen werden. Diese Reaktion wird von der Glutamin-Synthetase katalysiert.

Höhere Pflanzen nehmen Stickstoff meist als Nitrat-Stickstoff auf, den sie zu NH_4^+ reduzieren. Hierzu sind zwei Enzyme, die Nitrat-Reduktase und die Nitrit-Reduktase erforderlich.

Pflanzen sind nicht in der Lage, Stickstoff auszuscheiden. Sie speichern Stickstoff vornehmlich als Asparagin und Glutamin. Tiere hingegen scheiden den Stickstoff als Harnstoff, Harnsäure oder in Form von Ammoniumsalzen aus.

Schwefel wird von Bakterien, Pilzen und Pflanzen vornehmlich als Sulfat aufgenommen. Bei der assimilatorischen Sulfatreduktion wird das Sulfat zu Sulfid reduziert. Aktiviertes Sulfat liegt als Adenosin-5'-phosphosulfat vor.

Phosphor nehmen die Pflanzen als Phosphat auf. Für die Biosynthese der Nukleinsäurebausteine spielt Phosphat eine herausragende Rolle.

4.6.6   Sekundärstoffwechsel

Pflanzliche Zellen enthalten weit mehr Stoffe, als im Rahmen lebensnotwendiger biochemischer Stoffwechselwege erforderlich sind. Die lebensnotwendigen Stoffwechselwege subsummiert man unter der Bezeichnung **Primärstoffwechsel**. Als **Sekundärstoffwechsel** versteht man solche Stoffwechselwege, die nur in ganz bestimmten, meist ausdifferenzierten Zellen vorkommen, deren Produkte für die Zelle selbst entbehrlich sind, die aber für den Organismus als Ganzes nützlich sein können (z. B. Blütenfarbstoffe, -duftstoffe, Festigungselemente). Dabei sind die Grenzen fließend, denn weder

gibt es die typische Zelle, noch ist in vielen Fällen klar, weshalb eine bestimmte Substanz tatsächlich gebildet wird.

Gerade Pflanzenzellen produzieren ein weites Spektrum sekundärer Produkte. Viele von ihnen sind hochgradig toxisch, vielfach werden sie in spezifischen Vesikeln, oft auch in der Vakuole gespeichert.

Pflanzliche aber auch bakterielle Sekundärstoffe sind aus pharmazeutischer Sicht hoch interessant. Einige von ihnen werden direkt als Wirkstoffe eingesetzt (z. B. **Morphin, Codein, Vincristin** u. a.). Die meisten aber entfalten ihre Wirkung in Extrakten oder dienen als Leitstrukturen für viele wichtige Arzneistoffe.

Obwohl die sekundären Pflanzenstoffe weit verbreitet sind, heißt dies nicht, dass jede Pflanze jedes Produkt bilden kann. Manche Komponenten sind auf einzelne Arten, andere wiederum auf Gruppen nahe verwandter Arten beschränkt. Aus diesem Grund wird auch das Vorkommen bestimmter sekundärer Pflanzenstoffe (besser noch: Gruppen chemisch ähnlicher Stoffe) als **taxonomisches Merkmal** verwendet.

In nahezu allen Fällen findet man die sekundären Pflanzenstoffe nur in bestimmten pflanzlichen Organen, oft auch nur in einem bestimmten Zelltyp (und innerhalb der Zellen nur in einem bestimmten Kompartiment), und meist werden sie nur während einer zeitlich begrenzten Entwicklungsphase gebildet.

Einigen sekundären Pflanzenstoffen kommt eine **Signalfunktion** zu. Hierher gehören beispielsweise die **pflanzlichen Hormone**. Sie beeinflussen die Aktivitäten anderer Zellen, steuern deren Stoffwechselaktivitäten und koordinieren die Entwicklungsabläufe in der ganzen Pflanze. Andere Substanzen dienen der Kommunikation zwischen Pflanzen und ihren Bestäubern, und wiederum andere schützen die Pflanzen vor Tierfraß und Infektionen. So bilden manche Pflanzenarten nach einer Pilzinfektion spezifische **Phytoalexine**, die eine Verbreitung des Pilzmycels im Pflanzengewebe unterbinden.

Bestimmte Sekundärstoffe werden auch ausgeschieden und beeinflussen so die Existenz anderer Arten. Gerade bei Algen, aber auch bei Pilzen, wird die Kommunikation der Zellen untereinander durch extrazelluläre Substanzen gefördert, bzw. aufrechterhalten. Die gegenseitige Beeinflussung von Pflanzen durch stoffliche Ausscheidungen wird **Allelopathie** genannt. Sie kommt nicht nur bei Algen, sondern ebenso oft auch bei höheren Pflanzen vor. Allelopathisch wirkende Substanzen können **Keimung, Wachstum und Entwicklung anderer Pflanzen beeinträchtigen**, selten ist ihr Einfluss stimulierend.

Viele Pflanzenstoffe nehmen seit Jahrhunderten eine herausragende Rolle in der Heilkunde ein. Ihr pharmakologischer – und damit auch ihr wirtschaftlicher – Wert hat bis heute nichts an Bedeutung eingebüßt.

4.6.6.1 Strukturklassen

Die Naturstoffe können, mit wenigen Ausnahmen, übersichtlich nach ihrem biogenetischen Bauprinzip eingeteilt werden. Man unterteilt im Wesentlichen in

- Polyine,
- Polyketide,
- Isoprenoide/Terpenoide,
- Phenylpropankörper,
- Alkaloide und
- Glykoside.

Polyine

Die **Polyine** umfassen aliphatische Kohlenwasserstoffe, Alkohole, Ketone und Säuren mit **Dreifachbindungen** (Abb. 4.101). Die stark ungesättigten, überwiegend lipophilen Verbindungen liegen in höheren Pflanzen meist im fetten oder ätherischen Öl gelöst vor. Die Stoffe sind teilweise flüchtig.

Polyketide

Im einfachsten Fall sind **Polyketide** lineare Kondensationprodukte eines Moleküls Acetyl-Coenzym A

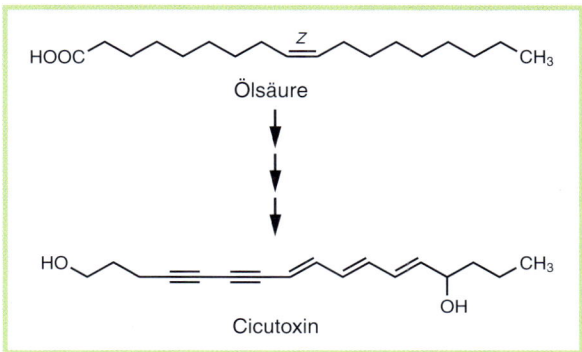

Abb. 4.101 Polyine. Diese aliphatischen Kohlenwasserstoffe gehen aus Ölsäure hervor. Ein Beispiel ist das toxische Cicutoxin, das im Wasserschierling (*Cicuta virosa* L., Apiaceae) enthalten ist. Es ist ein zentral wirkendes Krampfgift. 2-3 g des Wurzelstocks sind für einen Menschen tödlich.

(Startermolekül) mit mehreren Molekülen Malonyl-CoA (Abb. 4.102). Alternativ kann prinzipiell jede aktivierte Carbonsäure als Startermolekül fungieren. Man unterscheidet entsprechend **einfache Polyketide** (Starter: Acetyl-CoA) von **gemischten Polyketiden** (Starter: Acyl-CoA).

Primär entstehen Polyketosäuren verschiedener Kettenlängen mit regelmäßig alternierenden Ketogruppen. Durch eine Unzahl an Sekundärreaktionen entsteht eine enorme Strukturvielfalt. Durch Zyklisierung sowie

Abb. 4.102 Polyketide. Ausgehend von Acetyl-CoA resultiert über mehrere Reaktionsschritte z. B. das Tetraketid Orsellinsäure, das in Flechten vorkommt und zu einem bläulichroten Farbstoff decarboxyliert werden kann. Gemischte Polyketide entstehen aus einem Acyl-CoA als Startermolekül, hier z. B. Cinnamoyl-CoA. Nach verschiedenen Reaktionsschritten erhält man z. B. 5,6-Dehydrokavain, das im Kavakavawurzelstock (*Piper methysticum* G. Forst., Piperaceae) vorkommt.

Enolisierung und mitunter Glykosidbildung werden die Polyketide in vergleichsweise stabile Naturstoffe mit mehr oder weniger komplizierten Ringsystemen umgebaut.

Zu den Polyketiden gehören beispielsweise die **Cannabinoide**, die **Catechine**, die **1,8-Dihydroxyanthrachinonderivate**, die **Flavonoide**, die **Hopfenbitterstoffe** und die **Kavalactone**. Von Mikroorganismen produzierte Polyketide sind beispielsweise die **Ansamycine**, die **Makrolide**, die **Tetracycline** und das **Griseofulvin**.

Isoprenoide/Terpenoide

Die biogenetische Grundeinheit der Terpenoide ist **Isopentenylpyrophosphat**, das auch als aktiviertes Isopren bezeichnet werden kann (Abb. 4.103). Die Verbindung wird in Tier und Pflanze gebildet.

In der Pflanzenzelle gibt es zwei Wege zum Aufbau der Verbindung, die sehr wahrscheinlich in zwei verschiedenen Zellkompartimenten ablaufen:

- die so genannte cytoplasmatische Biosynthese auf dem **Acetat-Mevalonat-Weg** (**Mevalonsäureweg**);
- die so genannte plastidäre Biosynthese auf dem **1-Desoxy-D-xylulose-Weg**.

Beim **Acetat-Mevalonat-Weg** kondensieren zunächst zwei Moleküle Acetyl-Coenzym A zu Acetoacetyl-CoA (Enzym: **β-Ketoacylthiolase**). An die Ketogruppe der Verbindung lagert sich das dritte Molekül Acetyl-CoA unter Bildung von **3-Hydroxy-3-methyl-glutaryl-CoA** (HMG-CoA) an (Enzym: **HMG-Synthase**). Die **HMGCoA-Reduktase** reduziert unter ATP-Verbrauch das 3-Hydroxy-3-methyl-glutaryl-CoA zu Isopentenylpyrophosphat (**IPP**).

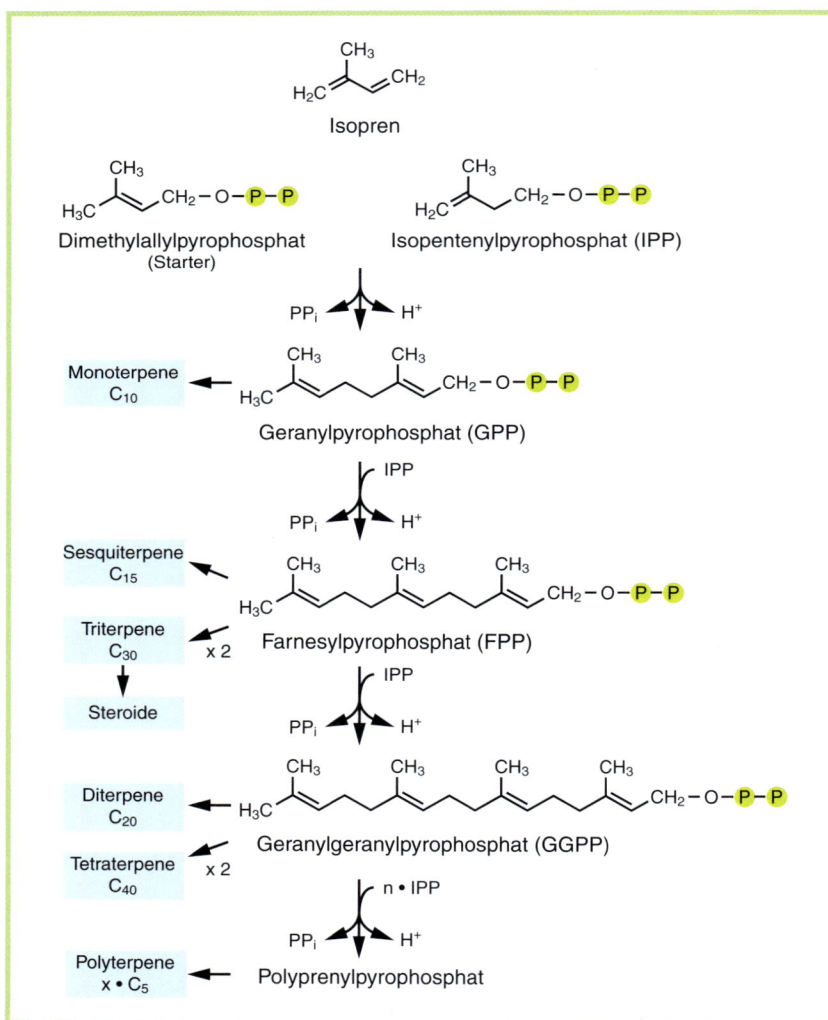

Abb. 4.103 Isoprenoide/Terpenoide. Die Grundeinheit der Terpenoide ist das „aktivierte Isopren" Isopentenylpyrophosphat, das zusammen mit seinem Isomer Dimethylallylpyrophosphat zu Geranylpyrophosphat kondensiert. Durch schrittweise Kondensationsreaktionen mit IPP entstehen dann die höhermolekularen Isoprenoide.

Der **1-Desoxy-D-xylulose-Weg** wurde in Bakterien, grünen Algen und in höheren Pflanzen nachgewiesen. Er läuft in den Plastiden ab. Startmoleküle sind D-Glycerolphosphat und Pyruvat. Beide Verbindungen kondensieren unter Verlust von CO_2 zu **1-Desoxy-D-xylulose**. Durch Verlagerung der Methylgruppe, Reduktion und Phosphorylierung entsteht Isopentenylpyrophosphat.

Für die Polykondensation von aktiviertem Isopren ist neben **Isopentenylpyrophosphat** (IPP) das **Dimethylallylpyrophosphat** (DMAPP) als Starter notwendig. Dieses entsteht durch Isomerisierung von IPP. Durch Kondensation von IPP und DMAPP entsteht das Monoterpen **Geranylpyrophosphat**.

Durch schrittweise Kondensationsreaktionen mit IPP entstehen die höhermolekularen Isoprenoidpyrophosphate **Farnesylpyrophosphat** (C_{15} = Sesquiterpen), **Geranylgeranylpyrophosphat** (C_{20} = Diterpen), **Geranylfarnesylpyrophosphat** (C_{25} = Sesterterpen) und **Polyprenylpyrophosphate** (mehr als 8 x C_5 = Polyterpene).

Außerdem werden durch Kopf-zu-Kopf-Verknüpfung von zwei Molekülen Farnesylpyrophosphat C_{30}-Einheiten (**Triterpene**) und von zwei Molekülen Geranylgeranylpyrophosphat C_{40}-Einheiten (**Tetraterpene**) aufgebaut.

Die Vielzahl der isoprenoiden Stoffe kommt durch Sekundärreaktionen zustande, darunter Oxidationen, Hydrierungen, Ringschlüsse, Ringöffnungen, Ringerweiterungen und Ringverengungen sowie Methylgruppenwanderungen.

Zu den Terpenoiden gehören so wichtige Moleküle wie die **Carotinoide** oder das **Cholesterol** mit seinen Folgeprodukten (die **Gallensäuren**, die **herzwirksamen Glykoside**, die **Steroidhormone** und die **Steroidsaponine**). Viele ätherische Öle enthalten niedermolekulare Terpenoide.

Phenylpropankörper

Die meisten der in der belebten Natur vorkommenden aromatischen Verbindungen sind strukturell von der Stammverbindung **Phenylpropan** abgeleitet (Abb. 4.104). Dabei handelt es sich um sauerstoffhaltige und/oder stickstoffhaltige Derivate dieses Grundkörpers, dessen biogenetische Prototypen die Aminosäuren Phenylalanin und Tyrosin darstellen. Das wichtigste Phenylpropanderivat des Intermediärstoffwechsels ist die **Phenylbrenztraubensäure**, und das wichtigste Phenylpropanderivat des pflanzlichen Sekundärstoffwechsels ist der **Coniferylalkohol** (4-Hydroxy-3-methoxyzimtalkohol).

Die Phenylpropankörper kommen frei vor, z. B. als Komponenten ätherischer Öle (Zimtaldehyd im

Zimtöl). Hauptsächlich findet man sie aber in vielfältig gebundener Form, z. B. Phenylalanin und Tyrosin in Peptidantibiotika oder in Proteinen, Coniferylalkohol als Ester in Harzen oder als Kondensat bzw. Polymerisat im Lignin. Nicht selten bilden sie die Basisverbindungen zum Aufbau neuer Strukturen, darunter Hormone (Thyroxin) und Alkaloide (z. B. Morphin). Ferner gehen aus Reaktionen von Phenylpropankörpern mit Intermediärprodukten von anderen Stoffwechselbereichen Naturstoffe hervor, die eigene Stoffklassen bilden (z. B. Capsaicinoide, Catechingerbstoffe, Flavonoide und Kavaine). Auch unter den Vitaminen findet man Vertreter, die sich von Phenylpropanvorstufen ableiten.

Biogenetisch werden die Phenylpropane über den **Shikimisäure-Chorisminsäure-Weg** gebildet (Abb. 4.105). Durch eine Additionsreaktion zwischen **Phosphoenolpyruvat** und **Erythrose-4-phosphat** entsteht **3-Desoxy-D-arabinoheptulosonsäure-7-phosphat** unter Freisetzung einer Phosphatgruppe. Dieser C_7-Körper geht über eine intramolekulare Aldolkondensation in **5-Dehydrochinasäure** über. Die Dehydratisierung und Reduktion ergibt Shikimisäure. Die phosphorylierte Shikimisäure bindet unter der Wirkung von **Chorisminsäure-Synthase** etherartig Enolbrenztraubensäure, verliert den Phosphatrest und geht in **Chorisminsäure** über, die eine zweite Doppelbindung im Ring besitzt. Die Chorisminsäure unterliegt einer Reaktion vom Typ der Claisen-Umlagerung und bildet **Prephensäure**. Diese von der **Chorismatmutase** katalysierte Umlagerung ist der einzige in der Natur bekannte Vorgang dieses Typs. Aus der Prephensäure wird entweder durch **Transaminierung Arogensäure** aufgebaut oder es er-

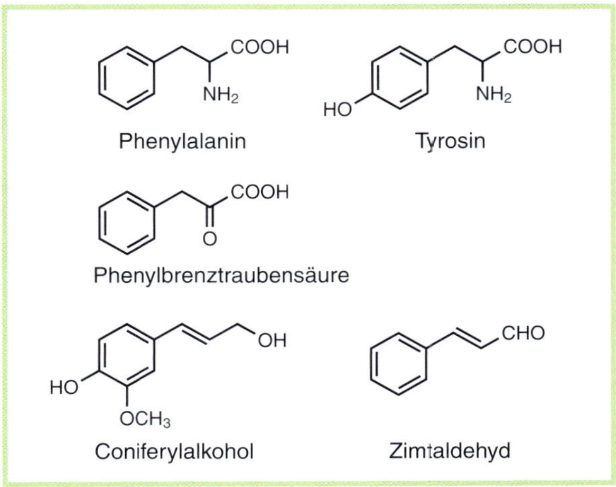

Abb. 4.104 Phenylpropane. Die Phenylpropankörper leiten sich von den Aminosäuren Phenylalanin und Tyrosin ab. Beispiele sind die Phenylbrenztraubensäure, der Ligninbaustein Coniferylalkohol oder der im Zimtöl vorhandene Zimtaldehyd.

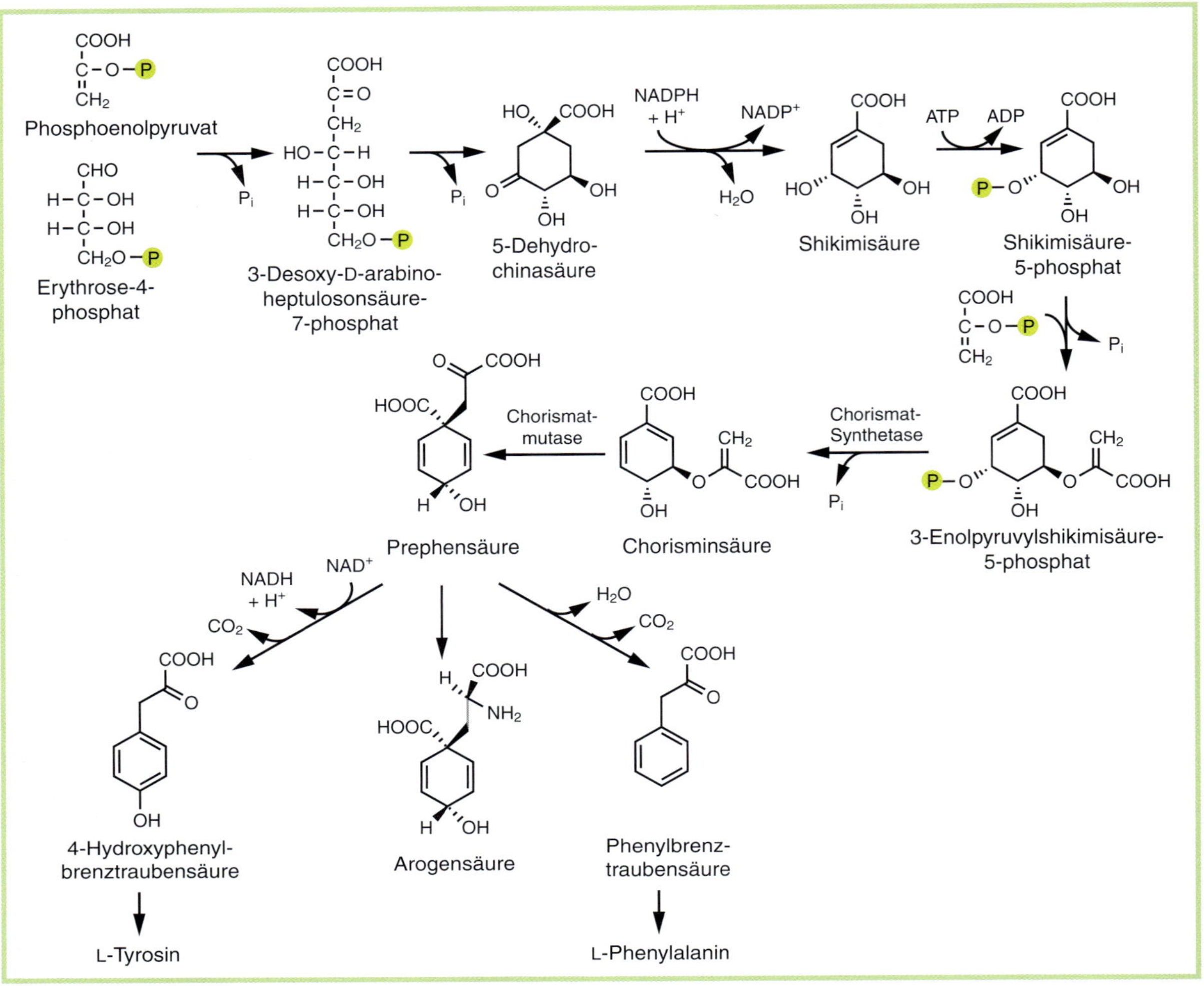

Abb. 4.105 Bildung der Phenylpropankörper über den Shikimisäure-Chorisminsäure-Weg

folgt die Bildung von **4-Hydroxyphenyl-** bzw. **Phenyl-brenztraubensäure**, die das Ergebnis einer Decarboxy-lierung und Dehydrierung bzw. Dehydratisierung dar-stellt. **Tyrosin** und **Phenylalanin** verkörpern die ersten stabilen Phenylpropanderivate. Aus den Aminosäuren gehen durch Desaminierung **4-Hydroxyzimtsäure** und **Zimtsäure** hervor (Enzyme: **Tyrosin-Ammoniak-Lyase** und **Phenylalanin-Ammoniak-Lyase**), welche die Ausgangsstoffe für die stickstofffreien Phenylpro-pankörper sind.

Alkaloide

Alkaloide sind stickstoffhaltige sekundäre Naturstoffe. Die Stickstoffatome sind meist heterozyklisch, seltener exozyklisch angeordnet. Die Verbindungen reagieren vielfach basisch und liegen deshalb in den Pflanzen meist als Salze vor.

Die Alkaloide besitzen sehr häufig eine ausgeprägte pharmakodynamische Wirkung auf den Säugetierorga-nismus. Einige von ihnen zählen zu den biologisch ak-tivsten Naturstoffen.

Zahlreiche alkaloidhaltige Pflanzen, die in angemes-sener Dosierung wertvolle Arzneipflanzen darstellen können, zählen bei unkontrollierter Verabreichung für den Menschen zu den typischen Giftpflanzen, wie z.B. Eisenhut, Herbstzeitlose, Stechapfel und Tollkirsche. Biogenetisch gehen die Alkaloide aus Aminosäuren her-vor, darunter die Aminosäuren Lysin, Ornithin, Argi-nin, Phenylalanin, Tyrosin, Tryptophan u. a. Die Klas-sifizierung der Alkaloide erfolgt oft auch nach der Struktur des Heterozyklus, z. B. Pyrrolidin-, Pyridin-, Pyrrolizidin-, Chinolin-, Isochinolin-, Indol-Alkaloide (Abb. 4.106).

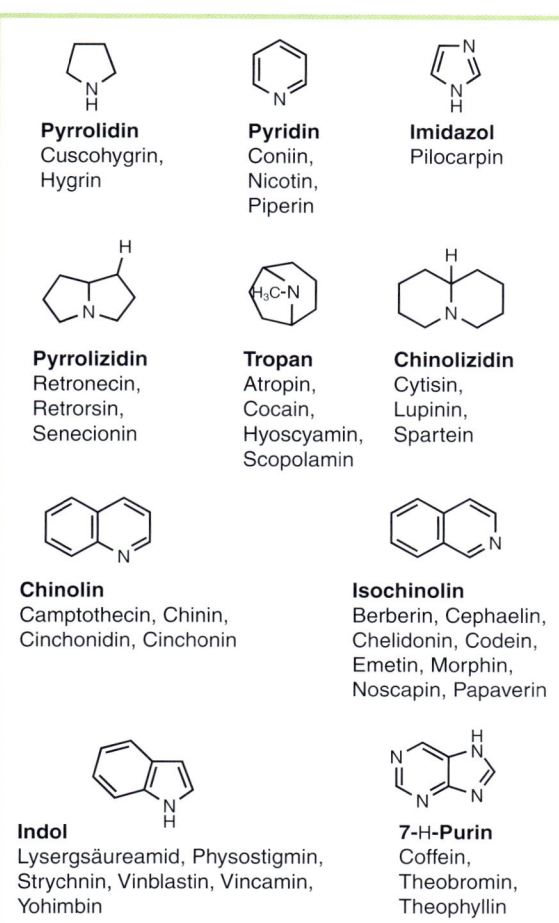

Abb. 4.106 Typische Heterozyklen der Alkaloide sowie einige Beispiele aus der jeweiligen Gruppe

Glykoside

Durch intramolekulare Reaktion der Carbonylgruppe von Zuckermolekülen mit einer alkoholischen OH-Gruppe entsteht die so genannte glykosidische Hydroxylgruppe, die sich von den übrigen OH-Gruppen des Moleküls durch die Fähigkeit zur Bildung eines Acetals unterscheidet. In der Kohlenhydratchemie wird ein solches Acetal als Glykosid bezeichnet. Unter den Naturstoffen spielen Glykoside eine herausragende Rolle.

Durch Acetalbildung eines Monosaccharids mit der Hydroxylgruppe eines weiteren Mono-, Oligo- oder Polysaccharids entstehen Glykoside vom Typ der **Holoside**. **Heteroside** (O-Heteroside) entstehen durch Acetalbildung eines Mono- oder Oligosaccharids mit alkoholischen oder phenolischen OH-Gruppen, die nicht aus Zuckermolekülen stammen. Der Nichtzuckerteil wird dann als **Aglykon** oder **Genin** bezeichnet. Neben O-Heterosiden kommen auch noch **N- bzw.**

S-Heteroside vor, und als **Acylglykoside** bezeichnet man O-Heteroside, die aus einer Esterreaktion zwischen glykosidischer Hydroxylgruppe und einer Carboxylgruppe hervorgegangen sind. Eine Sonderform stellen die **C-Heteroside** dar, die aus einer Reaktion der glykosidischen Hydroxylgruppe mit einem labilen Proton hervorgehen, wodurch der Zuckerrest und der Nichtzuckerteil durch eine C-C-Bindung verknüpft sind (Abb. 4.107).

Prominente Vertreter der Glykoside sind **herzwirksame Glykoside**, die glykosidischen Iridoide oder die Saponine, die durchweg als O-heterosidische Glykoside vorkommen. Bei den **Anthracenderivaten** und den **Flavonoiden** finden wir **O-Heteroside** aber auch **C-Heteroside**. Die **Glucosinolate** sind sämtlich **S-Heteroside**.

Die **α-D-Glucose-1-phosphat** nimmt eine Schlüsselrolle bei der Biosynthese von Glykosiden ein. Das Molekül reagiert in erster Linie mit UTP zu **Uridindiphosphatglucose**, die wiederum das bedeutendste aktivierte Monosaccharid darstellt. Uridindiphosphatglucose kann in die epimeren Zucker (vor allem Galactose), in Aminozucker (z. B. *N*-Acetylglucosamin), Desoxyzucker (wahrscheinlich auch Digitoxose), Uronsäuren (Glucuronsäure, Galacturonsäure) abgewandelt und schließlich bis zu UDP-Xylose verändert werden. Alle diese UDP-Monosaccharide besitzen ein hohes Gruppenübertragungspotential und können auf nukleophile Reaktionspartner unter Glykosidbildung und Freisetzung eines Nukleosiddiphosphates übertragen werden.

α-D-Glucose-1-phosphat bildet daneben mit ATP, GTP und TTP die entsprechende **NDP-Glucose**. Diese energiereichen Nukleotidderivate der Glucose werden zur Synthese der **Stärke**, **Cellulose** (und **6-Desoxyhexosen**) bzw. zur Bildung von **dTDP-Rhamnose** umgesetzt. Die aktivierte Rhamnose geht ebenfalls in Transglykosidierungsreaktionen ein, etwa zur Bildung von α-D-Rhamnose-haltigen Heterosiden.

●●● Zusammenfassung

Pflanzen verfügen über einen eindrucksvollen Sekundärstoffwechsel, der sich während der Evolution in unterschiedlichen Spezies in unglaublicher Vielfalt entwickelt hat. Wichtige Strukturklassen sind u. a. die Polyine, die Polyketide, die Isoprenoide, die Phenylpropane, die Alkaloide und die Glykoside. Hier liegt das Wirkstoffpotential, das Pflanzen für die Pharmazie so interessant macht.

4 Stoffwechsel- und Entwicklungsphysiologie

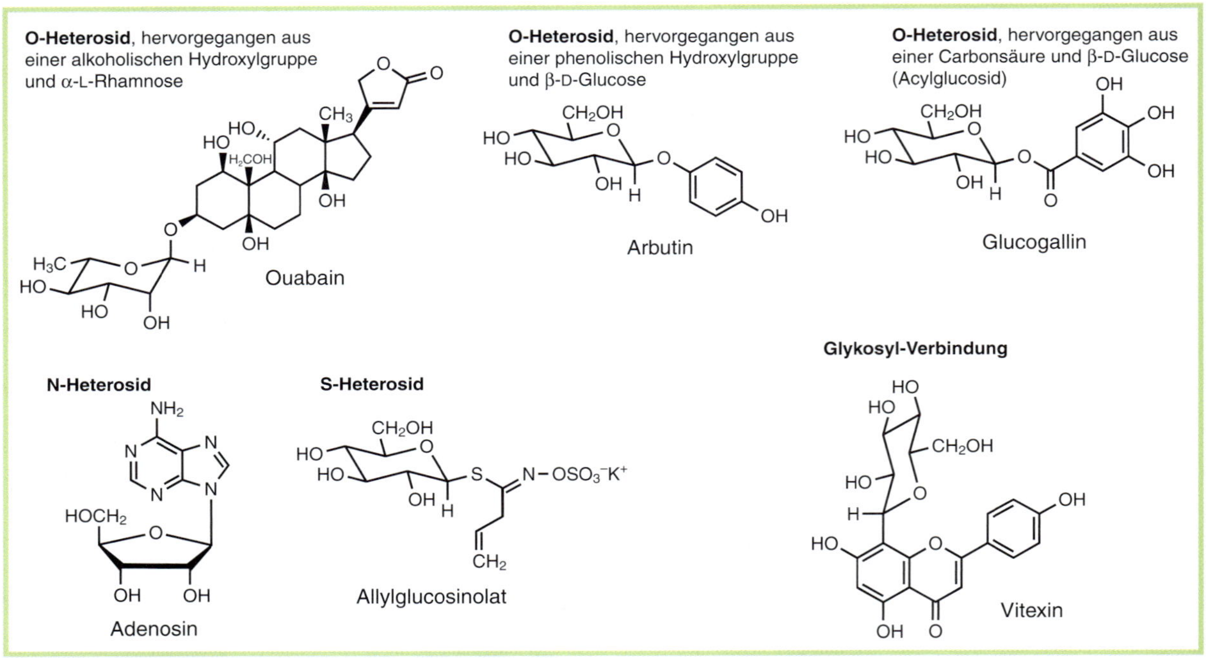

Abb. 4.107 Beispiele für C-, O-, N- und S-Heteroside

4.7 Entwicklungsphysiologie der Pflanzen

Alles Leben ist mit einer ständigen Entwicklung, Formveränderung und Differenzierung verbunden. Aus einer einzelnen Zelle, z. B. einer befruchteten Eizelle, entwickelt sich ein vielzelliger, vielfältig differenzierter Organismus. Verbunden mit dieser Entwicklung ist ein ständiges Wachstum der Zellen und Organismen. Wachstum ist letzten Endes die Grundlage von Entwicklung und Differenzierung. Mit der Untersuchung der inneren und äußeren Faktoren der Individualentwicklung, der **Ontogenie** von Organismen, befasst sich die Entwicklungsphysiologie. Unter Ontogenie versteht man hierbei den vollständigen Entwicklungsgang eines Lebewesens. Der pflanzliche Organismus durchläuft in seiner Ontogenese verschiedene Entwicklungsphasen. Diese beginnen mit der Keimzelle und verlaufen über embryonale und Jugendstadien hin bis zur Reife und schließlich zu Alterung und Tod. Die Reaktionsnorm der Entwicklung wird durch die genetische Information festgelegt. Der tatsächliche Ablauf der Entwicklung wird durch modifizierende Außenfaktoren bestimmt.

4.7.1 Totipotenz, Polarität

4.7.1.1 Wachstum

Wachstum bedeutet eine irreversible Zunahme der lebenden Substanz, die mit Teilung, Vergrößerung oder Formveränderung der Zellen einhergeht. Die Grundlage der Entwicklung auch bei vielzelligen Organismen ist deshalb das Wachstum der einzelnen Zellen. Hierbei lassen sich mehrere Wachstumsvorgänge unterscheiden, das **Teilungswachstum, Streckungswachstum** und **Differenzierungswachstum** (Abb. 4.108 und 4.109). Diese Vorgänge sind jedoch so eng miteinander verbunden, dass eine solche Einteilung häufig recht formal und willkürlich ist.

Teilungswachstum

Zellen im Stadium der Teilung finden sich bei den höheren Pflanzen vor allem **in den primären Meristemen,** z. B. im Wurzel- oder Sprossvegetationspunkt, im faszikulären Kambium oder in den **Folgemeristemen,** z. B. interfaszikuläres Kambium und Phellogen. Im Stadium der Zellteilung findet vor allem eine **starke Vermehrung des Zellplasmas** statt. Die räumliche Vergrößerung der Zellen ist dabei im Allgemeinen nur geringfügig. Die Zunahme der plasmatischen Substanz setzt naturgemäß die Aufnahme von Nahrungsstoffen in die Zelle voraus,

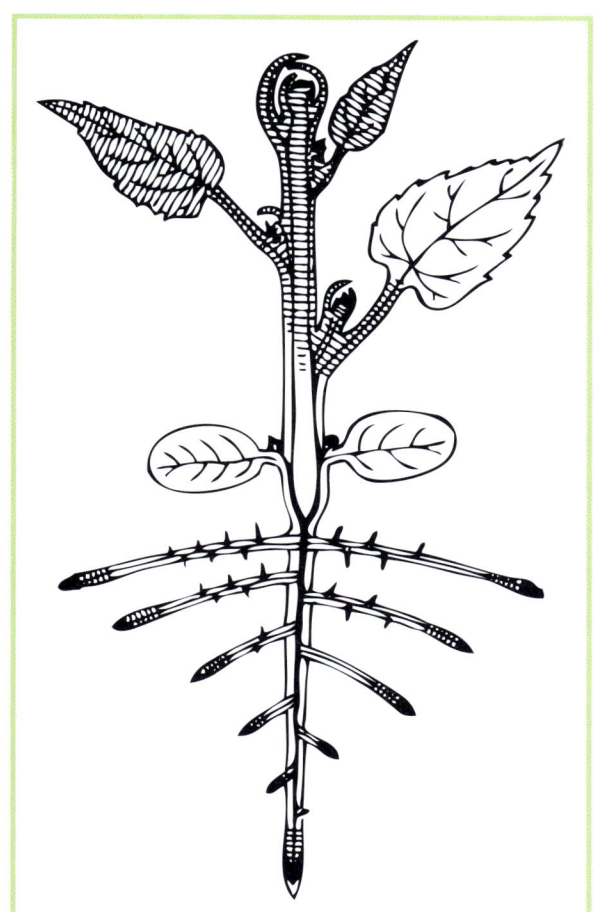

Abb. 4.108 Schematische Darstellung der Verteilung der verschiedenen Wachstumsphasen bei einer dikotylen Pflanze. Die Zonen des embryonalen Wachstums an den Vegetationspunkten sind schwarz, die des Streckenwachstums schraffiert, die ausgewachsenen Zonen weiß wiedergegeben.

aus denen z. B. Proteine, Nukleinsäuren, Lipide und Kohlenhydrate synthetisiert und in die vielfältigen plasmatischen Strukturen der Zelle eingebaut werden können. Mitotische Zellteilungen sind die Voraussetzungen für die Entstehung vielzelliger Organismen. Die geordnete Entwicklung eines vielzelligen Organismus setzt jedoch die Regulation des Teilungswachstums voraus, und zwar sowohl hinsichtlich der Zellteilungsrate als auch der Lage der Teilungsebene. Ohne eine solche Regulation entstehen nur ungeordnet wuchernde Zellhaufen, z. B. ein Kallus oder Tumoren. Die Lage der Teilungsebene wird offensichtlich durch die Polarität der sich teilenden Zellen bestimmt. Die Zellteilung kann durch Wuchsstoffe ausgelöst und beschleunigt werden.

Streckungswachstum

Bei Tieren beruht die Größenzunahme des Organismus hauptsächlich auf Zellteilung und Zellvermehrung. **Bei Pflanzen** hingegen **liegt dem Längenwachstum vor allem eine Streckung der einzelnen Zellen zugrunde.** Dieses Streckungswachstum erfolgt bei den höheren Pflanzen hauptsächlich im Anschluss an die Meristeme. **Es beruht vorwiegend auf einer Wasseraufnahme in die Zellen, verbunden mit einer Vakuolisierung der Zelle und letztendlich mit der Ausbildung einer großen Zentralvakuole.** Die damit verbundenen starken Volumenzunahmen bedingen das äußerlich auffällige Wachstum der Pflanzen. Eine Vermehrung der plasmatischen Substanz findet bei den Vorgängen der Zellstreckung kaum mehr statt. **Für die Zellstreckung sind vor allem der osmotische Druck, die plastische Dehnbarkeit der Zellwand und die Produktion von Zellwandsubstanzen von Bedeutung.**

Die Wanddehnung ist meist mit der Neubildung von Wandsubstanzen korreliert, die den schon vorhandenen Wandschichten auf- und eingelagert werden. Das Streckungswachstum kann durch Phytohormone (Wuchsstoffe) reguliert werden.

Differenzierungswachstum

Die endgültige Ausgestaltung der Zelle wird durch das Differenzierungswachstum erreicht. Bei pflanzlichen Zellen mit fester Zellwand wird die endgültige äußere Gestalt der Zelle durch die Lage der Streckungszonen in der jungen Wand bedingt. Schon beim Streckungswachstum nimmt die plastische Wand nicht allseitig gleichmäßig an Fläche zu. Das Wachstum erfolgt meist lokalisiert. Die Zelle kann Spitzenwachstum zeigen, Fasern- oder Röhrengestalt oder andere spezifische Formen annehmen. Gleichzeitig beginnen weitere Differenzierungen, die besonders in der Ausgestaltung der Zellwand deutlich erkennbar werden. Die Wand wird durch Appositionswachstum lokal verdickt, es bilden sich dabei z. B. bei den Elementen der Wasserleitung ring-, netz- oder schraubenförmige Verdickungen. Die Zelle kann verholzen, verkorken oder sie scheidet eine Cutinschicht aus. Die Frage nach den Ursachen dieser Differenzierungen, nach den Kausalitäten und Abhängigkeiten ist eines der großen Probleme in der Biologie und noch weitgehend ungelöst. Könnte man die Kausalitäten der Differenzierung aufklären, ließe sich auch ein tieferes Verständnis für die Ursachen undifferenzierten, ungeregelten Wachstums, z. B. Tumorwachstum erhoffen.

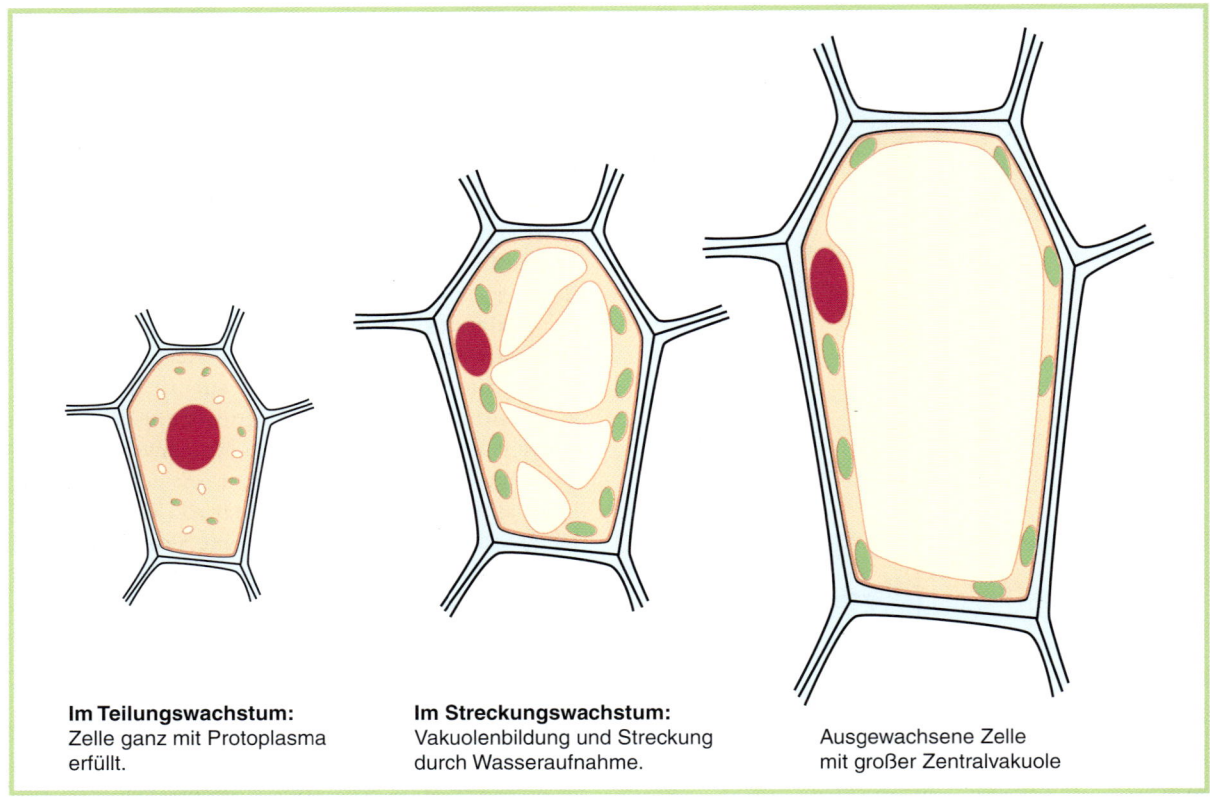

Im Teilungswachstum:
Zelle ganz mit Protoplasma
erfüllt.

Im Streckungswachstum:
Vakuolenbildung und Streckung
durch Wasseraufnahme.

Ausgewachsene Zelle
mit großer Zentralvakuole

Abb. 4.109 **Zellen in den verschiedenen Wachstumsstadien**

4.7.1.2   Der Verlauf des Wachstums

Es gibt viele Möglichkeiten, den Verlauf des Wachstums von Organismen zu verfolgen. Wachstum kann definiert werden als Zunahme der Länge, des Durchmessers, des Volumens, des Frischgewichts. Bei Messung dieser Parameter wird bei Pflanzen in der Hauptsache das Streckungswachstum erfasst. Des Weiteren lässt sich Wachstum beschreiben als Zunahme des Trockengewichts, des Gesamtproteins oder der DNA. Hierdurch werden vor allem Phänomene des Teilungswachstums verfolgt. Wachstum von Säugetieren wird als Größenzunahme und Zunahme des (Frisch-!)Gewichts gemessen. Da hier, anders als bei Pflanzen, Streckungswachstum der Zellen keine Rolle spielt, wird durch diese Größen Teilungswachstum und Substanzzunahme erfasst. Zur Beschreibung und Messung des Wachstums von einzelligen Organismen in Suspensionskulturen, etwa Algen, Hefen, Bakterien oder isolierten Zellen höherer Pflanzen, dient die Zunahme der Zellzahl pro Volumeneinheit und daneben auch die Zunahme der Zellmasse. Auch hier werden Teilungswachstum und Substanzzunahme verfolgt.

Welche dieser Parameter man im Einzelfall zur Messung des Wachstums heranzieht, hängt von der speziellen Fragestellung ab. Zum Studium des Wachstums eines Pflanzenorgans, das hauptsächlich durch Streckung wächst, wird man zweckmäßigerweise die Längenzunahme messen. Würde man hier die Zunahme der DNA verfolgen, könnte man auf dieser Grundlage kaum Wachstum erkennen. Andererseits wäre es unsinnig, das Wachstum einer Bakterienpopulation in einer Suspension als Längenzunahme einzelner Zellen beschreiben zu wollen. Oft ist es zweckmäßig, mehrere dieser Parameter zur Messung eines Wachstumsvorganges heranzuziehen. Gleichgültig jedoch, welchen Parameter man zur Messung des Wachstums wählt, vorausgesetzt er ist im Einzelfalle geeignet, das Wachstum zu erfassen, so zeigt der Wachstumsverlauf bei verschiedenen Organismen, ihren einzelnen Organen oder auch bei Mikroorganismen in Suspension in Abhängigkeit von der Zeit sehr weitgehende Übereinstimmungen. Trägt man die Zunahme irgendeines der aufgeführten Parameter in Abhängigkeit von der Zeit in arithmetischem Maßstab in ein Koordinatensystem ein, auf der Ordinate die Zunahme z.B. der Zellzahl,

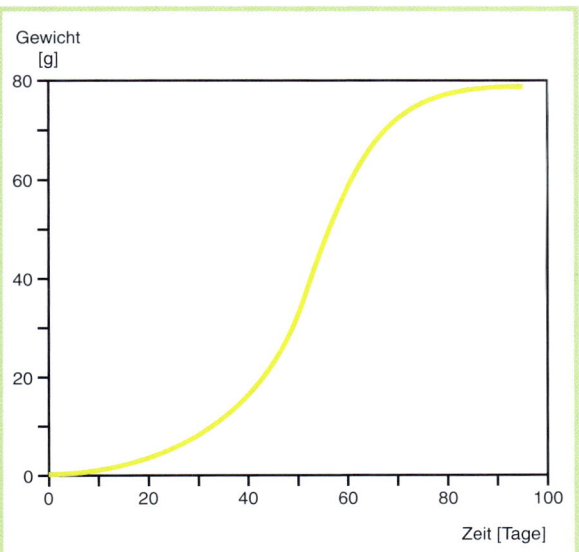

Abb. 4.110 Wachstumskurve einer Maispflanze. Wachstum einer Maispflanze, gemessen als Zunahme des Trockengewichtes

des Trockengewichts oder der Länge und auf der Abszisse die Zeit, **so ergeben sich in allen Fällen sigmoide Wachstumskurven** (Abb. 4.110 und 4.111). Es lässt sich daran verfolgen, dass das Wachstum zunächst gering ist, dann sehr stark zunimmt, um schließlich wieder abzunehmen und zu erlöschen. Dieser Kurvenverlauf beschreibt **einzelne Wachstumsphasen, die Anlauf- oder lag-Phase, die logarithmische oder exponentielle Phase und schließlich die stationäre Phase** des Wachstums. Bei einer Zellpopulation in Suspension lässt sich dazu noch die **Absterbephase** hinzufügen (vgl. Abb. 7.8). Die Phase des hauptsächlichen Wachstums fällt in die logarithmische oder exponentielle Phase. In dieser Phase besteht ein linearer Zusammenhang zwischen Wachstumsrate und Zeit. Trägt man die Messwerte des Wachstums auf der Ordinate in einem logarithmischen Maßstab auf, wählt man also eine halblogarithmische Darstellung des Wachstumsvorganges, so stellt sich diese Phase als eine Gerade dar. Die Wachstumsrate in der exponentiellen Phase ist für jede Organismenart, jedes Organ, dessen Wachstum erfasst wird, eine charakteristische, durch das Milieu modifizierbare Größe. Das Wachstum verschiedener Organismen oder eines Organismus unter verschiedenen Bedingungen lässt sich nur auf der Grundlage der Wachstumsrate während der logarithmischen Phase vergleichen.

Der Verlauf und die Dauer des Wachstums werden von der genetischen Norm des betreffenden Organismus begrenzt. Innerhalb dieser Reaktionsnorm können äußere und innere Faktoren die Wachstumsvorgänge beeinflussen. Als **äußere (ökologische) Faktoren sind etwa Licht, Temperatur und Tageslänge** zu nennen (Abb. 4.111). **Innere Faktoren,** die regulierend in den Verlauf des Wachstums eingreifen, sind z.B. **Wuchsstoffe, Phytohormone wie Auxine, Gibberelline oder Cytokinine.**

Bei **Mikroorganismen** sind die Faktoren, die das exponentielle Wachstum begrenzen und zur stationären Phase überleiten, gut zu definieren. Es sind hauptsächlich die Erschöpfung des Nährmediums und die steigende Konzentration hemmender Ausscheidungsprodukte. Dies gilt für so genannte statische Kulturen von Mikroorganismen. Hierunter versteht man Kulturen, bei denen während des Wachstums keine Nährstoffe zugefügt, bzw. keine Zellen oder deren Abscheidungsprodukte entnommen werden. In einer statischen, d.h. einer von außen nicht weiter beeinflussten Kultur, ändern sich die Kulturbedingungen durch den Wachstumsvorgang fortwährend. Die Zelldichte und die Menge ausgeschiedener Stoffwechselverbindungen nehmen zu, die Konzentration des Nährsubstrats nimmt ab. Führt man jedoch einer wachsenden Bakterien- oder Zellpopulation laufend neue Nährlösung zu, gelingt es, diese ständig in der exponentiellen Wachstumsphase zu halten. Man spricht dann von einer kontinuierlichen Kultur. Diese muss in besonderen Kulturgefäßen, so genannten Chemostaten, durchgeführt werden.

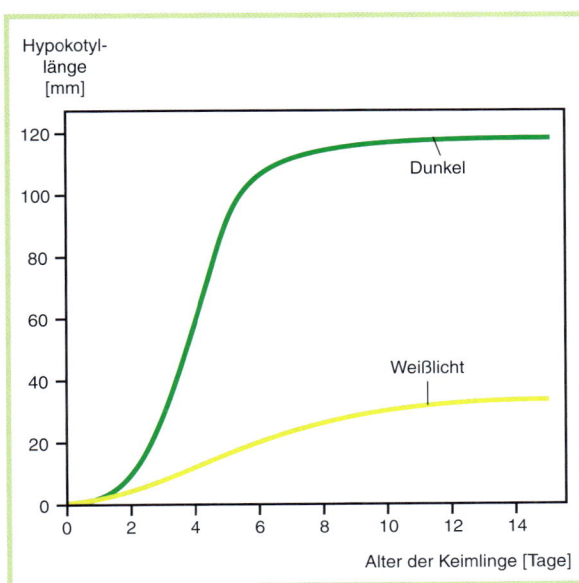

Abb. 4.111 Wachstumskurven für das Hypokotyl bei Senfkeimlingen (Sinapis alba) in Licht und Dunkel. Durch Licht wird das Wachstum stark gehemmt.

4.7.1.3 Wachstumsfaktoren von Mikroorganismen

Wie bei höheren Pflanzen ist auch bei Mikroorganismen das Wachstum von einer ausreichenden Zufuhr von **Nährstoffen** abhängig. Benötigt werden auch hier vor allem die Elemente **Kohlenstoff, Sauerstoff, Wasserstoff, Stickstoff, Phosphor, Schwefel, Kalium, Calcium, Magnesium** und **Eisen** sowie Spurenelemente wie **Mangan, Molybdän, Zink, Kupfer, Cobalt** und **Nickel.**

Daneben müssen bei anspruchsvolleren Mikroorganismen und bestimmten Stoffwechselmutanten eine Reihe zusätzlicher Wachstumsfaktoren vorhanden sein, hauptsächlich **Aminosäuren, Purine** und **Vitamine.** Der Bedarf der verschiedenen Mikroorganismen an Vitaminen ist sehr unterschiedlich. Oft ist die Abhängigkeit des Wachstums von bestimmten Vitaminen so extrem ausgeprägt, dass sich darauf quantitative Vitaminbestimmungen aufbauen lassen. Nicht alle von Mensch und Tier benötigten Vitamine müssen Mikroorganismen zugeführt werden. Nicht erforderlich ist dies z. B. für die **Vitamine C und D.** Dagegen ist die Zufuhr der **Vitamine der B-Gruppe für das Wachstum von Mikroorganismen** häufig **unerlässlich.** Darüber hinaus sind aber auch Stoffe wie etwa **Cholin, Purine, Pyrimidine, Inosit** für manche Bakterien von vitaminartiger Bedeutung. **Notwendige Wachstumsfaktoren für viele Bakterien sind Nikotinsäure, Thiamin, Pantothensäure, Pyridoxamin oder Cyanocobalamin.**

Darüber hinaus ist das Wachstum von Mikroorganismen an bestimmte **H^+-Ionen-Konzentrationen, ein ausgewogenes Verhältnis der Ionen zueinander und/oder an ein bestimmtes Redoxverhältnis** gebunden.

Die auf die Zufuhr von Wachstumsfaktoren angewiesenen Organismen werden **auxotroph**, solche, die die Wachstumsfaktoren selbst synthetisieren können, **prototroph** (**autotroph** für diese Faktoren) genannt.

Eine wichtige Substanz für das Wachstum der Bakterien ist die 4-Aminobenzoesäure. Sie dient bei zahlreichen grampositiven und gramnegativen Bakterien als Vorstufe bei der Biosynthese der Folsäure.

Aminobenzoesäure + Glutaminsäure + Pteridin → Folsäure

Die Folsäure selbst wird zur Tetrahydrofolsäure reduziert und dient als essenzieller Cofaktor bei der Biosynthese von Purinen und Thymin, Bestandteilen der DNA.

Eine weitgehend strukturelle Ähnlichkeit zur 4-Aminobenzoesäure zeigt das **Sulfanilamid**, der gemeinsame strukturelle Bestandteil aller Sulfonamide. Es kann anstelle von 4-Aminobenzoesäure an die Folsäure-Synthetase binden und deren reaktives Zentrum blockieren. **Auf dieser kompetitiven Hemmung der Folsäure-Synthetase beruht die antibakterielle Wirkung der Sulfonamide.** Es sind kompetitive Antagonisten der 4-Aminobenzoesäure. **Letzten Endes wird damit durch die Sulfonamide über die Ausschaltung der Folsäure die Nukleinsäurebiosynthese und damit die Proteinsynthese der Bakterienzelle gehemmt.** Sulfonamide wirken **bakteriostatisch**, d. h. sie hemmen die Vermehrung der Bakterien. In den Folsäurestoffwechsel des Menschen können Sulfonamide nicht eingreifen. Der Mensch kann 4-Aminobenzoesäure nicht verwerten, sondern nimmt Folsäure selbst als Vitamin auf.

Nach dem Grad ihrer Abhängigkeit von 4-Aminobenzoesäure können die Bakterien in drei Gruppen eingeteilt werden:

1. Bakterien, die 4-Aminobenzoesäure nicht selbst synthetisieren können und sie aus dem Substrat aufnehmen müssen. Solche Bakterien (z. B. Diplokokken, Streptokokken) sind hochgradig sulfonamidempfindlich.
2. Bakterien, die 4-Aminobenzoesäure selbst synthetisieren oder aus dem Substrat aufnehmen können. Diese sind mäßig sulfonamidempfindlich (z. B. Staphylokokken, einige Enterobakterien).
3. Bakterien, die 4-Aminobenzoesäure nicht verwerten können, sondern auf die Zufuhr von Folsäure angewiesen sind. Diese sind sulfonamidresistent (z. B. Enterokokken, *Pseudomonas*).

4.7.1.4 Wuchsstoffe, Phytohormone

Wachstums- sowie Differenzierungsvorgänge werden bei höheren Pflanzen durch Phytohormone induziert und reguliert. **Die einzelnen Phytohormone können in eine Vielzahl von Wachstums- und Entwicklungsprozesse eingreifen. Im Gegensatz zu den Hormonen bei Mensch und Tier fehlt ihnen die strenge Spezifität der Wirkung.** Die Steuerung eines bestimmten Entwicklungsvorganges wird in der Pflanze nicht durch ein jeweils streng spezifisches Hormon bestimmt, sondern durch ein ausbalanciertes Verhältnis verschiedener Wuchsstoffe zueinander in Verbindung mit äußeren und inneren Bedingungen. **Phytohormone können mehr als Auslöser von Wachstums- und Entwicklungsvorgängen verstanden werden.** Das individuelle Pflanzenorgan, der physiologische Zustand der Zellen, die von Phytohormonen erreicht werden, entscheidet über die Wirkung. Darüber hinaus werden die verschiedenen Wirkungen durch die Konzentration des betreffenden Phytohormons in den Geweben und Zellen bestimmt. Hohe Auxinkonzentrationen etwa hemmen das Wachstum von Wurzeln, niedere fördern es.

Auxine

Auxine (Abb. 4.112) greifen in zahlreiche Wachstums- und Entwicklungsvorgänge ein. **Ausgeprägt und charakteristisch ist ihre Wirkung auf das Streckungswachstum von Spross und Wurzel.** Andere Entwicklungsprozesse, die unter Beteiligung von Auxinen ablaufen, sind die Anlage von Prokambiumsträngen, Induktion oder Verstärkung der Zellteilungsaktivität in Geweben, Differenzierung des Xylems, **Induktion von Polarität,** Hemmung des Austreibens von Knospen und die Bildung von Anthocyanen, um nur einige Beispiele zu nennen. **Auch die Bildung von Wurzeln, auch von Adventiv- und Seitenwurzeln,** wird durch Auxine stark gefördert (Abb. 4.113).

Auxine regeln offensichtlich auch den Sekundärstoffwechsel der Pflanze. Besonders an Zellkulturen konnte gezeigt werden, dass z. B. die Bildung von **Alkaloiden, Anthrachinonen** oder **Cumarinen** durch die Konzentration und die Art von Auxinen beeinflusst werden kann (Abb. 4.114).

Das wichtigste und **in der Natur** weit verbreitete Auxin ist die **Indol-3-essigsäure** (IES, Indolylessigsäure). IES wird bei höheren Pflanzen vor allem

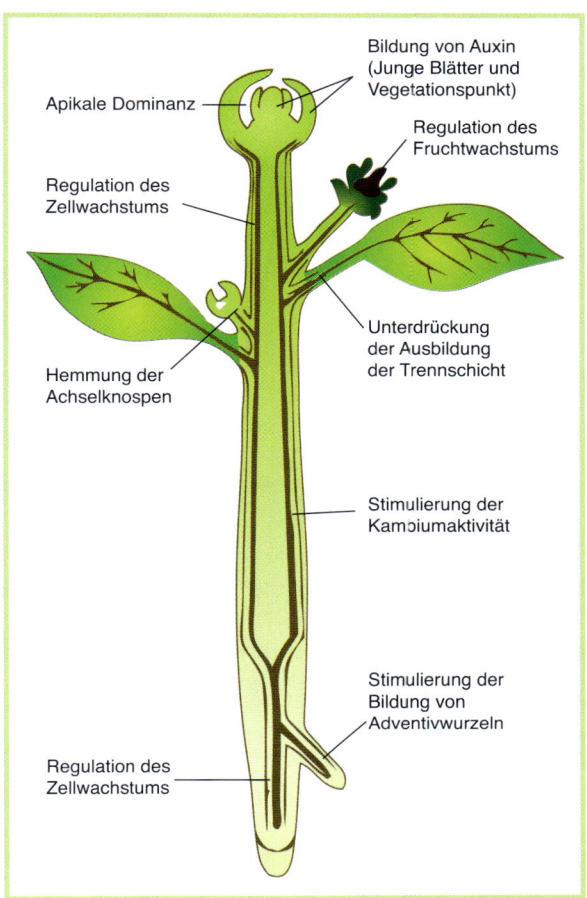

Abb. 4.113 **Beispiele für die multiple Wirkung der Indol-3-essigsäure (IES)**

in den jüngsten Blättern der Sprossspitzen, bei Gräsern in den Koleoptilspitzen gebildet. Von diesen Bildungsorten wird sie basipetal in andere Bereiche der Pflanze transportiert. Dieser Transport findet im gesamten parenchymatischen Gewebe statt. Die Konzentration von IES in bestimmten Geweben kann durch Steuerung der Synthese oder des Abbaus geregelt werden. Eine Inaktivierung von IES in der Pflanze kann durch Bindung an Asparaginsäure, Proteine, Zucker und andere Substanzen erfolgen oder durch Abbau durch IES-Oxidasen. Schließlich kann die Auxinwirkung durch andere Wuchsstoffe, z. B. Antiauxine gehemmt werden.

Eine große Anzahl **synthetischer Auxine** kann industriell sehr wirtschaftlich hergestellt werden. Solche synthetischen Auxine sind, wie das natürliche Auxin IES, Indolderivate (Abb. 4.112), z. B. die **Indolbuttersäure** (IBS) oder Naphthalinderivate, z. B. die **Naphthylessigsäure** (NES), Phenolderivate, z. B. **2,4-Dichlorphenoxyessigsäure** (2,4-D), sowie Benzolderivate, z. B. **2,4,6-Trichlorbenzoesäure.** Synthetische

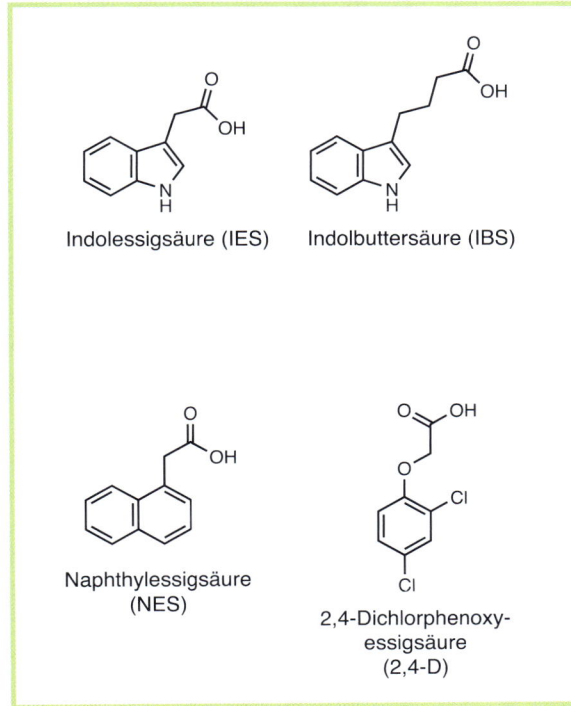

Abb. 4.112 **Auxine**

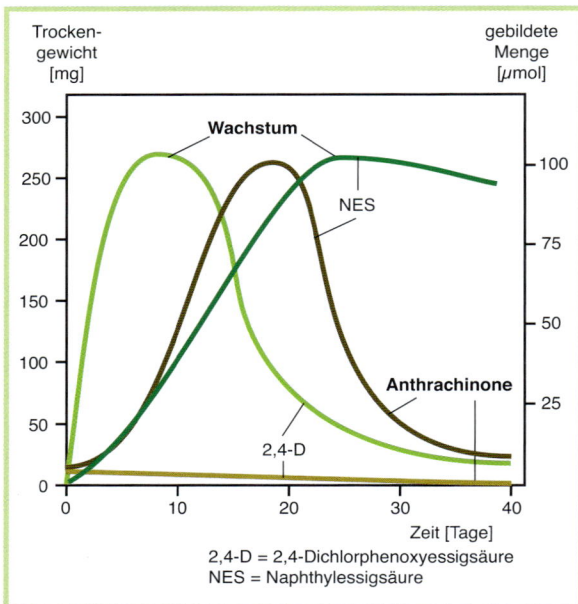

Abb. 4.114 Induktion der Anthrachinonbildung in Zellkulturen von *Morinda citrifolia* durch Naphthylessigsäure (dunkelbraune Linie). Wird 2,4-Dichlorphenoxyessigsäure als Auxin gegeben, wachsen die Zellen zwar (hellgrüne Linie), Anthrachinone werden jedoch kaum gebildet (hellbraune Linie).

Auxine finden vielfältige Verwendung im Pflanzenbau. 2,4-Di- und Trichlorbenzoesäure dienen als Herbizide zur Unkrautbekämpfung (Dikotyle) in Getreidefeldern. NES wird im Gartenbau z. B. zur Stecklingsbewurzelung, zur Verhinderung frühzeitigen Knospentreibens (z. B. bei Kartoffeln) oder zur Hemmung des Fruchtfalls verwendet.

Gibberelline

Die zuerst als Stoffwechselprodukte des Pilzes *Gibberella fujikuroi* entdeckten Gibberelline sind im Pflanzenreich weit verbreitet. Sie konnten in allen daraufhin untersuchten Angiospermen, jedoch auch in Farnen, Moosen, Algen, Pilzen und Bakterien nachgewiesen werden. **Wie die Auxine wirken sie hauptsächlich auf das Streckungswachstum.** Sie können jedoch

auch das **Teilungswachstum** stimulieren. Daneben sind Gibberelline an einer Vielzahl von Wachstums-, Differenzierungs- und Stoffwechselvorgängen beteiligt. Sie wirken z. B. auf **Blühinduktion** (Kap. 4.7.2), Geschlechtsausprägung, Samenkeimung, Blattwachstum oder Fruchtentwicklung ein. **Gibberellinsäure induziert in der Aleuronschicht von Getreide, meist untersucht bei der Gerstenkaryopse, die Synthese von Enzymen, z. B. α-Amylase.** Der Stofftransport zwischen Zellen und Geweben kann durch Gibberelline reguliert werden.

Verschiedentlich wurde der Einfluss von Gibberellinen auf die Bildung von Pflanzeninhaltsstoffen untersucht, so etwa von Alkaloiden der Solanaceen. Signifikante Veränderungen konnten jedoch nicht nachgewiesen werden.

Bis heute sind zahlreiche Gibberelline bekannt. Es sind Diterpenoide, die alle mit der Gibberellinsäure (GA_3) chemisch nahe verwandt sind. Sie können in Pflanzen nebeneinander vorkommen, zeigen jedoch qualitativ und in manchen Fällen auch quantitativ recht unterschiedliche Wirkungen (Abb. 4.115).

Die Konzentration der freien, physiologisch wirksamen Gibberelline in der Pflanze kann durch Bindung z. B. an Zucker erniedrigt werden. Ferner kann die Synthese von Gibberellinsäure durch verschiedene Substanzen gehemmt werden, etwa durch Chlorocholinchlorid, Phosfon D oder Amo 1618. Abscisinsäure dagegen hemmt die Wirkung von Gibberellinen.

Da Gibberellinsäure auch die Keimung ruhender Gerstenkörner fördert, wird sie in großem Umfang in der Mälzerei verwendet.

Cytokinine

Cytokinine sind Substanzen, die in verschiedenen pflanzlichen Geweben **Zellteilungen auslösen** können. Hierzu muss allerdings gleichzeitig Auxin anwesend sein. **Sie fördern die Zellteilung bei höheren und niederen Pflanzen, ebenso bei Bakterien.** Bei höheren Pflanzen finden sich Cytokinine u. a. in unreifen und keimenden Samen, in Wurzeln und Früchten sowie im Blutungssaft. Besonders reich an Cytokininen sind Wurzelmeristeme. Die Vermutung liegt nahe, dass sie dort gebildet und mit dem Blutungssaft in die oberirdischen Teile der Pflanze transportiert werden.

Cytokinine sind Derivate des Adenins. Bei Cytokininen im engeren Sinne ist die in 6-Stellung stehende Aminogruppe substituiert. Ein weit verbreitetes **natürliches Cytokinin** ist das **Zeatin.** Neben den natürlichen Cytokininen ist eine größere Zahl von Stoffen bekannt, die die gleichen physiologischen Wirkungen zeigen. Die wichtigste dieser Verbindungen ist das **Kinetin** (6-Fur-

Abb. 4.115 Gibberellinsäure (GA_3)

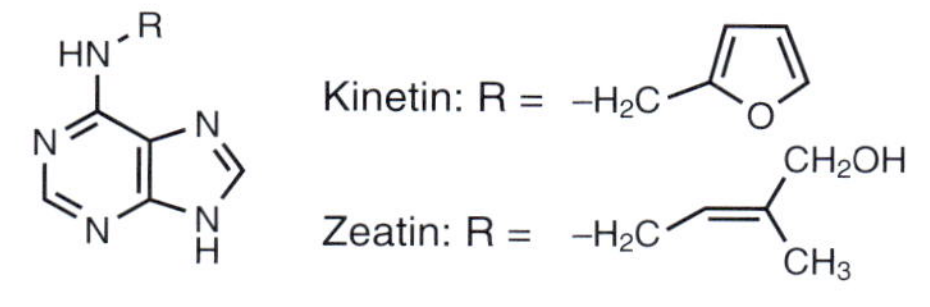

Abb. 4.116 Cytokinine

furylaminopurin). Sie ist als Zersetzungsprodukt isolierter DNA keine natürliche Verbindung. **Synthetische Cytokinine** sind z. B. **Benzyladenin** und **Phenyladenin** (Abb. 4.116).

Wie Auxine und Gibberelline greifen auch Cytokinine vielfältig in Entwicklungs- und Stoffwechselprozesse der Pflanzen ein, auch in solche, die nicht mit der Zellteilung im Zusammenhang stehen. Sie fördern z. B. die Zellstreckung in wachsenden Blättern und hemmen die Blattalterung durch Hemmung des Abbaus wichtiger Stoffe. Sie fördern die Samenkeimung und in manchen Fällen die Blütenbildung. Sie erhöhen die Resistenz gegen Kälte und Chemikalien. Sie fördern oder hemmen Spross- und Wurzelbildung.
Wie bei anderen Phytohormonen ist auch hier die Art der Wirkung von der Konzentration abhängig.

Abscisinsäure

Abscisinsäure ist bei Angiospermen allgemein verbreitet und kommt in allen Pflanzenteilen vor. Chemisch gehört sie zu den Sesquiterpenen (Abb. 4.117). Sie **hemmt** das Streckungswachstum, die Keimung von Samen sowie das **Austreiben von Knospen** und bewirkt damit z. B. die Förderung der Winterruhe von Laubbäumen. Abscisinsäure beschleunigt das Altern vieler Pflanzenteile. **Sie verursacht in den Blatt- und Fruchtstielen die Aktivierung der dort lokalisierten Trennungsgewebe und wirkt so am Laub- und Fruchtfall mit.** Abscisinsäure hemmt u. a. auch die Aufnahme von Ionen insbesondere von K^+ und in geringem Umfang von Cl^-. Hierdurch können **Spaltöffnungsbewegungen reguliert werden.**

Bei vielen Entwicklungs- und Stoffwechselvorgängen wirkt Abscisinsäure antagonistisch zu Auxinen, Gibberellinen und Cytokininen.

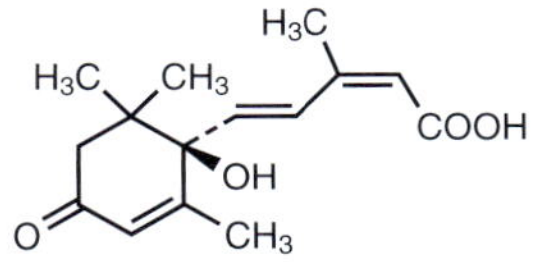

Abb. 4.117 Abscisinsäure

Ethylen

Ethylen entsteht bei vielen Pilzen und in allen Geweben höherer Pflanzen aus Methionin, Alanin oder anderen Stoffen, vor allem in Geweben mit hoher Auxinkonzentration. Besonders stark ist die Bildung von Ethylen in reifenden Früchten, z. B. Äpfel, Bananen oder Tomaten. Ethylen fördert die Keimung verschiedener Samen, die Fruchtreife sowie den Laub- und Fruchtfall.

Ethylen greift vielfach in die Wirkungen von Auxinen und Gibberellinen ein. Besonders eng scheint die Kopplung zwischen Ethylen und Auxinen zu sein. Auxine können die Bildung von Ethylen induzieren, andererseits kann Ethylen die Herabsetzung des IES-Gehaltes bewirken und den Auxintransport hemmen.

Besonders bemerkenswert ist, dass Ethylen die Permeabilität der Cytoplasmamembran erhöht.

4.7.1.5 Entwicklung und Differenzierung

Alle vielzelligen Organismen, Tiere und Pflanzen entwickeln sich aus einer einzigen Zelle. Es ist dies die befruchtete Eizelle, die Zygote. Durch mitotische Teilungen wird aus ihr der vielfältig differenzierte Organismus gebildet. Solche Teilungen verteilen das Erbgut gleichmäßig auf die Tochterzellen. **Daher besitzen alle Zellen eines vielzelligen Organismus die gleiche Genausstattung.** Damit ergibt sich die Frage nach den Ursachen der vielfältigen und sehr unterschiedlichen Differenzierung der Zellen eines solchen Organismus. Wieso können Zellen sich voneinander differenzieren, wenn sie doch über die gleiche genetische Information verfügen?

Durch die genetische Information wird die Reaktionsnorm der Zelle festgelegt, innerhalb derer eine Differenzierung erfolgen kann. Da die Reaktionsnorm aller Zellen eines Organismus gleich ist, muss es Faktoren geben, die innerhalb der Grenzen der Reaktionsnorm den jeweiligen Differenzierungszustand einer Zelle bestimmen.

Entwicklung und Differenzierungsprozesse laufen als Ergebnis von Wechselwirkungen zwischen dem Genom und verschiedenen Faktoren in einzelnen Zellen, zwischen Zellen und Geweben des Organismus und zwischen der Umwelt und dem Organismus ab.

Differenzierung durch Polarität

Bei der Keimung von Sporen oder befruchteten Eizellen mancher Thallophyten lässt sich **innerhalb einzelner Zellen** bereits eine **Polarität** beobachten. Diese äußert sich in Unterschieden des Cytoplasmas. Seine Eigenschaften ändern sich von einem Pol der Zelle zum anderen, also entlang einer Polaritätsachse. Hierdurch wird die Lage der bei der ersten Teilung gebildeten Zellwand festgelegt. Sie wird immer senkrecht zur Polaritätsachse angelegt.

Durch diese erste Teilung wird das Plasma unterschiedlich auf die Tochterzellen verteilt. Die beiden Tochterkerne geraten in eine unterschiedliche „Umgebung". Dadurch bedingt ist offensichtlich eine unterschiedliche Genaktivität der beiden Tochterkerne mit der Folge, dass beide Tochterzellen sich unterschiedlich differenzieren. Bei der keimenden *Equisetum-Spore* etwa bildet die eine Tochterzelle das erste Rhizoid, während aus der anderen Tochterzelle der übrige Teil des Thallus hervorgeht. Auch bei den Kormophyten zeigt bereits die befruchtete keimende Eizelle eine polare Differenzierung.

> Die Ausbildung einer Plasmapolarität ist also offensichtlich eine schon vor der Zellteilung vorhandene oder sich ausbildende Grunderscheinung der Zellorganisation und stellt eine der Grundlagen der geordneten Entwicklung eines Organismus dar.

Als Folge solcher Polaritäten in einer Zelle können durch **inäquale Teilung,** die unter Umständen zu unterschiedlich großen Tochterzellen führt, die ersten Differenzierungsschritte eingeleitet werden (Abb. 4.118).

Durch inäquale Teilungen in epidermalen Meristemoiden von Blättern differenzieren sich z. B. auch die Spaltöffnungen (Stomata). Ausdifferenzierte Zellen sind im Allgemeinen auf **eine Funktion** festgelegt. Sie sind jedoch immer noch totipotent.

Determination der Polarität durch Außenfaktoren

Bei manchen Sporen oder Eizellen können **Außenfaktoren wie Licht oder Schwerkraft die Polarität des**

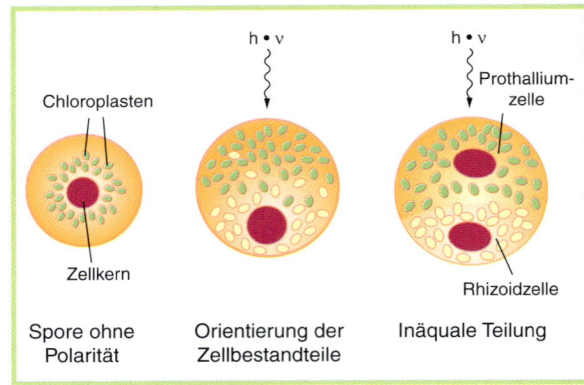

Abb. 4.118 Entstehung einer Polarität und inäquale Teilung bei einer *Equisetum*-Spore durch den Einfluss des Lichtes

Cytoplasmas induzieren. Bei keimenden Sporen von *Funaria hygrometrica* (Moos) oder *Equisetum*-Sporen wird die erste Zellwand immer senkrecht zum Lichteinfall angelegt. Bei Eizellen der Braunalge *Fucus* konnten Lichteinfall, Schwerkraft oder chemische Gradienten als determinierende Faktoren erkannt werden. Das erste Rhizoid wird sich stets an der dem Licht abgewandten Seite oder in Richtung der Schwerkraft bilden. Liegen mehrere *Fucus*-Eier zusammen, so bilden sich die Rhizoide in Richtung auf die anderen Eizellen (Abb. 4.118, 4.119).

Korrelative Hemmungen

Wie eben geschildert, entwickelt sich als Ausdruck der Polarität einer keimenden Eizelle bei *Fucus* eine Tochterzelle zum Rhizoid, aus der anderen entstehen Thalluszellen. Tötet man nun die Rhizoidzelle ab, so können eine oder mehrere Thalluszellen, die dem Rhizoidpol benachbart sind, zu Rhizoiden auswachsen (Abb. 4.119).

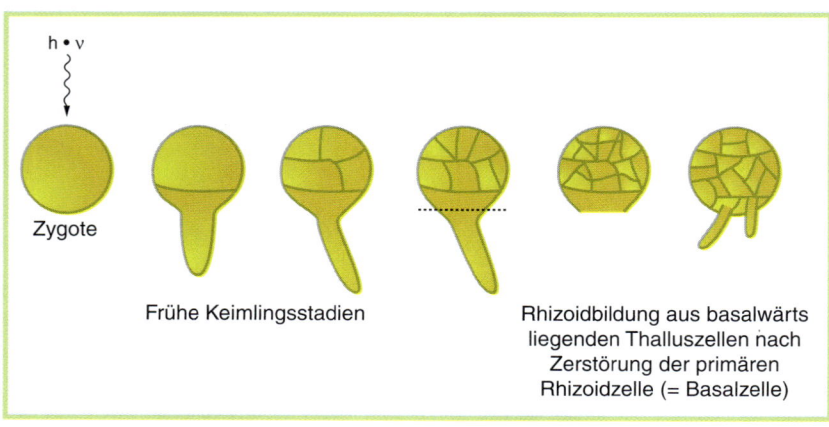

Frühe Keimlingsstadien

Rhizoidbildung aus basalwärts liegenden Thalluszellen nach Zerstörung der primären Rhizoidzelle (= Basalzelle)

Abb. 4.119 Keimung einer *Fucus*-Zygote

Dies zeigt, dass auch die Tochterzellen die Fähigkeit zur Rhizoidbildung besitzen. Sie können diese Fähigkeit jedoch nicht realisieren, solange die primäre Rhizoidzelle vorhanden ist. Offenbar hindert bei der normalen Entwicklung die Rhizoidzelle die Thalluszellen daran, Rhizoide auszubilden. Man bezeichnet dies als **korrelative Hemmung**, der wahrscheinlich eine chemische Wechselwirkung zwischen den Zellen zugrunde liegt. **Auf solchen korrelativen Hemmungen zwischen Zellen, Geweben und Organen beruht ein Großteil der geordneten Entwicklung vielzelliger Organismen.**

Korrelative Hemmungen bei **Pflanzen** lassen sich teilweise als Wirkungen von Phytohormonen erklären. Ein Beispiel dafür liefert die so genannte **apikale Dominanz**. Beim Wachstum eines Sprosses verhindert die apikale Endknospe das Auswachsen der Achselknospen. Wird die Endknospe entfernt, wachsen die Achselknospen aus. Ersetzt man die Endknospe durch einen auxinhaltigen Agarblock, so unterbleibt das Austreiben der Achselknospen. Die Hemmung durch die Endknospe könnte also ihre stoffliche Ursache darin haben, dass sie **Auxin** in den Spross abgibt und so das Austreiben der Achselknospen verhindert.

4.7.1.6 Totipotenz der Zellen

Alle Zellen eines vielzelligen Organismus, seien sie auch noch so verschieden in ihrer Funktion, sind erbgleich, d. h. sie besitzen in der Regel in ihrem Genom die genetische Information für den Gesamtorganismus. **Sie sind totipotent oder omnipotent.** Bedingt durch korrelative Hemmungen wird im Gesamtorganismus von unterschiedlich differenzierten Zellen **jedoch nur jeweils ein Teil der genetischen Information realisiert.**

Die Totipotenz der Zellen eines Organismus lässt sich experimentell beweisen. Aus höheren Pflanzen lassen sich Einzelzellen isolieren. Werden diese in geeignete Nährmedien überführt, so teilen sie sich wieder. Durch fortgesetzte Teilungen der Tochterzellen erhält man eine Zellkultur. Aus diesen isolierten, von korrelativen Einflüssen befreiten Zellen lassen sich wieder ganze, voll ausdifferenzierte Pflanzen erhalten, gleichgültig aus welchen Teilen der Pflanze die Zellen ursprünglich isoliert wurden. Solche Experimente wurden vor allem mit Tabak- und Möhrenzellen ausgeführt. Bei Tabak ist es sogar gelungen, Pflanzen aus isolierten Protoplasten von Blattmesophyllzellen zu regenerieren.

Abgeschnittene Begonienblätter wachsen leicht wieder zu ganzen Begonienpflanzen aus. Legt man ein abgeschnittenes Blatt auf feuchte Erde, so entwickeln sich Adventivwurzeln und Adventivembryonen. Diese Embryonen, aus denen sich eine neue Begonienpflanze bildet, lassen sich jeweils auf eine einzige Epidermiszelle zurückführen.

Mit solchen Experimenten lässt sich also zeigen, dass aus bereits ausdifferenzierten Zellen, etwa Wurzelparenchymzellen, Palisadenparenchymzellen oder Epidermiszellen ganze Pflanzen entstehen können. Dies kann nur bedeuten, dass in solchen Zellen, auch wenn sie bereits stark unterschiedlich differenziert waren, doch die genetische Information für den ganzen Organismus vorhanden sein musste, d. h. diese Zellen waren **totipotent.**

Auch bei Tieren lässt sich der Nachweis der Totipotenz der Zellen führen. Beim südafrikanischen Krallenfrosch *Xenopus laevis* wurden die Kerne von Eizellen durch UV-Bestrahlung abgetötet. In die kernlosen Eizellen wurden dann isolierte Kerne aus bereits weitgehend differenzierten Zellen des Frosches übertragen, etwa Kerne aus Zellen des Darmepithels. Aus Eizellen mit solchen Kernen entwickeln sich normale Krallenfrösche. Auch dies ist nur so zu deuten, dass die Kerne in differenzierten Zellen noch die gesamte genetische Information enthalten.

> **●●● Zusammenfassung**
>
> Aus der befruchteten Eizelle entwickeln sich Organismen durch mitotische Teilung. Es handelt sich also formal um Klone der Zygote. Allerdings durchlaufen die Zellen eines Organismus nicht nur Teilungs- sondern auch Differenzierungs- und Absterbeprozesse. Alle diese Prozesse werden von Faktoren beeinflusst, die zu einem großen Kommunikationsnetzwerk zusammengeschlossen sind. Bei den Pflanzen sind hier Wuchsstoffe und Phytohormone wie Auxine, Gibberelline und Cytokinine von Bedeutung.

4.7.2 Wirkung ökologischer Faktoren (Licht, Wasser, Temperatur, Nährstoffe)

Umwelteinflüsse können, besonders bei Pflanzen, Entwicklungsvorgänge beeinflussen und diese modifizieren.

4.7.2.1 Licht, Photomorphogenese

Der bei weitem wichtigste modifizierende Außenfaktor bei Pflanzen ist das Licht. Durch Licht werden Wachstum und Differenzierung einer Pflanze nachhaltig beeinflusst. Lässt man zwei genetisch identische Pflanzen bei sonst gleichen Bedingungen einmal im Licht, einmal im Dunkeln aufwachsen, so zeigen beide starke Unterschiede. Die Lichtpflanze entwickelt sich „normal", ihre

Internodien zeigen ein begrenztes Streckungswachstum. Sie entwickelt Blätter und ergrünt. Die Dunkelpflanze dagegen zeigt ein abnormes Längenwachstum (Abb. 4.120). Sie etioliert, ihre Blattspreiten sind stark verkleinert, Chlorophyll wird nicht ausgebildet. Auch die anatomische Differenzierung z. B. der Festigungselemente ist stark reduziert. **Licht wirkt** offensichtlich **hemmend auf das Längenwachstum,** fördert dagegen neben vielen anderen Entwicklungsprozessen Blattwachstum und Chlorophyllbildung. **Polarität** und **Dorsiventralität** einer Pflanze oder eines Pflanzenorgans **können durch Licht bestimmt werden.** Der anatomische Bau der Sonnenblätter von Laubbäumen zeigt oft mehrere Schichten von Palisadenzellen, wohingegen Schattenblätter nur eine aufweisen. Auch die Form der Blätter kann durch Licht beeinflusst werden. So bildet

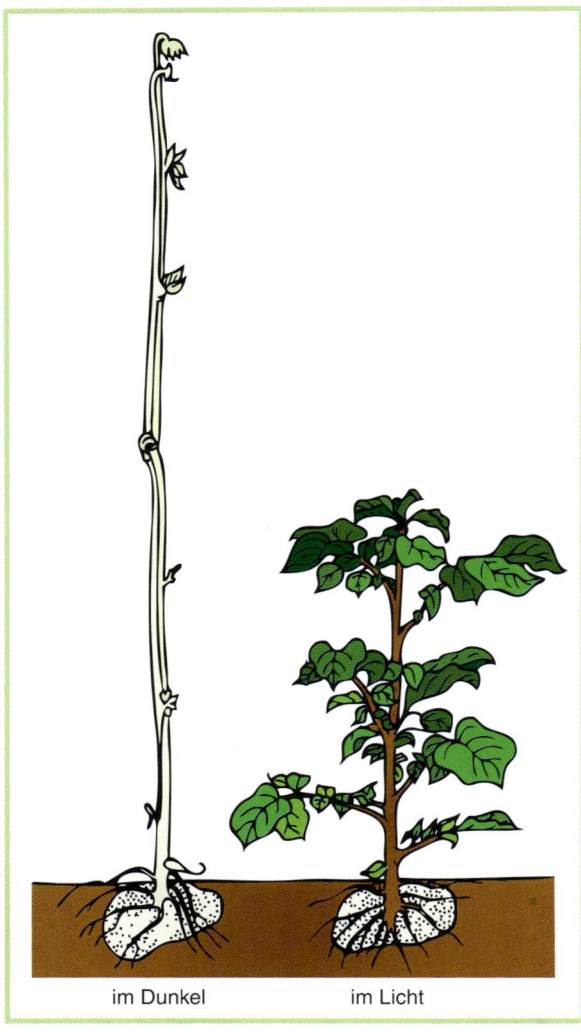

Abb. 4.121 zeigt: (Desaminierung)

Phenylalanin — Phenylalanin-Ammonium-Lyase → Zimtsäure

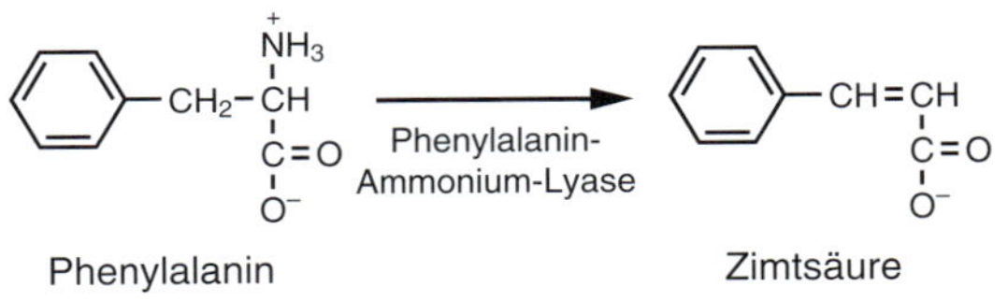

Abb. 4.121 Desaminierung von Phenylalanin zu Zimtsäure, eine Schlüsselreaktion zum Sekundärstoffwechsel

z. B. *Campanula rotundifolia* in schwachem Licht rundliche Blätter, in starkem Licht schmale lanzettliche Blätter aus.

Weiterhin wird die Regulation der Synthese von Verbindungen des Sekundärstoffwechsels nachhaltig durch Licht beeinflusst. Die Bildung von **Anthocyanen** und **Flavonoiden** ist lichtabhängig.

Die Biosynthese dieser Verbindungen verläuft in der Pflanze über Zimtsäure bzw. Zimtsäurederivate. Als direkte Vorstufe für die Biosynthese von Zimtsäure dient die Aminosäure Phenylalanin. Durch das Enzym **Phenylalanin-Ammonium-Lyase** (syn. **Phenylalanin-Ammoniak-Lyase**) (PAL) wird Phenylalanin oxidativ zu Zimtsäure desaminiert (Abb. 4.121). Durch diese Reaktion wird das Kohlenstoffgerüst der Aminosäure Phenylalanin vom Grundstoffwechsel in den Sekundärstoffwechsel eingeschleust. Diese Reaktion ist Ausgangsreaktion für zahlreiche Stoffwechselwege in den Pflanzen. Dem Enzym Phenylalanin-Ammonium-Lyase kommt demnach eine Schlüsselrolle im pflanzlichen Sekundärstoffwechsel zu. Die Aktivität und die Neusynthese dieses wichtigen Enzyms unterliegen **vielfältigen Regulationen durch Temperatur bzw. Licht.** Letzteres wird über das Phytochromsystem vermittelt.

Regulierender Faktor bei der Flavonoidsynthese, die über Zimtsäurederivate verläuft, ist das Licht. Licht induziert spezifisch die Synthese von Flavon- und Flavonol-Glykosiden über eine Aktivitätssteigerung und Neusynthese der beteiligten Enzyme. Dabei wird **durch Licht** die Neusynthese der Phenylalanin-Ammonium-Lyase induziert.

Zahlreiche andere Synthesewege, z. B. zu **Lignin,** Gerbstoffen, Arbutin, Cumarinen, Anthocyanen, führen über Zimtsäurederivate. Die Regulation der Phenylalanin-Ammonium-Lyase wirkt sich daher auf zahlreiche Verbindungen des pflanzlichen Sekundärstoffwechsels aus.

4.7.2.2 Photoperiodische Einflüsse

Die Entwicklung einer Pflanze verläuft in deutlich voneinander unterscheidbaren Phasen, die beim Heranwachsen in gesetzmäßiger Folge durchlaufen wer-

im Dunkel   im Licht

Abb. 4.120 Vergleich einer Licht- und Dunkelpflanze von *Solanum tuberosum* (Kartoffel)

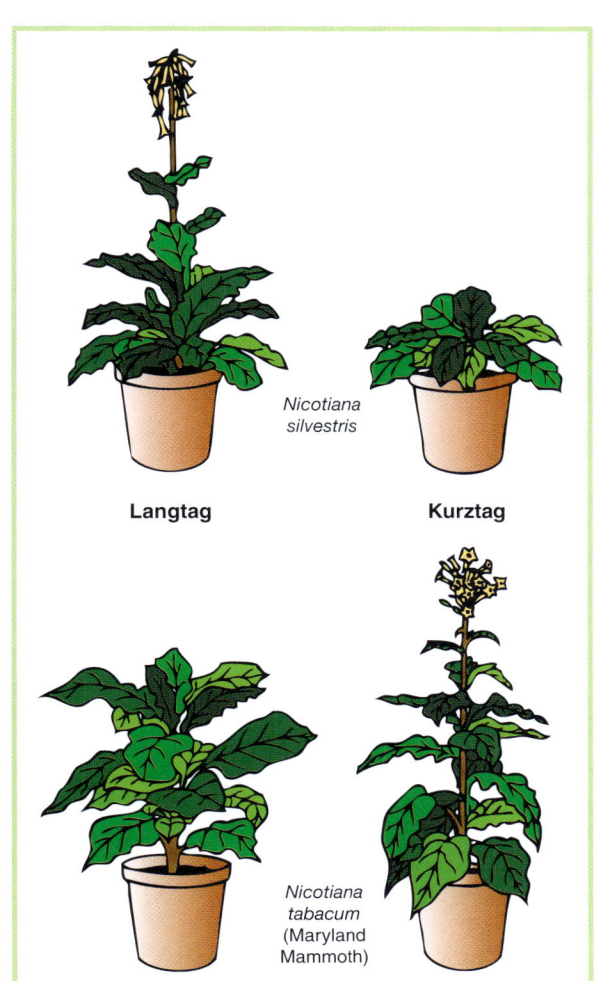

Langtag   Kurztag

Nicotiana silvestris

Nicotiana tabacum (Maryland Mammoth)

Abb. 4.122 Photoperiodische Steuerung der Entwicklung bei zwei Arten von *Nicotiana*. *Nicotiana silvestris* blüht im Langtag (Langtagpflanze), *Nicotiana tabacum* var. Maryland Mammut im Kurztag (Kurztagpflanze).

die **kritische Tageslänge** überschritten, kann die Pflanze für den Rest des Tages in Dunkel gehalten oder auch weiter belichtet werden. **Entscheidend ist** also **die Länge der Lichtphase.** Zu den Langtagpflanzen zählen zahlreiche Kultur- und Arzneipflanzen, z. B. Rassen von *Hyoscyamus niger*, *Nicotiana tabacum*, Zuckerrüben oder Sorten von Gerste, Hafer, Roggen und Weizen. Auch *Digitalis*-Arten zählen zu den Langtagpflanzen. In tropischen Gebieten kommen diese nie zur Blüte. Sie verharren im Rosettenstadium. Gerade *Digitalis*-Arten jedoch (z. B. *Digitalis lanata*), bei denen es nur auf die Gewinnung der Rosettenblätter ankommt, lassen sich in tropischen Gebieten, z. B. dem Kongo, mit Erfolg anbauen.

Kurztagpflanzen benötigen zur Umstimmung zur Blütenbildung eine Dunkelperiode im Wechsel mit einer Lichtphase. **Hier ist die Dauer der Dunkelperiode entscheidend.** *Kalanchöe blossfeldiana* benötigt z. B. täglich mindestens 12 Stunden Dunkelheit um zur Blüte zu kommen. Das Optimum der Blütenbildung wird bei dieser Pflanze bei 15 bis 16 Stunden täglicher Dunkelperiode erreicht. Zu den Kurztagpflanzen zählen z. B. Chrysanthemen, Reis, Hanf und manche Tabaksorten.

Natürlich sind nicht alle Pflanzen in Bezug auf ihre Blütenbildung von photoperiodischen Vorgängen abhängig. Sehr viele kommen völlig unabhängig von diesen Außenfaktoren zur Blüte. Man bezeichnet diese Pflanzen als **tagneutral.**

Photoperiodische Einflüsse erstrecken sich nicht allein auf die Induktion der Blütenbildung. Gestalt der Blätter, Ausbildung von Sukkulenz, die Bildung von Anthocyanen, die Ausbildung unterirdischer Speicherorgane, z. B. von Kartoffelknollen, die Knospenruhe u. a. können photoperiodisch gesteuert werden.

Auch die Bildung und Zusammensetzung *ätherischer Öle* können von der Photoperiode beeinflusst werden. Hierüber liefert nach Untersuchungen von Höltzel *Mentha piperita* (Pfefferminze) ein sehr gutes Beispiel. Die hauptsächlichen Inhaltsstoffe von *Mentha piperita* sind *Menthon, Menthol, Menthylacetat.* Andere Verbindungen wie **Menthofuran, Pulegon** oder **Piperitenon** sind nur in geringer Menge vorhanden. Die Biosynthese dieser Verbindungen verzweigt sich offensichtlich nach dem Piperitenon und führt einmal zur Mentholgruppe, zum andern zur Menthofurangruppe. Im Kurztag (Lichtperiode 9 bis 12 Stunden täglich) bildet *Mentha piperita* nur geringe Mengen an ätherischem Öl mit einem sehr hohen Anteil an *Menthofuran* (bis zu 90 %), also ein minderwertiges Öl. Im Langtag (Lichtperiode 18 Stunden täglich) dagegen ist eine starke Ölbildung zu beobachten. Dieses Öl enthält hauptsächlich Verbindungen der Mentholgruppe, stellt also ein hoch-

den. Auffälligste Veränderungen der Pflanze gehen z. B. mit dem Wechsel von der vegetativen Phase zur generativen Phase, der Blühphase einher. Gerade dieser Übergang wird bei vielen Pflanzen von Außenfaktoren gesteuert. Vor allem die Dauer des Lichtes, das einer Pflanze täglich zur Verfügung steht, kann bei manchen Pflanzen darüber entscheiden, ob sie vegetativ bleiben oder Blüten ausbilden (Abb. 4.122).

Langtagpflanzen blühen nur dann, wenn sie täglich für eine gewisse Mindestdauer – die kritische Tageslänge – Licht erhalten. So blüht z. B. *Hyoscyamus niger* nur, wenn die Tageslänge etwa 12 Stunden überschreitet. Bei **Langtagpflanzen** entscheidet also eine **bestimmte tägliche Belichtungsdauer** über die Umstellung des Vegetationspunktes von der Anlage vegetativer Organe, wie der Laubblätter, zur Anlage von Blüten. Ist

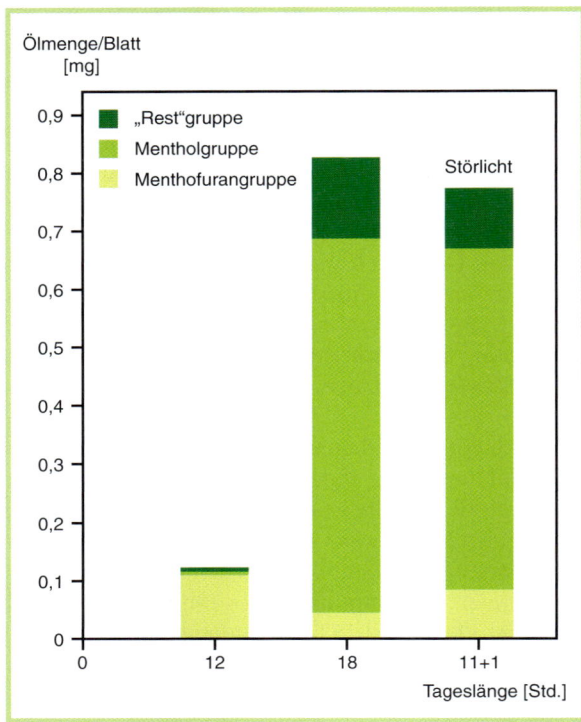

Abb. 4.123 Einfluss der Tageslänge auf die Ölzusammensetzung bei *Mentha piperita*: **die Zusammensetzung der absoluten Ölmengen pro Blatt in Wirteln vergleichbarer Insertion (8.-11. Wirtel)**

wertiges Öl dar. Dass es sich hierbei tatsächlich um einen photoperiodischen Effekt und nicht nur um den Einfluss der Lichtmenge handelt, weisen Versuche nach, in denen durch Störlicht der Kurztageffekt aufgehoben wurde (Abb. 4.123).

Diese Verhältnisse verbieten z. B. einen Anbau solcher Rassen von *Mentha piperita* in tropischen Ländern, die ätherisches Öl in Arzneibuchqualität liefern sollen. **Die Kenntnis solcher Zusammenhänge ist also eine wesentliche Voraussetzung für einen erfolgreichen Anbau von Arzneipflanzen.**

Die **Lichtsignale** werden bei höheren Pflanzen über mindestens vier verschiedene **Photorezeptorfamilien** wahrgenommen (Tab. 4.20). **Phytochrome** absorbieren rotes bis dunkelrotes Licht, während **Cryptochrome** und **Phototropine** mit blauem Licht und UVA-Strahlen reagieren. Zusätzlich wird noch die Existenz von **UVB-Photorezeptor(en)** postuliert, die allerdings noch nicht genauer identifiziert werden konnten.

Phytochromsystem

Bei zahlreichen Lichteinflüssen auf die Morphogenese von Pflanzen, bei so genannten Photomorphogenesen, ist ein **lichtabsorbierendes Pigmentsystem, das Phytochromsystem,** beteiligt. **Phytochrome sind dimere Chromoproteide. Jedes Monomer besteht aus einem Apoprotein, das über eine Thiolgruppe eines Cysteinrestes eine chromophore Gruppe kovalent gebunden trägt.** Die verschiedenen Phytochrome unterscheiden sich im Apoproteinanteil, der Chromophor ist dagegen immer identisch und ist mit dem Bilirubin verwandt. Die chromophore Gruppe **besteht aus vier,** jeweils über eine C_1-Gruppe miteinander verknüpften **Pyrrolringen, also aus einer offenen Tetrapyrrolkette** (Abb. 4.124).

Phytochrome sind im Pflanzenbereich weit verbreitet und kommen in allen grünen Pflanzen ab den Algen vor. Photoautotrophe und einige nicht-photoautotrophe Prokaryonten besitzen ebenfalls Photorezeptoren, die den Phytochromen sehr ähnlich sind.

Tab. 4.20: Beispiele für Photorezeptoren und lichtregulierte Vorgänge bei höheren Pflanzen

Photorezeptor-Typ	Chromophore Gruppe	Beispiele für regulierte Prozesse
Phytochrom Klasse I	Phytochromobilin	DR-induzierbare Photomorphosen etiolierter Keimlinge
Phytochrom Klasse II	Phytochromobilin	■ Photoperiodisch gesteuerte Morphosen, z. B. Blühinduktion ■ photoreversible HR/DR-Antworten bei niedrigen Lichtintensitäten, z. B. Samenkeimung bei Lichtkeimern ■ Schattenvermeidungsreaktion ■ Photomodulation, z. B. Tag/Nacht-Stellung von Blattorganen
Cryptochrom	Pterin, Flavin	zusammen mit Phytochromen: ■ Photomorphogenese etiolierter Keimlinge ■ photoperiodisch gesteuerte Morphosen
Phototropin	Flavin	Phototropismus, Stomataöffnung

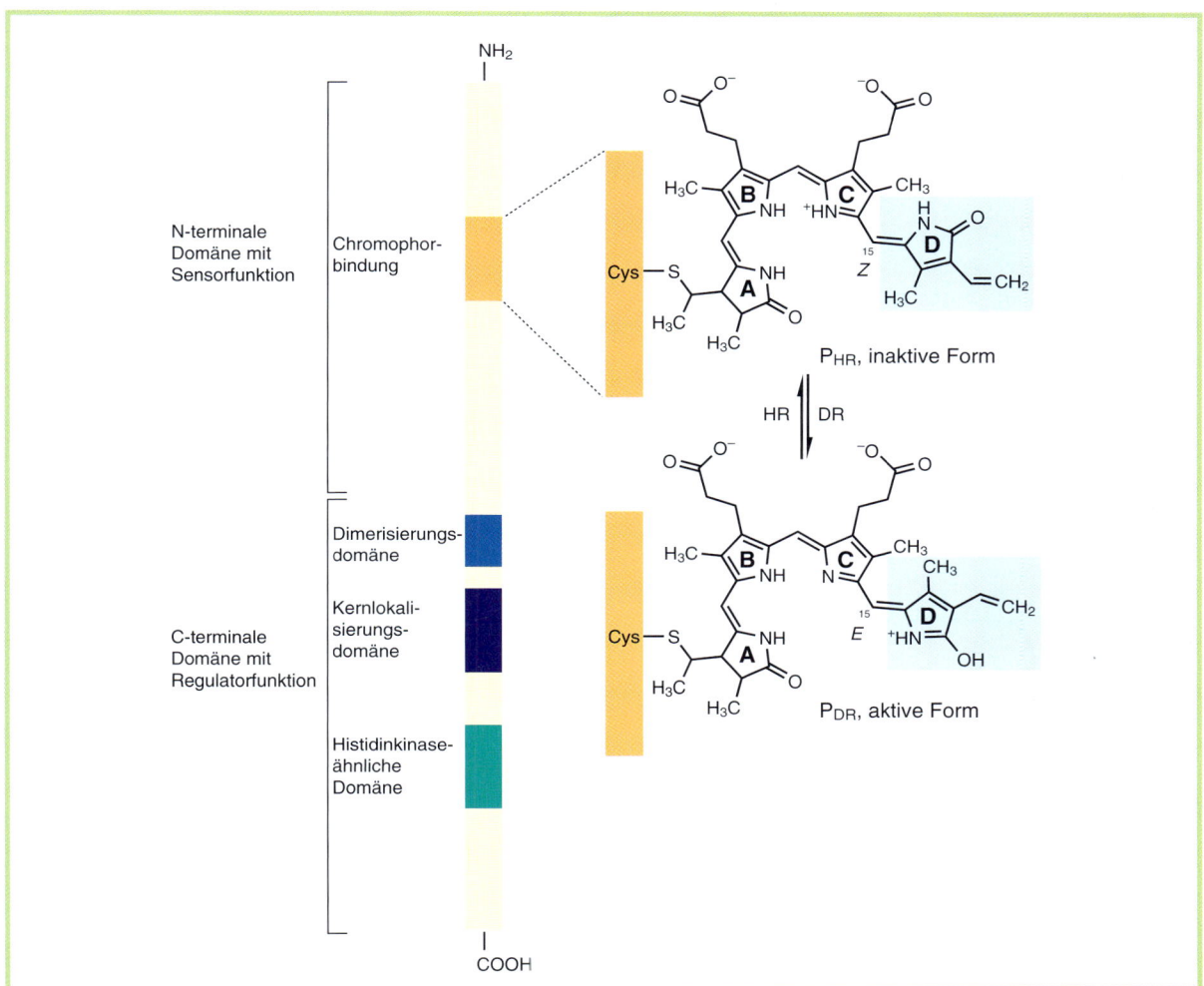

Abb. 4.124 Schema eines Phytochrom-Holoproteins (links) und lichtabhängige Isomerisierung des Phytochromobilin-Chromophors (rechts)

Anhand ihrer Stabilität im Licht lassen sich die Phytochrome in zwei Klassen einteilen: die für Angiospermae typischen, labilen **Klasse-I-Phytochrome (phyA)** und die bei allen photoautotrophen Pro- und Eukaryonten vorkommenden, stabilen **Klasse-II-Phytochrome (phyB-F)**. Während phyA meist als Homodimere auftreten, findet man bei den stabilen Klasse-II-Phytochromen auch Heterodimere.

Phytochrome sind im Cytoplasma lokalisiert, allerdings wird der Chromophor (= Phytochromobilin) ausgehend vom Häm in den Chloroplasten synthetisiert und von dort in das Cytoplasma abgegeben. Da die Synthese des Chromophors sauerstoffabhängig ist und andererseits die Phytochromwirkung ohne chromophore Gruppe nicht zustande kommt, ist das Phytochromsystem gleichzeitig auch ein Sauerstoffsensor.

Klasse-I-Phytochrome sind für die Photomorphogenese **etiolierter Pflanzen** zuständig und kommen bei dikotylen Pflanzen vor allem in der Plumularegion vor. Sie sind in der ergrünten Pflanze nicht mehr nachweisbar. Die stabilen Klasse-II-Phytochrome sind für **klassische photoreversible Reaktionen** verantwortlich, wie z. B. Schattenvermeidungsreaktionen oder tagesperiodische Prozesse.

Die Konzentration der Phytochrome in den Zellen ist äußerst gering. Deshalb tritt ihre Farbe bei der Pflanze nicht in Erscheinung. Erst im angereicherten Extrakt erscheinen die Phytochrome blau (Phytochrom 730 = P 730).

Phytochrome liegen in zwei Modifikationen vor, die ineinander übergehen können. Phytochrom 660 (P 660) hat sein Absorptionsmaximum im hellroten Teil des Spektrums, bei 660 nm, und wird deshalb auch P_{HR} (hellrot) bezeichnet. **Phytochrom 730 (P 730)** absorbiert dagegen im dunkelroten Teil des Spektrums bei 730 nm maximal und wird mit P_{DR} (dunkelrot) abgekürzt. P_{DR} ist im Dunkeln nicht stabil. Es kann dabei langsam in P_{HR} zurückverwandelt oder irreversibel zerstört werden. Die im Dunkeln stabile Form ist P_{HR}. Bei Bestrahlung mit Weißlicht oder hellrotem Licht wird P_{HR} zum größten Teil zu P_{DR} umgewandelt. Dunkelrote Strahlung dagegen verschiebt das Gleichgewicht zwischen den beiden Formen wieder zugunsten von P_{HR}. Das Gleichgewicht zwischen beiden Formen stellt sich sehr schnell ein. Eine Kurzzeitbestrahlung von einigen Minuten mit hellrotem bzw. dunkelrotem Licht genügt, um das Gleichgewicht in die eine oder andere Richtung zu verschieben. P_{HR} **ist die physiologisch inaktive Form.** P_{DR} **dagegen kommt die physiologische**

Funktion zu. Beim Übergang von P_{HR} zu P_{DR} isomerisiert der Chromophor an der Methinbrücke (C15) zwischen den Pyrrolringen C und D (Abb. 4.124). Dadurch kommt es zu einer Konformationsänderung des Proteinanteils, wodurch die Kernlokalisierungsdomäne des Phytochroms freigelegt wird. Nach der Lichtabsorption wandern die Phytochrome aus dem Cytoplasma in den Zellkern. Mittlerweile sind verschiedene Mitglieder einer Proteinfamilie identifiziert, die als Phytochrom-interagierende Faktoren (PIF) bezeichnet werden. Diese Proteine sind konstitutiv im Kern lokalisiert und wirken als Transkriptionsfaktoren. Einige PIFs verhindern die Expression verschiedener photomorphogenetisch relevanter Gene, werden dann durch die Licht-aktivierten Phytochrome phosphoryliert und anschließend über das 26S-Proteasom degradiert (Abb. 4.125).

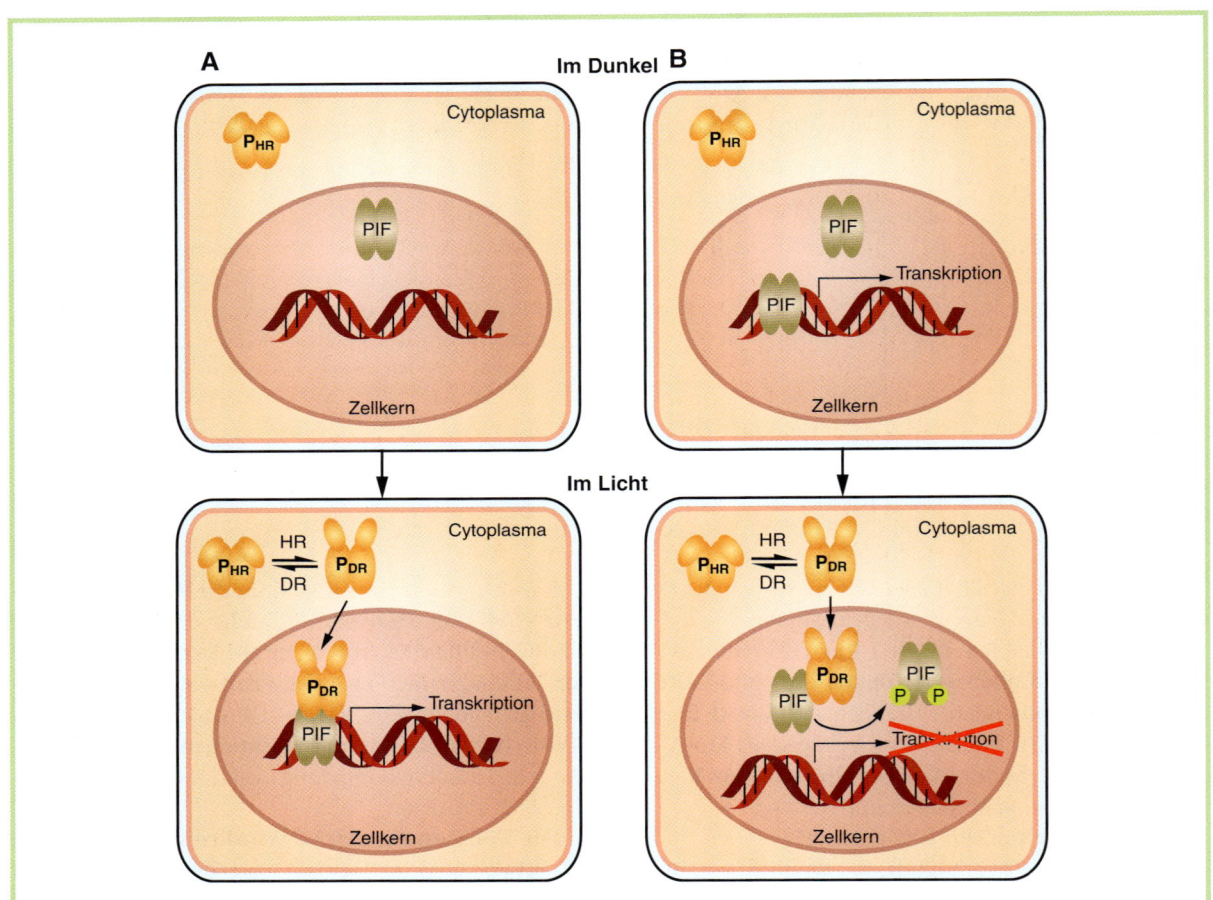

Abb. 4.125 Lichtwirkung auf die Genexpression.
A. Bei einigen Genen kann man sich vorstellen, dass das durch Licht angeregte Phytochrom im Zellkern mit dem entsprechenden Phytochrom-interagierende Faktor (PIF) interagiert, an den Promotor binden und dadurch die Expression der Gene starten.
B. Andere Gene sind im Dunkel aktiv, weil hier PIF am Promotor gebunden ist. Nach Lichtanregung wandert das Phytochrom in den Zellkern, bindet und phosphoryliert PIF. Dadurch löst sich PIF vom Promotor und wird vom Proteasom degradiert. Die Transkription dieser Gene wird abgeschaltet.

Zum Teil binden PIFs aber auch erst nach Bindung an das Phytochrom an die Promotorregion bestimmter Gene.

Die durch Phytochrome gesteuerten Prozesse lassen sich anhand der zur Auslösung erforderlichen Photonenfluenzen in drei Klassen unterteilen: **Niedrigstfluenzreaktionen (VLFR, very low fluence response), Niedrigfluenzreaktionen (LFR, low fluence response) und Hochintensitätsreaktionen (HIR, high irradiance response)**. HIR werden nur durch lange oder kontinuierliche Bestrahlung mit Licht hoher Intensität ausgelöst. Derartige Reaktionen der Pflanze sind die Kotyledonenexpansion, die Hemmung der Hypokotylstreckung oder die Induktion der Anthocyansynthese. Bei VLFR und LFR gilt innerhalb bestimmter Grenzen die Reziprozitätsregel. Das heißt, im Proportionalitätsbereich ist das Produkt aus Bestrahlungsintensität und Zeit relevant für die Stärke der physiologischen Antwort. Man kann also mit einer längeren Belichtungsdauer bei geringerer Lichtintensität den gleichen Effekt erzielen, wie mit einer kurzen, intensiveren Bestrahlung. Die Samenkeimung bei Lichtkeimern ist eine derartige VLF- bis LF-Antwort, während photoperiodisch ausgelöste Morphosen, tagesperiodische Reaktionen und die Schattenvermeidungsreaktion reine LFR sind.

Bei *Lactuca sativa* (Salat) z. B. wird die Keimung der Samen durch Licht ausgelöst. Es sind obligate Lichtkeimer. Eine Minute Bestrahlung mit Weißlicht oder hellrotem Licht (= Verschiebung von P_{HR} zu P_{DR}) genügt zur Keiminduktion. Wird unmittelbar nach dieser Bestrahlung dunkelrotes Licht eingestrahlt (= Verschiebung von P_{DR} zu P_{HR}), wird die Keiminduktion wieder aufgehoben. Mit anschließender Hellrotbestrahlung kann sie wieder ausgelöst werden (= $P_{HR} \rightarrow P_{DR}$). P_{HR} und P_{DR} können also reversibel ineinander umgewandelt werden. **Man spricht deshalb von einem reversiblen Hellrot-Dunkelrot-Photoreaktionssystem.** Ganz allgemein entscheidet die zuletzt eingestrahlte Lichtqualität über die Zustandsform des Phytochroms und dadurch über Auslösung oder Unterdrückung einer Photomorphogenese.

Weißlicht oder hellrotes Licht, also die Bildung von P_{DR}, beeinflusst eine große Zahl von Photomorphogenesen. **Es hemmt das Sprosswachstum und die Blütenbildung bei Kurztagpflanzen.** Es fördert das Blattwachstum, die Differenzierung der Stomata, die Haarbildung, die Differenzierung des Xylems, die Bildung von Knollen und Zwiebeln. Es löst die Biosynthese von Anthocyan aus, steigert die Synthese von Ascorbinsäure, von Protein und RNA sowie den Abbau der Speicherfette und Speicherproteine und beeinflusst die Knospenruhe. Für das Phytochromsystem lassen sich also sehr komplexe und unterschiedliche Wirkungen

feststellen, ähnlich wie für Phytohormone. Verschiedene Gewebe und Organe reagieren ganz verschiedenartig, wenn in ihnen P_{DR} gebildet wird. Im Hypokotyl von Keimlingen z. B. wird nur in den subepidermalen Zellen Anthocyan gebildet, während die Anthocyanbildung bei den Keimblättern nur auf Epidermiszellen und hier fast ausschließlich auf die Zellen der unteren Epidermis beschränkt ist. Offenbar hängt es von einem vorgegebenen „primären Differenzierungszustand" ab, welche Reaktion auf P_{DR} erfolgt. Es wird auch diskutiert, ob P_{DR} über eine Aktivierung oder Reprimierung von potentiell aktiven Genen wirkt. Ein Zusammenhang wird aus Experimenten abgeleitet, in denen Photomorphosen, z. B. die Anthocyansynthese, durch Hemmstoffe der Translation und Transkription unterbunden werden konnten.

P_{DR} ist offensichtlich ein unspezifischer Auslöser von Entwicklungsvorgängen. Die Spezifität der Wirkung kommt über das gerade vorhandene Aktivitätsmuster von Genen zustande. Dieses Aktivitätsmuster kann sich im Laufe der Entwicklung ändern. Die Anthocyansynthese beispielsweise kann beim Senfkeimling 60 bis 70 Stunden nach der Aussaat (= Einquellen) nicht mehr induziert werden. Nicht für alle Phytochromeffekte ist ein Reaktionsmechanismus über Genaktivierung bzw. Reprimierung vorstellbar. Die Änderung der Permeabilität bei *Mimosa pudica*, die unter dem Einfluss von Licht zur „Schlafbewegung" der Blätter führt, lässt sich nicht durch Hemmstoffe der Transkription (z. B. Actinomycin) beeinflussen.

4.7.2.3 Temperatur

Auch die Temperatur beeinflusst Wachstum und Entwicklung. Es ist selbstverständlich, dass die Wachstumsgeschwindigkeit und viele andere physiologische Parameter von der Temperatur abhängen.

Jedoch kann durch Temperatureinflüsse auch die Entwicklung einer Pflanze gesteuert werden. Ein sehr spezifischer Temperatureffekt ist wieder die Induktion der Blütenbildung. Manche Pflanzen benötigen, um zur Blüte zu gelangen, eine Periode tiefer Temperatur. Hierher gehören z. B. die winterannuellen Getreidepflanzen. Diese kommen beschleunigt zur Blüte, wenn ihre gequollenen Samen einer Kältebehandlung unterworfen werden. Viele zweijährige Pflanzen benötigen eine Kältebehandlung im Rosettenstadium, z. B. *Digitalis purpurea* und *lanata* sowie zahlreiche Umbelliferen und eine zweijährige Rasse von *Hyoscyamus niger*. Solche Pflanzen entwickeln im Jahr ihrer Samenkeimung nur Rosetten. Durch die winterliche Kälte werden die Zellen des Vegetationspunktes umgestimmt. Im Jahr nach der Samenkeimung, also im

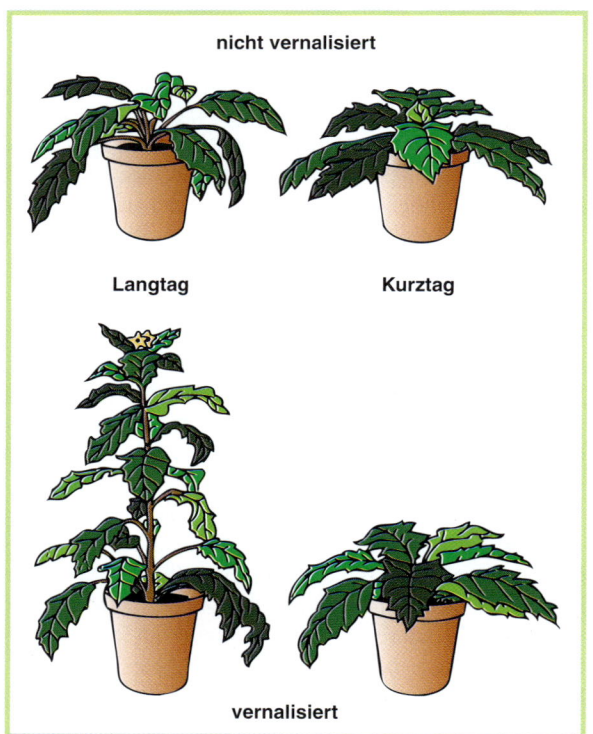

Abb. 4.126 Einfluss tiefer Temperatur auf die Entwicklung. Manche Rassen von *Hyoscyamus niger* (Bilsenkraut) blühen nur, wenn sie eine gewisse Zeit tiefen Temperaturen ($\pm$ 5 °C) ausgesetzt wurden (Vernalisation) und anschließend im Langtag weiterkultiviert werden. Andernfalls verharren diese Pflanzen im Rosettenstadium.

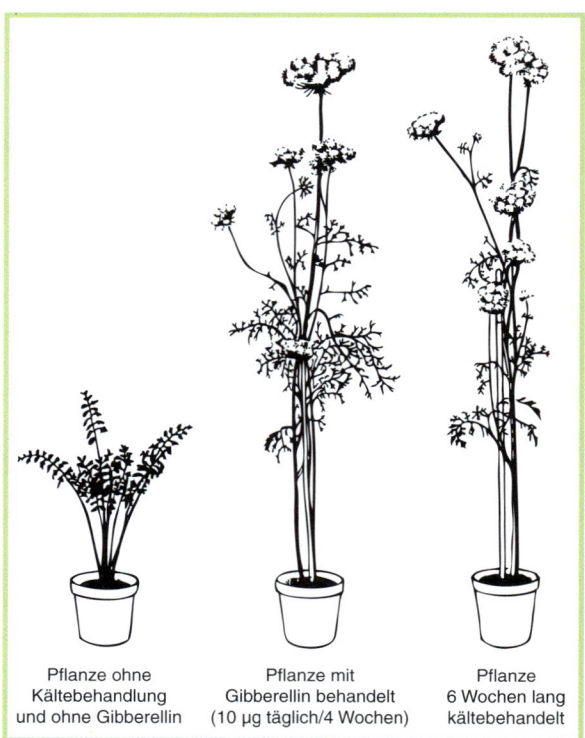

Abb. 4.127 Einfluss von Gibberellin auf die Entwicklung von *Daucus carota*. Dieses Phytohormon kann bei manchen zweijährigen Pflanzen die Kältebehandlung ersetzen.

2. Jahr der Entwicklung, blühen diese Pflanzen, allerdings oft nur, wenn dann zusätzlich eine geeignete Tageslänge, z. B. Langtag, herrscht. Ohne die zwischengeschaltete Kälteperiode verharren diese Pflanzen im Rosettenstadium (Abb. 4.126).

Der Außenfaktor „niedrige Temperatur" determiniert hier eine deutliche Entwicklungsumstimmung. Man spricht von einer **Vernalisation.** Die Temperatur zur Vernalisation liegt bei etwa +5 bis +7 °C. Diese Temperatur muss je nach Pflanze für einige Tage oder Wochen einwirken können. Die Umstimmung der Zellen des Vegetationspunktes dauert dann über Wochen und Monate an, auch wenn die Temperatur nach der Kältebehandlung deutlich erhöht wird. Bei Rosettenpflanzen kann Gibberellin die Kältebehandlung ersetzen (Abb. 4.127). Welche kausalen Zusammenhänge zwischen **Vernalisation** und **Gibberellinwirkung** bestehen, ist allerdings noch ungeklärt.

Bei manchen Mutanten von Viren, höheren Pflanzen und Tieren ist die Aktivität bestimmter Gene von der Temperatur abhängig. Ein bekanntes Beispiel sind die Russenkaninchen. Ihr Fell ist normalerweise weiß gefärbt. Nur die exponierten und deshalb kältesten Körperteile wie Pfoten, Nase, Ohren, Schwanz sind schwarz. Wird einem Russenkaninchen teilweise das Fell geschoren, und lässt man die Haare bei niedriger Temperatur nachwachsen, so sind diese schwarz gefärbt. Offenbar wird das Gen für Schwarzfärbung durch niedrige Temperaturen aktiviert.

●●● Zusammenfassung

Umweltfaktoren können sich dramatisch auf die Entwicklung von Pflanzen auswirken. Von Bedeutung sind vor allem Licht, Wasser, Temperatur und Nährstoffe.

4.7.3 Wasserhaushalt, Elektrolythaushalt und Stofftransport

4.7.3.1 Transportvorgänge in der Pflanze

In der Pflanze müssen Wasser, anorganische Ionen und organische Moleküle transportiert werden. Diese Transportvorgänge werden von verschiedenen Mechanismen angetrieben. Man unterscheidet folgende Transportvorgänge.

Intrazellulärer Transport

Dieser Transport über kürzere Strecken findet durch Diffusionsvorgänge statt, über Konzentrationsgefälle oder, falls der Transport durch intrazelluläre Membranen führt, über Carriermechanismen (Kap. 1.3.5).

Interzellulärer Transport (Extrafaszikulärer Transport)

Hierunter versteht man den Wasser- und Stofftransport von Zelle zu Zelle in einem Gewebeverband. Der Transport kann hier vom Cytoplasma einer Zelle über die Plasmodesmen zum Cytoplasma der Nachbarzellen erfolgen. Man spricht hier vom **symplastischen Transport.** Der symplastische Transport spielt z. B. bei der Versorgung von Geweben mit anorganischen und organischen Substanzen über die Markstrahlen eine wichtige Rolle.

Stofftransport von Zelle zu Zelle im Gewebeverband kann jedoch auch über die Zellwände erfolgen. Man bezeichnet diese Transportvorgänge als **apoplastischen Transport.** Dieser Transport spielt vor allem für den Wasser- und Ionentransport in den Geweben eine Rolle.

Ein gemischt **symplastischer-apoplastischer Transport** ist der Transport von Ionen von den Wurzelhaaren durch das Wurzelrindenparenchym zu den Wasserleitungsbahnen im Xylem (Kap. 4.7.3.3).

Ferntransport (Faszikulärer Transport)

Der Ferntransport von Wasser und darin gelösten Ionen findet in den Wasserleitungsbahnen des Xylems in **Tracheiden** oder **Tracheen** statt. Tracheiden und Tracheen sind tote, verholzte Zellen (Kap. 2.1.5.2).

Der Ferntransport von organischen Molekülen verläuft dagegen über die **Siebröhren im Phloem.** Siebröhren bestehen in ihrem Funktionszustand aus lebenden Zellen, die in der Regel keinen Zellkern enthalten (Kap. 2.1.5.1).

4.7.3.2   Wasseraufnahme

Alles Leben ist an die Gegenwart von Wasser gebunden. Aufnahme, Leitung und Abgabe von Wasser stellen daher für die Pflanze wichtige Grundvorgänge dar. Der Wasserzustand eines Systems wird durch den Begriff der **Hydratur** charakterisiert. Das Maß für die Hydratur ist der relative Wasserdampfdruck. Die Hydratur einer Zelle bestimmt ihren Quellungszustand und ihre osmotischen Eigenschaften. Pflanzen müssen ihre Hydratur, ihren Wassergehalt, gegenüber der Umgebung aufrechterhalten. Da Landpflanzen stets Wasser an die trockene Luft abgeben, müssen sie aus dem Boden Wasser zur Aufrechterhaltung ihrer Hydratur aufnehmen.

Wasseraufnahme durch Quellung

Der Quellungszustand von pflanzlichen Zellen ist von großer physiologischer Bedeutung. Zur Quellung sind u. a. die Zellwände und das Cytoplasma der Zellen befähigt. **Quellung von Substanzen ist die Aufnahme von Flüssigkeit unter Volumenvergrößerung.** Sie beruht auf Anlagerung von H_2O-Molekülen an hydrophile Zellbestandteile sowie auf Kapillareffekten. Bei der Wasseranlagerung an hydrophile Gruppen kommt es zur Bildung von Hydrathüllen, z. B. bei Proteinen.

Kapillareffekte spielen bei der Quellung der Zellwände durch Wassereinlagerung in die Intermicellar- bzw. Interfibrillarräume eine große Rolle. Im physiologischen Normalzustand ist die Pflanze maximal gequollen.

Pflanzen und Pflanzenorgane, die Trockenperioden überdauert haben, nehmen zunächst Wasser durch Quellung auf. Bei Samen ist die Wasseraufnahme durch Quellung eine Voraussetzung für die Keimung. **Quellungsvorgänge sind nicht an Leben gebunden.** Auch tote Substanzen (Schleime, Gummen, Stärke) können quellen. Die Quellungskräfte können einen Quellungsdruck bis zu mehreren **100 bar** erreichen. Die Wasseraufnahme durch Quellung spielt für den Wasserhaushalt der Pflanze eine wichtige Rolle. Ionen üben einen starken Einfluss auf die Quellung und damit den Hydratisierungszustand von Pflanzen aus. Dabei können sich die einzelnen Ionen untereinander beeinflussen. **Wichtig ist der Ionenantagonismus zwischen Ca^{2+} und K^+.** Ca^{2+} hemmt die Quellung stärker als K^+. Deshalb spricht man von einer entquellenden Wirkung des Ca^{2+} und einer quellenden des K^+. Das Mengenverhältnis beider Ionen wirkt regulierend auf den Quellungszustand.

Diffusion und Osmose

Neben den Quellungsvorgängen wird der Wasserhaushalt der Pflanze durch Diffusionsvorgänge bestimmt. Diffusionsvorgänge bewirken einen Konzentrationsausgleich zwischen Lösungen unterschiedlicher Konzentration. Ein solcher Konzentrationsausgleich findet in begrenztem Ausmaß auch durch Membranen hindurch statt.

Dringt Wasser in eine Zelle ein, so muss es durch die Zellwand und durch die Cytoplasmamembran diffundieren. **Die Zellwand ist im Gegensatz zur Cytoplasmamembran für Wasser und darin gelöste Stoffe, z. B. Ionen, gleichermaßen permeabel.** Sie ermöglicht ohne großen Diffusionswiderstand das Umspülen des Protoplasten der Zelle mit Wasser und darin gelösten Stoffen.

Die Cytoplasmamembran dagegen ist für gelöste Stoffe, vor allem für Ionen, nicht oder nur begrenzt permeabel. Während Wassermoleküle mit hoher Geschwindigkeit durch die Cytoplasmamembran in beide Richtungen diffundieren können, erfolgt die Diffusion von in Wasser gelösten Substanzen sehr viel langsamer, wobei im Falle von Ionen eine freie Diffusion durch die Cytoplasmamembran offensichtlich überhaupt nicht möglich ist. Die Cytoplasmamembran ist semipermeabel. Dies bildet die Grundlage der Osmose (Kap. 1.3.5.2). **Osmotische Vorgänge sind für die Wasseraufnahme durch die Pflanze von überragender Bedeutung.**

Bei der Wasseraufnahme in die pflanzliche Zelle ist zu unterscheiden zwischen der Wasseraufnahme in das Cytoplasma und der Wasseraufnahme in die Zentralvakuole. Im letzteren Fall müssen die Wassermoleküle durch zwei semipermeable Membranen diffundieren, das Plasmalemma (Cytoplasmamembran) und den Tonoplast. Der Wasserhaushalt einer Pflanzenzelle wird weitgehend durch osmotische Vorgänge zwischen der Außenlösung und der Flüssigkeit der Zentralvakuole, dem so genannten Zellsaft reguliert. Es genügt daher zunächst, das bei ausdifferenzierten Pflanzenzellen wandständige Plasma, den so genannten Plasmaschlauch, insgesamt als semipermeable Membran aufzufassen, auch wenn dies letztlich nicht ganz korrekt ist.

Wasseraufnahme aus dem Boden

Die Wasseraufnahme kann im Prinzip durch die ganze Pflanzenoberfläche erfolgen. Dies ist praktisch jedoch nur bei submers lebenden Wasserpflanzen der Fall. Bei höheren Pflanzen erfolgt die Wasseraufnahme hauptsächlich über die Wurzeln aus dem Boden.

Wasser steht im Boden nur teilweise in freier Form zur Verfügung. Ein beträchtlicher Teil wird durch Quellung oder Adsorption an Bodenpartikeln festgehalten. Den Hydrathüllen dieser Bodenkolloide kann die Pflanze das Wasser nur sehr schwer entziehen. **Die eigentliche Wasserquelle für die Pflanzen ist daher das so genannte Kapillarwasser, das die Bodenkapillaren ausfüllt.** Es handelt sich in der Regel um eine verdünnte Salzlösung, die selbst einen gewissen osmotischen Wert besitzt. Dieser ergibt zusammen mit den Adsorptions- und Quellkräften der Bodenpartikel die **Saugkraft des Bodens,** die bei normalen Böden ein

Tab. 4.21 Saugkräfte in einer Wurzel von *Vicia faba* (Saubohne)

Zellschicht	Saugkraft [bar]
Epidermis	0,7
Erste Rindenschicht	1,4
Dritte Rindenschicht	1,5
Vierte Rindenschicht	2,1
Fünfte Rindenschicht	2,8
Sechste Rindenschicht	3,0
Endodermis	1,7
Perizykel	0,8
Gefäßparenchym	0,9

bis wenige bar beträgt. In Salz- und Wüstenböden kann sie jedoch bis zu 100 bar erreichen. Um Wasser aufnehmen zu können, muss diese Bodensaugkraft von der Pflanze überwunden werden. **Die Zellen der Pflanze, insbesondere die der Wurzelhaare und Wurzelrinde, müssen daher eine höhere Saugkraft, d. h. höhere osmotische Werte entwickeln als der Boden.**

Wasser wird aus dem Boden vor allem über die Wurzelhaare aufgenommen. Der erste Schritt der Wasseraufnahme besteht in einer Quellung der Zellwand. **In den Kapillarräumen der Zellwände kann auch der Transport des Wassers von den Wurzelhaaren durch die Wurzelrinde hindurch erfolgen.** Gleichzeitig erfolgt der Transport des Wassers von den Wurzelhaaren bis zur Endodermis auch von Zelle zu Zelle. In der Wurzelrinde besteht ein Anstieg der Saugkraft von den äußeren Zellen nach innen bis zur Endodermis. Die inneren Zellen besitzen jeweils eine höhere Saugkraft als die außen liegenden Zellen und können ihnen dadurch Wasser entziehen. **Über diesen osmotischen Saugkraftgradienten kann Wasser in der Wurzel von außen nach innen transportiert werden** (Tab. 4.21).

Dieser Saugkraftgradient wird an den Endodermiszellen unterbrochen. Ebenso endet dort der Kapillarstrom in den Zellwänden (Caspary-Streifen). **Wasser wird** von den Endodermiszellen und den Zellen, die die Wasserleitungsbahnen umgeben, **aktiv in die Gefäße gedrückt.** Dieser Druck ist als so genannter Wurzeldruck messbar und liegt meist bei 1 bar.

4.7.3.3 Wassertransport

Die Pflanze wird stetig von Wasser durchströmt. Das durch Transpiration oder **Guttation** über die Blätter ausgeschiedene Wasser muss über die Wurzel ständig ergänzt werden. Von den Wurzeln bis zu den Blättern muss also eine kontinuierliche Leitung des Wassers erfolgen.

Faszikulärer Transport (Vaskulärer Transport)

Der Ferntransport des Wassers von der Wurzel zu den Blättern erfolgt ausschließlich **in den Wasserleitungsbahnen des Xylems** (Kap. 2.1.5.2). Die Wasserleitungszellen sind in funktionsfähigem Zustand tot, d. h. plasmafrei. Das Cytoplasma würde dem Wassertransport einen sehr hohen Widerstand entgegensetzen. Bei oft beträchtlicher Länge der Sprossachsen sind hierbei ganz erhebliche Strecken zu überwinden, wobei das Wasser gegen die Schwerkraft gehoben werden muss, bei Bäumen bis zu 100 m (Eukalyptus).

Dieser Wasserstrom, **der Transpirationsstrom, wird durch die ständige Transpiration und die dadurch bedingte Saugwirkung, die von den Blättern ausgeht, aufrechterhalten.** Durch die Saugwirkung der Blätter entsteht in den Gefäßen oft ein **erheblicher Unterdruck.** Um diesem widerstehen zu können, sind die Wände der Gefäße in mannigfacher Weise verstärkt und versteift. Das Emporsaugen des Wassers durch die Pflanze ist nur dadurch möglich, dass durch die Gefäßbahnen **zusammenhängende kapillare Wasserfäden** von der Wurzel bis zu den Blättern führen, die durch die **Kohäsionskräfte des Wassers** sowie durch die Adhäsion des Wassers an den Gefäßwänden zusammengehalten werden. Würde Luft in die wasserleitenden Gefäße eindringen, würde dies zu einer Unterbrechung der kapillaren Wasserfäden und damit zu einer Unterbrechung des Transpirationsstroms führen. Es ist daher wesentlich, dass zwischen den Gefäßen in den Leitbündeln **keine** lufterfüllten **Interzellularräume** ausgebildet werden.

Die eigentlich treibende Kraft des Wassertransports gegen die Schwerkraft ist jedoch die Transpiration, d. h. letztlich das Gefälle zwischen dem Dampfdruck des Bodens und dem der Atmosphäre. In dieses Gefälle ist die Pflanze mit ihren kapillaren Strukturen, in denen sich die Kohäsion des Wassers auswirken kann, eingeschaltet. **Die Pflanze selbst braucht für diesen Wassertransport keine eigene Energie aufzuwenden.** Die Energie, die den Wasserstrom durch die Pflanze ermöglicht, ist letzten Endes die **Strahlungsenergie der Sonne.** Mit dem Wassertransport findet gleichzeitig ein Transport von darin gelösten Ionen statt.

Extrafaszikulärer Transport (Extravaskulärer Transport)

In der Wurzel muss das Wasser von den Wurzelhaaren durch die Wurzelrinde bis zu den Gefäßen geleitet werden, in den Blättern schließlich von den Gefäßen bis zur Blattoberfläche. Über diese Strecken erfolgt der Transport des Wassers **extrafaszikulär über die Kapillaren der Zellwände oder mithilfe osmotischer Vorgänge durch die Zellen hindurch. Dieser extrafaszikuläre Wassertransport dient,** im Gegensatz zum faszikulären Transport, der direkten Wasser- und Nährstoffversorgung jeder einzelnen Zelle.

4.7.3.4 Wasserabgabe

Landpflanzen nehmen aus dem Boden viel Wasser auf. Nur ein sehr geringer Teil davon verbleibt in der Pflanze, in den Zellwänden, im Plasma oder der Vakuole.

Transpiration

Der größte Teil des aufgenommenen Wassers wird von der Pflanze durch Transpiration in Form von Wasserdampf an die Atmosphäre abgegeben. **Die Transpiration ist ein rein physikalischer Vorgang.** Das Ausmaß der Transpiration ist hauptsächlich abhängig vom Feuchtegrad der Luft. Sie wird durch das Dampfdruckgefälle zwischen Pflanze und umgebender Luft aufrechterhalten. Bei hoher Luftfeuchtigkeit ist die Transpiration gering, bei niedriger hoch.

Transpiration kann durch die Cuticula oder die Stomata (Spaltöffnungen) erfolgen. Demgemäß unterscheidet man zwischen **cuticulärer und stomatärer Transpiration.**

Bei der cuticulären Transpiration geben die Epidermisaußenwände **durch die Cuticula hindurch** Wasserdampf ab. Der Wasserverlust wird ausgeglichen durch Nachsaugen aus benachbarten Zellen. Die cuticuläre Transpiration kann durch die Pflanze nicht reguliert werden. Ihr Anteil an der Gesamttranspiration der Pflanze ist gering und beträgt zwischen 5 bis 10 %. Dies hängt vom Bau der Cuticula ab.

Die überwiegende Menge des Wasserdampfes, den die Pflanzen an die Atmosphäre abgeben, tritt durch die Spaltöffnungen der Blätter aus. **Diese stomatäre Transpiration ist über den Öffnungsgrad der Spaltöffnungen regulierbar.** Vor allem führt **stärkerer Wasserverlust der Blätter,** dem die Wasserversorgung aus der Wurzel nicht zu folgen vermag, zu einem Verschluss der Spaltöffnungen und damit zu einer starken Drosselung der stomatären Transpiration. Auch **Lichtintensität, Luftfeuchte und Temperatur können die Öffnungs-**

4 Stoffwechsel- und Entwicklungsphysiologie

weiten der Spaltöffnungen regeln. Im typischen Fall zeigt der Tagesgang der Transpiration in den Vormittagsstunden einen Anstieg, erreicht um die Mittagszeit das Maximum und sinkt dann im Laufe des Nachmittags wieder ab. An heißen und trockenen Tagen, wenn viel Wasser abgegeben wird, kann es schon zur Zeit der höchsten Sonneneinstrahlung zu einem vorzeitigen, vorübergehenden Verschluss der Spaltöffnungen kommen. Die Transpirationskurve wird dann zweigipfelig.

Die Bedeutung der Transpiration liegt vor allem in der Kühlwirkung, durch die ein zu starkes Erhitzen der Pflanzen bei starker Sonneneinstrahlung verhindert wird. Des Weiteren bietet der Transpirationsstrom der Pflanze eine **Transportmöglichkeit für die Nährsalze,** die von der Wurzel aus dem Boden aufgenommen werden. **Auch organische Substanzen, die in der Wurzel gebildet werden, können über den Transpirationsstrom in die oberirdischen Teile der Pflanze geleitet werden.** Dies ist z. B. für die Tropanalkaloide bei Solanaceen nachgewiesen worden.

Guttation und Blutung

Auch bei fast völligem Fehlen der Transpiration können manche Pflanzen den für ihre Lebensfunktionen wichtigen Wasserstrom durch ihren Organismus hindurch aufrechterhalten, indem sie über besondere Wasserspalten, Hydathoden, aktiv Wasser in flüssiger Form als Wassertropfen ausscheiden. Dies trifft vor allem für Pflanzen an Standorten mit hoher Luftfeuchtigkeit zu. Auch Pilze können Wasser durch Guttation ausscheiden.

Aktive Hydathoden entziehen dem umgebenden Gewebe Wasser, das sie wie in Drüsen aktiv auspressen. Über passive Hydathoden wird Wasser durch den Wurzeldruck ausgeschieden.

Der Wurzeldruck ist auch Ursache für die Erscheinung der Blutung. An Schnittstellen des Sprosses oder Stammes wird vor allem im Frühjahr Wasser aus den angeschnittenen Wasserleitbahnen ausgeschieden. Der sogenannte Blutungsdruck entspricht dem Wurzeldruck und beträgt etwa 1 bar.

4.7.3.5 Transport organischer Moleküle in Höheren Pflanzen

Das Hauptprodukt der CO_2-Assimilation durch Photosynthese ist Glucose. Sie wird nach ihrer Bildung in Folgereaktionen sofort weiterverarbeitet.

Glucose kann in den Chloroplasten als Assimilationsstärke vorübergehend gespeichert werden. Während der Dunkelphase wird diese Assimilationsstärke abgebaut und der Zucker zu den verschiedenen Teilen

der Pflanze geleitet. **Die wichtigste Transportform für Kohlenhydrate ist Saccharose, ein Disaccharid aus Glucose und Fructose.**

Der Ferntransport der Saccharose von den assimilierenden Organen zu den Speicherorganen wie Samen oder unterirdischen Teilen der Pflanze erfolgt **über die Siebröhren im Phloem** (Kap. 2.1.5.1).

Neben dem Transport der Saccharose erfolgt in den Siebröhren ganz allgemein der Ferntransport organischer Moleküle. Transportformen für Kohlenhydrate sind außer Saccharose in verschwindend geringem Maße auch Oligosaccharide wie Raffinose, Stachyose, sehr selten Zuckeralkohole wie Mannit oder Sorbit. **Niemals erfolgt der Ferntransport von Kohlenhydraten in Form von Hexosen.**

Stickstoff wird in Form von **Aminosäuren** bzw. Amiden transportiert.

Zu einem geringen Teil werden auch organische Säuren und Nukleotide in den Siebröhren geleitet.

Ein Ferntransport von Fetten findet in der Pflanze nicht statt. Sie werden vor dem Transport in Kohlenhydrate umgewandelt.

Die Transportgeschwindigkeit in den Siebröhren ist hoch und liegt bei 58 bis 100 cm in der Stunde. Dem Transport können also nicht einfach Diffusionsvorgänge zugrunde liegen.

Über die Transportmechanismen ist nichts Gesichertes bekannt. Der Transport mancher Substanzen erfolgt unter **Energieverbrauch** und wird durch Blockierung der Zellatmung gehemmt bzw. ganz unterbunden.

Siebröhren haben in der Regel keinen Zellkern, sind in funktionsfähigem Zustand jedoch lebende Zellen.

4.7.3.6 Transpirationsschutz und Dürreresistenz

Morphologisch-anatomische Anpassungsformen

Pflanzen sind in unterschiedlicher Weise den Möglichkeiten der Wasserversorgung an ihrem Standort angepasst. Neben der Wasserversorgung des Bodens spielen dabei auch andere ökologische Faktoren, z. B. Temperatur, Sonneneinstrahlung, Windverhältnisse, eine sehr wesentliche Rolle. Solche Anpassungen bestehen häufig in Einrichtungen zum Verdunstungsschutz, also zur Verminderung der Transpiration, zum anderen in solchen, die es ermöglichen, dem Boden verstärkt Wasser zu entziehen sowie Wasser zu speichern und hierdurch wasserarme Perioden zu überstehen. Viele Pflanzen extrem trockener Standorte sind dürreresistent. Die Anpassungen an die Wasserversorgung äußern sich in Aussehen und Struktur der Pflanze.

Hydrophyten

Hydrophyten (Wasserpflanzen), zu denen submers oder amphibisch lebende Pflanzen gehören, haben stets **sehr dünne Epidermiswände** und eine **zarte Cuticula**, durch die der Wasser- wie auch der Gas- (CO_2, O_2) und Salzaustausch mit der Umgebung leicht möglich ist. In ihrer Epidermis **fehlen meist Spaltöffnungen**. Auch Haarbildungen werden nur selten beobachtet. Das Parenchym der Blätter ist meist nicht in Palisaden- und Schwammparenchym differenziert. **Wasserleitende Gefäße sind reduziert oder fehlen ganz.** Auch Festigungsgewebe in Stängeln und Blättern ist kaum ausgebildet.

Ähnliche hydromorphe Merkmale zeigen die Sumpfpflanzen, zumindest in ihren untergetauchten Teilen. **Charakteristisch für Wasser- und Sumpfpflanzen ist die starke Ausbildung von interzellularreichen Geweben, so genannten Aerenchymen** (*Calami rhizoma*). Durch solche Luftkanäle wird die Sauerstoffversorgung untergetaucht lebender Pflanzenteile sichergestellt.

Hygrophyten

Hygrophyten (Feuchtpflanzen) leben an Standorten mit sehr guter Wasserversorgung aus feuchtem Boden und bei sehr hoher Luftfeuchtigkeit. Hierher gehören viele hydrophile Schattenpflanzen, z. B. die Pflanzen tropischer Regenwälder. Sie haben viele Baueigentümlichkeiten, welche die Transpiration fördern, z. B. dünne und große Blattspreiten zur Vergrößerung der Oberfläche. Hierzu dient auch die besondere Ausbildung der Epidermis, die oft in Form von Papillen ausgestülpt ist oder durch Ausbildung lebender Haare zur Vergrößerung der Oberfläche beiträgt. Das Blattmesophyll hat nur wenige Zelllagen. Die Zellen sind groß und dünnwandig. Viele Hygrophyten haben Hydathoden, mit deren Hilfe sie Wasser aktiv ausscheiden können (Guttation). Festigungselemente sind nur sehr spärlich vorhanden. In trockener Luft welken Hygrophyten sehr schnell. Wurzelsystem und wasserleitende Gefäße sind nur sehr schwach ausgebildet.

Xerophyten

Xerophyten (Trockenpflanzen) können über einen gewissen Zeitraum u. U. auch extreme Trockenheit ertragen. Sie sind xeromorph, d. h. sie verfügen über Einrichtungen, die ihnen eine Verringerung der Transpiration ermöglichen. Ihre Epidermiszellen sind von einer **dicken Cuticula** überzogen (Bärentraube). Die **Spaltöffnungen** sind **eingesenkt**. Auch die starke Ausbildung toter Haare, von **Wachs-, Harz-** und **Kalküberzügen** dient dem Schutz vor zu starker Transpiration

(Salbei, Rosmarin, Eukalyptus). Die Blätter sind oft klein, **lederartig** und immergrün (*Laurus*), oft sind sie äquifazial (*Cassia*), häufig eingerollt (Thymian, Rosmarin). Blätter und Sprosse sind durch stark entwickelte Festigungsgewebe, **Sklerenchyme,** versteift. Xerophyten verfügen über ein ausgedehntes Wurzelsystem.

Neben Steppen- und Wüstenpflanzen zählen auch Pflanzen kalter Gebiete (Frosttrockenheit) zu den Xerophyten.

In Anpassung an die Trockenheit sind bei manchen Xerophyten die Blätter reduziert. Ihre Funktion wird entweder von den erweiterten Blattstielen (**Phyllodien**, z. B. bei Akazien) oder vom Stängel (**Phyllokladien**) übernommen.

Auch die Ausbildung von **Sukkulenz**, d. h. die Wasserspeicherung in verschiedenen Geweben der Pflanze, ist eine Anpassung an extrem trockene Standorte, z. B. Blattsukkulenz bei Aloe, Agave, Sedum, Stammsukkulenz bei Euphorbien und Kakteen.

Manche dürreresistenten Pflanzen öffnen ihre Spaltöffnungen nur nachts und schließen diese am Tage, um den Transpirationsstrom einzudämmen.

Solche Pflanzen benötigen allerdings die Möglichkeit für eine CO_2-Speicherung. Sie bilden und speichern in der Nacht hauptsächlich Malat. Sie setzen dann bei Tag das CO_2 und die Reduktionsäquivalente wieder frei und verwerten sie im Calvinzyklus.

Halophyten

Eine besondere Gruppe der Xerophyten stellen die Halophyten, die Salzpflanzen, dar. Sie zeichnen sich durch eine hohe Salztoleranz aus. Sie können auf Böden mit hohem Salzgehalt leben. **Durch den hohen Salzgehalt und den hierdurch bedingten hohen osmotischen Wert sind diese Böden „physiologisch trocken".**

Um aus solchen Salzböden Wasser aufnehmen zu können, müssen die Wurzelzellen der Halophyten sehr hohe osmotische Werte besitzen. Dies gilt in entsprechendem Umfange auch für andere Xerophyten.

Tropophyten

Die Wasserversorgung der Pflanze kann auch durch starke Schwankungen der Temperatur- bzw. Feuchtigkeitsverhältnisse des Standortes stark beeinflusst werden. Z. B. sind die Tropophyten den wechselnden Feuchtigkeits- und Temperaturbedingungen des Standortes angepasst. Sie leben in Klimazonen, in denen ein regelmäßiger Temperaturwechsel, verbunden mit Feuchtigkeitswechsel (Kältetrockenheit) stattfindet. Solche Pflanzen können während der Kälte- und Tro-

4 Stoffwechsel- und Entwicklungsphysiologie

ckenperioden ihre oberirdischen Vegetationsorgane verringern (Blattfall, „Einziehen" von Kräutern und Sträuchern) und in dieser xeromorphen Form Trocken- und Kälteperioden überdauern.

4.7.3.7 Elektrolythaushalt

Unentbehrliche Elemente für die Pflanze sind Kohlenstoff, Sauerstoff, Wasserstoff, Stickstoff, Phosphor, Schwefel, Eisen, Kalium, Calcium und Magnesium. Hiervon werden durch autotrophe Pflanzen Kohlenstoff und Sauerstoff der Atmosphäre in Form von CO_2 bzw. O_2 entnommen. Alle anderen Elemente nimmt die Pflanze in Form von Wasser bzw. Ionen aus dem Boden auf (Tab. 4.22).

Grundsätzlich ist die gesamte Oberfläche der Pflanze zur Aufnahme von Ionen befähigt, jedoch findet deren Aufnahme hauptsächlich durch die Wurzel über die Wurzelhaare statt.

Wichtige Ionen sind NO_3^-, SO_4^{2-}, PO_4^{3-}, K^+, Ca^{2+}, Mg^{2+} und Fe^{2+}.

Aufnahme von Ionen

Ionenaufnahme und Ionentransport sind Voraussetzungen für die Einbeziehung der Mineralstoffe in den Stoffwechsel. **Die Aufnahme von Ionen in die Zellen erfolgt durch aktive, energieverbrauchende und selektive Vorgänge. Ionen können gegen ein Konzentrationsgefälle in die Zelle transportiert werden. Die Aufnahme von Ionen in eine Zelle ist als energieverbrauchender Prozess an die Zellatmung gebunden und kann nur in Gegenwart von Sauerstoff stattfinden** (bei Aerobiern). Zellen mit intensiver Ionenaufnahme zeigen

Tab. 4.22 Für die Pflanzenernährung wesentliche Elemente

Element	Aufgenommen als	Funktionen im Stoffwechsel
C	CO_2, HCO_3^-	Hauptbestandteile der organischen Moleküle
O	CO_2, H_2O	
H	H_2O	
N	NO_3^-, NH_4^+	In Aminosäuren; Nukleotiden, Proteinen, Nukleinsäuren, Alkaloiden, Aminen u. a.
S	SO_4^{2-}	In Aminosäuren, Proteinen als $-SH$ oder $-S-S-$; in Biotin, Coenzym A u. a.
P	HPO_4^{2-}	In ATP u. a. $\sim$P-Verbindungen, Pyridinnukleotiden, Nukleinsäuren, Phospholipiden, Zuckerphosphaten u. a.
K	K^+	Cofaktor von Enzymen; beeinflusst Quellungszustand der Plasmakolloide
Ca	Ca^{2+}	In Protopektinen der Zellwand; Quellungsantagonist zum K^+; Cofaktor von Enzymen
Mg	Mg^{2+}	In Chlorophyllen und Protopektinen; Cofaktor von Enzymen; stabilisiert Ribosomenstruktur
Fe	Fe^{2+}, Fe^{3+}	In Cytochromen, Peroxidase, Katalase, Ferredoxin, Phytoferritin; Cofaktor von Enzymen, z. B. bei der Chlorophyllsynthese
Mn	Mn^{2+}	Cofaktor von Enzymen, z. B. bei der photosynthetischen O_2-Bildung
Cu	Cu^{2+}	In Enzymen; wichtig für Blattwachstum
Zn	Zn^{2+}	Cofaktor von Enzymen; in Lactat- und Alkohol-Dehydrogenase; wichtig für Streckungswachstum
Mo	MoO_4^{2-}	In Nitrat-Reduktase
B	$H_2BO_3^-$	Wichtig für die Aufnahme anderer Ionen, stabilisiert die Zellwand
Si	$H_2SiO_4^{2-}$	Ca-Silikat als Gerüstsubstanz bei Gräsern, Schachtelhalmen, Diatomeen

auch eine erhöhte Atmung. **Erlischt die Zellatmung, erlischt auch die Ionenaufnahme. Bei Zellen, die zur Photosynthese befähigt sind, ist die Ionenaufnahme im Licht besonders intensiv. Es besteht eine deutliche Beziehung zur Photosyntheseintensität.** Zellatmung bzw. Photosynthese liefern Energie in Form von ATP, die zur aktiven Aufnahme von Ionen in die Zelle benötigt wird. **Die Aufnahme von Ionen durch die Pflanze erfolgt unabhängig von der Wasseraufnahme. Auch der pH-Wert des Bodens ist für die Ionenaufnahme von Bedeutung.**

Bei der Aufnahme von Ionen durch die Pflanze lassen sich zwei Phasen unterscheiden, die Aufnahme in den „freien Diffusionsraum" und die Aufnahme in das Cytoplasma bzw. die Vakuole.

Aufnahme in den freien Diffusionsraum (freier Raum, apparent free space)

Unter dem Begriff des freien Diffusionsraums versteht man die Zellwände pflanzlicher Zellen. **In ihren Intermicellarräumen erfolgt der Transport von Wasser, Ionen und Molekülen durch freie Diffusion, ohne Energieaufwand und ohne Selektivität (Intermicellarstrom).** Der freie Diffusionsraum ist ein Charakteristikum pflanzlicher Gewebe. Er umgibt alle Zellen, da die Zellwände pflanzlicher Gewebe einen geschlossenen, zusammenhängenden Verband bilden. **Er ist ein wichtiges Transportsystem.** Der Mittelstreckentransport (extrafaszikulärer Transport, apoplastischer Transport) von Wasser, Ionen und Molekülen findet in ihm statt. **Der Protoplast einer pflanzlichen Zelle ist so immer von einer „Nährlösung" umspült.**

Eine gewisse Selektivität kann die **Aufnahme von Ionen in den freien Raum** durch **Ionenaustauschvorgänge** erhalten. Zellbestandteile (Pektine, Hemicellulosen) besitzen Gruppen mit negativen Ladungen. An diese können reversibel Kationen wie Na^+, K^+ oder Ca^{2+} gebunden werden. Auch Anionenaustausch ist in geringem Ausmaß möglich. **Durch solche Adsorptionsvorgänge kann es zu einer Anreicherung von Ionen im freien Raum kommen.**

Auch bei Aufnahme von Ionen aus dem Boden spielen Ionenaustauschvorgänge eine Rolle. Ionen sind im Boden weitgehend adsorptiv an Bodenpartikel gebunden. Sie können von der Pflanze nur aufgenommen werden, wenn die Pflanze stärker adsorbierbare Ionen im Austausch abgibt. Besondere Bedeutung kommt hier der Abgabe von H^+-Ionen durch die Pflanze zu. Sie können alle anderen Kationen aus ihrer adsorptiven Bindung verdrängen. H^+-Ionen stehen der Pflanze aus dem Atmungsstoffwechsel zur Verfügung. Auch hieraus ergibt sich eine Abhängigkeit der Ionenaufnahme der Pflanze von der Atmung.

Die Aufnahme in die Zelle

Ionen, die für den Ablauf von Stoffwechselvorgängen von der Pflanze benötigt werden, müssen in das Cytoplasma aufgenommen werden.

Die Aufnahme von Ionen aus dem freien Raum in das Cytoplasma erfolgt selektiv und aktiv und verbraucht Energie (Kap. 1.3.5).

Bei der Aufnahme von Ionen aus dem Cytosol in membranumgrenzte Zellorganellen, z.B. Mitochondrien, stellt sich die gleiche Problematik, wie für die Aufnahme von Ionen durch die Cytoplasmamembran. Auch hierbei erfolgt die Ionenaufnahme selektiv unter Energieverbrauch.

Sind Ionen durch die Cytoplasmamembran in das Cytosol gelangt, können sie in verschiedener Weise weiter Verwendung finden. Einmal im Stoffwechsel, z.B. NO_3^- durch Reduktion zum Aufbau von Aminosäuren, PO_4^{3-} zur Phosphorylierung von ADP zu ATP, Mg^{2+} zum Einbau in Chlorophyllmoleküle.

Ionen können jedoch auch im Plasma von Zelle zu Zelle transportiert werden, da die Zellen eines Gewebes über die Plasmodesmen zu einem Symplasten verbunden sind (symplastischer Transport). Des Weiteren können Ionen aus dem Plasma in die Vakuole sezerniert werden. **Der Durchtritt durch den Tonoplast erfolgt wieder mit Hilfe aktiver Transportvorgänge.** Da in der Vakuole in der Regel eine höhere Ionenkonzentration vorhanden ist als im Plasma oder im freien Raum, müssen die Ionen aus dem Plasma gegen ein Konzentrationsgefälle in die Vakuole transportiert werden (**Ionenakkumulation**).

Transport der Ionen

Der Ferntransport der Ionen in der Pflanze erfolgt hauptsächlich über den Transpirationsstrom. In absteigender Richtung ist jedoch auch ein Transport über die Siebröhren möglich.

Der Mittelstreckentransport der Ionen erfolgt in den Kapillaren der Zellwände (Intermicellarstrom) sowie von Zelle zu Zelle im Protoplasma.

Nährlösungen

Grüne, autotrophe Pflanzen können auf Lösungen von Mineralsalzen wachsen. Solche Nährlösungen können Aufschluss darüber geben, welche Salze bzw. Ionen für die Ernährung der Pflanze unabdingbar notwendig sind. Die Zusammensetzung einer Nährlösung, der so genannten **Knoopschen Nährlösung** zeigt Tabelle 4.23. **Für das Wachstum unbedingt erforderlich sind K^+, Ca^{2+}, Mg^{2+}, Fe^{2+} sowie NO_3^- und PO_4^{3-}.** Darüber

4 Stoffwechsel- und Entwicklungsphysiologie

Tab. 4.23 Mineralische Nährlösung für autotrophe Pflanzen

Knoopsche Nährlösung	[g]	Spurenelemente nach Hoagland	[g]
$Ca(NO_3)_2$	1,0	$Al_2(SO_4)_3$	0,055
$MgSO_4 \cdot 7H_2O$	0,25	KJ	0,028
KH_2PO_4	0,25	KBr	0,028
$FeSO_4$	Spur	TiO_2	0,055
Wasser	1000,0	$SnCl_2 \cdot 2H_2O$	0,028
		LiCl	0,028
		$MnCl_2 \cdot 4H_2O$	0,0389
		$B(OH)_3$	0,614
		$ZnSO_4$	0,055
		$CuSO_4 \cdot 5H_2O$	0,055
		$NiSO_4 \cdot 7H_2O$	0,059
		$Co(NO_3)_2 \cdot 6H_2O$	0,055
		Wasser	1000,0

hinaus benötigt die Pflanze noch eine Reihe weiterer Ionen, allerdings in äußerst geringen Mengen, die den Nährlösungen als so genannte Spurenelemente zugesetzt werden müssen. Solche Spurenelemente sind z. B. Bor, Mangan, Kupfer, Zink, Molybdän. Der Bedarf an Spurenelementen ist bei verschiedenen Pflanzen unterschiedlich.

Die Gesamtkonzentration der Nährsalze liegt bei 0,16 bis 0,25 %. Die Salze müssen in einem bestimmten ausbalancierten Mengenverhältnis enthalten sein, da manche Ionen auf bestimmte Stoffwechselvorgänge hemmend wirken. Während Lösungen eines Salzes allein giftig wirken können, z. B. Magnesiumsalze, wird diese Wirkung bei gleicher Konzentration durch eine abgestimmte Zusammensetzung des Salzgemisches einer Nährlösung aufgehoben.

Aus einer Nährlösung werden ebenso wie aus dem Boden nicht alle Ionen in äquivalenten Mengen aufgenommen. Die verschiedenen **Pflanzen besitzen ein Wahlvermögen für einzelne Ionen.** Auch nehmen jüngere Pflanzen oft andere Ionen bevorzugt auf als ältere.

Dieses Wahlvermögen der Pflanzen für Ionen kann zu pH-Verschiebungen im Boden oder in Nährlösungen führen. **Man unterscheidet physiologisch saure und physiologisch alkalische Salze.**

Wird aus einer Lösung von KNO_3 bevorzugt NO_3^- aufgenommen, wird die Lösung alkalisch. **KNO_3 ist ein physiologisch alkalisches Salz.** Da die Ionenauf-

nahme durch die Pflanze aus dem Boden bzw. aus Nährlösungen stark vom pH abhängig ist, sind diese pH-Verschiebungen von großer Bedeutung.

Heterotrophe Pflanzen, z. B. Pilze oder Bakterien, können auf solchen rein anorganischen Nährlösungen nicht wachsen. Nährlösungen für solche Organismen muss zumindest noch eine organische Verbindung, etwa Glucose, als Kohlenstoffquelle beigefügt sein. Meist müssen solche Nährlösungen jedoch sehr komplex zusammengesetzt sein und auch Vitamine, Aminosäuren sowie Purine enthalten.

●●● **Zusammenfassung**

Wasser und die darin gelösten Nährstoffe werden intrazellulär oder interzellulär transportiert. Der Wasserhaushalt wird durch Quellung, durch Diffusion und durch Osmose bestimmt. Zwar kann Wasser über die ganze Pflanze aufgenommen werden, allerdings ist der bedeutendste Weg der Wasseraufnahme derjenige, der durch die Wurzelhaare im Boden zustande kommt. Die Wasserleitungsbahnen finden wir im Xylem. Die treibende Kraft für den Wassertransport gegen die Schwerkraft ist die Transpiration. Darüber hinaus kann Wasser auch noch durch Guttation abgegeben werden.

Es muss ein ausgewogenes Verhältnis zwischen Transpiration und Transpirationsschutz sichergestellt sein. Je nach Wasserbedarf unterscheiden wir Hydrophyten, Hygrophyten, Xerophyten, Halophyten und Tropophyten.

5 Grundlagen der Systematik und Taxonomie

Die **Systematik** beschäftigt sich mit der Erkennung und Klassifizierung von Sippen, d. h. Gruppen miteinander verwandter lebender (rezenter) oder ausgestorbener (extinkter) Organismen. Ihr Ziel ist es, Klassifikationssysteme zu finden, welche die dem jeweiligen Kenntnisstand entsprechenden Daten am besten erklären. Diese Systeme sind Hypothesen der mutmaßlichen stammesgeschichtlichen Entwicklung (**Phylogenie**) der betrachteten Sippen. **Phylogenetische Klassifikationssysteme** fassen daher nur solche Sippen zu einer Gruppe zusammen, die sich aus einem unmittelbar gemeinsamen Vorfahren entwickelt haben. Solche Gruppen bezeichnet man als **monophyletisch**; sie entsprechen einem Ast (*engl.*: clade) im hypothetischen Stammbaum (*engl.*: tree). **Paraphyletische** Gruppen gehen zwar auch auf einen unmittelbar gemeinsamen Vorfahren zurück, sie umfassen aber nicht alle Abkömmlinge dieses Vorfahren. Sie entsprechen Gruppen von mehreren, aber nicht allen Ästen eines hypothetischen Stammbaums, die sich auf einen gemeinsamen Knoten zurückführen lassen. **Polyphyletische** Gruppen umfassen mehrere Sippen, die sich aus verschiedenen Vorfahren entwickelt haben. Sie entsprechen mehreren Ästen des hypothetischen Stammbaums, die keinen unmittelbar gemeinsamen Knoten besitzen (Abb. 5.1).

Phylogenetische Systeme werden verwendet, um Informationen zu ordnen, zu speichern und auszutauschen. Sie erlauben aber auch Vorhersagen und Verallgemeinerungen von Informationen, die nur für einen Teil der jeweiligen Sippe bekannt sind.

Die mit hinreichender Sicherheit erkannten Sippen müssen definiert, in eine formale taxonomische Hierarchie eingeordnet und formal benannt werden. Theorie und Praxis der Benennung wird als **Nomenklatur**, Theorie und Praxis der Definition und Einordnung wird als **Klassifizierung** (besonders im englischen Sprachraum als *classification*) oder **Taxonomie** bezeichnet. Der Begriff Taxonomie wird allerdings auch häufig als Synonym für den Begriff Systematik verwendet.

Wenn eine Sippe formal definiert und benannt ist, wird sie als ein **Taxon** (Plural: **Taxa**) bezeichnet. Solche Taxa können unterschiedlichen Rang besitzen. Die Basis der taxonomischen Hierarchie bildet die **Art.** Diese taxonomische Kategorie wird verwendet, um eine Gruppe erkennbar ähnlicher Individuen, die in der Regel miteinander kreuzbar und häufig von anderen ähnlichen Gruppen reproduktiv isoliert sind, zusammen-

zufassen. Mehrere ähnliche Arten werden dann zu einem Taxon nächst höheren Ranges, einer **Gattung,** zusammengefasst. Diese Zusammenfassung mehrerer Taxa gleichen Ranges zu umfassenderen Taxa höheren Ranges setzt sich weiter fort. Auf diese Weise entsteht ein **hierarchisches System,** dessen Taxon höchsten Ranges schließlich alle anderen Taxa umfasst.

Für die **Benennung** der Taxa gibt es international gültige Regeln, die in Regelwerken – für Pflanzen z. B. im International Code of Botanical Nomenclature (ICBN) – festgelegt sind. Danach werden Arten mit zwei Namensteilen benannt (**binäre Nomenklatur**): Der erste Namensteil ist der **Gattungsname,** er wird groß geschrieben. Der zweite Namensteil, das **spezifische Epitheton,** wird klein geschrieben. Zur eindeutigen Charakterisierung des Namens ist außerdem die Angabe der **Autoren,** welche die Art erstmals in gültiger Form beschrieben haben, erforderlich.

Die wichtigsten **taxonomischen Kategorien** und ihre innerhalb des Reiches Plantae übliche Benennung sind in Tab. 5.1 zusammengestellt. Die Kategorien sind nach Ranghöhe geordnet: Das Reich ist die höchste und die

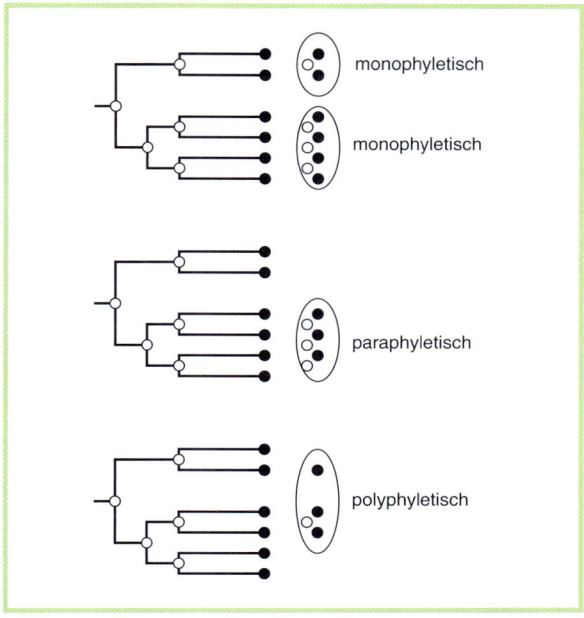

Abb. 5.1 Monophyletische, paraphyletische und polyphyletische Taxa. Ausgefüllte Kreise: Sippen, z. B. Arten; leere Kreise: hypothetische Vorfahren der heute lebenden Sippen

Tab. 5.1 Taxonomische Kategorien und ihre Benennung bei den Landpflanzen und Algen

Taxonomische Kategorie	gebräuchliche Endung	Taxon (Beispiel)
Reich		Plantae
Abteilung	– phyta	Embryophyta
Klasse	– opsida (bei Embryophyta) – phyceae (bei Algen)	Magnoliopsida Phaeophyceae
Unterklasse	– idae	Asteridae
Überordnung	– anae	Campanulanae
Ordnung	– ales	Asterales
Familie	– aceae	Asteraceae
Unterfamilie	– oideae	Asteroideae
Tribus	– eae	Anthemideae
Gattung		*Artemisia*
Art		*Artemisia absinthium L.*

Art ist die niedrigste hier aufgeführte Kategorie. Um auch die Bakterien und Archaebakterien in das System einzubeziehen, hat man zusätzlich die **Domäne** als höchste Kategorie eingeführt. Die lebenden Organismen gliedert man dann in die Domänen **Archaea** (Archaebakterien), **Bacteria** (Bakterien) und **Eucarya** (Eukaryonten). Die nicht zellulär organisierten **Viren**, die sich nur in lebenden Zellen vermehren können, werden als gesonderte Gruppe geführt. **Viren** werden im Kapitel 6, **Bakterien** im Kapitel 7 und **Eukaryonten** in den Kapiteln 8-12 behandelt.

Archaea (Archaebakterien) sind – ebenso wie die Bacteria – **Prokaryonten**, d. h. sie besitzen keinen membranumhüllten Zellkern. Ihre Sonderstellung als dritte, von den Bacteria und den Eucarya unabhängige Domäne wurde erst nach Einführung molekularer Methoden in die Systematik entdeckt. Sequenzvergleiche der Gene für die 16S-rRNA und später auch verschiedener anderer Gene haben gezeigt, dass die Archaebakterien offenbar eine eigene Entwicklungslinie darstellen, die sich schon sehr früh von den zu den Bakterien und den Eukaryonten führenden Entwicklungslinien getrennt hat. Die Archaebakterien unterscheiden sich aber auch durch grundlegende nichtmolekulare Merkmale von den beiden anderen Domänen: Die **Zellwand** enthält nicht das für Bakterien typische Murein als Gerüstsubstanz. Stattdessen kommt bei einigen Arten ein Gerüst aus Pseudomurein, einem mureinähnlichen Peptidoglykan, vor. Häufig besteht die Zellwand aber nur aus einer einzigen Schicht identischer Protein- oder Glykoprotein-Untereinheiten, die eine eng und symmetrisch gepackte (zweidimensional-kristalline) Oberflächenschicht (**S-Layer**, von *engl.* surface layer) bilden. Die Zellwand kann aber auch mehrschichtig und sehr komplex aufgebaut sein oder völlig fehlen. Die **Plasmamembran** ist aus **ungewöhnlichen Lipiden** aufgebaut, deren lipophile Komponente – ein Diterpen- oder Tetraterpenalkohol – über Etherbindungen mit ein oder zwei Glycerinmolekülen verbunden ist. Dieser Lipidtyp kommt weder bei Bakterien noch bei Eukaryonten vor.

Viele Archaea besiedeln **Extremstandorte**: So findet man Archaea in heißen schwefelhaltigen Quellen bei Temperaturen bis zu 85 °C und einem pH von 1,5 aber auch in gesättigten Salzlösungen, z. B. in Salzseen oder Salinen. In sauerstofffreier Umgebung, z. B. in Sümpfen, im Schlamm nährstoffreicher Gewässer oder im Pansen von Wiederkäuern, kommen Archaea vor, die bei ihrem Energiestoffwechsel Methan freisetzen. Dadurch entstehen brennbare Gasgemische, die je nach Substrat und Entstehungsort als Sumpfgas, Deponiegas (auf Mülldeponien) oder Faulgas (in Kläranlagen) bezeichnet werden. Solche methanhaltigen Gasgemische werden als **Biogas** bezeichnet. Man kann sie aus Klärschlamm, Gülle, Mist oder anderen nicht anderweitig genutzten biomassehaltigen Produkten herstellen und als alternative Energieträger verwenden. Auch bei der Entstehung von **Erdgas**, einem fossilen Gasgemisch, dessen Hauptkomponente Methan ist, waren Archaea beteiligt.

6 Viren

6.1 Aufbau und Merkmale

Viren sind Infektionserreger bei Bakterien, Pflanzen, Tieren und Menschen. Sie sind azellulär und zählen daher definitionsgemäß nicht zu den Lebewesen. Sie unterscheiden sich in ihrem Aufbau und in ihrer Vermehrung grundsätzlich von Mikroorganismen. Sie lassen sich durch einige grundsätzliche Eigenschaften definieren:

- Viren enthalten nur **einen Typ von Nukleinsäure**, entweder DNA oder RNA. Demzufolge lassen sich DNA- und RNA-Viren unterscheiden.
- Viren sind im Prinzip Partikel aus Nukleoproteinen. Einige Viren lassen sich kristallisieren. Viren weisen **keine zelluläre Organisation** auf. Sie besitzen weder Organellen wie Mitochondrien, Ribosomen usw., noch verfügen sie über Enzymsysteme zur Energiegewinnung. Sie sind zur Energiegewinnung und Vermehrung auf den Stoffwechselapparat einer Wirtszelle angewiesen. Viren sind deshalb **obligate Zellparasiten**, die sich nur in lebenden Zellen vermehren können. Sie sind nicht wie Mikroorganismen auf toten Nährmedien kultivierbar. Manche Viren besitzen jedoch eigene Enzyme, z.B. Polymerasen zur Replikation ihrer Nukleinsäure in der Wirtszelle.
- Viren vermehren sich nicht durch Wachstum und anschließende Teilung. Unter **Ausnutzung des Stoffwechselapparates der Wirtszelle** werden die einzelnen Bestandteile des Virus, Nukleinsäuren und Proteine getrennt synthetisiert. Danach lagern sich diese zum fertigen Viruspartikel, zum Virion, zusammen.

Der Begriff „Virus" hat eine doppelte Bedeutung. Einerseits versteht man darunter das Partikel aus Nukleinsäure, Proteinen und eventuell Lipiden. Andererseits bedeutet der Begriff „Virus" das infektiöse Agens, das nur aus der Nukleinsäure bestehen kann. Will man das komplette Viruspartikel beschreiben, so spricht man vom **Virion**.

6.1.1 Größenordnung

Die Größe von Virionen liegt zwischen 20 nm bis 450 nm. Sie sind damit wesentlich kleiner als Bakterien (Abb. 6.1).

Die größten Viren sind die (mittlerweile ausgerotteten) Pockenviren mit einer Größe von 300 nm × 240 nm, die kleinsten dagegen die Gruppe der Picornaviren mit 3 bis 20 nm. Zu den Picornaviren gehören die Polioviren.

Viren zeigen eine erstaunliche Vielfalt der Struktur.

6.1.2 Stoffliche Zusammensetzung

Virionen bestehen aus Nukleinsäure, Proteinen sowie in manchen Fällen Lipiden und Glykoproteinen.

Die **Nukleinsäure**, DNA oder RNA, ist Träger der genetischen Information. Je nach Art der Nukleinsäure eines Virus unterscheidet man DNA- oder RNA-Viren. Beide Typen von Nukleinsäuren kommen niemals gemeinsam in einem Viruspartikel (Virion) vor.

Die DNA von **DNA-Viren** besteht in der Regel aus **doppelsträngigen, linearen DNA-Molekülen** und ist **nicht segmentiert**. Beispiele hierfür bieten die Pocken-, Herpes- und Adenoviren.

Tab. 6.1 Einteilung der Viren nach ihrer Nukleinsäure. Bei einigen Viren ist die Nukleinsäure in mehrere Segmente zerteilt. Dies hat u.U. starke Auswirkungen auf das biologische Verhalten solcher Viren (Influenza, Kap. 6.3.2). Einige Viren besitzen eigene Enzyme zur Replikation ihrer Nukleinsäure in der Wirtszelle (Polymerasen).

Virus-gruppe	Nukleinsäure Strang	Polari-tät	Seg-mente	Polymerase im Virion
Pocken	dsDNA		1	DNA → RNA
Herpes	dsDNA		1	–
Adeno	dsDNA		1	–
Papova	dsDNA		1	–
Parvo	ssDNA	+	1	–
Paramyxo	ssRNA	1	–	RNA → RNA
Orthomyxo	ssRNA	8	–	RNA → RNA
Retro	ssRNA	4	+	RNA → DNA
Toga	ssRNA	1	+	–
Reo	dsRNA	10-12		RNA → RNA
Picorna	ssRNA	1	+	–

ds = doppelsträngig
ss = einzelsträngig

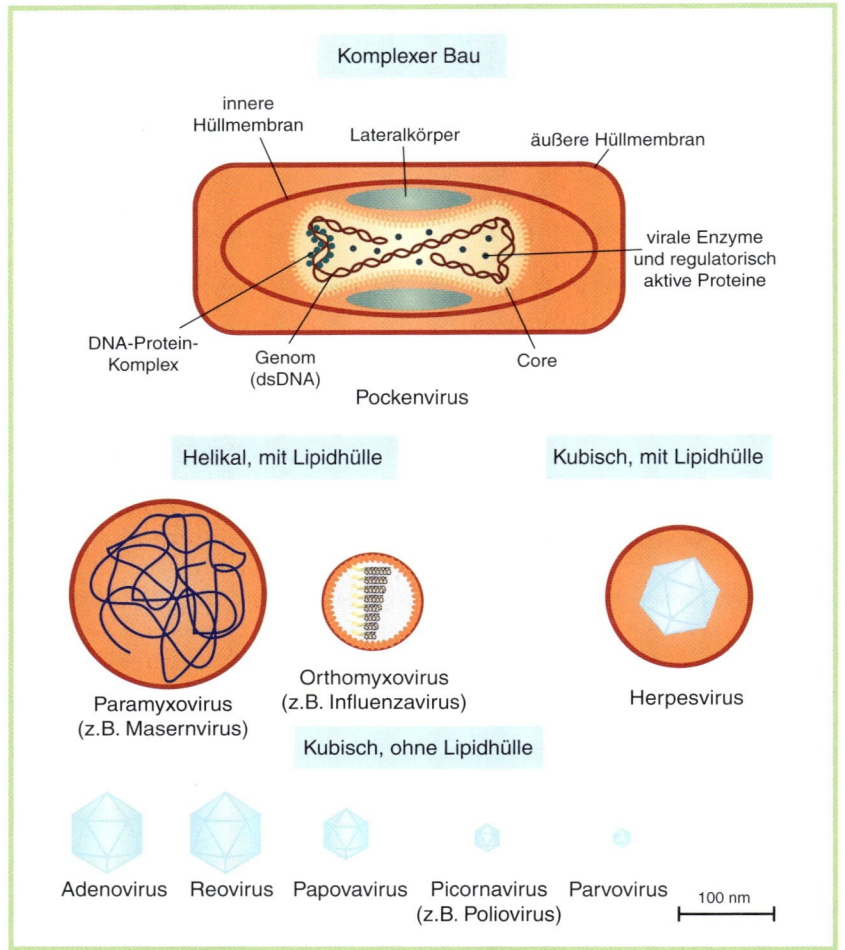

Abb. 6.1 Relative Größe und Organisationsform einiger Viren

Papovaviren besitzen ebenfalls doppelsträngige DNA, die jedoch als ringförmiges Molekül vorliegt. Zu den Papovaviren gehören die Warzenviren, sowie das Simian Virus 40 (SV40), dessen ringförmiges DNA-Molekül als Vektor bei gentechnologischen Experimenten an tierischen und menschlichen Zellen dienen kann. Als einzige vermehrungsfähige Partikel besitzen die Parvoviren einzelsträngige DNA-Moleküle.

Die RNA von **RNA-Viren** liegt in der Regel einzelsträngig vor. **In vielen Fällen** ist die RNA **segmentiert**, d.h. sie liegt im Virion in mehreren Einzelsträngen vor. So besitzen z.B. Grippeviren acht RNA-Segmente. Hieraus ergibt sich ihre genetische Instabilität, die zur ständigen Veränderung der Zusammensetzung des Grippeimpfstoffes zwingt. Doppelsträngige RNA besitzen die Virionen der Reoviren.

Der unterschiedliche Bau der Nukleinsäuren weist auf unterschiedliche Strategien bei der Vermehrung von Viren hin.

Nukleinsäuren der Viren können allein infektiös sein, in manchen Fällen jedoch nur, wenn sie gemeinsam mit entsprechenden viruseigenen Polymerasen in die Wirtszelle gelangen. Eigene Polymerasen besitzen z.B. Pocken-, Myxo- und Rhabdoviren (Tab. 6.1).

Proteine sind Bestandteile aller Virionen. Sie umhüllen als Proteinmantel (Kapsid) die Nukleinsäure. Durch spezielle Anordnung der Bausteine des Kapsids, der Kapsomeren, resultiert die Form der Virionen. Proteine des Kapsids besitzen antigene Eigenschaften.

Lipide finden sich bei solchen Viren, deren Nukleokapsid noch von einer Lipidhülle (Envelope) umgeben ist. Dies ist nicht bei allen Viren der Fall. Die Lipide der Hülle stammen von der Kern- bzw. Cytoplasmamembran der Wirtszelle. Sie enthält virusspezifische Glykoproteine. Diese tragen die Antigenstrukturen solcher „umhüllter" Viren. Eine Lipidhülle besitzen z.B. Influenza-, Masern-, Mumps- oder Herpesviren.

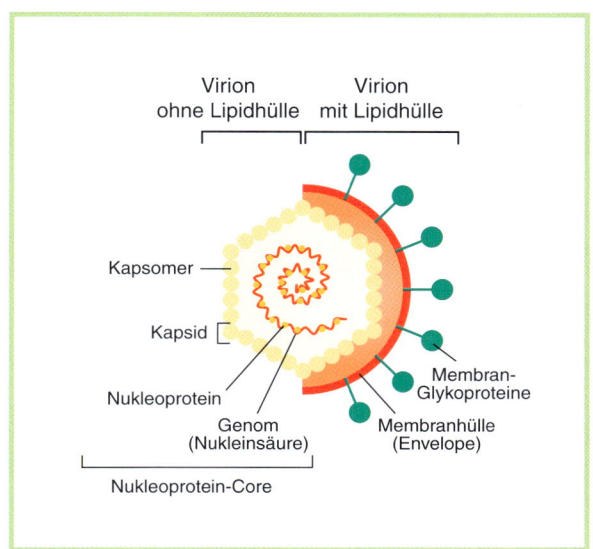

Abb. 6.2 Virionen mit kubischem Bau. Im Core liegt die Nukleinsäure mit Proteinen assoziiert als Nukleoprotein-Komplex.

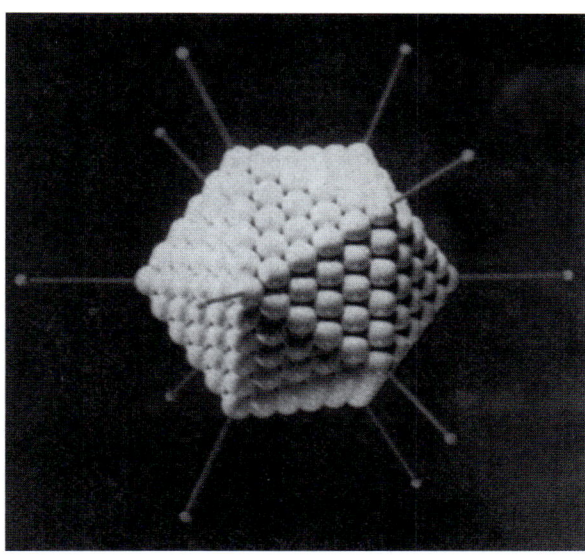

Abb. 6.3 Modell eines Adenovirus, das die strenge Geometrie des Kapsids zeigt. 252 Kapsomere sind in 20 gleichseitigen Dreiecken angeordnet. Man bezeichnet diese Form als Ikosaeder.

6.1.3 Struktur

Diese Grundbausteine der Virionen sind nach unterschiedlichen Bauprinzipien organisiert. Danach unterscheidet man:

- Viren mit kubischer Symmetrie
- Viren mit helikaler Symmetrie
- Viren mit komplexem Aufbau.

Prinzipiell besteht ein Virion aus der Nukleinsäure, umgeben von einem Proteinmantel, dem Kapsid.
Das **Kapsid** setzt sich aus Untereinheiten, den Kapsomeren, zusammen. Die **Kapsomeren** wiederum bestehen aus einem oder mehreren Polypeptiden. Je nach Anordnung der Kapsomeren hat das Kapsid die Form eines Ikosaeders (Zwanzigflächner), folgt also der kubischen Symmetrie (Abb. 6.2, 6.3), oder eines schraubenförmig gewundenen Stäbchens und folgt somit der helikalen Symmetrie (Abb. 6.4).
Nukleinsäure und Proteine bilden zusammen das **Nukleokapsid**. Dieses kann bei einigen Virusarten noch zusätzlich von einer **Außenhülle** (Envelope) umgeben sein. Diese Außenhülle besteht aus Lipiden und Glykoproteinen. Umhüllte Viren können kubische oder helikale Symmetrie aufweisen (Abb. 6.4, 6.5).

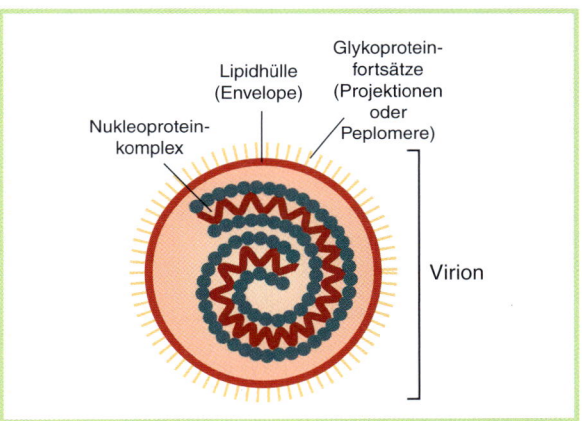

Abb. 6.4 Virionen mit helikalem Bau. Die Nukleinsäure ist von Protein umhüllt und ist als Nukleokapsid im Innern der Lipidhülle schneckenartig, helikal, aufgerollt. Humanpathogene Viren mit helikalem Bau haben immer eine Lipidhülle.

Manche Viren haben eine komplexere Struktur. Bei Pockenviren beispielsweise umgeben mehrere Hüllen die Nukleinsäure. Ein eigentliches Kapsid ist nicht klar erkennbar. Den Bau und die molekulare Organisation von Viren am Beispiel eines Retrovirus zeigt Abb. 6.6.

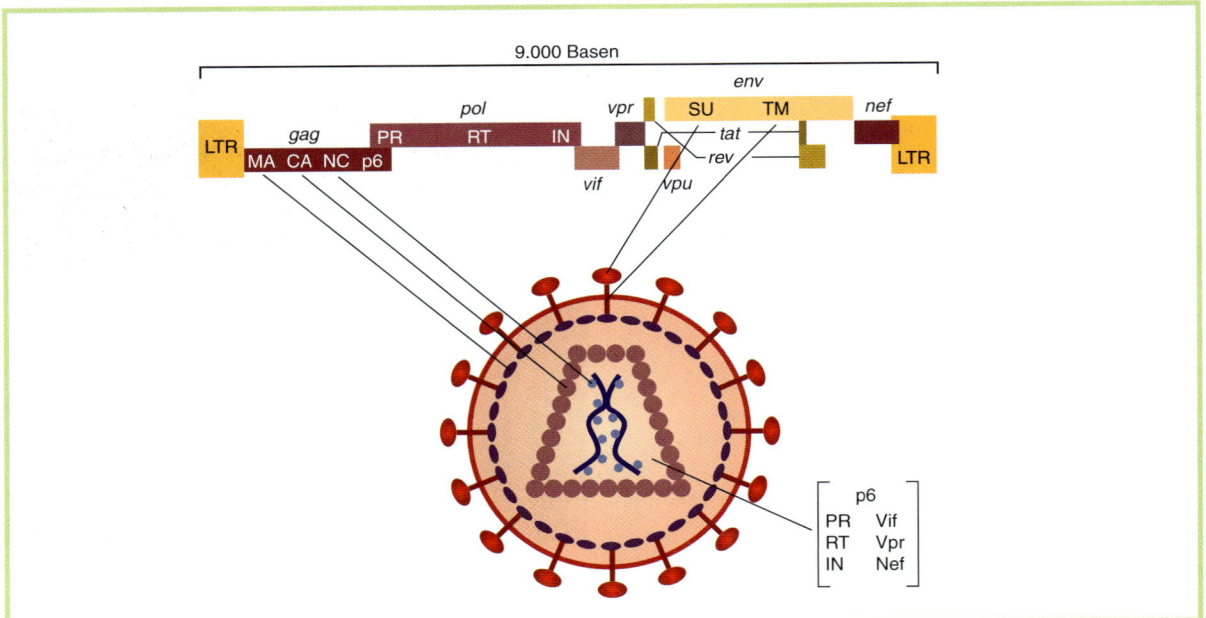

Abb. 6.6 Bau und molekulare Organisation von Viren am Beispiel eines Retrovirus, HIV: Kubisch gebautes RNA-Virus mit Lipidhülle. HIV-1 besitzt zwei Moleküle einer ca. 9.000 Basen großen RNA, die von zwei langen Wiederholungseinheiten (LTR) begrenzt ist und für neun offene Leserahmen codiert, von denen drei die Gene für die Polyproteine Gag, Pol und Env sind. Die vier Gag-Proteine MA, CA, NC und p6 sowie die zwei Env-Proteine SU und TM sind Strukturkomponenten, die die Hülle und das Zentrum des Virions bilden. Dagegen sind die drei Pol-Proteine PR, RT und IN virus-spezifische Enzyme, die in das Virion mit verpackt sind. Die sechs anderen Proteine werden auch als akzessorische Proteine bezeichnet. Drei davon, Vif, Vpr, Nef, sind ebenfalls im Virus-Partikel enthalten, Tat und Rev hingegen haben eine wichtige regulatorische Funktion und Vpu ist indirekt am Zusammenbau des Virions beteiligt. Die Polyproteine werden nach der Translation von einer Virus-spezifischen Protease zerschnitten. An diesen Schritt setzen die Protease-Inhibitoren an, die den Zusammenbau neuer Virionen verhindert und die Viruslast mindern (LTR: *long terminal repeat*, lange Wiederholungeinheit; MA: Matrix; CA: Kapsid; NC: Nukleokapsid; p6: Protein mit der Größe 6 kDa; PR: Protease; RT: Reverse Transkriptase, In: Integrase; SU: *surface*-Protein; TM: Transmembran-Protein).

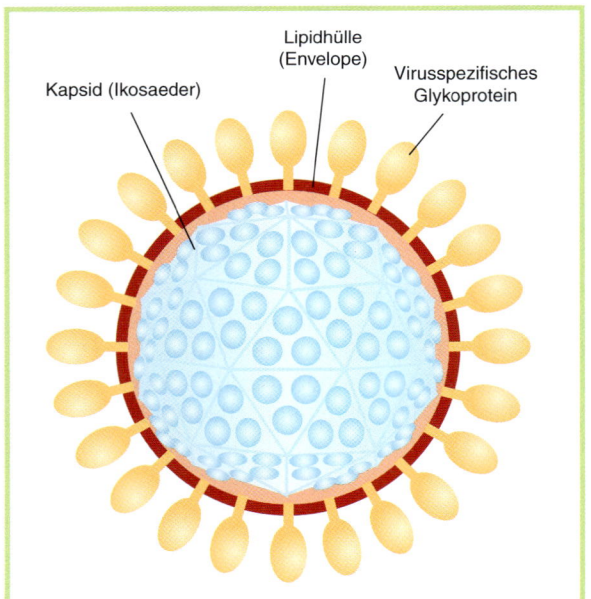

Abb. 6.5 Schema eines kubisch gebauten Virions mit Lipidhülle. Diese Lipidhülle besteht in allen Fällen aus einer doppelten Lipidschicht. Darin verankert sind Glykoproteine, die über die Lipidschicht hinausragen. Diesen Glykoproteinen kommen wichtige Funktionen wie z. B. Antigenfunktion zu.

●●● Zusammenfassung

Viren sind Partikel aus Nukleoproteinen. Sie besitzen keine zelluläre Organisation und verfügen nicht über eigene Enzymsysteme zur Energiegewinnung. Zur Vermehrung sind sie auf den Stoffwechsel einer Wirtszelle angewiesen. Es sind obligate Zellparasiten. Die Größe von Viren liegt zwischen 20 nm und 450 nm. Viren besitzen nur einen Typ von Nukleinsäuren, entweder DNA oder RNA. Danach unterscheidet man DNA- und RNA-Viren. Die Nukleinsäure allein kann in vielen Fällen infektiös wirken. Manche Viren sind von einer Hülle (Envelope) aus Lipiden umgeben, z. B. Influenza- und Herpesviren. Nach ihrem Aufbau unterscheidet man kubisch und helikal gebaute Viren.

6.2 Vermehrung von Viren

Viren können sich nur in lebenden Zellen vermehren. Sie sind auf deren Stoffwechselapparat angewiesen. Zwar besitzen zahlreiche Viren sehr spezifische eigene Enzyme, ohne die ihre Vermehrung gar nicht möglich wäre, sie verfügen jedoch weder über einen eigenen Energiestoffwechsel noch über Strukturen und Enzyme für die Proteinbiosynthese. Sie müssen sich diese von der Wirtszelle „borgen".

Die Virusvermehrung wird üblicherweise in folgende Stadien eingeteilt:

- Adsorption
- Penetration
- Freisetzung der Nukleinsäure
- Synthese von Virusproteinen und Replikation der Virusnukleinsäure
- Zusammenbau der neu synthetisierten Virusbausteine, „Reifung" der Viren
- Ausschleusung der neu gebildeten Viren

6.2.1 Bakteriophagen

Siehe auch Kap. 3.5.

Bakteriophagen („Phagen") sind Viren, die Bakterien infizieren. Der Bakteriophage λ hat für die Entwicklung der Molekularbiologie eine große Rolle gespielt. Er ist auf *E. coli* spezialisiert. Viele Konzepte der Virologie wurden mit Hilfe dieses molekularbiologischen „Traumpaars" entwickelt. Phagen erkennen ihre Wirtszellen über bestimmte Kapsid-Proteine, die an Oberflächenstrukturen der Wirtszellwand binden. Die Virionen besitzen in der Regel schwanzförmige Strukturen, mit deren Hilfe sie die Virusnukleinsäure in die Bakterienzelle injizieren. Die Proteinhülle selbst bleibt an der Bakterienwand zurück. Das Virus kann sich dann sofort vermehren und die Wirtszelle töten (**lytischer Zyklus**) oder sich zunächst in das Genom der Wirtszelle einbauen, um zu einem späteren Zeitpunkt in die Vermehrungsphase einzutreten (**lysogener Zyklus**). Ob der lytische oder der lysogene Zyklus eingeschlagen wird, hängt von der Konstitution der befallenen Bakterien ab. Bei günstigen Wachstumsbedingungen wird der Phage sofort virulent: Er tötet das befallene Bakterium, bei schlechten Bedingungen integriert der Phage ins Bakterien-Genom, er wird temperent (s. Kap. 3.5).

Phagen sind auch schon therapeutisch zur Behandlung bakterieller Infektionen eingesetzt worden. Die Entwicklung der Antibiotika und das Auftreten Phagen-resistenter Bakterien verringerten jedoch das Interesse an einer Weiterentwicklung der „Phagentherapie". Eine weitere Hürde ist die Tatsache, dass nicht nur Bakterien, sondern auch Phagen ein Ziel der Immunabwehr darstellen.

6.2.2 Entwicklungszyklen humanpathogener Viren

6.2.2.1 Allgemein

Adsorption

Der erste Schritt der Infektion einer Zelle durch ein Virus ist die Bindung des Virions an Rezeptoren der Cytoplasmamembran. **Der Vorgang der Adsorption ist sehr spezifisch**. Nicht alle Viren infizieren alle Zellen. An- und Abwesenheit von spezifischen Rezeptoren entscheiden über die Zellspezifität des Virus. Rezeptoren an der Oberfläche des Virions müssen spezifische Wechselwirkungen mit passenden Rezeptoren der Oberfläche der Wirtszelle eingehen. Diese Rezeptorstrukturen des Virions sind in den Glykoproteinen der Lipidhülle oder den Proteinen des Kapsids lokalisiert.

Isolierte Virusnukleinsäure hat ein wesentlich **breiteres Wirtsspektrum** als das Virion. Beispielsweise kann das Poliovirus nicht in Hühnerfibroblasten eindringen und sich darin vermehren. Es fehlen die für diesen Zelltyp spezifischen Rezeptoren. Isolierte Poliovirus-RNA dagegen wird von den Hühnerfibroblasten aufgenommen. Dies führt zur Produktion kompletter Polioviren.

Penetration

Das an der Zelloberfläche adsorbierte Virus muss in die Zelle aufgenommen werden. Diese Aufnahme ist eine **aktive, energieverbrauchende Leistung der Wirtszelle**. Es bestehen offensichtlich zwei Möglichkeiten der Penetration: die Phagozytose (Viropexis) und die Membranfusion.

Viren mit Lipidhülle gelangen in der Regel nach Fusion ihrer Lipidhülle mit der Cytoplasmamembran in die Wirtszelle. Das Nukleoproteid des Virus wird durch diese Membranfusion in das Cytoplasma der Wirtszelle geschleust. Viren ohne Lipidhülle können in der Regel durch Phagozytose in die Zelle aufgenommen werden (Abb. 6.7 und 6.8).

Freisetzung der Nukleinsäure

Nach Penetration des Virus in die Zelle oder bereits im Laufe der Penetration wird die Virusnukleinsäure frei-

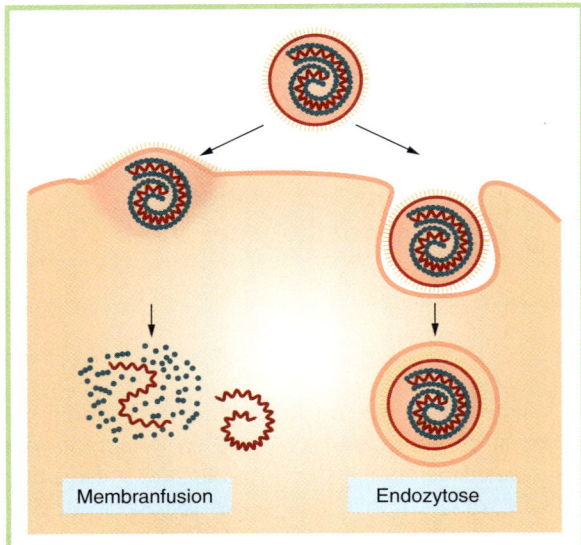

Abb. 6.7 Die Penetration von Viren in die Wirtszelle erfolgt entweder durch Membranfusion oder durch Endozytose. Bei der Membranfusion verschmilzt die Lipidhülle des Virus mit der Cytoplasmamembran.

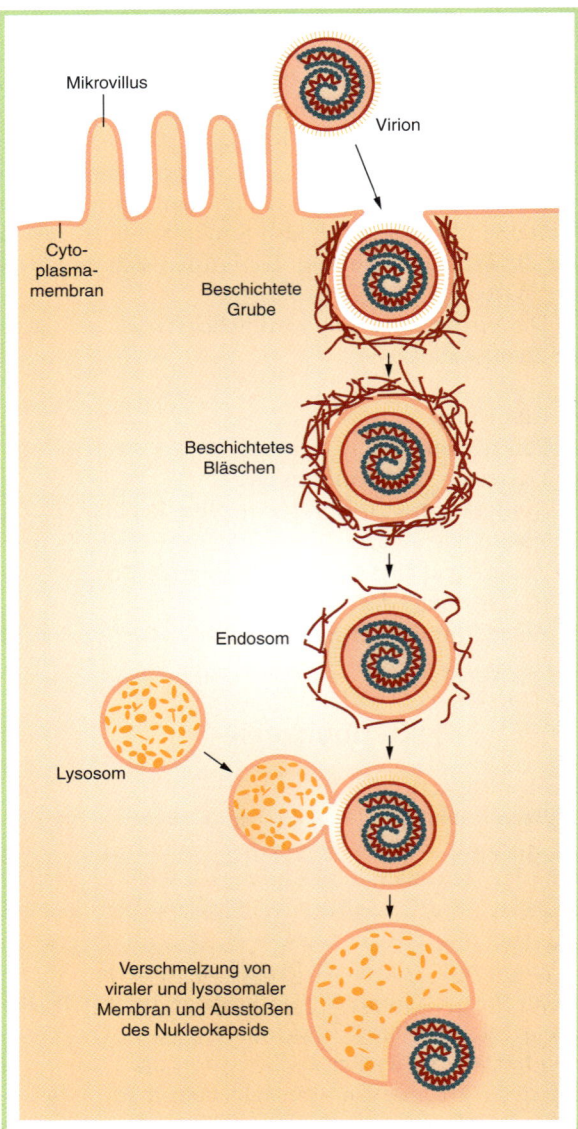

Abb. 6.8 Endozytose und Lysosomenweg. Durch Endozytose in eine Säugetierzelle aufgenommene Virionen benutzen offensichtlich den Weg über Lysosomen. Das Endosom mit dem Virion verschmilzt mit einem Lysosom. Durch Membranfusion mit der Lysosomenmembran wird das Nukleokapsid ins Cytosol ausgestoßen. Das Virion wird nur an speziellen, durch Einbau von spezifischen Membranproteinen vorbereiteten Stellen (der „beschichteten Grube") in die Zelle aufgenommen.

gesetzt, d. h. von den Proteinen des Kapsids getrennt. Für diesen Vorgang hat sich der Begriff „uncoating" eingebürgert. Der **Abbau der Kapsid-Proteine** erfolgt in der Zelle durch **lysosomale Enzyme**. Danach sind im Elektronenmikroskop keine Viruspartikel mehr in der Zelle nachzuweisen. Die nachfolgenden Stadien der Virusvermehrung bis zum elektronenmikroskopisch sichtbaren Erscheinen neuer Viruspartikel werden deshalb auch als **Eklipse** bezeichnet. Während dieser Eklipse finden die entscheidenden Synthesen von Virusnukleinsäure und Virusproteinen in der Zelle statt.

Synthese von Virusproteinen und Replikation der Virusnukleinsäure

In diesem Stadium der Virusvermehrung bestehen Unterschiede zwischen DNA- und RNA-Viren.

Viren mit doppelsträngiger DNA folgen dem allgemeinen Reaktionsweg der Übertragung genetischer Information. Die freigesetzte Virus-DNA dient als Matrize zur Synthese von mRNA. Diese virale mRNA assoziiert sich mit den Ribosomen der Wirtszelle. Hierdurch werden virusspezifische Proteine, so genannte **Frühproteine** gebildet. Dies sind Enzyme, die zur anschließend erfolgenden Reduplikation der Virus-DNA benötigt werden, also **DNA-Polymerasen**. Als Frühproteine erscheinen gegebenenfalls auch Proteine, die den wirtszelleigenen Stoffwechsel blockieren. Unter den Frühproteinen finden sich auch andere Enzyme, z. B. im Falle der Herpesviren eine Thymidinkinase. Als virusspezifisches Enzym ist diese wesentlich für die Wirkung bestimmter Virustatika. Mit der Synthese der Frühproteine setzt die Replikation der Virus-DNA ein. Gleichzeitig werden unter erneuter Transkription

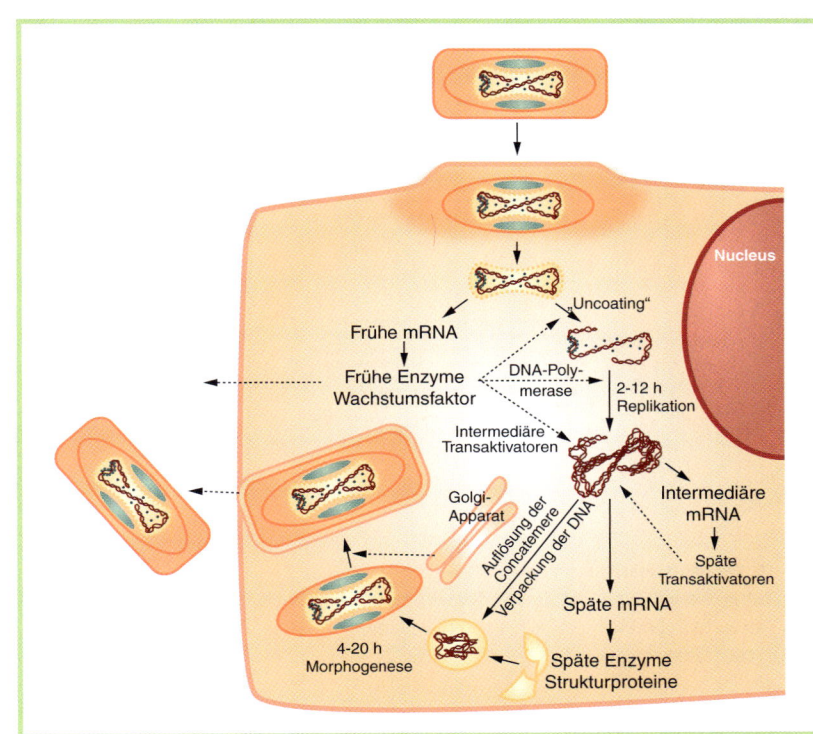

Abb. 6.9 Vermehrung eines DNA-Virus mit doppelsträngiger DNA in einer Wirtszelle (Pockenvirus)

6   Viren

von mRNA so genannte **Spätproteine** gebildet, dies sind die **Strukturproteine des Kapsids** (Abb. 6.9).

Bei den **RNA-Viren** finden sich sehr **unterschiedliche Strategien** der Virusvermehrung, je nachdem, ob die Virus-RNA selbst als mRNA fungieren kann, ob von der Virus-RNA erst eine komplementäre mRNA transkribiert werden muss, oder wie im Falle der Retroviren, eine DNA-Stufe zwischengeschaltet ist.

Im Falle der **Polioviren** besitzt die einzelsträngige virale RNA mRNA-Funktion, d. h. eine (+)-Polarität. In diesem Falle kann sich die eingedrungene RNA unmittelbar mit den Ribosomen der Wirtszelle assoziieren. Es wird zunächst ein großes Protein translatiert, das dann enzymatisch in die eigentlichen Virusproteine „geschnitten" wird. Für die Replikation der Virus-RNA muss zunächst ein komplementärer Strang mit (−)-Polarität gebildet werden. An diesem Komplementärstrang werden dann neue RNA-Moleküle mit (+)-Polarität transkribiert (Abb. 6.10). Wesentlich bei diesem Vorgang ist, dass mit der Bildung des komplementären RNA-Strangs die virale RNA als **doppelsträngiges RNA-Molekül** vorliegt. Dieses ungewöhnliche RNA-Molekül **induziert in der Wirtszelle die Bildung von Interferon** (s. Kap. 6.5). In bereits von Interferon geschützten Zellen löst diese doppelsträngige RNA Vorgänge aus, die zur Blockierung der weiteren Schritte der Virusvermehrung führen.

Im Falle der **Rhabdoviren**, zu denen beispielsweise der Erreger der Tollwut zählt, besitzt die eingedrungene einzelsträngige Virus-RNA eine (−)-Polarität, d. h. sie kann nicht als mRNA fungieren, sich nicht selbst mit den Ribosomen der Wirtszelle assoziieren. Sie bleibt auch nach dem Uncoating mit einem Teil des viralen Proteins verbunden, vermutlich weil ihre Information nur aus der zur Helix gewundenen Struktur des Nukleokapsids abgelesen werden kann. Durch eine viruseigene Polymerase werden RNA-Moleküle mit (+)-Polarität transkribiert, die dann als mRNA-Moleküle dienen. Zur Replikation der (−)-RNA, die in die reifenden Virionen eingebaut wird, bedarf es wieder eines doppelsträngigen Stadiums von (+)- und (−)-RNA. Wie im Beispiel der Polioviren geschildert, ist dies auch hier wieder das Signal für die Induktion von Abwehrreaktionen der Wirtszelle (Abb. 6.10).

Besonders wichtig für das Verständnis wesentlicher biologischer Vorgänge ist die Kenntnis der **Vermehrung von Retroviren**. Zu dieser Gruppe von Viren mit einsträngiger RNA zählen Leukämieviren, **HI-Viren** sowie Viren, die in Tieren Tumoren auslösen können. Die einzelsträngige RNA der Retroviren wird in der Wirtszelle durch eine im Virion enthaltene, mit in die Wirtszelle eingebrachte RNA-abhängige DNA-Polymerase, die **Reverse Transkriptase**, zu ringförmiger doppelsträngiger DNA transkribiert. Diese

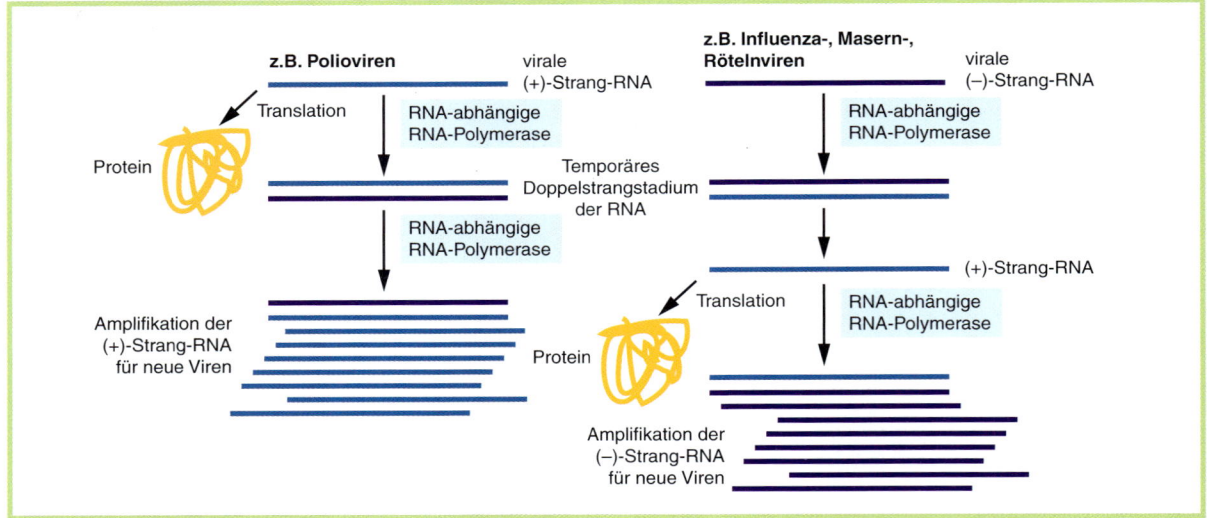

Abb. 6.10 Vermehrungsstrategien von RNA-Viren. Sowohl bei (+)-Strang-RNA als auch bei (–)-Strang-RNA muss zur Vermehrung der Nukleinsäure die RNA über ein virales Enzym, die RNA-abhängige RNA-Polymerase, der jeweils komplementäre Strang gebildet werden. Dabei tritt ein temporäres Doppelstrang-RNA-Stadium auf. Dies ist für die Induktion der Interferonbildung und die Auslösung von Abwehrmechanismen in Interferon-geschützten Zellen von ausschlaggebender Bedeutung.

im Cytoplasma synthetisierten, ringförmigen DNA-Moleküle gelangen in den Zellkern und werden dort in die DNA des Wirtsgenoms integriert. Dies ist eine wesentliche Voraussetzung für die Transformation einer Zelle, die zu Tumorwachstum führen kann (Abb. 6.11).

Die Entdeckung der Reversen Transkriptase eröffnete die Möglichkeit, mit Hilfe dieses Enzyms beliebige RNA-Moleküle in DNA-Moleküle zu transkribieren.

Das Verständnis der unterschiedlichen Vermehrungsstrategien von Viren ist sicherlich nicht einfach. Die Kenntnisse dieser molekularen Vorgänge sind jedoch wichtig für die Suche nach spezifisch wirkenden Virustatika sowie für das Verstehen zellulärer Abwehrmechanismen gegen virale Infektionen und damit der Möglichkeit der Synthese künstlicher Induktoren der Abwehrvorgänge, z. B. Poly I:C (Kap. 6.5). Des Weiteren liefert die Kenntnis dieser Vorgänge Aufschluss über die molekulare Grundlage der Zelltransformation und schließlich, z. B. mit der Auffindung der Reversen Transkriptase, unentbehrliche Werkzeuge für die Gentechnologie. Die Entdeckung der Reversen Transkriptase war auch von wichtiger grundsätzlicher Bedeutung. Man hatte bis dahin angenommen, dass der Informationsfluss nur von der DNA zur RNA, nicht aber umgekehrt verlaufen könnte.

Dass sich zwei Virus-Genome in der gleichen Bakterienzelle vermehren, ist ein seltenes Ereignis. Kommt es aber dazu, kann es durch Crossing-over zu **genetischer Rekombination** des Genmaterials kommen. So

können Gene ausgetauscht werden und neue Virus-Stämme entstehen.

Zusammenbau der neu synthetisierten Virusbausteine, „Reifung" der Viren

Gleichgültig nach welcher Strategie die Synthese der Virusbausteine erfolgt, die getrennt gebildeten Nukleinsäuremoleküle und Kapsidproteine werden am Ende der Virusvermehrung in einem Prozess der Selbstaggregation zu fertigen Virionen zusammengefügt. Bei den Viren mit kubischer Symmetrie entstehen zunächst leere Kapside, in die dann Nukleinsäure eingebaut wird. Der Zusammenbau der Virusproteine zu Kapsomeren und deren Zusammenlagerung zum Kapsid geschieht in der Zelle vermutlich nicht spontan, sondern unter Beteiligung „ordnender Hilfsstrukturen" und energiereicher Bindungen. Die neu gebildeten Viren lassen sich in der Zelle im Elektronenmikroskop erkennen. Damit ist die Phase der Eklipse beendet.

Aus einem Molekül Virusnukleinsäure, das in die Zelle eingedrungen war, können so in einem Vermehrungsvorgang Hunderte bis Tausende neuer Viren gebildet werden. Pocken, Polioviren u. a. vermehren sich im Cytoplasma, Herpesviren u. a. im Zellkern der Wirtszelle.

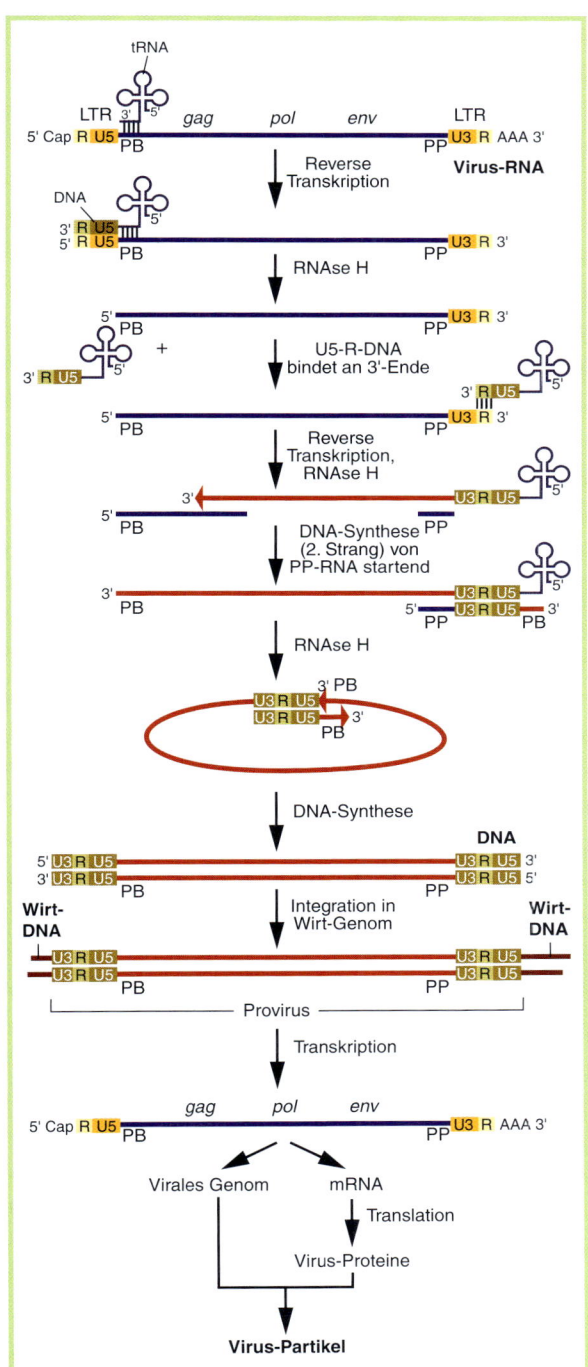

◀

Abb. 6.11 Vermehrungsweg eines Retrovirus. Die Reverse Transkription beginnt mit der Anlagerung einer tRNA als Primer an die Primer-Bindungsstelle (PB) der Virus-RNA. Zunächst werden die Abschnitte U5 und R der Wiederholungseinheit (LTR) in DNA umgeschrieben. Das Enzym RNAse H erkennt spezifisch DNA/RNA-Hybride und hydrolysiert den RNA-Strang des Hybrids. Dadurch wird der DNA-Abschnitt frei und kann mit der komplementären RNA im 3′-LTR der Virus-RNA basenpaaren. Von dort aus erfolgt nun die eigentliche Umschreibung der Virus-RNA in DNA. Gleichzeitig hydrolysiert die RNAse H den größten Teil der viralen RNA. Ein kurzes Stück RNA (PP) bleibt allerdings vorhanden und dient als Primer zur Synthese des zweiten DNA-Stranges. Sobald die DNA der Primer-Bindungsstelle PB vorliegt und die ursprünglichen RNA-Primer hydrolysiert sind, findet eine erneute Umlagerung statt, die beiden PB-DNA-Stränge basenpaaren und die DNA-Synthese kann vervollständigt werden. Die fertige, doppelsträngige virale DNA hat nun zwei identische LTRs aus U3, R und U5 und wird als Provirus in das Genom der Wirtszelle integriert. Bei der Transkription der Provirus-DNA entstehen dann RNA-Moleküle, die einerseits als mRNA für die Bildung der Virus-Proteine dienen, andererseits als Virus-Genom in neue Virionen verpackt werden.

Eine Besonderheit stellt die Ausschleusung der Viren dar, die eine Lipidhülle besitzen. Die Lipidhülle ist eine virusspezifisch veränderte Biomembran der Zelle, entweder die Kernmembran, beispielsweise im Falle der Herpesviren, oder die Cytoplasmamembran beispielsweise im Falle der Influenzaviren. Die Lipide der Hülle stammen dabei von der Biomembran der Wirtszelle. Die Proteine sind virusspezifisch und werden in die Membran neu eingebaut. An den Stellen, an denen das Virus aus der Membran ausgeschleust wird, werden bei der Virusreife die wirtszelleigenen Proteine der betreffenden Wirtszellmembran „ausgebaut" und durch viruseigene Proteine ersetzt.

Das Nukleokapsid verbindet sich dann mit der Innenseite der so veränderten Membran und bewirkt eine Ausstülpung. Schließlich löst sich der ausgestülpte Membranteil ab und schließt sich als Hülle um das Nukleokapsid (Abb. 6.12, 6.13).

6.2.2.2 Entwicklungszyklus von Humanen Polioviren (HPV)

Eintrittspforte für Polioviren ist der **Gastrointestinaltrakt**. Die Viren werden also „gegessen". Ursache sind Schmutz und Schmierinfektionen. Die Übertragung erfolgt nur von Mensch zu Mensch. Mit Poliovirus infizierte Menschen sind in aller Regel Virusüberträger, auch wenn die Infektion bei ihnen inapparent verläuft.

| **Ausschleusung neu gebildeter Viren**

Die Ausschleusung von Viren, die nicht von einer Lipidhülle umgeben sind, erfolgt entweder in Form einer Exozytose (Kap. 1.3.2.2), oder die Viren akkumulieren in der Zelle bis zu deren Lyse.

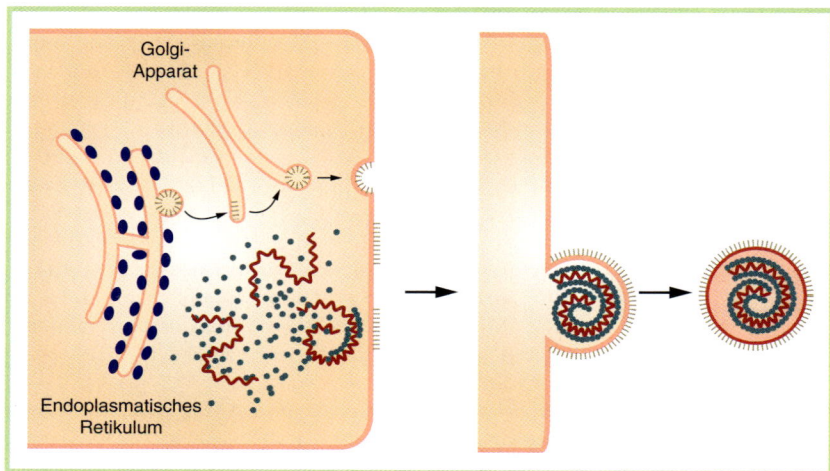

Abb. 6.12 Ausschleusen neu gebilde-ter Viren. Am Ausschleusen eines li-pidumhüllten Virus sind wichtige Organellen der Wirtszelle beteiligt. Die Proteine der späteren Virushülle werden im Endoplasmatischen Reti-kulum membrangebunden und durch Membranfluss in Golgi-Zister-nen eingebaut. Dort werden sie zu Glykoproteinen vervollständigt und wieder über Membranfluss in die Cytoplasmamembran eingebaut. An so vorgebildeten Membranstellen werden dann die Viruspartikel aus-geschleust und dabei umhüllt.

Nach oraler Aufnahme vermehrt sich das Virus zu-nächst in den Epithelien des Rachens und des Darm-traktes.

Nach Einwandern in die lokalen Lymphknoten tritt das Virus in die Blutbahn über. Nach diesem Stadium der primären Virämie gelangen die Viren dann in in-nere Organe, in deren Zellen eine weitere Virusvermeh-rung stattfindet. Nach Zellzerstörung kommt es zu einem erneuten Übertritt in die Blutbahn, zur sekundä-

ren Virämie. Danach, etwa vom 6. Tage der Infektion an, dringt das Virus in das Zentralnervensystem ein und breitet sich intraneural aus. Das paralytische Stadium der Erkrankung beginnt etwa 12 Tage nach Beginn der Infektion (Abb. 6.14).

Eine Infektion mit Polioviren, ob sie nun apparent oder inapparent verläuft, führt in jedem Falle zum Auf-treten hoher Antikörpertiter der Antikörperklassen IgA, IgG und IgM.

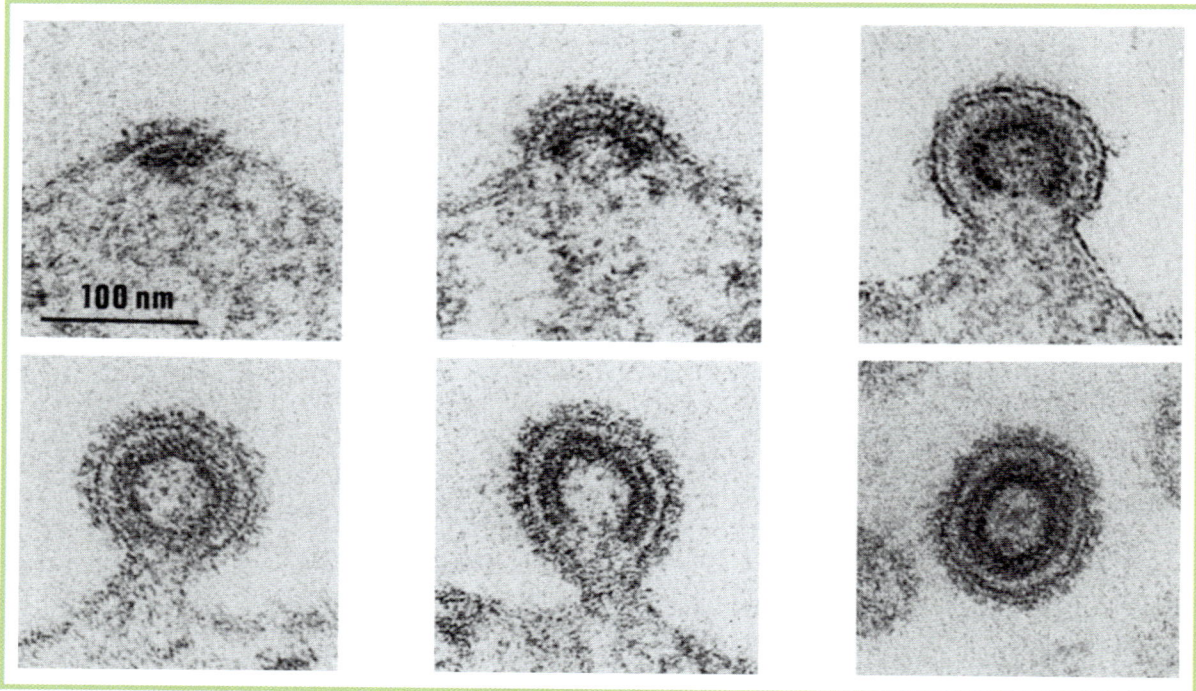

Abb. 6.13 Ausschleusen eines Leukämievirus aus der Zelle. In der Virushülle sind deutlich die Projektionen (Glykoproteine) zu erkennen. Innerhalb der Hülle ist das Kapsid zu erkennen. (EM-Aufnahme: H. Frank)

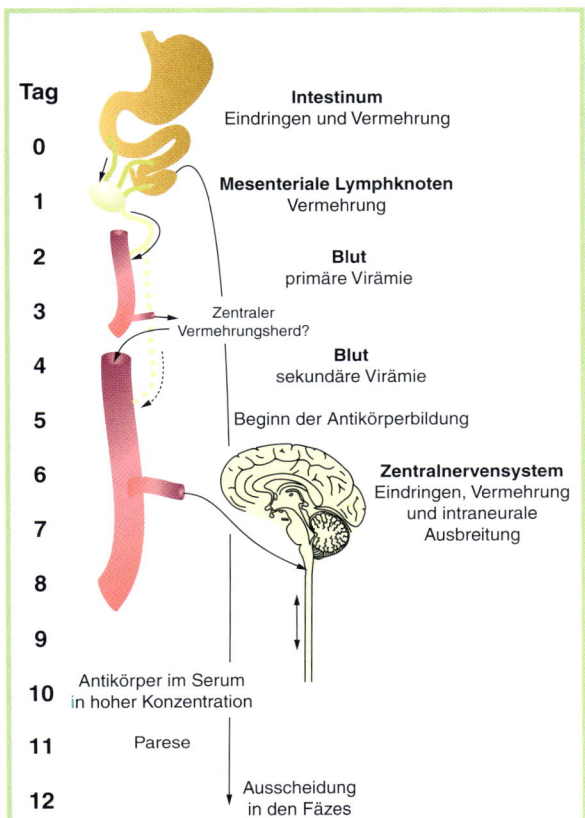

Tag	
0	**Intestinum** Eindringen und Vermehrung
1	**Mesenteriale Lymphknoten** Vermehrung
2	**Blut** primäre Virämie
3	Zentraler Vermehrungsherd?
4	**Blut** sekundäre Virämie
5	Beginn der Antikörperbildung
6	**Zentralnervensystem** Eindringen, Vermehrung und intraneurale Ausbreitung
7	
8	
9	
10	Antikörper im Serum in hoher Konzentration
11	Parese
12	Ausscheidung in den Fäzes

Abb. 6.14 Infektionsverlauf der Polioviren

6.2.2.3 Entwicklungszyklus von Retroviren (am Beispiel von HIV)

Das Virus adsorbiert an Oberflächenrezeptoren einer Zelle und penetriert in die Zelle. Nach dem Verlust der äußeren Hülle und der Core-Proteine findet sich die RNA im Cytoplasma der infizierten Zelle. An der viralen (+)-Strang-RNA wird, unter Beteiligung der Reversen Transkriptase (RNA-abhängige DNA-Polymerase), über eine DNA:RNA-Zwischenstufe eine doppelsträngige DNA synthetisiert. Diese wird in ein Wirtszellchromosom integriert. Sie verhält sich dort wie die zelleigene DNA, wird bei Zellteilungen auf die Tochterzellen weitergegeben und persistiert in den Zellen eines infizierten Organismus, solange dieser lebt. An der viralen DNA-Matrize können virale RNA-Moleküle transkribiert werden. Diese dienen als mRNA und können mit Hilfe der Ribosomen der Zelle Virusproteine bilden. Aus der viralen RNA und den viralen Proteinen werden die Virionen zusammengebaut. Diese werden durch Knospung aus der Zelle ausgeschleust (Abb. 6.11, 6.15).

●●● Zusammenfassung

Viren können sich nur in lebenden Zellen vermehren. Durch spezifische Erkennungsvorgänge wird ein Virus an eine Zelloberfläche adsorbiert und über unterschiedliche Mechanismen in die Zelle eingeschleust. In der Zelle wird die Nukleinsäure freigesetzt. Sie steuert schließlich ihre eigene Vermehrung und die Bildung von viruseigenen Enzymen und Kapsidproteinen. Neu gebildete Moleküle von Virusnukleinsäure und Kapsidproteinen werden zu neuen Viren assoziiert. Die neuen Viren werden schließlich durch Lyse der Wirtszelle frei oder werden durch Exozytosevorgänge aus der Wirtszelle ausgeschleust.

6.3 Medizinisch wichtige Viren

6.3.1 Herpesviridae

6.3.1.1 Einordnung und Pathogenität

Herpesviren gehören zu den DNA-Viren. Sie sind kubisch in Form von Ikosaedern aufgebaut. Das Kapsid ist zusätzlich von einer Lipidhülle umgeben (s. Abb. 6.1).

Die Gruppe der Herpesviren umfasst eine Reihe menschenpathogener Erreger:

- Herpesvirus hominis,
- Varicella-Zoster-Virus,
- Cytomegalievirus und
- Epstein-Barr-Virus.

Einen Überblick über Krankheitsbilder, die durch Herpesviren hervorgerufen werden, gibt Tab. 6.2.

▮ Herpesvirus hominis

Das *Herpesvirus hominis* gehört zu den Krankheitserregern, mit denen der Mensch am ehesten in Berührung kommt. Bis zum Erreichen des Erwachsenenalters werden etwa 90 % der Bevölkerung infiziert. Meist bleibt die Infektion allerdings inapparent, das heißt, es kommt nicht zu Krankheitserscheinungen. Trotzdem bleibt die Infektion lebenslang als okkulte Besiedlung bestehen. Daraus entwickeln sich wiederholt kurz dauernde Ausbrüche, Exazerbationen, meist als harmlose, bläschenförmige Hauteruptionen. Nur in Einzelfällen, z. B. beim generalisierten *Herpes simplex* immunsupprimierter Patienten oder der Herpes-Enzephalitis kommt es zu einer Ausbreitung des Virus im Körper.

Herpesvirus hominis kommt in 2 Serotypen vor, also Formen, die sich in ihrem Antigenmuster unterscheiden.

6 Viren

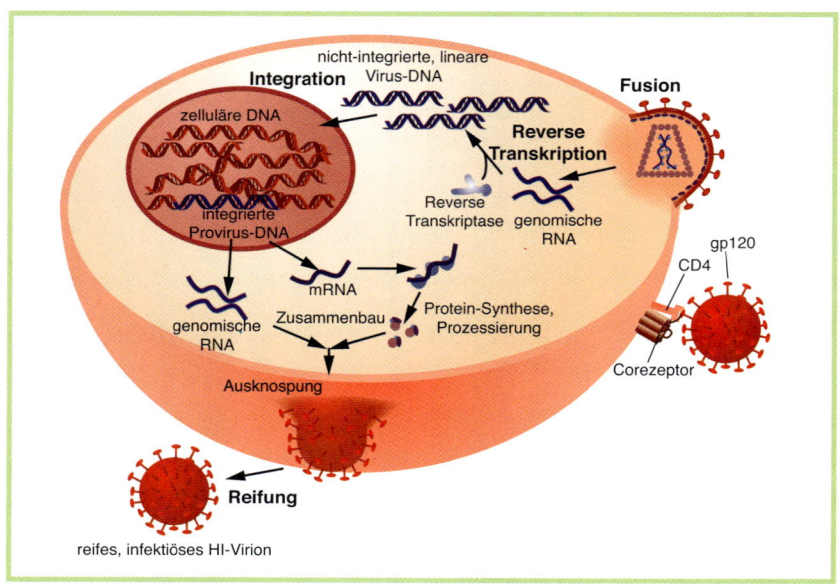

Abb. 6.15 Schema der Vermehrung eines HI-Virus (Retrovirus)

Typ 1 des *Herpesvirus hominis*, der so genannte Oraltyp, ist außerordentlich verbreitet. Bis zum 6. Lebensjahr sind praktisch alle Kinder infiziert. Die Primärinfektion erfolgt vorwiegend über die Mundhöhle.

Der Typ 2, der Genitaltyp, ist seltener. Diese Erreger verursachen herpetische Erkrankungen vorwiegend im Genitalbereich.

Das Wirtsspektrum der Herpesviren ist außerordentlich breit. Neben dem Menschen werden auch zahlreiche Nagetiere befallen.

Herpesvirus hominis verursacht auch Hornhauttrübungen, den so genannten *Herpes corneae*.

Da Herpesviren im Zellkern der Zellen eines infizierten Organismus persistieren, ist ein Impfschutz nicht sinnvoll.

Tab. 6.2 Krankheitsbilder als Folge von Herpesviren-Infektionen

Virus	Häufige Erkrankung	Seltene Erkrankung
Herpesvirus hominis Primärerkrankung	Gingivostomatitis Pharyngitis, Tonsillitis Herpes labialis Keratokonjunktivitis Herpes genitalis	Enzephalitis Ekcema herpeticum Traumatischer Herpes Hepatitis Herpes neonatalis
Herpesvirus hominis Rekurrierende Erkrankung	Herpes labialis Keratokonjunktivitis Herpes genitalis	Enzephalitis?
Varicella-Zoster-Virus	Varizellen Zoster	Pneumonie Enzephalitis
Cytomegalievirus		Kongenitale Cytomegalie Posttransfusionsmononukleose Hepatitis Pneumonitis
Epstein-Barr-Virus	Infektiöse Mononukleose	Posttransfusionsmononukleose Burkitt's Lymphom Nasopharyngeal-Karzinom

Zudem breitet sich das Virus von Zelle zu Zelle aus. Das Virus persistiert in Nervenganglien, besonders im Trigeminusganglion. Es gelangt durch Vermehrung und Wanderung in den Scheiden der Ganglien auf Haut und Schleimhäute.

Varicella-Zoster-Virus

Das Varicella-Zoster-Virus ist der Erreger der Windpocken, einer häufigen, sehr ansteckenden Kinderkrankheit. Die Infektion verläuft immer apparent, d. h. führt immer zum Ausbruch der Krankheit. Bei immunologisch gesunden Kindern nimmt die Krankheit meist einen leichten Verlauf. Die Infektion führt zu einer lebenslangen Immunität gegen das Virus. Das Virus persistiert jedoch, wie das *Herpesvirus hominis*, in den Zellkernen von Ganglienzellen und kann beim Erwachsenen zu Herpes zoster, d. h. Gürtelrose und Gesichtsrose, führen. Dabei vermehrt sich das in den Ganglien persistierende Virus und breitet sich streng begrenzt in dem vom betreffenden Ganglion versorgten Hautgebiet aus. Es kommt zur Bildung von bläschenartigen Exanthemen und einer sehr schmerzhaften Neuritis.

Cytomegalie-Virus

Auch das Cytomegalie-Virus ist sehr weit verbreitet. Die Infektion verläuft in der Jugend meist inapparent. Wie für Viren der Herpes-Gruppe typisch, führt die Infektion zu einem Virusträgertum auf Dauer. Das Virus persistiert in Lymphozyten und kann aus diesen heraus wieder reaktiviert werden, z. B. während einer Schwangerschaft, bei Tumorpatienten oder im Verlauf einer immunsuppressiven Therapie. Cytomegalie-Viren können intrauterin übertragen werden. Sie können dann beim Neugeborenen zu schweren Missbildungen führen. Ursache ist die Auslösung von Chromosomenaberrationen durch das Virus.

Intrauterine Infektionen durch Cytomegalie-Viren sind die häufigste Ursache von Missbildungen beim Neugeborenen, noch vor den Rötelnviren.

Epstein-Barr-Virus

Wie alle Viren der Herpes-Gruppe ist auch das Epstein-Barr-Virus weltweit verbreitet und führt zu lebenslanger Persistenz im infizierten Organismus. Es ist der Erreger der infektiösen Mononukleose, des Pfeifferschen Drüsenfiebers. Epstein-Barr-Virus wird mit zwei Tumorerkrankungen des Menschen in Verbindung gebracht, dem Burkitt-Lymphom und dem Nasopharynx-Karzinom.

6.3.1.2 Möglichkeiten einer Chemotherapie von Herpes-Infektionen

Gegen manche Herpes-Erkrankungen kann eine gezielte Chemotherapie mit gewissem Erfolg durchgeführt werden. Zur Anwendung kommen so genannte Antimetaboliten des Nukleotidstoffwechsels. Solche Antimetaboliten sind Strukturverwandte der natürlichen Bausteine der Nukleinsäuren und werden an deren Stelle in die DNA eingebaut. Dort führen sie zu Mutationen (Kap. 3.4.1) und stören oder blockieren damit die Virusvermehrung.

Bekannt ist das **Idoxuridin**, welches an Stelle von Thymidin in die DNA eingebaut wird. Es bindet aber im Komplementärstrang nicht Adenin, sondern Guanin, da es hauptsächlich in der Enolform vorliegt. Hierdurch wird der Informationssinn der DNA verändert. Idoxuridin wird natürlich auch in die DNA der Wirtszellen eingebaut. Daher kann diese Verbindung nur lokal angewandt werden, z. B. bei Herpes corneae.

Andere Antimetaboliten, die gegen Herpes-Erkrankungen eingesetzt werden können, sind z. B. **Cytarabin** und **Vidarabin** (Kap. 3.3.6.3, Abb. 3.72).

Spezifischer als die genannten Verbindungen wirkt **Aciclovir**. Dieses wird in einer von Herpesviren infizierten Zelle von einem virusinduzierten Enzym, einer Thymidinkinase, zum Monophosphat phosphoryliert. Diese Reaktion kann ausschließlich von diesem virusspezifischen Enzym ausgeführt werden. Wirtszelleigene Enzyme phosphorylieren dann das Aciclovirmonophosphat zum Triphosphat. Dies ist die eigentliche Wirkform; sie hemmt zum einen die Virus-DNA-Polymerase, des Weiteren wird das Triphosphat in die DNA des Virus eingebaut. So kommt es zum Kettenabbruch, da im Aciclovirtriphosphat die Hydroxylgruppe am C-3 fehlt. Durch beide Faktoren wird die Virusvermehrung gehemmt (Abb. 6.16). Da Aciclovir spezifischer gegen Herpesviren wirkt als Antimetaboliten wie Idoxuridin, kann es in bestimmten Fällen auch systemisch angewandt werden.

Die genannten Arzneistoffe können jedoch nur dann zur Wirkung kommen, wenn sich die Viren in der Vermehrung befinden. Ruhende Viren werden in keinem Falle angegriffen. Inzwischen sind **Aciclovir-resistente Stämme** von Herpes-simplex-Viren gefunden worden. Im Thymidinkinase-Test zeigten diese keine Wirkung. Dies bedeutet, dass sie Aciclovir nicht phosphorylieren können. Dadurch kann Aciclovir nicht in seine Wirkform überführt werden. Die Resistenz ist also durch das Fehlen der Fähigkeit zur Induktion der Bildung der Thymidinkinase im Wirtszellgenom bedingt. Die Aciclovir-resistenten Herpes-simplex-Viren wurden vor allem bei Aids-Patienten gefunden.

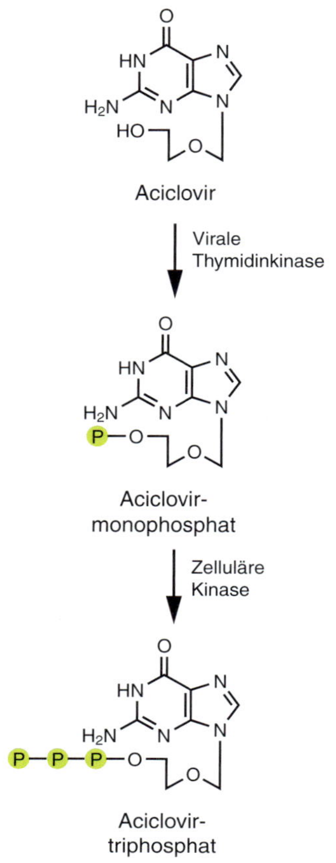

Abb. 6.16 Phosphorylierung von Aciclovir. Aciclovir wird durch eine virale Thymidinkinase zum Monophosphat phosphoryliert, der dann durch zelluläre Enzyme über das Di- zum Triphosphat, der eigentlichen Wirkform phosphoryliert werden kann.

Für eine selektive Schutzimpfung gegen das Varicella-Zoster-Virus steht ein Lebendimpfstoff zur Verfügung. Für bestimmte Risikogruppen kann eine passive Impfung mit Varicella-Zoster-Immunglobulin durchgeführt werden.

Behandlung von Infektionen mit Cytomegalie-Viren kann auch mit Foscarnet oder Ganciclovir erfolgen (Kap. 3.3.6.3). Eine ruhende, latente Infektion kann jedoch hierdurch nicht beeinflusst werden. Zur passiven Immunisierung gegen Cytomegalie-Viren stehen spezielle Immunglobulin-Präparate zur Verfügung.

Zur Behandlung schwerer Infektionen mit Herpes-Viren sind auch Interferone, z.B. IFN-β zugelassen (Kap. 6.5).

6.3.2 Orthomyxoviridae

6.3.2.1 Einordnung und Pathogenität

Influenzaviren

Die Influenzaviren gehören zur Gruppe der Myxoviren und hier zu den Orthomyxoviren. Alle Myxoviren sind RNA-Viren. Sie sind helikal gebaut. Ihr schlauchförmiges Nukleokapsid ist von einer Lipidhülle umgeben.

Von Influenzaviren sind drei Serotypen bekannt. Typ A ist der Erreger der pandemischen und epidemischen Influenza. Vom Typ A sind zahlreiche Subtypen bekannt. Die Typen B und C sind Erreger von eher lokalisierten Grippeepidemien. Influenza-Viren infizieren nicht nur den Menschen. Sie sind auch bei Säugetieren, Vögeln und Fischen weit verbreitet. Dort rufen sie keine Krankheiten hervor. Auf Grund dieses großen Tier-Reservoirs können Influenza-Viren nicht ausgerottet werden. In diesem Reservoir können sich immer wieder neue Subtypen des Typs A entwickeln und auf den Menschen übertragen werden.

Influenzaviren sind sphärische Partikel. Sie besitzen ein helikales Nukleokapsid mit segmentierter linearer, einzelsträngiger RNA. Man unterscheidet acht Segmente. Das Nukleokapsid ist von einer Lipidhülle umgeben. In die Lipidschicht eingelagert sind virusspezifische Glykoproteine: Hämagglutinine und Neuraminidasen. Bisher sind bei Influenza-A-Viren 16 verschiedene Hämagglutinine und 9 verschiedene Neuraminidasen bekannt. Beide fungieren als Antigenstrukturen und bedingen in ihrem unterschiedlichen Bau die Subtypen der Influenzaviren des Typs A. Hämagglutinin vermittelt darüber hinaus die Bindung der Viren an die Oberfläche von Wirtszellen (Abb. 6.17). Hämagglutinin bindet an einen Rezeptor auf der Oberfläche einer Zielzelle, die Sialinsäure. Schützende Antikörper binden an Hämagglutinine und Neuraminidasen.

Die Segmentierung der RNA der Influenzaviren ist Ursache für deren biologische Eigenheiten. Vermehren sich Influenzaviren unterschiedlicher genetischer Konstitution in einer Wirtszelle, so kann es beim Zusammenbau der Virionen zu einem **Segmentaustausch** kommen. Damit verbunden sind größere genetische Veränderungen, auch **Veränderungen im Antigenaufbau**, d.h. in der Struktur von Hämagglutinin und Neuraminidase. Diese Erscheinung wird **Antigenshift** genannt. Dies trifft nur für Viren des Typs Influenza A zu und führt zu einer **Subtypenänderung**. Mit dieser Änderung der Antigenstruktur unterwandert das Virus das Immunsystem des Menschen.

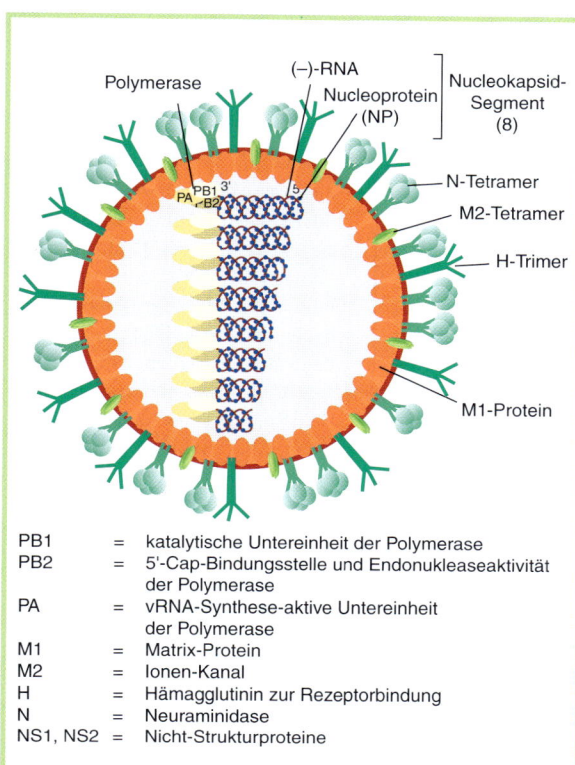

Polymerase

(–)-RNA
Nucleoprotein
(NP)

Nucleokapsid-
Segment
(8)

N-Tetramer

M2-Tetramer

H-Trimer

M1-Protein

PB1	=	katalytische Untereinheit der Polymerase
PB2	=	5'-Cap-Bindungsstelle und Endonukleaseaktivität der Polymerase
PA	=	vRNA-Synthese-aktive Untereinheit der Polymerase
M1	=	Matrix-Protein
M2	=	Ionen-Kanal
H	=	Hämagglutinin zur Rezeptorbindung
N	=	Neuraminidase
NS1, NS2	=	Nicht-Strukturproteine

Abb. 6.17 Schematische Darstellung eines Influenzavirus mit segmentierten Ribonukleoprotein (8 Segmente). Über die Lipiddoppelschicht ragen die Antigenstrukturen Neuraminidase und Hämagglutinin hinaus.

6.3.2.2 Immunisierung gegen Influenzaviren

Eine Infektion mit Influenzaviren führt zu einer guten, lang andauernden Immunisierung und zum Stillstand der Ausbreitung von Influenzaviren. Ändert sich jedoch das Antigenmuster der Viren, so trifft das „neue" Virus, d.h. der neue Subtyp, auf eine Bevölkerung, die noch keine Immunität gegen diese Antigenstruktur entwickeln konnte. Infolgedessen breitet sich das Virus mit großer Geschwindigkeit und weltweit in den gemäßigten Zonen aus. Es kommt zu so genannten **Pandemien**. Diese treten in vieljährigen, unregelmäßigen Abständen auf.

Durch Mutationen der Virus-RNA kommt es zusätzlich zu kleinen Veränderungen der Antigenstruktur, der **Antigendrift**. Diese Mutationen sind Ursache für die interpandemischen Wellen, die im Abstand von 2 bis 5 Jahren begrenzte Regionen überziehen.

Die erste große Pandemie wurde 1918 registriert und forderte mit ihren Nachwellen mehr als 20 Millionen Tote unter der Weltbevölkerung.

Die humanen **Hämagglutinin**- resp. **Neuraminidase**-Subtypen des Influenza-A-Virus werden in der Reihenfolge ihres Auftretens mit H1, H2, H3 oder N1 und N2 bezeichnet.

Der Einbruch von H1/N1-Stämmen in die ungeschützte Bevölkerung führte zur Pandemie von 1918. Verwandte H1/N1-Stämme kursierten zunächst bis 1957. Dann wurden sie abgelöst von H2/N2-Stämmen, die die so genannte Asia-Pandemie auslösten. 1968 erschienen Stämme eines neuen Hämagglutinin-Subtyps H3. H3/N2-Stämme lösten die Hongkong-Grippe, die Hongkong-Pandemie aus.

1977 kamen erneut Stämme des Subtyps H1/N1 nach Westen. Sie bestimmen seit dieser Zeit gemeinsam mit den H3/N2-Stämmen die Verbreitung und das Auftreten der Influenza (Abb. 6.18).

Die im November 1997 in Hongkong aufgetretenen tödlichen Grippeinfektionen mit einem völlig neuen Grippevirus (H5N1-Viren, Vogelgrippe), die durch den Kontakt mit infizierten Hühnern entstanden sind, zeigt, dass auch heute noch jederzeit eine Antigendrift möglich ist. Durch Vernichtung sämtlichen Geflügels in Hongkong wurde die Ausbreitung des neuen Subtyps und damit vielleicht eine neue Pandemie verhindert.

Durch genetische Instabilität, Segmentaustausch und Mutation der Influenzaviren kommt es immer wieder zu einer neuen Ausbreitung der Viren. Gegen die neuen Antigentypen müssen jährlich neu zusammengesetzte Impfstoffe gegen Influenza entwickelt werden. Hinzu kommt, dass auch der Typ B der Viren Veränderungen erfahren und zu lokalen Influenza-Ausbrüchen führen kann, z.B. 1984 in Niedersachsen.

Zur aktiven Schutzimpfung dienen verschiedene Impfstoffe. Sie enthalten isolierte Influenza-Antigene: Hämagglutinine und Neuraminidasen, die aus der Lipidhülle von inaktivierten Influenza-Viren extrahiert werden.

Die Impfung wird empfohlen für Personen, die älter als 65 Jahre sind, Personen in Heimen, Personen mit bestehendem Grundleiden und medizinisches Personal.

Ein Grippeimpfstoff enthält immer zwei Subtypen des Typs A und einen Subtyp des Typs B. Die Bezeichnung der Stämme setzt sich zusammen aus Typ/Ort der Isolierung/Nummer des Stammes/Jahr der Isolierung und bei A-Stämmen H- und N-Subtyp. Empfehlungen für die Zusammensetzung nennt die WHO. Für die Nordhalbkugel der Erde war das in der Influenza-Saison 2007/2008:

- A/Solomon Islands/3/2006 (H1 N1) oder ähnlich
- A/Wisconsin/67/2005 (H3 N2) oder ähnlich
- B/Malaysia/2506/2004 oder ähnlich

6   Viren

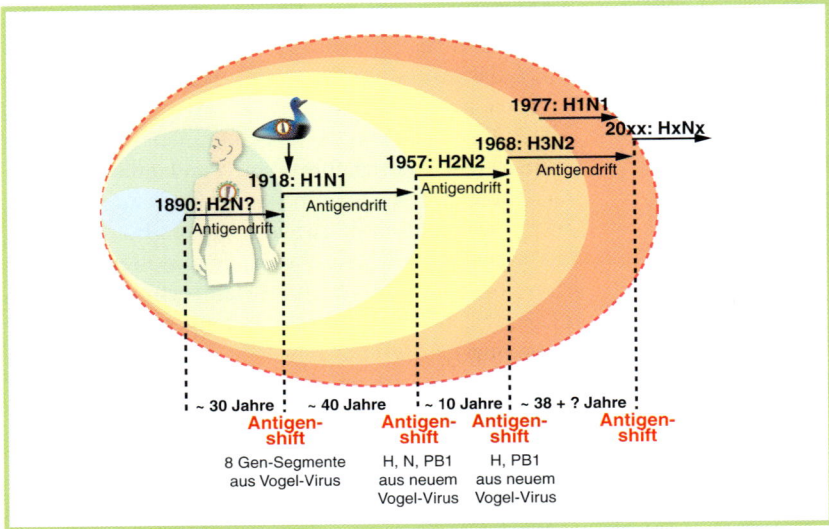

Abb. 6.18 Aufeinanderfolge der Influenza-A-Virus-Subtypen von 1918 bis 1977. Pandemie **1918**: Durch Subtyp H1/N1; Pandemie **1957**: Austausch der Hälfte der Gene mit unbekanntem Virus, als Resultat völlig neue Oberflächenantigene; Pandemie **1968**: Austausch des Gens 4 für Hämagglutinin; Pandemie **1977**: Ein neuer H1/N1-Subtyp tritt auf; bis heute keine neue Pandemie. Inzwischen nur geringfügige Veränderungen durch Antigendrift

6.3.2.3   Möglichkeiten einer Chemotherapie von Influenza-Infektionen

Eine besondere Bedeutung bei der Ausbreitung der Influenzaviren im infizierten Organismus besitzt die **Neuraminidase**. Die in einer Wirtszelle neu entstandenen Virus-Partikel werden aus der Zelle durch Knospung ausgeschleust. Dabei werden sie von der Cytoplasmamembran umhüllt, in die vorher Hämagglutinin und Neuraminidase eingebaut wurden. Die Cytoplasmamembran, die zur Lipidhülle des Influenza-Virus wird, enthält zunächst allerdings auch noch Oberflächenrezeptoren der Zelle, in der das Virus vermehrt wurde, die Sialinsäure. Sialinsäure jedoch bindet an Hämagglutinin. Sialinsäure in der Virusoberfläche würde bedeuten, dass die Virionen aneinander binden und verklumpen. Hierdurch würde die Ausbreitung der Influenzaviren im Wirtsorganismus verhindert werden. Die Infektion würde zum Erliegen kommen.

Die Rolle der Neuraminidase besteht nun darin, die Sialinsäure-Moleküle aus den Stellen der Cytoplasmamembran zu entfernen, an denen Viren ausgeschleust werden, also aus den Abschnitten der Cytoplasma-

membran, die zur Lipidschicht des Influenza-Virus werden.

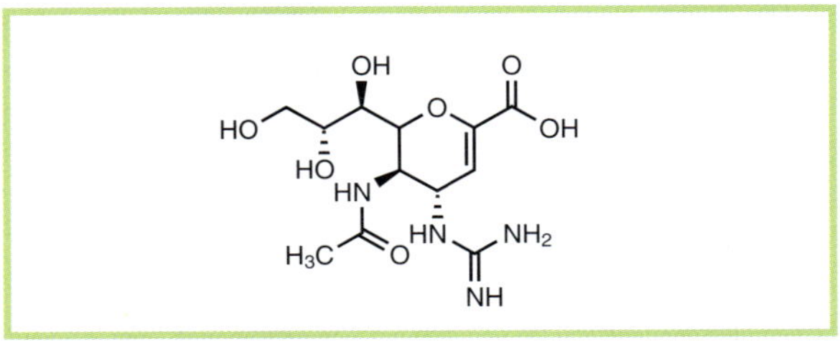

So wird das Verklumpen der neu entstandenen Virionen verhindert und deren Ausbreitung im infizierten Menschen ermöglicht.

Würde man die Neuraminidase hemmen, käme es nicht zur Ausbreitung der Viren im Organismus und nicht zu einer Erkrankung. Diese Überlegungen führten zur Entwicklung von **Neuraminidase-Hemmstoffen**, wie z. B. **Zanamivir** (Abb. 6.19).

Die Strukturen der Neuraminidase, an die solche Hemmstoffe binden, sind konservativ, unterliegen also nicht den Veränderungen der Struktur beim Antigenshift (Auftreten neuer Subtypen). Sie ist auch bei Influenzaviren der Typen A und B gleich. Mit Neuraminidase-Hemmstoffen hat man Arzneistoffe, die gegen alle Subtypen wirksam sind und auch Schutz bieten können, solange noch kein Impfstoff gegen den neuen Erreger zur Verfügung steht.

Die Viren werden durch Hemmstoffe der Neuraminidase nicht direkt angegriffen. Daher ist zu erwarten, dass Neuraminidase-Hemmstoffe nur in der Frühphase der Erkrankung, etwa innerhalb von 36 Stunden nach Ausbruch der ersten Symptome, eine ausreichende Wirkung zeigen.

Pharmakokinetische Untersuchungen weisen darauf hin, dass eine orale Bioverfügbarkeit von Zanamivir unter 10 % zu erwarten ist. Bessere Ergebnisse wurden bei Inhalation der Substanz erzielt.

Oseltamivir, ein weiterer Neuraminidase-Hemmstoff soll für die orale Applikation besser geeignet sein. Die Substanz selbst ist ein Prodrug und wird im Körper rasch zur Wirkform umgewandelt (Abb. 6.20).

Abb. 6.19 Der Neuraminidasehemmer Zanamivir

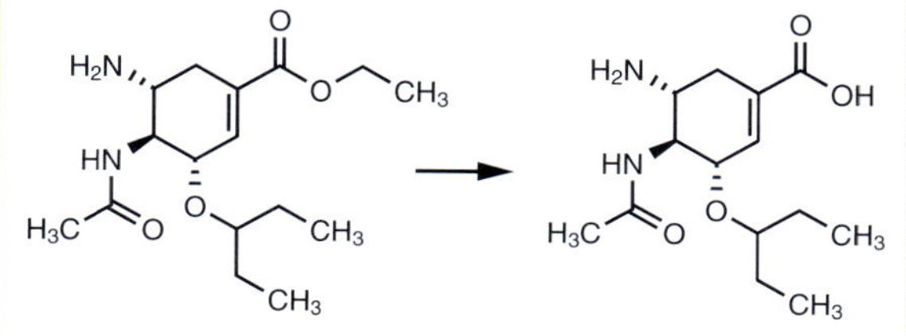

Abb. 6.20 Der Neuraminidasehemmer Oseltamivir (Prodrug) und sein aktiver Metabolit GS 4071

Neuraminidase-Hemmer verkürzen die Grippeerkrankung, reduzieren die Komplikationen und mildern die Schwere der Symptome. Auch die Gefahr einer Superinfektion mit Bakterien wird verringert.

Neuraminidase-Hemmer müssten zur Prophylaxe allerdings während der ganzen Grippesaison täglich angewandt werden. Sie werden die Grippeschutzimpfung, die – einmal durchgeführt – während der ganzen Grippesaison wirksamen und sicheren Schutz bietet, sicher nicht ersetzen können.

6.3.3 Paramyxoviridae

6.3.3.1 Mumps- und Masernviren

Auch Mumps- und Masernviren gehören zur Gruppe der Myxoviren, genauer zu den Paramyxoviren. Dies sind RNA-Viren mit helikalem Bau des Nukleokapsids, umgeben von einer Lipidhülle. Auch hier findet sich in der Lipidhülle ein virusspezifisches **Hämagglutinin**.

Im Gegensatz zu den Influenzaviren ist hier die RNA nicht segmentiert, sondern liegt in einem linearen einzelsträngigen Molekül vor.

Masern- und Mumpsviren sind **genetisch konstant**. Von beiden gibt es jeweils nur einen Serotyp. Gegen beide Erreger liegen Impfstoffe vor. Dabei handelt es sich um Lebend-Impfstoffe aus attenuierten Viren. Meist werden Kombinationsimpfstoffe eingesetzt (MMR = Masern + Mumps + Röteln).

Nach einer Masernerkrankung bildet sich eine lebenslang anhaltende Immunität aus.

6.3.4 Picornaviridae

6.3.4.1 Polioviren

Polioviren sind die Erreger der Poliomyelitis, der Kinderlähmung. Sie gehören zur Gruppe der Picornaviren, einer Gruppe von kleinen RNA-Viren. Sie sind kubisch gebaut, d.h. ihr Kapsid hat die Form eines Ikosaeders. Sie besitzen keine Lipidhülle. Ihr Entwicklungszyklus folgt dem allgemeinen Schema der Virusvermehrung (Kap. 6.2.2; s. Abb. 6.14).

Bei den Polioviren kennt man drei serologisch unterschiedliche Typen. Impfstoffe gegen Polioviren müssen alle drei Serotypen enthalten. Sie sind daher trivalent.

Polioviren sind weit verbreitet. Infektionen sind häufig, verlaufen jedoch in den meisten Fällen inapparent, also ohne Krankheitserscheinungen. Eine solche inapparente Infektion im frühen Kindesalter führt zu einer Immunität, die in der Regel bis zur Pubertät anhält.

6.3.4.2 Immunisierung gegen Polioviren

Mit der Entwicklung von Impfstoffen gegen die Polioviren wurde eine äußerst wirksame Prophylaxe gegen die spinale Kinderlähmung möglich. Heute stehen prinzipiell zwei verschiedene Impfstoffe zur Verfügung, der Salk- und der Sabin-Impfstoff (Schluckimpfung). Der Sabin-Impfstoff besteht aus abgeschwächten Viren und ahmt durch das „Schlucken" den natürlichen Infektionsweg der Wildviren nach. Diese Art der Impfung führt zu einer Immunität auf Grund der Bildung von Antikörpern der Klassen IgA, IgG und IgM. Wildvirus kann sich in einem so geschützten Organismus nicht mehr vermehren.

Salk-Impfstoff besteht aus toten Polioviren und wird parenteral verabreicht. Die so erworbene Immunität beruht auf der Bildung von Antikörpern der Klassen IgG und IgM. IgA-Antikörper werden nicht gebildet. Dies bedingt, dass eingedrungenes Wildvirus sich noch in den Darmepithelien vermehren kann. Hierdurch werden solche Virusträger zu Wildvirus-Ausscheidern, auch wenn sie unter einem sicheren Impfschutz stehen.

Eine Impfung bietet sicheren Schutz vor Poliomyelitis. Allerdings hält diese Immunität nicht lebenslang an. Sie muss alle 10 Jahre erneuert werden. Vor Reisen in Gebiete mit hoher Polio-Durchseuchung empfiehlt sich eine Auffrischung der Impfung.

Durch die konsequente Durchführung der Impfprophylaxe gegen Polioviren ist in weiten Teilen der Welt die Poliomyelitis stark zurückgegangen, resp. ausgerottet. Auch in den Industrieländern ist die Poliomyelitis stark zurückgegangen. Seit 2002 gelten Europa, Asien nördlich von Kaukasus und Himalaja, Australien und ganz Amerika frei von Polioviren. In Deutschland wurde 1978 die letzte autochthone Infektion registriert. Danach gab es nur noch Krankheitsfälle durch Einschleppung, resp. Krankheitsfälle durch Impfpoliomyelitis, verursacht durch die Impfung mit Lebend-Impfstoff (Sabin; Schluckimpfung), der bis 1999 in Deutschland hauptsächlich verwendet wurde. Die attenuierten, vermehrungsfähigen Viren dieses Impfstoffes können in einer Größenordnung von 1:4 Millionen (d. h. unter 4 Millionen Impfungen tritt ein Fall von Impfpoliomyelitis auf) wieder infektiös werden. Daher wird derzeit (2008) die Impfung mit Totimpfstoff (Salk) empfohlen. Dies setzt jedoch eine konsequente, flächendeckende Impfung voraus. Die Impfung sollte vom 3. Lebensmonat an erfolgen. Zur aktiven Immunisierung stehen eine Reihe von Kombinationsimpfstoffen zur Verfügung.

6.3.5 Retroviridae

Retroviren sind eine Gruppe von RNA-Viren, die sich durch den Besitz eines speziellen Enzyms, der Reversen Transkriptase, auszeichnen (Kap. 3.5.1.1). Es handelt sich um kubisch gebaute Viren mit einer Lipidhülle (s. Abb. 6.6); ihre RNA ist segmentiert.

6.3.5.1 Humanes Immundefizienz-Virus (HIV)

Zu den Retroviren gehören die Erreger von AIDS, dem Acquired Immune Deficiency Syndrom, einer Erkrankung, auf die man 1980 aufmerksam wurde. Erreger sind HIV-1 und HIV-2 (HIV, human immunodeficiency virus).

Zielzellen für AIDS-Viren sind Zellen, die auf ihrer Oberfläche den Rezeptor T-4 tragen. Dies sind T-Helferzellen und Makrophagen. In mit AIDS infizierten Organismen ist die Zahl der T-Helferzellen gegenüber den T-Suppressorzellen stark erniedrigt. Durch den Ausfall der T-Helferzellen wird das Immunsystem des Betroffenen stark geschwächt. Er ist nicht mehr widerstandsfähig gegen verschiedenste Infektionen, denen er schließlich erliegt.

Häufig tritt bei AIDS das so genannte Kaposi-Sarkom auf, ein Tumor der Haut und des darunter liegenden Gewebes, der vorwiegend an den Beinen auftritt. Häufig ist auch eine Lungenentzündung, verursacht durch den einzelligen Parasiten *Pneumocystis carinii.*

Im Laufe einer HIV-Infektion kommt es also zu einem weitgehenden Verlust der T-Helferzellen. Hierdurch wird das Immunsystem geschwächt. Dabei besteht eine Balance zwischen der Menge der HI-Viren (der Viruslast) und der Anzahl der T-Helferzellen im Organismus. Nachdem es bis heute (2008) noch keine Möglichkeit gibt, das HI-Virus aus einem infizierten Organismus zu eliminieren, d. h. die Betroffenen zu heilen, ist es Ziel der gegenwärtigen Therapiekonzepte,

die Viruslast zu senken, d. h. die Vermehrung der Viren zu verhindern. Damit steigt die Zahl der T-Helferzellen wieder deutlich an. Dieser Vorgang kann sich allerdings über Jahre erstrecken. Das Immunsystem wird damit teilweise wieder regeneriert. So kann erreicht werden, dass die Infektionen mit opportunistischen Erregern zurückgedrängt werden. Eine Abwehr der HI-Viren durch das Immunsystem ist damit allerdings nicht möglich. Selbst nach jahrelanger Zurückdrängung der HI-Viren steigt deren Zahl sprunghaft an, wenn die antiretrovirale Therapie abgesetzt wird.

6.3.5.2 Möglichkeiten einer Chemotherapie von HIV-Infektionen

Der gegenwärtig praktizierten Therapie liegt das so genannte HAART-Konzept (highly active antiretroviral therapy) zugrunde, das 1996 einen Durchbruch in der Behandlung einer HIV-Infektion und AIDS brachte.

Arzneistoffe, die hierbei eingesetzt werden, sind zum einen **Nukleosid-analoge Verbindungen und nicht nukleosidäre Inhibitoren der Reversen Transkriptase** (s. Kap. 3.3.6.3 und Abb. 3.77), welche die Reverse Transkriptase der Viren hemmen. Die Synthese von doppelsträngiger Virus-DNA wird gedrosselt. Damit wird die Virusvermehrung gehemmt. Die anderen, hier eingesetzten Arzneistoffe wirken als **Protease-Inhibitoren**. Durch diese wird die HIV-1-Protease gehemmt, die das primäre Polypeptid des *gag*-Gens in vier Proteine schneidet. Wird dieser Schritt unterbunden, kann der Zusammenbau des Kapsids nicht stattfinden. Damit wird die Vermehrung der Viren gehemmt (s. Abb. 6.15).

Nukleosid-analoge Verbindungen, welche die reverse Transkription hemmen, sind z. B. Zidovudin, Lamivudin und Didanosin. Nicht Nukleosid-analoge Verbindungen sind Efavirenz und Nevirapin. Beispiele für **Protease-Hemmer** sind Amprenavir oder Tipranavir, Saquinavir. HI-Viren können gegen solche Arzneistoffe Resistenzen entwickeln. Diese beruhen auf Mutationen auf der Virus-DNA, die in die Wirtszell-DNA integriert ist.

Arzneimittel, die solche Hemmstoffe der Virusvermehrung enthalten, werden dem Patienten meist in Dreier-Kombinationen verabreicht. Nachteile dieser Therapie sind zum einen die oft sehr komplizierten Einnahmeregimes und die Notwendigkeit der häufigen sowie über lange Zeiträume anhaltenden Einnahme der Medikamente, zum anderen deren ausgeprägte Nebenwirkungen. Mit dieser Therapie wird es möglich, das Immunsystem teilweise wieder zu regenerieren. Damit kann das Leben der Betroffenen verlängert und deren Lebensqualität verbessert werden.

6.4 Viroide und Prionen

6.4.1 Viroide

Wesentlich kleiner als Viren sind Viroide. Sie bestehen aus einem einzigen Strang von Ribonukleinsäure. Dieser enthält etwa 350 Nukleotide und ist damit etwa 10-mal kleiner als die RNA der kleinsten Viren. Die Molekulargewichte liegen zwischen 25 000 und 150 000. Eine Proteinhülle ist nicht vorhanden. Die RNA von Viroiden liegt ringförmig vor, daher ist sie vor dem Angriff von Exonukleasen geschützt.

Die Sekundärstruktur der Viroide zeigt kurze Helices mit gepaarten Basen, die durch ungepaarte Bereiche unterbrochen sind. Dies bedingt eine fast optimale thermodynamische Stabilität.

Viroide sind bisher nur als Erreger einiger Pflanzenkrankheiten gefunden worden. So ist z. B. die Spindelknollensucht der Kartoffel oder die Citrus-Exocortis-Krankheit von Zitrusfrüchten auf eine Infektion mit Viroiden zurückzuführen. Weitere Viroidkrankheiten wurden an Chrysanthemen, Gurken, Kokospalmen und am Hopfen gefunden.

6.4.2 Prionen

Prionen (proteinaceous infectious particles) sind Krankheitserreger, die weder DNA noch RNA enthalten, sondern nur aus Protein bestehen. Man kennt heute zwei von Prionen verursachte Krankheiten, die Scrapie, eine Störung des Nervensystems bei Schafen und Ziegen, sowie die Jakob-Creutzfeld-Pseudosklerose, eine seltene, von geistigem Zerfall begleitete Erkrankung des Menschen. Vermutlich sind Prionen auch Erreger zweier weiterer degenerativer Gehirnleiden des Menschen, nämlich Kuru, eine Erkrankung, die nur bei Hochlandstämmen in Neuguinea auftritt, sowie des Gerstmann-Sträussler-Scheinker-Syndroms (Tab. 6.3). Die von diesen Krankheiten hervorgerufenen pathologischen Veränderungen beschränken sich auf das Zentralnervensystem.

Die von Prionen verursachten Krankheiten fallen durch eine sehr lange Inkubationszeit auf. Es handelt sich um langsame, schleichende Infektionen. Die Inkubationszeit kann Monate, Jahre, sogar Jahrzehnte betragen. Ehe man die „Erreger" näher charakterisieren konnte, sprach man von „slow virus infections".

Die infektiösen Partikel bestehen aus einem einzigen Glykoprotein (ca. 30 kDa). Das PrP^C (Prion Protein cellular = zelluläres Prion-Protein) kommt vor allem an der Oberfläche von Synapsen vor. Seine physiologische Bedeutung ist noch weitgehend unbekannt. Gerät dieses normale Protein PrP^C in Kontakt mit einem PrP^{Sc} genannten Protein (Prion Protein Scrapie; pathogene Form des Prion-Proteins) ändert es seine Konformation und nimmt die Form von PrP^{Sc} an. In einer Art Kettenreaktion wird immer mehr PrP^C in PrP^{Sc} umgewandelt. Die Prion-Proteine lagern sich dann in befallenen Zellen zu Stäbchen zusammen, die im Elektronenmikroskop 10 bis 20 nm dick und 100 bis 200 nm lang erscheinen. Ein solches Stäbchen

Tab. 6.3 Krankheiten, die sicher oder möglicherweise auf Prionen zurückzuführen sind

Krankheit	Prionen als Erreger?	Natürliche Wirtsarten	Experimentelle Wirtsarten	Inkubationszeit
Scrapie	Ja	Schafe, Ziegen	Mäuse, Hamster, Affen	2 Monate bis über 2 Jahre
Jakob-Creutzfeld-Pseudosklerose	Ja	Mensch	Menschenaffen, Affen, Mäuse, Ziegen, Meerschweinchen	4 Monate bis über 20 Jahre
Kuru	Vermutlich	Mensch	Menschenaffen, Affen	18 Monate bis über 20 Jahre
Gerstmann-Sträussler-Syndrom	Vermutlich	Mensch	Menschenaffen, Affen	bis über 18 Monate
Übertragbare Nerz-Enzephalopathie	Vermutlich	Nerz	Affen, Ziegen, Hamster	5 Monate bis über 7 Jahre
Chronischer Kräftezerfall	Vermutlich	Großohrhirsch, Wapiti	Frettchen	bis über 18 Monate

besteht aus etwa 1000 Proteinmolekülen. Eine Prionen-Erkrankung kann auf folgende Art und Weise erfolgen:

- Sporadisch (Zufällige Konformationsänderung, Klassische Form der Creutzfeld-Jakob-Erkrankung)
- Genetisch bedingt (Anfällige Variante des PrP^C, Familiäre Form der Creutzfeld-Jakob-Erkrankung)
- Infektion mit PrP^{Sc} kontaminiertem Gewebe (Induktion der Konformationsänderung, Kuru, BSE)

Die 1982 von Stanley Prusiner veröffentlichte „Prion-Hypothese" gilt heute als relativ gesichert. Dass außer dem PrP^{Sc} noch weitere Faktoren bei der Genese von Kuru, BSE oder Creutzfeld-Jakob-Erkrankungen eine Rolle spielen, kann jedoch noch nicht endgültig ausgeschlossen werden.

6.5   Interferone

Wenn Wirbeltierzellen durch Viren infiziert werden, bilden sie antivirale Cytokine, die man als Interferone bezeichnet. Diese erhöhen die Resistenz umgebender Zellen gegenüber einer Virusinfektion. Die Interferone bilden eine der ersten Linien der unspezifischen Abwehr von Virusinfektionen im Körper.

6.5.1   Allgemeine Eigenschaften

Die natürlichen Interferone sind **Glykoproteine**, die als erste Abwehrreaktion des Wirbeltierorganismus bei viralen Infektionen gebildet werden.

Interferone hemmen die Vermehrung von Viren. Sie reagieren nicht direkt mit den Viren, sondern über die Auslösung von Stoffwechselvorgängen, welche die Bildung von RNA und Proteinen einschließen.

Die indirekte Wirkung erklärt auch, warum Interferone nicht spezifisch gegen ganz bestimmte Viren wirken, sondern ein unspezifisches, **sehr breites Wirkungsspektrum** gegen Viren besitzen.

Interferone werden auf bestimmte Reize hin **von tierischen Zellen gebildet** und ausgeschieden. Induktoren der Interferonbildung sind beispielsweise RNA- und DNA-Viren, synthetische Ribonukleinsäuren, wie die Polyinosin:Polycytidylsäure (Poly I:C) oder mitogene Substanzen, wie Concanavalin A und Phytohämagglutinin. Auch synthetische Polymere, z. B. Polyacrylsäurederivate, können Interferonbildung auslösen (Tab. 6.4).

Die unterschiedlichen Induktoren induzieren die Bildung unterschiedlicher Interferone, wobei auch die Zellart, die zur Interferonbildung induziert wird,

eine entscheidende Rolle bei der differenzierten Interferonbildung spielt.

> Interferone besitzen ein breites Wirkungsspektrum gegen Viren. Die Dauer der Schutzwirkung ist jedoch gering.

Interferone sind von Tierart zu Tierart verschieden. Die artspezifische Struktur und Wirkung der Interferone war ein erhebliches Hindernis bei der Produktion von Interferonen als Arzneistoffe für den Menschen. Beim Menschen wirken nur Interferone, die von menschlichen Zellen gebildet wurden. Durch Anwendung von Methoden der Gentechnologie ist es allerdings inzwischen gelungen, menschliche Interferon-Gene in *Escherichia-coli*-Zellen zur Expression zu bringen und zu gewinnen. Solche „Coli-Interferone" sind dann tatsächlich beim Menschen wirksam.

6.5.2   Interferonarten

Jede Wirbeltierart bildet mindestens drei verschiedene Interferone. Auch beim Menschen sind drei Interferon-Typen bekannt, die auf Grund ihrer unterschiedlichen antigenen Eigenschaften in α-, β- und γ-Interferone eingeteilt werden (Tab. 6.5).

Tab. 6.4 Induktoren der Interferongene

Typ-I-Interferoninduktoren
Viren
Doppelsträngige RNA (dsRNA), z. B. Poly I:C
Vitale Transaktivatorproteine
■ SV40 T-Antigen
■ Adenovirus Typ 12 E1a/b-Proteine
■ Hepatitis-B-Virus-X-Protein
Lipopolysaccharid (LPS)
Mycoplasmen
Interleukin-1 (IL-1)
Tumor necrosis factor (TNF$_\alpha$)
Platelet derived growth factor (PDGF)
Colony stimulating factor (M-CSF)
10-Carboxymethyl-9-acridanon (CMA)
Typ-II-Interferoninduktoren
Antigene
Mitogene
Enterotoxine

Tab. 6.5 Herkunft und Induktoren der Interferone

Gültige Bezeichnung	Alte Synonyme	Herkunft	Induktoren
Interferon alfa IFN alfa	Leukozyteninterferon Interferon Typ I „virusinduziert"	Leukozyten Lymphoblastoide Zellen	Viren Bakterien Doppelsträngige RNA
Interferon beta IFN beta	Fibroblasteninterferon Interferon Typ I „virusinduziert"	Fibroblasten Epithelzellen	Polynukleotide Anionische Polymere Kationische Polymere
Interferon gamma IFN gamma	Immuninterferon Interferon Typ II „mitogeninduziert"	Lymphozyten Makrophagen NK-Zellen	Antigene Lektine Mitogene Interleukin-2

Die Möglichkeit, über gentechnisch veränderte Bakterien oder tierische Zellkulturen Interferone herzustellen, ist der Schlüssel für die großtechnische Produktion von Interferonen als Arzneistoffe. Gentechnisch hergestellte α-Interferone stellen keine Gemische verschiedener Varianten dar, sondern können als Einzelsubstanzen gewonnen werden. Diese zeigen unterschiedliche biologische Aktivitäten. Die Gentechnologie eröffnet außerdem die Möglichkeit zur Abwandlung von Interferon-Molekülen durch ortsgerichtete Mutagenese der entsprechenden Gene.

6.5.2.1 α-Interferon

α-Interferone (IFN-α, Leukozyteninterferone) sind eine sehr heterogene Gruppe von Proteinen. Sie unterscheiden sich geringfügig in ihren Aminosäuresequenzen. Die meisten der α-Interferone wirken nicht streng artspezifisch. α-Interferone können durch Induktion von Leukozyten mit Sendai-Viren oder Poly I:C gewonnen werden. Dabei werden immer Gemische verschiedener α-Interferone erhalten. Rekombinante α-Interferone stellt man mit Hilfe von *E. coli* fermentativ her. Für die biologische Wirkung spielt der Kohlenhydratanteil der natürlichen Interferone offensichtlich keine entscheidende Rolle. Therapeutisch werden sie bei chronischer Virus-Hepatitis (B und C) eingesetzt.

6.5.2.2 β-Interferon

β-Interferon (IFN-β, Fibroblasteninterferon) wird von Fibroblastenzellen nach Behandlung mit Mitogenen in großen Mengen produziert. Bisher kennt man nur einen Antigentyp. Fibroblasteninterferon steht bereits als Arzneimittel zur Verfügung. Es dient zur Behandlung schwerer, unbeherrschbarer virusbedingter Er-

krankungen, wie Virusenzephalitis, generalisierter Herpes zoster und Windpocken bei immunsupprimierten Patienten, undifferenziertem Nasopharynxkarzinom und viralen Innenohrdefekten mit Gehörstörungen. Auch rekombinante β-Interferone sind mittlerweile verfügbar. Sie werden in Ovarialzellen des Chinesischen Hamsters hergestellt und kommen bei schubförmiger Multipler Sklerose zum Einsatz.

6.5.2.3 γ-Interferon

γ-Interferon (IFN-γ, Immuninterferon, T-Zellinterferon) wird gebildet nach Induktion von Lymphoblasten mit Mitogenen wie Phytohämagglutinin oder Concanavalin A.

Die Bildung von γ-Interferon lässt sich auch durch Antigene stimulieren. Für den therapeutischen Einsatz steht ein in *E. coli* rekombinant hergestelltes γ-Interferon zur Verringerung der Häufigkeit von schwerwiegenden Infektionen bei Patienten mit chronischer Granulomatose zu Verfügung.

6.5.3 Wirkungsmechanismus der Interferone

Nach dem Eindringen viraler Nukleinsäure in eine Zelle wird von dieser Zelle innerhalb von 4 bis 12 Stunden Interferon gebildet und ausgeschieden. Entscheidend für die Induktion der Interferonbildung ist in vielen Fällen das Auftreten doppelsträngiger viraler RNA in der befallenen Zelle. 18 bis 24 Stunden nach Beginn der Infektion bricht die Interferonproduktion abrupt ab. In der befallenen Zelle selbst geht die Virusvermehrung ungehindert weiter.

Das von der infizierten Zelle ausgeschiedene Interferon wird an spezielle Oberflächenrezeptoren von benachbarten Zellen gebunden, die nicht von Virus infiziert sind. Die Rezeptoren, an die Interferone binden, sind identisch mit den Rezeptoren des Wachstumshormons.

Von der Zelloberfläche aus induziert dann das Rezeptor-gebundene Interferon das antivirale Geschehen in der Zelle. Hierbei sind offensichtlich Gene auf dem Chromosom 21 beteiligt. Dringt ein Virus in eine Zelle ein, an deren Oberfläche Interferon gebunden ist, so kann es sich in dieser Zelle nicht vermehren. Signal für die Auslösung virusspezifischer Abwehrprozesse in einer solchen Interferon-tragenden Zelle ist in vielen Fällen wieder das Auftreten doppelsträngiger viraler RNA. Auf dieses Signal hin werden verschiedene Stoffwechselprozesse in der Zelle ausgelöst, die letztlich die Bildung von Virusproteinen blockieren (Abb. 6.21, 6.22):

- Der Abbau der viralen DNA durch eine virusspezifische Endonuklease,
- die Hemmung der Initialschritte der Translation der Virus-RNA durch Inaktivierung eines Initiationsfaktors (Oligo-2'-5'(A)-Synthetase [OASE]),
- die Hemmung der Kettenverlängerung der Virusproteine am Ribosom (eIF-2).

Bei der Einstellung eines antiviralen Zustandes in der Zelle sind also Teilschritte der Proteinbiosynthese die Hauptangriffspunkte der durch Interferone induzierten Enzyme.

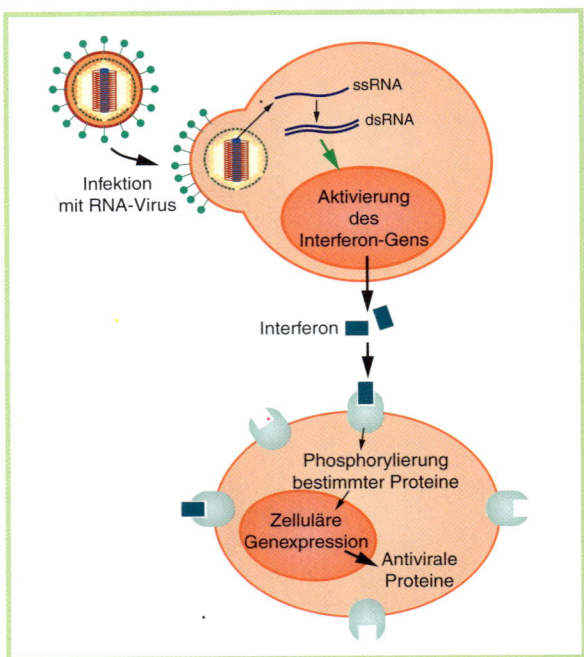

Abb. 6.21 Vereinfachte Darstellung der Interferonwirkung. Die RNA des Virus dringt in die Zelle ein. Vor ihrer Vermehrung entsteht ein Doppelstrangstadium der RNA. Dieses in der Natur ungewöhnliche Molekül ist das Signal für Abwehrreaktionen der Zelle unter Bildung und Aktivierung von Proteinen, die die fremde RNA abbauen oder die Translation der viralen RNA verhindern. Interferon selbst bleibt an die Außenseite der Cytoplasmamembran gebunden. (ssRNA: einzelsträngige virale RNA, dsRNA: doppelsträngige virale RNA)

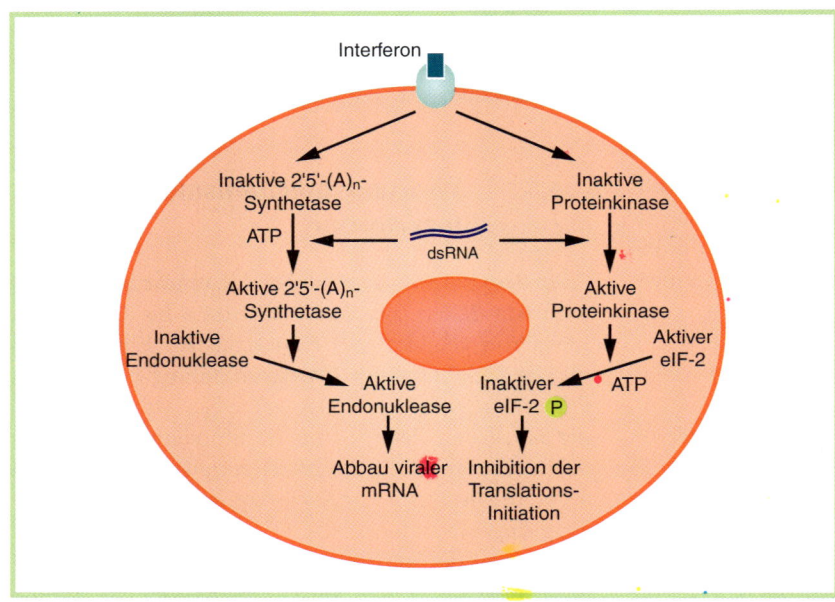

Abb. 6.22 Antivirale Wirkung von Interferon. Interferon selbst bleibt an die Cytoplasmamembran gebunden. **Links**: Aktivierung einer Endonuklease. **Rechts**: Schritte, die zur Inaktivierung des Initiationsfaktors 2 führen. Der dritte Schritt der Translationshemmung liegt in der Aktivierung einer Nukleotidyl-Transferase. (dsRNA: doppelsträngige Ribonukleinsäure, ATP: Adenosintriphosphat)

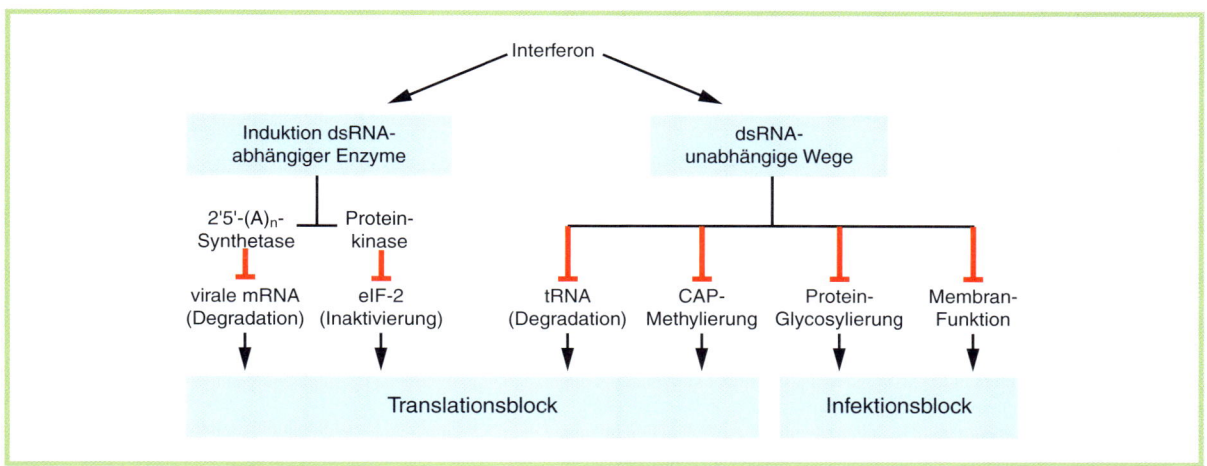

Abb. 6.23 Mögliche Wege der Hemmung der Virusvermehrung in einer von Interferon geschützten Zelle

■ tRNA-Abbau: Durch eine interferoninduzierte Phosphodiesterase wird der C-C-A-terminale Teil von tRNA-Molekülen verändert. Betroffen sind vor allem Leu-, Lys- und Ser-tRNA als Akzeptor in der Aminoacylierungsreaktion.

■ Hemmung der mRNA-Methylierung: Fast alle eukaryontischen und viralen mRNA-Moleküle haben am 5'-Ende eine Cap-Struktur, d. h. 7-Methylguanosin, dessen 5'-OH-Gruppe über eine Triphosphatbrücke mit der 5'-OH-Gruppe der ersten transkribierten Base verknüpft ist (Kap. 3.1.2.2, Abb. 3.13). Diese „Kappe" wird durch Methylierung der endständigen Nukleotide ausgebaut. Sie stabilisiert die mRNA und vermittelt die Ausbildung des 48S-Präinitiationskomplexes. In Extrakten aus interferonbehandelten Zellen konnte ein Inhibitor der Cap-Methylierung gefunden werden. Er destabilisiert die mRNA. Denkbar ist auch, dass er direkt mit der Anheftung von mRNA an die Ribosomen interferiert. In beiden Fällen wird die Translation blockiert.

Durch weitere Mechanismen, z. B. die Veränderung von Membranfunktionen, könnte durch Interferone auch die Infektion einer Interferon-geschützten Zelle verhindert werden (Abb. 6.23).

6.5.4   Weitere Interferonwirkungen

Neben ihrer antiviralen Wirkung hemmen Interferone u. a. das Zellwachstum und steigern die Aktivität z. B. der T-Zellen und der natürlichen Killerzellen (Tab. 6.6, Abb. 6.24). Letztere sind als Lymphozyten an der Zerstörung fremdartiger Zellen (Krebszellen) beteiligt.

Jeder dieser beiden Effekte könnte bereits für sich allein die zahlreichen Hinweise erklären, wonach Interferone die Rückbildung einiger Tumoren zu fördern vermögen.

Tab. 6.6 Biologische Eigenschaften der Interferone

Inhibition von RNA-, resp. DNA-Virus-Replikation
Inhibition von Transformation lymphatischer Zellen
Inhibition der Zellproliferation
Stimulation der Zelldifferenzierung Änderungen der Zellmembranstruktur Zunahme der HLA-Expression Expression von F_C-Rezeptoren Änderung der Zellrigidität Änderung am Zellskelett und an Membranlipiden
Modulation des Immunsystems
Depression des B-Zellsystems Stimulation der Phagozytose Stimulation der Zytotoxizität von T- und NK-Zellen

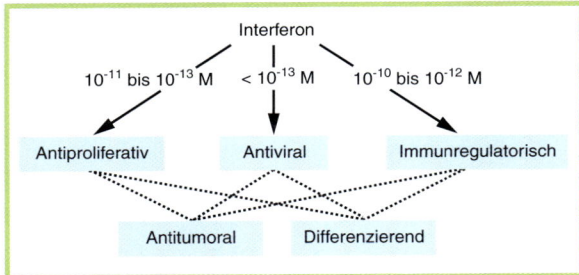

Abb. 6.24 Biologische Wirkungen der Interferone. Die drei Hauptaktivitäten (antiviral, antiproliferativ, immunregulatorisch) werden bei verschiedenen Interferonkonzentrationen (K_d-Werten) erzielt. Zu den „Nebenaktivitäten" (antitumoral, differenzierend) tragen Komponenten dieser Systeme bei.

●●●   **Zusammenfassung**

Interferone (IFN) sind Proteine bzw. Glykoproteine, die eine immunstimulierende, vor allem antivirale Wirkung entfalten. Sie werden von menschlichen und tierischen Zellen gebildet. α-Interferone werden von Monozyten gebildet, die von Viren befallen werden. β-Interferon wird von virusinfizierten Fibroblasten und vermutlich auch von vielen anderen Zellen gebildet. γ-Interferon wird von T-Helferzellen nach Kontakt mit einem Makrophagen gebildet, der Bakterien phagozytiert hat. Alle drei Interferone werden gentechnisch hergestellt und therapeutisch eingesetzt.

7 Bakterien (Bacteria)

Siehe auch Chemie, Struktur, Funktion von Zellwänden, Interzellularsubstanz und Glykocalyx (Kap. 1.1 und 1.2)

7.1 Morphologie und Cytologie

Die **Prokaryonten** unterteilt man in die beiden Domänen **Archaea** (früher: „Archaebakterien") und **Bacteria** (früher: „Eubakterien") Die Archaea sind näher mit den Eukaryonten verwandt als mit den Bacteria. Die Domäne Archaea umfasst vor allem Organismen, die an extremen Standorten leben, z. B. in heißen Quellen, tief im Ozean und an anderen extremen Standorten. Sie besitzen einige typische cytologische und biochemische Merkmale, die sie von den Bacteria und den Eukaryonten klar trennt:

- Ihren Zellwänden **fehlt Peptidoglykan.**
- Die Membranlipide enthalten verzweigte, langkettige Kohlenwasserstoff, die über **Etherbindungen** mit Glycerin verknüpft sind.
- **Besondere ribosomale Struktur**

In der Folge werden nur die echten Bakterien (Bacteria) berücksichtigt.

7.1.1 Morphologische und biochemische Einteilung der Bacteria

7.1.1.1 Zellformen

Bakterien (Bacteria) sind einzellige Prokaryonten, deren Zellgröße zwischen 0,5 µm und 5 µm liegt, die durchschnittliche Dicke einer Bakterienzelle liegt bei 1 µm. Zu den Bacteria zählen die am besten untersuchten und praktisch alle bekannten humanpathogenen Prokaryonten (s. Kap. 7.3).

Bakterien vermehren sich durch Zellteilung. Zu Beginn der Teilung werden von den seitlichen Wänden her Septen gebildet, die die Zelle schließlich in der Mitte durchschnüren. Morphologisch lassen sich die Bakterien unterteilen in:

- kugelige Formen (Kokken, z. B. Streptokokken, Staphylokokken),
- stäbchenartige Formen (z. B. Enterobakterien),
- gekrümmte bzw. schraubig gewundene Formen (Vibrionen, Spirillen).

Diese morphologischen Grundformen (Abb. 7.1) waren lange Zeit die Grundlage einer Einteilung und Gliederung der Bakterien. Das gegenwärtige Klassifikationssystem berücksichtigt die phylogenetischen Verwandtschaftsverhältnisse (s. Kap. 7.3). Für die Differentialdiagnose und eine grobe Einteilung und Zuordnung der humanpathogenen Keime werden in der medizinischen Mikrobiologie jedoch immer noch auch die morphologischen Merkmale herangezogen.

Kokken besitzen entweder kugelige oder ovale Zellen. Sie zeigen oft eine charakteristische Lagerung, so dass bei Betrachtung eines Ausstrichpräparates eine Verdachtsdiagnose möglich ist. So deuten z. B. haufenförmig gelagerte Kokken auf Staphylokokken, kettenförmig gelagerte auf Streptokokken und paarweise gelagerte auf Diplokokken (Pneumokokken, Meningokokken, Gonokokken) hin.

Bei den **stäbchenförmigen Bakterien** sind die morphologischen Unterschiede gering. Die Zellen der einzelnen Arten weisen eine unterschiedliche Länge und Dicke auf. Hierher gehören z. B. die Enterobakterien (*Salmonella, Shigella, Escherichia coli*). Weitere Klassifizierungen der stäbchenförmigen Bakterien beruhen auf ihrer Befähigung zur Sporenbildung, ihrem Verhalten

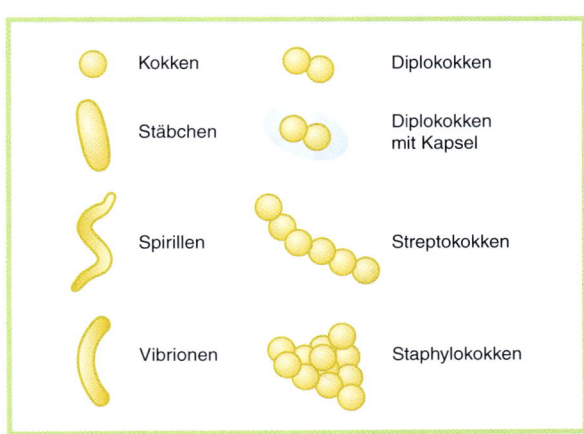

Abb. 7.1 Zellformen der Bakterien

gegen Färbemittel, hauptsächlich der Gram-Färbung, oder die Unterteilung in Aerobier und Anaerobier.

Schraubenförmige Bakterien gliedern sich in Gruppen mit starren Zellen und in Gruppen mit flexiblen Zellen. Starre Zellen besitzen die Spirillen und Vibrionen. Flexible Zellen, die Abknick-, Roll- oder gleitende Bewegungen ausführen können, haben die Spirochäten (*Treponema, Borrelia, Leptospira*).

Mycelartiges Wachstum zeigen die Aktinomyceten. Hierher gehören in den Gattungen *Streptomyces, Micromonospora* und *Nocardia* zahlreiche Antibiotikabildner. Wegen ihres mycelartigen, an Pilze erinnernden Wachstums werden sie irreführenderweise Strahlenpilze genannt. Bei vielen Bakterienarten lassen sich auf Grund verschiedener Eigenschaften Untereinheiten, so genannte Typen, unterscheiden. Eine Typendifferenzierung ist wichtig für Diagnose und Epidemiologie von Infektionskrankheiten. Sie kann auf verschiedene Art und Weise erfolgen, so etwa auf Grund von Wachstumseigentümlichkeiten (morphologische Typen), nach biochemischen Leistungen (Kultur-Typen), nach dem Antigenaufbau (serologische Typen) oder nach dem Verhalten gegenüber Test-Bakteriophagen (Lysotypen).

7.1.1.2 Säurefeste Bakterien

Als säurefest bezeichnet man Bakterien, die sich nach Färbung mit Anilinfarbstoffen durch Auswaschen mit Säure (HCl) nicht wieder entfärben lassen.

Die Prüfung auf Säurefestigkeit von Bakterien erfolgt meist mit Hilfe der Ziehl-Neelsen-Färbung mit Karbolfuchsinlösung. Nach der Färbung wird ausgewaschen und mit Salzsäure-Alkohol differenziert. Die rote Färbung bleibt bei säurefesten Bakterien erhalten. Nicht säurefeste Bakterien werden entfärbt. Säurefest sind Mykobakterien, z. B. *Mycobacterium tuberculosis.* Die Säurefestigkeit wird auf einen hohen Gehalt an Mykolestern, wachsartigen Substanzen, zurückgeführt.

7.1.1.3 Endosporen

Eine kleine Gruppe von Bakterien kann so genannte Endosporen bilden. Diese sind äußerst hitzeresistent, einige vertragen sogar stundenlanges Kochen. Sporen sind Dauerformen, die zur Erhaltung der Art bei ungünstigen Umweltbedingungen dienen. Da sie im Innern einer Bakterienzelle entstehen, werden sie als Endosporen bezeichnet. Im Lichtmikroskop fallen die Endosporen durch ihre hohe Lichtbrechung auf. Die Sporenbildung beginnt mit einer inäqualen Zellteilung. Durch Einschnürung der Cytoplasmamembran wird ein Teil des Protoplasten der Mutterzelle abgetrennt.

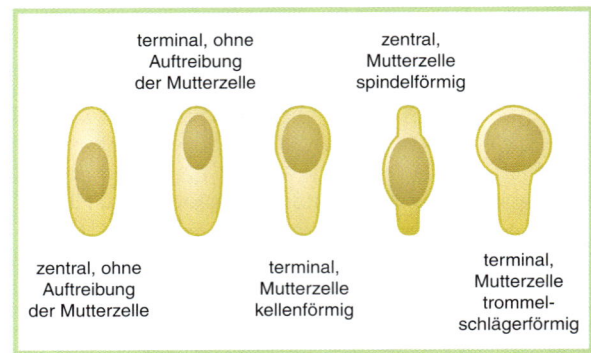

Abb. 7.2 Schematische Darstellung sporenbildender Bakterienformen. Sporen fallen im Lichtmikroskop durch ihre hohe Lichtbrechung auf. Sie sind wichtige Unterscheidungsmerkmale von Bakterien.

Der Sporenprotoplast wird von der Cytoplasmamembran der Mutterzelle umwachsen und eingehüllt. Die Sporenwand besteht nach innen aus einem vielschichtigen Gerüst von Peptidoglykan, nach außen aus Polypeptiden. Die Sporen werden durch Autolyse der Mutterzelle freigesetzt. Sie lassen keine Stoffwechselaktivität erkennen. Sie verfügen über eine hohe Resistenz gegen Hitze, Strahlung oder chemische Desinfektionsmittel. In Form von Sporen können Bakterien lange Zeiten im Zustand latenten Lebens überdauern. Milzbrandsporen z. B. waren noch nach 70 Jahren lebensfähig. Die Bedeutung der Endosporen für Medizin und Pharmazie liegt in ihrer enormen Hitzeresistenz begründet. Bakterien lassen sich durch etwa 10 Minuten langes Erhitzen bei 80 °C abtöten. Thermoresistente Endosporen vertragen eine erheblich stärkere Erhitzung, manche sogar stundenlanges Kochen.

Die arbeits- und kostenaufwändige Sterilisation von Operationsinstrumenten, Verbandmaterial und dergleichen ist auf die Abtötung von Endosporen abgestellt. Sie sind auch sehr widerstandsfähig gegen die üblichen Desinfektionsmittel.

Endosporenbildende Bakterien gehören zu den Gattungen *Bacillus,* z. B. *Bacillus anthracis*, und *Clostridium*, z. B. *Clostridium tetani* (Kap. 7.3.4). Für die Diagnostik wichtig ist die Lage der Endosporen in der Mutterzelle (Abb. 7.2).

7.1.1.4 Geißeln, Fimbrien, Pili

Viele Bakterien sind unbeweglich. Andere können sich jedoch mit Hilfe von Geißeln aktiv fortbewegen (Abb. 7.3). Die Art der Begeißelung ist ebenfalls für die taxonomische Einteilung der Bakterien wichtig (Abb. 7.4).

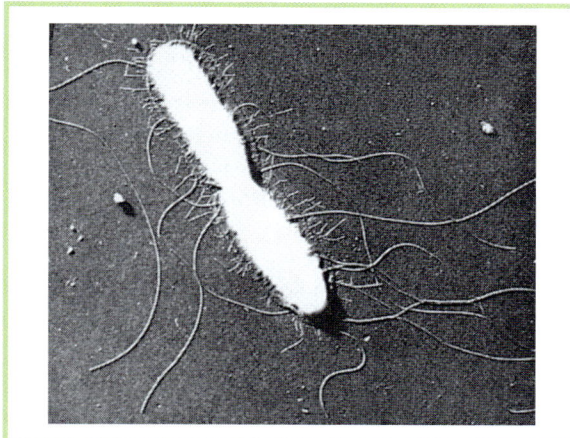

Abb. 7.3 Beispiel eines Bakteriums mit Geißeln und Fimbrien: *Salmonella typhi* (x 16000)

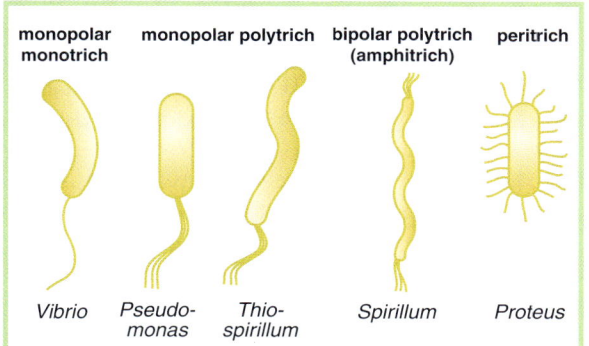

Abb. 7.4 Begeißelungsformen von Bakterien

Geißeln

Geißeln bestehen aus Proteinen, sie sind gute Antigene. Diese in den Geißeln lokalisierten Antigene werden als **H-Antigene** bezeichnet. H kommt von Hauch, da die Bakterien mit starker Begeißelung, z.B. *Proteus*, auf Nährböden nicht in einzelnen Kolonien wachsen, sondern den gesamten Nährboden mit einem hauchförmigen feinen Wachstumsrasen überziehen.

Geißeln lösen im Säugetierorganismus die Bildung spezifischer Antikörper aus. Es lassen sich Geißelantiseren gewinnen, die u.a. für diagnostische Zwecke Verwendung finden können, z.B. im Schnelltest auf Choleraerreger (*Vibrio cholerae*). Versetzt man einen Tropfen Stuhlsuspension mit wimmelnden Vibrionen unter mikroskopischer Kontrolle mit *V.-cholerae*-Anti-H-Serum, so hört die Bewegung der Vibrionen schlagartig auf (Immobilisationstest). Auf den H-Antigenen beruht z.B. auch die Typendifferenzierung der Salmonellen. H-Antigene sind als Proteine thermolabil.

Fimbrien

Fimbrien bestehen ebenfalls aus Protein, sie sind aber kürzer und zarter als Geißeln, Fimbrien sind offensichtlich wichtig für die Haftung der Bakterien auf Schleimhäuten, also für adhäsive Vorgänge. Bei enteropathogenen Typen von *E. coli* z.B. sind Fimbrien die Voraussetzung für die Haftung an der Darmwand und ermöglichen diesen Formen somit erst die Kolonisation in einem bestimmten Darmabschnitt.

Pili

Bei Enterobakterien finden sich unter bestimmten Voraussetzungen so genannte Sexual-Pili (Abb. 7.5).

Es handelt sich um Proteinröhren von 1 bis 20 µm Länge. Ein Pilus bildet eine Plasmabrücke zwischen zwei benachbart liegenden Bakterienzellen. Durch diese Plasmabrücke hindurch können DNA-Stücke des „Bakterienchromosoms" oder Plasmide von Zelle zu Zelle übertragen werden (Kap. 3.3.5.3).

7.1.2 Gram-Färbung

Ein weiteres wichtiges Einteilungsmerkmal der Bakterien ist ihr Verhalten bei der Gram-Färbung. Hierbei werden die Zellen mit einem Farbstoff, z.B. Kristallviolett, gefärbt, mit Iod gebeizt und anschließend mit 95 % Alkohol differenziert. Die Behandlung mit Alkohol entfärbt bestimmte Bakteriengruppen (gramnegative), andere Typen dagegen nicht (grampositive). Bei diesen haftet der Farbstoff auch nach Alkoholbehandlung als Farblack fest an der Zelle. **Grampositive Bakterien** sind nach der Gram-Färbung im Lichtmikroskop durch ihre blaue Farbe zu erkennen. Zu den **grampositiven Keimen** zählen die Gattungen *Bacillus* und *Clostridium* sowie Staphylokokken und Streptokokken.

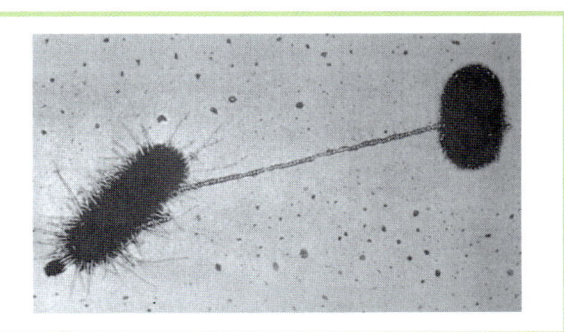

Abb. 7.5 Ausbildung eines Sexual-Pilus zwischen zwei Bakterien

7 Bakterien (Bacteria)

Gramnegative Bakterien sind nach der Gram-Färbung farblos. Um auch sie wieder im Lichtmikroskop sichtbar zu machen, muss das Präparat mit basischer Fuchsinlösung gegengefärbt werden. Hierdurch werden gramnegative Bakterien rot gefärbt.

In einem so behandelten Präparat lassen sich auf Grund unterschiedlicher Färbung gramnegative (rot) von grampositiven (blau) Keimen im Lichtmikroskop deutlich differenzieren. **Gramnegative Bakterien** sind beispielsweise Shigellen, Salmonellen, *Escherichia coli* (Darmbakterien).

7.1.3 Pathogenität und Pathogenitätsfaktoren von Bakterien

Der Begriff Pathogenität bezeichnet die Fähigkeit eines Erregers, unter natürlichen Bedingungen in einem Wirtsorganismus Krankheiten zu verursachen. Dies ist immer relativ und auf einen bestimmten Wirt bezogen. Ein Erreger kann entweder nur für einen Wirt oder für mehrere Wirtsarten pathogen sein. Für jede Erregerart kann ein natürliches Pathogenitätsspektrum angegeben werden.

Es sind zahlreiche Faktoren bekannt, die für die pathogene Wirkung von Erregern verantwortlich sind. Solche Pathogenitätsfaktoren lassen sich einteilen in Invasionsfaktoren und Schädigungsfaktoren (Tab. 7.1).

7.1.3.1 Invasionsfaktoren

Voraussetzung für eine Invasion, ein Eindringen eines Erregers in einen Wirtsorganismus, ist in vielen Fällen die Fähigkeit, auf Körperoberflächen zu haften. Als **Haftfaktoren** dienen oft Fimbrien. Enteropathogene Colibakterien bilden ein Protein, das ihnen zusammen mit Fimbrien die Anhaftung im oberen Dünndarm ermöglicht. Gonokokken haften mit Hilfe ihrer Fimbrien an die Epithelien der Urethra, *Bordetella pertussis* an die Epithelien des Respirationstraktes, *Shigella dysenteriae* an das Epithel des Colons.

Tab. 7.1 Pathogenitätsfaktoren

Haftvermögen

Kapselbildung

Überlebensvermögen in Phagozyten

Bildung bestimmter Enzyme wie Koagulase, Hyaluronidase, Streptokinase, Kollagenase

Exotoxine (einschließlich Enterotoxine)

Endotoxine

Die Invasion des Wirtsorganismus kann noch begünstigt werden durch Enzyme, die von Erregern ausgeschieden werden. Pathogene Staphylokokken scheiden **Koagulase** aus, ein Enzym, das Plasma koaguliert. Hierdurch wird die Bildung von Fibrinwänden um die Bakterienherde gefördert, die die Bakterien vor der Immunabwehr des Wirtsorganismus schützen. Staphylokokkeninfektionen sind daher oft in „Herden" abgekapselt, z. B. beim Furunkel.

Streptokokken, Pneumokokken, Clostridien und andere Erreger scheiden das Enzym **Hyaluronidase** aus. Dieses hydrolysiert die Hyaluronsäure im Bindegewebe, wodurch die Ausbreitung der Erreger gefördert wird. Die **Streptokinase** (Fibrinolysin) der Streptokokken vermag koaguliertes Protoplasma aufzulösen und dadurch die Ausbreitung der Bakterien im Gewebe zu begünstigen. Streptokokkeninfektionen zeichnen sich daher oft durch flächenhafte Ausbreitung aus, z. B. beim Erysipel.

Schutz vor Phagozytose und Abtötung durch Zellen des Immunsystems bieten manchen Bakterien die Kapseln, z. B. Pneumokokken, *Klebsiella pneumoniae*, *Haemophilus influenza* oder besondere Oberflächenstrukturen der Zellwand, z. B. die M-Proteine der Streptokokken. Dies begünstigt die Ausbreitungsmöglichkeiten solcher Erreger im Organismus.

Manche Erreger vermögen sogar nach Phagozytose in den Phagozyten des Immunsystems zu überleben und sich darin zu vermehren, z. B. *Mycobacterium tuberculosis*, Brucellen, Listerien. Diese Erreger entziehen sich so der Abwehr durch das Immunsystem des Wirtsorganismus.

7.1.3.2 Schädigungsfaktoren

Schädigend wirkende Faktoren von pathogenen Mikroorganismen sind vielfältiger Art. Mikroorganismen können für die Wirtszellen wichtige Nährstoffe verbrauchen, Entzündungen auslösen, Gefäße und Lymphvorgänge verengen. Wichtige Schädigungsfaktoren sind Toxine, die von Bakterien ausgeschieden werden.

Bakterielle Toxine werden in **Exotoxine** (Ektotoxine) und **Endotoxine** unterteilt.

Exotoxine

Exotoxine werden von lebenden Bakterien ausgeschieden. Es sind Proteine, die stark und meist selektiv toxisch auf bestimmte Zellen und Gewebe wirken (Tab. 7.2).

Toxinausscheidende Erreger brauchen unter Umständen keine Invasionskraft zu besitzen, d. h., sich

Tab. 7.2 Exotoxine

Exotoxine werden gebildet von:
  Clostridium tetani,
  Clostridien der Gasödem-Gruppe,
  Corynebacterium diphtheriae,
  Pseudomonas aeruginosa,
  Shigella dysenteriae.

Exotoxine, die auf die Darmschleimhaut wirken (Enterotoxine), werden gebildet von:
  Vibrio cholerae,
  enteropathogenen *E.-coli*-Stämmen,
  bestimmten *Clostridium-perfringens*-Stämmen,
  bestimmten *Staphylococcus-aureus*-Stämmen.

nicht stark zu vermehren. Der Erreger kann an einem Ort bleiben, aber durch sein Toxin schwere toxische Fernwirkungen auslösen, z. B. *Clostridium tetani* ausgehend von Wunden oder *Corynebacterium diphtheriae* von der Schleimhaut des oberen Respirationstraktes aus.

Toxine können auch zur Wirkung gelangen, ohne dass der Erreger selbst in Gewebe eindringt, z. B. Lebensmittelvergiftungen durch Botulismustoxin oder Staphylokokken-Enterotoxin.

Jedoch können auch viele invasive Mikroorganismen Exotoxine ausscheiden, z. B. Leukozidine, die Leukozyten schädigen, oder Hämolysine, die auf Erythrozyten und andere Zellen schädigend wirken.

Eine Reihe von Bakterien bildet **Enterotoxine, stark wirksame Darmgifte** (Tab. 7.2).

Das Toxin der Diphtheriebakterien (*Corynebacterium diphtheriae*) besteht aus einer Polypeptidkette mit einem Molekulargewicht von 63 kDa. Schon im µg-Bereich ist reines Diphtherietoxin für den Menschen tödlich. Diphtherietoxin wird nur von solchen Diphtherie-Bakterien gebildet, die einen Prophagen im Genom tragen (Kap. 3.3.5.1). Die genetische Information für das toxische Protein ist im Phagengenom lokalisiert. Diphtherietoxin wird im Gewebe enzymatisch in zwei Fragmente aufgespalten. Ein Fragment schleust das Restmolekül durch die Cytoplasmamembran. Dieses wirkt in der Zelle als das eigentliche Toxin durch Störung der Proteinsynthese.

Starke Zellgifte sind auch die Exotoxine der Gattung *Clostridium. Clostridium perfringens*, einer der Erreger des Gasödems, bildet als hauptsächliches Toxin eine letal und nekrotisierend wirkende Lecithinase. Dies ist eine Phosphorylase, die Lecithin in Phosphorylcholin und Diglycerid spaltet. Das Toxin hat eine gewebsschädigende Wirkung, führt zu raschem Muskelzerfall, zu Ödem- und Gasbildung. Neben der Lecithinase werden weitere Gewebs- und zellschädigende

Enzyme ausgeschieden, z. B. Hämolysin, Kollagenase, Hyaluronidase und Desoxyribonuklease.

Clostridium tetani, der Erreger des Wundstarrkrampfes, scheidet hauptsächlich drei Exotoxine aus. Die wichtigste Komponente ist das Tetanospasmin, das eigentliche Tetanustoxin. Es wirkt neurotoxisch und ist ein hitzeempfindliches Protein mit einem Molekulargewicht von 150 kDa. Nach dem Botulismustoxin ist es das zweitstärkste bakterielle Gift. Der Wundstarrkrampf wird durch das Tetanusspasmin ausgelöst, das ausschließlich auf Nervenzellen wirkt. Das Toxin wird durch Tetanusbakterien, die sich in anaerobem Milieu von Wunden lokal vermehren, gebildet. Vom Ort der Infektion wandert das Toxin entlang der Nervenbahnen zu den Vorderhörnern des Rückenmarks.

Clostridium botulinum bildet in anaeroben proteinhaltigen Medien, z. B. Nahrungsmitteln, ein Toxin. Dieses Neurotoxin ist das stärkste bakterielle Gift. Es hemmt die Reizübertragung von den Nervenzellen zum Muskel, indem es die Ausschüttung des Transmitters Acetylcholin präsynaptisch verhindert. Bei peroraler Aufnahme wirken 0,1 µg tödlich. Dieses Gift ist Ursache von Lebensmittelvergiftungen, des Botulismus. Botulismus ist keine Infektionskrankheit, sondern immer eine Intoxikation. Man kennt sieben unterschiedliche Botulismustoxine.

Exotoxine sind immer Proteine. Sie sind daher hitzelabil, d. h. sie können durch Hitzesterilisation oder schon durch Kochen inaktiviert werden. Sie haben unterschiedliche Strukturen und sehr unterschiedliche, meist sehr starke Wirkungen.

Exotoxine sind hervorragende Antigene. **Mit Formaldehyd lassen sie sich entgiften.** Diese mit Formaldehyd inaktivierten Toxine, die so genannten **Toxoide**, sind die Grundlage für Impfstoffe, z. B. Diphtherieimpfstoff und Tetanusimpfstoff. Es sind Toxoidimpfstoffe, die zur aktiven Impfung verwendet werden. Die Toxine selbst können durch entsprechende Immunseren neutralisiert werden. Die Immunseren enthalten Antikörper, die an die Toxine binden und sie damit unschädlich machen. Immunseren dienen der passiven Impfung.

Endotoxine

Endotoxine sind Bestandteil der Zellwand Gram-negativer Bakterien. Sie sind in die äußere Membran der Zellwand eingebettet. Um überhaupt wirken zu können, müssen sie von der Bakterienoberfläche freigesetzt werden. Dies geschieht, wenn Gram-negative Bakterien absterben oder sich teilen. Auch der Einsatz von Anti-

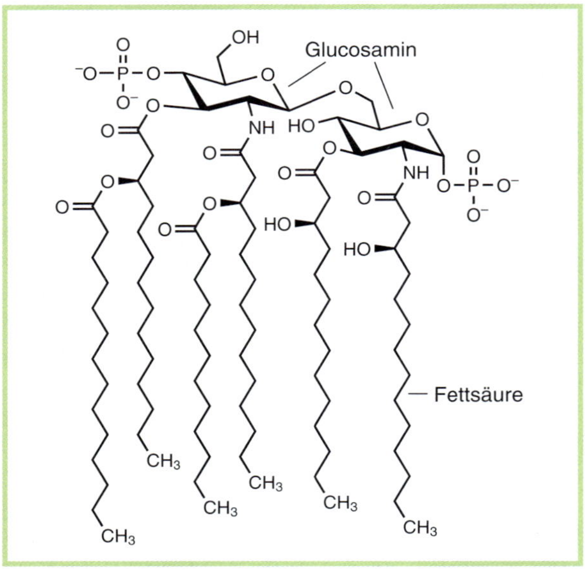

Abb. 7.6 Lipid A. Lipid A ist sowohl für die schädigende als auch für die immunmodulierende Wirkung der Endotoxine verantwortlich. Lipid A ist der innerste Teil eines in der äußeren Membran der Zellwand gramnegativer Bakterien gelegenen Lipopolysaccharid-Komplexes.

biotika kann zu einem massiven Absterben von Gramnegativen Bakterien und damit zu einer Freisetzung großer Mengen an Endotoxin führen. Es handelt sich um hitzestabile Lipopolysaccharidkomplexe (Kap. 1.2.1.2), das so genannte Lipid A (Abb. 7.6, s. Abb. 1.9). **Endotoxine werden erst beim Absterben von Bakterienzellen, bei Zell-Lyse, freigesetzt.** Endotoxine wirken pyrogen, d. h. sie erzeugen im Säugetierorganismus Fieber. Bereits Mengen von 0,0002 µg/kg KG rufen beim Menschen Fieber hervor. Bei Zerstörung einer großen Zahl gramnegativer Bakterien z. B. bei Antibiotikabehandlung kann durch Freisetzung größerer Mengen von Endotoxin eine Toxämie auftreten, die von Blutdruckabfall und schweren Diarrhöen gekennzeichnet ist.

> Endotoxine sind hitzestabil. Sie werden durch Sterilisieren nicht inaktiviert. Die Endotoxine der verschiedenen gramnegativen Bakterien sind sich chemisch sehr ähnlich. Die biologische Wirkung, die pyrogene Wirkung, ist bei allen Endotoxinen gleich.

Freigesetzte Endotoxine lösen nicht direkt Reaktionen wie Fieber oder Schock im Organismus aus. Sie entfalten ihre Wirkung vielmehr über die Aktivierung anderer Zellen. Zielzellen der Endotoxine sind vor allem Makrophagen, also Leukozyten, die Teil des unspezifischen Immunsystems sind. Aktivierte Makrophagen

schütten eine große Zahl unterschiedlicher Stoffe aus. Darunter befinden sich der Tumor-Nekrose-Faktor *a*, der im Säugetierorganismus Fieber und in hohen Dosen irreversiblen Schock auslöst. Endotoxin-aktivierte Makrophagen sezernieren des Weiteren Interleukine und andere Substanzen, welche das Immunsystem regulieren.

Wenn ein gramnegatives Bakterium in den Körper eindringt, sich vermehrt und dabei in geringer Konzentration Endotoxin freisetzt, können aktivierte Makrophagen eine kontrollierte, lokale Immunantwort auslösen und so dazu beitragen, die eingedrungenen Bakterien zu eliminieren. Begleiterscheinung ist leichtes Fieber, welches in diesem Falle zur Heilung beiträgt. Bei schweren Infektionen jedoch können große Mengen von Endotoxinen im Blut angereichert werden. Im ganzen Körper werden Makrophagen aktiviert, mit der Folge einer massiven Ausschüttung von Mediatorstoffen. Damit wird eine Überreaktion des Immunsystems ausgelöst, welche zu hohem Fieber und Schockzuständen führt. Somit wirken Endotoxine im eigentlichen Sinne nicht als Giftstoffe. Erst die übersteigerte Immunreaktion führt zu den von den Endotoxinen bekannten Reaktionen (Abb. 7.7).

7.2   Wachstum und Entwicklung der Bacteria

7.2.1   Wachstum

Wachstum von Mikroorganismen bedeutet **Zunahme der Organismenzahl** und bezieht sich nicht auf die Größenzunahme einzelner Zellen. Die maximale Wachstumsgeschwindigkeit eines Bakteriums hängt mit seiner Größe zusammen. Je kleiner es ist, desto schneller kann es wachsen. Alle Stoffwechselvorgänge eines Bakteriums laufen über seine Oberfläche ab. Bakterien haben im Vergleich zu anderen Lebewesen eine sehr große spezifische Oberfläche. Daher können sie sich prinzipiell sehr viel schneller vermehren als alle anderen Lebewesen. Bakterien und andere Prokaryonten vermehren sich in der Regel durch **binäre Zellteilung**, sehr selten wird Knospung beobachtet. Da sich jede Tochterzelle wiederum teilt, verdoppelt sich die Zellzahl mit jeder neuen Teilung; das Wachstum erfolgt also **exponentiell**. Die Zeit, die für die Verdoppelung der Zellzahl benötigt wird, nennt man **Generationszeit**.

Im einfachsten Verfahren werden isolierte Bakterien im so genannten Batch-Verfahren kultiviert. Hierbei wird eine Nährlösung mit einer kleinen Menge (Inokulum) der Mikroorganismen angeimpft. Danach wird bis auf den Luftsauerstoff nichts mehr hinzuge-

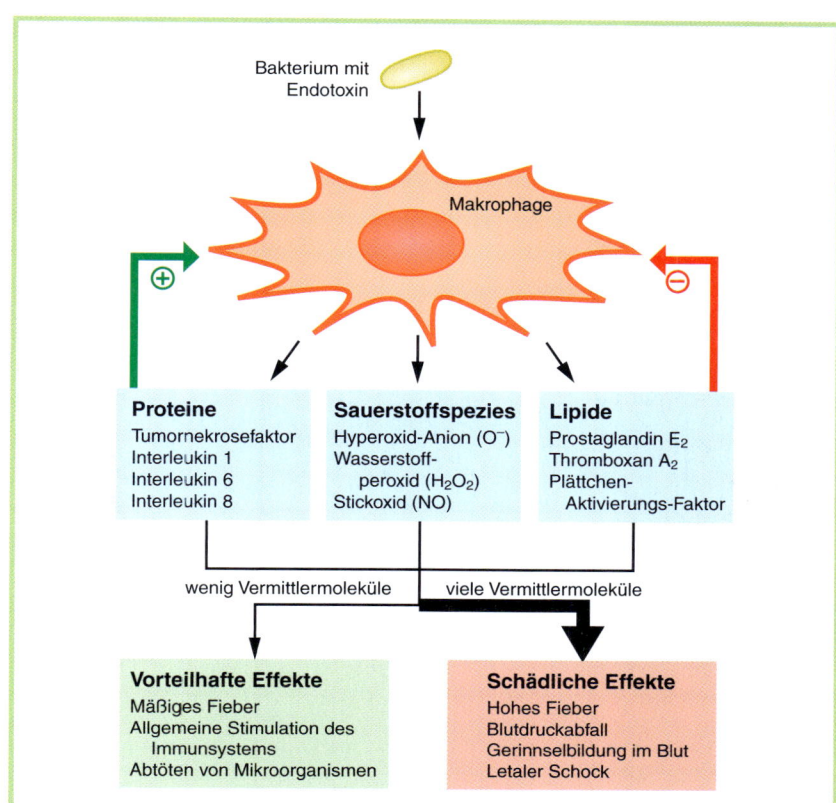

Abb. 7.7 Endotoxin aktiviert Makrophagen (Leukozyten). Daraufhin produzieren diese aktivierten Makrophagen Immunmodulatoren, scheiden sie aus und lösen damit eine Immunantwort aus. Erst die massive Freisetzung von Endotoxinen führt durch eine Überproduktion von Immunmodulatoren zu den schädlichen Effekten der Endotoxine.

fügt. Die Bakterien vermehren sich, bis die im Medium gelösten Nährstoffe aufgebraucht sind. Danach sterben sie langsam ab. Das Wachstum lässt sich durch kontinuierliche Messung der optischen Dichte (OD) der Bakteriensuspension verfolgen. Das Wachstum in der Batch-Kultur ist nicht durchgehend exponentiell. Es lässt sich in vier Phasen einteilen (Abb. 7.8). In der **Lag-Phase** (Anlaufphase) passen sich die Bakterien an das vorliegende Milieu an. Die Zellen müssen sich biochemisch und physiologisch auf die angebotene Nahrung einstellen. Die Zellen teilen sich zwar schon, erreichen aber nicht die maximal mögliche Wachstumsrate. Die Lag-Phase geht über in die **Log-Phase** (Exponentielle Phase). Die Zellen wachsen jetzt mit der unter den gegebenen Bedingungen maximal möglichen Geschwindigkeit und einer konstanten Teilungsrate. Die Teilungsrate ist arttypisch, wird aber durch die Milieu-Faktoren beeinflusst (pH, Temperatur, Sauerstoffzufuhr). In der **stationären Phase** verlangsamt sich das Wachstum. Ursache dafür können Nahrungsmangel, Sauerstoffmangel oder toxische Stoffwechselprodukte sein. Es stellt sich ein Gleichgewicht zwischen Neubildung und Absterben der Mikroorganismen ein und die Zellzahl bleibt konstant. Sind die im Medium enthaltenen Nährstoffe vollständig aufgebraucht, be-

ginnt die **Absterbephase**. Die Zellen ernähren sich zunächst noch von Speicherstoffen und sterben dann nach und nach ab (Autolyse).

7.2.2 Ernährungstypen

Zum Wachstum benötigen Bakterien, wie alle anderen Organismen auch, Wasser und darin gelöste Nährstoffe. Die Nährstoffe müssen alle diejenigen Elemente und Verbindungen enthalten, die für den Stoffwechsel, d. h. Energiegewinnung, Aufbau von Zellsubstanz, Aktivität von Enzymen, benötigt werden.

Bakterien sind in ihrer überwiegenden Zahl heterotroph, d. h., sie gewinnen ihre Energie durch Abbau organischer Stoffe.

Nur wenige sind zur Energiegewinnung durch Photosynthese oder Chemosynthese befähigt, sind also photoautotroph oder chemoautotroph.

Bei Bakterien kennt man zahlreiche unterschiedliche Ernährungstypen (= Stoffwechseltypen). Sie unterscheiden sich in der Art der Energiequelle, dem Wasserstoffdonator und der Kohlenstoffquelle. Viele sind auch in der Lage, sich je nach Nahrungsangebot auf verschiedene Ernährungsweisen umzustellen.

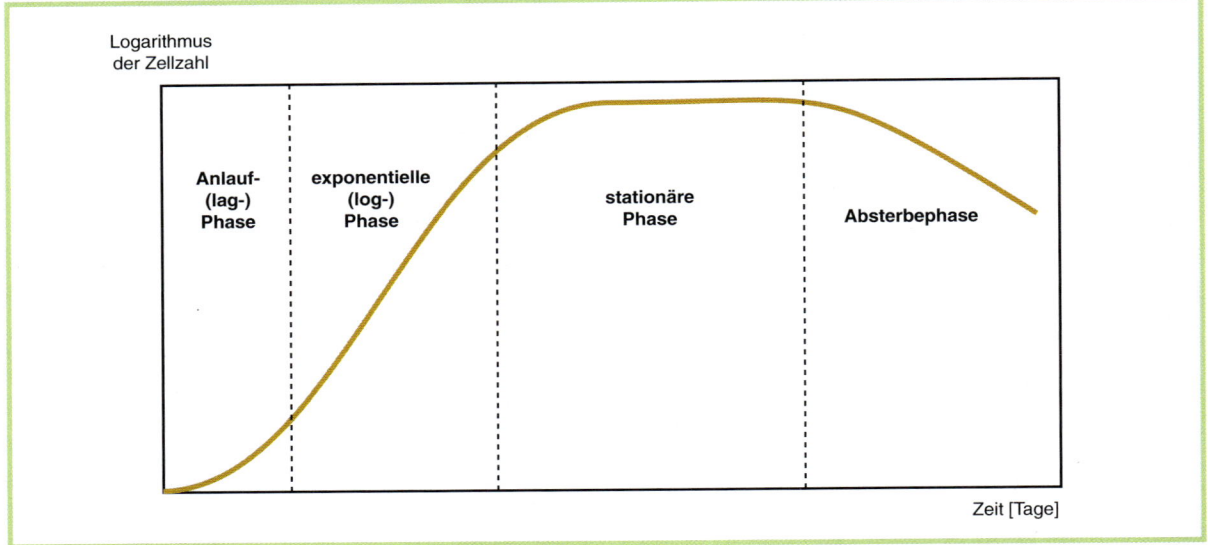

Abb. 7.8 Wachstumskurve einer Bakterienkultur, gemessen als Zunahme der Zellzahl. In der **lag-Phase** (Anlaufphase) kommt das Wachstum der Kultur langsam in Gang. Die Kultur ist in ein frisches Nährmedium eingeimpft worden. Die Zellen der Bakterienkultur müssen sich an die neuen Wachstumsbedingungen anpassen. Zur Adaption an das Nährmedium können induzierbare Enzyme gebildet werden. Die Bildung neuer Enzyme kann durch das neue Substrat induziert werden. In der **log-Phase** (exponentielle Phase) verläuft das Wachstum der Mikroorganismen exponentiell. Sie ist durch eine konstante, maximale Teilungsrate charakterisiert. Die Teilungsrate während der **log-Phase** ist eine für jede Bakterienart spezifische Größe. Sie wird durch Milieufaktoren, wie pH der Nährlösung, Zusammensetzung der Nährlösung, Temperatur, O_2-Spannung, beeinflusst. Die Steigung dieses Abschnittes der Wachstumskurve ist für jeden Organismus abhängig von der Art des verwendeten Nährmediums, der Temperatur und anderer wachstumsbeeinflussender Faktoren. In diesem Stadium wird die maximal mögliche Zellteilungsrate erreicht. In der **stationären Phase** hat das Wachstum sein Maximum erreicht. Die Zellen hören auf sich zu teilen. In der **Absterbephase** sinkt die Zellzahl wieder, u. a. bedingt durch Autolyse der Zellen.

7.2.2.1 Energiequellen

Die Energiegewinnung kann bei Bakterien auf zwei prinzipiell verschiedenen Stoffwechselwegen erfolgen:

- Organismen, die ihre Energie durch Nutzung der Lichtenergie gewinnen, werden als photoautotroph bezeichnet.
- Chemoautotrophe Organismen gewinnen ihre Energie durch Reduktions-Oxidations-Reaktionen an den Substraten, die als Nährstoffe dienen. Dabei kann die Energiegewinnung durch Atmung oder Gärung erfolgen.

7.2.2.2 Wasserstoffdonatoren

Organismen, die organische Verbindungen als Elektronendonatoren verwenden können, werden als organotroph bezeichnet. Dagegen können so genannte lithotrophe Bakterien anorganische Stoffe, z. B. NH_3, H_2S oder Fe^{2+} u. a. als Elektronendonatoren nutzen.

7.2.2.3 Kohlenstoffquellen

Mikroorganismen sind autotroph, wenn sie die überwiegende Menge des Kohlenstoffs durch Fixierung von CO_2 gewinnen können. Heterotrophe Organismen gewinnen den Kohlenstoff aus organischen Verbindungen. Die meisten Bakterien sind heterotroph. Anspruchslose heterotrophe Bakterien können schon wachsen, wenn nur eine organische C-Quelle vorliegt. *Escherichia coli* z. B. wächst auf einem Nährmedium, das als C-Quelle D-Glucose und ansonsten nur anorganische Stoffe enthält (z. B. NH_4^+, PO_4^{3-}, SO_4^{2-}, Ca^{2+}, Mg^{2+}, K^+ und Spurenelemente). Hieraus baut *E. coli* alle Zellbestandteile auf. Andere Bakterien stellen meist höhere Ansprüche und benötigen zum Wachstum und zur Vermehrung noch eine Reihe von Wachstumsfaktoren (Kap. 4.7.1.3).

7.2.2.4 Sauerstofftoleranz

Eukaryonten sind bezüglich ihres Wachstums und ihrer Vermehrung weitgehend auf Sauerstoff angewiesen. Bei

Prokaryonten dagegen kennt man Formen, die nur bei Abwesenheit von Sauerstoff wachsen (obligat anaerob), Formen, die nur bei Anwesenheit von Sauerstoff wachsen (obligat aerob) und solche, die in Abwesenheit von Sauerstoff wachsen können, Sauerstoff aber tolerieren (fakultativ anaerob). Medizinisch wichtige Bakterien finden sich in allen drei Gruppen. Die Enterobakterien z. B. sind fakultativ anaerob. Zu den obligat anaeroben Bakterien gehören die Clostridien. Anaerobe Bakterien gewinnen ihre Energie durch Gärung. Für sie ist Sauerstoff toxisch.

7.2.2.5 Beispiele für photoautotrophe und chemoautotrophe Energiegewinnung

Photoautotrophe Bakterien

Einige pigmenthaltige Bakterien sind zur Photosynthese befähigt. Als Elektronendonor verwenden sie jedoch an Stelle von Wasser anorganische Verbindungen, z. B. Schwefelwasserstoff, Thiosulfat oder Wasserstoff, oder organische Verbindungen, z. B. Milchsäure oder Isopropylalkohol. Die meisten photosynthetisch tätigen Bakterien sind obligate Anaerobier. Grüne Schwefelbakterien nutzen z. B. Schwefelwasserstoff als Elektronendonor.

$$2\ H_2S + CO_2 \xrightarrow{\text{Licht}} (CH_2O) + H_2O + 2\ S$$

Einige schwefelfreie Purpurbakterien können Isopropanol zu Aceton oxidieren.

$$2\ H_3C\text{-}CHOH\text{-}CH_3 + CO_2 \xrightarrow{\text{Licht}}$$
$$(CH_2O) + 2\ H_3C\text{-}CO\text{-}CH_3 + H_2O$$

Chemoautotrophe Bakterien

Bei der Photosynthese wird die Strahlungsenergie des Sonnenlichts zur Energiegewinnung genutzt. Die CO_2-Assimilation durch Photosynthese ist an das Vorhandensein von Photosynthesepigmenten gebunden und kann nur im Licht ablaufen. Einige farblose Bakterien können jedoch auch im Dunkeln CO_2 fixieren und daraus Kohlenhydrate aufbauen. Sie gewinnen die Energie zur CO_2-Assimilation aus energieliefernden chemischen Umsetzungen. Dieser Prozess wird daher als Chemosynthese bezeichnet. Bei den Energie liefernden chemischen Reaktionen handelt es sich um die Oxidation anorganischer Verbindungen.

Pigmentfreie Schwefelbakterien oxidieren Schwefelwasserstoff zu Schwefel und diesen weiter zu Sulfat, auch Thiosulfat wird zu Sulfat oxidiert. In der Bilanz lassen sich diese Reaktionen wie folgt formulieren:

$$2\ H_2S + O_2 \rightarrow 2\ H_2O + 2\ S \qquad \Delta G° = -494\ kJ$$
$$2\ S + 2\ H_2O + 3\ O_2 \rightarrow 2\ H_2SO_4 \qquad \Delta G° = -1172\ kJ$$
$$H_2S_2O_3 + 2\ O_2 + H_2O \rightarrow 2\ H_2SO_4 \qquad \Delta G° = -418\ kJ$$

Der Schwefel wird dabei von der zweiwertigen negativen zur sechswertigen positiven Form oxidiert. Die Energieausbeute bei diesen Reaktionen ist sehr hoch. Die gewonnene Energie wird teilweise zur CO_2-Fixierung genutzt. Schwefelbakterien sind in der Natur vor allem in nährstoffreichen Seen verbreitet. Sie sind in Kläranlagen an der biologischen Reinigung beteiligt, da sie den aus Fäulnisprozessen stammenden Schwefelwasserstoff zu Sulfat oxidieren.

Nitrifizierende Bakterien oxidieren Ammoniumstickstoff zu Nitrit und dieses weiter zum Nitrat. Dieser Vorgang der Nitrifikation ist für den Stickstoffkreislauf der Natur von großer Bedeutung. Die nitrifizierenden Bakterien der Gattungen *Nitrosomonas* und *Nitrobacter* sind in der Natur in Ackerböden weit verbreitet. Sie sind immer miteinander vergesellschaftet.

Nitrosomonas oxidiert Ammoniumstickstoff zu Nitrit:

$$2\ NH_3 + 3\ O_2 \rightarrow 2\ HNO_2 + 2\ H_2O \qquad \Delta G° = -661\ kJ$$

Das Nitrit wird von *Nitrobacter* weiter zum Nitrat oxidiert;

$$2\ HNO_2 + O_2 \rightarrow 2\ HNO_3 \qquad \Delta G° = -150\ kJ$$

Zu den zur „Chemosynthese" fähigen Organismen zählen ferner die Eisenbakterien, die Fe^{2+} zu Fe^{3+} oxidieren.

$$Fe^{2+} \xrightarrow{e^-} Fe^{3+} \qquad \Delta G° = -67\ kJ$$

Knallgas-Bakterien oxidieren molekularen Wasserstoff

$$2\ H_2 + O_2 \rightarrow 2\ H_2O \qquad \Delta G° = -477\ kJ$$

Knallgasbakterien sind nur fakultativ chemoautotroph. Stehen ihnen organische Substanzen zur Verfügung, so ernähren sie sich heterotroph.

Wasserstoff kann auch mit Sulfat umgesetzt werden.

$$H_2SO_4 + 4\ H_2 \rightarrow H_2S + 4\ H_2O \qquad \Delta G° = -191\ kJ$$

Bakterien, die zur Chemosynthese befähigt sind, besitzen Enzyme, die aus anorganischem Substrat Wasserstoff bzw. Elektronen freisetzen können. Die Elektronen werden mit Hilfe einer Elektronentransportkette in einer Folge von Redoxreaktionen auf Sauerstoff oder eine zu reduzierende anorganische Verbindung als Endakzeptor übertragen. Mit diesem Elektronentransport sind, wie bei der Photosynthese, Phosphorylierungsschritte ($ADP + P_i \rightarrow ATP$) gekoppelt. Es wird also chemisch gebundene Energie gewonnen.

Diese Elektronentransportketten weisen Ähnlichkeiten mit der Atmungskette auf, z. B. konnten auch hier Cytochrome in Redoxpaaren nachgewiesen werden.

Allen Vorgängen der autotrophen Energiegewinnung liegt eine Serie von Redoxvorgängen zugrunde. An die jeweiligen Elektronentransportketten sind Phosphorylierungsreaktionen gekoppelt, durch die chemische Energie für die Zelle gewonnen wird, die bei der Reduktion und damit der Assimilation des CO_2 genutzt werden kann.

> In ihren Grundprinzipien sind sich die Vorgänge der Energiegewinnung sehr ähnlich. Photosynthese und Chemosynthese unterscheiden sich im Wesentlichen nur in der Art der Energiequelle, im einen Falle Lichtenergie und im anderen Falle chemische Oxidationsenergie. Die verschiedenen Typen der Photo- bzw. Chemosynthese unterscheiden sich weiterhin in der Art der Wasserstoff- bzw. Elektronen-Donoren und Akzeptoren.

7.2.2.6 Temperatur

Auch hinsichtlich ihrer Temperaturansprüche zeigen Bakterien große Unterschiede. Die meisten Boden- und Wasserbakterien sind mesophil. Sie erreichen ihre maximale Wachstumsrate zwischen 20 °C und 42 °C.

Thermophile Bakterien wachsen optimal zwischen 40 °C und 70 °C. Bei extrem thermophilen Bakterien liegt das Wachstumsoptimum oberhalb 65 °C.

Die kryophilen Bakterien erreichen ihr Wachstumsoptimum unterhalb 20 °C.

7.3 Pharmazeutisch, technisch und medizinisch wichtige Prokaryonten

Stoffwechselleistungen oder Zellbestandteile einiger **Archaea** werden industriell angewendet, z. B. als Träger für Impfstoffe oder zur Gewinnung hitzestabiler Enzyme. Die für die PCR eingesetzte Taq-Polymerase stammt allerdings aus einem echten Bakterium. Bisher sind keine Krankheitserreger aus der Gruppe der Archaea bekannt.

Unter den echten Bakterien (Bacteria) andrerseits finden sich wichtige **Krankheitserreger**, aber auch **Produzenten** von **organischen Verbindungen.** Zahlreiche **Arzneistoffe, Vitamine, Lebensmittel, Lebensmittelzusatzstoffe, Enzyme** und **Aminosäuren** werden mit Hilfe von mikrobiologischen Verfahren gewonnen. **Biotransformationsreaktionen** von organischen Verbindungen sind für die Synthese z. B. von Steroidhormonen unersetzlich (Tab. 7.3).

Die **Domäne der Bacteria** wird derzeit in **24 Stämme (Phyla)** aufgeteilt. Die Rangstufe dieser „Gruppen" im taxonomischen System ist noch nicht abschließend geklärt (Abb. 7.9). Die Vielfalt bakterieller Lebensformen ist aber deutlich größer als das gegenwärtig gültige System repräsentiert. Basierend auf den bis heute bekannten 16S-rRNA-Sequenzen vermutet man mehr als 50 verschiedene Bakterien-Phyla. Alle pharmazeutisch und medizinisch wichtigen Vertreter der Bacteria sind einem der folgenden Stämme zuzuordnen:

- Proteobacteria,
- Cyanobacteria,
- Spirochaetes,
- Chlamydiae,
- Firmicutes.

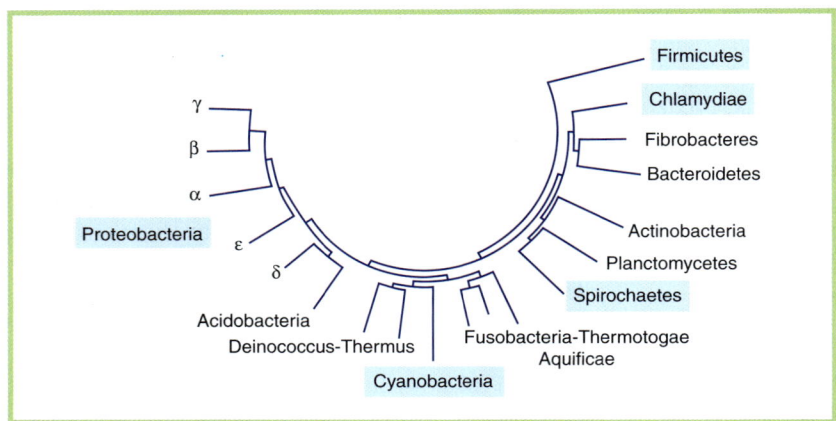

Abb. 7.9 Stammbaum der Bakterien, wie er sich aus dem Vergleich der Basensequenzen der 16S-rRNAs ergibt. Stämme mit pharmazeutisch relevanten Vertretern sind blau unterlegt.

Tab. 7.3 Biotechnologisch wichtige Bakteriengruppen

Bakteriengruppe und -familie	Wichtige Gattungen, die an technischen Prozessen beteiligt sind
Proteobacteria	
Acetobacteraceae	*Acetobacter:* Oxidation von Carbonylen, z. B. Ethanol → Essigsäure, Sorbit → Sorbose
Pseudomonadaceae	*Pseudomonas:* Kohlenwasserstoffverwertung, SCP, Oxidation von Steroiden, Wasserstoffoxidation *Azotobacter:* Nicht symbiotische Stickstoffbindung
Methylococcaceae	*Methylomonas* und *Methylococcus:* Methan- und Methanoloxidation
Enterobacteriaceae	*Escherichia* und *Aerobacter:* Viele unterschiedliche Prozesse, z. B. Bildung von Nukleotiden, 2-Ketoglutarsäure
Firmicutes	
Bacillaceae	*Bacillus:* Bildung von Antibiotika (bes. Peptidantibiotika), Enzymen Clostridium: Bildung von Butanol, Aceton, Buttersäure
Lactobacillaceae	*Lactobacillus:* Bildung von Milchsäure und Milchprodukten, Silage, vielen milchsauren Lebensmitteln, Verderb von Lebensmitteln
Corynebacteriaceae	*Corynebacterium* und *Arthrobacter:* Oxidation von Kohlenwasserstoffen, Bildung von Aminosäuren
Myobacteriaceae	*Myobacterium:* Oxidation von Kohlenwasserstoffen u. a. Substraten, z. B. Steroiden
Micrococcaceae	*Micrococcus:* Oxidation z. B. von Kohlenwasserstoffen und Steroiden
Streptococcaceae	*Streptococcus:* Milchsäure-, Diacetylbildung *Leuconostoc:* Dextranbildung
Streptomycetaceae	*Streptomyces:* Bildung von sehr vielen Antibiotika, Enzymen, Vitamin B_{12}

7 Bakterien (Bacteria)

7.3.1 Proteobacteria

Die größte Gruppe innerhalb der Bakterien bilden die **Proteobacteria** (Purpurbakterien). Viele der Arten sind **gramnegativ**, besitzen **Bacteriochlorophyll** und ernähren sich **photoautotroph**. Es gibt aber auch **chemotrophe** und **chemoheterotrophe** Vertreter. Auch in ihrem Aussehen sind sie sehr vielgestaltig. Die Proteobacteria werden in fünf Hauptgruppen eingeteilt, die als Klassen angesehen werden, und die griechischen Buchstaben Alpha bis Epsilon als Präfix erhalten. Die Mitochondrien der Eukaryonten wurden vermutlich durch Endosymbiose von Proteobakterien erworben. Wichtige humanpathogeneVertreter sind:

■ *Bordetella pertussis* (Keuchhusten),
■ *Salmonella typhimurium* (Erreger des Typhus),
■ *Shigella* sp. (Bakterielle Ruhr),
■ *Vibrio cholerae* (Erreger der Cholera),
■ *Yersinia pestis* (Erreger der Pest).

Daneben gibt es einige biotechnologisch wichtige Arten. Auch *Rhizobium* sp. (N_2-fixierende Knöllchen-Bakterien) und *Agrobacterium* sp. (Wurzelhalsgallen- oder „Hairy roots"-induzierende Bakterien) zählen zu den Proteobacteria.

7.3.1.1 Essigsäurebakterien

Acetobacter (Rhodospirillales, Acetobacteraceae). Hierzu zählen **gramnegative Stäbchen** mit **peritricher Begeißelung**. Sie zeichnen sich durch hohe Säuretoleranz aus. Die natürlichen Standorte der Essigsäurebakterien sind Pflanzen. Sie sind befähigt, aus Zuckern oder Alkoholen durch unvollständige Oxidation Säuren zu bilden, z. B. aus Ethylalkohol die Essigsäure oder aus Butanol die Buttersäure:

$$CH_3\text{-}CH_2OH \rightarrow CH_3\text{-}COOH$$
$$CH_3\text{-}CH_2\text{-}CH_2OH \rightarrow CH_3\text{-}CH_2\text{-}COOH$$

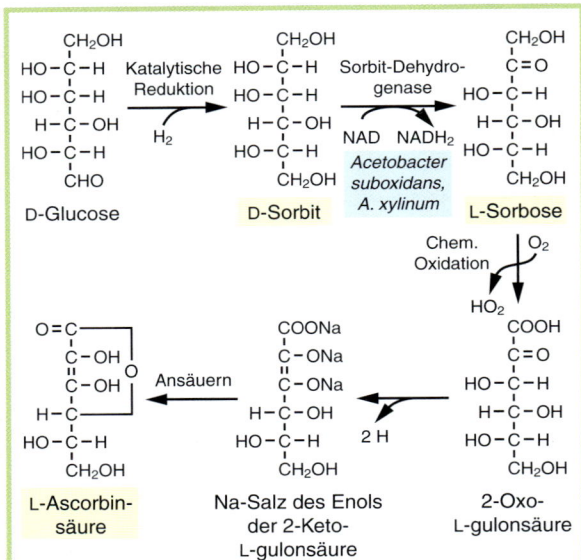

Abb. 7.10 Mikrobielle Dehydrierung von D-Sorbit zu L-Sorbose bei der L-Ascorbinsäure-Herstellung

Essigsäure ist die wichtigste technische organische Säure. Essigsäurebildung aus alkoholischen Flüssigkeiten ist schon so lange bekannt wie die Weinherstellung. Essigsäure wird fast ausschließlich durch chemische Synthese gewonnen. Durch Vergärung von Ethanol lässt sich nämlich nur Essig, d. h. verdünnte Essigsäure gewinnen. In Japan wird Essigsäure auch durch Fermentation aus Aminosäuren gewonnen.

Essigsäure ist ein wichtiger Rohstoff bei der Herstellung von Gummi, Kunststoffen, Acetatfasern, Arzneimitteln, Farbstoffen, Insektiziden und Photochemikalien. In der pharmazeutischen Analytik dient Essigsäure in verschiedenen Verdünnungsstufen als häufig gebrauchtes Reagens, z. B. beim Nachweis von Ionen, Citrat und Salicylat. In 1 %iger Lösung kann Essigsäure für Hautwaschungen und Umschläge zur Hyperämisierung angewandt werden.

Sekundäre Alkohole werden zu Ketonen oxidiert:

$$CH_3\text{-}CHOH\text{-}CH_3 \rightarrow CH_3\text{-}CO\text{-}CH_3$$
$$CH_2OH\text{-}CHOH\text{-}CH_2OH \rightarrow CH_2OH\text{-}CO\text{-}CH_2OH$$

Zuckeralkohole zu Aldosen und Ketosen, z. B. Sorbit zu Sorbose. Technisch wichtig ist hier die Dehydrierung von D-Sorbit zu L-Sorbose durch *Acetobacter suboxidans* bei der Herstellung von L-Ascorbinsäure (Vitamin C) (Abb. 7.10).

7.3.1.2 Pseudomonaden

Pseudomonas (Pseudomonadales, Pseudomonadaceae). Es handelt sich um bewegliche, **stäbchenförmige**, **Gram-negative** Bakterien. Sie besitzen **polar** (lophotrich) angeordnete **Geißeln** (Kap. 7.1.1.4). Sie sind nicht zur Sporenbildung befähigt. Pseudomonaden sind **obligate Aerobier**. Häufig bilden sie wasserlösliche Pigmente, z. B. das blaugrüne Pyocyanin. Sie sind als Wasser- und Bodenbesiedler und als Erreger von Pflanzenkrankheiten in der Natur weit verbreitet. Medizinische Bedeutung besitzen einige Arten der Gattung *Pseudomonas*, die als fakultative oder obligate Parasiten im menschlichen oder tierischen Organismus leben können.

Der wichtigste **menschenpathogene Vertreter** der Gattung *Pseudomonas* ist *Pseudomonas aeruginosa*. Hierbei handelt es sich um einen weit verbreiteten Keim, der geringe Nährbodenansprüche stellt. Er findet sich in Erde, Wasser, Abwasser und in geringer Zahl als Kommensale im menschlichen Intestinum. Er ist ein **fakultativ pathogener** Organismus, der vorwiegend Personen mit geschwächter Infektionsabwehr befällt. Er besitzt eine besondere Affinität zu großflächigen Hautdefekten, z. B. Verbrennungswunden. Dort bildet dieser Erreger großflächige grünblaue Eiterungen („*Bacillus pyocyaneus*"). *Pseudomonas aeruginosa* entwickelt hochgradige Resistenzen gegen Antibiotika. Er wird aus vielen Gründen zu den Problemkeimen im Krankenhausbereich gezählt. In Folge seiner geringen Nährstoffbedürfnisse können Waschbecken, Bodenabläufe, Waschmaschinen, Luftbefeuchter etc. zum Erregerreservoir gehören.

Vertreter der Pseudomonadaceae werden für **biotechnische Prozesse** verwendet, z. B. bei der Verwertung von Kohlenwasserstoffen, der Produktion von Proteinen (single cell protein, SCP) oder der Oxidation von Steroiden.

7.3.1.3 Vibrionen

Vibrio (Vibrionales, Vibrionaceae). Zu den Vibrionen gehören **Gram-negative,** starre, gerade oder **gekrümmte** Bakterien, die in der Regel **polar angeordnete Geißeln** (Kap. 7.1.1.4) besitzen. Sie sind **nicht sporenbildend** und **fakultativ anaerob**.

Die meisten Vibrionaceae sind Bewohner von Gewässern. Medizinisch wichtigste Gattung ist die Gattung *Vibrio* mit *Vibrio cholerae*. Nach der heute gebräuchlichen Nomenklatur bezeichnet der Artbegriff *Vibrio cholerae* mehrere biologisch eng miteinander verbundene Vibrionentypen, die in ihrer medizinischen Bedeutung stark voneinander abweichen.

Keime von *Vibrio cholerae* erscheinen frisch isoliert als gebogene Stäbchen mit runden Enden. Nach mehreren Kulturpassagen verlieren sie oft ihre gebogene Form („Komma-Form") und sind dann als gerade Stäbchen von anderen gramnegativen Stäbchen mikroskopisch kaum zu unterscheiden. Bekannt sind mehrere Serotypen von *V. cholerae*. Sie besitzen ziemlich einheitliche Geißelantigene (H-Antigene), jedoch unterschiedliche Zellwandantigene (O-Antigene) (Kap. 1.2.1.4).

Zu den Vibrionen zählen die Erreger der **Cholera.** Diese wird weit überwiegend von den Biotypen cholerae und El Tor des *Vibrio cholerae* verursacht. Es bestehen jedoch Unterschiede in der Virulenz beider Biotypen. Der Biotyp El Tor unterscheidet sich durch hämolytische Aktivität vom klassischen *V. cholerae*. Es wurde bei verschiedenen Cholera-Epidemien isoliert.

Der Infektionsweg der Vibrionen ist ausnahmslos peroral. In der Regel werden die Keime über Trinkwasser oder Nahrungsmittel aufgenommen. Im alkalischen Milieu des Dünndarms kommen sie rasch zur Vermehrung. **Dabei erzeugen sie ein hochwirksames Exotoxin (Enterotoxin)** (Kap. 7.1.3.2).

Dieses Protein bindet an Rezeptoren des Dünndarmepithels und löst eine massive Hypersekretion von Ionen und Wasser aus. Hauptsymptome der Cholera sind exzessiver Wasser- und Elektrolytverlust durch unstillbares Erbrechen und unstillbare Durchfälle. Dies führt zu einem raschen körperlichen Verfall des Kranken. Lebenserhaltend ist der rasche Ausgleich des gestörten Wasser- und Elektrolythaushaltes. Antibiotika, vor allem Tetracycline, können die Keimzahl erniedrigen und damit die weitere Toxinproduktion hemmen. Damit wird auch die Zeit der Erregerausscheidung verkürzt.

Schutzimpfungen mit abgetöteten Erregern sind heute im internationalen Reiseverkehr üblich. Der erzielte Schutz ist jedoch unsicher, nicht vollständig und dauert nur etwa 6 Monate an.

7.3.1.4 Enterobacteriaceae

Escherichia (Enterobacteriales, Enterobacteriaceae)

Die Enterobakterien sind 2 bis 3 µm lange, **Gram-negative Stäbchen.** Sie bilden **keine Sporen.** Die Zellen einiger Arten sind begeißelt. Zu den Enterobakterien zählen wichtige Krankheitserreger (Tab. 7.4). Der Darm des Menschen ist von zahlreichen Bakterienarten besiedelt. Einige hiervon zählen zu der Familie der **Enterobacteriaceen.** Allerdings kommen einige Arten dieser Familie auch an anderen Standorten vor (Pflanzen, Gewässer, Lebensmittel).

E. coli gehört zur normalen Darmflora des Menschen. Die Zellen mancher Stämme sind **peritrich begeißelt** und besitzen **Fimbrien.** *E. coli* dient in der Trinkwasser- und Lebensmittelhygiene als Indikator für fäkale Verunreinigungen. *E. coli* ist **fakultativ pathogen.**

Außerhalb des Darmes kann *E. coli* Eiterungen und Entzündungen sowie Harnwegsinfektionen hervorrufen. Hierfür ist die Disposition des Patienten von ausschlaggebender Bedeutung. Lokale oder allgemeine Abwehrschwäche begünstigt das Angehen einer Infektion außerhalb des Darmes. Allgemein spielt die Ausbreitung fakultativ pathogener Enterobakterien unter stark geschädigten und schwer kranken Patienten auf Intensivstationen eine schwerwiegende Rolle.

E. coli bleibt in der Außenwelt, in feuchtem oder flüssigem Milieu lange lebensfähig. Bestimmte *E.-coli*-Stämme spielen in der Molekularbiologie und Gentechnologie eine wichtige Rolle.

Andere wie *E. coli* fakultativ pathogenen Enterobakterien sind *Klebsiella pneumoniae* und *Proteus*-Arten. Sie sind häufig **mehrfachresistent gegen Antibiotika.** Diese Mehrfachresistenz wird bedingt durch Plasmide (Kap. 3.3.5.4).

E. coli hat vielfältige Anwendung in der Biotechnologie. Technisch oder pharmazeutisch wichtige Proteine (Proteasen, Lipasen, Asparaginase) können aus *E. coli* gewonnen werden. Asparaginase (z. B. auch aus dem „pflanzlichen" Enterobacterium *Erwinia chrysanthemi* gewonnen) wird in der krebshemmenden Kombinationstherapie akuter lymphatischer Leukämie eingesetzt.

Transgene *E.-coli*-Stämme können zur Produktion wichtiger Protein-Arzneistoffe (Insulin, Reteplase, Wachstumshormon, Interferon) eingesetzt werden (Kap. 3.5.1). Die Endonuclease *Eco*RI ist ein wichtiges Werkzeug der Gentechnik. Auch das Enzym **Penicillinacylase** (Abb. 7.11), dem eine Schlüsselrolle bei der Produktion von halbsynthetischen Penicillinen zukommt, gewinnt man aus *E. coli*. Es spaltet die Acylseitenkette des Penicillins G (Benzylrest) vom Grundkörper der Penicilline, der 6-Aminopenicillansäure, ab. Das Enzym wird zur Durchführung dieser Reaktion an Acrylamidmonomeren immobilisiert. Die Verknüpfung der *p*-Aminopenicillansäure mit verschiedenen Seitenketten erfolgt chemisch.

Tab. 7.4 Wichtige Gattungen und Arten der Familie der Enterobacteriaceae. (Nach Otte/Brandis, Lehrbuch der medizinischen Mikrobiologie, Gustav Fischer Verlag, Stuttgart/New York, 1978)

Gattung	Art	Vorkommen und Bedeutung für den Menschen
Escherichia	*Escherichia coli*	Darmflora, Eiter- und Entzündungserreger außerhalb des Darmes, Säuglingsenteritis
Klebsiella	*Klebsiella pneumoniae*	Eiter- und Entzündungserreger in Harn- und Gallenwegen sowie im Respirationstrakt
Enterobacter	*Enterobacter aerogenes* *Enterobacter cloacae*	Darmflora, gelegentlich Erreger von eitrigen Entzündungen außerhalb des Darmes
Serratia	*Serratia marcescens*	Gelegentlich Erreger von eitrigen Entzündungen und Sepsis vor allem bei resistenzgeminderten Personen
Proteus	*Proteus vulgaris* *Proteus mirabilis* *Proteus morganii* *Proteus rettgeri*	Darmflora, Fäulniserreger, Eiter- und Entzündungserreger außerhalb des Darmes
Citrobacter	*Citrobacter freundii*	Darmflora, gelegentlich Lebensmittelinfektionen und Durchfallerkrankungen sowie Eiter- und Entzündungserreger außerhalb des Darmes
Salmonella	*Salmonella typhi* *Salmonella paratyphi* A, B und C *Salmonella typhimurium* *Salmonella enteritidis* u. a.	Erreger von akuten Gastroenteritiden
Shigella	*Sh. dysenteriae* *Sh. flexneri* *Sh. sonnei* *Sh. boydii*	Erreger der bakteriellen Ruhr

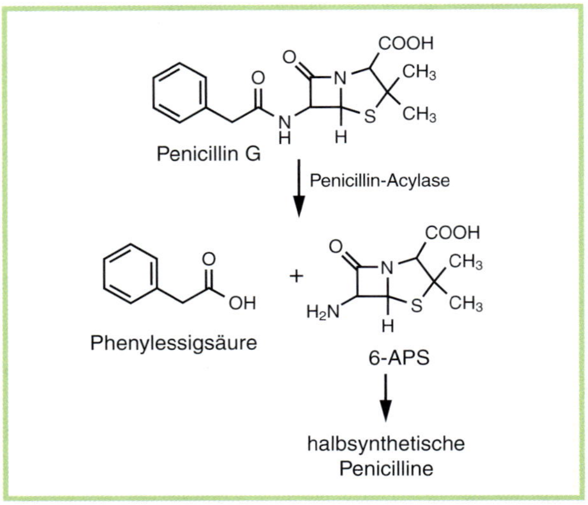

Abb. 7.11 Spaltung von Penicillin G in 6-Aminopenicillansäure und Phenylessigsäure. 6-APS ist die Ausgangsverbindung für die Gewinnung zahlreicher wichtiger halbsynthetischer Penicilline. Über die Aminogruppe werden neue Seitenketten mit 6-APS verknüpft.

Salmonella (Enterobacteriales, Enterobacteriaceae)

Salmonellen sind Gram-negative, peritrich begeißelte Stäbchen. Sie sind bekannt als Erreger von Typhus (S. typhi) und Paratyphus (Salmonella paratyphi) sowie von Entzündungen des Dünndarms (Enteritis).

Einige Stämme können eine dünne Kapsel bilden. Salmonellen besitzen H-, O-, und die bekapselten Stämme auch Vi-Antigene (Kap. 1.2.1). Der Nachweis solcher Antigene und typischer Antigenmuster ist wichtig für die Diagnose und Einteilung der Salmonellen. Salmonellen sind obligat menschenpathogen, d. h., Infektionen führen immer zu Krankheitserscheinungen, vorausgesetzt natürlich, dass die Infektion mit einer genügend hohen Zellzahl erfolgt. Salmonellen können Träger von Mehrfachresistenzen sein (Kap. 3.3.5.4).

Die Keime werden von Erkrankten ausgeschieden und über infizierte Lebensmittel (z. B. Fleischwaren, Speiseeis), kontaminiertes Trinkwasser, Handtücher, verschmutzte Essbestecke u. a. verbreitet. Die Erreger werden oft per os aufgenommen. Sie vermehren sich im Intestinum, gelangen von dort in die Blutbahn und siedeln sich in Milz, Leber, Gallengängen, Knochenmark, Haut, Nieren, Lunge und Gehirn an.

Die Verbreitung der Keime wird am besten durch hygienische Maßnahmen verhindert. Infektionen mit Salmonellen sind meldepflichtig.

7.3.1.5 Myxobakterien

Die Gruppe der **Myxobacteria** (Myxococcales) steht im Übergangsfeld zwischen einzelliger und mehrzelliger Lebensweise. Myxobakterien haben die größten bakteriellen Genome und bilden vielzellige Fruchtkörper mit Sporen aus. Beinahe alle **sulfatreduzierenden Bakterien** gehören in diese Gruppe. Viele Vertreter sind deshalb auch ohne Sauerstoff lebensfähig und im Sediment von Seen, im Meeresboden oder in Sümpfen und Mooren verbreitet. Im Zuge der Sulfatreduktion bildet sich **Schwefelwasserstoff**, der für den typischen Fäulnis-Geruch verantwortlich ist. Myxobakterien bilden eine Vielzahl pharmakologisch interessanter Substanzen.

7.3.2 Cyanobacteria

Wegen ihrer auffälligen Pigmentierung wurden die Cyanobakterien auch als „Blaualgen" bezeichnet. Es handelt sich um **ein- bis vielzellige**, **Gram-negative**, **photoautotroph** lebende, einfache oder verzweigte Fäden bildende Prokaryonten. Manche Vertreter vermögen in so genannten „Heterocysten" Luftstickstoff (N_2) zu binden (Kap. 4.6.4.3). Sie besitzen Chlorophyll a (aber kein Chlorophyll b), Carotinoide und Phycobiline. Ihre Zellwände bestehen aus Murein. Cyanobakterien betreiben die gleiche Form der Photosynthese wie die Pflanzen, deren Chloroplasten wohl von endosymbiontischen Cyanobakterien abstammen.

7.3.3 Spirochaetes

Spirochäten sind **gramnegativ**, **chemoheterotroph** und **beweglich**. Charakteristisch sind die Axialfilamente, die modifizierte Flagellen darstellen. Sie bilden lange, korkenzieherförmige Zellen. Wichtige Krankheitserreger sind:

- *Treponema pallidum* (Erreger der Syphilis),
- *Borrelia burgdorferi* (Erreger der Lyme-Borreliose).

7.3.4 Chlamydiae

Chlamydien gehören zu den kleinsten Bakterien (0,2-1,5 µm). Sie leben obligat parasitisch in den Zellen anderer Lebewesen. Beim Menschen rufen Chlamydien verschiedene sexuell übertragene Erkrankungen, aber z. B. auch Lungenentzündung hervor. Wichtige Krankheitserreger sind:

- *Chlamydia trachomatis* Serovare A-C (Erreger des Trachoms, einer tropischen Augenerkrankung, die zum Erblinden führt)
- *Chlamydia trachomatis* Serovare D-K (Erreger der nichtgonorrhoischen Urethritis und Zervizitis)

7.3.5 Firmicutes

Die Firmicutes sind die typischen **grampositiven Bakterien**. Viele Krankheitserreger aber auch biotechnologisch wichtige Arten zählen zu dieser Bakteriengruppe. Etwa 40 % der Arten finden sich in den Gattungen *Bacillus*, *Lactobacillus*, *Clostridium*, *Streptomyces* und *Mycoplasma*. Wichtige humanpathogene Vertreter sind:

- *Bacillus anthracis* (Milzbrand),
- *Clostridium botulinum* (Botulismus),
- *Clostridium tetani* (Wundstarrkrampf),
- *Corynebacterium diphtheriae* (Diphtherie),
- *Helicobacter pylori* („Erreger" von Magen-Ulcera),
- *Listeria* sp. (Listeriose),
- *Mycobacterium tuberculosis* (Tuberkulose),
- *Mycobacterium leprae* (Lepra),
- *Streptococcus mutans* (Karies).

7.3.5.1 Aerobe Endosporenbildner

Bacillus (Bacillales, Bacillaceae)

Hierher gehören **stäbchenförmige**, **meist peritrich begeißelte**, **grampositive** Bakterien, die thermoresistente Endosporen bilden. Wichtiger Krankheitserreger ist *Bacillus anthracis*.

Bacillus anthracis lebt aerob, ist nicht begeißelt, bildet jedoch eine Kapsel und mittelständige, ovale, außerordentlich resistente Sporen. Diese bleiben über Jahre hinweg infektiös. *B. anthracis* ist der Erreger des **Milzbrandes,** eine Infektionskrankheit pflanzenfressender Säugetiere wie Rinder, Schweine, Schafe. Durch infizierte Felle kann die Krankheit auf den Menschen übertragen werden. Vor allem an den Händen entwickelt sich beim Menschen der so genannte Hautmilzbrand.

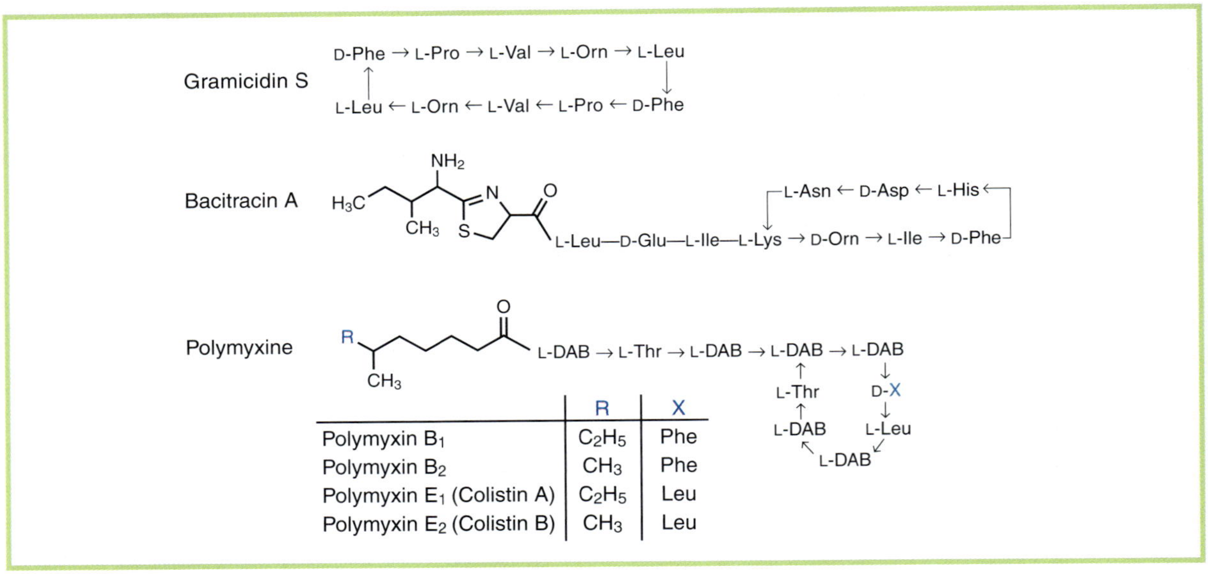

```
                    D-Phe → L-Pro → L-Val → L-Orn → L-Leu
Gramicidin S             ↑
                    L-Leu ← L-Orn ← L-Val ← L-Pro ← D-Phe
```

```
                  NH2
                   |
Bacitracin A   H3C         N    O                    ┌─ L-Asn ← D-Asp ← L-His ←┐
                 \        /  \ //                     │                          │
                  \      /    \/                      │                          │
                   CH3   S─────                        │                          │
                                L-Leu—D-Glu—L-Ile—L-Lys → D-Orn → L-Ile → D-Phe ─┘
```

```
                    O
                    ‖
Polymyxine   R           L-DAB → L-Thr → L-DAB → L-DAB → L-DAB
              \         /                                      │
               CH3                              L-Thr          ↓
                                                  ↑          D-X
                                                L-DAB        L-Leu
                                                   ↖         ↙
                                                    L-DAB
```

	R	X
Polymyxin B₁	C₂H₅	Phe
Polymyxin B₂	CH₃	Phe
Polymyxin E₁ (Colistin A)	C₂H₅	Leu
Polymyxin E₂ (Colistin B)	CH₃	Leu

Abb. 7.12 Zyklische Peptidantibiotika: Gramicidin S, Bacitracin A und Polymyxine; DAB=Diaminobuttersäure

Tab. 7.5 Kommerziell hergestellte Peptidantibiotika

Antibiotikum	Produktionsstamm	Wirkungsspektrum*
Bacitracin	*Bacillus licheniformis*	G⁺ (G⁻)
Polymyxin B	*B. polymyxa*	G⁻
Tyrothricin (Gramicidin-Tyrocidin-Komplex)	*B. brevis*	G⁺
Tyrocidin	*B. brevis*	G⁺
Gramicidin A	*B. brevis*	G⁺
Gramicidin S (J)	*B. brevis*	G⁺

* G⁺ = Gram-positive Erreger; G⁻ = Gram-negative Erreger

Andere Vertreter der Gattung *Bacillus* liefern **Peptidantibiotika,** so beispielsweise *B. licheniformis* **Bacitracin**, *B. brevis*, **Gramicidine** und **Tyrocidin**, *B. polymyxa* **Polymyxine** (Abb. 7.12).

Diese Peptidantibiotika sind zyklische Verbindungen. Sie sind entweder ausschließlich aus Aminosäuren aufgebaut oder enthalten zusätzliche Komponenten, sowohl D-Aminosäuren als auch seltene Aminosäuren (Abb. 7.12, Tab. 7.5). Die Peptidantibiotika finden wegen ihrer Toxizität nur lokale Anwendung. Bacitracin ist die wirtschaftlich wichtigste Verbindung dieser Gruppe. Die Biosynthese der Peptidantibiotika findet nicht an Ribosomen unter Beteiligung von mRNA und tRNA statt, sondern an einem Multienzymkomplex. Die Bacitracinsynthetase besteht aus drei Untereinheiten.

Große industrielle Bedeutung kommt der Herstellung von **Enzymen** mit Hilfe von Bakterien (Tab. 7.6) und Pilzen (s. Kap. 8) zu.

α-Amylase wird von *Bacillus subtilis* gewonnen. α-Amylase spielt eine bedeutende Rolle in der Umwandlung von Maisstärke zu Fructose, α-Amylase zerlegt Stärke in kleinere Bruchstücke von 6 bis 7 Glucoseeinheiten (Kap. 4.2.1.1). Mithilfe von Glucoamylase werden diese zu Glucose abgebaut und durch Glucoisomerasen zu Fructose isomerisiert. Die Isomerisierung von Glucose zu Fructose ist zurzeit der größte technische Prozess, der mit Hilfe eines Enzyms durchgeführt wird. Auf diese Weise werden enzymatisch Millionen von Tonnen Fructose gewonnen. Fructose verdrängt in zunehmendem Maße den Rohrzucker beim Süßen von nichtalkoholischen Getränken. α-Amylasen

Tab. 7.6 Wichtige mikrobielle Enzyme für Medizin und Pharmazie

Enzym	Wichtige produzierende Mikroorganismen	Hauptwirkung	Anwendung
α-Amylase (α-1,4-Glucanglucano- hydrolase)	*Aspergillus oryzae, A. niger, Bacillus amyloliquefaciens (B. subtilis)*	Hydrolyse der α-1,4-Glucan- bindungen von Stärke	Verdauungshilfsmittel Stärkeverzuckerung
Glucoamylase (Amyloglucosidase, α-1,4-Glucangluco- hydrolase)	*Aspergillus niger, A. oryzae, Rhizopus niveus, R. delemar, Endomycopsis* sp.	Hydrolyse der α-1,4-Glucan- bindungen unter Abspaltung von Glucose vom nicht-reduzierenden Ende her	Glucoseproduktion aus Stärke
Pektinasen (Mischungen)	*Aspergillus niger, Coniothyrium diplodiella*	Polygalacturonasen spalten Pektinketten, Pektinmethyl- esterasen spalten Methylester	Klärung von Fruchtsäften; „Filtrationshilfen"
Cellulasen	*Trichoderma viride, Penicillium* sp.	Celluloseabbau unter Bildung von Glucose	Behandlung von Pflanzen bei der Ölgewinnung; Entfernung von Fasern bei der Stärkegewinnung; Filterhilfsmittel
Dextranase	*Penicillium funiculosum* u. a. *Penicillium*-Arten	Hydrolyse von α-1,6-Glucan- bindungen	Zusatz zu Zahnpasta als Karies- prophylaxe
Pilzproteasen	*Aspergillus oryzae, A. niger, A. saitoi, Mucor pusillus* u. a.	Hydrolysiert ein breites Spektrum von Proteinen	Verdauungshilfen, Waschmittel- zusatz, Desodoranzien u. v. a.
Streptokinase, Streptodornase	hämolysierende Streptokokken	Plasminogen → Plasmin, Hydrolyse von DNA	Entzündungshemmung, Beseitigung von Blutgerinnseln, Verflüssigung von eitrigem Gewebe
L-Asparaginase	*Escherichia coli* u. a. Enterobakterien		Behandlung von Leukämie
Lipasen	*Aspergillus niger, Rhizopus* sp.	Fettspaltung zu Fettsäuren und Glycerin	Verdauungshilfe; Extraktionsmittel
Penicillinacylase	*Escherichia coli*	Abspaltung des Acylrestes von Penicillin	Bildung von 6-Aminopenicillansäure (6-APS) als Ausgangssubstanz für partial-synthetische Penicilline; Acylierung von 6-APS. Als immobi- lisiertes Enzym verwendet
L-Aminosäureacylase		DL-Aminosäure → L-Aminosäure + D-Aminosäure	Herstellung von L-Aminosäuren
Ribonukleasen	*Penicillium citrinum, Streptomyces griseus*	Spaltung von Hefe-RNA zu 5'-Nukleotiden	Herstellung von 5'-Nukleotiden als geschmacksverstärkende Substanzen
β-Lactamasen (z. B. Penicillinase)	*Bacillus subtilis*	Spaltung des β-Lactamringes von β-Lactamantibiotika, z. B. Zerstö- rung von Penicillin	Penicillinentfernung aus Milch; Penicillinzerstörung im Blut bei Penicillinallergien
Hyaluronidase	*Streptococcus* spp.	Hydrolyse der β-1,3-Glucanbindun- gen	Beseitigung von Ödemen und Exsudaten

7 Bakterien (Bacteria)

Tab. 7.7 Wichtige Einsatzgebiete von α-Amylasen

Industrie	Produziert von		Verwendung
	Bacillus	**Aspergillus**	
Stärkeindustrie	+		Verflüssigung von Stärke zur Produktion von Glucose, Fructose, Maltose
Mühlenindustrie		+	Korrektur α-Amylase-armer Mehle
Alkoholindustrie	+	+	Verflüssigung von Stärke vor Malzeinsatz für die Verzuckerung
Bäckerindustrie		+	Erhöhung des Anteils vergärbarer Kohlenhydrate
Brauerei-Industrie	+		Gerste-Behandlung, Verflüssigung von Zusätzen
		+	Verbesserte Fermentierbarkeit der Würze, Korrektur der Bierbeschaffenheit
Papierindustrie	+		Verflüssigung der Stärke ohne Zuckerbildung zur Beschichtung von Papier
Textilindustrie	+		Kontinuierliche Entschlichtung bei hohen Temperaturen
Futtermittelindustrie	+		Verbesserung der Verwertung von enzymatisch behandelter Gerste bei der Hähnchenmast und Kälberzucht
Zuckerindustrie	+		Verbesserung der Filtrierbarkeit von Rohrzuckersaft durch Abbau des Stärkeanteils im Saft
Waschmittelindustrie	+		Verbesserte Waschkraft (Kartoffel-, Saucen-, Suppenreste), Zusatz in Spülmitteln für Spülmaschinen

werden darüber hinaus in zahlreichen anderen Produktionszweigen verwendet (Tab. 7.7).

Proteasen sind ebenfalls von erheblicher wirtschaftlicher Bedeutung. Proteasen können z. B. aus *Bacillus licheniformis* (aber auch anderen Mikroorganismen), gewonnen werden. Proteasen sind als Verdauungsenzyme von pharmazeutischer Bedeutung. Die Hauptmenge der Proteasen wird allerdings als Zusatz zu Waschmitteln verwendet. Alkalische Proteasen nehmen in der mikrobiologischen Enzymproduktion von Proteasen die erste Stelle ein.

7.3.5.2 Anaerobe Endosporenbildner

| *Clostridium* (Clostridiales, Clostridiaceae)

Zur Gattung *Clostridium* gehören Arten, die durch Ausscheidung von **Exotoxinen** schwere Erkrankungen auslösen, Gasödem (*Clostridium perfringens* u. a.), Tetanus (*Clostridium tetani*), Botulismus (*Clostridium botulinum*). Clostridien-Toxine gehören zu den stärksten natürlichen Giften (s. Kap. 7.1.3.2).

Clostridien sind außerordentlich verbreitet und häufig. Sie kommen im Darm von Mensch und Tier, im Salz- und Süßwasser, Erdboden, Staub etc. vor.

Es sind **grampositive** Stäbchen, die jedoch in älteren Kulturen häufig Gram-negativ werden. Clostridien sind **obligat anaerob** und vermehren sich nur unter Sauerstoffausschluss z. B. **in tieferen Wunden**. Alle Clostridien bilden **thermoresistente Endosporen**. Mit Ausnahme von *Cl. perfringens* sind alle pathogenen Clostridien **peritrich begeißelt**.

Gegen Tetanusinfektionen kann passiv und aktiv geimpft werden. Der Impfstoff zur aktiven Immunisierung gegen Tetanuserreger ist ein typischer Toxoidimpfstoff (Kap. 7.1.3.2). Eine Behandlung mit Antibiotika ist nicht sinnvoll, da die Krankheitserscheinungen nicht durch die Vermehrung der Bakterien, sondern durch Ausscheidung von Exotoxin verursacht werden.

In der Neurologie wird Botulismustoxin (Botox) als Arzneimittel zur Behandlung von speziellen Bewegungsstörungen (Schielen, Lidkrämpfe) eingesetzt. Auch zur Behandlung übermäßigen Schwitzens ist es als Arzneimittel zugelassen. In der kosmetischen Medizin wird es zur Behandlung mimisch bedingter Falten eingesetzt.

7.3.5.3 Lactobacillen und Streptokokken

Lactobacillus (Lactobacillales, Lactobacillaceae)

Es handelt sich um **grampositive, nicht sporenbildende Stäbchen.** Sie sind **nicht begeißelt** und daher unbeweglich. Sie weisen manchmal kokkenähnliche, d. h. mehr abgerundete Formen auf und zeigen in der exponentiellen Wachstumsphase Kettenbildung.

Vertreter der Lactobacillen gehören der menschlichen Normalflora an. Sie haben jedoch keine pathogene Bedeutung. Vertreter der Gattung *Lactobacillus*, Milchsäurebakterien, zeichnen sich durch Bildung von großen Mengen Lactat und hohe Säuretoleranz aus. Sie sind an wichtigen technischen Prozessen beteiligt, wie der Bildung von Milchsäure und **Milchprodukten,** bei der Silage und an der Zubereitung vieler milchsaurer Lebensmittel.

Zur Energiegewinnung sind Milchsäurebakterien durchweg auf Kohlenhydrate angewiesen und scheiden Milchsäure (Lactat) aus. Sie sind obligate Gärer. Sie sind anaerob, aber aerotolerant, d. h., sie können auch in Gegenwart von Luftsauerstoff wachsen. Die natürlichen Standorte der Milchsäurebakterien sind:

- Milch und Milchverarbeitungsbetriebe, z. B. *Lactobacillus lactis,*
- Pflanzen, z. B. *Streptococcus lactis, Lactobacillus plantarum,*
- Darm und Schleimhäute von Menschen und Tieren, z. B. *Streptococcus pyogenes, S. pneumoniae.*

Milchsäurebakterien spielen in der Milch verarbeitenden Industrie und allgemein in der Lebensmittelindustrie eine große Rolle.

Joghurt entsteht, wenn man Vollmilch mit Hilfe der beiden Milchsäurebakterien *Streptococcus thermophilus* und *Lactobacillus bulgaricus* vergärt. Auch zur Produktion mancher Käsesorten oder von saurem Rahm werden Milchsäurebakterien eingesetzt. Sauerteig zur Brotherstellung wird mit Hilfe von *Lactobacillus corniformis* hergestellt. Milchsäuregärung ist ein seit alters her gebräuchliches Verfahren zur Haltbarmachung von Gemüse und Viehfutter. Sauerkraut beispielsweise ist ein Produkt aus Weißkohl, das durch natürliche Milchsäuregärung haltbar gemacht wurde. Futtermittel für Tiere sind Silagen (Silo-Futter). Zu deren Gewinnung werden frische Futterpflanzen unter Luftabschluss einer Fermentation unterzogen, die dabei gebildete Milchsäure führt zu einer Konservierung des fermentierten Materials.

Auch pharmazeutische Präparate, Presssäfte oder wässrige Frischpflanzenauszüge werden durch Milchsäuregärung haltbar gemacht, z. B. **Rh-Präparate in der anthroposophisch orientierten Pharmazie.** Hierzu werden z. B. Presssäfte von Heilpflanzen über mehrere Tage hinweg einer rhythmischen (Rh) Gärung unterworfen. Dabei bildet sich Milchsäure, die die Produkte haltbar macht.

Milchsäure war die erste organische Säure, die bereits seit 1880 durch Gärung gewonnen wurde. Heute steht dieses biologische Verfahren in scharfer Konkurrenz mit der chemischen Synthese der Milchsäure. In Europa wird etwa die Hälfte der Milchsäure auf dem sehr effizienten Weg über die Vergärung von Glucose mit *Lactobacillus delbrueckii* gewonnen. Die Isolierung der Milchsäure aus dem Kulturmedium ist jedoch sehr teuer.

Milchsäure dient zum Ansäuern in der Lebensmittelindustrie und zur Textilbeize. Daneben wird sie bei der Elektropolierung von Metallen und bei der Herstellung von Kunststoffen verwendet.

Streptococcus (Lactobacillales, Streptococcaceae)

Medizinisch wichtige Vertreter der Lactobacillen zählen zu den Streptokokken. Diese haben kugelige bis **ovale** Zellen. Sie sind **grampositiv, unbegeißelt** und bilden **keine Sporen.** Die Zellen lagern sich zu **Ketten** von mehreren Zellen zusammen (Kap. 7.1). Die Streptokokken zählen ebenfalls zu den Milchsäurebakterien. Auch sie verwerten Kohlenhydrate unter Bildung von Milchsäure.

Einzelne Arten bilden dünne Kapseln aus Hyaluronsäure. Streptokokken sind außerordentlich weit verbreitet.

Die Streptokokken werden auf Grund ihrer unterschiedlichen Antigenstruktur (Kohlenhydrate, O-Antigene) in serologisch unterschiedliche Gruppen eingeteilt. Wichtig für die Kennzeichnung verschiedener Streptokokken sind außerdem ihre Hämolyseformen.

Die einzelnen Gruppen zeigen unterschiedliche Infektionsspektren. Für die meisten Streptokokkeninfektionen des Menschen sind Vertreter der serologischen Gruppe A, *Streptococcus pyogenes humanus* A, verantwortlich. Für diese ist eine flächenhafte, septische Ausbreitung der Infektion vielfach charakteristisch. Eine Streptokokkeninfektion zeigt **zahlreiche Krankheitsbilder.** Erysipel, Phlegmone, Scharlach, hochfieberhafte Angina, Wundeiterungen aller Art, Ohrenentzündungen, Hornhautentzündungen, Sepsis, Nagelbettentzündungen, Brustfellentzündungen und Pneumonien werden unter anderem durch sie verursacht. A-Streptokokken finden sich häufig gemeinsam mit anderen Erregern und komplizieren in Mischinfektionen das Krankheitsbild erheblich, etwa bei Diphtherie, Tuberkulose oder Virusinfektionen. A-Streptokokken finden sich auch bei Gesunden als Besiedler der Rachen-, Magen- und Darmschleimhäute. Streptokokken bilden eine Vielzahl von Enzymen und Toxinen (Kap. 7.1.3.2). Es gibt wohl kaum eine Gruppe von Mikroorganismen, die so viele unterschiedliche Krankheitsbilder hervorrufen wie die Streptokokken. Der Mensch ist praktisch während seines ganzen Lebens für Streptokokkeninfektionen anfällig. Streptokokkeninfektionen sind sehr häufig. Auch „banale" Streptokokkeninfektionen können Ursache schwerer Folgeerkrankungen und Spätschäden sein. Hierzu zu rechnen sind Endocarditis, also Entzündung der Herzinnenhaut, entzündlich-eitrige Prozesse in den Gelenken (Arthritis purulenta), entzündliche Prozesse der Gefäße (Phlebitis) und in inneren Organen wie Lunge, Leber, Niere, Milz. Zu den Spätfolgen einer Streptokokkeninfektion zählen u. a. Myocarditis (degenerative Veränderung des Herzmuskels) und Rheumatismus.

Streptokokken reagieren gut auf Penicilline, z. B. Penicillin G oder Oralpenicilline. Nennenswerte Resistenzen sind bisher nicht bekannt geworden. Jedoch vermögen Streptokokken auch ohne Zellwand die Phase der Penicillinbehandlung zu überleben, zu persistieren. Nach Absetzen des Penicillins regenerieren diese Persister ihre Zellwand. Diese Erscheinung der Persistenz führt häufig zu Rezidiven, also erneuten Ausbrüchen der Infektion nach Absetzen der Behandlung.

Streptokinase ist ein Protein, das von hämolysierenden Streptokokken gebildet und ausgeschieden wird. Streptokinase ist ein Fibrinolytikum, das zur Auflösung von Thromben eingesetzt wird, besitzt jedoch selbst keine enzymatische Aktivität. Es bildet mit Plasminogen einen Komplex und setzt so den Abbau von Thromben in Gang. Streptokinase wird beim akuten Herzinfarkt in sehr hoher Dosierung injiziert.

7.3.5.4   Mykoplasmen

Mycoplasma sp. (Mycoplasmatales, Mycoplasmataceae)

Mycoplasmen sind aerob oder fakultativ anaerobe, parasitär, intra- und extrazellulär lebende Bakterien **ohne Zellwand**, die bei Tieren und Pflanzen die Ursache für zahlreiche Krankheiten sind. *Mycoplasma pneumoniae* ist Erreger der so genannten „atypischen Pneumonie", *Mycoplasma genitalium* ein Erreger von Harnröhren-Entzündungen. Die kleinsten Mycoplasmen haben einen Durchmesser von ungefähr 0,2 μm und können

Sterilfilter der Porengröße 0,45 μm passieren. Phylogenetisch stehen sie den Lactobacillen nahe. Im Zuge einer degenerativen Evolution und den Übergang zu parasitischer Lebensweise haben die Mykoplasmen so viel genetische Information verloren, dass sie heute die Lebewesen mit den kleinsten Genomen darstellen.

7.3.5.5   Actinomycetes

Corynebacterium (Actinomycetales, Corynebacteriaceae)

Corynebakterien sind **aerobe, Gram-positive Stäbchen.** Sie bilden **keine Sporen, Geißeln** und **Kapseln.** Sie sind polymorph, d. h., gerade oder gekrümmt, mehr oder weniger lang. Charakteristisch ist die Keulenform (Coryne = Keule). Dies ist durch Polkörperchen bedingt, die meist an einem Ende die Zellen verdicken.

Einziger menschenpathogener Erreger ist *Corynebacterium diphtheriae*, der Erreger der **Diphtherie.** Er wirkt pathogen durch Ausscheiden eines **Exotoxins** (Kap. 7.1.3.2.). Diese Toxinbildung ist gekoppelt an das Vorhandensein von Phagennukleinsäure im Genom der Bakterien (Kap. 3.3.5.1).

Corynebacterium glutamicum und *Brevibacterium flavum* aus der nahe verwandten Familie der Brevibacteriaceae sind die Hauptproduzenten der wichtigen Aminosäure **Glutaminsäure.** Als Na-Glutamat dient sie zur Geschmacksverbesserung von Lebensmitteln. Glutamat wird ausschließlich durch Fermentation gewonnen.

Überhaupt ist die Produktion von **Aminosäuren** eine Domäne der Biotechnologie (Tab. 7.8). Für die Ernährung wichtige Aminosäuren sind L-Lysin und L-Methionin. Sie kommen im Getreideeiweiß nur in geringen Mengen vor. Beide werden durch **mikrobielle Fermentation** gewonnen und in der Tierhaltung als Futtermittelzusatz verwendet.

Auch wichtige Teilschritte bei Steroidsynthesen werden mit Hilfe von Corynebakterien durchgeführt.

Mycobacterium (Actinomycetales, Mycobacteriaceae)

Mykobakterien sind **aerobe, grampositive, oft leicht gekrümmte Stäbchen.** Häufig werden auch unregelmäßig geformte, leicht verzweigte Zellen beobachtet. Sie bilden **keine Geißeln, Sporen** oder **Kapseln.** In ihren **Zellwänden** finden sich langkettige (79-85 C-Atome) **Lipide,** so genannte **Mycolsäuren.** Hierdurch bedingt sind Mykobakterien säurefest, d. h., sie lassen sich nach Färbung mit Anilinfarbstoffen durch Nachbehandlung mit Säure nicht entfärben. Der Name weist zwar auf pilz-

Tab. 7.8 Einige Aminosäuren, die biotechnologisch mit Hilfe von Mikroorganismen erzeugt werden können.

Aminosäure	Anwendung
L(−)-Alanin	Aromaverbesserung
L(+)-Arginin	Infusionslösung Therapeutikum
L(+)-Asparaginsäure	Therapeutikum Aromaverbesserung
L(−)-Dopa	Therapeutikum
L(+)-Glutaminsäure	Aromaverbesserung
L(−)-Histidin	Therapeutikum
L(+)-Isoleucin	Infusionslösung
L(−)-Leucin	Infusionslösung
L(+)-Lysin	Futtermittelzusatz
L(+)-Ornithin	Leberschutztherapeutikum
L(−)-Phenylalanin	Infusionslösung Therapeutikum
L(−)-Prolin	Infusionslösung
L-Serin	Kosmetik
L(−)-Threonin	Futtermittelzusatz
L-Tryptophan	Infusionslösung
L(−)-Tyrosin	Infusionslösung Ausgangsmaterial für L-Dopa
L(+)-Valin	Infusionslösung

mycelartiges Wachstum hin, jedoch werden verzweigte Formen nur in alten Kulturen oder alten Tuberkulose-Kavernen vereinzelt beobachtet.

Hierher gehören die Erreger der **Tuberkulose** (*Mycobacterium tuberculosis*) und der **Lepra** (*Mycobacterium leprae*). Tuberkelbazillen sind häufig, die Durchseuchung der Bevölkerung ist gegenwärtig hoch und liegt bei den älteren Bevölkerungsgruppen um 60 %. Träger von Tuberkelbazillen können durch ihre Überempfindlichkeit gegen Tuberkulin erkannt werden. Die Reaktion erlaubt keine Unterscheidung zwischen einem frischen oder alten Infekt, einer aktiven oder inaktiven Tuberkulose, noch lässt sie Prognosen über den Verlauf der Infektion zu. Zum Tuberkulin-Test werden Tuberkuloproteine mit einem Polysaccharidanteil von etwa 2 % benutzt. Sie werden aus Mykobakterien gewonnen. Die Tuberkulinreaktion ist Ausdruck einer zellulären Immunität. Tuberkulin reagiert mit spezifisch sensibilisierten T-Lymphozyten.

▍ *Streptomyces* (Actinomycetales, Streptomycetaceae)

Vertreter der Gattung *Streptomyces* sind **Gram-positive** Bakterien, die stets **in mycelartig verzweigten Geflechten** wachsen. Das Luftmycel ist häufig stark entwickelt. Ihre Ähnlichkeit mit echten, eukaryontischen Pilzen, der sie ihren Namen verdanken („Strahlenpilze"), ist nur oberflächlich und beschränkt sich auf das pilzartige Aussehen der Kulturen.

Streptomyceten sind echte Prokaryonten, ohne Zellkern und ohne von einer Membran umschlossene Zellorganellen. Ihre Zellwand enthält wie bei allen Bakterien Glykopeptide (Murein).

Die Gattung *Streptomyces* entwickelt auf Agar-Nährböden ein starkes Luftmycel und enthält Lufthyphen, Sporophoren, von denen **Exo-Sporen** abgeschnürt werden, die der Verbreitung dienen. **Streptomyceten** sind sehr häufige und **verbreitete Bodenbakterien.** Aus Bodenproben wurden auch die wichtigsten Antibiotikaproduzenten dieser Gattung isoliert.

Vertreter der Gattung *Streptomyces* liefern **Aminoglykosidantibiotika,** wie **Streptomycin, Kanamycine, Neomycin.** Vertreter der Gattung *Micromonospora* sind Produzenten von **Gentamicin** und **Sisomicin** (Tab. 7.9).

Tab. 7.9 Die wichtigsten Aminoglykosidantibiotika

Antibiotikum	Produzentenstamm	Wirkungsspektrum*
Streptomycin	*Streptomyces griseus*	G+, G−, Mykobakterien
Spectinomycin	*S. spectabilis* *S. flavopersicus*	G+
Neomycine B, C	*S. fradiae*	G+, G−
Kanamycine A, B, C	*S. kanamyceticus*	G+, G−, Mykobakterien
Tobramycin	*S. tenebrarius*	G+, G−
Gentamicine	*Micromonospora purpurea*	G+, G−
Sisomicin	*M. inyoensis*	G+, G−

* G+ = grampositive Bakterien, G− = gramnegative Bakterien

7 Bakterien (Bacteria)

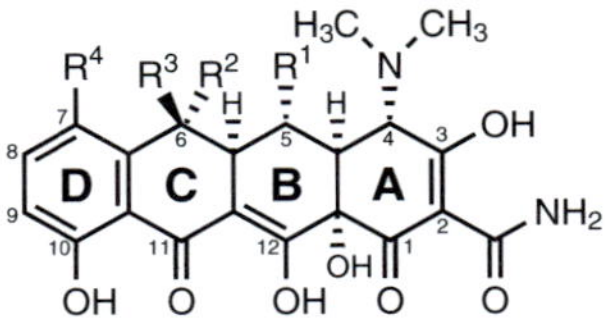

Tetracycline	R^1 5	R^2 6α	R^3 6β	R^4 7	Produktionsstamm
Tetracyclin	H	CH$_3$	OH	H	*S. aureofaciens* (in chlorfreiem Medium) oder durch chemische Umsetzung
7-Chlortetracyclin (Aureomycin)	H	CH$_3$	OH	Cl	*S. aureofaciens*
5-Oxytetracyclin (Terramycin)	OH	CH$_3$	OH	H	*S. rimosus*
6-Desmethyl-7-chlortetracyclin (Declomycin)	H	H	OH	Cl	*S. aureofaciens* (+ Inhibitor)
6-Desoxy-5-hydroxytetracyclin (Doxycyclin)	OH	CH$_3$	H	H	Semisynthetisch
7-Dimethylamino-6-desmethyltetracyclin (Minocyclin)	H	H	H	N(CH$_3$)$_2$	Semisynthetisch
6-Desoxy-6-desmethyl-6-methylen-5-hydroxytetracyclin (Methacyclin)	OH	=CH$_2$		H	Semisynthetisch

Abb. 7.13 Klinisch wichtige Tetracycline

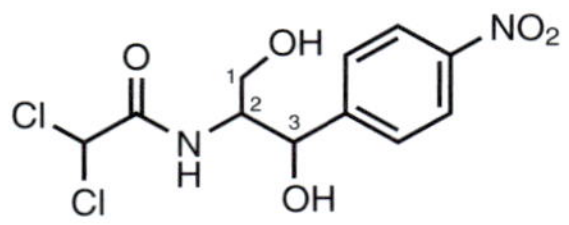

Abb. 7.14 Chloramphenicol

Streptomyces-Arten produzieren auch **Tetracycline, Chloramphenicol** (Abb. 7.13, 7.14) und andere Antibiotika.

Aminoglykosidantibiotika werden in Fermentern bis zu einer Größenordnung von 150 Litern produziert. Die Kulturen benötigen eine optimale Sauerstoffversorgung und werden bei Temperaturen zwischen 28 bis 30 °C, bei pH-Werten im Neutralbereich betrieben. Die Fermentationsdauer liegt zwischen 4 bis 7 Tagen. Als Kohlenstoffquelle wird vorwiegend Glucose zusammen mit Stärke oder Dextrin benutzt.

Tetracycline sind, wie die Aminoglykosidantibiotika, wichtige Breitspektrum-Antibiotika. Durch beide können gramnegative und grampositive Erreger erfasst werden. Als erstes Antibiotikum dieser Gruppe wurde 1945 Chlortetracyclin aus Kulturen von *Streptomyces aureofaciens* isoliert. Inzwischen sind fast 20 Streptomyceten beschrieben worden, die alle ein Gemisch verschiedener Tetracycline bilden. Die bei Streptomyceten am häufigsten vorkommenden Tetracycline sind Chlortetracyclin und Oxytetracyclin. Mutanten von *S. aureofaciens* mit einem Block in der Chlorierungsreaktion scheiden Tetracyclin als Hauptprodukt aus.

8 Einführung in die Systematik der Eukaryonten (Eucarya, Eukaryontae)

Zu den Eukaryonten rechnet man diejenigen Organismen, die Zellkerne und ein Cytoskelett besitzen (Kap. 1.4). **Zellkerne** sind membranumgrenzte Kompartimente, die in Chromosomen organisierte genetische Informationen enthalten (Kap. 1.4.2). Ein **Cytoskelett** ist ein komplexes Netzwerk aus Proteinen, das ein Gerüst innerhalb der Zellen bildet. Hauptkomponenten des Cytoskeletts sind die aus Tubulin aufgebauten Mikrotubuli und die aus Actin bestehenden Mikrofilamente (Kap. 1.4.12). Daneben gibt es eine Vielzahl weiterer mit dem Cytoskelett assoziierter Proteine, die entweder am Aufbau des Gerüstes beteiligt sind oder das Gerüst als Verankerung nutzen um Material innerhalb der Zelle zu transportieren. Auch Verformungen der Zelle und dadurch ausgelöste Bewegungen der ganzen Zelle werden durch Wechselwirkung solcher Proteine mit dem Cytoskelett bewirkt.

Die Eukaryonten wurden traditionell in zwei oder vier Reiche eingeteilt. Entweder man unterschied nur Tiere und Pflanzen oder es wurden die Reiche Animalia (Tiere), Plantae (Pflanzen), Fungi (Pilze) und Protista (einzellige Eukaryonten, die zu keinem der anderen Reiche gehörten) unterschieden. Erst in den letzten Jahren hat sich das Verständnis der evolutionären Beziehungen zwischen den am frühesten entstandenen Verzweigungen des Eukaryonten-Stammbaums (Abb. 8.1) grundlegend verbessert. Fortschritte bei computergestützten Vergleichen von DNA-Sequenzen (molekulare Phylogenetik), aber auch vertiefte Kenntnisse über die Ultrastruktur eukaryontischer Zellen haben diese Ent-

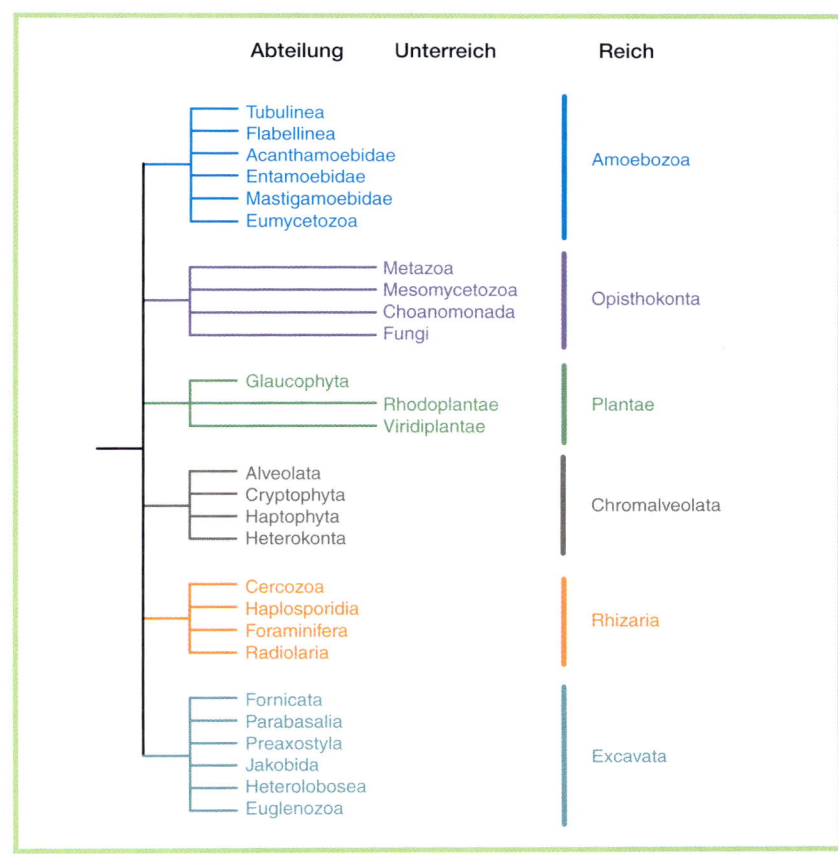

Abb. 8.1 Phylogenie der Eukaryonten. Das synthetische Dendrogramm basiert auf Sequenzvergleichen von DNA-Sequenzen mehrerer Gene sowie morphologischen und ultrastrukturellen Merkmalen (nach A. G. B. Simpson und A. J. Roger (2004) Curr. Biol. 14: R693-696)

wicklung möglich gemacht. Man kann nun die Eukaryonten in **sechs** monophyletische Gruppen (**Reiche**) gliedern: Amoebozoa, **Opisthokonta**, **Plantae**, Chromalveolata, Rhizaria und Excavata.

In vier der sechs Reiche gibt es Organismen, die **Plastiden** enthalten und die daher zur **Photosynthese** befähigt sind. Die Plastiden sind im Laufe der Evolution aus einzelligen Prokaryonten oder Eukaryonten entstanden, die zunächst als Endosymbionten in die eukaryontische Wirtszelle aufgenommen und dann in ein Organell dieser Zelle umgewandelt wurden. Von **primärer Endosymbiose** spricht man, wenn das Plastid aus einer prokaryontischen Zelle entstanden ist. Dieses Ereignis scheint bei der Evolution der Eukaryonten nur einmal, nämlich bei dem gemeinsamen Vorfahren der **Plantae**, die deshalb von manchen Autoren auch als Archaeplastida bezeichnet werden, stattgefunden zu haben. Die Plastiden der **Plantae**, zu denen die Rotalgen, die Grünalgen und die Landpflanzen gehören, stammen von einem Cyanobacterium ab. Als **Sekundäre Endosymbiose** bezeichnet man die Aufnahme eines Eukaryonten, der bereits ein primäres Plastid enthält, und dessen Umwandlung in ein Plastid. Sekundäre Endosymbiosen hat es während der Evolution der Eukaryonten mehrfach gegeben. Die Plastiden der Chlorarachniophyta, einer Untergruppe (Klasse) der **Rhizaria**, und die Plastiden der Euglenida, einer Untergruppe (Klasse) der **Excavata**, sind unabhängig voneinander durch die Aufnahme von Grünalgen entstanden. Die Plastiden der **Chromalveolata** stammen von einer Rotalge ab. Bei einigen Arten der zu den Chromalveolata gehörenden Klasse Dinophyceae finden sich Plastiden, die aus einem später aufgenommenen zweiten Eukaryonten, der primäre oder sekundäre Plastiden enthielt, entstanden sind. Im ersteren Fall spricht man von serieller sekundärer Endosymbiose, in letzterem Fall von **tertiärer Endosymbiose**. Die neuen Plastiden haben dann das ursprünglich vorhandene Plastid ersetzt.

8.1   Reich: Amoebozoa

Die Amoebozoa umfassen den größten Teil derjenigen einzelligen Organismen, die keine Zellwand besitzen und sich durch relativ breite (lobose) Ausstülpungen der Zelle (Pseudopodien) fortbewegen. Die Zellen können „nackt" oder – unvollständig – von einer Schale umgeben („testat") sein. Die meisten Amoebozoa sind freilebende, heterotrophe Organismen; sie ernähren sich in der Regel von anderen kleinen Organismen, die sie mit Hilfe ihrer Pseudopodien einschließen und dann durch Phagozytose in die Zelle aufnehmen, um sie dort zu verdauen. Einige Amoebozoa (z. B. *Entamoeba*

histolytica) sind obligate oder fakultative Parasiten, die im Darm von Säugetieren leben.

Die Amoebozoa umfassen außer den früher zu den Tieren gerechneten klassischen Amöben auch diejenigen Amöben, deren Zellen keine Mitochondrien enthalten (**Entamoebidae**), sowie die früher zu den Pilzen gerechneten Schleimpilze (Eumycetozoa).

Zu den **Entamoebidae** gehört *Entamoeba histolytica* SCHAUDINN, die als Erreger der vor allem in warmen Ländern verbreiteten **Amöbose** große Bedeutung besitzt: Weltweit sind etwa 40 Millionen Menschen infiziert, von denen etwa 40 000 an der Krankheit sterben. Die vegetativen Stadien dieser Amöbe (Trophozoiten) leben im menschlichen Dickdarm, dringen in die Zellen der Darmwand ein und rufen dort Nekrosen, Geschwüre und Entzündungsreaktionen hervor, die zu schweren Durchfällen (**Amöbenruhr**) führen. Die Trophozoiten können auch von der Darmwand über das Blut in die Leber gelangen und dort Abszesse (**Amöbenleberabszesse**) hervorrufen.

8.2   Reich: Opisthokonta

Die **Opisthokonta** (*griechisch*: opistho- = hinter; kontos = Geißel) sind heterotrophe, zum weit überwiegenden Teil multizelluläre Organismen; nur einige kleinere, an der Basis des Stammbaums stehende Gruppen bestehen aus Einzellern. Die Einzeller, die meisten Spermazellen der Tiere und die Zoosporen einer Gruppe von Pilzen (Chytridiomycota) besitzen eine einzelne Geißel am hinteren Ende der Zelle. Diese Art der Begeißelung kommt nur bei den Opisthokonta vor. Sie ist wahrscheinlich bei den höheren Pilzen und anderen unbegeißelten Arten der Opisthokonta im Laufe der Evolution verlorengegangen.

Die Opisthokonta umfassen vier **Unterreiche**. Dazu zählen die überwiegend einzelligen Choanomonada und Mesomycetozoa sowie die überwiegend vielzelligen **Metazoa**, zu denen die **Porifera** (**Schwämme**) und die **Animalia** (**Tiere**) gehören. Das vierte Unterreich, die meist vielzelligen **Fungi** (**Pilze**), werden in Kapitel 9 behandelt.

8.3   Reich: Chromalveolata

Die Chromalveolata besitzen in der Regel ein **sekundäres Plastid**, das durch Aufnahme einer einzelligen Rotalge (Unterreich Rhodoplantae) entstanden ist. Es enthält – wie das Plastid der Rotalgen – **Chlorophyll a** und kein Chlorophyll b. Zusätzlich kommen meist auch die **Chlorophylle** c_2 **und/oder** c_1 vor. Dieses Plastid ist jedoch im Laufe der Evolution mehrfach verloren gegangen oder stark reduziert worden. Bei einigen Sippen wurde es durch erneute Aufnahme eines photoautotrophen Eukaryonten, der primäre oder sekundäre Plastiden enthielt, ersetzt (seriell sekundäres oder **tertiäres Plastid**). Die Chromalveolata umfassen Sippen sehr unterschiedlicher Organisationsstufen; die Variationsbreite reicht von winzigen einzelligen Formen bis zu Formen mit meterlangen parenchymatischen Thalli.

Auf der Basis von ultrastrukturellen Merkmalen und DNA-Sequenzanalysen werden die Chromalveolata in vier Abteilungen, die **Alveolata**, Cryptophyta, Haptophyta und **Heterokonta** (Stramenopiles), unterteilt. Die Cryptophyta, die Haptophyta und ein großer Teil der Heterokonta sind **Algen**. Darunter versteht man eukaryontische, im Wasser lebende, einzellige oder mehrzellige Organismen, die Plastiden besitzen und daher zur Photosynthese befähigt sind. Die mehrzelligen Arten bilden fädige oder thallöse Vegetationskörper. Algen sind also durch ihre Organisationsstufe und ihre Ernährungsweise, nicht aber durch Verwandtschaftsbeziehungen definiert. Es verwundert daher nicht, dass Algen oft viel näher mit Organismen verwandt sind, die keine Algen sind, als mit anderen Algengruppen.

Die Cryptophyta und Haptophyta sind überwiegend einzellig und zum größten Teil photoautotroph.

8.3.1   Abteilung: Alveolata

Die **Alveolata** sind einzellige Organismen, die sich zum Teil photoautotroph, zum Teil heterotroph ernähren. Ein gemeinsames Merkmal der Abteilung ist die Bildung membranumhüllter Vesikel (Alveoli) unmittelbar unter der Plasmamembran. Ansonsten gibt es große Unterschiede zwischen den drei **Unterabteilungen** Dinozoa, **Apicomplexa** und Ciliophora. Die bewimperten, einzelligen Ciliophora sind heterotroph. Sie kommen im Süßwasser, im Meer und in feuchten Böden vor und ernähren sich überwiegend von anderen kleinen Organismen, die sie durch Phagozytose in ihre Zellen aufnehmen. Die meist begeißelten und häufig von einem Panzer aus Celluloseplatten umgebenen Dinozoa leben zum größten Teil als Bestandteil des Planktons im Meerwasser. Ein kleinerer Teil lebt im Süßwasser oder in anderen Biotopen; auch parasitische und symbiontische Arten sind bekannt. Etwa die Hälfte der Arten besitzt sekundäre, seriell sekundäre oder tertiäre Plastiden und ist daher photoautotroph. Die andere Hälfte ist heterotroph. Photoautotrophe und heterotrophe Arten können andere einzellige Organismen durch Endozytose in ihre Zellen aufnehmen und in Nahrungsvakuolen verdauen (Phagotrophie). Auch die unbegeißelten Api-

complexa sind heterotroph. Sie besitzen aber noch ein stark reduziertes, photosynthetisch inaktives Plastid, das als Apicoplast bezeichnet wird. Die Apicomplexa sind nahezu ausschließlich Parasiten. Viele Arten sind Krankheitserreger bei Haustieren oder beim Menschen. Die wichtigsten humanpathogenen Arten gehören zu den Klassen Haematozoa und Coccidea: **Malaria**, die häufigste tropische Parasitose wird durch *Plasmodium falciparum*, *Plasmodium vivax*, *Plasmodium ovale* und *Plasmodium malariae* (Klasse: Haematozoa, Ordnung: Haemosporida, Familie: Plasmodiidae) verursacht, die durch den Stich von *Anopheles*-Mücken übertragen werden. *Toxoplasma gondii* (Klasse: Coccidea, Ordnung: Eimeriidae, Familie: Sarcocystidae) verursacht die **Toxoplasmose**, eine ebenfalls sehr häufige, weltweit verbreitete Infektion bei Menschen und warmblütigen Wirbeltieren. Bei infizierten immunkompetenten Menschen treten meist keine Krankheitssymptome auf. Wenn sich Frauen aber während der Schwangerschaft erstmals infizieren, kann der Erreger auf den Fetus übertragen werden und schwerwiegende Schäden (z. B. Missbildungen oder Augenschäden) des Kindes bewirken.

8.3.2   **Abteilung: Heterokonta**

Bewegliche Zellen der Heterokonta besitzen in der Regel **zwei Geißeln**, die meist **ungleich** gestaltet sind: Die längere, nach vorne gerichtete Geißel trägt zwei Reihen steifer Haare, die als Mastigonemen bezeichnet werden; die kürzere, nach hinten gerichtete Geißel ist dagegen glatt. Der größere Teil der Heterokonta besitzt Plastiden und ist daher **photoautotroph**, ein kleinerer Teil ist **heterotroph**. Einige der heterotrophen Sippen (z. B. die Oomycetes und Labyrinthulomycetes) hat man lange Zeit zu den Pilzen gerechnet.

Die Abteilung wird in 19 Klassen gegliedert, von denen 6 aus heterotrophen und 13 überwiegend aus photoautotrophen Arten bestehen. Zu den überwiegend aus photoautotrophen Arten bestehenden Klassen gehören die **Bacillariophyceae** und **Phaeophyceae**. Die **Phaeophyceae** werden in Kapitel 10 behandelt. Die **Bacillariophyceae** (Diatomeen) sind einzellige, einzeln oder in Kolonien lebende, unbegeißelte Algen. Jede Zelle ist von einer aus zwei Teilen bestehenden Schale umhüllt, die überwiegend aus amorpher polymerer Kieselsäure besteht. Davon leitet sich der deutsche Name **Kieselalgen** ab. Kieselalgen kommen im Meer, im Süßwasser oder in feuchten Böden vor. Fossile Diatomeenschalen sind der Hauptbestandteil von **Kieselgur**, einem lockeren oder nur schwach verfestigten Gestein, das aus Sedimenten von Süßwasserseen entstanden ist. Gereinigte Kieselgur wird u. a. als Filtrier-hilfsmittel und als Träger in der Dünnschicht- und Gaschromatographie verwendet. Die PhEur 5.0 führt folgende aus fossilen Diatomeenschalen bestehende Präparate auf: Kieselgur-Filtrierhilfsmittel *R*, Kieselgur *R*, Kieselgur G *R*, Kieselgur zur Gaschromatographie *R*, Kieselgur zur Gaschromatographie *R* 1, Kieselgur zur Gaschromatographie *R* 2.

8.4   Reich: Plantae

Die Plantae besitzen in der Regel ein **primäres Plastid**, das durch Aufnahme eines Cyanobakteriums entstanden ist und **Chlorophyll a** als Photosynthesepigment enthält. Dieses Plastid wird als **Chloroplast** bezeichnet. Es ist bei einigen Sippen im Laufe der Evolution reduziert worden oder verloren gegangen. Die Zellen sind normalerweise von einer **cellulosehaltigen Zellwand** umhüllt.

Die Plantae werden in die Abteilung Glaucophyta und die beiden Unterreiche **Rhodoplantae** und **Viridiplantae** gegliedert Die **Rhodoplantae** werden in Kapitel 11 behandelt.

| Unterreich: Viridiplantae

Die Chloroplasten der **Viridiplantae** enthalten außer **Chlorophyll a** auch **Chlorophyll b**. Sie sind grün gefärbt, da die Hauptkomponenten der akzessorischen Photosynthesepigmente gelb gefärbte Carotinoide (Xanthophylle) sind, deren Farbe die Farbe der Chlorophylle nicht überdeckt. Begeißelte Zellen der Viridiplantae tragen meist zwei, seltener vier oder viele **Geißeln**, die gleichartig aufgebaut sind aber unterschiedlich lang sein können.

Die Viridiplantae werden auf der Basis von DNA-Sequenzanalysen und Ultrastrukturmerkmalen in die Abteilungen **Chlorophyta** und **Streptophyta** gegliedert.

8.4.1   Abteilung: Chlorophyta

Die **Chlorophyta** sind einzellige, fadenförmige oder blattförmige Organismen, die im Süßwasser oder Salzwasser, aber auch in feuchten Böden oder in Symbiose mit Pilzen leben. Sie umfassen den größeren Teil derjenigen Viridiplantae, die man traditionell als **Grünalgen** bezeichnet.

8.4.2   Abteilung: Streptophyta

Die **Streptophyta** umfassen den Teil der **Grünalgen** (6 Unterabteilungen), der nicht zu den Chlorophyta gerechnet wird (Abb. 8.2), und als siebente Unterabteilung die an das Landleben angepassten **Embryophytina** (Landpflanzen).

Der stets vielzellige Vegetationskörper der **Embryophytina** ist aus mehreren, spezialisierten Geweben aufgebaut, die z. B. dem Transport von Wasser und Assimilaten oder der Assimilation dienen. Eine weitere Anpassung an das Landleben ist die Ausbildung einer transpirationshemmenden Cuticula. Der Lebenszyklus ist ein **diplo-haplontischer, heteromorpher Generationswechsel**: Die gametenbildende Generation, der **Gametophyt**, ist haploid. Die Gameten werden in Gametangien gebildet, die als **Antheridium** (männliches Gametangium) oder **Archegonium** (weibliches Gametangium) bezeichnet werden. Antheridien und Archegonien sind von einer Hülle aus sterilen Zellen umgeben, die allerdings bei den höchstentwickelten Embryophytina weitgehend reduziert ist. Nach der Befruchtung entwickelt sich die Zygote zu einem diploiden, vielzelligen, von der Mutterpflanze ernährten **Embryo**. Aus dem Embryo entwickelt sich der ebenfalls diploide **Sporophyt**, der in speziellen Sporenbehältern (**Sporangien**) Meiosporen bildet. Aus diesen haploiden Sporen entsteht dann wieder ein neuer Gametophyt. Gametophyt und Sporophyt sind unterschiedlich gestaltet, wobei bei den ursprünglicheren Formen der Gametophyt, bei den höher entwickelten Formen dagegen der Sporophyt im Lebenszyklus dominiert. (Kap. 3.3.3)

Zu den Embryophytina gehören die Klassen Marchantiopsida (**Lebermoose**), Bryopsida (**Laubmoose**), Anthocerotopsida (**Hornmoose**), Lycopodiopsida (**Bärlappgewächse**), **Polypodiopsida** (Farne), **Pinopsida** (Nacktsamer) und **Magnoliopsida** (Bedecktsamer). Bei den **Lebermoosen**, **Laubmoosen** und **Hornmoosen** dominiert im Lebenszyklus der **Gametophyt**; der unverzweigte Sporophyt entwickelt sich auf dem Gametophyten und wird von diesem ernährt. Bei den übrigen Klassen, die in der – hier als informelle Gruppe behandelten – monophyletischen Sippe „**Tracheophyten**" (Gefäßpflanzen) zusammengefasst werden können, dominiert der **Sporophyt**. Er ist komplexer gestaltet, verzweigt und vom Gametophyten unabhängig. Der Vegetationskörper des Sporophyten ist in der Regel ein **Kormus**; d. h. er ist in Wurzel, Sprossachse und Blätter gegliedert. Die **Pinopsida** und **Magnoliopsida** bilden **Samen** und **Blüten**. Sie werden in Kapitel 12 (**Samenpflanzen**) behandelt.

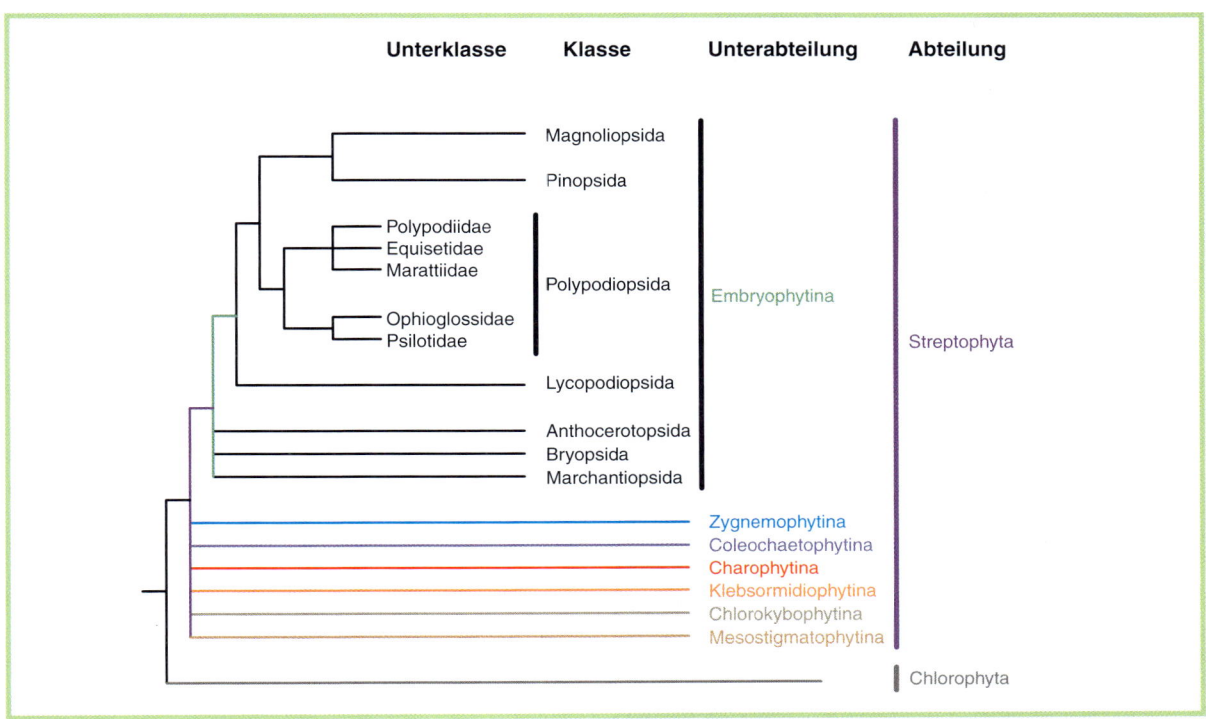

Abb. 8.2 Phylogenie der Viridiplantae. Das synthetische Dendrogramm basiert auf DNA-Sequenzvergleichen mehrerer Gene sowie morphologischen und ultrastrukturellen Merkmalen (nach L. A. Lewis und R. M. McCourt (2004) Am. J. Bot. 91: 1535-1556; K. M. Pryer et al. (2004) Am. J. Bot. 91: 1582-1598)

Klasse: Polypodiopsida

Der **Sporophyt** der Polypodiopsida (**Farne**, Monilophyten) ist krautig oder baumförmig. Der **Gametophyt**, der bei den Farnen als Prothallium bezeichnet wird, besitzt eine einfache, moosähnliche Struktur, wird nur wenige Zentimeter groß und lebt in der Regel nur wenige Wochen.

Vergleiche von DNA-Sequenzen aus Chloroplasten- und Kerngenomen habe gezeigt, dass die Farnpflanzen („Pteridophyta") in ihrer traditionellen Umgrenzung paraphyletisch sind. Die monophyletischen Lycopodiopsida werden daher als eigene Klasse abgetrennt, und die übrigen Sippen werden in der dann monophyletischen Klasse Polypodiopsida zusammengefasst. Die Klasse wird in die Unterklassen Psilotidae, Ophioglossidae, Marattiidae (Baumfarne), **Polypodiidae** (leptosporangiate Farne) und **Equisetidae** (Schachtelhalmgewächse) unterteilt.

Unterklasse: Equisetidae

Die Equisetidae sind eine alte Pflanzengruppe, zu der auch baumförmige Arten gehörten. Die baumförmigen Equisetidae und viele andere Arten sind jedoch ausge-

storben. Jetzt leben nur noch 15 Arten, die alle zur Gattung *Equisetum* und zur Familie **Equisetaceae** gehören. Die **Sporophyten** der Equisetidae sind wirtelig verzweigt und haben stark reduzierte Blätter, die ebenfalls in Wirteln angeordnet sind. Die heute noch lebenden (rezenten) *Equisetum*-Arten sind relativ kleine, krautige Pflanzen. Ihre Sporangien entwickeln sich zu mehreren auf Sporangiophoren (**Sporophyllen**), deren Form sich von der der Laubblätter deutlich unterscheidet. Die Sporophylle sind an speziellen, vom vegetativen Bereich abgegrenzten, endständigen Sprossabschnitten in zapfenförmigen **Sporophyllständen** angeordnet.

Zu den Equisetaceae gehört *Equisetum arvense* L., die Stammpflanze von Equiseti herba/Schachtelhalmkraut [PhEur 5.0].

8.5   Reich: Rhizaria

Die **Rhizaria** sind Einzeller, die in der Regel feine, fadenförmige Pseudopodien bilden. Die meisten Rhizaria sind heterotrophe, frei lebende Organismen, die häufig eine Schale (Testa) oder ein Innenskelett besitzen. Innenskelette bilden z. B. die Radiolaria, die ebenso wie die schalenbildenden Foraminifera im Meerwasser

einige früher zu den Pilzen gerechnete Pflanzenparasiten, z. B. *Plasmodiophora*-Arten und einige photosynthetisch aktive Organismen mit sekundären, aus einer Grünalge entstandenen Plastiden (Chlorarachniophyta).

8.6   Reich: Excavata

Excavata sind einzellige, meist heterotrophe und begeißelte Organismen. Sie besitzen häufig auf einer Seite der Zelle eine Rinne, von der der Name Excavatae (*engl.* excavate = aushöhlen) abgeleitet ist. In dieser Rinne fangen sie suspendierte Mikroorganismen aus einer Strömung, die sie durch eine oder mehrere nach hinten gerichtete Geißeln erzeugen, und nehmen sie in die Zelle auf. Viele Excavata, die in sauerstoffarmen Umgebungen, z. B. im Darm von Tieren vorkommen, haben stark modifizierte Mitochondrien, die nicht mehr zur oxidativen Phosphorylierung benutzt werden. Auch eine Gruppe von Amöben mit breiten (lobosen) Pseudopodien (Heterolobosea), zu denen auch ein bestimmter Typ von Schleimpilzen (Acrasidae) gehört, sowie Organismen mit sekundären, aus einer Grünalge entstandenen Plastiden (ein Teil der Euglenozoa) gehören zu den Excavata. Einige Excavata verursachen **Krankheiten**, die vor allem in den Tropen und Subtropen verbreitet sind: Durch Infektion mit *Leishmania*-Arten entstehen z. B. Orientbeule und Kala-Azar; *Trypanosoma brucei* ist der Erreger der Schlafkrankheit, *Trypanosoma cruzi* der Erreger der Chagas-Krankheit. Infektionen mit *Trichomonas vaginalis* rufen bei Frauen eine Vaginitis, bei Männern eine Urethritis hervor. *Giardia intestinalis* verursacht Enteritiden.

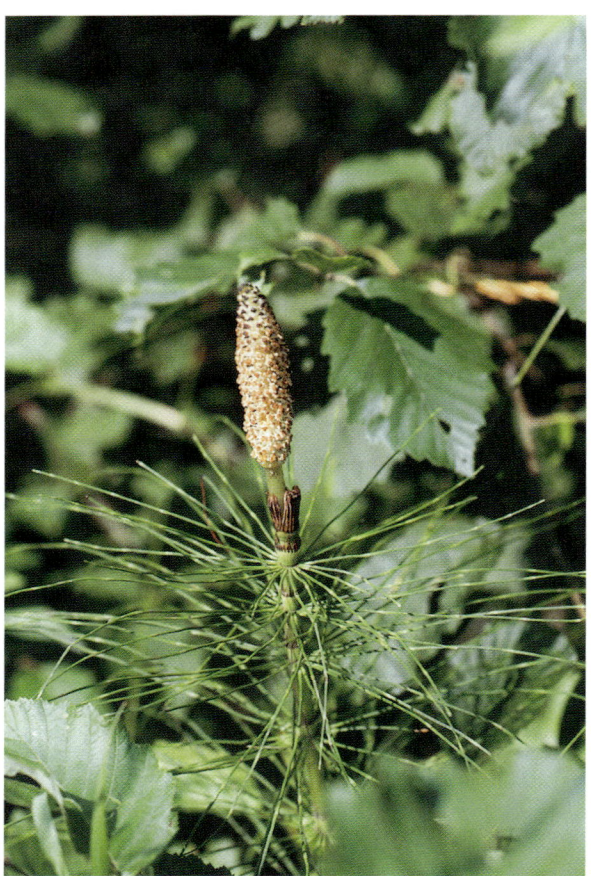

Abb. 8.3 *Equisetum telmateia*: Oberer Teil der Sprossachse mit Sporophyllstand, wirtelig angeordneten Seitenästen und kleinen Blättern

leben und häufige Bestandteile des Planktons sind. Zu den Rhizaria (Abteilung Cercozoa) gehören aber auch

9 Fungi (Pilze)

Die zum Unterreich Fungi gehörenden Organismen (Pilze) besitzen – im Gegensatz zu den Tieren – in der Regel **Zellwände**; diese enthalten **β-Glucane** und meist auch **Chitin**. Der **Vegetationskörper** ist in der Regel ein **Thallus**, d. h. er ist mehrzellig und nicht in Wurzel, Sprossachse und Blatt gegliedert. Seltener besteht der Vegetationskörper aus einer **Einzelzelle**. Der Thallus wird bei Pilzen als **Mycel** bezeichnet. Er ist meist aus langgestreckten Zellfäden (**Hyphen**, Singular: Hyphe) aufgebaut, kann aber auch aus kurzen Ketten von tropfenförmigen oder nur wenig gestreckten Zellen bestehen.

Die **Hyphen** sind von einer dünnen, röhrenförmigen Zellwand umgeben. Bei den meisten Pilzen werden sie außerdem durch Querwände (Septa, Singular: Septum) in Zellen unterteilt, die einen, zwei oder mehrere Zellkerne enthalten können. Die Querwände können in mehr oder weniger regelmäßigen Abständen (**septate Hyphen**) oder nur an der Basis von Strukturen, die der Fortpflanzung dienen, oder in älteren Bereichen (**aseptate** oder **coenocytische Hyphen**) auftreten. Die Septa besitzen meist eine zentrale Pore, durch welche die Protoplasten benachbarter Zellen miteinander verbunden sind. In der Regel sind diese Poren so groß, dass auch Zellkerne und andere Organellen sie passieren können.

Pilze pflanzen sich normalerweise **sexuell** und **asexuell** fort. Allerdings treten diese beiden Fortpflanzungsarten meist in verschiedenen Stadien des **Lebenszyklus** auf. Asexuelle Fortpflanzungszyklen werden häufig mehrfach in der Vegetationsperiode wiederholt, während sexuelle Fortpflanzungszyklen meist nur einmal im Jahr oder noch seltener ablaufen. Bei manchen Pilzarten ist sogar noch nie eine sexuelle Fortpflanzung beobachtet worden. Auch Pilzarten, bei denen anscheinend keine asexuelle Fortpflanzung vorkommt, sind bekannt. Das sexuelle Stadium im Lebenszyklus eines Pilzes wird als **Teleomorph**, das asexuelle Stadium als **Anamorph** bezeichnet.

Asexuelle Fortpflanzung kann bei Pilzen auf unterschiedliche Weise erfolgen: (1) Bei manchen Pilzarten **zerfallen** regelmäßig **vegetative Hyphen** in Einzelzellen ohne (Arthrosporen) oder mit (Chlamydosporen) verdickter Zellwand. Die Einzelzellen werden dann wie Sporen verbreitet. (2) Bei einigen Pilzen können sich einzelne vegetative Zellen durch normale **Zellteilung** unter Bildung zweier gleich großer Tochterzellen fort-

pflanzen. Jede Tochterzelle entwickelt sich dann zu einem neuen Individuum. (3) Bei der **Sprossung** (Abb. 9.3) bildet sich dagegen an einer vegetativen Einzelzelle zunächst eine kleine Ausstülpung. Nach der Kernteilung und dem Einwandern eines Tochterkerns vergrößert sich die Ausstülpung und trennt sich mit einer Zellwand von der – in der Regel größeren – Mutterzelle ab. Die Tochterzelle bleibt häufig noch eine Zeitlang mit der Mutterzelle verbunden, wodurch sich ein kurzes **Sprossmyzel** bildet. Schließlich löst sich die Tochterzelle ab und entwickelt sich zu einem neuen Individuum. Diese einzelligen, sich durch Sprossung vermehrenden Entwicklungsstadien bezeichnet man, unabhängig von ihrer taxonomischen Zuordnung, als **Hefen**. Bei manchen Arten kommt das hefeartige Entwicklungsstadium nur in bestimmten Phasen des Lebenszyklus vor, während in anderen Phasen Hyphen gebildet werden. Viele Hefe-Arten scheinen dagegen in keinem Entwicklungsstadium Hyphen zu bilden. (4) Die bei Pilzen am weitesten verbreitete Art der asexuellen Fortpflanzung ist die Bildung von **Sporen**, die in die Umgebung abgegeben werden und sich zu neuen Individuen entwickeln. Da diese Sporen durch mitotische Zellteilung entstehen, werden sie als **Mitosporen** bezeichnet. Mitosporen werden entweder endogen in sackartigen Strukturen (**Sporangien**) oder exogen an Spitzen oder Seiten von Hyphen gebildet. Die in Sporangien gebildeten Mitosporen bezeichnet man als **Sporangiosporen**, die an Hyphen gebildeten als **Konidien**. Die Sporen der meisten Pilze sind nicht aktiv beweglich (**Aplanosporen**). Doch die Chytridiomycota, Neocallomastigomycota, und Blastocladiomycota bilden in der Regel aktiv bewegliche Sporen (**Zoosporen**). Diese Zoosporen tragen am Hinterende der Zelle meist eine einzige Geißel.

Die **sexuelle Fortpflanzung** erfordert bei Pilzen, wie bei anderen Lebewesen, die Verschmelzung zweier kompatibler Zellkerne. Diese Zellkerne sind normalerweise Bestandteile spezieller Geschlechtszellen, die als männliche bzw. weibliche **Gameten** bezeichnet werden. Deren Vereinigung nennt man je nach relativer Größe der Gameten Isogamie (2 gleichgroße Gameten), Anisogamie (geringe Größenunterschiede der Gameten) oder Oogamie (kleiner männlicher Gamet und großer, unbeweglicher weiblicher Gamet, der als Eizelle bezeichnet wird). Bei vielen Pilzen werden jedoch keine Geschlechtszellen ausgebildet. Entweder werden die

Zellkerne zweier Behälter, in denen sich normalerweise die Gameten entwickeln (männliches und weibliches **Gametangium**), in einem Kompartiment zusammengeführt (**Gametangiogamie**), oder die Zellkerne stammen aus zwei kompatiblen vegetativen Zellen (**Somatogamie**). Da in diesem Fall das Geschlecht der vegetativen Zellen nicht zu erkennen ist, spricht man von unterschiedlichen Kreuzungstypen (+ und −).

Der sexuelle Fortpflanzungszyklus beginnt mit der Befruchtung (**Syngamie**). Diese besteht aus zwei verschiedenen Phasen: In der ersten Phase verschmelzen die Protoplasten der beteiligten Zellen oder Kompartimente miteinander. Diese Phase wird daher als **Plasmogamie** bezeichnet. In der zweiten Phase erfolgt die Verschmelzung der Zellkerne (**Karyogamie**). Plasmogamie und Karyogamie folgen normalerweise unmittelbar aufeinander. Bei Pilzen sind Plasmogamie und Karyogamie jedoch häufig räumlich und zeitlich voneinander getrennt. Dadurch bildet sich zwischen Plasmogamie und Karyogamie eine Entwicklungsphase, bei der jede Zelle zwei kompatible Kerne enthält und die deshalb als **Dikaryophase** bezeichnet wird. Mit der Syngamie ist eine Änderung der Kernphase (**Kernphasenwechsel**, Kap. 3.3.3) verknüpft: Bei der Karyogamie entstehen aus **haploiden** Zellkernen **diploide** Zellkerne. Zum sexuellen Fortpflanzungszyklus gehört daher auch die **Meiose**, bei der aus diploiden Zellkernen wieder haploide Zellkerne gebildet werden (Kap. 3.3.2.3). Zum sexuellen Fortpflanzungszyklus der meisten Pilze gehört außerdem die Bildung spezieller **Sporen**, die nach der Meiose entstehen und daher als **Meiosporen** bezeichnet werden.

Man untergliedert die Fungi in sieben Abteilungen (Stämme): Microsporidia, Chytridiomycota, Neocallimastigomycota, Blastocladiomycota, Glomeromycota, **Basidiomycota** und **Ascomycota**, sowie vier Unterabteilungen, die in traditionellen Systemen zur Abteilung **Zygomycota** gerechnet wurden, die aber nach dem derzeitigen Kenntnisstand keiner Abteilung mit hinreichender Sicherheit zugeordnet werden können.

Die Arten der vier Unterabteilungen **Mucuromycotina**, Entomophthoromycotina, Zoopagomycotina und Kickxellomycotina wurden, gemeinsam mit einigen anderen Sippen, lange Zeit zu der Abteilung **Zygomycota** zusammengefasst. Diese „Abteilung" erwies sich jedoch als polyphyletisch. Bei DNA-Sequenzvergleichen mehrerer Gene von vielen Arten zeigte sich, dass die zu den Zygomycota gerechneten Arten sechs monophyletische Sippen bilden, die zu verschiedenen Entwicklungslinien gehören. Nur zwei dieser monophyletischen Sippen können mit hoher Sicherheit in das phylogenetische System eingeordnet werden: Eine dieser Sippen, die aus den Ordnungen Eccrinales und Amoebidiales besteht, gehört nicht zu den Pilzen (Unterreich Fungi) sondern zu einem anderen Unterreich der Opisthokonta, den Mesomycetozoa; sie wird dort in die Klasse Ichthyosporea eingeordnet. Die zweite Sippe wird nun als eigene Abteilung Glomeromycota (Unterreich Fungi) geführt. Auch die übrigen vier Sippen gehören zu den Fungi; man kann sie aber nicht mit ausreichender Sicherheit einem der basalen Äste des Pilzstammbaums zuordnen und führt sie deshalb als Unterabteilungen unsicherer Zuordnung (*incertae sedis*).

Unterabteilung: Mucoromycotina

Das Mycel der Mucoromycotina besteht aus verzweigten fadenförmigen Hyphen. Die jungen Hyphen sind coenocytisch; manchmal bilden sich aber bei den voll entwickelten Hyphen Querwände. Bei der sexuellen Fortpflanzung werden dickwandige „**Zygosporen**" (präziser: **Zygosporangien**) gebildet, die an der Berührungsstelle zweier kompatibler Hyphen durch Verschmelzung zweier Gametangien (**Gametangiogamie**) entstehen (Abb. 9.1). Bei der asexuellen Fortpflanzung werden meist **Endosporen**, selten Konidiosporen oder andere Sporentypen gebildet.

Der **asexuelle** Fortpflanzungszyklus beginnt in der Regel mit der Bildung von spezialisierten Hyphen, die als Sporangiophoren bezeichnet werden. An deren Enden entwickeln sich die **Sporangien**. Diese können groß und vielsporig sein, oder sie sind klein und ein- bis wenigsporig. Im letzteren Fall werden sie als **Sporangiolen** bezeichnet. Wenn die Sporen voll entwickelt sind, öffnet sich die Sporangienwand und die freigesetzten Sporen keimen unter geeigneten Bedingungen zu neuen Hyphen aus. Dieser asexuelle Fortpflanzungszyklus wird in der Regel sehr viel häufiger durchlaufen als der sexuelle Zyklus.

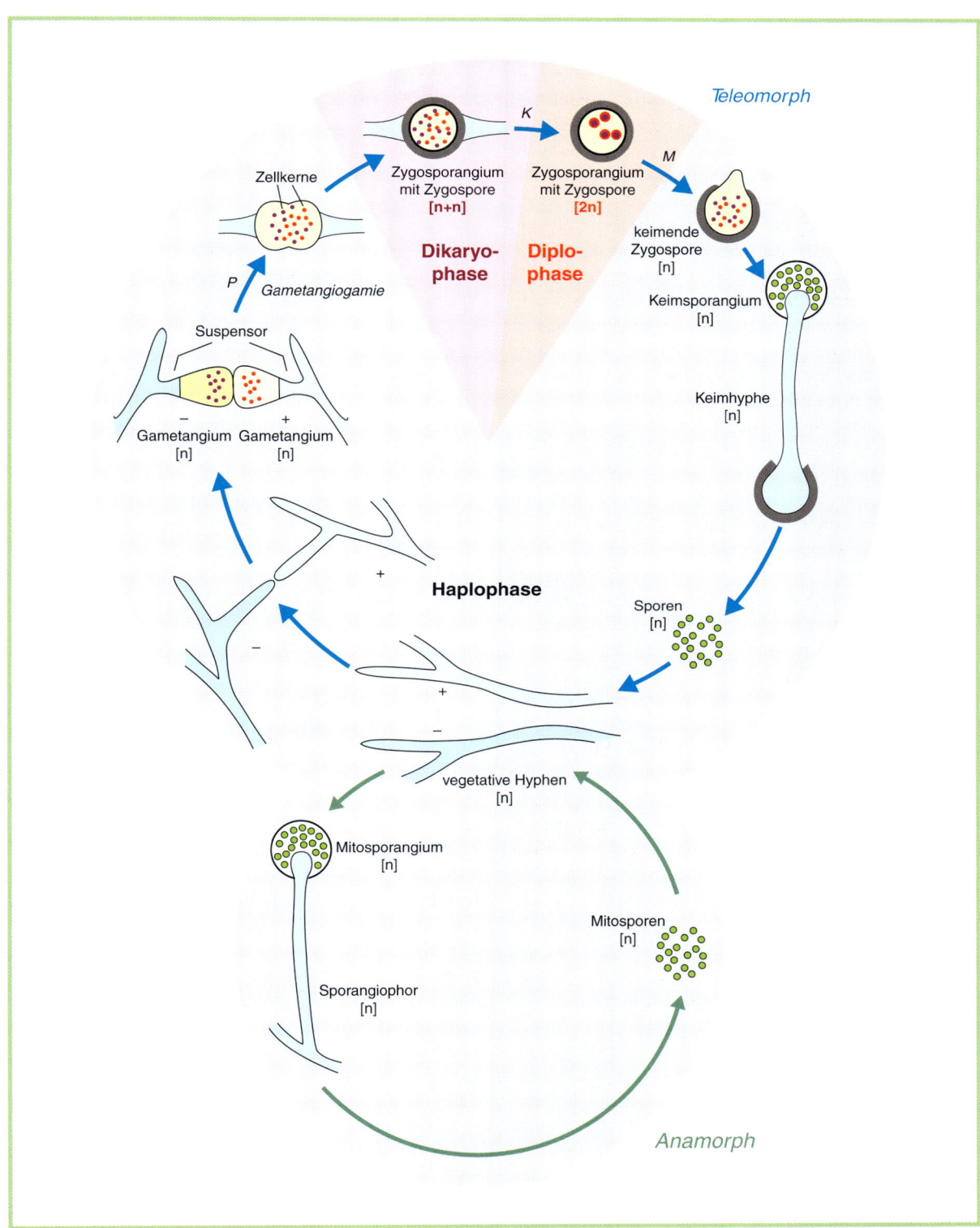

Abb. 9.1 Sexueller (Teleomorph) und asexueller Fortpflanzungszyklus (Anamorph) der Mucoromycotina am Beispiel von *Rhizopus stolonifer*. *P* Plasmogamie, *K* Karyogamie, *M* Mitose

Für die **sexuelle Fortpflanzung** müssen zwei kompatible (+ und −) Hyphen aufeinandertreffen. Diese müssen entweder von verschiedenen Mycelien stammen (heterothallische Arten) oder sie werden von demselben Mycel gebildet (homothallische Arten). Zwei kompatible Hyphen wachsen aufeinander zu und bilden an der Berührungsstelle eine gemeinsame Zellwand, das Fusionsseptum. Ihre Enden schwellen an und grenzen sich gegen den zum Mycel weisenden Teil der Hyphe, den Suspensor, durch eine neue Zellwand ab. Der an die Berührungsfläche grenzende Teil jeder Hyphe entwickelt sich zu einem vielkernigen Sporangium. Dann wird das Fusionsseptum aufgelöst und die Protoplasten der beiden Gametangien vermischen sich (**Plasmogamie**). Daraufhin lagern sich je zwei kompatible Zellkerne aneinander, und bald darauf verschmelzen einige oder auch viele dieser gepaarten Zellkerne miteinander (**Karyogamie**). Die ungepaarten Zellkerne gehen zugrunde. Währenddessen umgibt sich die bei der Fusion der Gametangien entstandene Zelle mit einer dicken Wand und entwickelt sich zu einem **Zygosporangium**, das eine einzige dünnwandige **Zygospore** enthält. Nach einer Ruhephase keimt die Zygospore aus. Die Wand des Zygosporangiums reißt auf, und aus der Zygospore wächst eine Hyphe, die sich in der Regel direkt zu einem Sporangium (**Keimsporangium**) entwickelt. Die Keimsporangien sind ebenso aufgebaut wie die bei der asexuellen Fortpflanzung derselben Art gebildeten Sporangien. Bei der Keimung findet die **Meiose** statt; die im Keimsporangium gebildeten Sporen sind also haploid.

Die Mucoromycotina leben saprophytisch, z. B. im Erdboden oder auf Dung, oder parasitisch auf Tieren, Pflanzen und anderen Pilzen. Ihr Mycel ist meist unauffällig und nur selten mit bloßem Auge sichtbar. Die Unterabteilung wird in die drei Ordnungen **Mucorales**, Endogonales und Mortiellales unterteilt.

Ordnung: Mucorales

Die Mucorales bilden in der Regel ein aus coenocytischen Hyphen aufgebautes, gut entwickeltes Mycel. Die Oberfläche ihrer meist dunkel gefärbten Zygosporen ist in der Regel rau und mit auffälligen Verdickungen (Ornamenten) versehen, deren Form als Bestimmungsmerkmal verwendet wird. Die Mucorales sind meist Saprophyten oder fakultative Parasiten. Auf Oberflächen kann das Mycel einen mit bloßem Auge erkennbaren Überzug (Schimmel) bilden; z. B. ist der manchmal auf Brot oder anderen Nahrungsmitteln auftretende Kopfschimmel, dessen Name sich von der Form der Mitosporangien ableitet, auf den Befall mit *Mucor mucedo* FRESEN. oder *Rhizopus stolonifer* (EHRENB.) VUILL. zurückzuführen.

Die Monophylie der Ordnung ist durch Gensequenzanalysen gut belegt. Ihre traditionelle Einteilung in 13 Familien ist dagegen nicht mit den Ergebnissen der molekulargenetischen Untersuchungen vereinbar. Eine neue Gliederung in monophyletische Familien ist bisher noch nicht publiziert. Daher wird hier auf eine Einteilung in Familien verzichtet.

Zu den Mucorales gehören einige Arten, deren in geeigneten Nährmedien kultiviertes Mycel zur biotechnischen Herstellung pharmazeutisch verwendeter Produkte dient: *Rhizopus arrhizus* A. FISCH. (Synonyme: *Rhizopus oryzae* WENT et PRINS. GEERL., *Rh. delemar* BOIDIN) verwendet man zur Gewinnung von **Rizolipase**, einem fettspaltenden Enzym, das zur Behandlung von Fettverdauungsstörungen, die bei verminderter Ausschüttung von Pankreasenzymen (exokriner Pankreasinsuffizienz) auftreten, eingesetzt wird. Mit Mycelkulturen von *Rhizopus arrhizus* A. FISCH. und *Rhizopus stolonifer* (EHRENB.) VUILL. kann man eine enzymatische **11-α-Hydroxylierung** bestimmter Steroide durchführen. Diese Reaktion spielt – ebenso wie die **11β-Hydroxylierung** mit Myzelkulturen von *Cunninghamella echinulata* (THAXT.) THAXT. ex BLAKESLEE (Synonym: *Cunninghamella bainieri* NAUMOV) – eine wichtige Rolle bei der Synthese von **Corticosteroiden** aus Progesteron (Abb. 9.2).

9.2 Abteilung (Stamm): Ascomycota

Der Thallus der Ascomycota besteht entweder aus fadenförmigen Hyphen oder aus Einzelzellen und kurzen Sprossmyzelien. Die Hyphen sind in regelmäßigen Abständen durch Querwände unterteilt. Bei der sexuellen Fortpflanzung wird ein schlauch- oder sackförmiges Meiosporangium gebildet, das als **Ascus** (*lat.*: ascus = Schlauch) bezeichnet wird. Im Ascus finden Karyogamie, Meiose und in der Regel auch eine postmeiotische Mitose statt, so dass der reife Ascus meist 8 Meiosporen (**Ascosporen**) enthält. Bei der asexuellen Fortpflanzung der hyphenbildenden Arten werden meist **Exosporen** (Konidiosporen) gebildet; die einzelligen Formen vermehren sich in der Regel durch **Sprossung**. Alle Sporen sind unbegeißelt.

Die Ascomycota sind die bei weitem größte der Pilz-Abteilungen. Zu ihnen gehören etwa 32 000 Arten, was etwa 65 % aller bekannten Pilzarten entspricht. Auf der Basis umfangreicher DNA-Sequenzanalysen und morphologischer Merkmale wurde die Abteilung in den letzten Jahren neu gegliedert, wobei auch diejenigen Ascomycota („Deuteromycetes"), deren Teleomorph nicht bekannt ist, in das System einbezogen wurden. Man führt diese als „anamorphe Arten" desjenigen

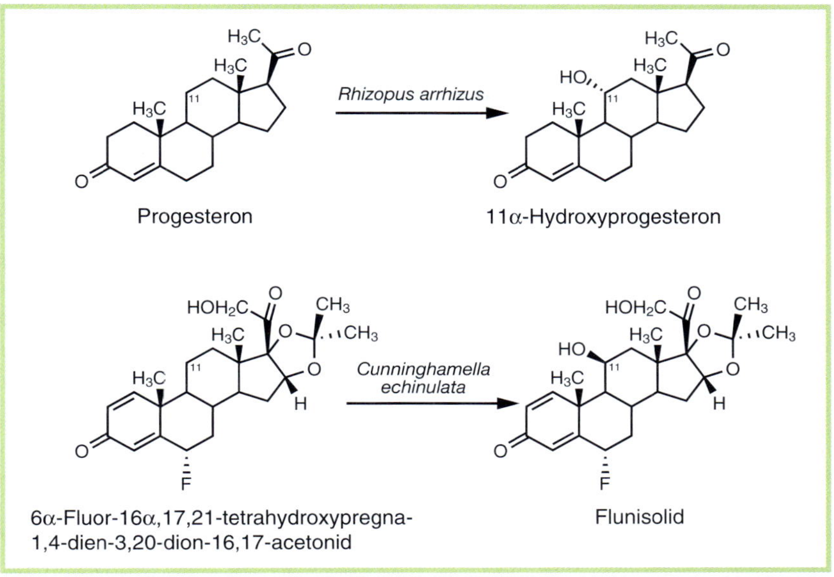

Abb. 9.2 11α- und 11β-Hydroxylierung von Steroiden durch *Rhizopus*- und *Cunninghamella*-Arten (Mucoromycotina: Mucorales)

Progesteron

11α-Hydroxyprogesteron

6α-Fluor-16α,17,21-tetrahydroxypregna-1,4-dien-3,20-dion-16,17-acetonid

Flunisolid

Taxons (meist einer Familie oder Ordnung), zu dem sie mit hoher Sicherheit zugeordnet werden können. Man gliedert die Ascomycota in die Unterabteilungen Taphrinomycotina, **Saccharomycotina** und **Pezizomycotina**.

Unterabteilung: Saccharomycotina

Die Saccharomycotina bilden ein nur schwach entwickeltes oder gar kein Mycel. Wenn Hyphen gebildet werden, sind die Querwände meist von mehreren kleinen Poren durchbrochen. Die meisten Arten bilden **Einzelzellen**, die sich durch Sprossung oder normale Zellteilung („Spaltung") vermehren. Die **Zellwände** enthalten nur wenig Chitin; Hauptkomponenten sind **β-Glucane** und **α-Mannane**.

Bei der **sexuellen Fortpflanzung** verschmelzen zwei kompatible haploide Zellen miteinander; dabei erfolgt die **Plasmogamie**. Die bei der Plasmogamie entstandene Zygote ist in der Regel der junge Ascus. Unmittelbar nach der Plasmogamie findet die **Karyogamie** statt. Bei einigen Arten, z.B. bei *Saccharomyces cerevisiae*, bleibt die diploide Kernphase für einige Zeit erhalten, und die diploiden Zellen vermehren sich durch Sprossung. Bei den meisten Arten erfolgt aber bald nach der Karyogamie die **Meiose**, und aus den haploiden Kernen entwickeln sich vier Ascosporen. Seltener schließen sich an die Meiose noch eine oder mehrere Mitosen an und es entstehen acht oder mehr Ascosporen pro Ascus. Aus den Ascosporen entwickeln sich wieder vegetative Zellen (Abb. 9.3).

Die relativ artenarme Unterabteilung Saccharomycotina umfasst nur eine Klasse, die **Saccharomycetes**, zu der auch nur eine Ordnung gehört, die **Saccharomycetales**.

9.2.1 Klasse: Saccharomycetes

Ordnung: Saccharomycetales

Die Saccharomycetales umfassen 11 Familien, von denen hier nur die Saccharomycetaceae behandelt werden.

Familie: Saccharomycetaceae

Die Saccharomycetaceae haben einen überwiegend einzelligen Thallus; nur selten wird ein aus einer sprossenden Hefezelle hervorgehendes Pseudomycel gebildet. Die vegetativen Zellen vermehren sich asexuell durch multilaterale Sprossung. Bei der sexuellen Fortpflanzung entsteht der Ascus direkt aus der Zygote.

Einige Saccharomycetaceae werden bei der Herstellung von Lebensmitteln und Genussmitteln sowie als Arzneimittel verwendet: *Saccharomyces cerevisiae* MEYEN ex E.C. HANSEN ist fakultativ anaerob. Unter anaeroben Bedingungen baut der Pilz Zucker zu Kohlendioxid und Ethanol ab (alkoholische Gärung, Kap. 4.5.9.2). Er wird daher zur Herstellung alkoholischer Getränke, wie Bier, Wein und Spirituosen, sowie zur Herstellung von reinem Ethanol verwendet. Beim Backen von Brot werden die Pilzzellen (Backhefe) als

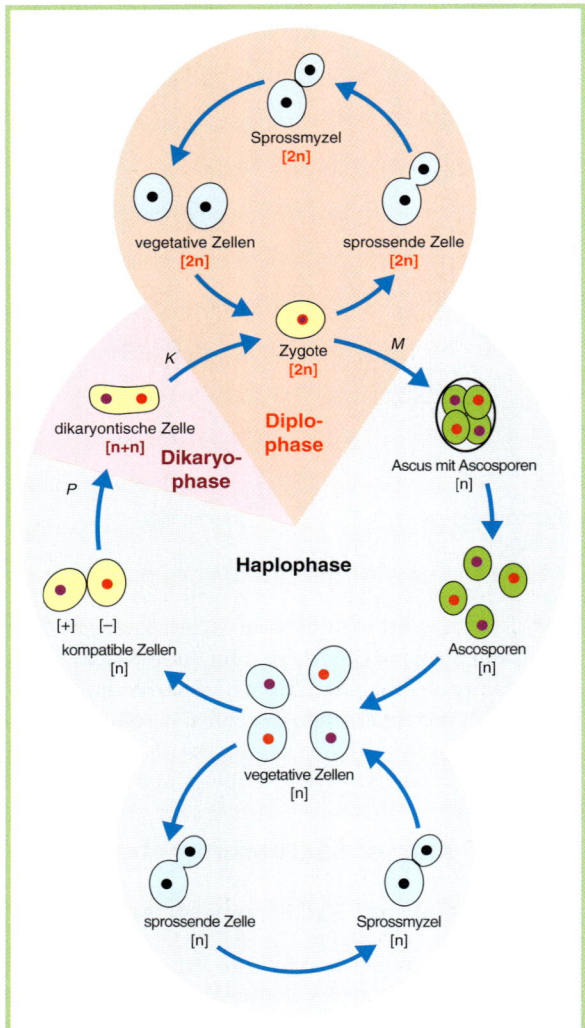

Abb. 9.3 Sexuelle und asexuelle Fortpflanzungszyklen von Saccharomyces (Saccharomycotina). *P* Plasmogamie, *K* Karyogamie, *M* Mitose

Treibmittel zugesetzt, um durch die Bildung von CO_2 eine lockere, voluminöse Krume zu erhalten. Die lyophilisierten Zellen eines speziellen Stammes, *Saccharomyces cerevisiae* MEYEN ex E. C. HANSEN var. *boulardii* (SEGUELA, BASTIDE et MASSOT) MALLIÉ, NGUYEN VAN, BERTOUT, C. VAILL. et BASTIDE, werden zur symptomatischen Behandlung akuter Durchfallerkrankungen verwendet.

Aus Zellkulturen von *Kluyveromyces marxianus* (E. C. HANSEN) VAN DER WALT (Synonym: *Kluyveromyces fragilis* (A. JÖRG) VAN DER WALT) gewinnt man das Enzym Lactase. Lactase katalysiert die Hydrolyse des Disaccharids Lactose zu Glucose und Galactose. Man verwendet sie zur Herstellung lactosefreier Milchpro-

dukte, die als Diät bei Lactose-Intoleranz eingesetzt werden.

Anamorphe Saccharomycetales

Einige anamorphe Saccharomycetales sind humanpathogen: *Candida*-Arten, vor allem *Candida albicans* (C. P. ROBIN) BERKHOUT, sind die Erreger der Candidose (Soor). Diese Erkrankung tritt vorwiegend auf Schleimhäuten des Mundes oder der Vagina auf (Mundsoor, Vulvovaginitis). An feuchten und warmen Stellen des Körpers können auch die äußere Haut oder die Nägel befallen werde.

Unterabteilung: Pezizomycotina

Die Pezizomycotina bilden Mycelien. Die **Hyphen** sind regelmäßig **septiert**; ihre Querwände besitzen eine zentrale Pore, die allerdings bei vielen Zellen durch spezielle Zellorganellen (z. B. Woronin-Körper) verschlossen ist. Die Hauptkomponenten der **Zellwände** sind **Chitin** und **β-Glucane**.

Viele Pezizomycotina pflanzen sich vorwiegend **asexuell** fort. Bei manchen Arten ist sogar nur das **Anamorph** bekannt. Die Anamorphe vermehren sich in der Regel durch Mitosporen (**Konidien**), die von den Endzellen (konidiogene Zellen) spezialisierter Hyphen (**Konidienträger**) gebildet und dann nach außen abgegeben werden (Abb. 9.4). Sie bilden beim Auskeimen ein neues Mycel. Die Konidienträger können direkt am Mycel oder – ähnlich wie die Asci bei der sexuellen Fortpflanzung – in besonderen Behältern (Conidiomata), gebildet werden.

Bei der **sexuellen Fortpflanzung** werden – wie auch bei vielen anderen Pilzen – keine Geschlechtszellen (Gameten) gebildet, sondern die verschiedengeschlechtlichen Zellkerne werden im weiblichen **Gametangium**, dem **Ascogon**, zusammengeführt. Das kann durch Verschmelzung des Ascogons mit einem männlichen Gametangium (**Antheridium**) geschehen; nicht selten stammt der männliche Zellkern aber aus einer vegetativen Hyphenzelle, einer Konidiospore oder einer speziellen nur für diesen Zweck gebildeten Mikrokonidie, die als Spermatium bezeichnet wird. Nach der Plasmogamie lagern sich je zwei verschiedengeschlechtliche Kerne aneinander und wandern in Ausstülpungen des Ascogons ein. Aus den Ausstülpungen entwickeln sich durch synchrone Teilungen jedes Kernpaares und koordinierte Zellteilungen vielzellige Hyphen, die in jeder Zelle zwei verschiedengeschlechtliche Kerne enthalten. Diese **ascogenen Hyphen** sind also **dikaryontisch** und werden von dem sie umgeben-

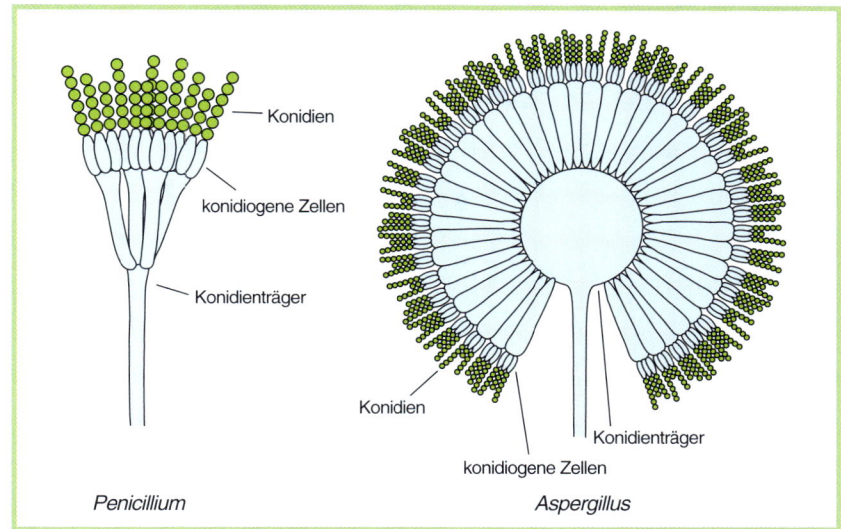

Abb. 9.4 Konidienträger (Konidiophor) von *Aspergillus*-Arten (Längsschnitt) und *Penicillium*-Arten mit Ketten von Konidiosporen, die jeweils aus einer konidiogenen Zelle entstehen. Bei den *Aspergillus*-Arten ist der Konidiophor im Bereich der Verzweigungen blasenförmig erweitert.

den haploiden Mycel ernährt. Ihre Endzellen entwickeln sich zu **Asci**, in denen dann die Karyogamie und gleich darauf die Meiose stattfinden. Plasmogamie und Karyogamie sind bei den Pezizomycotina also räumlich und zeitlich durch eine mehrzellige dikaryontische Kernphase (**Dikaryophase**) getrennt. Als Beispiel für sexuelle und asexuelle Fortpflanzungszyklen bei Pezizomycotina wird hier der komplexe Lebenszyklus des Mutterkornpilzes *Claviceps purpurea* (Sordariomycetes: Hypocreales: Clavicipitaceae) dargestellt.

Während der Entwicklung der Asci werden in der Regel aus den umgebenden – haploiden – Hyphen Behälter gebildet, welche mehrere einander benachbarte Asci umgeben und als **Fruchtkörper** (Ascomata, Singular: **Ascoma**) bezeichnet werden (Abb. 9.6). Die Wand (Peridie) der Fruchtkörper kann vollständig geschlossen sein; der Fruchtkörper wird dann als **Kleistothecium** bezeichnet. Wenn die Wand eine schmale, gangartige Öffnung besitzt, ist der Fruchtkörper ein **Perithecium**, und wenn der Fruchtkörper flach oder schüsselförmig gebaut ist, nennt man ihn **Apothecium**. Die Fruchtkörper der Pezizomycotina sind nur selten groß und auffällig. Sie sind entweder einzeln angeordnet oder zu mehreren in ein kompaktes Geflecht von vegetativen Hyphen (**Stroma**) eingelagert. Ähnlich wie ein Stroma ist ein **Sklerotium** aufgebaut; es enthält allerdings keine Asci und dient normalerweise als Ruhestadium, das auch ungünstige Umweltbedingungen überdauern kann. Ein Sklerotium kann aber – z.B. bei *Claviceps purpurea* (s. Sordariomycetes) – beim Auskeimen Stromata bilden, die ihrerseits Fruchtkörper enthalten.

Die Pezizomycotina sind sehr artenreich und morphologisch außerordentlich vielgestaltig. Manche Arten leben saprophytisch, andere parasitisch auf Tieren,

Pflanzen und anderen Pilzen oder symbiontisch mit höheren Pflanzen, Grünalgen oder Cyanobakterien. Ihr Mycel kann unauffällig sein oder es werden mehr oder weniger auffällige Strukturen (Sklerotien, Stromata, Fruchtkörper oder blattartige Thalli) gebildet.

Die Pezizomycotina werden in neun Klassen unterteilt, von denen hier nur die Dothideomycetes, Pezizomycetes, **Sordariomycetes**, **Eurotiomycetes** und **Lecanoromycetes** behandelt werden.

Zu den **Dothideomycetes** (Ordnung Pleosporales, Familie: Pleosporaceae) gehört *Cochliobolus lunatus* R. R. NELSON et HAASIS [*Curvularia lunata* (WAKKER) BOEDIJN]. Das kultivierte Mycel dieses Pilzes kann zur 11β-Hydroxylierung von Steroiden (Abb. 9.2) bei der Synthese von Corticosteroiden verwendet werden.

Zu den **Pezizomycetes**, Ordnung Pezizales, gehören geschätzte Speisepilze, deren oberirdisch (Morcheln) oder unterirdisch (Trüffel) wachsende Fruchtkörper verzehrt werden. Die Morcheln, *Morchella esculenta* (L.) PERS. (Speisemorchel) und *Morchella vulgaris* (PERS.) BOUD. (Spitzmorchel), gehören zur Familie Morchellaceae. Die Trüffel, *Tuber melanosporum* VITTAD. (Perigord-Trüffel), *Tuber brumale* VITTAD. (Wintertrüffel) und *Tuber aestivum* VITTAD. (Sommertrüffel), gehören zu den Tuberaceae.

9.2.2 Klasse: Sordariomycetes

Die sexuellen Fruchtkörper (Ascomata) der Sordariomycetes sind in der Regel **Perithecien**, die häufig in ein Stroma eingebettet sind. Die Anamorphe bilden häufig charakteristische asexuelle Fruchtkörper (Conidiomata).

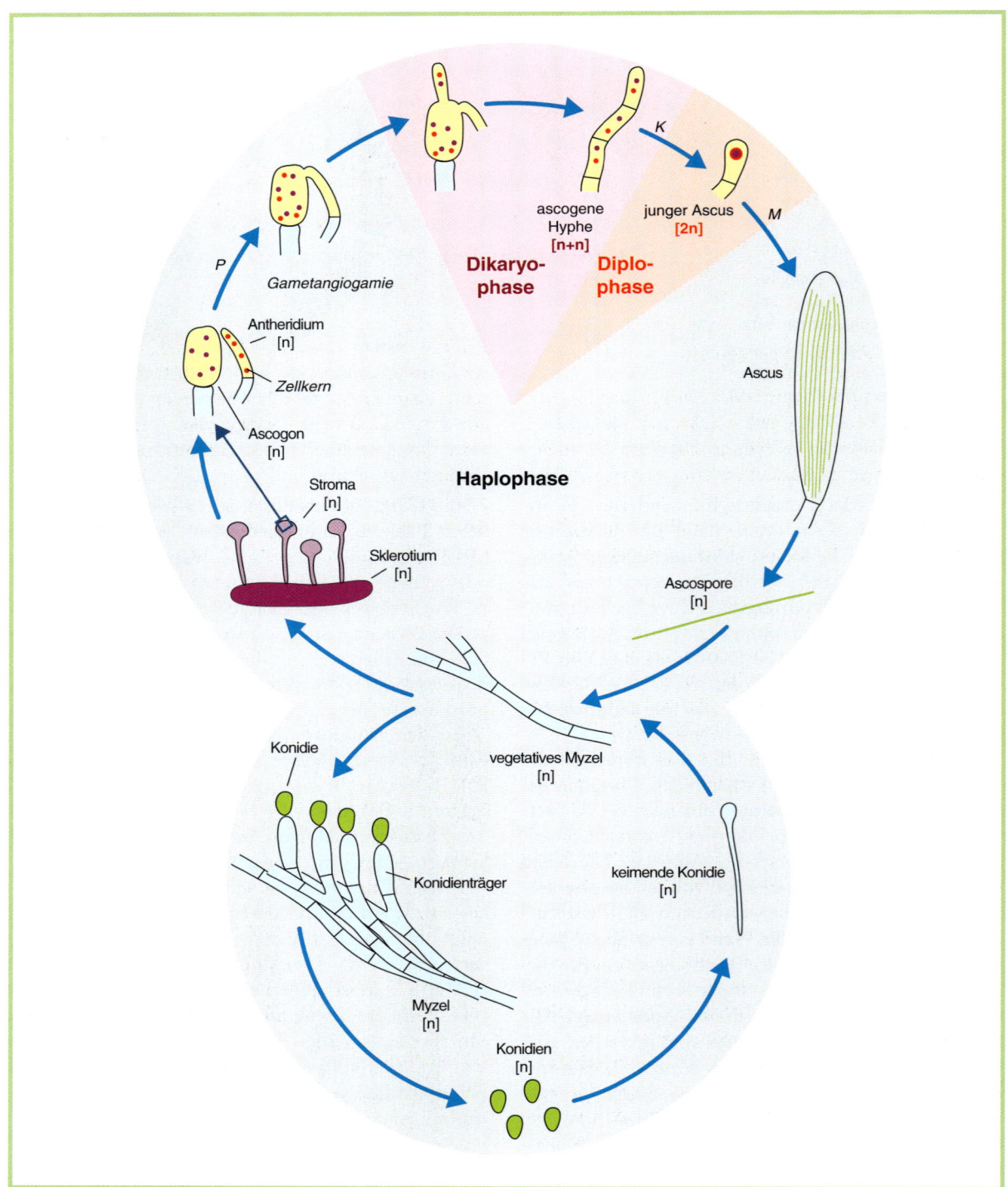

Abb. 9.5 Sexueller und asexueller Fortpflanzungszyklus von *Claviceps purpurea* (Pezizomycotina). *P* Plasmogamie, *K* Karyogamie, *M* Mitose

Abb. 9.6 Fruchtkörper von Pezizomycotina (Längsschnitte). A. Ascus; AH. ascogene Hyphe; Exc. Excipulum (becherförmige Wand eines Apotheciums); Hy. Hymenium (sporenbildende Schicht aus Asci – oder Basidien –, die häufig auch sterile Hyphen enthält); Pa. Paraphyse (sterile Hyphe in einem Hymenium); Pe. Peridie (Wand eines Kleistotheciums oder Peritheciums)

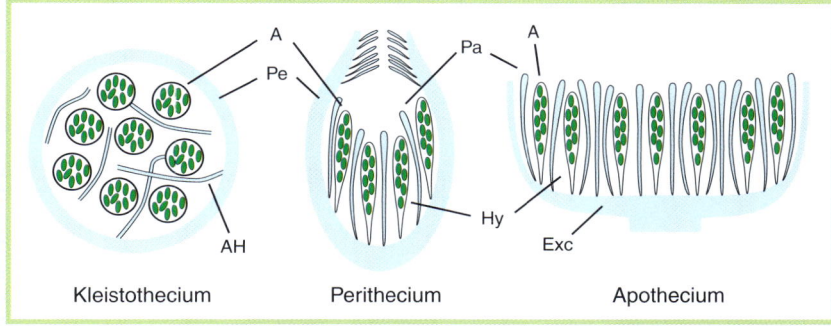

Kleistothecium   Perithecium   Apothecium

Ordnung: Hypocreales

Die Perithecien der Hypocreales sind in der Regel in fleischige, häufig auffällig gefärbte Stromata eingebettet. Die Asci sind eiförmig bis zylindrisch; die häufig mehrzelligen Ascosporen zerfallen bei einigen Arten in Teilsporen.

Die Ordnung wird in sechs Familien eingeteilt, zu denen die Nectriaceae und die **Clavicipitaceae** gehören.

Familie: Clavicipitaceae

Die zylindrischen Asci der Clavicipitaceae sind lang und schmal. Sie enthalten mehrzellige, fadenförmige Ascosporen, die häufig in Teilsporen zerfallen. Die Clavicipitaceae leben parasitisch oder symbiontisch auf anderen Pilzen, Arthropoden oder Gräsern.

Zu den Clavicipitaceae gehören zwei Pilzarten, die für die Herstellung von Arzneistoffen eingesetzt werden.

Claviceps purpurea (Fr.) Tul. (Abb. 9.7, 9.8) lebt parasitisch auf den Blütenständen von Poaceae, z. B. dem Roggen (*Secale cereale* L.). Im Herbst, zur Reifezeit der Roggenfrüchte, bildet der Pilz ein Dauermyzel (**Sklerotium**), das von einer dunkelviolett gefärbten, dichten Rindenschicht umgeben ist. Auf dem Sklerotium bilden sich im nächsten Frühjahr **gestielte Stromata**, in die die **Perithecien** eingesenkt sind. Die darin gebildeten **Ascosporen** gelangen durch Windverbreitung auf die Fruchtknoten von Roggenpflanzen oder anderen infizierbaren Gräsern und bilden nach dem Auskeimen ein Mycel, das sich im Fruchtknoten entwickelt und schließlich das Fruchtknotengewebe ersetzt. Auf seiner Oberfläche entwickelt sich eine dichte Schicht kurzer Konidienträger, an deren Spitze winzige ovale **Konidien** gebildet werden (Abb. 9.5). Diese Konidien werden durch Insekten, die von dem gleichzeitig gebildeten zuckerreichen Sekret angelockt werden, verbreitet und infizieren weitere Grasblüten. Die Sklerotien enthalten **Alkaloide**, die aus Lysergsäure und einer

Peptid- oder Aminoalkohol-Seitenkette aufgebaut sind. Aus Sklerotien, die auf künstlich mit Konidiosporen infizierten Roggenpflanzen gezüchtet werden, oder aus dem in künstlichen Nährmedien gezüchteten Mycel wird das Lysergsäurepeptid Ergotamini tartras/Ergotamintartrat [PhEur 5.0] gewonnen. Das Lysergsäureamid Ergometrin kommt in Sklerotien nur in geringer Konzentration vor. Ergometrini malas/Ergometrinmalat [PhEur 5.0] wird durch Partialsynthese aus Ly-

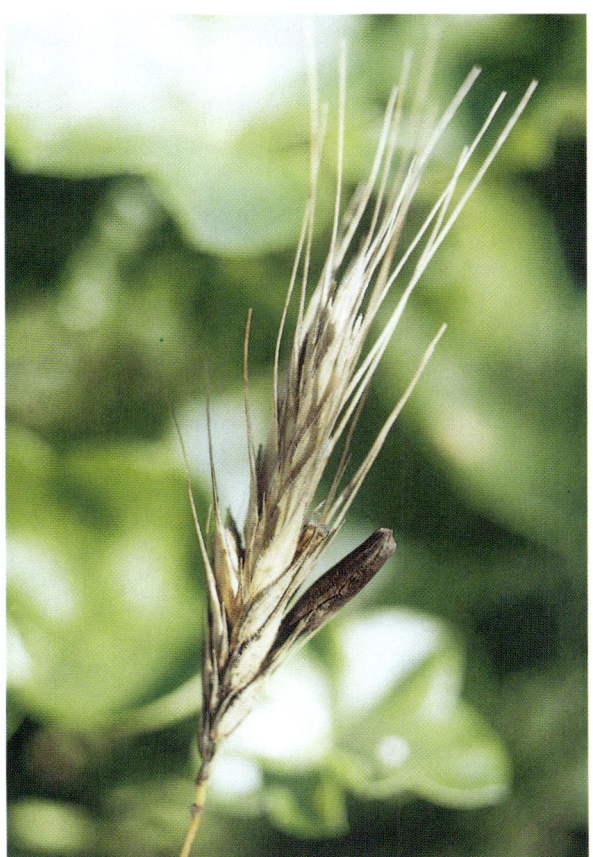

Abb. 9.7 *Claviceps purpurea*. Sklerotium auf dem Fruchtstand einer Roggenpflanze

9 Fungi (Pilze)

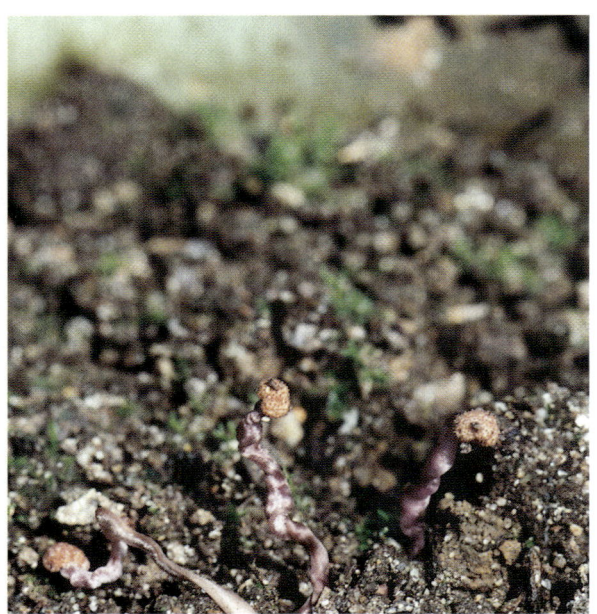

Abb. 9.8 *Claviceps purpurea*. Stromata, die in einen hellbraunen Kopf mit Perithecien und einen violett gefärbten Stiel gegliedert sind. Das Sklerotium, aus dem sie sich entwickelt haben, liegt in der Erde.

sergsäure hergestellt, die durch Hydrolyse oder Hydrazinolyse von Lysergsäurederivaten aus *Claviceps purpurea* zugänglich ist.

Das in geeigneten Nährmedien kultivierte Mycel von *Cordiceps subsessilis* PETCH (Anamorph: *Tolypocladium inflatum* W. GAMS) wird zur biotechnischen Herstellung von Ciclosporinum/Ciclosporin [PhEur 5.0] verwendet. Ciclosporin ist ein cyclisches Peptid, das als Immunsuppressivum therapeutisch eingesetzt wird

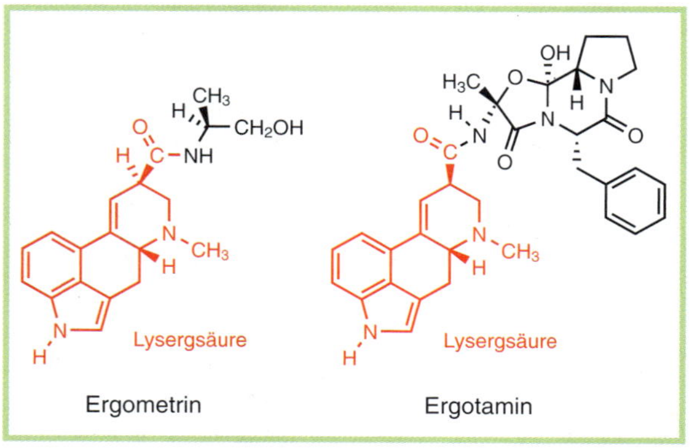

Anamorphe Hypocreales

Zu den nur als Anamorph bekannten Hypocreales gehören die Gattungen *Acremonium* und *Fusidium*.

Aus Mycelkulturen von *Acremonium chrysogenum* (THIRUM. et SUKAPURE) W. GAMS (Synonym: *Cephalosporium chrysogenum* THIRUM. et SUKAPURE) wird Cephalosporin C gewonnen. Dieses β-Lactam ist ein Ausgangsprodukt für die Herstellung semisynthetischer Cephalosporine, die als Antibiotika therapeutisch eingesetzt werden.

Aus Mycelkulturen von *Fusidium coccineum* FUCKEL gewinnt man das Antibiotikum Acidum fusidicum/ Fusidinsäure [PhEur 5.0].

9.2.3 Klasse: Eurotiomycetes

Die Asci der Eurotiomycetes sind rundlich bis keulenförmig und besitzen eine dünne, kurzlebige Wand. Sie werden überwiegend in geschlossenen Fruchtkörpern (**Kleistothecien**) gebildet, seltener entwickeln sich Gruppen von Asci frei im Mycel, ohne sich mit einer Wand zu umgeben. Die Ascosporen sind einzellig.

Die Klasse wird in die Unterklassen Chaetothyriomycetidae, **Eurotiomycetidae** und Mycocaliciomyceti-

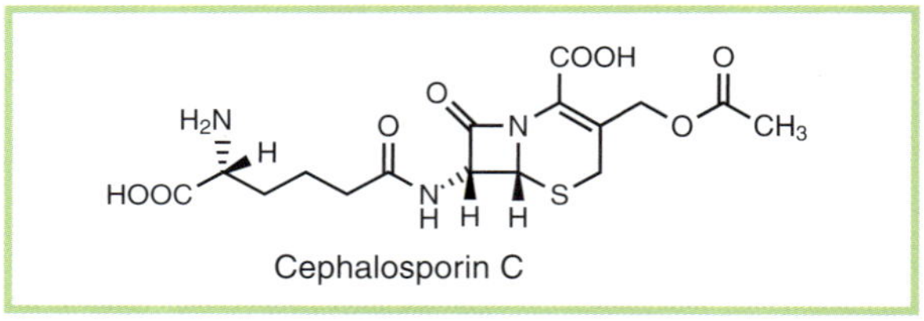

Cephalosporin C

Abb. 9.10 Cephalosporin C, ein aus Mycelkulturen von *Acremonium chrysogenum* gewonnenes Ausgangsprodukt für die Herstellung semisynthetischer Antibiotika

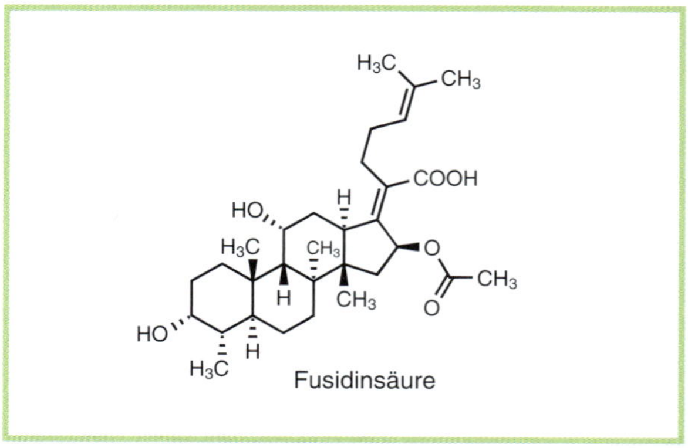

Ergometrin

Ergotamin

Abb. 9.9 Alkaloide aus *Claviceps purpurea*

Fusidinsäure

Abb. 9.11 Fusidinsäure, ein aus Mycelkulturen von *Fusidium coccineum* gewonnenes Antibiotikum

dae gegliedert. Zu den **Eurotiomycetidae** gehören die Ordnungen Coryneliales, **Onygenales** und **Eurotiales**.

Ordnung: Onygenales

Die Onygenales werden vor allem auf der Basis von DNA-Sequenzvergleichen umgrenzt und gegliedert. Viele Arten der Onygenales besitzen die Fähigkeit, Keratin, ein Strukturprotein, das in der Haut und deren Anhangsgebilden, z. B. Haaren und Nägeln, vorkommt, abzubauen. Sie besiedeln daher oft Haut, Nägel, Hufe und Federn, aber auch den Dung von Tieren.

Die Ordnung umfasst vier Familien: Ajellomycetaceae, **Arthrodermataceae**, Gymnoascaceae und Onygenaceae.

Familie: Arthrodermataceae

Arthrodermataceae leben saprophytisch im Erdboden oder parasitisch an Tieren und Menschen. Die humanpathogenen Arten rufen charakteristische Hauterkrankungen (**Dermatomykosen**) hervor. Die Anamorphe dieser Arten gehören zu den Gattungen *Trichophyton* und *Microsporum*. Ihre Teleomorphe sind nur zum Teil bekannt.

Trichophyton mentagrophytes (C. P ROBIN) SABOUR. (Teleomorph: *Arthroderma benhamiae* AJELLO et CHENG), *Trichophyton rubrum* (CASTELL.) SABOUR., *Trichophyton tonsurans* MALMSTEN, *Microsporum canis* E. BODIN ex GUÉG. (Teleomorph: *Nannizzia otae* A. HASEQ. et USUI) verursachen Dermatomykosen auf unbehaarter Haut (Athletenfuß: *T. mentagrophytes,* Ringelflechte: *M. canis, T. mentagrophytes*), Kopfhaaren (*Microsporum canis, T. tonsurans*), Barthaaren (*T. mentagrophytes, T. rubrum*) oder Nägeln (alle genannten Arthrodermataceae, aber auch *Candida*-Arten).

Ordnung: Eurotiales

Auch die Eurotiales werden vor allem auf der Basis von DNA-Sequenzvergleichen umgrenzt und gegliedert. Sie besitzen nicht die Fähigkeit Keratin abzubauen, sondern sie verwerten häufig Stärke, Proteine und Fette oder Cellulose als Nahrungsquellen.

Die Ordnung umfasst 3 Familien: Elaphomycetaceae, Monascaceae und **Trichocomaceae**.

Familie: Trichocomaceae

Viele Trichocomaceae gehören zu den Schimmelpilzen, einer Gruppe von Pilzen aus verschiedenen Verwandtschaftskreisen, deren Mycelien faserige oder flockige Überzüge auf organischen Substraten bilden

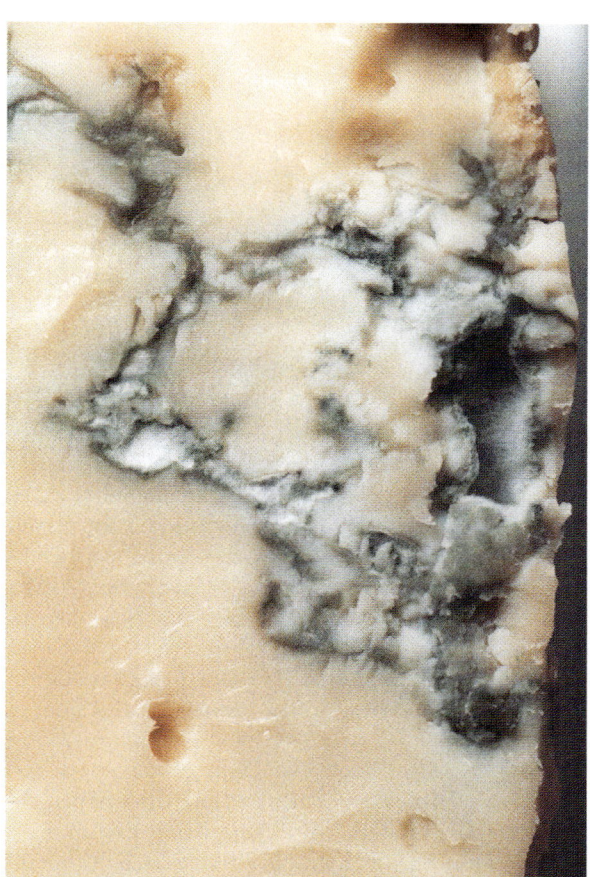

Abb. 9.12 *Penicillium roqueforti* **in einem Blauschimmelkäse.** Das Mycel ist weiß und die Sporen sind blaugrün gefärbt.

(Abb. 9.12). Sie sind weltweit verbreitet. Die Anamorphe bilden verzweigte Konidienträger an deren Endzellen Ketten von Konidiosporen gebildet werden. Die Sporen sind häufig auffällig gefärbt. Zu den bekanntesten anamorphen Gattungen gehören *Penicillium* (Pinselschimmel) und *Aspergillus* (Gießkannenschimmel), deren deutsche Namen sich von der Form der Konidienträger ableiten (Abb. 9.4)

Die Familie umfasst 26 Gattungen. Dazu gehören *Eupenicillium* und *Talaromyces*, deren Anamorphe ebenso aufgebaut sind, wie die anamorphen *Penicillium*-Arten, sowie *Emericella, Eurotium* und *Neosartorya* deren Anamorphe den anamorphen *Aspergillus*-Arten gleichen. Da auch DNA-Sequenzvergleiche für eine enge Verwandtschaft dieser Sippen sprechen, werden diejenigen *Penicillium*- und *Aspergillus*-Arten, die keine Teleomorphe bilden, ebenfalls in die Familie einbezogen.

Die Konidiosporen der Trichocomaceae werden in großer Zahl gebildet und mit Luftströmungen effektiv verbreitet. Unter günstigen Bedingungen, vor allem bei hoher Luftfeuchtigkeit, keimen sie aus und besiedeln

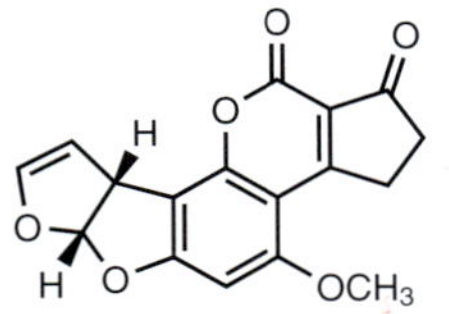

Aflatoxin B₁

Abb. 9.13 Aflatoxin B1, ein Mycotoxin aus *Aspergillus flavus*

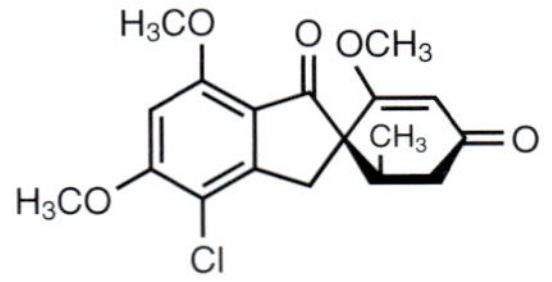

Griseofulvin

Abb. 9.15 Griseofulvin, ein aus Mycelkulturen von *Penicillium griseofulvum* gewonnenes Antibiotikum

geeignete Substrate. Auf diese Weise „verschimmeln" z. B. Lebensmittel oder auch Kleidungsstücke. Manche dieser Schimmelpilze bilden toxische Verbindungen (**Mycotoxine**); z. B. bildet der auf unsachgemäß gelagerten Erdnüssen vorkommende *Aspergillus flavus* LINK Aflatoxine, die Leberkrebs verursachen können. *Aspergillus fumigatus* FRESEN. kann – besonders bei bereits geschwächten Personen – eine Erkrankung (Aspergillose) des Bronchialsystems oder der Nasennebenhöhlen hervorrufen.

Einige *Penicillium*- und *Aspergillus*-Arten werden zur Gewinnung von Arzneistoffen verwendet: Aus dem in Nährmedien kultivierten Mycel von *Penicillium chrysogenum* THOM wird **Benzylpenicillin** gewonnen, dessen Salze Benzylpenicillinum benzathinum/Benzylpenicillin-Benzathin [PhEur 5.0], Benzylpenicillinum kalicum/Benzylpenicillin-Kalium [PhEur 5.2], Benzylpenicillinum natricum/Benzylpenicillin-Natrium [PhEur 5.2] als Antibiotika therapeutisch eingesetzt werden. Das Antibiotikum Phenoxymethylpenicillinum/**Phenoxymethylpenicillin** [PhEur 5.0] und dessen Kaliumsalz Phenoxymethylpenicillinum kalicum/**Phenoxymethylpenicillin-Kalium** [PhEur 5.3] wird ebenfalls aus Mycelkulturen von *Penicillium chrysogenum* gewonnen. Da die Phenoxymethyl-Seitenkette in den von diesem Pilz normalerweise gebildeten Naturstoffen nicht vor-

kommt, muss man dem bei der Produktion des Antibiotikums verwendeten Nährmedium eine geeignete Biosynthesevorstufe (Phenoxyessigsäure) zusetzen. Aus Mycelkulturen von *Penicillium griseofulvum* DIERCKX gewinnt man Griseofulvinum/**Griseofulvin** [PhEur 5.0], das als Antimykotikum therapeutisch eingesetzt wird. Mycelkulturen von *Aspergillus flavus* LINK var. *oryzae* (AHLB.) KURTZMANN, M. J. SMILEY, ROBNET et WICKLOW (Synonym: *Aspergillus oryzae*) produzieren therapeutisch genutzte **Enzymgemische**, die α-Amylasen, β-Amylasen, Proteasen, Cellulasen und Hemicellulasen enthalten. Für die Herstellung von Fertigpräparaten verwendet man die auf definierte Enzymaktivitäten standardisierten angereicherten Gemische, die alle genannten Enzyme enthalten. In Kombination mit Lipasen werden diese Enzymgemische bei Störungen der exokrinen Pankreasfunktion, die mit Verdauungsstörungen (Maldigestion) einhergehen, verwendet. Aus Mycelkulturen von *Aspergillus niger* TIEGH. wird Acidum citricum anhydricum/Wasserfreie **Citronensäure** und Acidum citricum monohydricum/Citronensäure-Monohydrat [PhEur 5.0] gewonnen.

Einige *Penicillium*-Arten werden zur Herstellung bestimmter Käsesorten verwendet, denen sie ein typisches Aroma verleihen. So verwendet man *Penicillium roqueforti* SOPP (Abb. 9.12) zur Herstellung von Blauschimmelkäse (z. B. Roquefort oder Gorgonzola), *Penicillium camemberti* THOM zur Herstellung von Weißschimmelkäse (z. B. Camembert oder Brie).

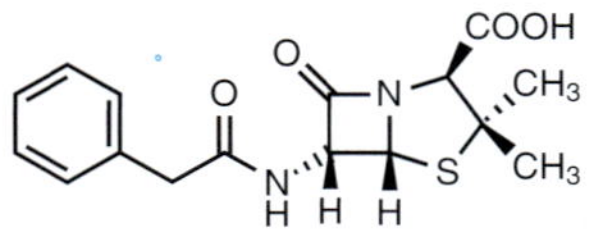

9.2.4   Klasse: Lecanoromycetes

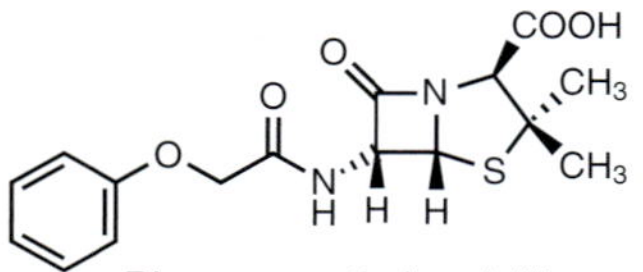

Die Fruchtkörper der Lecanoromycetes sind Apothecien, die auf der Oberfläche der Thalli gebildet werden. Die meisten der zu dieser Klasse gehörenden Pilzarten sind lichenisiert, d. h. sie leben in einer stabilen und langlebigen **Symbiose** mit **Grünalgen** (Chlorophyta) oder **Cyanobakterien**. Der Pilz (Mycobiont) bildet zusammen mit dem Algenpartner (Photobiont) einen charakteristischen, z. T. hochdifferenzierten, photoautotrophen Thallus, der eine morphologische und phy-

Benzylpenicillin

Phenoxymethylpenicillin

Abb. 9.14 Aus Mycelkulturen von *Pencillium chrysogenum* gewonnene Penicilline

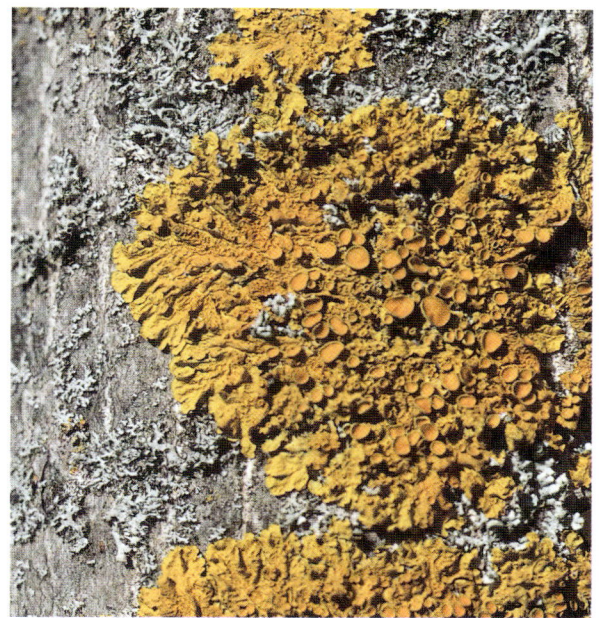

Abb.. 9.16 *Xanthoria parietina.* Blattartiger Thallus mit Apothecien

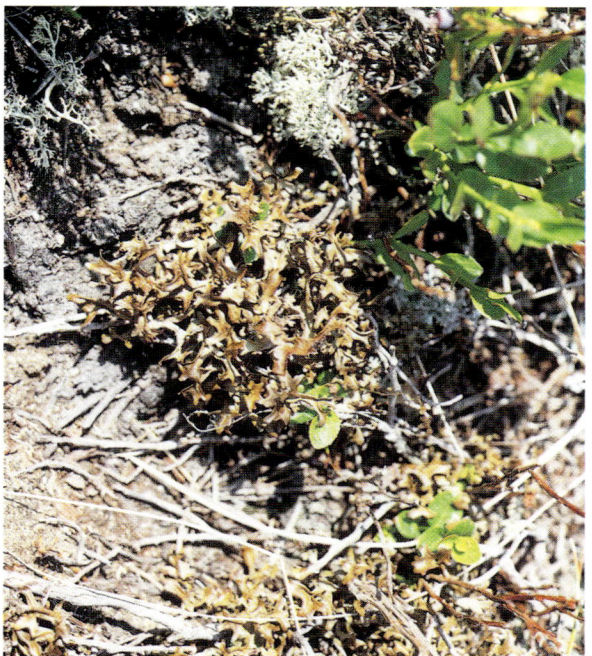

Abb. 9.17 *Cetraria islandica.* Brauner, strauchartiger Thallus ohne Apothecien

siologische Einheit darstellt. Ein solcher aus Pilz und Alge bestehender Thallus wird als **Flechte** (*lat.*: lichen) bezeichnet. Die Form der Thalli kann sehr unterschiedlich sein: Bei manchen Arten liegt er dem Substrat sehr eng an und wächst zum Teil in das Substrat hinein (Krustenflechten); bei anderen Arten hebt er sich

vom Substrat ab und ist blattartig flach (Blattflechten) oder drehrund bis bandförmig und strauchartig verzweigt (Strauchflechten).

Die Klasse wird in die drei Unterklassen Acarosporomycetidae, Ostropomycetidae und **Lecanoromycetidae** gegliedert. Zu den **Lecanoromycetidae** gehört die einzige hier behandelte Ordnung Lecanorales.

Ordnung: Lecanorales

Der krustenförmige, blattartige oder strauchförmige Thallus der Lecanorales ist meist relativ groß und auffällig. Die Photobionten sind Grünalgen. Die artenreiche Ordnung wird in 29 Familien unterteilt.

Familie: Parmeliaceae

Der Thallus der Parmeliaceae ist blattartig oder strauchartig und besitzt auf Ober- und Unterseite eine dichte, pseudoparenchymatische Rindenschicht.

Zu dieser Familie gehört die Gattung *Cetraria* (Abb. 9.17). Lichen islandicus/Isländisch Moos, Isländische Flechte [PhEur 5.3] besteht aus dem getrockneten Thallus von *Cetraria islandica* (L.) ACHARIUS.

9.3 Abteilung (Stamm): Basidiomycota

Der Thallus der Basidiomycota besteht aus **Hyphen**, die in regelmäßigen Abständen durch Querwände unterteilt sind; nur selten werden Hefestadien gebildet. Die Querwände sind von einer zentralen Pore durchbrochen, die in der Regel von einer ringförmigen Anschwellung umgeben und meist von einer aus Endoplasmatischem Retikulum gebildeten Porenkappe bedeckt ist. Bei der sexuellen Fortpflanzung finden die Meiose und in der Regel auch die Karyogamie in einem charakteristischen Meiosporangium, der **Basidie**, statt. Die Meiosporen (**Basidiosporen**) werden – im Gegensatz zu den Ascomycota – an der Spitze von schmalen Auswüchsen der Basidie, den Sterigmata (Singular: **Sterigma**) gebildet. Bei den meisten Arten trägt jede Basidie vier Sterigmata und damit vier Basidiosporen. Die Basidien können ungeteilt (Holobasidie), aber auch durch Querwände oder kreuzförmig angeordnete Längswände, die unmittelbar nach der Meiose gebildet werden, in vier Zellen geteilt sein (Phragmobasidie).

Wenn Basidiosporen auskeimen, entsteht bei den meisten Basidiomycota ein haploides **primäres Mycel**. Es kann sich unbegrenzt weiterentwickeln, leitet aber normalerweise nach einiger Zeit die **sexuellen** Fortpflanzung ein: Da die Basidiomycota in der Regel he-

9 Fungi (Pilze)

terothallisch sind, müssen zwei kompatible Mycelien (+ und −) aufeinandertreffen, damit zwei verschiedengeschlechtliche vegetative Hyphenzellen miteinander verschmelzen können (**Somatogamie**). Bei diesem Prozess findet die **Plasmogamie** statt. Es entsteht eine zweikernige Zelle, aus der sich durch Zellteilungen, die mit synchronen Teilungen der verschiedengeschlechtlichen Zellkerne gekoppelt sind, ein ernährungsphysiologisch selbständiges, dikaryontisches **sekundäres Mycel** entwickelt. Damit beginnt die **Dikaryophase**. Aus dem sekundären Mycel kann sich bei der Bildung von Fruchtkörpern (Basidiomata, Singular: **Basidioma**) ein ebenfalls dikaryontisches, aber stärker differenziertes **tertiäres Mycel** entwickeln. **Basidiomata** werden von den meisten Basidiomycota gebildet. Sie tragen auf bestimmten Bereichen der Oberfläche, z. B. auf den Lamellen oder in den Poren der Hutpilze, bei manchen Arten aber auch auf der gesamten Oberfläche oder im Innern der Fruchtkörper Basidien. Die **Basidien** entstehen aus Endzellen dikaryontischer Hyphen. Während sich die Endzelle vergrößert und differenziert, verschmelzen ihre beiden Kerne miteinander (**Karyogamie**). Bei den meisten Basidiomycota findet gleich darauf die **Meiose** statt und es bilden sich vier haploide Kerne, die in Ausstülpungen der Sterigmata einwandern und die Zellkerne der sich entwickelnden Basidiosporen bilden. Die reifen Basidiosporen lösen sich dann von den Basidien und werden durch Luftströmungen verbreitet. Damit schließt sich der Fortpflanzungszyklus des Teleomorphs (Abb. 9.18).

Die **asexuelle** Fortpflanzung ist bei den Basidiomycota ebenso häufig und vielgestaltig wie bei den Ascomycota. Allerdings wurden – im Gegensatz zu den Ascomycota – die Anamorphe nur selten mit eigenen Namen benannt. Eine der wenigen Ausnahmen ist die anamorphe Art *Cryptococcus neoformans* (SAN FELICE) VUILL., ein humanpathogener Pilz, der zu den Filobasidiaceae (Klasse Tremellomycetes) gehört.

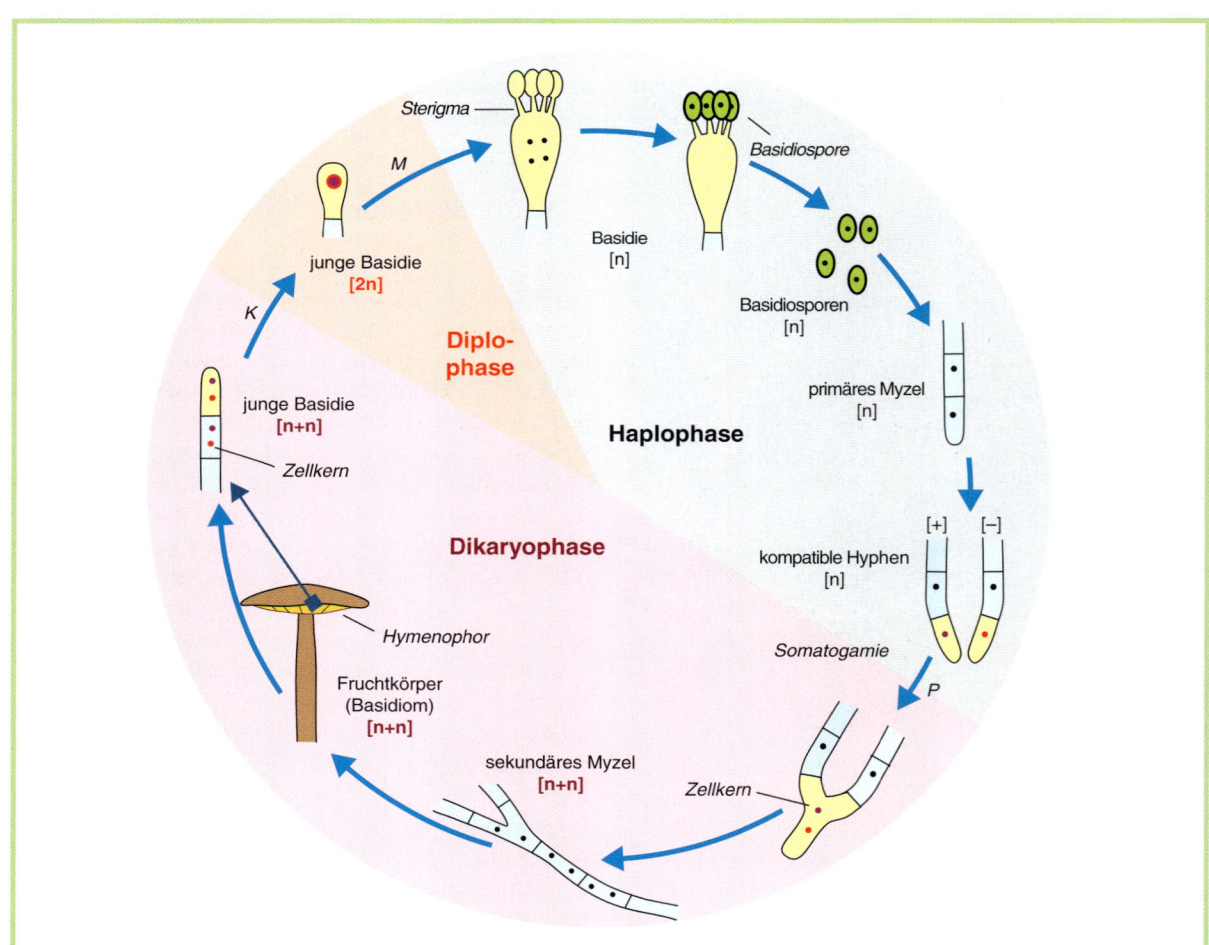

Abb. 9.18 Sexueller Fortpflanzungszyklus (Generationswechsel) von Agaricales (Basidiomycetes: Agaricomycotina). *P* Plasmogamie, *K* Karyogamie, *M* Mitose

Cryptococcus neoformans bildet hefeartige Einzelzellen, die sich durch Sprossung vermehren. Das Teleomorph (*Filobasidiella neoformans* Kwon-Chung) bildet Hyphen.

Die Basidiomycota sind – wie alle Pilze – heterotroph. Sehr selten gehen sie Symbiosen mit Grünalgen oder Cyanobakterien ein und können dadurch die Photosyntheseprodukte ihrer autotrophen Partner nutzen.

Die Abteilung Basidiomycota wird in die Unterabteilungen **Ustilaginomycotina**, **Pucciniomycotina** und **Agaricomycotina** eingeteilt. Die **Pucciniomycotina** (Rostpilze) und die **Ustilaginomycotina** (Brandpilze) sind obligate Parasiten. Einige Arten verursachen beträchtliche Ernteausfälle bei Nutzpflanzen. Z. B. befallen die Brandpilze *Puccinia graminis* Pers. (Schwarzrost) und *Puccinia striiformis* Erikss. et Henning (Gelbrost) sowie der Rostpilz *Ustilago maydis* (D. C.) Corda Getreidepflanzen. Rostpilze, z. B. *Uromyces pisi-sativi* (Pers.) Liro (Erbsenrost) und andere *Uromyces*-Arten, befallen auch Erbsen, Bohnen und Rüben.

Unterabteilung: Agaricomycotina

Bei den meisten Arten der Unterabteilung sind die Basidien in einer dünnen Schicht (**Hymenium**) – häufig gemeinsam mit sterilen Hyphen – palisadenförmig angeordnet. Die Hymenien sind entweder glatt oder sie überziehen eine makroskopisch sichtbare Struktur des Fruchtkörpers (**Hymenophor**), die der Oberflächenvergrößerung dient. Hymenophore sind sehr vielgestaltig; häufig sind sie als Rippen (z. B. beim Pfifferling, *Cantharellus cibarius*), Lamellen (z. B. bei vielen Russulales oder Agaricales) oder Röhren (z. B. bei vielen Boletales) ausgestaltet. Auch die **Fruchtkörper** sind sehr unterschiedlich gestaltet. Bei ihnen variieren vor allem Form und Konsistenz sowie die Anordnung des Hymeniums. Gallertartige, wenig differenzierte Basidiomata kommen z. B. bei den Tremellomycetes vor. Flach auf dem Substrat sich ausbreitende (**corticioide**) sowie aufrechte, zylindrische und häufig strauchartig verzweigte (**clavarioide**) Fruchtkörper von lederiger oder fleischiger Konsistenz kommen bei Arten aus verschiedenen Verwandtschaftskreisen vor. Gestielte im oberen Teil hutförmig verbreiterte (**stipitat-pileate**) Basidiomata findet man z. B. bei den Agaricales, Russulales und Boletales. Bei den einfacheren Formen überzieht meist ein glattes Hymenium den ganzen Fruchtkörper; bei den stipitat-pileaten Fruchtkörpern überzieht dagegen das Hymenium ein häufig lamellenförmiges (agaricoides) oder röhrenförmiges (boletoides) Hymenophor, das sich auf der Unterseite des Hutes befindet. Auch geschlossene (**gasteroide**) Fruchtkörper, bei denen die Basidien und Basidiosporen innerhalb des Fruchtkörpers gebildet werden, kommen vor.

Die Gliederung der Agaricomycotina hat sich in den letzten Jahren stark verändert. DNA-Sequenzvergleiche haben gezeigt, dass viele Taxa in der traditionellen Umgrenzung paraphyletisch oder polyphyletisch sind. Manche Details sind zwar noch unklar, aber die bisherigen Untersuchungen liefern schon einen soliden Rahmen für eine Neugliederung dieser Unterabteilung: Man unterscheidet drei Klassen, die **Tremellomycetes**, Dacrymycetes und **Agaricomycetes**, die ihrerseits in häufig neu umgrenzte Ordnungen und Familien untergliedert werden.

Zu den **Tremellomycetes** (Ordnung Filobasidiales, Familie: Filobasidiaceae) gehört *Cryptococcus neoformans* (San Felice) Vuill. (Teleomorph: *Filobasidiella neoformans* Kwon-Chung). Dieser Pilz kann – besonders bei Personen, deren Immunsystem durch ein Grundleiden geschwächt ist – über die Lunge in das ZNS gelangen und eine Meningitis verursachen.

9.3.1   Klasse: Agaricomycetes

Die Agaricomycetes sind mit etwa 13 000 Arten die größte Klasse der Agaricomycotina. Die Fruchtkörper sind in der Regel relativ groß und auffällig; ihre Ausgestaltung variiert allerdings stark: Es kommen corticioide, clavarioide, gasteroide und stipitat-pileate Formen vor. Die traditionelle Einteilung hat sich stark an diesen unterschiedlichen Fruchtkörperformen orientiert. Die molekulargenetischen Untersuchungen und mikromorphologische Merkmale zeigen aber, dass Sippen mit corticioiden, clavarioiden oder gasteroiden Fruchtkörpern häufig näher verwandt sind mit Sippen, die einen anderen Fruchtkörpertyp besitzen, als mit Sippen, die den gleichen Fruchtkörpertyp wie sie selbst ausbilden. Vor allem daraus resultiert die große Zahl der neuen Umgrenzungen traditioneller Ordnungen und Familien.

Innerhalb der Agaricomycetes unterscheidet man 17 Ordnungen, von denen drei zur Unterklasse **Agaricomycetidae** und vier (Phallales, Gomphales, Geastrales und Hysterangiales) zur Unterklasse Phallomycetidae gerechnet werden. Von den restlichen zehn Ordnungen, die derzeit noch keiner Unterklasse zugeordnet werden, werden hier nur die **Cantharellales** und **Russulales** erwähnt.

Viele **Speisepilze**, deren Fruchtkörper – geschmort, gekocht oder gebraten – verzehrt werden, gehören zu den Agaricomycetes. Auch einige bekannte Giftpilze gehören zu dieser Klasse.

Zu den **Cantharellales** gehört z. B. der Speisepilz *Cantharellus cibarius* FR. (Pfifferling).

Die **Russulales** umfassen außer den **Russulaceae**, die überwiegend stipitat-pileate Fruchtkörper bilden, auch die Stereaceae, die meist corticioide Fruchtkörper bilden, und etwa neun weitere Familien, deren Arten teils corticioide, teils stipitat-pileate, selten auch clavarioide Fruchtkörper bilden.

Zu den **Russulaceae** gehören mehrere Speisepilze: Neben einigen *Russula*-Arten (Täublinge), z. B. auch *Lactarius deliciosus* (L.) GRAY, der Echte Reizker.

Unterklasse: Agaricomycetidae

Man teilt die Unterklasse in die Ordnungen Atheliales, **Boletales** und **Agaricales** ein.

Die **Boletales** besitzen häufig stipitat-pileate Fruchtkörper mit boletoidem, seltener agaricoidem Hymenophor; sie umfasst aber auch Arten mit gasteroiden oder corticioiden Fruchtkörpern. Zu den Boletales gehören viele Speisepilze, z. B. *Boletus edulis* BULL. (Steinpilz) und *Suillus grevillei* (KLOTZSCH) SINGER (Lärchenröhrling).

Ordnung: Agaricales

Die Agaricales sind mit mehr als 9000 Arten die größte Ordnung der Agaricomycetes. Auf der Basis von DNA-Sequenzvergleichen und einer Neubewertung morphologischer Merkmale wurde die Ordnung neu umgrenzt und neu gegliedert: Dabei wurden die Russulaceae in eine eigene Ordnung Russulales ausgegliedert und mehrere Gattungen, die man traditionell zu anderen Ordnungen gerechnet hat, wurden in die Agaricales einbezogen. Diese neu gefasste Ordnung ist monophyletisch. Sie besteht zwar überwiegend aus Arten mit stipitat-pileaten Basidiomata und agaricoidem Hymenophor, umfasst aber – im Gegensatz zu der traditionellen Umgrenzung – auch Arten mit corticioiden, clavarioiden oder gasteroiden Fruchtkörpern.

Viele Agaricales bilden eine Mykorrhiza mit Samenpflanzen, andere ernähren sich saprophytisch oder parasitisch.

Die Agaricales werden in etwa 30 Familien gegliedert. Hier werden nur die **Strophariaceae**, **Agaricaceae**, **Omphalotaceae**, **Pleurotaceae** und **Amanitaceae** erwähnt.

Zu den **Strophariaceae** gehört die Gattung *Psilocybe*. Viele *Psilocybe*-Arten, aber auch Arten aus anderen Gattungen der Agaricales enthalten Psilocybin oder ähnliche Indolalkylamine, die psychotrope Wirkungen besitzen. *P. mexicana* R. HEIM und andere mittelamerikanische Arten wurden schon vor etwa 3500 Jahren von Priestern der Azteken wegen ihrer halluzinogenen Effekte bei religiösen Zeremonien verwendet. Nach Verzehr dieser als Teonanacatl bezeichneten Pilze gerieten die Priester in einen tranceartigen Zustand, in dem sie die Zukunft deuteten.

Zu den **Agaricaceae** gehören einige Speisepilze, z. B. *Agaricus bisporus* (J. E. LANGE) PILÁT (Zuchtchampignon) und *Agaricus campestris* L. (Feldchampignon).

Zu den **Omphalotaceae** gehört der ostasiatische Shiitake (*Lentinula edodes* (BERK.) PEGLER), ein dort häufig verwendeter Speisepilz, der auch in Europa erhältlich ist.

Zu den **Pleurotaceae** gehört der europäische Austernseitling (*Pleurotus ostreatus* (JACQ.) P. KUMM.), ein Speisepilz, der – wie *Lentinula edodes* und *Agaricus bisporus* – zur Gewinnung der essbaren Fruchtkörper kultiviert wird.

Familie: Amanitaceae

Die Amanitaceae besitzen typische **stipitat-pileate Fruchtkörper** mit fleischigem Stiel und Hut. Auf der Unterseite des Hutes befindet sich das aus konzentrischen **Lamellen** bestehende Hymenophor. Bei der Gattung *Amanita* ist der junge Fruchtkörper von einer Hülle (Volva) umgeben, deren Reste am aufgeschirmten Pilz an der Stielbasis und häufig auch auf dem Hut erkennbar sind. Bei manchen *Amanita*-Arten sind beim jungen Fruchtkörper zusätzlich die Lamellen durch

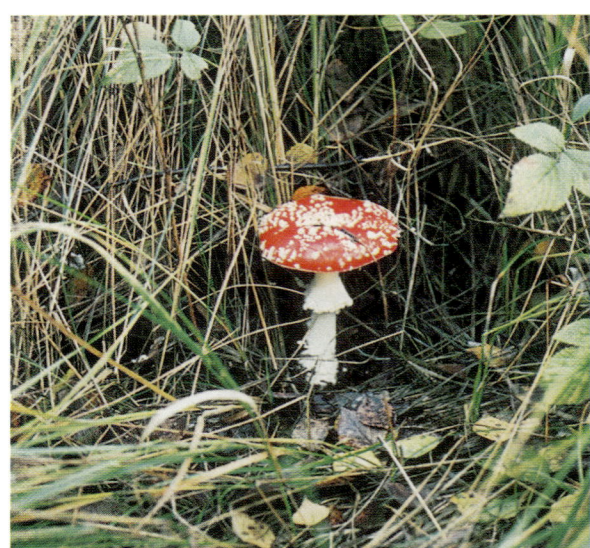

Abb. 9.19 *Amanita muscaria*. Stipitat-pileater Fruchtkörper mit Resten der weißen Volva auf dem Hut und an der Stielbasis. Die Manschette am oberen Teil des Stiels besteht aus den Resten der Hülle, die im jungen Fruchtkörper die Lamellen auf der Hutunterseite bedeckt hat.

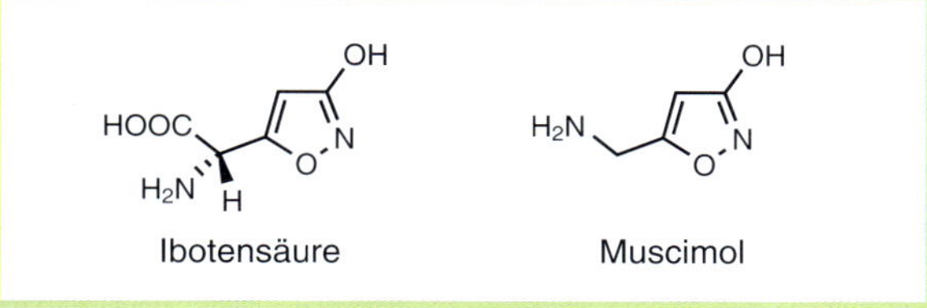

Abb. 9.20 Toxische Isoxazolderivate aus *Amanita muscaria* **und** *Amanita pantherina*

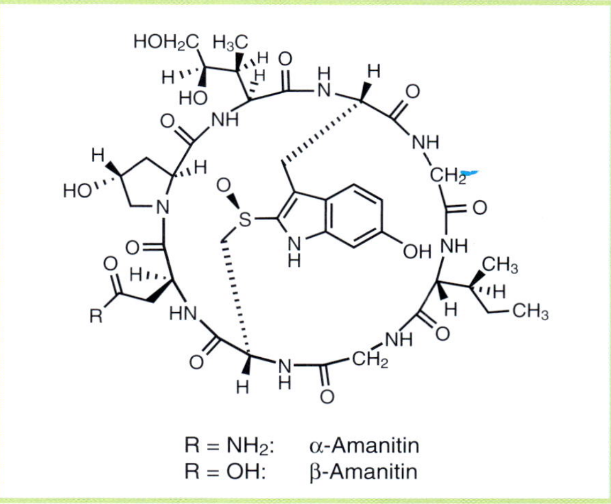

R = NH₂: α-Amanitin
R = OH: β-Amanitin

Abb. 9.21 Toxische Peptide aus *Amanita phalloides, Amanita virosa* **und** *Amanita verna*

eine Hülle bedeckt, deren Reste nach dem Aufreißen am oberen Teil des Stiels eine Manschette bilden.

Einige *Amanita*-Arten sind essbar, z. B. der Perlpilz (*Amanita rubescens* PERS.), aber viele Arten enthalten Giftstoffe (**Mycotoxine**) unterschiedlicher Struktur. Die wichtigsten Toxine des Fliegenpilzes (*Amanita muscaria* (L.) LAM.) und des Pantherpilzes (*Amanita pantherina* (D.C.) KROMBH.) sind die **Ibotensäure** und ihr Decarboxylierungsprodukt **Muscimol**. Vergiftungen mit dem Pantherpilz sind relativ häufig, da der Pilz oft mit dem Perlpilz verwechselt wird. Die Vergiftungen sind aber selten tödlich. Dagegen führen Vergiftungen mit *Amanita phalloides* (VAILL. ex FR.) LINK, *Amanita virosa* (FR.) BERTILL. und *Amanita verna* (BULL.) LAM., die mit Champignons, Grünlingen oder anderen essbaren Pilzen verwechselt werden, häufig zum Tode. Die Toxine dieser *Amanita*-Arten gehören zu zwei Gruppen zyklischer Peptide, den Phallotoxinen und den zehn- bis zwanzigmal wirksameren Amatoxinen. Die Hauptkomponenten der Amatoxine sind **α-Amanitin** und **β-Amanitin**.

10 Klasse: Phaeophyceae (Braunalgen)

Die Chloroplasten und daher auch die Thalli der Phaeophyceae sind goldbraun gefärbt, da das braune Carotinoid Fucoxanthin die grüne Farbe der Chlorophylle überdeckt. Davon leitet sich der deutsche Name **Braunalgen** ab. Der Vegetationskörper ist stets mehrzellig. Die meisten Phaeophyceae leben an den Küsten der Meere auf Steinen oder kompaktem Fels.

Die Klasse wird in 13 Ordnungen untergliedert, zu denen die **Laminariales** und **Fucales** gehören.

10.1 Ordnung: Laminariales

Der Lebenszyklus der **Laminariales** ist durch einen regelmäßigen Wechsel zweier Entwicklungsstadien (Generationen) gekennzeichnet, die sich auf unterschiedliche Weise fortpflanzen (**Generationswechsel**). Dieser Generationswechsel ist mit einem **diplo-haplon-**

tischen **Kernphasenwechsel** gekoppelt (Kap. 3.3.3). Die diploide Generation bildet in spezialisierten Zellen (**Sporangien**) **begeißelte Meiosporen** und wird daher als **Sporophyt** bezeichnet. Aus den Meiosporen entwickeln sich die haploiden Thalli der zweiten Generation. Diese Generation bildet **Gameten** und wird deshalb als **Gametophyt** bezeichnet. Durch Verschmelzung eines begeißelten männlichen Gameten (Spermatozoid) mit einem wesentlich größeren, meist unbegeißelten weiblichen Gameten (Eizelle) entsteht eine Zygote (**Oogamie**), aus der sich ein neuer Sporophyt entwickelt.

Die beiden Generationen sind bei den Laminariales sehr ungleich gestaltet (**heteromorpher Generationswechsel**): Der Gametophyt besteht aus mikroskopisch kleinen, verzweigten Zellfäden. Der Sporophyt erreicht dagegen Größen von einigen Dezimetern bis zu vielen Metern und besitzt einen hochdifferenzierten parenchymatischen Thallus. Häufig ist der Thallus in ein

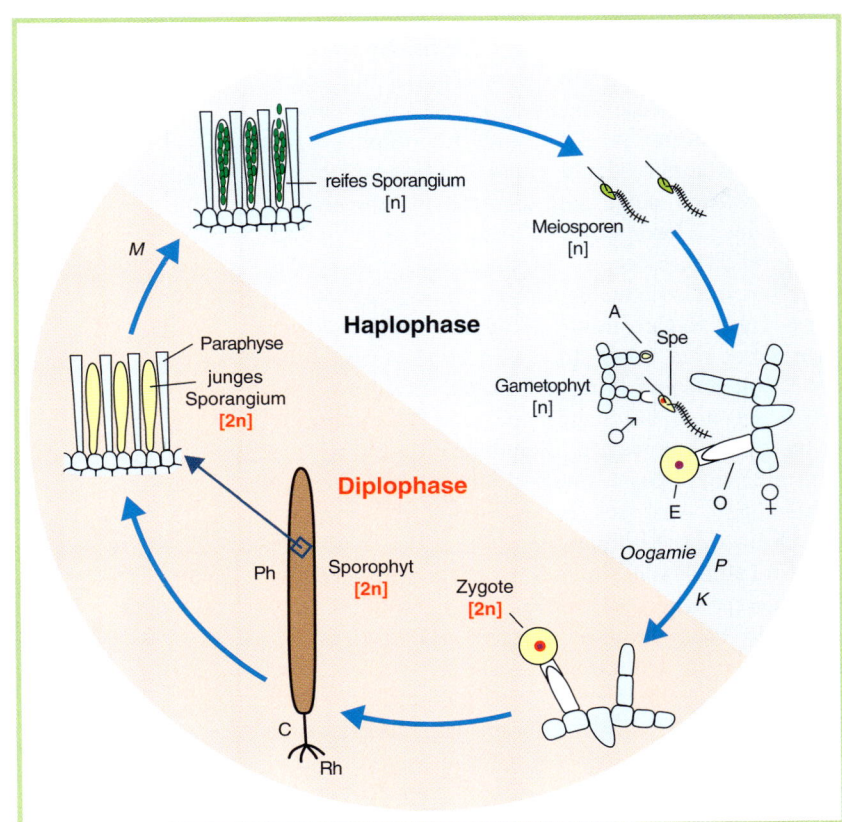

Abb. 10.1 Fortpflanzungszyklus (Generationswechsel und Kernphasenwechsel) von Laminariales (Chromalveolata: Heterokonta). *P*: Plasmogamie, *K*: Karyogamie, *M*: Mitose; A: Antheridium, Spe: Spermatozoid, O: Oogon, E: Eizelle; Ph: Phylloid, C: Cauloid, Rh: Rhizoid

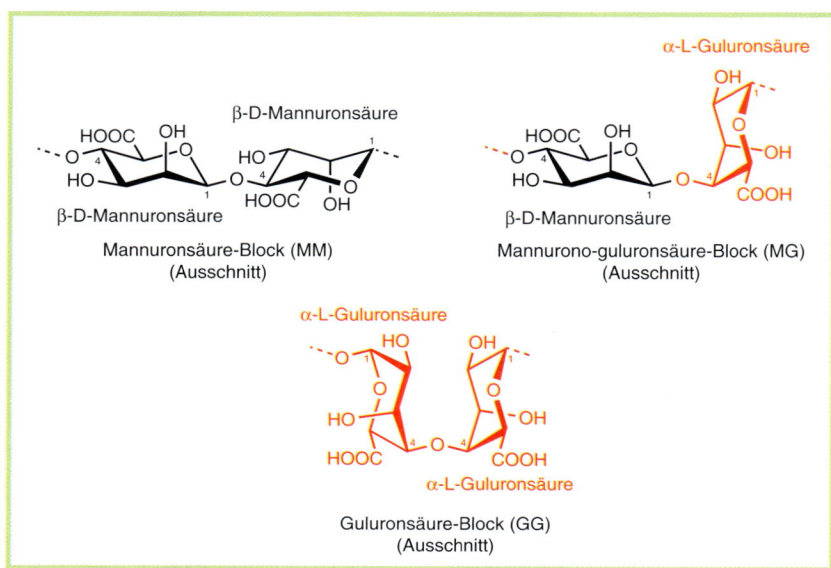

α-L-Guluronsäure

β-D-Mannuronsäure

β-D-Mannuronsäure

Mannuronsäure-Block (MM)
(Ausschnitt)

β-D-Mannuronsäure

Mannurono-guluronsäure-Block (MG)
(Ausschnitt)

α-L-Guluronsäure

α-L-Guluronsäure

Guluronsäure-Block (GG)
(Ausschnitt)

Abb. 10.2 Alginsäure. Teilsequenzen aus verschiedenen Bereichen eines Alginsäuremoleküls

Haftorgan (Rhizoid), einen stängelartigen Teil (Cauloid) und blattartige Abschnitte (Phylloide) gegliedert (Abb. 10.1).

Die **Zellwand** der Laminariales besteht – wie die der Fucales und anderer Phaeophyceae – aus Polysacchariden, deren Hauptkomponenten Cellulose-Mikrofibrillen, Fucoidan und Salze der **Alginsäure** sind. Fucoidan ist ein Gemisch von Polysacchariden, die hauptsächlich aus L-Fucose-Einheiten bestehen und teilweise mit Schwefelsäure verestert sind. **Alginsäure** ist aus β-(1,4)-D-Mannuronsäure- und α-(1,4)-L-Guluronsäure-Einheiten aufgebaut, die teils in Abschnitten, die nur aus Guluronsäure (GG-Blöcken) oder Mannuronsäure (MM-Blöcken) aufgebaut sind, teils in Abschnitten mit regelmäßig alternierenden Mannuronsäure- und Guluronsäure-Einheiten (MG-Blöcken) angeordnet sind. Alginsäure wird als Bindemittel bei der Tablettenherstellung eingesetzt; Natriumalginat verwendet man als Stabilisator und Dickungsmittel in der pharmazeutischen Technologie und in der Lebensmitteltechnologie. Acidum alginicum/Alginsäure [PhEur 5.0] wird aus verschiedenen Phaeophyceae der Ordnungen Laminariales und Fucales gewonnen. Bei den Laminariales sind das vor allem die zur Familie Lessoniaceae gehörende *Macrocystis pyrifera* (L.) C. Ag., die an der Pazifikküste Kaliforniens und Mexikos vorkommt, die zu den Laminariaceae gehörenden Arten *Laminaria digitata* (Huds.) Lamour. und *Laminaria hyperborea* (Gunn.) Fosl., die an den Atlantikküsten Europas wachsen, sowie *Laminaria angustata* Kjellm. und *Laminaria japonica* Aresch., die an den Küsten Japans und Chinas vorkommen.

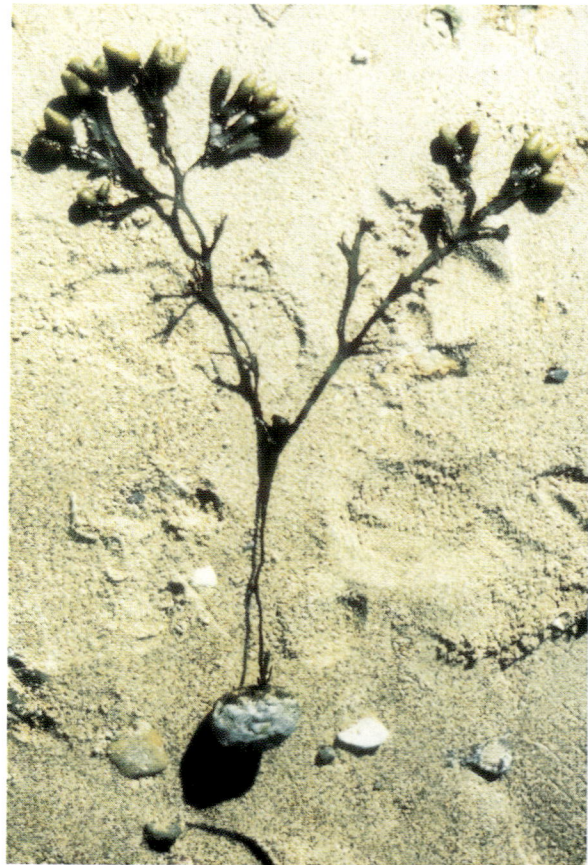

Abb. 10.3 *Fucus vesiculosus.* An den Enden des Thallus befinden sich Rezeptakeln, in denen die Gameten gebildet werden.

10.2   Ordnung: Fucales

Die Fucales haben einen **diplonten Lebenszyklus** (Kap. 3.3.3): Der im Aufbau dem Sporophyten der Laminariales ähnelnde diploide Thallus bildet keine Meiosporen sondern Gameten. Die begeißelten männlichen Gameten verschmelzen mit der meist unbegeißelten Eizelle, und aus der Zygote entwickelt sich ein neuer diploider Thallus. Die haploide Kernphase ist also auf die Gameten beschränkt.

Die Thalli sind mittelgroß und enthalten – wie die Sporophyten der Laminariales – Alginsäure in ihren Zellwänden. Zur Gewinnung der **Alginsäure** werden die Thalli von *Ascophyllum nodosum* (L.) LE JOL., einer an den Atlantikküsten Europas vorkommenden Alge aus der Familie Fucaceae, verwendet. *Ascophyllum nodosum* sowie die ebenfalls zu den Fucaceae gehörenden Arten *Fucus vesiculosus* L. (Abb. 10.3) oder *Fucus serratus* L. sind die Stammpflanzen von Fucus vel Ascophyllum/Tang [PhEur 5.0] (zerkleinerter, getrockneter Thallus). Sie enthalten – wie viele Braunalgen – Iod, das teils als Iodid, teils an Proteine oder Lipide gebunden vorliegt.

10   Klasse: Phaeophyceae (Braunalgen)

11   Unterreich: Rhodoplantae (Rotalgen)

Die Chloroplasten der Rhodoplantae enthalten **Chlorophyll a**, aber weder Chlorophyll b noch Chlorophyll c. Ihre rote Farbe wird durch **Phycoerythrin** hervorgerufen, das die grüne Farbe des Chlorophylls überdeckt. Daneben kommen auch weitere Verbindungen ähnlicher Struktur, z. B. das blaugefärbte Phycocyanin, vor. Diese akzessorischen Photosynthesepigmente werden unter dem Sammelbegriff **Phycobiliproteine** zusammengefasst. Sie bestehen aus einem Chromophor, der strukturell den Gallenfarbstoffen (*lat.*: bilis = Galle) ähnelt, und einem Proteinanteil, der kovalent an den Chromophor gebunden ist. Phycobiliproteine absorbieren Licht im grünen (Phycoerythrin) sowie im gelben und orangen Bereich (Phycocyanin) des Spektrums, das die Chlorophylle nicht absorbieren können, und machen es für die Photosynthese nutzbar. Daher können Rhodoplantae auch noch bei geringer Lichtintensität Photosynthese betreiben. Alle Zellen der Rhodoplantae, auch die Fortpflanzungszellen, sind **nicht begeißelt**.

Die Rhodoplantae werden auf der Basis von DNA-Sequenzanalysen sowie morphologischen und physiologischen Merkmalen in die Abteilungen **Rhodophyta** und Cyanidiophyta gegliedert. Die artenarmen Cyanidiophyta sind Einzeller, die in stark saurem und/oder heißem Wasser leben.

11.1   Abteilung: Rhodophyta

Die **Rhodophyta** umfassen etwa 5000 – 6000 Arten. Ihr Vegetationskörper ist einzellig oder mehrzellig. Der weitaus größte Teil der Arten lebt festgewachsen an felsigen Küsten der Meere; nur wenige Arten leben im Süßwasser.

Die Abteilung wird in die Klassen Rhodellophyceae, Compsogonophyceae, Bangiophyceae und **Florideophyceae** unterteilt. Zu den Bangiophyceae gehören z. B. die Arten *Porphyra tenera* KJELLM. und *Porphyra yezoensis* UEDA, deren blattförmige Thalli in Japan und China als Nahrungsmittel (Nori bzw. Zicai) verwendet werden.

11.1.1   Klasse: Florideophyceae

Die Vegetationskörper der Florideophyceae bestehen aus verzweigten Zellfäden, die sich jedoch häufig zu komplexeren pseudoparenchymatischen Strukturen verbinden. Auf diese Weise entstehen drehrunde, bandförmige oder blattförmige Thalli, deren Aufbau aus Zellfäden nur bei mikroskopischer Untersuchung erkennbar ist (Abb. 11.1). Die **Zellwand** besteht aus filzig vernetzten **Cellulose-Fibrillen** und einem amorphen Anteil (Matrix), dessen Hauptkomponenten Polysaccharide mit einem Grundgerüst aus Galactose-Einheiten (**Galaktane**) sind. Diese Galaktane sind Gemische ähnlicher Verbindungen, deren Grundgerüst entweder aus alternierenden β-(1,4)-D- und α-(1,3)-L-Galactoseeinheiten (**Agarane**) oder aus alternierenden β-(1,4)-D- und α-(1,3)-D-Galactoseeinheiten (**Carrageenane**) aufgebaut ist. Beiden Polysaccharidtypen liegt ein periodischer Bauplan zu Grunde. Allerdings ist diese Periodizität durch vielfältige Abweichungen von der regulären Struktur, insbesondere durch unter-

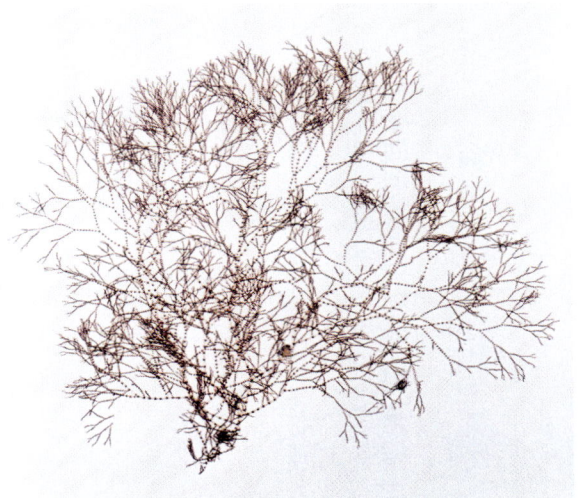

Abb. 11.1 *Ceramium diaphanum* (Rhodoplantae: Ceramiales: Ceramiaceae). Thallus aus dichotom verzweigten, großzelligen Fäden, deren Zellen am oberen Ende von einem Ring sehr viel kleinerer Zellen (Rinde) umgeben sind. Da die kleinzellige Rinde jeweils nur einen Teil der großen Zelle bedeckt, sind die Zellfäden bei makroskopischer Betrachtung in nahezu farblose (unbedeckter Teil der großen Zellen) und rote Bereiche (kleinzellige Rinde) gegliedert.

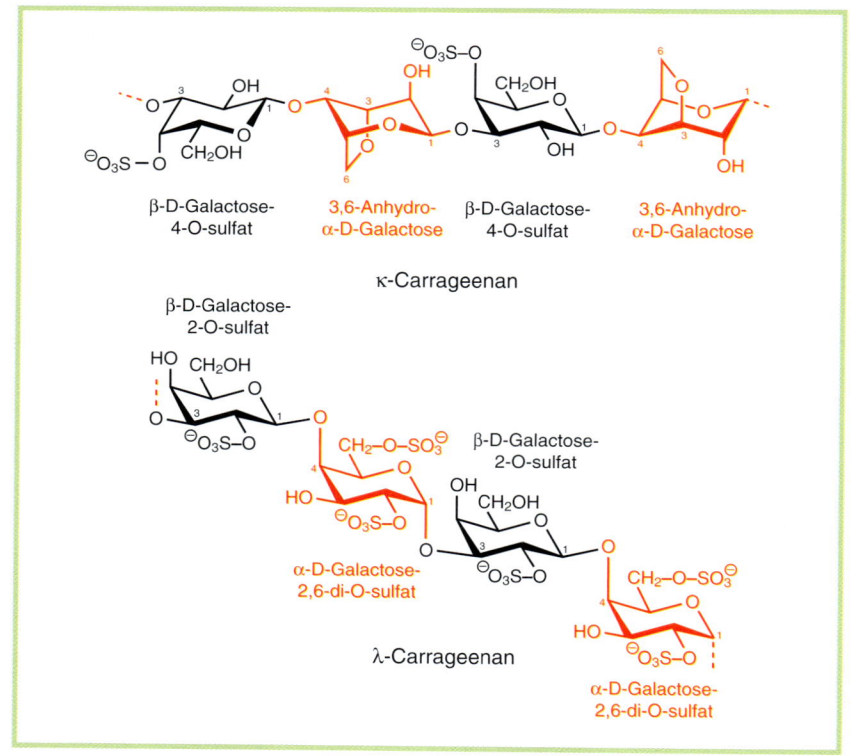

β-D-Galactose

3,6-Anhydro-
α-L-Galactose

β-D-Galactose

3,6-Anhydro-
α-L-Galactose

Agarose (Ausschnitt)

Abb. 11.2 Ausschnitt aus einem Agarose-Molekül

schiedliche Derivatisierung der Galactoseeinheiten maskiert.

Die Klasse wird in 17 Ordnungen unterteilt, zu denen die Ceramiales, Ahnfeltiales, Gelidiales, Gracilariales und Gigartinales gehören. Die Zellwände der **Gracilariales**, **Gelidiales** und **Ahnfeltiales** enthalten in der Regel **Agarane**. Für die Gewinnung von Agar [PhEur 5.0], einem Gemisch von Agarose und anderen Agaranen, werden z. B. die an den japanischen Küsten vorkommende *Gelidium amansii* LAM., die an der europäischen Atlantikküste vorkommende *Gelidium sesquipedale* (CLEM.) THURET (Gelidiales: Gelidiaceae), die an der Atlantikküste Nordamerikas vorkommende *Gracilaria confervoides* (L.) GREV. (Gracilariales: Gracilariaceae) und die an der russischen Pazifikküste vorkom-

mende *Ahnfeltia plicata* (HUDS.) FRIES (Ahnfeltiales: Ahnfeltiaceae) verwendet. Die Zellwände der **Gigartinales** enthalten in der Regel **Carrageenane**. Zur kommerziellen Gewinnung von Carrageenanen werden z. B. *Chondrus crispus* STACKH. (Gigartinaceae) und *Mastocarpus stellatus* (STACKH.) GUIRY (Petrocellidaceae) verwendet. Agar und Carrageenane werden in der pharmazeutischen Technologie und in der Lebensmitteltechnologie als Gelbildner, Stabilisator und Dickungsmittel verwendet. Agar verwendet man außerdem zur Herstellung fester Nährböden für mikrobiologische Untersuchungen und Agarose zur Herstellung von Gelen für die Gelelektrophorese und Gelpermeationschromatographie.

β-D-Galactose-
4-O-sulfat

3,6-Anhydro-
α-D-Galactose

β-D-Galactose-
4-O-sulfat

3,6-Anhydro-
α-D-Galactose

κ-Carrageenan

β-D-Galactose-
2-O-sulfat

β-D-Galactose-
2-O-sulfat

α-D-Galactose-
2,6-di-O-sulfat

λ-Carrageenan

α-D-Galactose-
2,6-di-O-sulfat

Abb. 11.3 Ausschnitte aus Carrageenan-Molekülen unterschiedlicher Typen

12 Samenpflanzen

Die **Samenpflanzen** sind eine monophyletische Unter-gruppe der Viridiplantae (Kap. 8.4). Über Ihre Einord-nung in das System der Embryophytina gibt es aller-dings unterschiedliche Auffassungen. Die immer noch weit verbreitete Einordnung als Abteilung (**Sper-matophyta**) ist aber mit Sicherheit zu hoch gegriffen. Da den Magnoliopsida (Angiospermae) in aktuellen Systemen in der Regel die Rangstufe einer Klasse zuge-wiesen wird und die höheren Rangstufen in Systemen der Eukaryonten an umfassendere Sippen (Strepto-phyta, Embryophytina) vergeben werden, müssten die Samenpflanzen als Überklasse oder Infraabteilung geführt werden. Für die Zwecke eines Lehrbuchs lassen sich die Verhältnisse aber einfacher und trotzdem kor-rekt darstellen, wenn man diese Sippe nicht formal in das hierarchische System einordnet sondern sie als in-formelle Gruppe „Samenpflanzen" führt.

Der Vegetationskörper der Samenpflanzen ist ein **Kormus,** der in Wurzel und beblätterten Spross geglie-dert ist. Ferner bilden die Samenpflanzen **Blüten** und **Samen** aus.

Blüten sind Sporophyllstände, d. h. Kurzsprosse mit begrenztem Wachstum, die Mikrosporophylle (bei Sa-menpflanzen: **Staubblätter**) und/oder Megasporophylle (bei Samenpflanzen: **Fruchtblätter**) tragen (Kap. 2.5). Einfache Sporophyllstände kommen allerdings auch außerhalb der Samenpflanzen, z. B. bei Bärlappgewäch-sen (Lycopodiopsida: *Lycopodium*) und Schachtelhalm-gewächsen (Equisetidae: *Equisetum*) vor.

Samen dienen der Verbreitung der Pflanzen. Sie ent-halten den jungen Sporophyten (**Embryo**), eine Samen-schale und meist ein Nährgewebe (Kap. 2.7). Die Samen entwickeln sich aus **Samenanlagen,** die aus dem **Nucel-lus** (Megasporangium) sowie ein oder zwei den Nucel-lus umgebenden **Integumenten** bestehen und an **Fruchtblättern** (Megasporophyllen) gebildet werden. Die Samenanlagen sind bei den **nacktsamigen** Samen-pflanzen (**Gymnospermae**) frei zugänglich, bei den **bedecktsamigen** Samenpflanzen (**Angiospermae**) dage-gen in ein von Fruchtblättern gebildetes Gehäuse (**Fruchtknoten, Ovar**) eingeschlossen.

Der **Entwicklungszyklus** der Samenpflanzen ist **di-plo-haplont** mit stark reduzierter haploider Phase (Kap. 3.3.3). Der **männliche Gametophyt** entwickelt sich in der männlichen Spore, dem **Pollenkorn.** Der **weibliche Gametophyt** entsteht in einer weiblichen Spore, dem **Embryosack.** Der Embryosack wird im Nucellus der Samenanlage durch meiotische Teilung einer Embryosackmutterzelle gebildet. Dabei entstehen zunächst vier haploide Embryosackzellen (Megaspo-ren), von denen aber in der Regel drei zugrunde gehen (Kap. 2.7).

12.1 Klasse: Pinopsida (Gymnospermae)

Die **Sporophyten** der Pinopsida bilden **Blüten** und **Sa-men.** Die Samenanlagen sind aber – im Gegensatz zu denen der Magnoliopsida — frei zugänglich. Davon lei-ten sich die Bezeichnungen **Gymnospermae** und Nacktsamer für diese Klasse ab.

Die **Gametophyten** sind stark reduziert und entwi-ckeln sich innerhalb der Sporen. Der **weibliche Game-tophyt** besteht – von wenigen Ausnahmen (*Welwit-schia, Gnetum*) abgesehen – aus einem vielzelligen Me-gaprothallium, das mehrere Gametangien (**Archego-nien**) enthält, in denen sich je eine Eizelle befindet. Die Befruchtung der Eizelle erfolgt durch eine der bei-den **Spermazellen,** die vom mehrzelligen **männlichen Gametophyten** gebildet werden. Die Spermazellen wer-den nach der Übertragung des Pollenkorns auf die Mikropyle der Samenanlage (**Bestäubung**) über den ebenfalls vom männlichen Gametophyten gebildeten **Pollenschlauch** vom Pollenkorn zur Eizelle transpor-tiert (Kap. 2.7). Bei der Bildung der **Samen** entsteht aus der befruchteten Eizelle der **Embryo,** aus dem Megaprothallium das Nährgewebe (**primäres Endo-sperm**) und aus dem Integument die **Samenschale.** Die Übertragung der Pollenkörner von den männlichen auf die weiblichen Blüten erfolgt in der Regel durch Luftströmungen (**Windbestäubung**). Da die Samenan-lage frei zugänglich ist, gelangen die Pollenkörner bei der Bestäubung direkt auf die Mikropyle.

Die Pinopsida umfassen ausschließlich **Holzpflan-zen** mit sekundärem Dickenwachstum. Die **Blüten** sind fast immer eingeschlechtlich, d. h. sie enthalten entweder nur Mikrosporophylle oder nur Megasporo-phylle.

Fossile Pinopsida sind seit dem Oberdevon (etwa 385 Millionen Jahre vor der Gegenwart) nachzuweisen. Viele der Sippen sind inzwischen ausgestorben. Die heute noch lebenden (rezenten) Pinopsida gehören zu mehreren, relativ weitläufig verwandten Entwick-

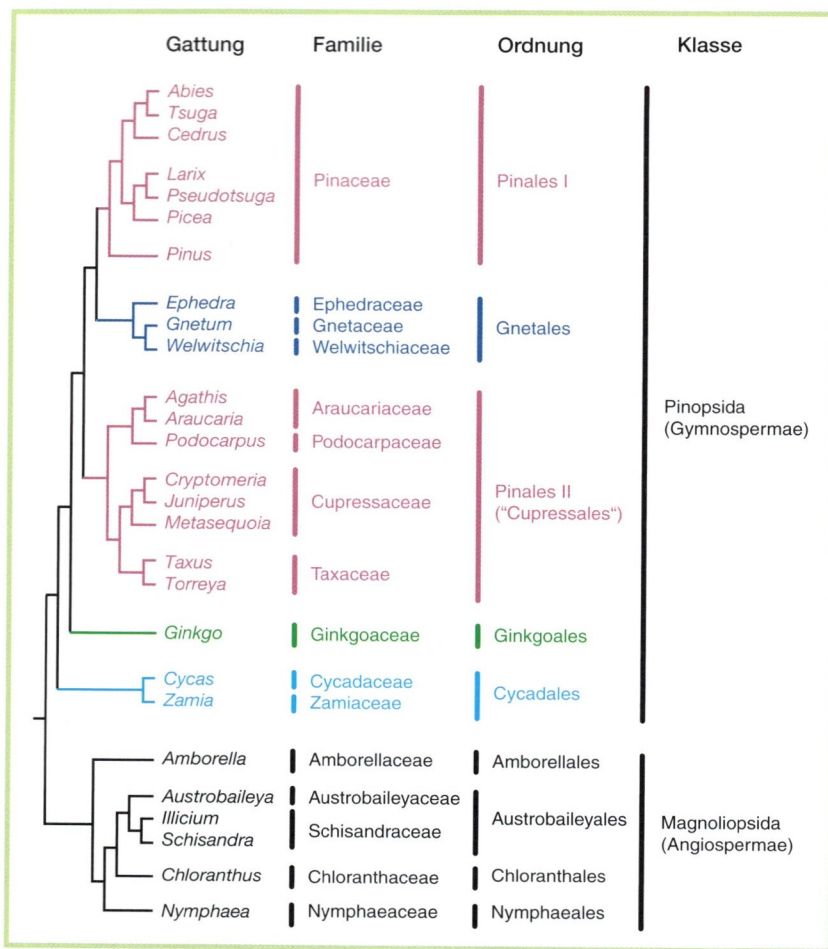

Gattung	Familie	Ordnung	Klasse
Abies *Tsuga* *Cedrus* *Larix* *Pseudotsuga* *Picea* *Pinus*	Pinaceae	Pinales I	
Ephedra *Gnetum* *Welwitschia*	Ephedraceae Gnetaceae Welwitschiaceae	Gnetales	Pinopsida (Gymnospermae)
Agathis *Araucaria* *Podocarpus*	Araucariaceae Podocarpaceae		
Cryptomeria *Juniperus* *Metasequoia*	Cupressaceae	Pinales II ("Cupressales")	
Taxus *Torreya*	Taxaceae		
Ginkgo	Ginkgoaceae	Ginkgoales	
Cycas *Zamia*	Cycadaceae Zamiaceae	Cycadales	
Amborella	Amborellaceae	Amborellales	
Austrobaileya *Illicium* *Schisandra*	Austrobaileyaceae Schisandraceae	Austrobaileyales	Magnoliopsida (Angiospermae)
Chloranthus	Chloranthaceae	Chloranthales	
Nymphaea	Nymphaeaceae	Nymphaeales	

Abb. 12.1 Phylogenie der rezenten Pinopsida (Gymnospermae). Das Dendrogramm basiert auf Sequenzvergleichen von 5 Chloroplastengenen, 4 kernkodierten und 4 mitochondrialen Genen (J. G. Burleigh und S. Mathews (2004) 91: 1599-1613) sowie einer Studie an 3 weiteren kernkodierten Genen und 7 bereits bekannten DNA-Sequenzen aus allen drei Genomen (M. Hajibabaei et. al. (2006) Mol. Phyl. Evol. 40: 208-217)

lungslinien. Die hier vorgestellte Gliederung (Abb. 12.1) beruht auf Vergleichen mehrerer Gensequenzen aus allen drei genomhaltigen Kompartimenten.

Die **Cycadales** sind farn- oder palmähnliche Holzpflanzen mit gefiederten Blättern. Die rezenten Vertreter, etwa 130 Arten in drei Familien, sind in Wäldern und Savannen der Südhemisphäre beheimatet.

Die **Ginkgoales** umfassen nur eine rezente Art, die zu den Ginkgoaceae gehörende *Ginkgo biloba* L, die in Japan und China als Kulturbaum vor dem Aussterben bewahrt wurde. *Ginkgo biloba* ist die Stammpflanze von Ginkgo folium/Ginkgoblätter [PhEur 5.0] (getrocknete Blätter) und dem daraus hergestellten Ginkgo extractum siccum normatum/Eingestellter Ginkgotrockenextrakt [DAB 2006]. Die Blätter und der Extrakt enthalten komplexe Diterpenlactone (Ginkgolide), das Pentanorditerpenlacton Bilobalid und Flavonoidglykoside.

Die **Gnetales** umfassen die **Ephedraceae**, Welwitschiaceae und Gnetaceae. Alle Arten der **Ephedraceae**

gehören zur Gattung *Ephedra*. *Ephedra sinica* STAPF, *Ephedra shennungiana* TANG und andere gleichwertige *Ephedra*-Arten enthalten das Alkaloid Ephedrin. Sie sind die Stammpflanzen von Ephedrae herba/Ephedrakraut [DAB 2006] (im Herbst gesammelte junge, getrocknete Zweige).

Die **Gnetales** sind eine sehr alte Gruppe artenarmer nacktsamiger Familien, die man lange Zeit für die nächsten lebenden Verwandten der Angiospermae gehalten hat. Neuere Untersuchungen sprechen jedoch dafür, dass sie nahe mit den Pinales verwandt sind. Ob sie allerdings näher mit den Pinaceae als mit den anderen Familien der Pinales verwandt sind – wie es in Abb. 12.1 dargestellt ist – oder sich als Schwestergruppe der Pinales entwickelt haben, gilt noch als unsicher. Daher wird die bisherige Umgrenzung der Ordnung **Pinales** zunächst beibehalten. Wenn allerdings weitere Untersuchungen die Topologie der Abb. 12.1 bestätigen, müßten die rezenten Arten der Pinales *s.lat.* in zwei Ordnungen, Pinales *s.str.* (nur Pinaceae) und „Cupressales" (Cupressaceae, Taxaceae, Cephalo-taxaceae, Araucariaceae, Sciadopityaceae und Podocar-paceae), eingeteilt werden, um monophyletische Taxa zu erhalten.

Ordnung: Pinales

Die **weiblichen Blüten** der Pinales entsprechen einem stark reduzierten Seitenspross, der aus einer **Samenschuppe** mit einer oder mehreren Samenanlagen besteht. Die Samenschuppe ist meist – mehr oder weniger vollständig – mit dem Tragblatt des Seitensprosses, der **Deckschuppe**, verwachsen.

Zu den Pinales *s. lat.* rechnet man sieben Familien, von denen hier nur die **Pinaceae**, Cupressaceae und Taxaceae behandelt werden. Zu den **Cupressaceae** gehört *Juniperus communis* L. (Wacholder) die Stammpflanze von Juniperi pseudo-fructus/Wacholderbeeren [PhEur 5.0] (getrocknete, reife Beerenzapfen) und Juniperi aetheroleum/Wacholderöl [PhEur 5.0] (ätherisches Öl aus den Beerenzapfen). Zu den **Taxaceae** gehört *Taxus baccata* L., die Eibe. Sie enthält Diterpen-Alkaloide, die als Ausgangsmaterial für die semisynthetische Herstellung der Zytostatika Paclitaxel und Docetaxel verwendet werden.

Familie: Pinaceae

Allgemeines: Die Familie hat ihren Verbreitungsschwerpunkt in den nördlichen temperierten Gebieten. Sie umfasst neun Gattungen mit insgesamt 194 Arten.

Morphologie: Pinaceae sind Holzpflanzen – in der Regel Bäume – mit schraubig gestellten, nadelförmigen, meist immergrünen Blättern. Die Blüten sind eingeschlechtig. Die zapfenförmigen weiblichen Blütenstände bestehen aus vielen, jeweils in der Achsel eines Deckblattes (= Deckschuppe) stehenden weiblichen Blüten (= Samenschuppen). Die Samenschuppen, die zwei frei liegende Samenanlagen auf ihrer Oberseite tragen, vergrößern sich nach der Bestäubung, verholzen und bilden zusammen mit den weniger stark wachsenden oder verkümmernden Deckschuppen und der Blütenstandsachse einen Samenzapfen. Dieser öffnet sich zur Zeit der Samenreife, die bei *Pinus*-Arten häufig erst mehrere Jahre nach der Bestäubung erfolgt, und gibt die geflügelten Samen frei. Die männlichen Blüten bestehen aus zahlreichen, schraubig gestellten Staubblättern; jedes Staubblatt trägt zwei Pollensäcke (Mikrosporangien) auf der Unterseite.

Inhaltsstoffe: In den **Blättern** (Nadeln) wird **ätherisches Öl** und im **Stamm** eine Mischung aus **ätheri-**

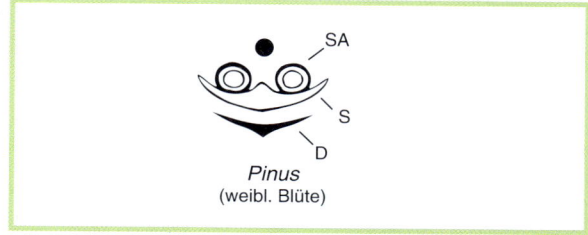

Abb. 12.2 Diagramm einer weiblichen Blüte von *Pinus*-Arten. D: Deckschuppe; S: Samenschuppe; Sa: Samenanlage

schem Öl und Harz (Balsam) in **schizogenen Exkretbehältern** akkumuliert. Die ätherischen Öle bestehen vor allem aus **Monoterpenen**, z. B. α-Pinen; Hauptkomponenten der nicht flüchtigen Bestandteile der Balsame sind **Diterpene**, z. B. Primarsäure.

Arzneipflanzen: *Pinus pinaster* AITON und andere *Pinus*-Arten: Terpentin (Balsam aus dem Stamm). Durch Wasserdampfdestillation und anschließende Rektifikation erhält man aus dem von *Pinus pinaster* gewonnenen Terpentin Terebinthinae aetheroleum e pino pinastro/Terpentinöl vom Strandkiefer-Typ [PhEur 5.0]; der nicht flüchtige Rückstand der Wasserdampfdestillation von Terpentin aus verschiedener *Pinus*-Arten wird als Colophonium/Kolophonium [PhEur 5.0] bezeichnet. *Pinus sylvestris* L. (Abb. 12.3 und 12.4) und andere *Pinus*-Arten: Pini aetheroleum/Kiefernnadelöl [DAB 2006] (aus frischen Blättern, Zweigspitzen oder Ästen). *Pinus mugo* TURRA: Latschenkiefernöl (aus Blättern). *Picea abies* (L.) KARST., *Abies sibirica* LEDEB. oder anderen *Abies*- und *Picea*-Arten: Piceae aetheroleum/Fichtennadelöl [DAB 2006] (aus Blättern, Zweigspitzen oder Ästen).

12.2 Klasse: Magnoliopsida (Angiospermae)

Bei den Angiospermae sind die Samenanlagen in ein von einem oder mehreren Fruchtblättern gebildeten Gehäuse, dem **Fruchtknoten** oder **Ovar**, eingeschlossen. Der Pollen kann daher bei der **Bestäubung** nicht direkt auf die Samenanlage übertragen werden. Er wird meist von einem spezialisierten Teil des Fruchtknotens, der **Narbe**, aufgenommen. Von dort wächst der Pollenschlauch zu den Samenanlagen im Innenraum des Fruchtknotens.

Die Gametophyten der Angiospermae sind noch stärker reduziert als die Gametophyten der Gymnospermae. Der **weibliche Gametophyt** besteht nur aus wenigen Zellen. Bei dem weit verbreiteten Normaltyp

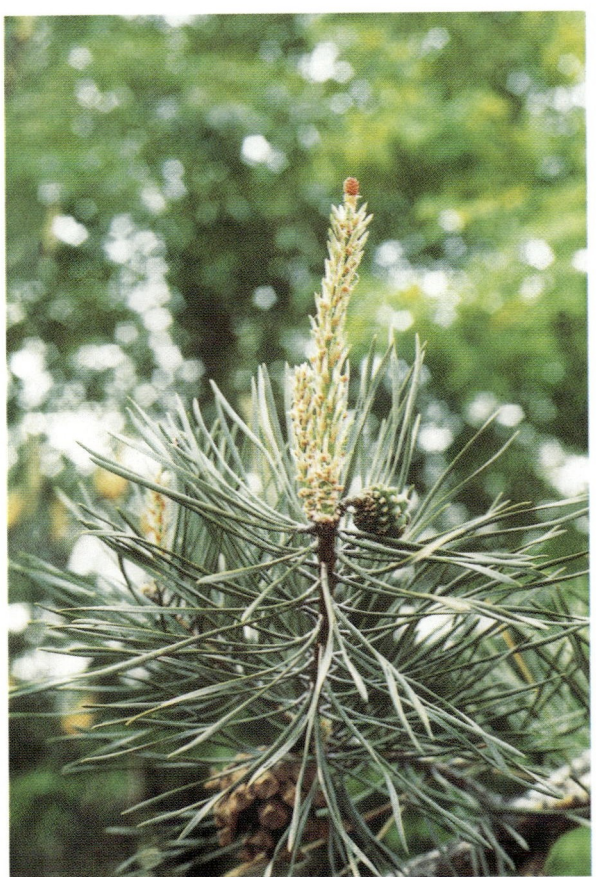

Abb. 12.3 *Pinus sylvestris.* Weiblicher Blütenstand an der Spitze eines jungen Triebes. An der Basis des Triebes befindet sich der grüne, noch nicht geöffnete Fruchtstand (Samenzapfen), der sich aus dem Blütenstand des Vorjahres entwickelt hat. Im unteren Teil des Bildes ist ein verholzter, geöffneter Samenzapfen zu erkennen, der sich aus dem vorvorjährigen Blütenstand entwickelt hat.

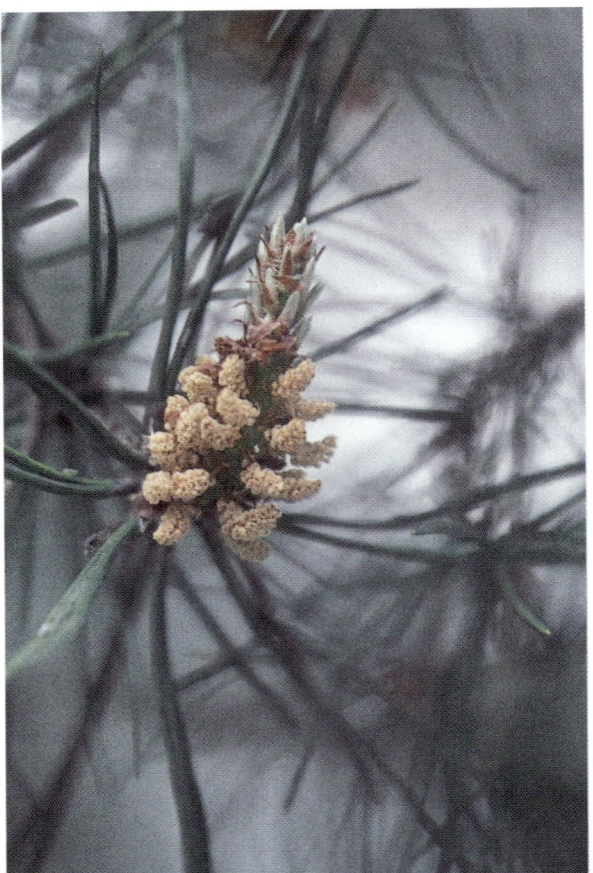

Abb. 12.4 *Pinus sylvestris.* Männliche Blüten an der Basis eines jungen Triebes

(Polygonum-Typ) der Embryosackentwicklung entstehen aus einer überlebenden **Megaspore (Embryosackzelle)** sechs Zellen und zwei Zellkerne (Kap. 2.7): die **Eizelle** und zwei **Synergiden** (Eiapparat), drei **Antipoden** sowie zwei **Polkerne,** die vor oder nach dem Eindringen des Pollenschlauchs zum diploiden **sekundären Embryosackkern** verschmelzen. Der **männliche Gametophyt** besteht aus drei Zellen, der **vegetativen Zelle** und zwei **Spermazellen.** Die vegetative Zelle bildet nach der Bestäubung den **Pollenschlauch** aus. Im Gegensatz zu den meisten Pinopsida sind bei den Angiospermae beide Spermazellen an der Befruchtung beteiligt (**doppelte Befruchtung**): Der Zellkern einer Spermazelle verschmilzt mit dem Kern der Eizelle, während der Zellkern der zweiten Spermazelle normalerweise mit dem sekundären Embryosackkern oder den beiden Polkernen verschmilzt. Bei der Bildung der **Samen** ent-

steht aus der befruchteten Eizelle der **Embryo,** aus dem befruchteten sekundären Embryosackkern das triploide Nährgewebe (**sekundäres Endosperm**) und aus dem Integument die **Samenschale.** Seltener entwickelt sich aus dem Nucellus ein diploides Nährgewebe, das **Perisperm.**

Die **Blüten** der Angiospermen (Kap. 2.5) besitzen in der Regel eine Blütenhülle und sind überwiegend zwitt-

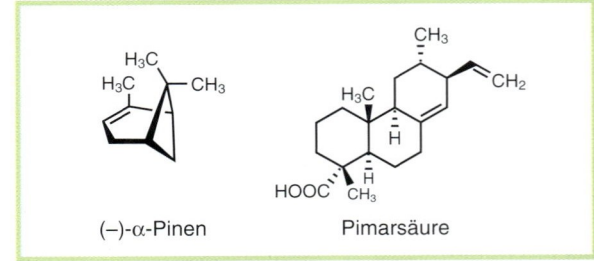

Abb. 12.5 **Bestandteile ätherischer Öle und Balsame von Pinaceae**

rig. Ihr Aufbau lässt sich kurz und trotzdem recht genau durch Blütenformeln oder Blütendiagramme darstellen.

Blütenformeln machen folgende Angaben:

- *Symmetrie* [die Lage des Symbols gibt die Lage der Symmetrieebene an]:
  - ꙮ schraubig
  - * radiär [mehr als 2 Symmetrieebenen]
  - + disymmetrisch [2 Symmetrieebenen]
  - ↓ ↘ ↙ ← zygomorph [1 Symmetrieebene]
  - ⚡ asymmetrisch [keine Symmetrieebene]
- Ausgestaltung der *Blütenhülle*; weitere *Blütenglieder*:
  - P: Perigon [Blütenhüllblätter mehr oder weniger gleich gestaltet]
  - K: Kelch [äußerer, grün oder unauffällig gefärbter Wirtel eines doppelten Perianths]
  - C: Krone [innere(r), auffällig gefärbte(r) Wirtel eines doppelten Perianths]
  - A: Androeceum [Gesamtheit der Staubblätter]
  - G: Gynoeceum [Gesamtheit der Fruchtblätter]
- *Zahl* und *Verwachsungen* von Blütengliedern:
  Zahl gibt die Anzahl der betreffenden Blütenglieder pro Wirtel an:
  - ∞ (gesprochen: „viele") symbolisiert große und unbestimmte Zahlen
  - + verbindet mehrere Wirtel gleichartiger Blütenglieder
  - : trennt Glieder desselben Wirtels bei ungleicher Ausgestaltung oder unterschiedlicher Verwachsung
  - () zeigen Verwachsungen gleichartiger Blütenglieder an
  - [] zeigen Verwachsungen zwischen verschiedenartigen Blütengliedern an.
- Umwandlung von Staubblättern in *Staminodien*:
  - 2st Staminodien, Zahl variabel.
- Stellung des Fruchtknotens/der *Fruchtknoten*:
  - $\underline{\infty}$ Fruchtknoten oberständig (= hypogyne Blüte); Zahl variabel
  - $\underline{5}$ Fruchtknoten mittelständig (perigyne Blüte); Zahl variabel
  - $\overline{2}$ Fruchtknoten unterständig (= epigyne Blüte); Zahl variabel.

Blütendiagramme sind – meist etwas vereinfachte – Projektionen aller Teile einer Blüte auf eine Ebene. Um die Stellungsverhältnisse der Blütenglieder darzustellen, werden auch das Tragblatt und eventuell vorhandene Vorblätter in das Diagramm einbezogen. Das Diagramm wird so orientiert, dass die Abstammungsachse oben und das Tragblatt, in dessen Achsel die

Blüte steht, unten liegt. Die Blütenteile werden folgendermaßen gekennzeichnet:

- Tragblätter (Deckblätter, Brakteen): schwarz ausgefüllt; gekielt.
- Vorblätter (Brakteolen): schwarz ausgefüllt; gekielt.
- Sepalen (Kelchblätter): schwarz ausgefüllt; ohne Kiel.
- Petalen (Kronblätter): nicht ausgefüllt.
- Tepalen (Perigonblätter): schraffiert.
- Stamina (Staubblätter): nicht ausgefüllt.
- Staminodien (sterile Staubblätter): grau gerastert.
- Ovar (Fruchtknoten) oberständig: Ovar nicht von einem Ring umgeben.
- Ovar (Fruchtknoten) mittelständig: Ovar von einem nicht anliegenden schwarzen Ring umgeben.
- Ovar (Fruchtknoten) unterständig: Ovar von einem anliegenden schwarzen Ring umgeben.
- Ovulum (Samenanlage) nicht ausgefüllt.
- Nektarien, Diskus, Honigblätter: grau gerastert.

Taxonomie: An der Basis des Stammbaums der Angiospermae (Abb. 12.6) stehen die Ordnungen Amborellales, Nymphaeales und Austrobaileyales. Darauf folgen zwei Familien (Ceratophyllaceae, Chloranthaceae) und zwei Unterklassen (Liliidae, Magnoliidae), deren gegenseitige Abstammungsverhältnisse noch unklar sind. Die Ordnung **Amborellales** und deren einzige Familie Amborellaceae sind monotypisch, d. h. sie bestehen nur aus einer Art, *Amborella trichopoda*, die in den Regenwäldern Neukaledoniens vorkommt. Die Ordnung **Nymphaeales** mit ihrer einzigen Familie Nymphaeaceae umfasst Wasserpflanzen aus acht Gattungen, von denen *Nymphaea* (*Nymphaea alba*, Seerose; *Nymphaea lotus*, Ägyptische Lotusblume), *Nuphar* (*Nuphar luteum*, Teichrose) und *Victoria* (*Victoria amazonica* = *Victoria regia*) wohl die bekanntesten sind. Die **Austrobaileyales** umfassen drei Familien: die monotypischen Austrobaileyaceae, die fünf Arten umfassenden Trimeniaceae und die **Schisandraceae**, zu denen die Gattung *Illicium* gehört. *Illicium verum* HOOKER fil. ist die Stammpflanze von Anisi stellati fructus/Sternanis [PhEur 5.0] (getrocknete Sammelfrüchte) und Anisi stellati aetheroleum/Sternanisöl [PhEur 5.0] (ätherisches Öl aus den getrockneten, reifen Früchten).

12.2.1 Unterklasse: Liliidae (Monocotyledoneae)

Die Liliidae bilden eine durch DNA-Analysen und nichtmolekulare Merkmale gut charakterisierte, mono-

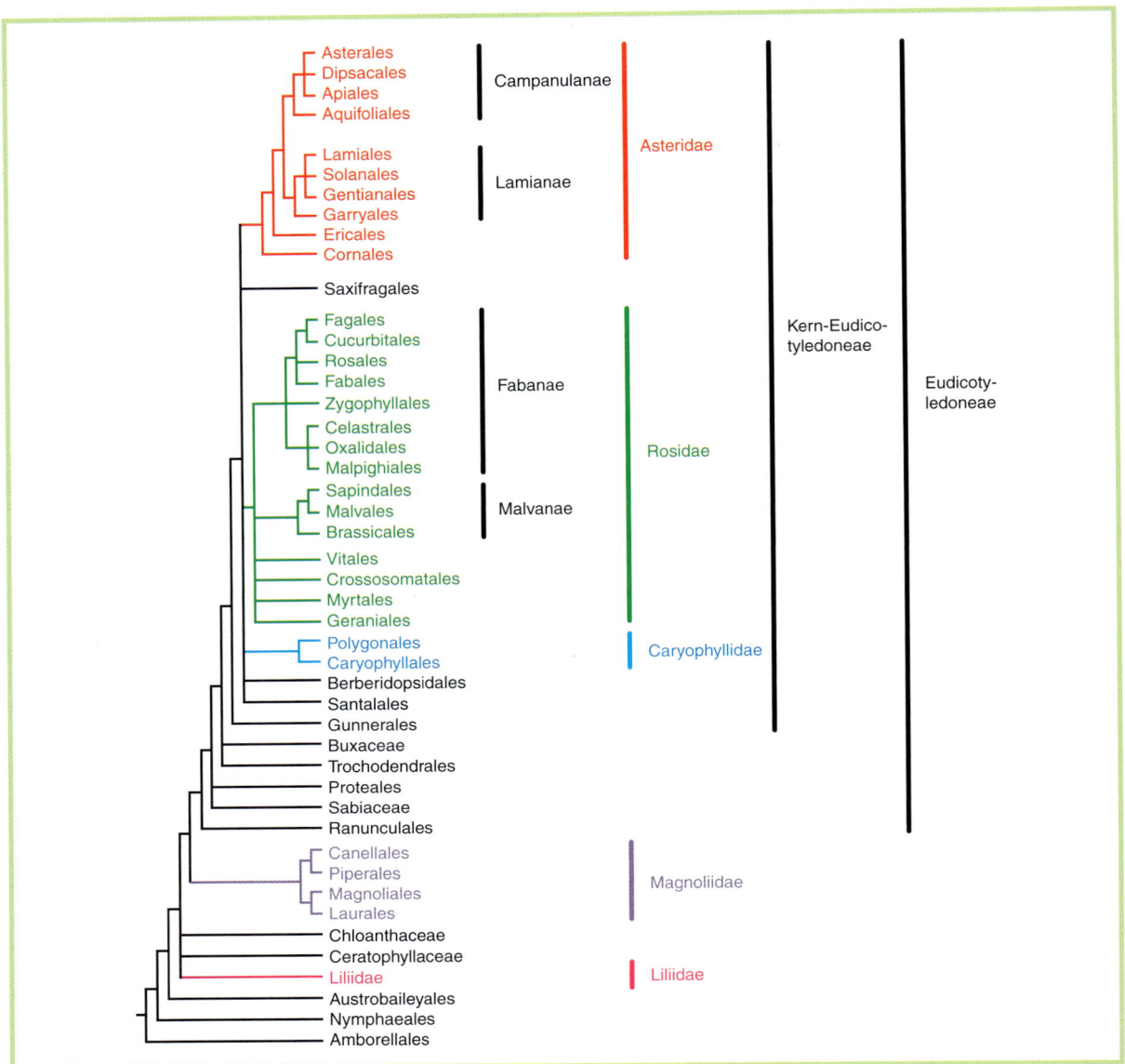

Abb. 12.6 Phylogenie der Magnoliopsida (Angiospermae). Das synthetische Dendrogramm basiert auf einer Zusammenfassung von kladistischen Untersuchungen unterschiedlicher plastid- oder kernkodierter Gensequenzen, die von verschiedenen Arbeitsgruppen publiziert wurden (nach P. S. Soltis und D. E. Soltis (2004) Am. J. Bot. 91: 1614-1626)

phyletische Gruppe. Typische morphologische Merkmale der Klasse (Kap. 2) sind das Vorhandensein nur **eines Keimblatts**, sowie eine **zerstreute Anordnung der Leitbündel** auf dem Stängelquerschnitt, **parallelnervige Blätter** und eine früh verkümmernde Hauptwurzel, die durch sprossbürtige Wurzeln ersetzt wird (**sekundäre Homorrhizie**). Während bei allen Liliidae nur ein Keimblatt zu finden ist, kommen zerstreut angeordnete Leitbündel und parallelnervige Blätter zwar bei vielen, aber nicht bei allen Vertretern dieser Klasse vor. Andererseits findet man zerstreut angeordnete

Leitbündel, parallelnervige Blätter und ein sekundär homorrhizes Wurzelsystem auch bei einigen Sippen aus anderen Verwandtschaftskreisen.

Die aufeinander folgenden Verzweigungen an der Basis des Stammbaums der Liliidae (Abb. 12.7) repräsentieren die Ordnungen Acorales, Alismatales, Petrosaviales, Dioscoreales, Pandanales, **Liliales** und **Asparagales**. Darauf folgen vier Ordnungen (Arecales, Commelinales, **Zingiberales** und **Poales**), deren nahe Verwandtschaft durch DNA-Sequenzanalysen sowie durch gemeinsame morphologische und chemische Merkma-

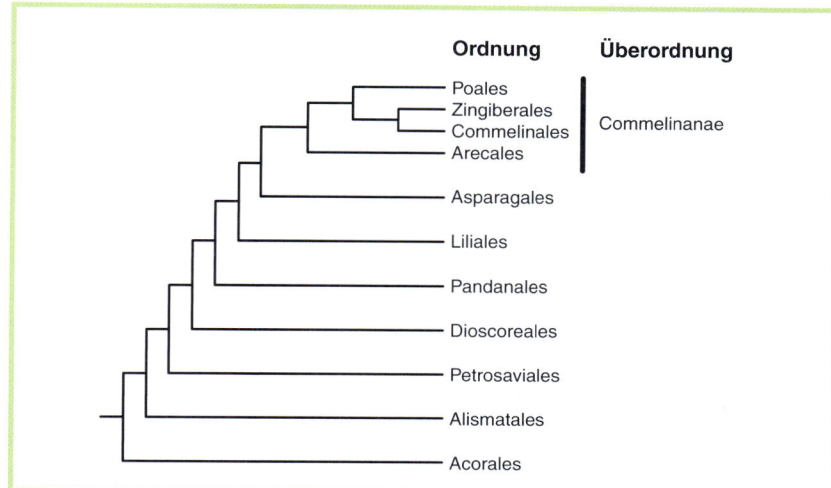

Abb. 12.7 Phylogenie der Liliidae (Monocotyledoneae). Das Dendrogramm basiert auf Vergleichen von 7 Gensequenzen aus allen drei Genomen (nach M. W. Chase (2004) Am. J. Bot. 91: 1645-1655)

le gut belegt ist, und die deshalb als Überordnung Commelinanae zusammengefasst werden.

Basale Ordnungen der Liliidae

Ordnung: Liliales

Die Ordnung ist durch DNA-Sequenzvergleiche gut definiert. Die meisten Liliales sind mehrjährige krautige Pflanzen, einige sind Lianen. Von den Asparagales unterscheiden sich die Liliales durch **Nektarien an der Basis der Tepalen oder der Staubblätter,** das **Fehlen von Oxalat-Raphiden** und das Fehlen von Phytomelan, einem schwarzen Farbstoff, in den Samenschalen. Die Ordnung umfasst 11 Familien, zu denen die Alstroemeriaceae, **Colchicaceae,** Liliaceae, Melanthiaceae und Smilacaceae gehören.

Familie: Colchicaceae

Blütenformeln:

* * P(3+3) A3+3 G(<u>3</u>)
* * P3+3 A3+3 G(<u>3</u>)

Allgemeines: Die Familie ist in Afrika, mit einem Schwerpunkt in Südafrika, dem Mittelmeergebiet und Westasien verbreitet. Sie umfasst 17 Gattungen mit insgesamt etwa 170 Arten.

Morphologie: Zu den Colchicaceae gehören **Kräuter** mit unterirdischer **Sprossknolle,** grundständigen oder stängelständigen, den Stängel umfassenden Blättern und meist **traubigem Blütenstand.** Die 3-zähligen Blüten sind **radiär.** Die Blütenhülle besteht aus **zwei Kreisen** von miteinander verwachsenen oder freien Peri-

gonblättern. Die in **zwei Kreisen** angeordneten **Staubblätter** sind frei oder mit den Tepalen verwachsen. Der oberständige, dreikarpellige Fruchtknoten ist coeno-

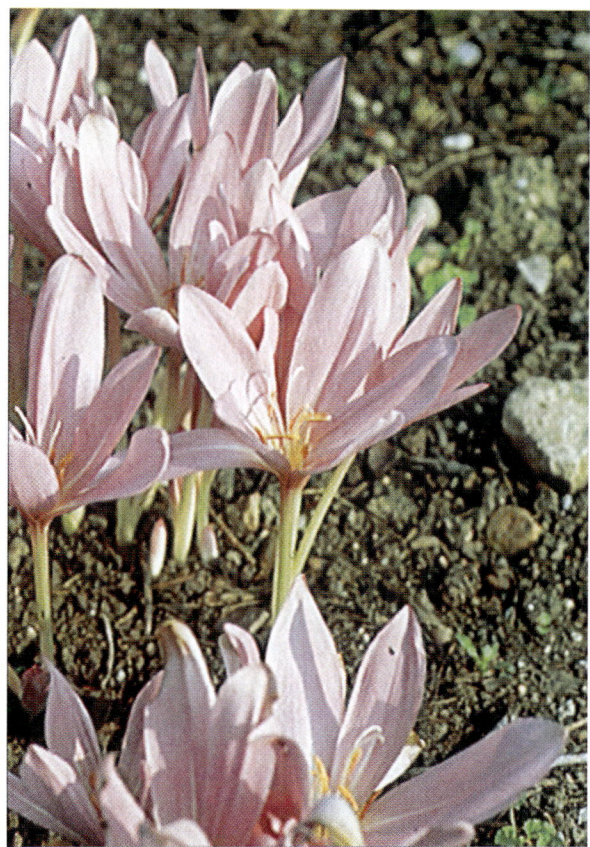

Abb. 12.8 Blüten von *Colchicum autumnale.* Blätter und Früchte entwickeln sich nach Überwinterung im darauffolgenden Frühjahr.

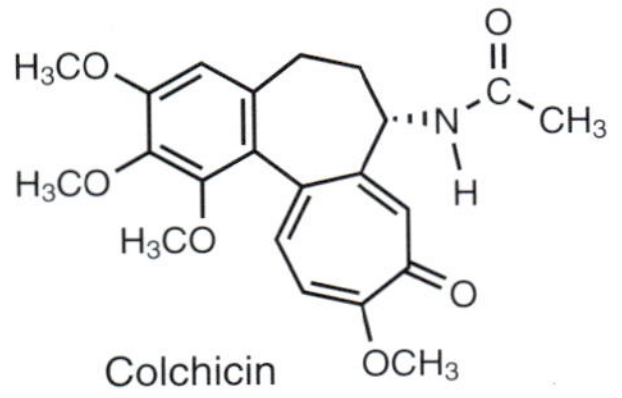

H₃CO

H₃CO

H₃CO

Colchicin   OCH₃

Abb. **12.9 Colchicin,** ein Tropolonalkaloid aus *Colchicum autumnale*

karp-synkarp und entwickelt sich zu einer **Kapsel. Nektarien** kommen entweder an der Basis der **Tepalen** oder an der Basis der **Staubblätter** (*Colchicum*) vor.

Inhaltsstoffe: Von **Tyrosin** abgeleitete Phenylethylisochinolin-, Homoproaporphin- oder **Tropolon-Alkaloide** sind in der Familie weit verbreitet. Steroidsaponine kommen nicht vor.

Arzneipflanzen: *Colchicum autumnale* L.: Colchici semen (Samen); Colchicinum/Colchicin [PhEur 5.0] (Tropolon-Alkaloid, das aus den Samen oder aus der Knolle gewonnen wird).

Ordnung: Asparagales

Die Umgrenzung der Asparagales und die Verwandtschaftsverhältnisse innerhalb der Ordnung sind durch DNA-Sequenzvergleiche weitgehend geklärt. Einige typische nichtmolekulare Merkmale, die bei vielen, wenn auch nicht bei allen Arten der Asparagales vorkommen, sind Nektarien an der Berührungsfläche benachbarter Karpellränder in den Trennwänden (Septen) des Fruchtknotens (**Septalnektarien**), durch **Phytomelane** schwarz gefärbte **Samenschalen,** und mit Schleim und **Oxalat-Raphiden** gefüllte Idioblasten.

Diese Ordnung ist die artenreichste der Liliidae und zu ihr gehört auch deren artenreichste Familie, die Orchidaceae. Außerdem umfasst sie weitere 22 Familien, von denen die **Asparagaceae,** Agavaceae (einschließlich Anthericaceae), **Hyacinthaceae, Ruscaceae (einschließlich Convallariaceae** und Dracaenaceae), **Alliaceae,** Amaryllidaceae, **Asphodelaceae, Hypoxidaceae** und **Iridaceae** wohl am bekanntesten sind.

Zu den **Hyacinthaceae** gehört *Drimia maritima* (L.) STEARN (= *Urginea maritima* (L .) BAKER), die im Mittelmeergebiet heimische Meerzwiebel (Abb. 12.10); sie enthält Bufadienolide (herzwirksame Glykoside) und ist die Stammpflanze von Scillae bulbus/Meerzwiebel [DAB 2006] (nach der Blütezeit gesammelte, getrocknete, mittlere Zwiebelschuppen). Der Name **Ruscaceae**

leitet sich von der Gattung *Ruscus* (Mäusedorn) ab. *Ruscus aculeatus* L. ist die Stammpflanze von Rusci rhizoma/Mäusedornwurzelstock [PhEur 5.3] (getrocknete Rhizome und Wurzeln). Die Droge enthält Steroidsaponine. Zu den Ruscaceae gehört auch *Convallaria majalis* L. (Maiglöckchen), die Stammpflanze von Convallariae herba/Maiglöckchenkraut [DAB 2006] (während der Blütezeit gesammelte, getrocknete oberirdische Teile). Convallariae herba enthält Cardenolide (herzwirksame Glykoside). Zu den **Hypoxidaceae** gehört die Gattung *Hypoxis*. Aus *Hypoxis*-Arten, vor allem aus den Rhizomen von *Hypoxis hemerocallidea* FISCH. et MEY. (= *Hypoxis rooperi* MOORE), wird ein zu mindestens 70 % aus β-Sitosterol bestehendes natürliches Gemisch von Sterolen, Phytosterolum/Phytosterol [PhEur 5.0], gewonnen. Zu den **Iridaceae** gehört die Gattung *Crocus*. Der schon seit etwa 3000 Jahren als Gewürz und Färbemittel verwendete Safran besteht aus den orangeroten getrockneten Narbenästen von *Crocus sativus* L. Zu den **Asparagaceae** gehört der Spargel, *Asparagus officinalis* L. Beim Anbau dieser Nutzpflanze erreicht man durch Aufschütten eines Erdwalls, dass die im Frühjahr aus dem Rhizom entstehenden, aufrechten

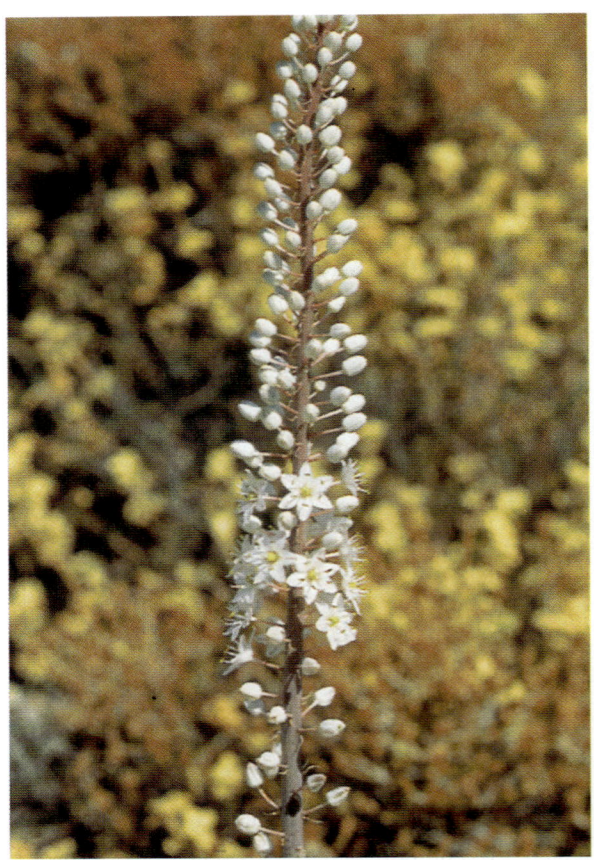

Abb. **12.10** *Drimia maritima.* Teil eines Blütenstandes

Sprosse bleich und zart bleiben. Sobald die Sprosssspitzen (Köpfe) die Erdoberfläche erreichen, werden die Sprosse (Spargelstangen) abgeschnitten (gestochen) und als Gemüse verzehrt.

Familie: Alliaceae

Blütenformeln:

* [P(3+3) A3+3] G($\underline{3}$)
* P3+3 A3+3 G($\underline{3}$)

Allgemeines: Die Familie ist weit verbreitet in arktischen bis tropischen Gebieten mit Schwerpunkten einzelner Sippen in Südafrika und Südamerika. Sie umfasst 30 Gattungen mit insgesamt etwa 720 Arten und wird in drei Unterfamilien gegliedert.

Morphologie: Krautige Pflanzen mit Zwiebeln oder seltener Rhizomen, **grundständigen,** Stängel umfassenden **Blättern** und einem blattlosen Blütenschaft. Der meist **doldenförmige Blütenstand** ist aus einem oder mehreren gestauchten cymösen Teilblütenständen aufgebaut und besitzt eine **Hülle aus zwei oder mehr membranartigen Hochblättern,** die entweder frei oder miteinander verwachsen sind. Die **3-zähligen Blüten** sind meist **radiär,** seltener zygomorph. Die Blütenhülle besteht aus **zwei Kreisen** von häufig miteinander verwachsenen, seltener freien **Perigonblättern.** Die in **zwei Kreisen** angeordneten **Staubblätter** sind frei oder mit den Tepalen verwachsen. Der **oberständige, dreikarpellige Fruchtknoten** ist **coenokarp-synkarp** und entwickelt sich zu einer **Kapsel. Septalnektarien** sind vorhanden. Mit Schleim und Oxalat-Raphiden gefüllte Idioblasten kommen nur bei einigen Sippen vor; sie fehlen z. B. in der Gattung *Allium.*

Inhaltsstoffe: Steroidsaponine sind in der Familie weit verbreitet. Einige Sippen (z. B. *Allium*-Arten) akkumulieren *S*-Alkyl-L-**cysteinsulfoxide** (z. B. **Alliin**) und – in getrennten Kompartimenten – Enzyme (**Alliinasen**), welche diese Sulfoxide enzymatisch an der C-S-Bindung spalten (C-S-Lyasen). Die dabei entstehenden schwefelhaltigen Produkte reagieren häufig weiter zu anderen flüchtigen schwefelhaltigen Verbindungen. Das Gemisch dieser Verbindungen (**Lauchöl**), das erst bei Verletzung des Pflanzengewebes entsteht, bedingt den charakteristischen Geruch und Geschmack der betreffenden Pflanzenteile.

Arzneipflanzen, Nutzpflanzen: *Allium sativum* L.: Allii sativi bulbus pulvis/Knoblauchzwiebelpulver [PhEur 5.0] (aus geschnittenen, gefriergetrockneten oder bei höchstens 60 °C getrockneten Zwiebeln); *Allium cepa*

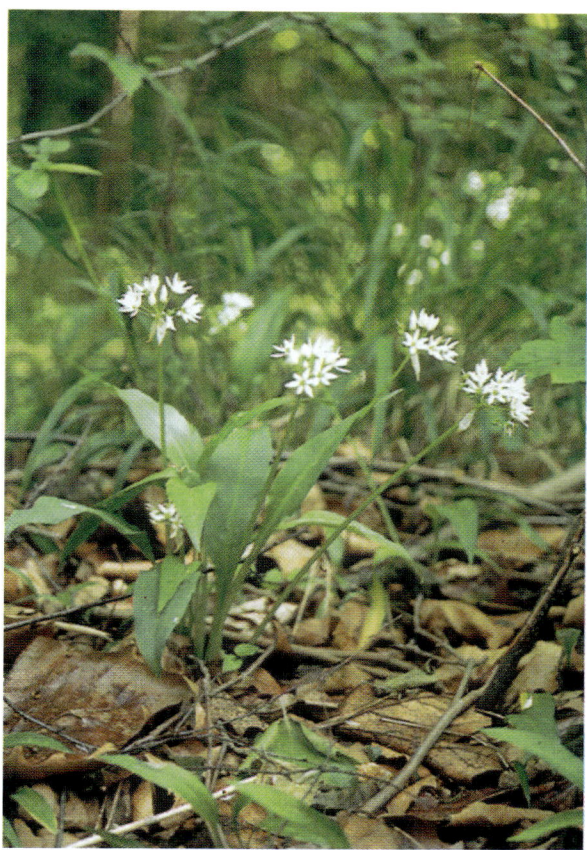

Abb. 12.11 *Allium ursinum*

L.: Küchenzwiebel (Zwiebel als Gewürz); *Allium porrum* L.: Porree, Lauch (ganze junge Pflanze als Gemüse); *Allium schoenoprasum* L.: Schnittlauch (röhrenförmige Oberblätter als Gewürz); *Allium ursinum* L.: Bärlauch.

Familie: Asphodelaceae

Blütenformeln:

*P3+3 A3+3 G($\underline{3}$) [*Asphodelus*]
*P(3+3) A3+3 G($\underline{3}$) [*Aloe*]

Allgemeines: Die Familie ist in der Alten Welt weit verbreitet mit einem Schwerpunkt in Südafrika. Sie umfasst 17 Gattungen mit insgesamt etwa 600 Arten und wird in zwei Unterfamilien, Asphodeloideae und Alooideae, gegliedert.

Morphologie: Meist Kräuter, seltener (*Aloe*) Bäume mit bis zu mehreren Metern hohen Stämmen. **Blätter grundständig,** bei den baumförmigen Arten schopfartig an den Enden der Äste, häufig dick und **sukkulent.** Anthranoidhaltige parenchymatische Zellen (Aloinzellen),

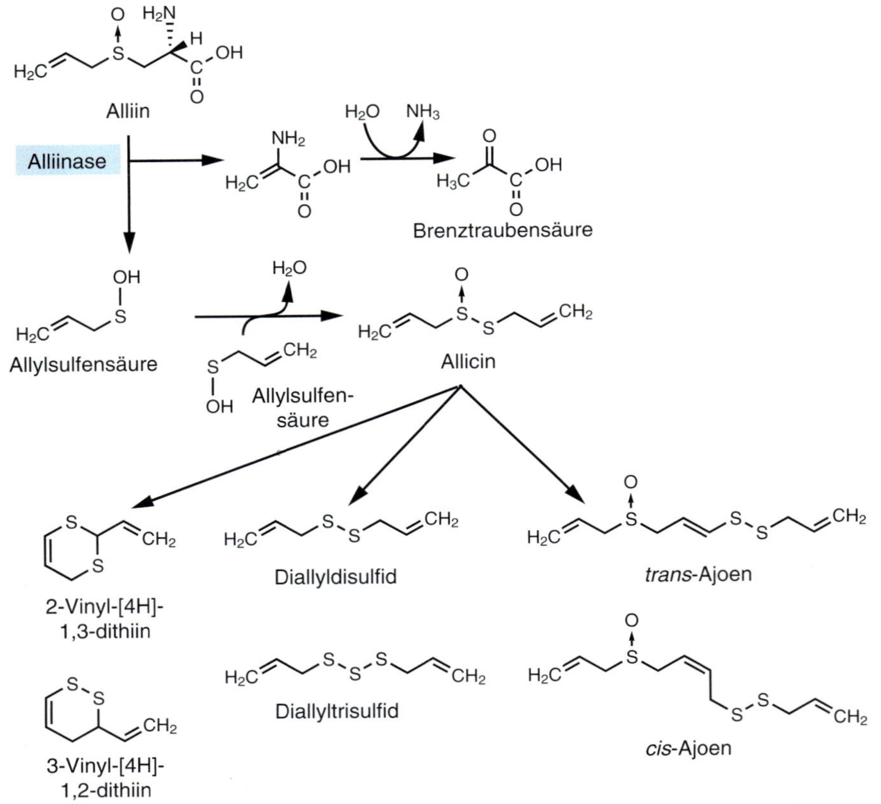

Abb. 12.12 Enzymatische und nichtenzymatische Reaktionen, die bei der Einwirkung von Alliinase auf Alliin, z. B. beim Zerkleinern von Knoblauchzwiebeln in Gegenwart von Wasser, ablaufen

welche die Phloemseite der Blattleitbündel umgeben, kommen bei den meisten Vertretern der Unterfamilie Alooideae vor; sie fehlen bei der Unterfamilie Asphodeloideae. Die **3-zähligen Blüten** sind **meist radiär**, bei einigen Alooideae aber auch mehr oder weniger deutlich zygomorph. Die Blütenhülle besteht aus zwei Kreisen von Perigonblättern, die frei oder miteinander verwachsen sind. Die in zwei Kreisen angeordneten Staubblätter sind frei. Der **oberständige, dreikarpellige Fruchtknoten** ist coenokarp-synkarp. Septalnektarien sind vorhanden. Die Früchte sind **Kapseln**; die Samen tragen in der Regel einen fleischigen Samenmantel (**Arillus**).

Inhaltsstoffe: Anthranoide, z. B. das C-Glucosylanthron Aloin A aus *Aloe*-Arten, sind in der Familie weit verbreitet. Steroidsaponine werden im Gegensatz zu den meisten Familien der Asparagales nicht akkumuliert.

Arzneipflanzen: *Aloe barbadensis* MILL.: Aloe barbadensis/Curaçao-Aloe [PhEur 5.0] (der zur Trockne eingedickte Saft der Blätter), Aloe-vera-Gel (aus Blättern; in Kosmetika und Lebensmitteln); *Aloe ferox* MILL. und ihre Hybriden sowie verschiedene andere *Aloe*-Arten: Aloe capensis/Kap-Aloe [PhEur 5.0] (der zur Trockne eingedickte Saft der Blätter).

Überordnung: Commelinanae

Sequenzanalysen von Chloroplastengenen und Kerngenen sprechen für die Monophylie dieser Überordnung (Abb. 12.7). Die Commelinanae sind aber auch durch einige nichtmolekulare Merkmale gut charakterisiert: Die **äußeren und die inneren Blütenhüllblätter sind in der Regel unterschiedlich gestaltet** (doppeltes Perianth), das **Endosperm** ist **stärkereich**, die **Spaltöffnungen** sind von **spezialisierten Nebenzellen** (Kap. 2.4) umgeben, Sprosszellen enthalten häufig **Kieselkörper-Einschlüsse**, und die **Zellwände fluoreszieren im UV-Licht**. Diese Fluoreszenz ist auf Feruloylreste zurückzu-

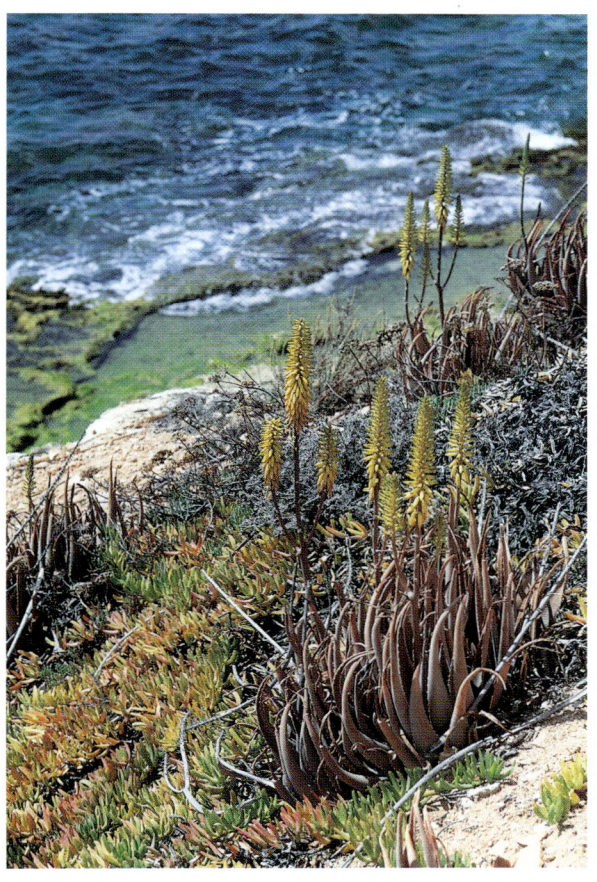

Abb. 12.13 *Aloe barbadensis*

führen, die an Hydroxygruppen der Zellwandpolysaccharide gebunden sind.

Die Commelinanae umfassen die **Arecales**, Commelinales, **Zingiberales, Poales** und die Dasypogonaceae, deren genaue Position innerhalb der Commelinanae noch ungeklärt ist.

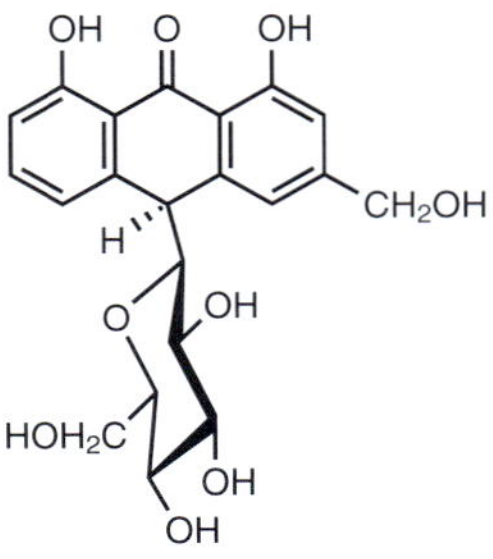

Die einzige Familie der **Arecales** sind die **Arecaceae** (Palmen). Hierzu gehört z.B. *Cocos nucifera* L., die an tropischen Küsten der ganzen Welt vorkommende Kokospalme. Deren Früchte, die „Kokosnüsse", sind Steinfrüchte mit einem faserigen Exokarp und einem sehr harten Endokarp. Das Endosperm der Samen ist teils fest (Kopra), teils flüssig (Kokosmilch). Aus dem getrockneten, festen Teil des Endosperms gewinnt man Kokosfett, das nach Raffination Cocois oleum raffinatum/Raffiniertes Kokosfett [PhEur 5.0] liefert. Kokosfett ist auch ein Ausgangsprodukt zur Herstellung von Adeps solidus/Hartfett [PhEur 5.0], Triglycerida saturata media/Mittelkettige Triglyceride [PhEur 5.0], Partialglycerida mediocatenalia/Mittelkettige Partialglyceride [DAB 2006] und Partialglycerida longicatenalia/Langkettige Partialglyceride [DAB 2006]. *Copernicia prunifera* (MILL.) H.E. MOORE (= *Copernicia cerifera* MART.), die in Brasilien beheimatete Carnaubapalme, ist die Stammpflanze von Cera carnauba/Carnaubawachs [PhEur 5.0] (aus den Blättern gewonnenes, gereinigtes Wachs). *Serenoa repens* (BARTRAM) SMALL (=*Sabal serrulata* (MICHAUX) NICHOLS), eine im Südosten der USA heimische Zwergpalme, liefert Sabalis serrulatae fructus/Sägepalmenfrüchte [PhEur 5.0] (getrocknete, reife Früchte). Auch *Phoenix dactylifera* L., die Dattelpalme, deren Früchte (Datteln) frisch oder getrocknet als Obst verzehrt werden, gehört zu den Arecaceae.

Ordnung: Zingiberales

Die Zingiberales sind krautige Pflanzen mit großen, **gestielten, fiedernervigen Blätter** und auffälligen Blüten, die eine **zygomorphe** oder **asymmetrische Krone** und einen **unterständigen Fruchtknoten** besitzen. Weitere typische Merkmale sind intrazelluläre Kieselsäurekörper, Pollenkörner ohne deutliche Aperturen und mit reduzierter Exine sowie Samen mit Samenmantel (**Arillus**).

Die Ordnung umfasst acht Familien, zu denen die Cannaceae, **Musaceae**, Strelitziaceae und **Zingiberaceae** gehören. Der Name **Musaceae** leitet sich von der Gattung *Musa* (Banane) ab. Die zuckerreichen Obstbananen und die stärkereichen aber zuckerarmen Kochbananen sind die samenlosen Früchte von triploiden Bastarden aus den Wildarten *Musa acuminata* COLLA und *Musa balbisiana* COLLA, die unter dem Artnamen *Musa x paradisiaca* L. zusammengefasst werden. Zwergbananen stammen von Kulturformen der *Musa acuminata* COLLA.

Aloin A

Abb. 12.14 **Aloin A,** ein C-Glucosylanthron aus *Aloe*-Arten

12 Samenpflanzen

| **Familie: Zingiberaceae**

Blütenformeln:

$\downarrow$ K(3) C(3) A2st+1: (2st) G($\overline{3}$)

Allgemeines: Die Familie ist pantropisch verbreitet mit Schwerpunkt in Indomalesien. Sie umfasst 50 Gattungen mit insgesamt etwa 1000 Arten.

Morphologie: Die Zingiberaceae sind **krautige Pflanzen** mit fleischigen, verzweigten **Rhizomen** und **grundständigen, zweizeilig angeordneten Blättern,** deren ineinander geschobene offene Blattscheiden einen **Scheinstamm** bilden. Die Lamina der Laubblätter hat meist eine kräftige Mittelrippe und **parallele, schräg von der Mittelrippe abgehende Seitennerven** erster Ordnung. Die **zygomorphen Blüten** stehen einzeln oder zu mehreren in der Achsel von Hochblättern. Die **3-zählige Blütenhülle** ist in einen **verwachsenblättrigen Kelch** und eine ebenfalls **verwachsenblättrige Krone** gegliedert. Das obere Kronblatt ist häufig größer als die anderen Petalen. Von den **Staubblättern ist nur eines,** das mediane des inneren Kreises, **fertil.** Die beiden anderen Staubblätter des inneren Kreises sind in **Staminodien** umgewandelt, die miteinander **verwachsen** sind und eine sehr auffällige zweilappige oder dreilappige **Lippe** (Labellum) bilden. Die beiden seitlichen Staminodien des äußeren Kreises können frei, groß und auffällig gefärbt (*Curcuma, Kaempferia*) oder mit dem Labellum verwachsen, klein und unscheinbar (*Zingiber, Elettaria*) sein; manchmal fehlen sie auch völlig. Der **unterständige, dreikarpellige Fruchtknoten** ist meist **coenokarp-synkarp** und entwickelt sich zu einer **Kapsel,** einer **Beere** oder einer **trockenen Schließfrucht.** Die Samen tragen einen dünnen **Arillus** und enthalten ein **stärkehaltiges Perisperm** neben wenig Endosperm. Auf dem Scheitel des Fruchtknotens befinden sich meist zwei fadenförmige, pfriemliche (sehr schmal dreiecki-

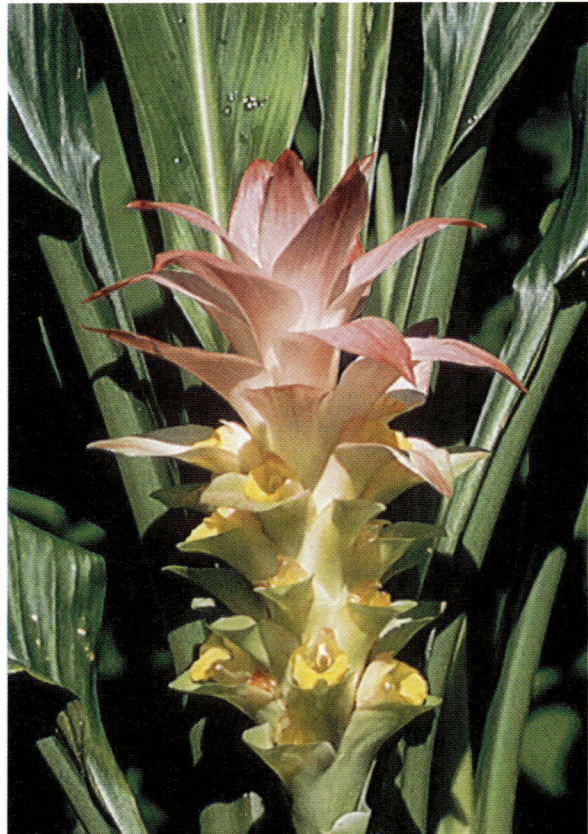

Abb. 12.16 Blütenstand von *Curcuma domestica.* Die rötlich gefärbten Hochblätter im oberen Bereich tragen keine Blüten in den Blattachseln.

ge) oder schuppenartige Nektarien. Sekretzellen mit ätherischem Öl (**Öl-Idioblasten**) kommen in allen Pflanzenteilen vor.

Inhaltsstoffe: Ätherisches Öl häufig mit **Sesquiterpenen,** z. B. Zingiberen, als Hauptkomponenten sowie **nicht flüchtige Phenylpropanderivate** (Curcuminoide, z. B. Curcumin, und scharfschmeckende Verbindungen, z. B. Gingerole) sind in der Familie weit verbreitet.

Arzneipflanzen, Nutzpflanzen: *Curcuma xanthorrhiza* Roxb.: Curcumae xanthorrhizae rhizoma/Javanische Gelbwurz [PhEur 5.0] ; *Zingiber officinale* Rosc.: Zingiberis rhizoma/Ingwerwurzelstock [PhEur 5.0] (getrocknetes, vollständig oder nur an den beiden Flachseiten von Kork befreites Rhizom); *Curcuma domestica* Val. (Syn.: *Curcuma longa* L.): Curcumae longae rhizoma/Gelbwurz (Gewürz, Bestandteil von Curry); *Elettaria cardamomum* (L.) Maton: Cardamomi fructus/Kardamomen (Gewürz).

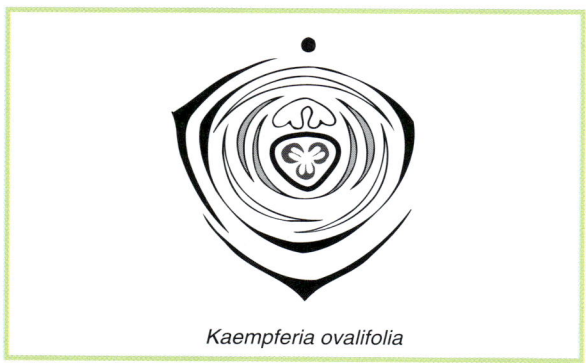

Kaempferia ovalifolia

Abb. 12.15 Blütendiagramm von *Kaempferia ovalifolia* (Zingiberaceae)

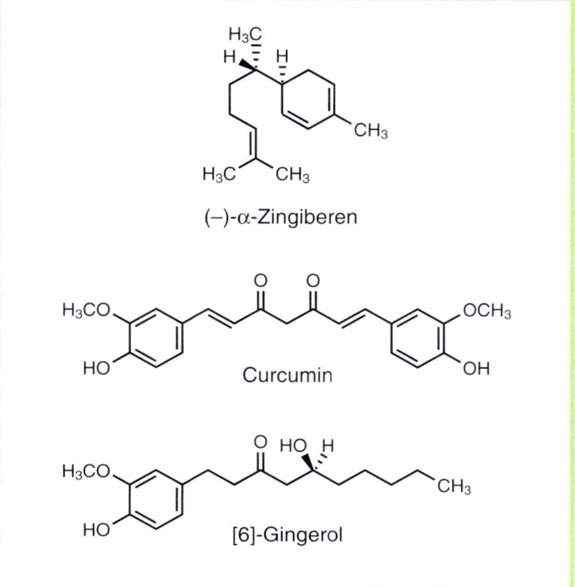

Abb. 12.17 Ein Sesquiterpen und Phenylpropanderivate aus Zingiberaceae

(−)-α-Zingiberen

Curcumin

[6]-Gingerol

Ordnung: Poales

Aufgrund der Ergebnisse von DNA-Sequenzanalysen ist die Ordnung erheblich erweitert worden. In dieser weit gefassten Definition bildet sie eine monophyletische Sippe. Sie umfasst nun 17 Familien, zu denen die **Bromeliaceae**, Typhaceae (einschließlich Sparganiaceae) Cyperaceae, Juncaceae und **Poaceae**, gehören.

Eine wichtige Nutzpflanze, die aus dem tropischen Südamerika stammende *Ananas comosus* (L.) MERR., gehört zu den **Bromeliaceae**. Diese Rosettenpflanze bildet einen dichten, ährenartigen Blütenstand, der sich während der Fruchtentwicklung in einen fleischigen Fruchtstand, die Ananas, umwandelt. Fast alle Teile dieses Fruchtstandes (die Achse, der innere Teil der Tragblätter und der untere Teil der samenlosen Beerenfrüchte) sind fleischig; nur die Spitzen der Tragblätter und die obersten Teile der Früchte sind trocken und hart. An der Spitze des Blütenstandes und des Fruchtstandes befinden sich einige laubblattartige, grüne Tragblätter, in deren Achseln keine Blüten gebildet werden. Die Ananas wird als Obst verzehrt.

Familie: Poaceae

Blütenformel:

↓ P2 A3 G(2)

Allgemeines: Die Familie ist fast kosmopolitisch verbreitet mit Schwerpunkten in den Tropen und in tem-

perierten Gebieten der Nordhemisphäre. Sie umfasst 650 Gattungen mit insgesamt etwa 10 000 Arten.

Morphologie: Meist **Kräuter,** seltener mehr oder weniger stark verholzt (z. B. bei den Bambus-Arten, Gattung *Bambusa*). Die in der Regel **stielrunden Sprossachsen** haben meist **hohle Internodien und zweizeilig angeordnete Blätter.** Die Blätter sind in eine meist offene, den Stängel umfassende **Scheide** und die **Blattspreite** (Lamina) gegliedert; am Übergang zwischen Blattscheide und Blattspreite befindet sich meist ein **Blatthäutchen (Ligula),** das als Hautsaum oder als Haarreihe ausgebildet sein kann. Die **windbestäubten, meist zwittrigen,** seltener (*Zea*) eingeschlechtigen **Blüten** stehen einzeln oder zu mehreren in ährenförmigen Blütenständen (**Ährchen**), die zu **ährenförmigen oder rispigen komplexen Infloreszenzen** zusammengefasst sind. Ein Ährchen ist in der Regel folgendermaßen aufgebaut: An der Basis der Ährchenachse (Rhachilla) stehen zwei Hochblätter, die keine Seitenachsen tragen; sie werden als **Hüllspelzen** (Glumae, Singular: Gluma) bezeichnet. Darauf folgen meist mehrere, häufig begrannte **Deckspelzen** (Lemmae, Singular: Lemma), in deren Achsel je eine **Blüte** steht; diese besteht meist aus einer zweikieligen **Vorspelze** (Palea), **zwei Schwellkörpern** (Lodiculae), **drei Staubblättern** und einem **einfächerigen Fruchtknoten mit zwei häufig gefiederten Narben.** Seltener kommen drei Lodiculae (*Bambusa*), sechs Staubblätter (*Oryza, Bambusa*) oder drei Narben (*Bambusa*) vor. Die Vorspelze wird als Vorblatt und die Lodiculae werden als Perigonblätter gedeutet. Bei der **nussartigen Frucht** ist in der Regel die Fruchtwand mit der Samenschale verwachsen; sie wird dann als **Karyopse** bezeichnet.

Inhaltsstoffe: Im **Endosperm** der Samen wird **Stärke** und Protein gespeichert. Stärke besteht aus zwei Polysacchariden, der weitgehend unverzweigten **Amylose** und dem stark verzweigten **Amylopektin.** Beide Polysaccharide sind **Glucane,** d.h., sie sind ausschließlich aus Glucoseeinheiten aufgebaut. Im Rhizom und ande-

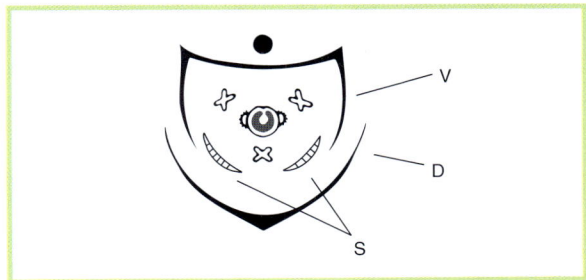

Abb. 12.18 Blütendiagramm vieler Poaceae. D: Deckspelze (Lemma); V: Vorspelze (Palea); L: Schwellkörper (Lodiculae)

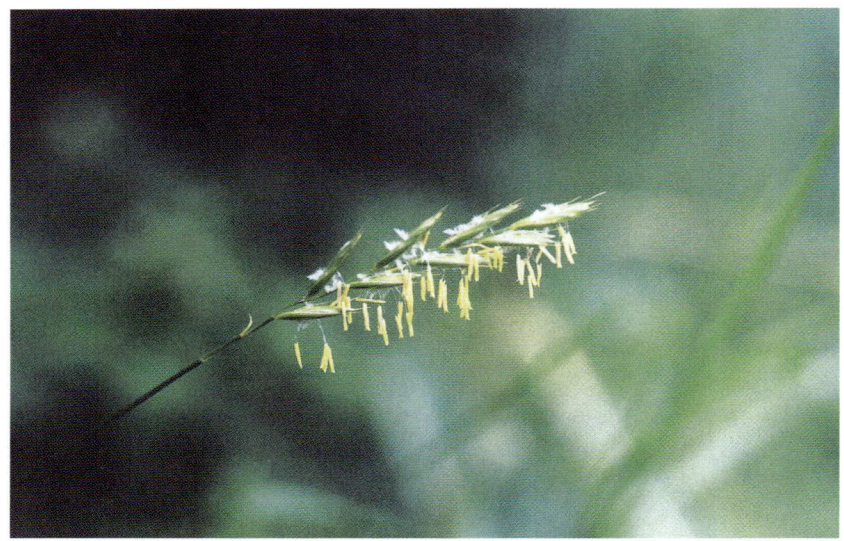

Abb. 12.19 Komplexer Blütenstand von *Agropyron repens* mit dichten Teilblütenständen (Ährchen).
Die gefiederten weißen Narben und die hängenden Staubblätter der Einzelblüten ragen aus dem Ährchen heraus.

ren **vegetativen Teilen** der Pflanze wird bei einem Teil der Poaceae **Stärke** oder **Saccharose,** ein Disaccharid aus Glucose und Fructose, akkumuliert. Andere Poaceae akkumulieren stattdessen **Fructane,** deren Fructoseeinheiten im Gegensatz zu den Fructanen der Asteraceae häufig (2β-6)-verknüpft sind (Phlein). Auch Mischtypen, bei denen die Fructoseeinheiten teils (2β-1)-, teils (2β-6)-verknüpft sind, kommen bei den Poaceae vor. **Silikat** kommt in allen Pflanzenteilen in großen Mengen vor; Epidermiszellen enthalten häufig charakteristisch geformte **Silikatkörper.** Einige Sippen (*Cymbopogon*) akkumulieren **ätherisches Öl in schlauchförmigen Sekretzellen.**

Arzneipflanzen, Nutzpflanzen: *Agropyron repens* (L.) BEAUV.: Graminis rhizoma/Queckenwurzelstock [PhEur 5.0] (der von den Nebenwurzeln befreite, getrocknete Wurzelstock); *Cymbopogon winterianus* JOWITT: Citronellae aetheroleum/Citronellöl [PhEur 5.0] (ätherisches Öl aus den oberirdischen Teilen); *Oryza sativa* L.: Oryzae amylum/Reisstärke [PhEur 5.0] (aus den Früchten), Reis (Früchte); *Saccharum officinarum* L.: Saccharum/Saccharose [PhEur 5.0]. (aus dem Mark der Sprossachsen); *Zea mays* L.: Maydis amylum/Maisstärke [PhEur 5.1] (aus den Früchten), Maydis oleum raffinatum/Raffiniertes Maisöl [PhEur 5.0] (fettes Öl aus dem Embryo der Samen; durch

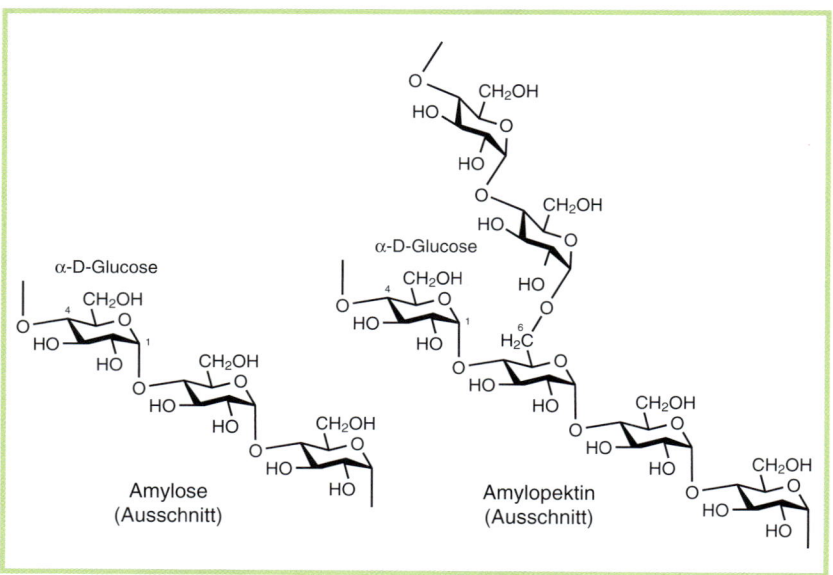

Abb. 12.20 Glucane (Bestandteile von Stärke) aus dem Endosperm von Poaceae

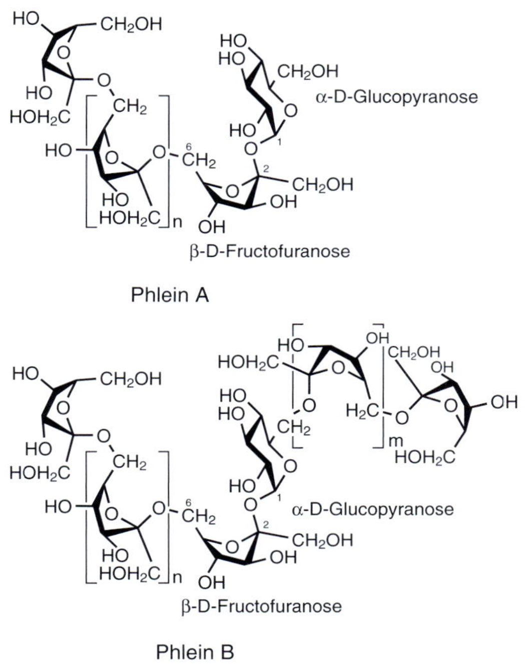

Abb. 12.21 **Phlein A und Phlein B,** zwei Fructane aus Rhizomen und anderen vegetativen Teilen von Poaceae. Die Phleine bestehen aus einer Saccharose-Einheit und mehreren Fructose-Einheiten, die entweder nur an den Fructosylrest (Phlein A) oder auch an den Glucosylrest (Phlein B) der Saccharose gebunden sind.

Auspressen oder durch Extraktion und anschließende Raffination gewonnen), Mais (Früchte); *Triticum aestivum* L. emend. FIORI et PAOL.: Tritici amylum/Weizenstärke [PhEur 5.0] (aus den Früchten), Tritici aestivi oleum virginale/Natives Weizenkeimöl [PhEur 5.0] (fettes Öl aus dem Embryo der Samen; durch Kaltpressung oder andere geeignete mechanische Verfahren gewonnen), Tritici aestivi oleum raffinatum/Raffiniertes Weizenkeimöl [PhEur 5.0] (Fettes Öl aus dem Embryo der Samen; durch Kaltpressung oder andere geeignete mechanische Verfahren und anschließende Raffination

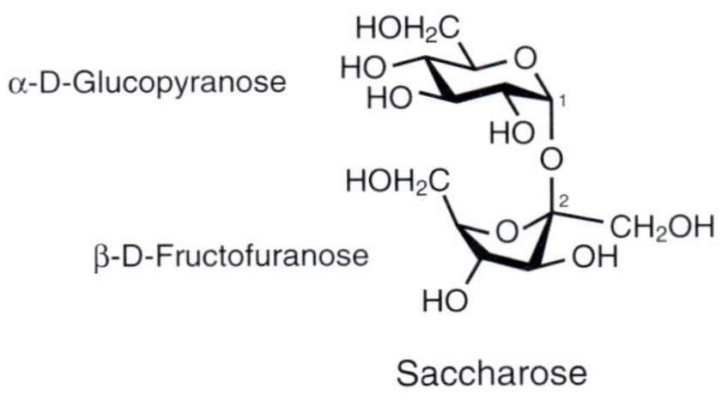

Abb. 12.22 **Saccharose**

gewonnen), Weizen (Früchte); *Triticum durum* DESF.: Hartweizen (Früchte); *Avena sativa* L.: Hafer (Früchte); *Hordeum vulgare* L.: Saatgerste (Früchte); *Secale cereale* L.: Roggen (Früchte).

12.2.2 Unterklasse: Magnoliidae

Die genaue Umgrenzung der Magnoliidae und die Verwandtschaftsverhältnisse innerhalb der Unterklasse sind erst in den letzten Jahren durch DNA-Sequenzanalysen von fünf oder mehr verschiedenen DNA-Abschnitten aus vielen Arten geklärt worden (Abb. 12.6). Die Unterklasse umfasst vier Ordnungen: **Laurales, Magnoliales,** Canellales und **Piperales.**

Die **Piperales** umfassen die **Piperaceae,** die Aristolochiaceae und drei weitere Familien. Zu den **Piperaceae** gehört *Piper nigrum* L., eine Liane, deren Früchte als Gewürz verwendet werden; schwarzer Pfeffer besteht aus den unreifen getrockneten Früchten, weißer Pfeffer aus den reifen, fermentierten, geschälten und getrockneten Früchten.

Die **Magnoliales** umfassen die Magnoliaceae, **Myristicaceae, Annonaceae** und drei weitere Familien. Zu den **Myristicaceae** gehört *Myristica fragrans* HOUTT., ein in Südostasien beheimateter Baum, dessen Samenkern, d. h. der von der Samenschale befreite, getrocknete Same (Muskatnuss), und dessen getrockneter Samenmantel (Mazis) als Gewürz verwendet werden. Durch Wasserdampfdestillation gewinnt man aus dem getrockneten und zerkleinerten Samenkern Myristicae fragrantis aetheroleum/Muskatöl [PhEur 5.0]. Zu den **Annonaceae** gehört die aus den Tropen Amerikas stammende, aber auch in warmen Gebieten der Alten Welt kultivierte *Annona cherimola* MILL., deren aus den zahlreichen chorikarpen Fruchtknoten entstehende Sammelbeeren als Obst (Cherimoya) verzehrt werden.

Ordnung: Laurales

Die Laurales besitzen **perigyne Blüten,** bei denen die Fruchtknoten häufig in einen **fleischigen Blütenbecher** eingebettet sind. Die **Staubblätter** des **inneren Kreises** sind häufig zu **Staminodien** umgebildet. Die Ordnung umfasst sieben Familien, von denen die **Lauraceae,** die Calycanthaceae und die **Monimiaceae** wohl am bekanntesten sind.

Zu den **Monimiaceae** gehört *Peumus boldus* MOLINA, die Stammpflanze von Boldi folium/Boldoblätter [PhEur 5.0] (die ätherisches Öl und von Tyrosin abgeleitete Alkaloide – vorwiegend Aporphinalkaloide – enthaltenden, getrockneten Laubblätter).

| Familie: Lauraceae

Blütenformeln:

*P3+3 A3+3+3+3st G$\overline{1}$ [z. B. *Persea, Cinnamomum*]
*P2+2 A2+2+2+2+2 G$\overline{1}$ [z. B. *Laurus*]

Allgemeines: Die Familie ist in tropischen und subtropischen Gebieten verbreitet, mit Schwerpunkten in Südostasien und Brasilien. Sie umfasst 45 Gattungen mit insgesamt etwa 2200 Arten.

Morphologie: Die Lauraceae sind in der Regel **Bäume oder Sträucher.** Die meist **wechselständigen Blätter** sind normalerweise **ungeteilt,** selten gelappt (*Sassafras*) oder schuppenförmig. Die kleinen, **radiären Blüten** sind **meist 3-zählig, seltener 2-zählig.** Die Blütenhülle besteht in der Regel aus **zwei Kreisen freier Perigonblätter** (Tepalen). Die freien **Staubblätter** sind meist in **vier Kreisen** angeordnet; häufig ist der innere Staubblattkreis, manchmal auch die beiden äußeren Kreise zu **Staminodien** umgebildet oder ausgefallen. Die **Antheren öffnen sich mit Klappen;** die Filamente, besonders die der inneren Staubblätter, tragen an der Basis je zwei drüsige Anhängsel. Ein **Blütenbecher** ist meist vorhanden; die Blüte ist also in der Regel perigyn. Nur selten ist der aus einem Karpell bestehende Fruchtknoten mit dem Blütenbecher verwachsen (Epigynie). Die Früchte, **Beeren** oder **Steinfrüchte,** sind häufig zum Teil oder vollständig von dem sich vergrößernden fleischigen oder holzigen Blütenbecher umgeben.

Inhaltsstoffe: Für die pharmazeutische Verwendung und die Verwendung als Gewürz sind die in **Ölzellen** (Idioblasten) akkumulierten ätherischen Öle bedeutsam. Hauptkomponenten der **ätherischen Öle** sind

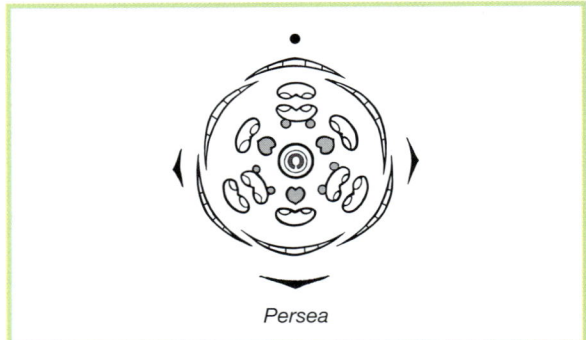

Abb. 12.23 Blütendiagramm von *Persea*-Arten

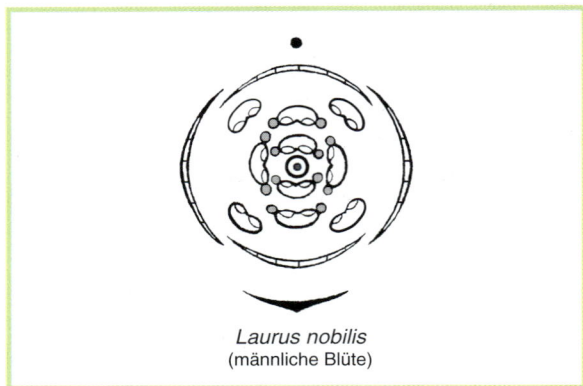

Laurus nobilis
(männliche Blüte)

Abb. 12.24 Diagramm der männlichen Blüte von *Laurus nobilis*

häufig **Phenylpropane,** z. B. Zimtaldehyd in der Zimtrinde, seltener **Monoterpene,** z. B. Campher im ätherischen Öl von *Cinnamomum camphora.* Außerdem

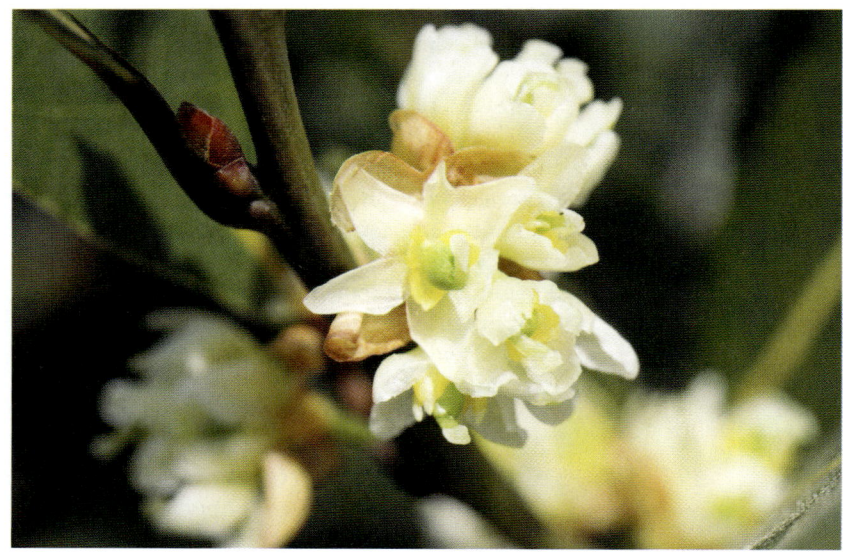

Abb. 12.25 Weibliche Blüten von *Laurus nobilis*: Endblüte des Blütenstandes dreizählig mit 3 Staminodien, seitliche Blüten zweizählig mit vier (2+2) Staminodien

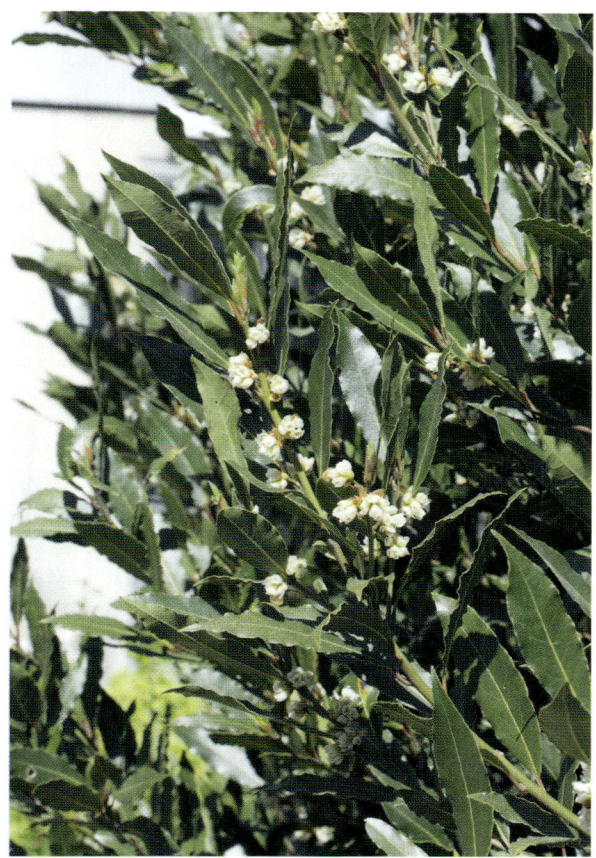

Abb. 12.26 *Laurus nobilis*: Beblätterter Zweig mit Blütenständen

kommen von Tyrosin abgeleitete **Benzyltetrahydroiso-chinolin-Alkaloide** und **Gerbstoffe** vor.

Arzneipflanzen, Nutzpflanzen: *Cinnamomum camphora* (L.) J. S. PRESL: D-Camphora/D-Campher [PhEur 5.3] (Monoterpen aus dem ätherischen Öl, das aus dem Holz von Stamm und Wurzel alter Bäume durch Wasserdampfdestillation gewonnen wird); *Cinnamomum*

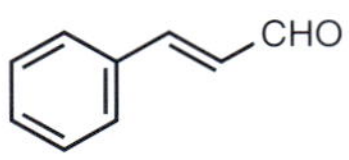

Zimtaldehyd

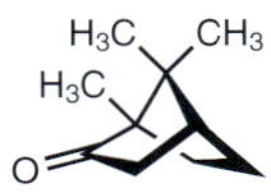

D-(+)-Campher

Abb. 12.27 Bestandteile ätherischer Öle von *Cinnamomum*-Arten

verum J. S. PRESL (= *Cinnamomum zeylanicum* BLUME) Cinnamomi cortex/Zimtrinde [PhEur 5.0] (getrocknete, vom äußeren Kork und dem darunterliegenden Parenchym befreite Rinde junger, auf zurückgeschnittenen Stöcken wachsender Schößlinge), Cinnamomi zeylanici corticis aetheroleum/Zimtöl [PhEur 5.0] (ätherisches Öl aus der Rinde der Schößlinge), Cinnamomi zeylanici folii aetheroleum/Zimtblätteröl [PhEur 5.0] (ätherisches Öl aus den Laubblättern); *Cinnamomum aromaticum* NEES (= *Cinnamomum cassia* BLUME): Cinnamomi cassiae aetheroleum/Cassiaöl [PhEur 5.0] (ätherisches Öl aus den Blättern und jungen Zweigen), Chinesische Zimtrinde (Rinde von Schößlingen; Gewürz); *Laurus nobilis* L.: Lorbeerblätter (Gewürz), Lorbeerfrüchte; *Persea americana* MILL.: Avocado (Frucht), Avocadoöl (fettes Öl aus der Frucht).

Eudikotyledoneae

Die Eudikotyledoneae (*engl.* eudicots), die man auch als **Tricolpatae** (*engl.* tricolpates) bezeichnet, werden hier, wie in der Primärliteratur üblich, als informelle Gruppe aufgefasst. In einigen anderen Lehrbüchern werden sie als Klasse **Rosopsida** – innerhalb der Unterabteilung Magnoliophytina (= Angiospermae) – behandelt.

Die Monophylie der Eudikotyledoneae ist durch DNA-Sequenzanalysen gut belegt. Ein charakteristisches morphologisches Merkmal ist die Bildung von Pollenkörnern mit drei länglichen Austrittsöffnungen für den Pollenschlauch (*lat.:* colpi = Falten) ohne (**tricolpate Pollenkörner**) oder mit einer zusätzlichen Pore (**tricolporate Pollenkörner**) in jeder Falte. Dieser Pollentyp wird in einigen Untergruppen der Eudikotyledoneae mehr oder weniger stark abgewandelt. Z. B. sind die Pollenkörner der Nepetoideae, einer Unterfamilie der Lamiaceae, hexacolpat.

Die Eudikotyledoneae umfassen den **größten Teil der zweikeimblättrigen Pflanzen** (Dicotyledoneae). Ein kleinerer Teil (Amborellales, Austrobaileyales, Nymphaeales, Ceratophyllales, Magnoliidae und Chloranthaceae) gehört zu den oben behandelten basalen Ästen des Angiospermen-Stammbaums.

Basale Ordnungen der Eudikotyledoneae

Auch der Stammbaum der Eudikotyledoneae zeigt an der Basis einige Ordnungen und Familien, deren genaue Verwandtschaftsbeziehungen noch nicht geklärt sind, deren Monophylie aber als gesichert gilt (Abb. 12.6). Dazu gehören die Familie Sabiaceae und die Ordnungen Trochodendrales, **Ranunculales**, Buxales und **Proteales**.

12 Samenpflanzen

Die **Proteales** umfassen die Familien **Nelumbonaceae**, **Proteaceae** und **Platanaceae**. Zu den **Nelumbonaceae** gehört die Lotusblume (*Nelumbo nucifera* GAERTN.), eine Wasserpflanze, die in Indien als heilig gilt. Zu den **Proteaceae** gehören die in Australien beheimateten Arten *Macadamia integrifolia* MAID. et BETCHE und *Macadamia tetraphylla* L. JOHNSON, deren von der Samenschale befreite Samen (Queenslandnuss, Australische Haselnuss; *engl.* Macadamia nuts) als Obst verzehrt werden. Zu den **Platanaceae** gehören die *Platanus*-Arten (Platanen): *Platanus x hybrida* BROT., eine abgasfeste Hybride aus der mediterranen *Platanus orientalis* L. und der nordamerikanischen *Platanus occidentalis* L., wird in Mitteleuropa häufig als Straßenbaum gepflanzt.

Die restlichen Eudikotyledoneae bilden eine weitere informelle Gruppe, die ebenfalls monophyletisch ist und als **Kern-Eudikotyledoneae** (*engl.* core eudicots) bezeichnet wird. Sie ist – mit Ausnahme der Gunnerales – durch 5-zählige oder 4-zählige Blüten mit doppeltem Perianth gekennzeichnet. Auch an der Basis dieses Stammbaumastes finden sich einige Ordnungen, deren genaue Verwandtschaftsbeziehungen noch nicht geklärt sind. Dies sind die Gunnerales, Berberopsidales, **Santalales** und **Saxifragales**.

Die **Santalales** gliedert man in fünf Familien, die **Santalaceae** (einschließlich Viscaceae), Loranthaceae, Misodendraceae, Opiliaceae und Olacaceae. Zu den **Santalaceae** gehört die Mistel (*Viscum album* L.), ein auf Bäumen lebender Halbschmarotzer. Visci herba/Mistelkraut [DAB 2006] besteht aus den getrockneten, jüngeren Zweigen mit Blättern, Blüten und vereinzelten Früchten. In Fertigarzneimitteln werden meist Zubereitungen aus dem frischen Kraut – wässrige Extrakte oder Preßsäfte – verwendet.

Die **Saxifragales** sind auf der Basis von DNA-Sequenzanalysen vollkommen neu definiert worden. Nach Ausgliederung vieler Familien und Unterfamilien umfassen sie nun außer den Saxifragaceae s.str., **Grossulariaceae**, Crassulaceae und vier weiteren Familien aus den traditionellen Saxifragales, auch die Paeoniaceae und die **Hamamelidaceae** sowie fünf kleinere Familien, die man früher zu anderen Verwandtschaftskreisen gestellt hat. Zu den **Grossulariaceae** gehören einige Arten, deren Früchte (Beeren) als Obst genossen werden: *Ribes uva-crispa* L. ssp. *sativum* (Stachelbeere), *Ribes rubrum* L. (Rote und Weiße Johannisbeere), *Ribes nigrum* L. (Schwarze Johannisbeere). Zu den **Hamamelidaceae** gehört *Hamamelis virginiana* L., aus deren gerbstoffhaltigen getrockneten Blättern die Droge Hamamelidis folium/Hamamelisblätter [PhEur 5.0] besteht.

Ordnung: Ranunculales

Die meisten Ranunculales sind krautige Pflanzen mit gezähnten, eingeschnittenen oder gelappten Blättern. Die Blüten enthalten oft viele Staubblätter und mehrere Karpelle. Benzyltetrahydroisochinolin-Alkaloide und davon abgeleitete Alkaloidtypen, die sich von der Aminosäure Tyrosin ableiten, sind in der Ordnung weit verbreitet.

Die Monophylie der Ranunculales ist durch DNA-Sequenzanalysen gut gesichert. Die Ordnung umfasst die **Ranunculaceae**, Berberidaceae, **Menispermaceae** und **Papaveraceae** sowie drei weitere Familien. Aus dem frischen oder getrockneten, berindeten Stamm von *Chondrodendron tomentosum* RUIZ et PAVON (**Menispermaceae**) gewinnen Indianer des Amazonasgebiets einen zähflüssigen Extrakt, den sie als Pfeilgift zur Jagd verwenden. Aus diesem Extrakt, der als Tubocurare oder Menispermaceen-Curare bezeichnet wird, gewinnt man Tubocurarini chloridum/Tubocurarinchlorid [PhEur 5.0]. Tubocurarin ist ein Bisbenzyltetrahydroisochinolin-Alkaloid.

Familie: Ranunculaceae

Blütenformeln:

$$* \text{ oder } \downarrow P \infty \rightarrow 4 \, A \, \infty \, G \, \underline{\infty} \rightarrow \underline{1}$$

Allgemeines: Die Familie hat ihren Verbreitungsschwerpunkt in den nördlichen temperierten und kühleren Gebieten. Sie umfasst 47 Gattungen mit insgesamt etwa 2000 Arten.

Morphologie: Die meisten Ranunculaceae sind **krautig**, aber auch Lianen (*Clematis*) und kleine Sträucher (*Xanthorhiza*) kommen vor. Die in der Regel **wechselständigen Blätter** sind einfach oder zusammengesetzt. Die **Blüten** sind **radiär oder zygomorph**. Die Blütenhülle besteht meist aus **vier bis vielen, freien Perigonblättern**

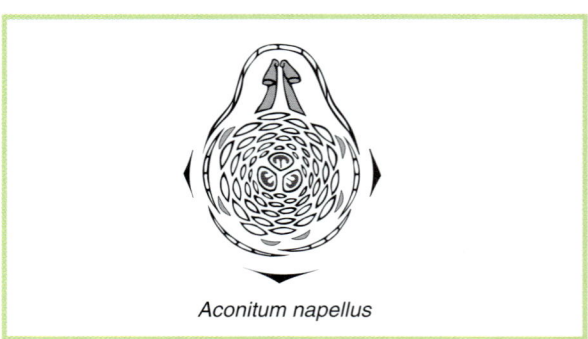

Aconitum napellus

Abb. 12.28 Blütendiagramm von *Aconitum napellus*

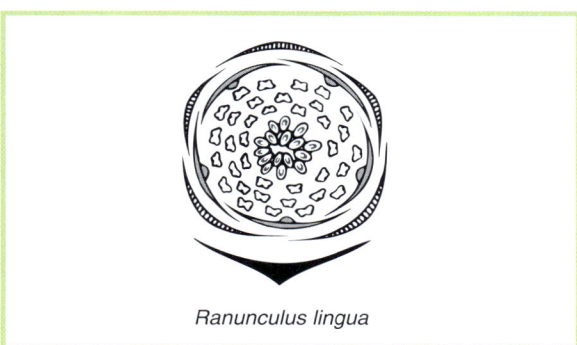

Abb. 12.29 Blütendiagramm von *Ranunculus lingua*

(Tepalen), die **schraubig** angeordnet sind. Zwischen den Tepalen und den ebenfalls schraubig angeordneten **vielen freien Staubblättern** stehen oft **Nektar bildende Staminodien**, die als **Honigblätter** oder – vor allem dann, wenn sie groß und auffällig gefärbt sind – als **nektarfertile Kronblätter** bezeichnet werden. Die Ausgestaltung der Honigblätter variiert von unscheinbaren Formen mit kopfigem Nektarium (*Pulsatilla*) über schüssel- und röhrenartige Formen (*Helleborus*) bis

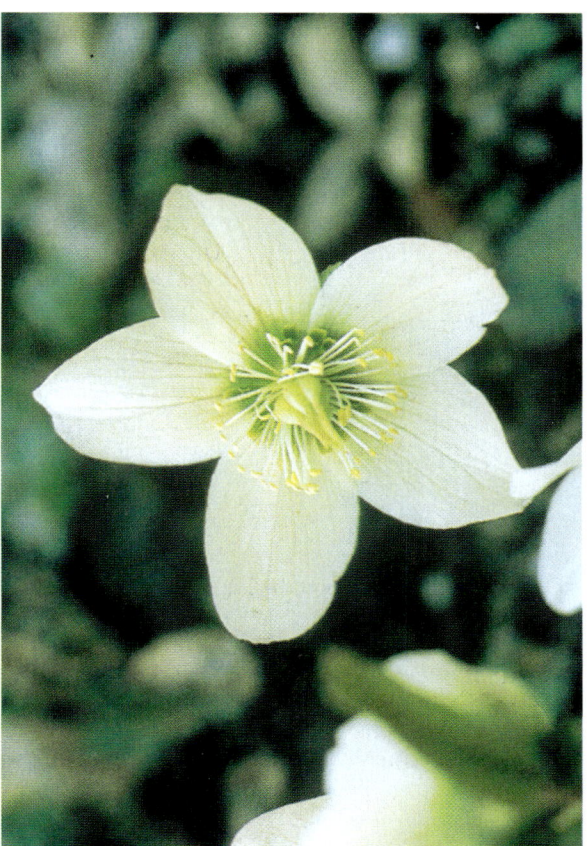

Abb. 12.31 *Helleborus niger*. Blüte

zu auffälligen, gespornten (*Aquilegia*) oder kronblattartigen flachen Formen (*Ranunculus*). Bei *Adonis* bilden die auffällig gefärbten flächigen „Honigblätter" keinen Nektar mehr; sie sind zu echten nektarsterilen Kronblättern geworden. Das **Gynoeceum** ist **chorikarp**. Es besteht in der Regel aus **fünf bis vielen freien Fruchtknoten**; gelegentlich ist es auf weniger als fünf Fruchtknoten reduziert. Aus den mehrkarpelligen Blüten entwickeln sich meist Sammelfrüchte aus vielsamigen **Balgfrüchtchen** oder einsamigen **Nüsschen**. Selten werden auch Sammelfrüchte aus Beerenfrüchtchen (*Hydrastis*) oder Beerenfrüchte (*Actaea*) gebildet.

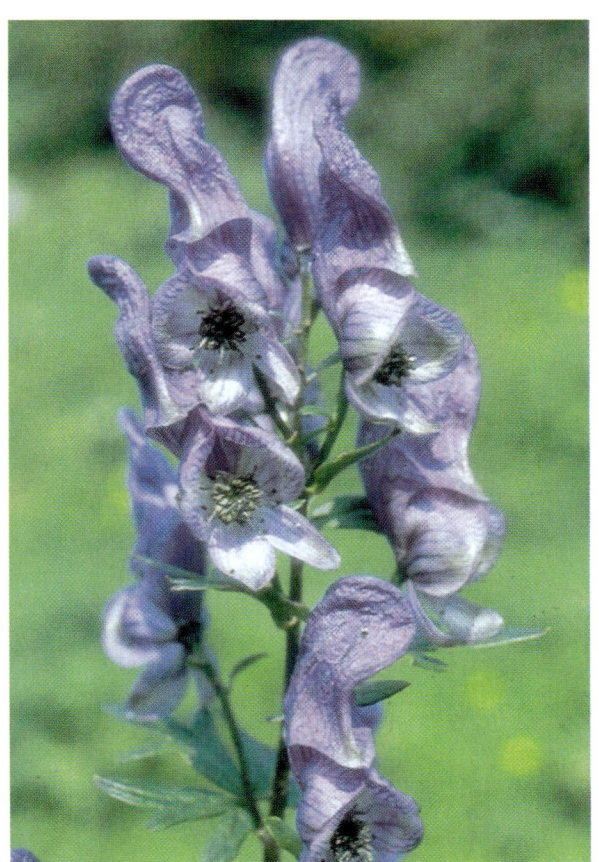

Abb. 12.30 *Aconitum napellus*. Blütenstand

Abb. 12.32 Enzymatisch katalysierte Umwandlung von Ranunculin in Protoanemonin

12 Samenpflanzen

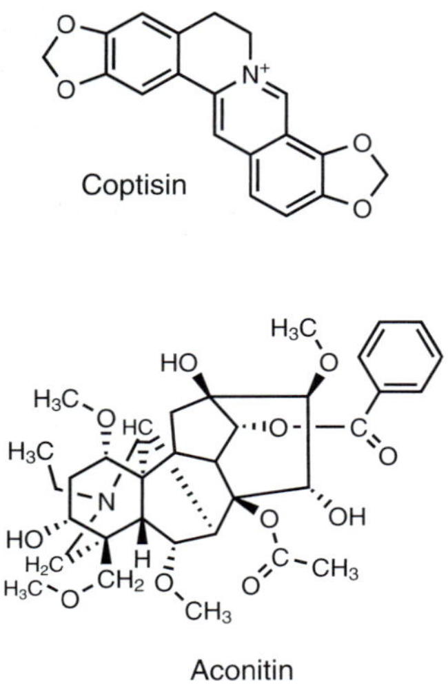

Coptisin

Aconitin

Abb. 12.33 Alkaloide aus Ranunculaceae

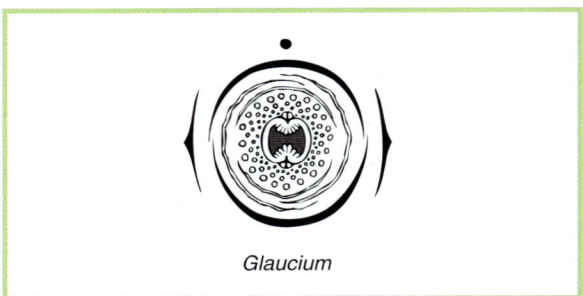

Glaucium

Abb. 12.35 Blütendiagramm von *Glaucium*-Arten

Inhaltsstoffe: In der Familie werden unterschiedliche Sekundärstoffgruppen akkumuliert, die jeweils nur in bestimmten Sippen vorkommen: Von **Tyrosin** abgeleitete **Protoberberin-Alkaloide,** z. B. Berberin oder Coptisin, kommen z. B. in *Hydrastis-* und *Coptis-*Arten sowie in *Thalictrum-* und *Aquilegia-*Arten, die außerdem cyanogene Glykoside akkumulieren, vor. **Glykoside,** z. B. Ranunculin, die bei Verletzung der Pflanze enzymatisch in das stark haut- und schleimhautreizende **Protoanemonin** umgewandelt werden, sind vor allem in den Gattungen *Ranunculus* und *Anemone* verbreitet. Die Akkumulation von **Diterpen-Alkaloiden,** z. B. Aco-

nitin, ist auf die Gattungen *Aconitum, Delphinium* und *Consolida* beschränkt. **Herzwirksame Glykoside** kommen bei *Adonis-*Arten (**Cardenolide,** z. B. Adonitoxin) und bei *Helleborus-*Arten (**Bufadienolide,** z. B. Hellebrin) vor.

Arzneipflanzen, Giftpflanzen, Zierpflanzen: *Adonis vernalis* L.: Adonidis herba/Adoniskraut [DAB 2006] (zur Blütezeit gesammelte, getrocknete oberirdische Teile); *Hydrastis canadensis* L.: Hydrastidis rhizoma/Kanadische Gelbwurz [PhEur 5.0] (getrocknetes Rhizom mit Wurzeln); *Aconitum napellus* L.: Blauer Eisenhut (Giftpflanze); *Consolida regalis* S. F. GRAY: Acker-Rittersporn; *Helleborus niger* L.: Christrose.

| Familie: Papaveraceae

Blütenformeln:

* K2 C2+2 A∞ G(2̲) → (∞)
* K3 C3+3 A∞ G (3̲) → (∞)

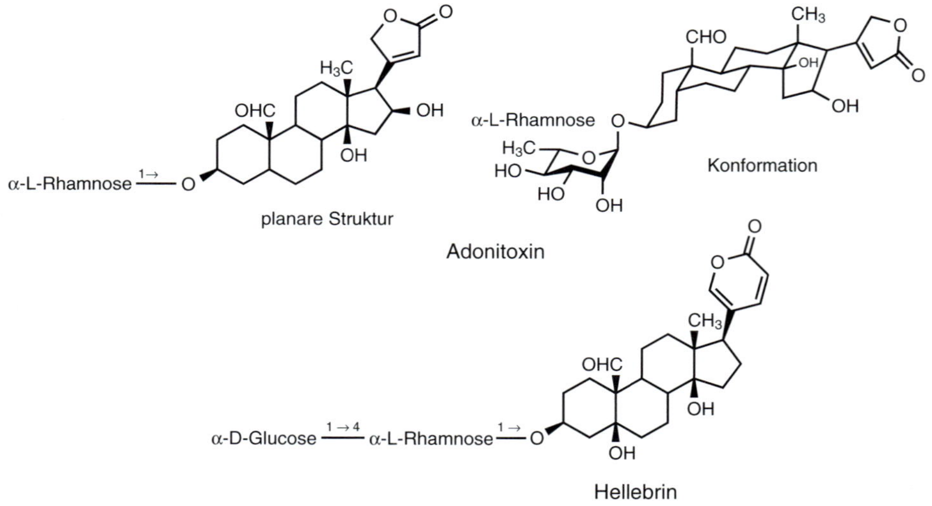

planare Struktur

Adonitoxin

α-L-Rhamnose

Konformation

α-D-Glucose $\xrightarrow{1 \to 4}$ α-L-Rhamnose $\xrightarrow{1 \to}$ O

Hellebrin

Abb. 12.34 Herzwirksame Glykoside aus Ranunculaceae

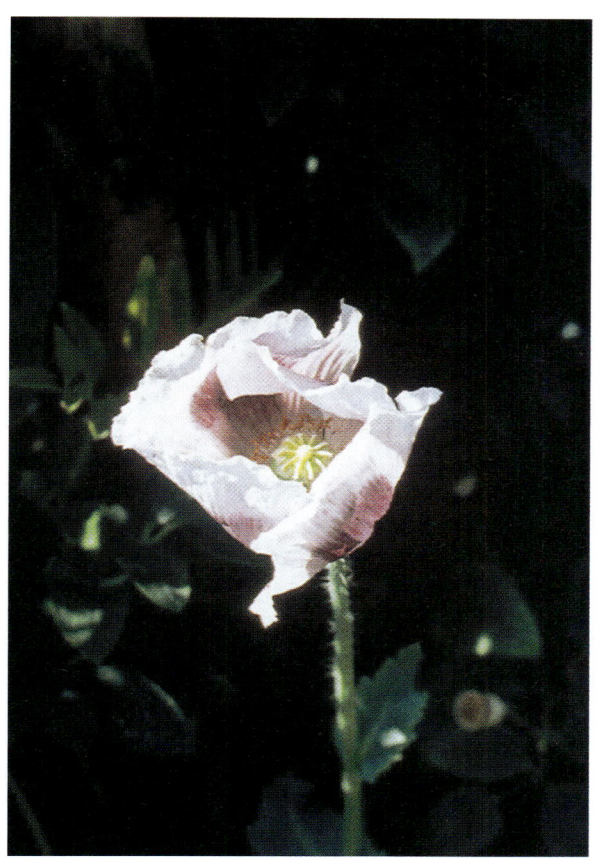

Abb. 12.36 *Papaver somniferum*. Blüte

Allgemeines: Die Papaveraceae haben ihren Verbreitungsschwerpunkt in den nördlichen temperierten Gebieten. Die Familie umfasst 40 Gattungen mit insgesamt etwa 770 Arten.

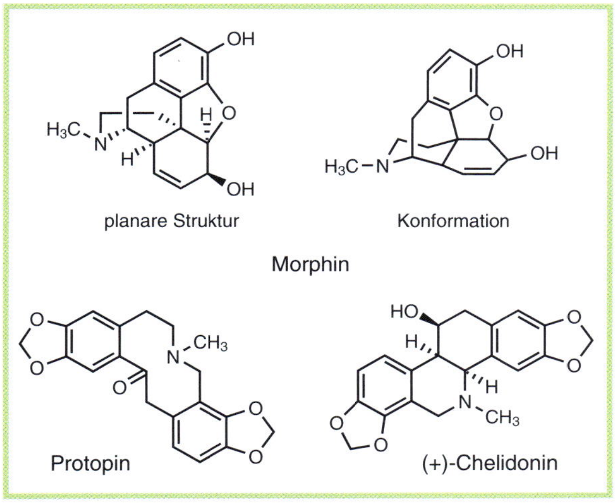

Morphologie: Die meisten Papaveraceae sind **krautig**, aber auch Halbsträucher und kleine Bäume kommen vor. Die **wechselständigen Blätter** sind meist gelappt bis eingeschnitten, nur selten ungeteilt. **Gegliederte Milchröhren** kommen in allen Pflanzenteilen vor. Die insektenbestäubten **Blüten** sind **radiär**. Die Blütenhülle besteht aus **einem Kreis von zwei, seltener drei, freien Kelchblättern und zwei Kreisen von je zwei, seltener je drei, freien Kronblättern.** Das Androeceum besteht aus **vielen freien Staubblättern, sechs Staubblättern** in zwei Bündeln (*Fumaria, Corydalis*) oder selten (*Hypecoum*) aus vier freien Staubblättern. Das **Gynoeceum** ist **coenokarp-parakarp;** es besteht aus zwei, seltener drei oder vielen miteinander verwachsenen Fruchtblättern. Als Früchte kommen **Kapseln** (*Papaver*) und **Schoten** (*Chelidonium*) vor.

Inhaltsstoffe: Von **Tyrosin** abgeleitete **Alkaloide** kommen in der ganzen Familie vor. Sie werden in den Milchsaftschläuchen akkumuliert. Die Struktur des Grundkörpers variiert erheblich: Wichtige Untergruppen sind **Morphinan-** (Morphin, Codein), **Protoberberin-** (Protopin, Berberin) und **Benzophenanthridin-Alkaloide** (Chelidonin).

Arzneipflanzen: *Papaver somniferum* L.: Opium crudum/Opium [PhEur 5.3] (aus eingeschnittenen unreifen Früchten gewonnener, an der Luft getrockneter Milchsaft); *Papaver rhoeas* L.: Papaveris rhoiados flos/Klatschmohnblüten [PhEur 5.0] (Blütenblätter); *Chelidonium majus* L.: Chelidonii herba/Schöllkraut [PhEur 5.0] (getrocknete, während der Blütezeit gesammelte oberirdische Teile). *Fumaria officinalis* L.: Fumariae herba/Erdrauchkraut [DAB 2006] (getrocknete, während der Blütezeit gesammelte, oberirdische Teile).

12.2.3 Unterklasse: Caryophyllidae

Die Monophylie der Caryophyllidae wird durch DNA-Sequenzanalysen gut gestützt. Ein typisches, wenn auch nicht bei allen Caryophyllidae vorkommendes morphologisches Merkmal ist ein **einfächeriger Fruchtknoten** und eine frei-zentrale oder basale Stellung der Samenanlagen (**frei-zentrale** oder **basale Placentation**).

Die Unterklasse umfasst zwei Ordnungen, die **Caryophyllales** und die **Polygonales**.

planare Struktur   Konformation

Morphin

Protopin   (+)-Chelidonin

Abb. 12.37 **Alkaloide aus Papaveraceae**

12 Samenpflanzen

Ordnung: Caryophyllales

Die Caryophyllales sind durch DNA-Sequenzanalysen und einige morphologische Merkmale charakterisiert. Die Verwandtschaftbeziehungen zwischen den Familien und deren Umgrenzung sind dagegen in vielen Fällen noch unklar. Die Ordnung umfasst außer den klassischen Caryophyllales, zu denen z. B. die **Caryophyllaceae, Amaranthaceae** (einschließlich **Chenopodiaceae**) und Cactaceae gehören, auch die Familien **Simmondsiaceae** und Astropeiaceae.

Zu den **Amaranthaceae** gehört *Beta vulgaris* L. ssp. *vulgaris* var. *altissima* DÖLL. Aus der Rübe dieser Kulturvarietät wird Saccharum/Saccharose [PhEur 5.0] gewonnen. Andere Kulturformen von *Beta vulgaris* ssp. *vulgaris* liefern Mangold (Blätter von var. *cicla*) und Rote Bete (Rübe von var. *vulgaris*), die als Gemüse verwendet werden, sowie die Futterrübe (Rübe von var. *rapacea* KOCH). Der als Gemüse verwendete Spinat besteht aus den Blättern von *Spinacea oleracea* L., die ebenfalls zu den Amaranthaceae gehört.

Zu den **Simmondsiaceae** gehört *Simmondsia chinensis* (LINK) SCHNEID., aus deren Samen ein flüssiges Wachs, das Jojoba-„Öl" gewonnen wird. Jojoba-Öl wird in der Kosmetik und in der pharmazeutischen Technologie, z. B. als Bestandteil von Sonnenschutz-Präparaten, eingesetzt.

Familie: Caryophyllaceae

Blütenformeln:

* K5 C5 A5+5 G(5)/(3)/(2) [Alsinoideae, Paronychoideae]
* K(5) C5 A5+5 G(5)/(3)/(2) [Caryophylloideae]

Allgemeines: Die Familie ist kosmopolitisch verbreitet mit Schwerpunkt in den temperierten und warmen Gebieten der Nordhemisphäre. Sie umfasst 89 Gattungen mit insgesamt etwa 2070 Arten und wird in die drei Unterfamilien Caryophylloideae (= Silenoideae), Alsinoideae und Paronychoideae eingeteilt.

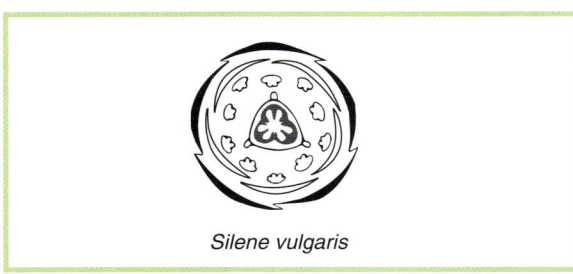

Silene vulgaris

Abb. 12.38 Blütendiagramm von *Silene vulgaris*

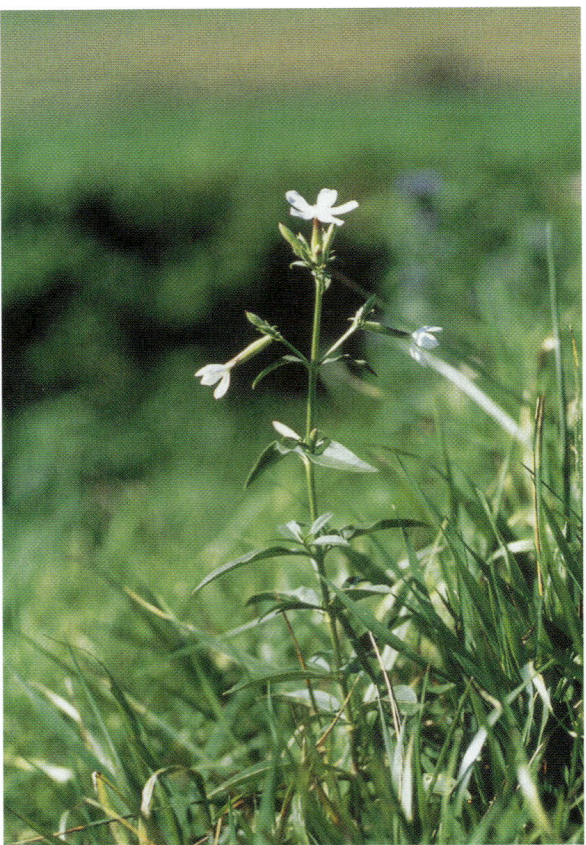

Abb. 12.39 *Saponaria officinalis*

Morphologie: Die Caryophyllaceae sind in der Regel **krautig**, nur selten strauchig oder baumförmig. Die meist **gegenständigen Blätter** sind **einfach und ganzrandig**. Die Blütenstände sind in der Regel geschlossene **Thyrsen**; die in den Achseln von Laubblättern oder Hochblättern stehenden **Teilblütenstände** sind **dichasial**, in höheren Verzweigungsordnungen auch **monochasial**, aufgebaut. Die **Blüten** sind **radiär**. Die Blütenhülle besteht aus einem Kreis von **fünf Kelchblättern**, die **frei oder** – bei Arten der Unterfamilie Silenoideae – **miteinander verwachsen** sind, und einem Kreis von **fünf freien Kronblättern**; die Kronblätter können aber auch völlig fehlen (z. B. bei *Herniaria* und anderen Paronychoideae). Das Androeceum besteht meist aus **zwei Kreisen von je fünf Staubblättern**, aber auch hier können Glieder eines Kreises (z. B. bei *Herniaria*) oder beider Kreise (z. B. bei *Stellaria media*) ausfallen. Das aus fünf, drei oder zwei miteinander verwachsenen Fruchtblättern bestehende **Ovar** ist **oberständig, coenokarp** und häufig unvollkommen oder gar nicht gefächert; die Samenanlagen stehen dann an einer **zentralen Placentarsäule**. Als Früchte kommen **Kapseln** (z. B. *Saponaria, Dianthus*) und **Nussfrüchte** (z. B. *Herniaria*) vor.

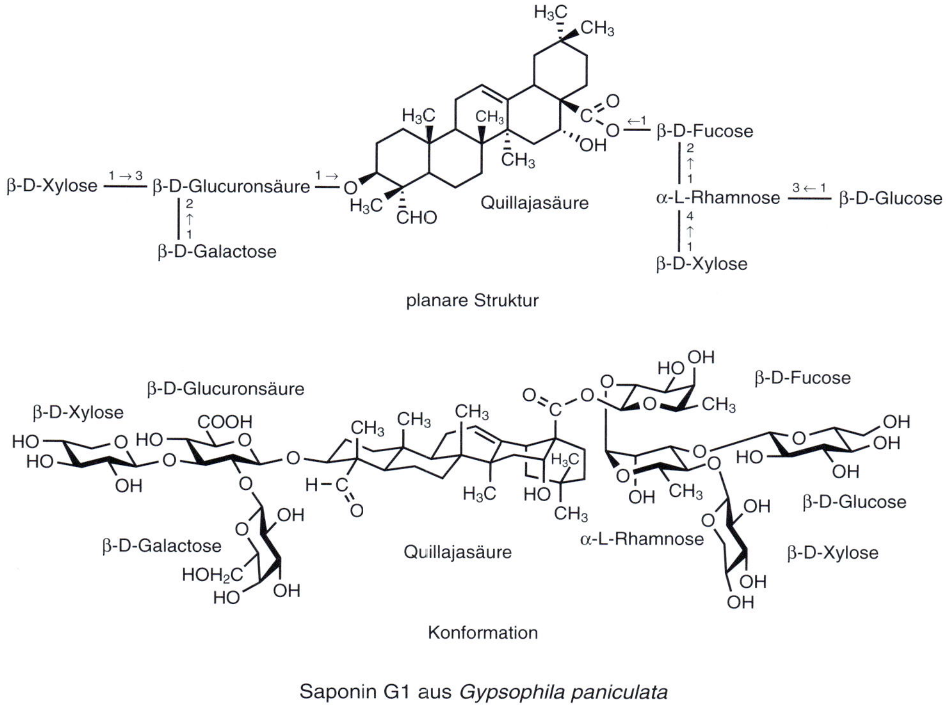

Abb. 12.40 Saponin G1 aus *Gypsophila paniculata*

Inhaltsstoffe: Triterpensaponine, z. B. Saponin G1 aus *Gypsophila paniculata*, werden besonders von den Silenoideae, zu denen z. B. die Gattungen *Gypsophila* und *Saponaria* gehören, aber auch von vielen anderen Caryophyllaceae akkumuliert.

Arzneipflanzen: *Saponaria officinalis* L.: Saponariae rubrae radix/Rote Seifenwurzel.

Ordnung: Polygonales

Diese Ordnung wird aufgrund von DNA-Sequenzvergleichen wesentlich weiter gefasst als in den vorwiegend auf morphologischen Merkmalen basierenden Systemen. Sie ist auch durch chemische (Akkumulation von Plumbagin und ähnlichen Naphthochinonen sowie stärkehaltiges Endosperm) und morphologische (Drüsenhaare, die in der Regel Xylem enthalten) Merkmale gut charakterisiert und umfasst nun 10 Familien. Außer den **Polygonaceae** und Plumbaginaceae gehören die Tamaricaceae und Frankeniaceae sowie die Ancistocladaceae und die carnivoren (tierfangenden) **Droseraceae**, Nepenthaceae, Drosophyllaceae und Dioncophyllaceae in diesen Verwandtschaftskreis.

Zu den **Droseraceae** gehören die einheimische, unter strengem Naturschutz stehende *Drosera rotundifolia* L. und andere *Drosera*-Arten. *Drosera*-Arten, zurzeit vor allem *Drosera madagascariensis* DC., liefern Droserae herba/Sonnentaukraut.

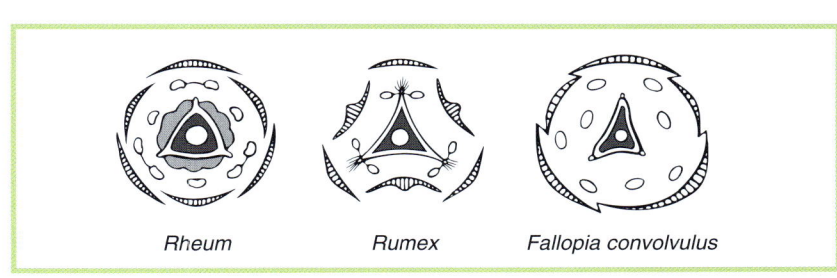

Abb. 12.41 Blütendiagramme von Polygonaceae

Rheum   *Rumex*   *Fallopia convolvulus*

| Familie: Polygonaceae

Blütenformeln:

* P3+3 A6+0 G(3) [*Rumex*]
* P3+3 A6+3 G(3) [*Rheum*]
* P2+2 A4+2 G(2) [*Oxyria*]
* P5/(5) A6+2 → 4+1 G(3)/(2) [*Polygonum, Persicaria, Fallopia*]

Allgemeines: Die Familie ist kosmopolitisch verbreitet mit Schwerpunkten in den temperierten Gebieten. Sie umfasst 43 Gattungen mit insgesamt etwa 1100 Arten.

Morphologie: Kräuter, Lianen, Sträucher oder Bäume. Die in der Regel **wechselständigen Blätter** sind einfach und meist ganzrandig. Die **Nebenblätter** sind meist zu einer den Stängel umfassenden Scheide, der **Ochrea**, verwachsen. Die meist zwittrigen, seltener eingeschlechtigen, wind-, insekten- oder selbstbestäubten **Blüten** sind **radiär.** Die in der Regel **unscheinbare Blütenhülle** besteht aus grünen oder petaloiden, freien oder an der Basis verwachsenen, z. T. oder vollständig **schraubig angeordneten Tepalen,** die in **zwei dreizähligen Gruppen** (P 3+3), **zwei zweizähligen Gruppen** (P 2+2) oder **einer** – durch Verwachsung zweier Tepalen – **fünfzähligen Gruppe** (P 5) angeordnet sind. Das im Grundaufbau dreizählige, seltener zweizählige Androeceum besteht aus **zwei Staubblattgruppen,** die ebenfalls **schraubig** angeordnet sind. Durch Verdoppelung (dédoublement) von Staubblättern der äußeren Staubblattgruppe oder Ausfall von Staubblättern der äußeren oder inneren Staubblattgruppe haben sich **unterschiedliche Staubblattzahlen** (5-9 pro Blüte) entwickelt. Die Staubblätter sind häufig ungleich lang und z. T. an der Basis miteinander verwachsen. Das **dreizählige, seltener zweizählige Gynoeceum** ist **oberständig** und **coenokarp-parakarp.** Die **Nussfrüchte** werden häufig von persistierenden Tepalen, die an der Fruchtverbreitung beteiligt sind, eingeschlossen.

Inhaltsstoffe: Kondensierte Gerbstoffe (Proanthocyanidine) und **hydrolysierbare Gerbstoffe** (Gallotannine) sind in der Familie weit verbreitet. Auch die Akkumulation von Oxalat, häufig in Form großer **Calciumoxalat-Drusen** oder **Calciumoxalat-Einzelkristalle,** aber auch in löslicher Form, ist charakteristisch für die Familie. Die laxierend wirkenden und daher als Drogeninhaltsstoffe bedeutsamen **Anthranoide,** z. B. das Anthrachinonglykosid Rhein-8-glucosid, kommen in einem Teil der Familie (*Rheum, Rumex*) häufig vor, werden aber von anderen Sippen der Familie nicht akkumuliert.

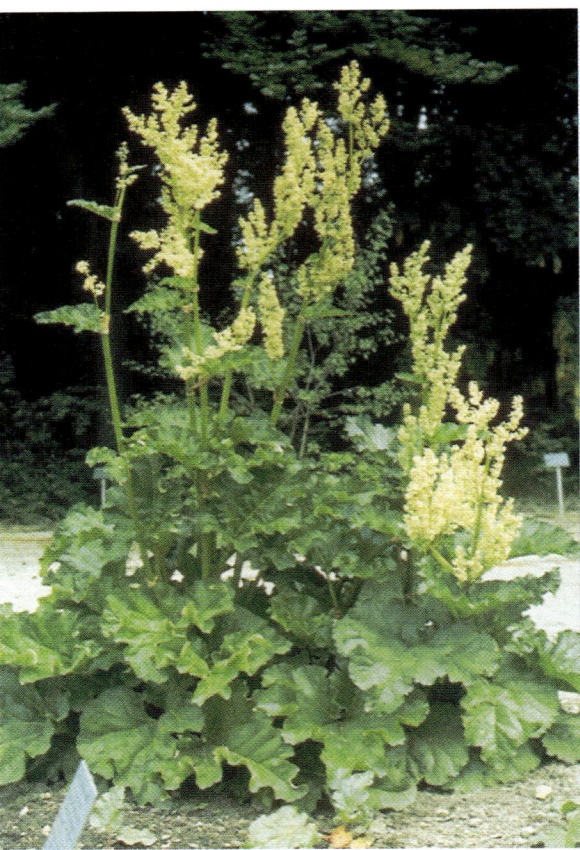

Abb. 12.42 *Rheum officinale*

Arzneipflanzen, Nutzpflanzen: *Rheum officinale* BAILL., *Rheum palmatum* L. oder Bastarde dieser Arten: Rhei radix/Rhabarberwurzel [PhEur 5.0] (getrocknete unterirdische Teile). *Polygonum aviculare* L. s. l., ein Aggregat von vielen Kleinarten: Polygoni aviculari herba/Vogelknöterichkraut [PhEur 5.0] (getrocknete blühende oberirdische Teile). *Fagopyrum esculentum* MOENCH: Fagopyri herba/Buchweizenkraut [PhEur 5.4] (während der frühen Blütezeit vor der Fruchtbildung geerntete, sofort getrocknete oberirdischen Teile)

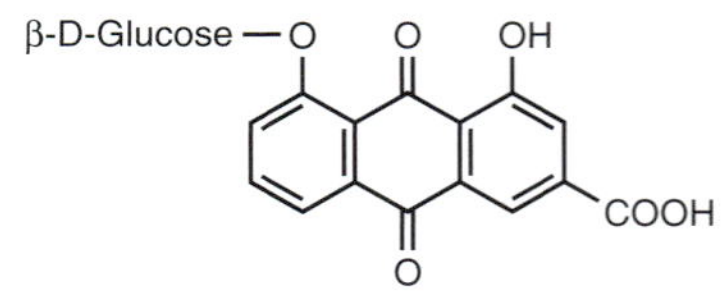

β-D-Glucose — O   O   OH

COOH

O

Rhein-8-O-β-D-Glucosid

Abb. 12.43 Rhein-8-glucosid, ein Anthranoid aus *Rheum*- und *Rumex*-Arten

12.2.4 Unterklasse: Rosidae

Die Rosidae sind eine auf den ersten Blick recht heterogene Gruppe, deren Umgrenzung und Gliederung sich in den letzten Jahren aufgrund umfangreicher DNA-Sequenzanalysen erheblich verändert hat. Sie umfasst nun auch viele Familien aus den im Wesentlichen durch morphologische Merkmale charakterisierten und inzwischen aufgelösten Unterklassen Dilleniidae und Hamamelididae. Zu den Rosidae gehört dadurch der größte Teil der **freikronblättrigen Eudikotyledoneae**.

Vier Ordnungen (**Vitales**, Crossosomatales, Geraniales und **Myrtales**) sowie fünf Familien, deren genaue Stellung noch unklar ist, bilden die basalen Verzweigungen dieses Stammbaumastes. Darauf folgen die artenreichen Überordnungen **Fabanae** und **Malvanae** (Abb. 12.6).

Die **Vitales** umfassen nur eine Familie, die **Vitaceae**. Dazu gehört *Vitis vinifera* L., die Weinrebe, eine der ältesten Kulturpflanzen. Aus der Kulturform (ssp. *vinifera*) haben sich zahlreiche Sorten entwickelt, deren Früchte (Weintrauben) als Obst und zur Weinbereitung verwendet werden.

Die **Myrtales** umfassen 13 Familien, darunter die **Myrtaceae**, **Lythraceae** und **Onagraceae**. Zu den **Myrtaceae** gehören die Gattungen *Syzygium*, *Eucalyptus* und *Melaleuca*. Aus den Blütenknospen von *Syzygium aromaticum* (L.) MERRIL. et L.M. PERRY, die so lange getrocknet wurden, bis sie rötlich braun geworden sind (Caryophylli flos/Gewürznelken [PhEur 5.0]), wird durch Wasserdampfdestillation Caryophylli floris aetheroleum/Nelkenöl [PhEur 5.0] gewonnen. *Eucalyptus globulus* LABILL. ist die Stammpflanze von Eucalypti folium/Eucalyptusblätter [PhEur 5.0] (getrocknete Laubblätter älterer Zweige). Aus den frischen Blättern und frischen Zweigspitzen von *Eucalyptus globulus* LABILL. und anderen Eucalyptusarten (z.B. *Eucalyptus polybracteata* T. BAKER und *Eucalyptus smithii* R.T. BAKER), die cineolreiche ätherische Öle enthalten, gewinnt man durch Wasserdampfdestillation und anschließende Rektifikation Eucalypti aetheroleum/ Eucalyptusöl [PhEur 5.2]. Aus den Blättern und Zweigspitzen von *Melaleuca alternifolia* (MAIDEN et BETCH.) CHEEL, *Melaleuca linariifolia* SMITH, *Melaleuca dissitifolia* F. MUELLER und/oder anderen *Melaleuca*-Arten wird durch Wasserdampfdestillation Melaleucae aetheroleum/Teebaumöl [PhEur 5.0] gewonnen. Zu den **Lythraceae** gehört *Lythrum salicaria* L., der in Europa, Asien und Nordafrika heimische Blutweiderich. Aus den gerbstoffhaltigen, getrockneten, blühenden Zweigspitzen besteht die Droge Lythri herba/Blutweiderichkraut [PhEur 5.0]. Zu den **Onagraceae** gehören Oeno-

thera biennis L. und *Oenothera lamarckiana* L. (Synonyme: *Oenothera erythrosepala* BORBÁS, *Oenothera glazioviana* MICHELI ex MARTIUS). Aus deren Samen wird durch Extraktion oder Pressung und anschließende Reinigung Oenotherae oleum raffinatum/Raffiniertes Nachtkerzenöl [PhEur 5.1], ein fettes Öl mit relativ hohem Gehalt (7-14 %) an γ-Linolensäure, gewonnen.

Überordnung: Fabanae

Die Monophylie der Fabanae und der dazu gehörigen Ordnungen und Familien ist durch DNA-Sequenzanalysen gut belegt. Die Überordnung umfasst eine Familie (Huaceae), deren genaue Stellung noch unklar ist, sowie die Ordnungen **Zygophyllales**, Celastrales, **Oxalidales**, **Malpighiales**, **Fabales**, **Cucurbitales**, **Rosales** und **Fagales**.

Zu den **Zygophyllales** rechnet man zwei Familien, die Zygophyllaceae und die **Krameriaceae**. Die **Krameriaceae** umfassen nur die artenarme amerikanische Gattung *Krameria*. Aus den getrockneten unterirdischen Teilen (Rhizome und Wurzeln) von *Krameria lappacea* (DOMBEY) BURDET et SIMPSON (Syn.: *Krameria triandra* RUIZ et PAVON) besteht die gerbstoffhaltige Droge Ratanhiae radix/Ratanhiawurzel [PhEur 5.0].

Zu den **Oxalidaceae** (Ordnung **Oxalidales**) gehört der in Europa heimische Sauerklee (*Oxalis acetosella* L.) und die tropische *Averrhoa carambola* L., deren Früchte (Karambole, Sternfrucht) als Obst verzehrt werden.

Die **Malpighiales** umfassen 35 Familien, deren nahe Verwandtschaft erst durch DNA-Sequenzanalysen erkannt wurde und die man vorher auf neun verschiedene Ordnungen aus zwei verschiedenen Unterklassen verteilt hatte. Dazu gehören z.B. die **Violaceae**, **Passifloraceae**, **Salicaceae**, **Linaceae**, **Erythroxylaceae**, **Euphorbiaceae** und **Clusiaceae**. Zu vielen dieser Familien gehören Arznei- oder Nutzpflanzen: Die Salicylsäure und deren Derivate enthaltenden Arten *Viola tricolor* L. (Wildstiefmütterchen) und *Viola arvensis* MURRAY (Ackerstiefmütterchen) aus der Familie **Violaceae** sind die Stammpflanzen von Violae herba cum flore/ Wildes Stiefmütterchen mit Blüten [PhEur 5.0] (getrocknete, blühende, oberirdische Teile). Salix-Arten (**Salicaceae**) mit hohem Gehalt an Salicin und anderen Salicylalkoholderivaten, z.B. *Salix purpurea* L., *Salix daphnoides* VILL. oder *Salix fragilis* L., liefern Salicis cortex/Weidenrinde [PhEur 5.0] (getrocknete Rinde junger Zweige oder getrocknete Stücke junger Zweige des laufenden Jahres). Aus den getrockneten, oberirdischen Teilen der in Nord-, Mittel- und Südamerika heimischen Passionsblume, *Passiflora incarnata* L. (**Passifloraceae**), besteht die Droge Passiflorae herba/Passionsblumenkraut [PhEur 5.0]; *Passiflora edulis* SIMS, eine in Brasilien heimische Liane, liefert Maracujá, einen orangefarbenen wohlschmeckenden Saft aus dem fleischigen Arillus der Samen, der zum Aromatisieren von Getränken und anderen Lebensmitteln verwendet wird. *Linum usitatissimum* L. (**Linaceae**) ist die Stammpflanze von Lini semen/Leinsamen [PhEur 5.1] (getrocknete reife Samen), Oleum Lini virginale/Natives Leinöl [PhEur 5.0] (aus reifen Samen durch Kaltpressung gewonnenes fettes Öl) und Fila non resorbilia sterilia: Filum lini/Sterile, nicht resorbierbare Fäden: Leinen [PhEur 5.3] (zu kontinuierlichen Fäden gesponnene Sklerenchymfasern der Sprossachse). Aus den Blättern von *Erythroxylum coca* LAM. oder *E. novogranatense* (D. MORRIS) HIERON. (**Erythroxylaceae**) wird Cocaini hydrochloridum/Cocainhydrochlorid [PhEur 5.0], ein Tropanalkaloid, gewonnen. Aus den Samen von *Ricinus communis* L. (**Euphorbiaceae**) gewinnt man durch Kaltpressung Ricini oleum virginale/Natives Ricinusöl [PhEur 5.0], ein fettes Öl; aus dem Milchsaft der ebenfalls zu den **Euphorbiaceae** gehörenden *Hevea brasiliensis* (A. JUSS.) MUELL. ARG. wird der Naturkautschuk (Pará-Kautschuk) gewonnen. Hyperici herba/Johanniskraut [PhEur 5.0] besteht aus den zur Blütezeit geernteten und getrockneten Zweigspitzen von *Hypericum perforatum* L. (**Clusiaceae**).

Die **Cucurbitales** umfassen sieben Familien, zu denen die **Cucurbitaceae** und die Begoniaceae gehören. Die Früchte (Beeren) mehrerer **Cucurbitaceae** werden als Gemüse oder Obst verwendet. *Cucurbita pepo* L. (Gartenkürbis), *Cucurbita maxima* DUCH. (Riesenkürbis) und *Cucurbita moschata* (DUCH.) DUCH. ex POIR. (Moschuskürbis) liefern Kürbisse; von *Cucurbita pepo* L. convar. *giromontiina* GREB. stammen die Zucchini, von *Cucumis sativus* L. die Gurken, von *Cucumis melo* L. die Honig- und Netzmelonen, von *Citrullus lanatus* (THUNB.) MATSUM. et NAKAI ssp. *vulgaris* die Wassermelonen. *Cucurbita pepo* L. und verschiedenen Kulturvarietäten von *C. pepo* sind auch die Stammpflanzen von Cucurbitae semen/Kürbissamen [DAB 2006] (ganze, getrocknete, reife Samen).

Die **Fagales** sind durch DNA-Sequenzanalysen und morphologische Merkmale, wie ährenförmige Blütenstände mit starrer Hauptachse oder flexibler Hauptachse (Kätzchen) sowie eingeschlechtliche Blüten mit unscheinbarem oder fehlendem Perianth und unterständigem Fruchtknoten gut charakterisiert. Sie umfassen die Familien **Fagaceae**, **Juglandaceae**, **Betulaceae**, Myricaceae und Casuarinaceae sowie drei weitere Familien. Zu den **Fagaceae** gehören die Buche (*Fagus sylvatica* L.), die Edelkastanie (*Castanea sativa* MILL.) sowie die Eichen, z. B. *Quercus robur* (Stieleiche) und *Quercus petraea* (Traubeneiche). *Quercus robur* L., *Quercus pe-*

traea (MATTUSCHKA) LIEBL. und *Quercus pubescens* WILLD. sind die Stammpflanzen von Quercus cortex/Eichenrinde [PhEur 5.0] (getrocknete Rinde frischer junger Zweige). Zu den **Juglandaceae** gehört der Walnussbaum, *Juglans regia* L. Die Walnuss besteht aus dem Steinkern der Frucht; der fleischige äußere Teil der Fruchtwand (Exokarp) wird nach der Ernte entfernt. Verzehrt wird – nach dem Entfernen des harten Endokarps – der Same. Zu den **Betulaceae** gehören die Erlen (z. B. *Alnus glutinosa*, Schwarzerle) und die Birken (z. B. *Betula pendula* ROTH, Hängebirke; *Betula pubescens* EHRH., Sumpfbirke). *Betula pendula* und *Betula pubescens* sowie Hybriden beider Arten sind die Stammpflanzen von Betulae folium/Birkenblätter [PhEur 5.0] (getrocknete Laubblätter). Zu den Betulaceae gehört auch die Hasel, *Corylus avellana* L. Die Haselnüsse sind die Früchte dieser Art; verzehrt wird –nach dem Entfernen der harten Fruchtwand – der Same.

Ordnung: Fabales

Auch die Fabales sind auf der Basis von DNA-Sequenzanalysen neu definiert worden. Sie umfassen nun außer den **Fabaceae s. l.** (einschließlich Mimosaceae und Caesalpiniaceae) auch die **Polygalaceae**, die **Quillajaceae** und die kleine tropische Familie Surianaceae.

Der Name **Polygalaceae** leitet sich von der nahezu kosmopolitischen Gattung *Polygala* ab. *Polygala senega* L. und andere *Polygala*-Arten, die ähnliche Triterpensaponine wie *Polygala senega* enthalten, sind die Stammpflanzen von Polygalae radix/Senegawurzel [PhEur 5.0] (getrocknete Wurzel und Wurzelkopf). *Quillaja saponaria* MOLINA (**Quillajaceae**), die Stammpflanze von Quillajae cortex/Seifenrinde, enthält ebenfalls Triterpensaponine.

Familie: Fabaceae (Leguminosae)

Blütenformeln:

- * K4-5 C4-5 A∞ G$\underline{1}$ [z. B. *Acacia*]
- ↓ K5 C0 A5 G$\overline{1}$ [z. B. *Ceratonia*]
- ↓ K(5) C5 A(5+5) G$\overline{1}$ [z. B. *Laburnum*]
- ↓ K(5) C5 A(5+4):1 G$\overline{1}$ [z. B. *Vicia*]

Allgemeines: Die Familie ist fast kosmopolitisch verbreitet. Sie umfasst etwa 18 000 Arten und ist damit – nach den Orchidaceae und den Asteraceae – die drittgrößte Familie der Blütenpflanzen.

Morphologie: Zu den Fabaceae gehören krautige, strauchige oder baumförmige Pflanzen sowie Kletterpflanzen mit Blattranken und Lianen. Typische morphologische Merkmale der Fabaceae sind die wechselständi-

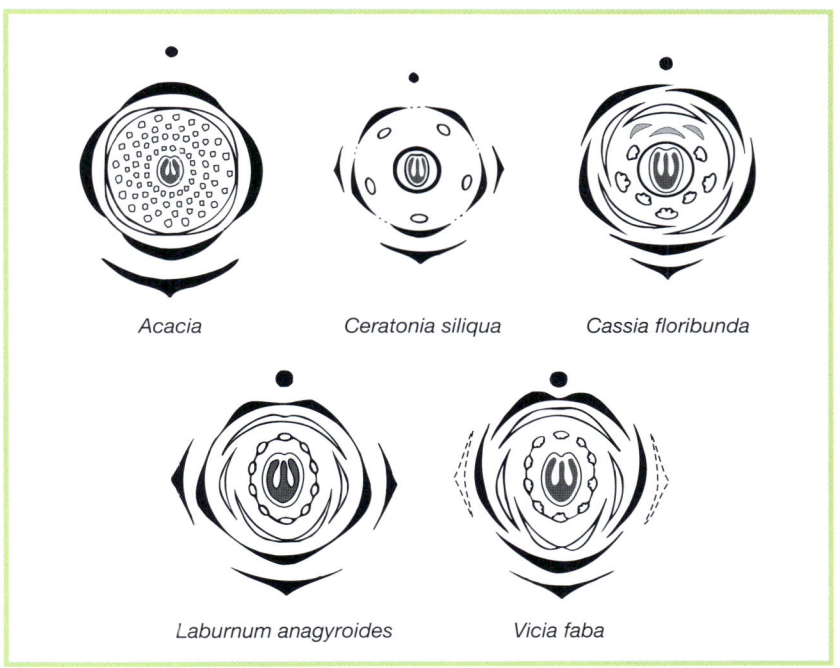

Acacia   Ceratonia siliqua   Cassia floribunda

Laburnum anagyroides   Vicia faba

Abb. 12.44 Blütendiagramme von Fabaceae

gen, meist einfach oder doppelt **gefiederten Blätter** und das aus **einem Karpell** bestehende **Gynoeceum**, das sich in der Regel zu einer vielsamigen **Hülsenfrucht**, seltener zu einer ein- oder mehrsamigen **Schließfrucht** oder einer in mehrere einsamige Teilfrüchte zerfallende **Bruchfrucht,** entwickelt. Die **Blüten** sind in der Regel zwittrig, **radiärsymmetrisch oder zygomorph** und

meist perigyn mit kurzem, in der Regel becherförmigem **Hypanthium**. Die Blütenhülle ist in Kelch und Krone gegliedert. Der Kelch besteht in der Regel aus fünf freien oder miteinander verwachsenen Sepalen. Von den üblicherweise fünf freien oder miteinander verwachsenen Kronblättern weicht häufig das **hintere Kronblatt** in Größe, Form oder Farbe deutlich von

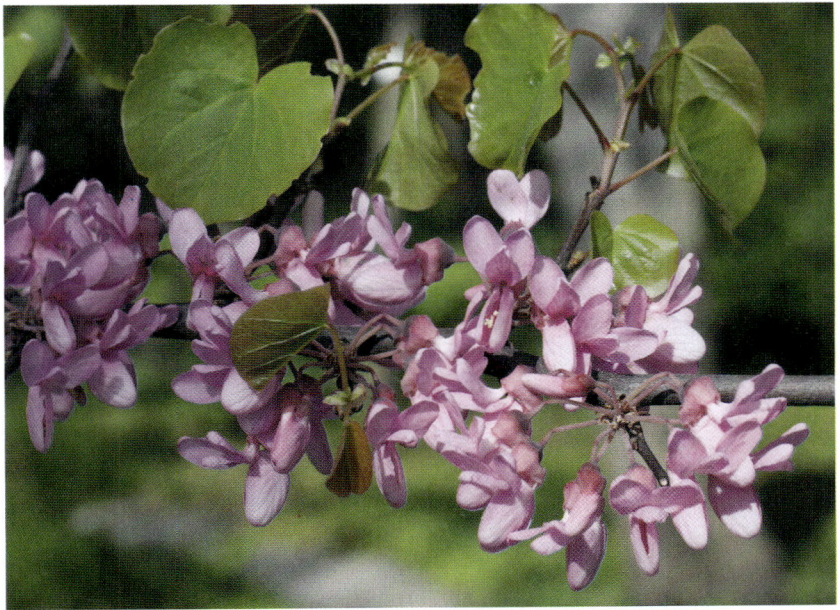

Abb. 12.45 Cercis siliquastrum: Blattloser Ast mit Blütenständen (Ramiflorie) und Seitenäste mit beblätterten jungen Trieben

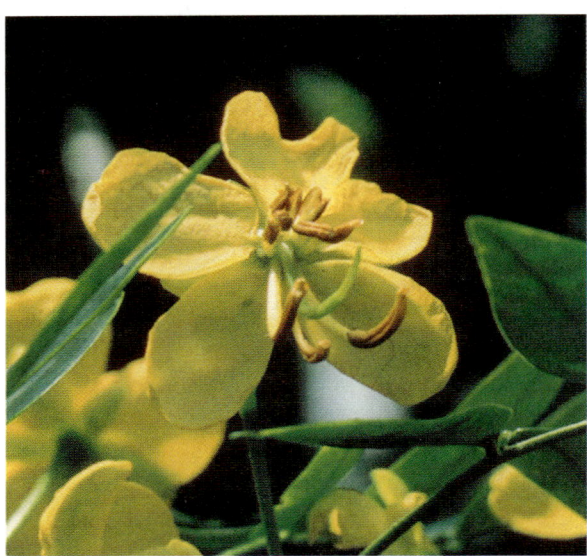

Abb. 12.46 *Cassia corymbosa.* Blüte

den übrigen ab; es wird in diesem Fall als **Fahne** bezeichnet. Bei den „**Schmetterlingsblüten**", die bei vielen Fabaceae vorkommen, sind außerdem die vorderen zwei Kronblätter miteinander verwachsen oder verklebt und bilden ein die Staubblätter umschließendes **Schiffchen**, während die seitlichen Kronblätter, die **Flügel**, abgespreizt sind. Die Zahl der **Staubblätter** variiert von **eins bis viele**; meist besteht das Androeceum aber aus **10** Staubblättern in zwei Kreisen; die **Filamente** können **frei, zu einer Staubblattgruppe** (monadelphisch) oder **zu zwei Staubblattgruppen verwachsen** (diadelphisch) sein. Die durch Verwachsung der Filamente entstehende, den Fruchtknoten umgebende Filamentröhre kann bei monadelphischen Staubblättern geschlossen oder oben offen sein. Bei diadelphischen Staubblättern sind meist neun Staubblätter zu einer oben offenen Röhre verwachsen und das mehr oder weniger freie zehnte Staubblatt bedeckt diese Öffnung. Bei einigen Sippen sind weniger als fünf Kronblätter vorhanden oder die Krone fehlt vollständig (*Ceratonia*). Auch im Androeceum findet man häufig den Ausfall einzelner Staubblätter oder eines Staubblattkreises; außerdem kommen nicht selten Staminodien vor (*Cassia*).

Die meisten Fabaceae bilden **Wurzelknollen**, in denen **Stickstoff oxidierende** *Rhizobium*-Arten leben. Durch die **Symbiose** mit diesen Bakterien können die Pflanzen Luftstickstoff als Quelle für den Aufbau von Aminosäuren und anderen stickstoffhaltigen organischen Verbindungen nutzen.

Die Gliederung der Leguminosae wird zurzeit intensiv bearbeitet. Da es sich um eine sehr artenreiche Familie mit einer großen Variationsbreite handelt, wird es noch einige Zeit dauern, bis eine einigermaßen stabile Neugliederung möglich ist. Es ist aber schon klar, dass die traditionelle Untergliederung in die Unterfamilien Caesalpinioideae, Mimosoideae und Faboideae mit einer phylogenetischen Gliederung nicht vereinbar ist: DNA-Sequenzvergleiche haben gezeigt, dass nur die Faboideae eine eigenständige monophyletische Gruppe bilden. Die Mimosoideae sind zwar ebenfalls monophyletisch, sie repräsentieren aber nur gemeinsam mit einem Teil der paraphyletischen Caesalpinioideae einen den Faboideae vergleichbaren Hauptast des Fabaceae-Stammbaums. Die übrigen Arten der Caesalpinioideae bilden drei eigenständige Gruppen an der Basis des Fabaceae-Stammbaums.

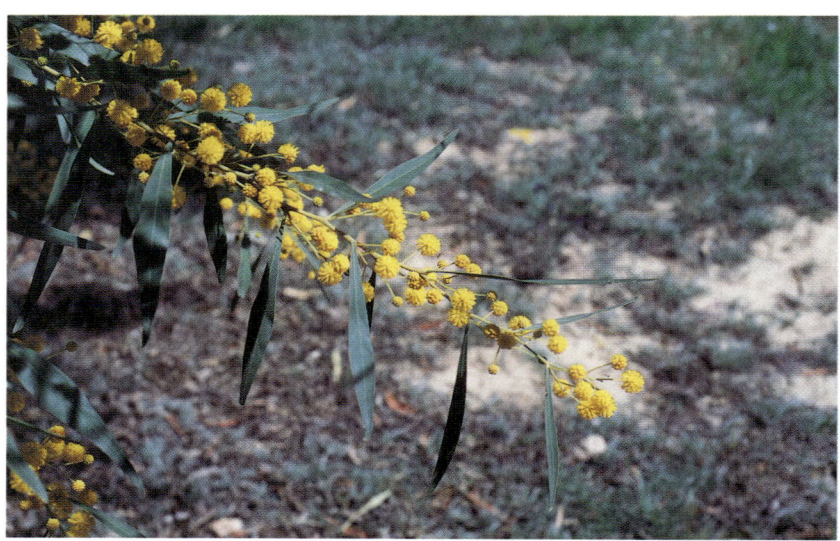

Abb. 12.47 *Acacia cyanophylla.* Zweig mit kugeligen Blütenständen und zu Phyllodien (Kap. 4) umgewandelten Blättern

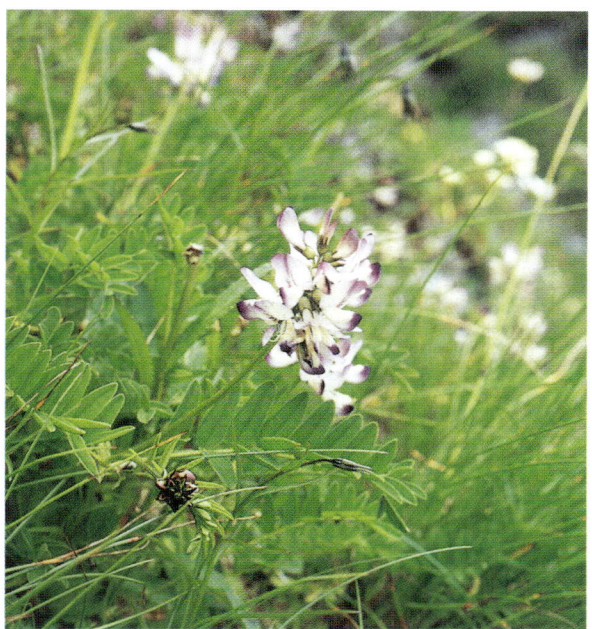

Abb. 12.48 *Astragalus alpinus*

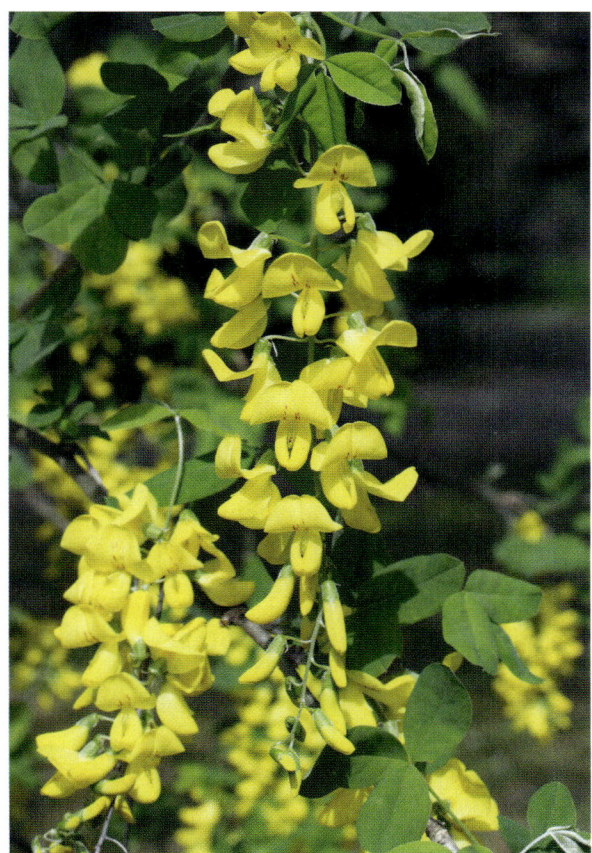

Abb. 12.49 *Laburnum anagyroides*: Blütenstand

Inhaltsstoffe: Die sekundären Wandverdickungen in den Endospermzellen vieler Fabaceae bestehen aus **Galactomannanen,** die dort als Reservestoffe gespeichert werden. Diese Schleim bildenden Polysaccharide, z. B. Guaran aus *Cyamopsis tetragonolobus*, enthalten eine Hauptkette aus Mannose-Einheiten, an die einzelne Galactosylreste als Seitenketten gebunden sind. Weitere Reservestoffe der Samen sind Eiweiß, fettes Öl und Stärke. **Eiweiß** und **Stärke** sind bei der Verwendung der Samen als Nahrungsmittel (Hülsenfrüchte) von Bedeutung. Die **fetten Öle** werden z. T. im technischen Maßstab gewonnen und als Nahrungsmittel oder pharmazeutisch verwendet. Viele Fabaceae enthalten in den Samen Glykoproteine, die spezifisch an bestimmte Mono- oder Oligosaccharidgruppen in anderen Glykoproteinen oder in Glykolipiden binden können. Diese als **Lektine** bezeichneten Verbindungen sind für Menschen und Tiere toxisch.

Triterpensaponine sind in der Familie weitverbreitet. In einigen *Cassia*-Arten werden laxierend wirkende **Anthranoide** (Hydroxyanthracen-Glykoside) akkumuliert, aus denen bei der Trocknung **Dianthronglykoside**, z. B. das Sennosid B, entstehen. Einige Sippen der Fabaceae akkumulieren **Chinolizidin-Alkaloide** (z. B. Spartein in *Cytisus scoparius*). Selten kommen auch einfache **Indolalkaloide** vor, z. B. das **Physostigmin** in *Physostigma venenosum*.

Arzneipflanzen: *Cyamopsis tetragonolobus* (L.) TAUB.: Cyamopsidis seminis pulvis/Guar [PhEur 5.0] (Das hauptsächlich aus Galaktomannanen bestehende, gemahlene Endosperm der Samen); Guar glactomannanum/Guargalactomannan [PhEur 5.0] (Das aus den Samen durch Zermahlen des Endosperms und anschließende Teilhydrolyse gewonnene Galactomannan); *Trigonella foenum-graecum* L.: Trigonellae foenugraeci semen/Bockshornsamen [PhEur 5.0] (die galactomannanhaltigen, getrockneten reifen Samen); *Ceratonia siliqua* L.: Johannisbrot (Frucht: Futtermittel, geröstet als Nahrungsmittel), Johannisbrotkernmehl (das galactomannanhaltige, gemahlene Endosperm).
Acacia senegal (L.) WILLDENOW, andere afrikanische *Acacia*-Arten oder *Acacia seyal* DEL.: Acaciae gummi/Arabisches Gummi [PhEur 5.0] (an der Luft erhärtete, aus Polysacchariden und Proteoglykanen bestehende, gummiartige Ausscheidung, die auf natürliche Weise oder nach Einschneiden des Stammes oder der Zweige austritt) und Acaciae gummi dispersione desiccatum/Sprühgetrocknetes Arabisches Gummi [PhEur 5.0] (sprühgetrocknete Lösung von Gummi arabicum); *Astragalus microcephalus* WILLD. und bestimmte andere westasiatische *Astragalus*-Arten: Tragacantha/Tragant [PhEur 5.0] (aus Polysacchariden und Proteoglykanen

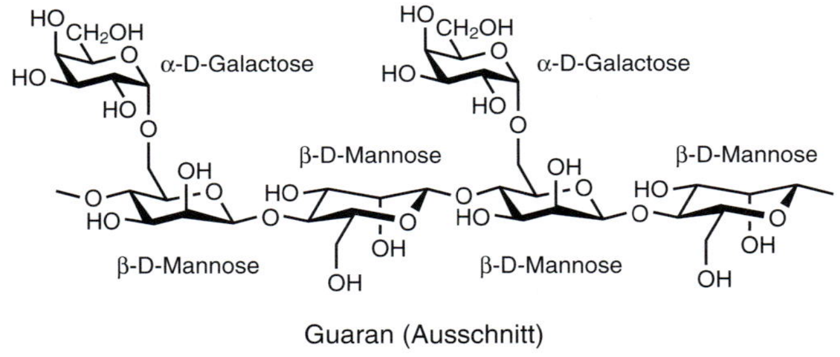

Guaran (Ausschnitt)

Abb. 12.50 Ausschnitt aus einem Guaran-Molekül

bestehende, an der Luft erhärtete, gummiartige Ausscheidung, die natürlich oder nach Einschneiden aus Stamm und Ästen ausfließt); *Myroxylon balsamum* (L.) HARMS var. *pereirae* (ROYLE) HARMS: Balsamum peruvianum/Perubalsam [PhEur 5.0] (hauptsächlich aus Benzylestern der Benzoe- und Zimtsäure bestehender, aus eingeritzten, geschwelten Stämmen erhaltener Balsam); *Myroxylon balsamum* (L.) HARMS var. *balsamum*: Balsamum tolutanum/Tolubalsam [PhEur 5.0] (Benzoe- und Zimtsäure und deren Benzylester enthaltender, aus den Stämmen gewonnener Balsam).

Arachis hypogaea L.: Arachidis Oleum raffinatum/Raffiniertes Erdnussöl [PhEur 5.0] (aus den geschälten Samen gewonnenes fettes Öl); *Glycine max* (L.) MERR. (=*Glycine hispida* (MOENCH) MAXIM.), eine Kulturpflanze, die aus der Wildform *Glycine soja* SIEB. et ZUCC. gezüchtet wurde, ist die Stammpflanze von Soiae oleum raffinatum/Raffiniertes Sojaöl [PhEur 5.0] (das linolsäurereiche, durch Extraktion gewonnene und an-

schließend raffinierte, fette Öl der Samen) und Sojae lecithinum desoleatum [DAB 2006] (aus den Samen gewonnenes, mit Aceton entfettetes Phospholipidgemisch). Der nach Entfernen des Öls zurückbleibende eiweiß- und kohlehydratreiche Presskuchen wird zur Herstellung von Nahrungsmitteln (Sojamehl, Sojamilch, Tofu) und als Futtermittel verwendet.

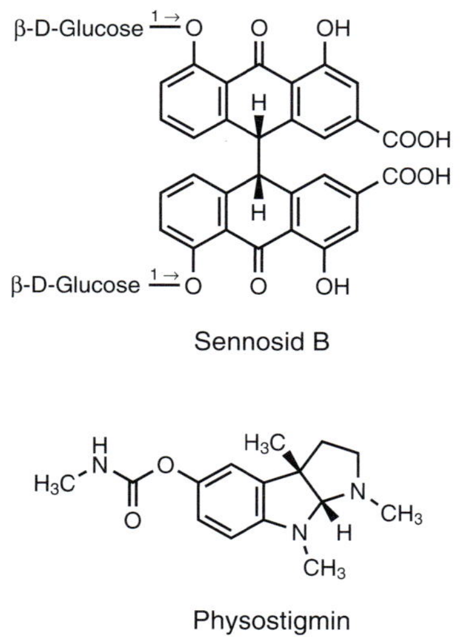

Cassia senna L.. (= *Cassia acutifolia* DELILE) und/oder *Cassia angustifolia* VAHL: Sennae folium/Sennesblätter [PhEur 5.0] (anthranoidhaltige, getrocknete Fiederblätter); *Cassia senna*: Sennae acutifoliae fructus/Alexandriner Sennesfrüchte [PhEur 5.0] (getrocknete Früchte); *Cassia angustifolia*: Sennae angustifoliae fructus/Tinevelly-Sennesfrüchte [PhEur 5.0] (getrocknete Früchte); *Glycyrrhiza glabra* L.: Liquiritiae radix/Süßholzwurzel [PhEur 5.0] (Triterpensaponine, vor allem Glycyrrhizin, enthaltende, getrocknete, ungeschälte oder geschälte Wurzeln und Ausläufer); *Melilotus officinalis* (L.) LAM.: Meliloti herba/Steinkleekraut [PhEur 5.3] (cumarinhaltige, getrocknete oberirdische Teile); *Ononis spinosa* L.: Ononidis radix/Hauhechelwurzel [PhEur 5.0] (isoflavonoidhaltige, getrocknete Wurzel); *Physostigma venenosum* BALF.: Physostigmini salicylas/Physostigminsalicylat [PhEur 5.0] und Physostigmini sulfas/Physostigminsulfat [PhEur 5.0] (Indolalkaloidsalze aus den Samen).

Nutzpflanzen: *Lens culinaris* MEDIK.: Linse (Samen als Gemüse); *Phaseolus vulgaris* L.: Gartenbohne (Früchte als Gemüse); *Pisum sativum* L.: Erbse (Samen als Gemüse); *Lupinus luteus* L., *Lupinus angustifolius* L.: Lupinen (alkaloidfreie Zuchtformen [Süßlupinen] als Futterpflanzen); *Trifolium pratense* L.: Rotklee (Futterpflanze).

Ordnung: Rosales

Die DNA-Sequenzvergleiche innerhalb der Fabanae haben einige unerwartete Befunde zur Abgrenzung der Rosales geliefert. Die Ordnung umfasst nun die **Rosa-**

Sennosid B

Physostigmin

Abb. 12.51 Inhaltsstoffe von *Cassia*- und *Physostigma*-Arten

ceae, **Rhamnaceae**, **Elaeagnaceae**, **Urticaceae**, Ulmaceae, **Moraceae**, **Cannabaceae** und zwei weitere Familien. Diese Neugliederung wird auch durch ein nichtmolekulares Merkmal gestützt: Das Endosperm ist häufig reduziert, oder es fehlt ganz.

Einige Sippen der **Rhamnaceae**, z. B. die Gattung *Rhamnus*, enthalten Hydroxyanthracenglykoside (Anthranoide) wie das Anthrachinondiglykosid Glucofrangulin A. Folgende *Rhamnus*-Arten sind die Stammpflanzen von Arzneibuchdrogen: *Rhamnus catharticus* L.: Rhamni cathartici fructus/Kreuzdornbeeren [DAB 2006] (reife, getrocknete Früchte); *Rhamnus frangula* L. (= *Frangula alnus* MILL.): Frangulae cortex/Faulbaumrinde [PhEur 5.0] (getrocknete Rinde der Stämme und Zweige); *Rhamnus purshianus* DC. (= *Frangula purshiana* (DC.) J. G. COOPER): Rhamni purshianae cortex/Cascararinde [PhEur 5.0] (getrocknete Rinde).

Die zu den **Urticaceae** gehörenden Arten *Urtica dioica* L. (große Brennnessel) und *Urtica urens* L. (kleine Brennnessel) sowie deren Hybriden sind die Stammpflanzen von Urticae folium/Brennnesselblätter [PhEur 5.3] (getrocknete Blätter) und Urticae radix/Brennnesselwurzel [DAB 2006] (getrocknete Wurzeln und Rhizome). Urtica dioica ad praeparationes homoeopathicas/Brennnessel für homoeopathische Zubereitungen besteht aus der frischen ganzen Pflanze von *Urtica dioica*.

Zu den **Moraceae** gehört die artenreiche Gattung *Ficus*. Die flaschenförmigen Fruchtstände von *Ficus carica* L. (Feigen) werden frisch oder getrocknet als Obst verzehrt.

Zu den **Cannabaceae** gehören die Gattungen *Humulus* und *Cannabis*. Aus den getrockneten weiblichen Blütenständen des diözischen Hopfens, *Humulus lupulus* L., besteht die Droge Lupuli flos [PhEur 5.0]. Die weiblichen Blütenstände werden wegen des bitteren, würzigen Geschmacks und der konservierenden Eigenschaften des in Drüsenhaaren auf den Hoch- und Vorblättern gebildeten Harzes auch zum Brauen von Bier verwendet. Die ebenfalls diözische Hanfpflanze, *Cannabis sativa* L., vor allem die Blütenstände weiblicher Pflanzen der ssp. *indica* (LAM.) SMALL et CRONQ, enthalten – in Drüsenhaaren auf den Vorblättern – ein Harz mit psychotropen Inhaltsstoffen. Die getrockneten weiblichen Blütenstände (Marihuana) und das Harz (Haschisch) werden als Rauschgift verwendet. Die ssp. *sativa* dient zur Gewinnung der Fasern aus den Sprossachsen, die z. B. zu Tauen, Seilen, Netzen und Bindfäden weiterverarbeitet werden. Der Anbau beider Varietäten von *Cannabis sativa* ist in den USA und in Europa verboten.

Zu den **Elaeagnaceae** gehört *Hippophae rhamnoides* L., der Sanddorn. Dessen orangefarbene Scheinfrüchte bestehen aus dem von einem harten Perikarp umgebe-

nen Samen und einer mit dem Perikarp nur im unteren Teil verwachsenen fleischigen Außenschicht (Pulpa), die sich aus dem Blütenbecher entwickelt. Die Vitamin-C-reiche Pulpa wird zur Herstellung von Marmeladen, Säften und anderen Lebensmitteln verwendet.

Familie: Rosaceae

Blütenformeln:

* K(5) C5 A∞ G $\overline{\infty}$ [z. B. *Rosa, Potentilla, Alchemilla, Rubus*]
* K(5) C5 A∞ G $\overline{1}$ [z. B. *Prunus*]
* K(5) C5 A∞ G $\underline{5}$ → $\underline{2}$ [z. B. *Spiraea, Aruncus*]
* K(5) C5 A∞ G $\overline{(5)}$ → $\overline{1}$ [z. B. *Pyrus, Malus, Crataegus, Mespilus*]

Allgemeines: Die Familie ist nahezu kosmopolitisch verbreitet mit Schwerpunkten in temperierten und warmen Gebieten der Nordhemisphäre. Sie umfasst 85 Gattungen mit insgesamt etwa 3000 Arten.

Morphologie: Zu den Rosaceae gehören baumförmige, strauchige und krautige Arten. Die fast immer **wechselständigen Blätter** sind einfach oder zusammengesetzt; **Nebenblätter** sind meist vorhanden. Die meist **radiären Blüten** besitzen manchmal einen Außenkelch (*Alchemilla, Potentilla*). Die **5-zählige**, seltener 3-4-zählige oder mehr als 5-zählige **Blütenhülle** ist in Kelch und Krone gegliedert. Die Kelchblätter sind in der Regel ver-

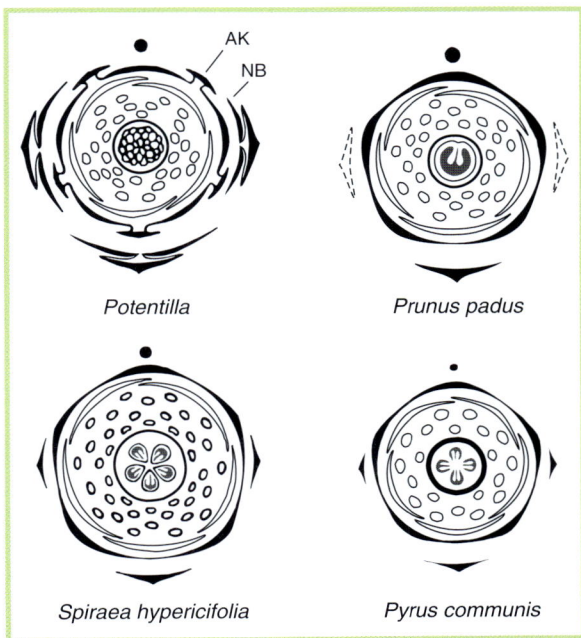

Abb. 12.52 Blütendiagramme von Rosaceae. AK: Außenkelch, NB: Nebenblatt

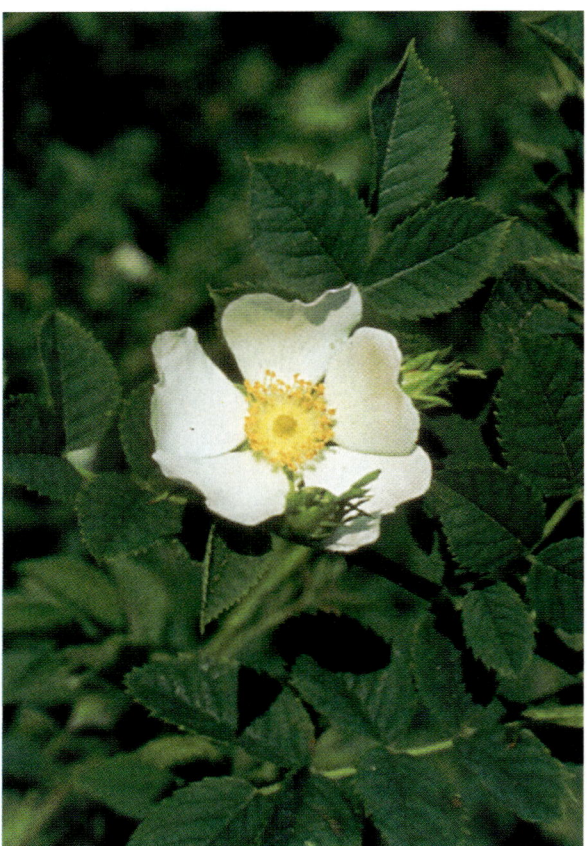

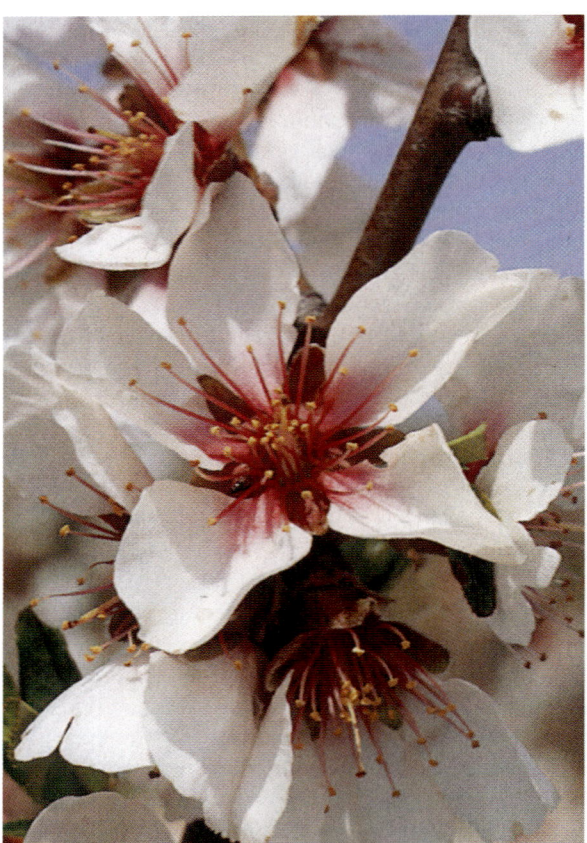

Abb. 12.53 *Rosa corymbifera*. Zweigspitze mit Blüte

Abb. 12.54 *Prunus dulcis*. Blüte

wachsen. Die **Kronblätter** sind **frei,** manchmal fehlen sie (*Alchemilla*). Die Blüten enthalten meist **viele Staubblätter;** häufig werden viermal so viele Staubblätter wie Kelchblätter ausgebildet. Fast ausnahmslos ist ein **Blütenbecher** vorhanden, der flach, schüsselförmig, krugförmig oder röhrenförmig gestaltet sein kann und an dessen Rand Kelchblätter, Kronblätter und Staubblätter befestigt sind. Das **Gynoeceum** ist chorikarp oder die Fruchtblätter sind mehr oder weniger vollständig miteinander und/oder mit dem Blütenbecher verwachsen. Die Ausbildung der **Früchte** ist sehr variabel: Wenn die Karpelle mit dem Blütenbecher verwachsen sind (**Epigynie),** bildet sich eine **Scheinfrucht,** bei der das Fruchtfleisch im Wesentlichen aus Geweben des Blütenbechers entsteht. Der aus Karpellgewebe entstehende innere Teil dieser Früchte besteht z. T. oder vollständig aus Sklerenchym und bildet das Kernhaus der **Apfelfrüchte** (*Malus, Pyrus*) oder die harten Steinkerne der **Steinäpfel** (*Crataegus, Mespilus*). Bei anderen Gattungen stehen die Karpelle meist frei am Grunde des Blütenbechers (**Perigynie**). Daraus entwickeln sich **Balgfrüchtchen** (z. B. *Spiraea, Aruncus*), **Nussfrüchtchen**

(z. B. *Rosa, Alchemilla, Potentilla*), **Steinfrüchtchen** (z. B. *Rubus*) oder – bei nur einem Fruchtknoten pro Blüte – **Steinfrüchte** (z. B. *Prunus*). Häufig findet man **Sammelfrüchte,** z. B. **Sammelnussfrüchte,** die bei der Gattung *Fragaria* (Erdbeere) durch einen fleischigen Gynophor, bei der Gattung *Rosa* (Rose) dagegen durch den fleischigen Blütenbecher zusammengehalten werden, oder **Sammelsteinfrüchte,** die bei der Gattung *Rubus* durch einen konvexen nicht fleischigen Gynophor und/oder Verklebung der Perikarpien zusammengehalten werden.

Taxonomie: Die Familie wurde üblicherweise in die vier Unterfamilien Rosoideae, Spiraeoideae, Maloideae, Prunoideae, die sich in ihren Fruchtformen unterscheiden, eingeteilt. DNA-Sequenzanalysen zeigen jedoch keine gute Übereinstimmung mit dieser Gliederung.

Inhaltsstoffe: Kondensierte **Gerbstoffe** (Proanthocyanidine) sind in der Familie weit verbreitet. Ellagitannine, hydrolysierbare Gerbstoffe mit Hexahydroxydi-

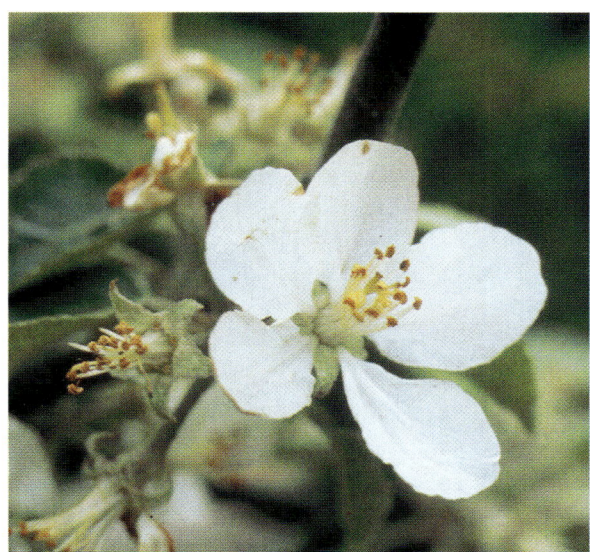

Abb. 12.55 *Malus domestica.* Blüte

phenoylresten, kommen nur in bestimmten Gattungen (z. B. *Alchemilla, Agrimonia, Potentilla, Rubus, Fragaria*) vor. Die Gerbstoffe gelten als Wirkstoffe der bei Durchfallerkrankungen oder bei Entzündungen im Mund- und Rachenraum verwendeten Drogen von *Alchemilla*-, *Potentilla*- und *Agrimonia*-Arten. Auch **Cyanogene Glykoside** kommen häufig vor. Die Samen von *Prunus dulcis* var. *amara*, die bitteren Mandeln, enthalten z. B. Amygdalin, das bei Verletzung des Gewebes durch das ebenfalls im Samen enthaltene Enzymgemisch Emulsin unter Freisetzung von Blausäure gespalten wird. Dadurch kann es beim Verzehr bitterer Mandeln zu einer Blausäure-Intoxikation kommen. Bei kleineren Kindern genügen bereits wenige Mandeln, um eine Vergiftung auszulösen.

Arzneipflanzen: *Agrimonia eupatoria* L.: Agrimoniae herba/Odermennigkraut [PhEur 5.0] (getrocknete, blühende Sprosssspitzen); *Alchemilla vulgaris* L. s. lat.: Alchemillae herba/Frauenmantelkraut [PhEur 5.0] (zur Blütezeit gesammelte, getrocknete oberirdische Teile); *Crataegus monogyna* Jacq. emend. Lindm., *Crataegus laevigata* (Poir.) DC. oder deren Hybriden, seltener an-

dere europäische *Crataegus*-Arten, z. B. *Crataegus pentagyna* Waldst. et Kit., *Crataegus azarolus* L.: Crataegi folium cum flore/Weißdornblätter mit Blüten [PhEur 5.0] (die flavonoidhaltigen, getrockneten, blütentragenden Zweige) und Crataegi fructus/Weißdornfrüchte [PhEur 5.0] (die proanthocyanidinhaltigen, getrockneten Scheinfrüchte). *Filipendula ulmaria* (L.) Maxim.: Filipendulae ulmariae herba/Mädesüßkraut [PhEur 5.0] (getrocknete, blühende Stängelspitzen); *Potentilla erecta* (L.) Raeusch.: Tormentillae rhizoma/Tormentillwurzelstock [PhEur 5.0] (von den Wurzeln befreites, getrocknetes Rhizom); *Prunus dulcis* (Mill.) D. A. Webb. var. *dulcis* (süßer Mandelbaum; die Samen enthalten sehr geringe Mengen des cyanogenen Glykosids Amygdalin) und/oder *Prunus dulcis* (Mill.) D. A. Webb. var. *amara* (DC.) Buchheim (bitterer Mandelbaum; die Samen enthalten größere Mengen an Amygdalin): Amygdalae oleum virginale/Natives Mandelöl [PhEur 5.3] (kaltgepresstes fettes Öl aus den reifen Samen) und Amygdalae oleum raffinatum/Raffiniertes Mandelöl [PhEur 5.4] (durch Kaltpressung aus den Samen und anschließende Raffination gewonnenes fettes Öl); *Prunus africana* (Hook. f.) Kalkm.: Pruni africanae cortex/Afrikanische Pflaumenbaumrinde [PhEur 5.0] (getrocknete Rinde der Stämme und Zweige); *Rosa canina* L., *Rosa pendulina* L. und andere *Rosa*-Arten: Rosae pseudo-fructus/Hagebuttenschalen [PhEur 5.0] (die ascorbinsäurehaltigen, von den Nüsschen befreiten, mit Resten der getrockneten Kelchblätter behafteten Blütenbecher).

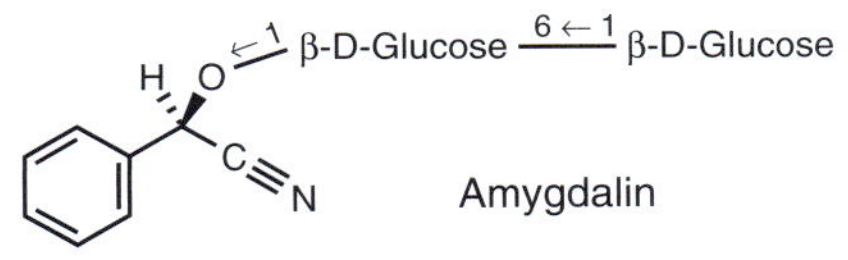

Nutzpflanzen: *Cydonia oblonga* Mill.: Quitte; *Fragaria x magna* Thuill. (Syn.: *F. x ananassa* Duch.): Gartenerdbeere; *Fragaria vesca* L.: Walderdbeere; *Prunus armeniaca* L.: Aprikose; *Malus domestica* Borkh.: Apfel; *Mespilus germanica* L.: Mispel; *Prunus avium* (L.) L.: Süßkirsche; *Prunus cerasus* L.: Sauerkirsche; *Prunus domestica* L.: Pflaume, Reineclaude, Mirabelle; *Prunus persica* (L.) Batsch: Pfirsich. *Pyrus communis* L.: Birne; *Rubus idaeus* L.: Himbeere; *Rubus fruticosus* agg.: Brombeere. *Sorbus aucuparia* L.: Eberesche.

Überordnung: Malvanae

Auch die Gliederung der Malvanae ist durch die Berücksichtigung molekularer Merkmale stark verändert worden. Die DNA-Sequenzvergleiche haben zahlreiche, oft unerwartete neue Verwandtschaftsbeziehungen aufgedeckt. Schon die Zusammenfassung der drei Ordnungen **Brassicales**, **Sapindales** und **Malvales** ist überraschend, aber auch innerhalb der Ordnungen gibt es einige bisher nicht vermutete Verwandtschaftsbeziehungen.

β-D-Glucose $\xrightarrow{6 \leftarrow 1}$ β-D-Glucose

Amygdalin

Abb. 12.56 Amygdalin, ein cyanogenes Glykosid

12 Samenpflanzen

Ordnung: Brassicales

Obwohl viele Familien der Brassicales lange Zeit zu ganz anderen Verwandtschaftskreisen gerechnet wurden, ist die Monophylie dieser völlig neu gefassten Ordnung durch DNA-Sequenzanalysen von Chloroplasten- und Kerngenen überzeugend belegt. Auch ein chemisches Merkmal, die Bildung und Speicherung von **Glucosinolaten** (Senfölglykosiden) und des zur Freisetzung der scharf schmeckenden **Senföle** aus diesen Glykosiden erforderlichen Enzyms (**Myrosinase**) charakterisiert die Brassicales: Mit einer Ausnahme (Koeberliniaceae) enthalten alle Familien dieser Ordnung Glucosinolate und Myrosinase. Außerhalb der Ordnung sind nur zwei weitere Gattungen mit Glucosinolat akkumulierenden Arten bekannt. Diese Gattungen, *Drypetes* und *Putranjiva*, werden auf der Basis von DNA-Sequenzanalysen zu den mit den Brassicales nicht näher verwandten Malpighiales (Familie: Putranjivaceae) gestellt. Man muss also folgern, dass dieses Glucosinolat-Myrosinase-Abwehrsystems zweimal unabhängig voneinander entstanden ist.

Die Brassicales umfassen die **Tropaeolaceae, Caricaceae, Brassicaceae** und Resedaceae sowie zwölf weitere Familien. Die in der traditionellen Umgrenzung polyphyletischen Capparaceae wurden auf *Capparis* und einige nahe verwandte Gattungen beschränkt (Capparaceae s.str.); aus dem größten Teil der übrigen Gattungen sind die Familien Cleomaceae, Koeberliniaceae, Pentadiplandraceae und Setchellanthaceae hervorgegangen; nur wenige Gattungen konnten bisher noch nicht eindeutig einer Familie zugeordnet werden.

Die Blätter der zu den **Tropaeolaceae** gehörenden Kapuzinerkresse (*Tropaeolum majus* L.) werden als Beimischung zu Salaten verwendet; der leicht scharfe Geschmack ist auf die beim Zerkauen aus den Glucosinolaten freigesetzten Senföle zurückzuführen.

Zu den **Caricaceae** gehört die im tropischen Amerika beheimatete baumförmige Staude *Carica papaya* L., deren reife Frucht (Papaya) als Obst verzehrt wird. Aus den unreifen Früchten und aus dem Stamm wird außerdem ein Milchsaft gewonnen, der die eiweißspaltenden Enzyme (Proteasen) Papain und Chymopapain enthält. Der getrocknete Milchsaft kommt als „Rohpapain" in den Handel.

Zu den **Capparaceae** s.str. gehört *Capparis spinosa* L., deren Blütenknospen (Kapern) als Gewürz verwendet werden.

Familie: Brassicaceae (Cruciferae)

Blütenformel:

$\dagger$ K2+2 C4 A2+4 G($\underline{2}$) [z. B. *Brassica*]

Allgemeines: Die Familie ist kosmopolitisch verbreitet mit Schwerpunkten in den temperierten Gebieten. Sie umfasst etwa 350 Gattungen mit insgesamt etwa 3500 Arten.

Morphologie: Kräuter, selten Sträucher mit meist wechselständigen, oft fiederförmig geteilten, gefiederten oder gefingerten Blättern. Die Blütenhülle besteht in der Regel aus **vier Kelchblättern und vier Kronblättern.** Bei den meisten Arten, kommen **sechs Staubblätter** vor, die in einem äußeren zweizähligen und einem inneren vierzähligen Kreis angeordnet sind. In diesem Fall lassen sich genau zwei senkrecht zueinander stehende Symmetrieebenen durch die Blüte legen, die **Blüte** ist also **disymmetrisch.** An der Basis der Staubblätter befinden sich unterschiedlich gestaltete Nektardrüsen. Das **zweizählige Gynoeceum** ist oberständig und coenokarp. Jedes Karpell verwächst so mit den Rändern des anderen Karpells, dass die Plazenten und damit die Samenanlagen an der Außenwand des Fruchtknotens stehen (parietale Placentation). Die Frucht ist meist eine **Schote**; diese öffnet sich durch das Ablösen zweier Klappen von dem aus den verwachsenen Fruchtblatträndern gebildeten Rahmen. Fruchtknoten und Frucht sind häufig durch eine aus den Plazenten entstehende **falsche Scheidewand** in zwei Fächer geteilt. Seltener kommen Bruchschoten, die in mehrere einsamige Teilfrüchte zerfallen oder einsamige Nüsse vor.

Inhaltsstoffe: Die meisten Brassicaceae akkumulieren **Glucosinolate** (Senfölglykoside) und **Myrosinase,** ein Isoenzymgemisch, das die hydrolytische Spaltung der thioglykosidischen Bindung der Glucosinolate katalysiert. Enzym und Substrat sind in verschiedenen Kompartimenten gespeichert: Die **Glucosinolate** befinden sich in der **Vakuole** von **Parenchymzellen,** während die Myrosinase in speziellen Idioblasten, den **Myrosinzellen,** lokalisiert ist. Erst bei einer Verletzung des Gewebes, z. B. durch pflanzenfressende Tiere (Herbivo-

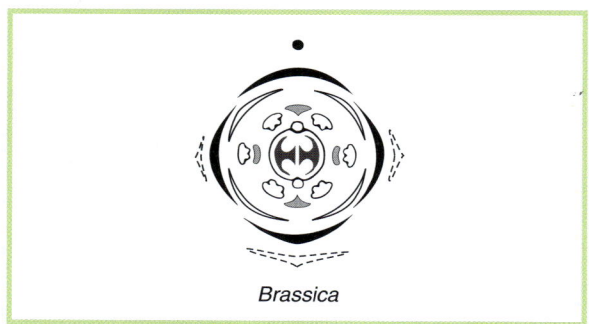

Brassica

Abb. 12.57 Blütendiagramm von *Brassica*-Arten

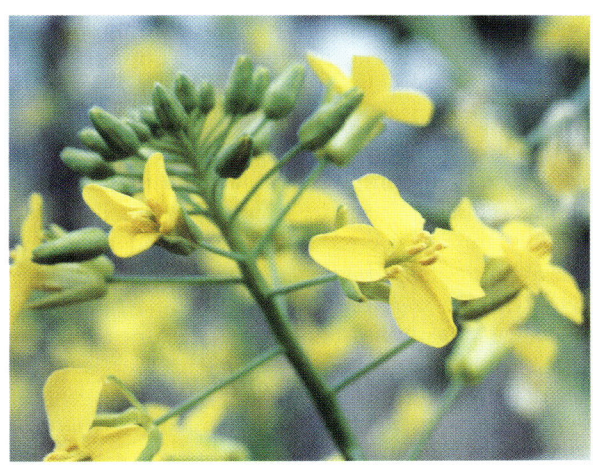

Abb. 12.58 *Brassica oleracea.* Spitze eines Blütenstandes

ren), reagieren Enzym und Substrat miteinander. Das nach hydrolytischer Abspaltung der Glucose aus den Glucosinolaten zunächst entstehende Aglykon ist instabil und reagiert spontan zu **Senfölen** (Isothiocyanaten), Nitrilen oder anderen Reaktionsprodukten weiter. In manchen Pflanzen (z. B. *Alliaria petiolata*) sorgen Isomerasen für die Umwandlung der Isothiocyanate zu Thiocyanaten, die flüchtig sind und einen charakteristischen lauchartigen Geruch besitzen. Alle diese Verbindungen dienen den Pflanzen als **Abwehrstoffe** gegen Herbivoren. Für den scharfen Geschmack von glucosinolathaltigen Gewürzen (schwarzer und weißer Senf), Salatpflanzen (Gartenkresse) und Gemüsen (Rettich, Meerrettich) und als Wirkstoff bei der Verwendung von glucosinolathaltigen Arten als Arzneimittel sind vor allem die Senföle verantwortlich.

Die Samen speichern als Reservestoff in der Regel **fettes Öl**, das bei Wildformen einen hohen Anteil (40–50 %) an Triglyceriden besonders langkettiger Fettsäuren, z. B. Erucasäure, enthält. Da die Erucasäure dem Öl einen unangenehmen Geschmack verleiht, hat man Kulturformen von Raps gezüchtet, deren Öle einen wesentlich geringeren Erucasäuregehalt (Arzneibuch-konforme Qualitäten maximal 2 %) haben.

In einigen Gattungen (*Cheiranthus, Erysimum*) kommen Herzwirksame Glykoside (**Cardenolide**), z. B. Erysimosid, vor.

Arzneipflanzen, Nutzpflanzen: Kulturformen von *Brassica napus* L. und *Brassica campestris* L., deren Samen erucasäurearme Öle enthalten: Rapae oleum raffinatum/Raffiniertes Raps-Öl [PhEur 5.0] (aus Samen durch mechanisches Auspressen oder durch Extraktion und anschließende Raffination gewonnenes fettes Öl); Rapsöl wird auch zur Margareheherstellung und zur

Herstellung von „Biodiesel", einem alternativen Kraftstoff (Rapsölmethylester = RME) für Dieselmotoren verwendet.

Armoracia rusticana PH. GAERTN., B. MEY et SCHERB.: Meerrettich (Rübe). *Brassica nigra* (L.) KOCH: Schwarzer Senf (Samen). *Brassica oleracea* L.: Weißkohl, Rotkohl, Wirsingkohl, Rosenkohl (gestauchte Sprossabschnitte verschiedener Kulturvarietäten), Blumenkohl, Brokkoli (Blütenstände in frühen Entwicklungsstadien). *Lepidium sativum* L. ssp. *sativum*: Gartenkresse (Keimpflanzen). *Raphanus sativus* L.: Rettich, Radieschen (Hypokotylknollen von Kulturvarietäten). *Sinapis alba* L.: Weißer Senf (Samen).

Ordnung: Malvales

Die Monophylie der Malvales ist durch Sequenzvergleiche von Chloroplastengenen gut belegt. Für die Ordnung typische, aber nicht nur bei Malvales vorkommende morphologische Merkmale sind die **klappige** (valvate) **Knospenlage der Kelchblätter, Sternhaare** und **schildförmige Schuppenhaare.** In fast allen Malvales (Ausnahmen: Cistaceae und Bixaceae) kommen außerdem **Schleimzellen** oder lysigene **Schleimgänge** vor.

Die Ordnung umfasst zwölf Familien, zu denen die **Malvaceae (einschließlich Tiliaceae, Sterculiaceae und Bombacaceae),** Cistaceae, Dipterocarpaceae und Thymelaeaceae gehören.

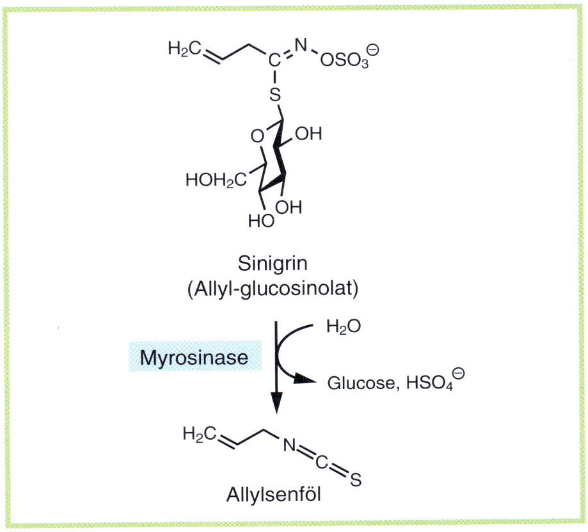

Abb. 12.59 Bildung von Allylsenföl bei Einwirkung von Myrosinase auf Sinigrin

(Randtext rechts) 12 Samenpflanzen

Abb. 12.60 Erysimosid, ein Cardenolid aus *Erysimum*-Arten

> Familie: Malvaceae
> (einschließlich Tiliaceae, Sterculiaceae,
> Bombacaceae)

Blütenformeln:

* K5/(5) C5 A(5) → (∞) G(2) → (∞)
* K5/(5) C5 A5 → ∞ G(2) → (∞)

Allgemeines: Sequenzvergleiche von Chloroplastengenen haben bestätigt, dass die Arten der traditionellen Familien **Malvaceae** s.str., **Bombacaceae, Tiliaceae** und **Sterculiaceae** insgesamt eine monophyletische Gruppe bilden. Die molekularen Untersuchungen haben aber auch gezeigt, dass die **Tiliaceae, Bombacaceae** und **Sterculiaceae** in ihrer traditionellen Definition polyphyletisch sind. Das Dendrogramm (Abb. 12.62) zeigt keine monophyletischen Gruppen, die auch nur annähernd der traditionellen Definition dieser Familien entsprechen. Die Äste des Dendrogramms entsprechen eher traditionellen Tribus oder Unterfamilien, die sich durch moderate Änderung ihrer Umgrenzung auch morphologisch gut definieren lassen. Daher werden diese Sippen sowie die um einige Gattungen erweiterten Malvaceae s.str. als Unterfamilien geführt und in einer erweiterten Familie **Malvaceae s. l.** (*sensu lato =* im weiteren Sinne) zusammengefasst.

Die Familie ist kosmopolitisch verbreitet mit Schwerpunkten in tropischen Gebieten. Sie umfasst etwa 150 Gattungen mit insgesamt etwa 3100 Arten.

Morphologie: Zu den Malvaceae gehören krautige, strauchige und baumförmige Arten. Die meist **wechselständigen,** ungeteilten oder gelappten bis geteilten **Blätter** sind normalerweise **fingernervig** und meist mit Sternhaaren oder schildförmigen Schuppenhaaren besetzt. Die insektenbestäubten **Blüten** sind **radiär.** Die 5-zählige Blütenhülle ist in Kelch und Krone gegliedert. Die Kelchblätter sind frei oder miteinander verwachsen; häufig ist ein von auffälligen Hochblättern gebildeter **Außenkelch** vorhanden. Die Kronblätter sind frei. Die Zahl der Staubblätter variiert zwischen fünf und vielen. Häufig sind die **Filamente** zu einer die Griffel und den Fruchtknoten umfassenden **Röhre verwachsen.** Seltener sind sie an der Basis zu 5 **oder 10 Staubblattgruppen** verwachsen oder sie sind **frei** (*Tilia*). In einigen Fällen, z.B. bei *Tilia tomentosa* und *Theobroma cacao*, sind Staubblätter zu Staminodien umgewandelt. Der oberständige **Fruchtknoten** ist **coenokarp-synkarp** und trägt ebenso viele oder doppelt so viele Griffel wie Karpelle. Als Früchte kommen häufig **Spaltfrüchte** (z.B. *Althaea, Malva*) oder **Kapseln** (z.B. *Hibiscus, Gossypium*), seltener **Nussfrüchte** (*Tilia*), **Sammelbalgfrüchte** (*Cola*), Beerenfrüchte (*Theobroma*) oder **Steinfrüchte** vor.

Inhaltsstoffe: Schleimbildende Polysaccharide in Schleimzellen, Schleimlücken oder Schleimgängen sind in der Familie weit verbreitet. Sie gelten als Wirkstoffe der in Hustentees verwendeten Drogen von *Malva*- und *Althaea*-Arten.

Arzneipflanzen, Nutzpflanzen: *Althaea officinalis* L.: Althaeae folium/Eibischblätter [PhEur 5.0] (getrocknete Laubblätter), Althaeae radix/Eibischwurzel [PhEur 5.2] (geschälte oder ungeschälte, getrocknete Wurzel);

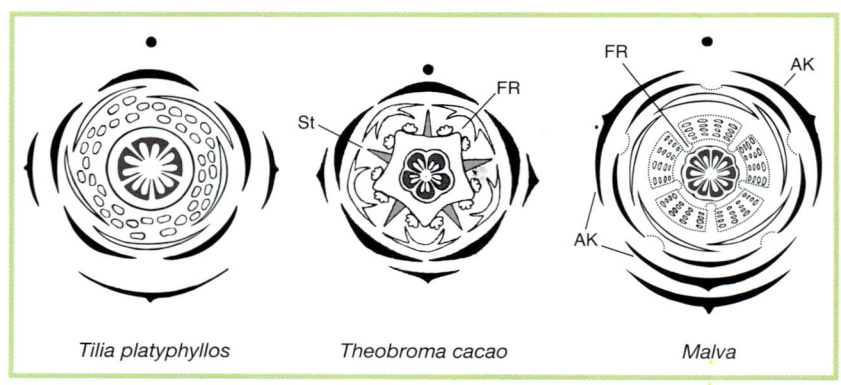

Tilia platyphyllos   *Theobroma cacao*   *Malva*

Abb. 12.61 Blütendiagramme von Malvaceae. FR: Filamentröhre; St: Staminodium; AK: Aussenkelch

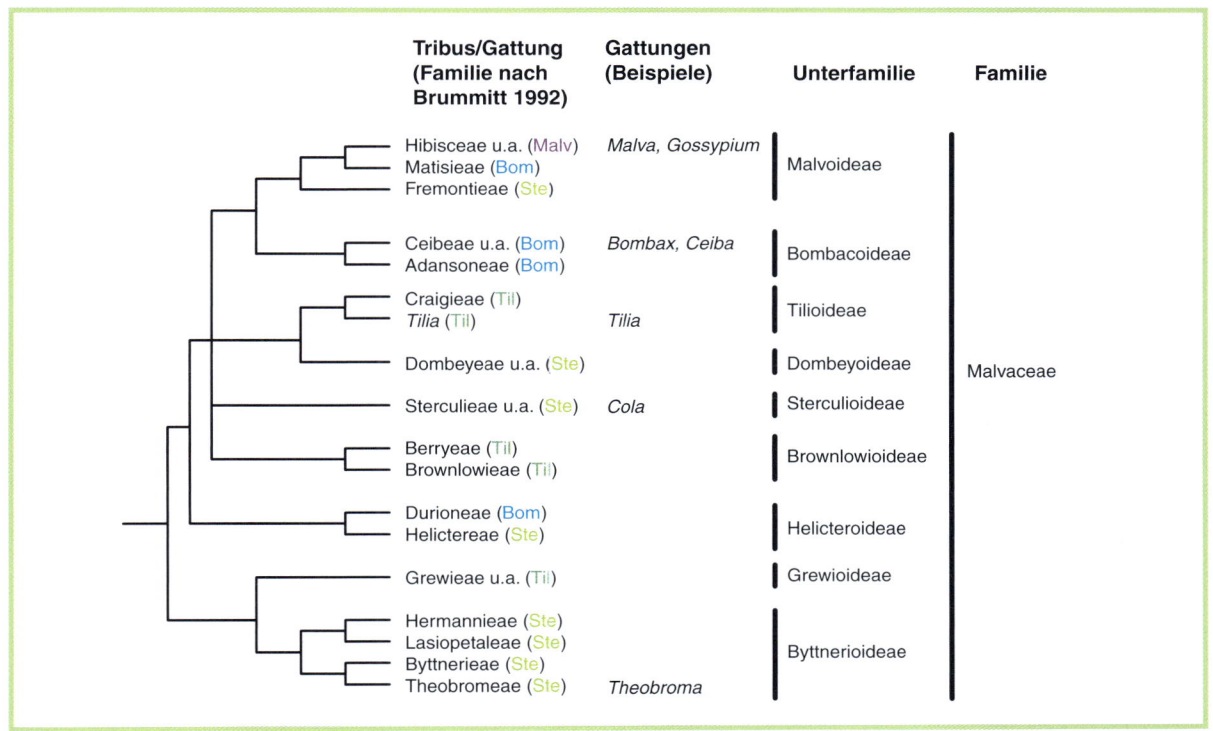

Tribus/Gattung (Familie nach Brummitt 1992)	Gattungen (Beispiele)	Unterfamilie	Familie
Hibisceae u.a. (Malv) Matisieae (Bom) Fremontieae (Ste)	Malva, Gossypium	Malvoideae	Malvaceae
Ceibeae u.a. (Bom) Adansoneae (Bom)	Bombax, Ceiba	Bombacoideae	
Craigieae (Til) Tilia (Til)	Tilia	Tilioideae	
Dombeyeae u.a. (Ste)		Dombeyoideae	
Sterculieae u.a. (Ste)	Cola	Sterculioideae	
Berryeae (Til) Brownlowieae (Til)		Brownlowioideae	
Durioneae (Bom) Helictereae (Ste)		Helicteroideae	
Grewieae u.a. (Til)		Grewioideae	
Hermannieae (Ste) Lasiopetaleae (Ste) Byttnerieae (Ste) Theobromeae (Ste)	Theobroma	Byttnerioideae	

Abb. 12.62 Phylogenie der Malvaceae s.lat. Das Dendrogramm basiert auf Vergleichen dreier chloroplastkodierter Gensequenzen, die teils einzeln, teils als Zweierkombination ausgewertet wurden. (Nach W. S. Alverson et al. (1999) Am. J. Bot. 86: 1474-1486; Bayer, C. et al. (1999) Bot. J. Linn. Soc.129: 267-303; B. A. Whitlock, C. Bayer, D. A. Baum (2001) Syst. Bot. 26: 420-437). Die in Klammern stehenden Abkürzungen hinter den Gattungsnamen geben die Zuordnung zu Familien nach Brummitt (1992) an: Bom = Bombacaceae; Mal = - Malvaceae; Ste = Sterculiaceae; Til = Tiliaceae

Cola nitida (VENT.) SCHOTT et ENDL. und deren Varietäten sowie *Cola acuminata* (P. BEAUV.) SCHOTT et ENDL.: Colae semen/Kolasamen [PhEur 5.0] (die coffeinhaltigen, von der Samenschale befreiten, getrockneten Samen); Kulturpflanzen unterschiedlicher Varietäten von *Gossypium hirsutum* L. oder anderen *Gossypium*-Arten (*Gossypium arboreum* L., *Gossypium barbadense* L., *Gossypium herbaceum* L.): Baumwolle (einzellige, faserartige Haare, die der Epidermis der Samenschale entspringen), Lanugo Gossypii absorbens/Verbandwatte aus Baumwolle [PhEur 5.0] (gereinigte, entfettete, gebleichte Fasern, die von der Samenschale stammen), Gossypii oleum hydrogenatum/Hydriertes Baumwollsamenöl [PhEur 5.0] (gereinigtes und hydriertes fettes Öl aus den Samen); *Hibiscus sabdariffa* L.: Hibisci sabdariffae flos/Hibiscusblüten [PhEur 5.0] (während der Fruchtzeit geerntete, getrocknete Kelche und Außenkelche); *Malva sylvestris* MILL. und ihre kultivierten Varietäten: Malvae sylvestris flos/Malvenblüten [PhEur 5.0] (getrocknete Blüten); *Theobroma cacao* L.: Cacao oleum/Kakaobutter [DAB 2006] (durch Abpressen und Filtrieren oder Zentrifugieren

aus den fermentierten, gerösteten und von der Samenschale befreiten Samen (Kakaokerne, Kakaomasse) gewonnenes Fett); *Tilia cordata* MILL., *Tilia platyphyllos* SCOP. und *Tilia x vulgaris* HEYNE: Tiliae flos [PhEur 5.0] (getrocknete Blütenstände).

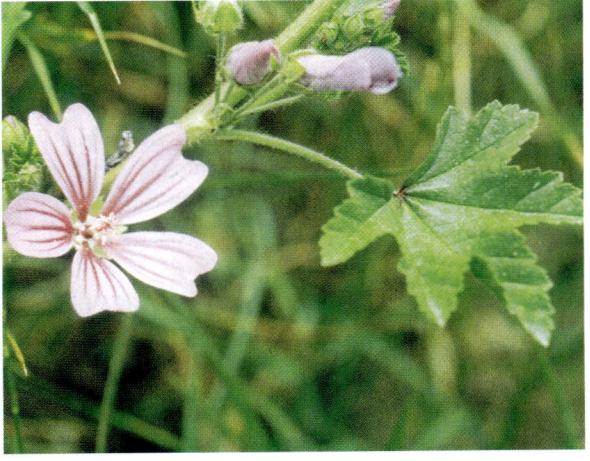

Abb. 12.63 *Malva sylvestris.* Sproßabschnitt mit Blüte

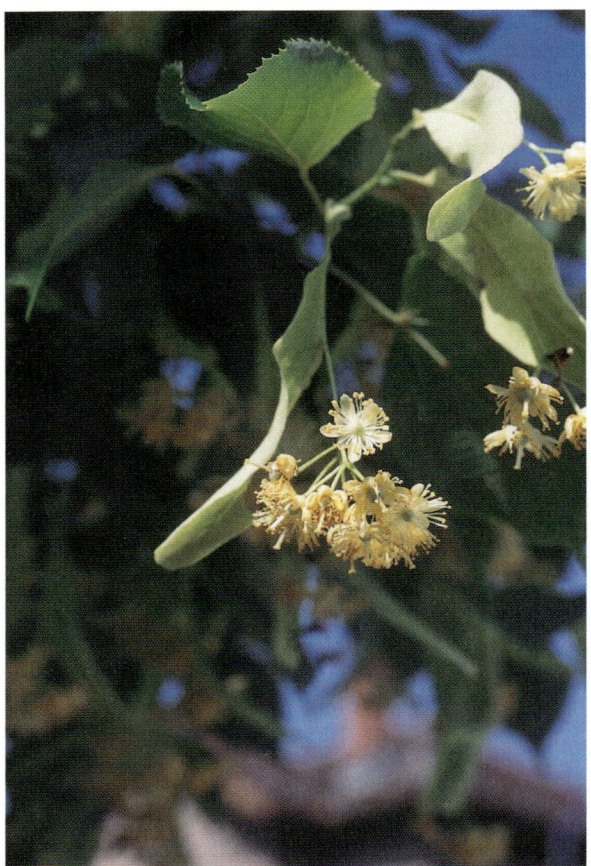

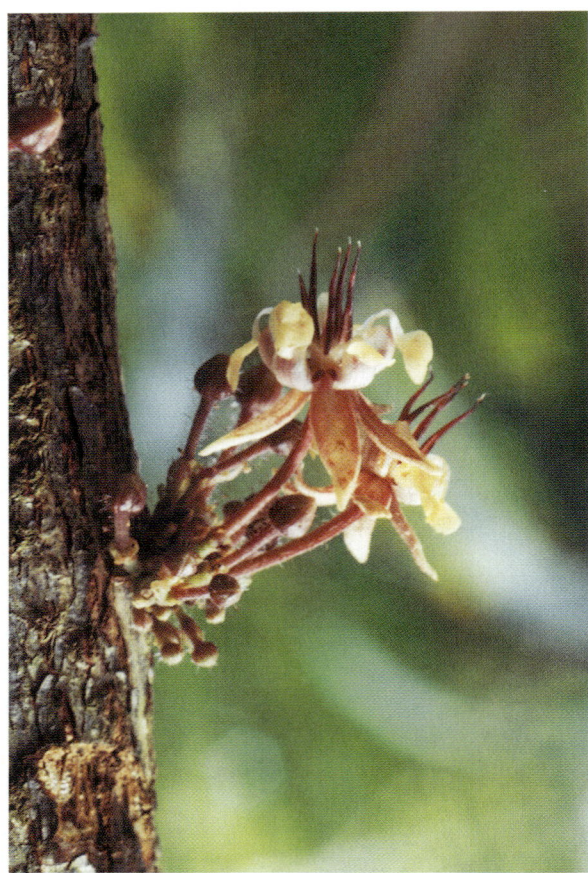

Abb. 12.64 *Tilia x vulgaris.* Blütenstand mit Vorblatt, das etwa bis zur Hälfte mit dem unteren Teil der Blütenstandsachse verwachsen ist.

Abb. 12.65 *Theobroma cacao.* Am Stamm entspringender Blütenstand (Kauliflorie)

Bombax ceiba L. und *Ceiba pentandra* (L.) GAERTN. liefern wasserabweisende Fasern (Kapok), die von der inneren Epidermis der Fruchtwand gebildet werden und als Polster- und Isoliermaterial oder zur Füllung von Schwimmwesten und Rettungsringen verwendet werden.

Ordnung: Sapindales

Die Sapindales sind **Holzpflanzen** mit meist **gefiederten,** seltener gefingerten, 3-zähligen oder auf ein einziges Fiederblatt reduzierten (unifoliolaten) **Blättern.** Die kleinen, 4- oder 5-zähligen Blüten besitzen ein auffälliges, scheibenförmiges Nektarium im Zentrum der Blüte, das als **Diskus** bezeichnet wird.

Die Ordnung umfasst die **Sapindaceae** (einschließlich Aceraceae und Hippocastanaceae), **Burseraceae, Anacardiaceae, Rutaceae** und fünf weitere Familien.

Die durch Einschluss der Aceraceae und Hippocastanaceae erweiterten **Sapindaceae** umfassen etwa 145 Gattungen. Dazu gehören *Acer* mit den in Europa heimischen Arten *Acer pseudoplatanus* L. (Bergahorn) und *Acer platanoides* L. (Spitzahorn), sowie *Aesculus, Paullinia* und *Litchi.* Die in Europa häufig als Straßenbaum gepflanzte Rosskastanie, *Aesculus hippocastanum* L., ist die Stammpflanze von Hippocastani semen/Rosskastaniensamen [DAB 2006] (getrocknete Samen). Die coffeinhaltigen, getrockneten und gerösteten Samen der im Amazonasgebiet beheimateten Liane *Paullinia cupana* H. B. K. werden mit Wasser und Maniokmehl zu einem Brei zerstampft, der in Wasser vergoren und anschließend getrocknet wird. Dadurch entsteht ein lagerfähiges, coffeinreiches Produkt, das als Pasta guaraná bezeichnet wird. Aus Pasta guaraná werden in Brasilien, aber auch in den USA und Europa anregende Erfrischungsgetränke hergestellt, die z. B. unter dem Namen „Guaraná" in den Handel kommen. *Litchi chinensis* SONN. ist ein aus Südchina stammender, aber in den trockenen Tropen der ganzen Welt angebauter Baum. Der fleischige Arillus seiner nussartigen Früchte (Litchipflaume) wird als Obst verzehrt.

Zu den **Burseraceae** gehören *Commiphora molmol* Eng-
ler und andere *Commiphora*-Arten, die Stammpflanzen von Myrrha/Myrrhe [PhEur 5.0] (an der Luft ge-
härtetes Gummiharz, das aus Stamm und Ästen durch
Anschneiden erhalten werden kann oder durch spon-
tanes Austreten entsteht).

Zu den **Anacardiaceae** gehören *Pistacia lentiscus* var.
latifolius Coss., die Stammpflanze von Mastix [PhEur
5.0] (getrocknetes, harzartiges Ausscheidungsprodukt
der Stämme und Zweige), *Semecarpus anacardium*
L. f., die Stammpflanze von Semecarpus anacardium
ad praeparationes homoeopathicas/Ostindischer-Tin-
tenbaum-Früchte für homoeopathische Zubereitungen
[PhEur 5.3] (getrocknete Früchte) und einige obst-
liefernde Pflanzen. *Pistacia vera* L., ein vom Mittelmeergebiet bis Zentralasien kultivierter Baum, liefert die
„Pistaziennüsse"; das sind die – meist an der Spitze geöffneten – Steinkerne der Früchte, die je einen, essbaren
Samen, den Pistazienkern, enthalten. Als „Cashew-
Nüsse" bezeichnet man die Samen von *Anacardium
occidentale* L., einem in vielen tropischen Ländern kul-
tivierten Baum. Mangos sind die Steinfrüchte von
Mangifera indica L., dem in den Tropen der ganzen
Welt angebauten Mangobaum; verzehrt wird das saftige
Mesokarp.

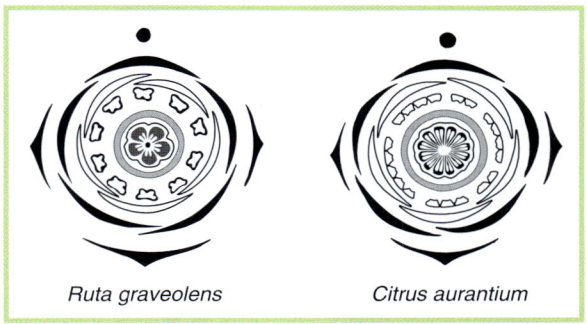

Abb. 12.66 **Blütendiagramme von Rutaceae**

Ruta graveolens *Citrus aurantium*

innerhalb der Familie. Es kommen Steinfrüchte, Beeren, Kapseln, geflügelte Nüsse oder Sammelbalgfrüchte
vor. Die **Früchte der *Citrus*-Arten** sind hochspeziali-
sierte Beeren: Das Fruchtfleisch, die **Pulpa,** besteht
aus saftgefüllten, schlauchförmigen Auswüchsen des
Endokarps, die in die Fruchtfächer hineinragen; der
äußere Teil der Fruchtwand ist in die weißlichen, relativ
trockenen Anteile des Mesokarps und Endokarps, die
Albedoschicht, und das gelb oder orange gefärbte,
lederige Epikarp (Exokarp), die **Flavedoschicht,** gegliedert. In der Flavedoschicht befinden sich große lysigene
Exkreträume mit ätherischem Öl.

Inhaltsstoffe: Für die pharmazeutische Verwendung
sind vor allem die in den lysigenen Exkreträumen akkumulierten **ätherischen Öle** bedeutsam. Hauptkomponenten der *Citrus*-Öle sind **Monoterpene,** z.B. das
Limonen. Außerdem kommen Benzyltetrahydroisochinolin-Alkaloide, Acridon-Alkaloide und **Imidazol-Al-
kaloide** (Pilocarpin) vor.

Familie: Rutaceae

Blütenformeln:

    * K5 C5 A5+5 → A∞ G(∞) → G1
    * K4 C4 A4+4 → A∞ G(∞) → G1

Allgemeines: Die Familie ist kosmopolitisch verbreitet
mit Schwerpunkt in den Tropen und Subtropen. Sie
umfasst 155 Gattungen mit insgesamt etwa 1800 Arten.
Morphologie: Die meisten Rutaceae sind **Bäume oder
Sträucher,** nur wenige Arten sind krautig. Die normalerweise **wechselständigen Blätter** sind meist **einfach
gefiedert,** 3-zählig oder auf ein Fiederblatt reduziert,
selten gefingert. Die Blätter, aber auch andere Pflanzenteile, enthalten große **lysigene Exkreträume,** die meist
mit bloßem Auge als durchscheinende Punkte zu erkennen sind. Die 4- oder 5-zähligen **Blüten** sind meist
radiär, selten, z.B. bei *Dictamnus,* schwach zygomorph.
Die Blütenhülle ist in Kelch und Krone gegliedert.
Kelchblätter und Kronblätter sind frei oder an der Basis
verwachsen. Die **Staubblätter** sind meist frei und in
zwei Kreisen angeordnet, seltener (z.B. *Citrus*) sind
sie vermehrt und gruppenweise verwachsen. Ein meist
ringförmiger **Diskus** umgibt den Fruchtknoten. Der
oberständige, coenokarpe Fruchtknoten ist meist aus
4-5 Karpellen aufgebaut; selten (z.B. *Citrus*) ist die
Zahl der Karpelle vermehrt. Der Fruchttyp variiert stark

Arzneipflanzen, Nutzpflanzen: *Citrus aurantium* L. ssp.
aurantium: Pomeranze, Bitterorange (Frucht), Aurantii
amari epicarpium et mesocarpium/Bitterorangenschale
[PhEur 5.0] (das getrocknete, teilweise vom weißen,
schwammigen Gewebe des Mesokarps und Endokarps
befreite Epikarp und Mesokarp der reifen Frucht), Aurantii amari flos/Bitterorangenblüten [PhEur 5.0] (ge-

CH₃

H₃C
H₃C   H   H
H₃C   CH₂   O

(*R*)-(+)-Limonen   (+)-Pilocarpin

Abb. 12.67 ***Citrus limon.*** Blütenstand

12 Samenpflanzen

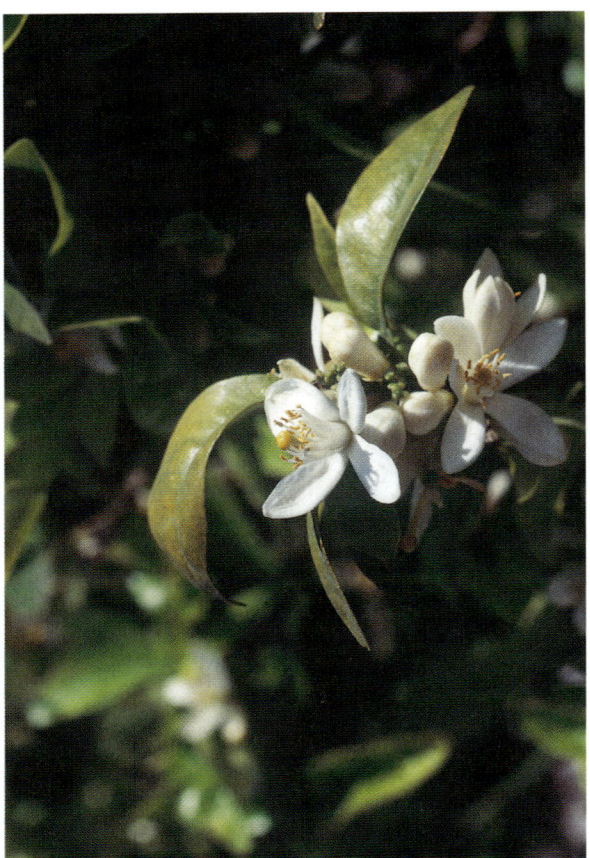

Abb. 12.68 Inhaltsstoffe von *Citrus*- und *Pilocarpus*-Arten

12.2.5   Unterklasse: Asteridae

Die Unterklasse ist relativ homogen. Ihr Kernbereich wurde schon vor mehr als 200 Jahren als „natürliche" Gruppe angesehen und nach einem leicht erkennbaren morphologischen Merkmal, den in der Regel miteinander verwachsenen Kronblättern, zunächst als Monopetalae, später als **Sympetalae** bezeichnet. DNA-Sequenzanalysen haben allerdings gezeigt, dass weit mehr Sippen zu diesem Verwandtschaftskreis gehören, als man aufgrund morphologischer Merkmale vermutete. Durch die Zusammenfassung dieser Gattungen, Familien und Ordnungen (z. B. *Hydrangea*, *Philadelphus*, **Theaceae, Apiales, Cornales**), die in den traditionellen Systemen zu den Rosidae, Cornidae oder Dilleniidae gerechnet wurden, mit den Sympetalae entstand die Unterklasse Asteridae.

Die Monophylie dieser Unterklasse ist durch DNA-Sequenzanalysen von Chloroplasten- und Kerngenen überzeugend belegt. Häufig vorkommende morphologische Merkmale sind Samenanlagen mit nur einem Integument und einem aus wenigen Zellschichten aufgebauten Nucellus (**unitegmische und tenuinucellate Samenanlagen**) und **sympetale Blüten** mit nur **einen Staubblattkreis.** Häufig vorkommende Inhaltsstoffe sind die **Iridoide**, eine Gruppe cyclopentanoider Monoterpene, die meist als Glykoside oder als Bestandteile von Alkaloiden akkumuliert werden. Sie kommen außerhalb der Unterklasse nur in wenigen Sippen vor [z.B. Altingiaceae, Daphniphyllaceae, Paeoniaceae (Saxifragales), *Ailanthus* (Simaroubaceae)]. Allerdings ist die Fähigkeit zur Iridoidakkumulation in mehreren Untergruppen der Asteridae – unabhängig voneinander – verloren gegangen.

Basale Ordnungen der Asteridae

An der Basis des Asteridae-Stammbaums stehen die Ordnungen **Cornales** und **Ericales** (Abb. 12.6). Die **Cornales** umfassen die **Cornaceae**, Nyssaceae, **Hydrangeaceae**, Hydrostachyaceae, Loasaceae und zwei weitere Familien. Zu den **Cornaceae** gehört *Cornus mas* L. (Kornelkirsche), ein in Europa heimischer und häufig auch als Zierpflanze kultivierter Strauch oder kleiner Baum mit essbaren steinfruchtartigen Früchten. Zu den **Hydrangeaceae** gehören die Gattungen *Hydrangea* und *Philadelphus*, die in traditionellen Systemen zu den Saxifragaceae gerechnet wurden. Kulturformen von *Hydrangea macrophylla* (THUNB. ex MURR.) SER. (Hortensie) und *Philadelphus coronarius* L. (Falscher Jasmin) werden häufig als Zierpflanzen angebaut.

trocknete, ungeöffnete Blüten), Neroli aetheroleum/ Neroliöl, Bitterorangenblütenöl [PhEur 5.3] (ätherisches Öl aus den frischen Blüten); *Citrus sinensis* (L.) OSBECK: Apfelsine, Orange (Frucht), Aurantii dulcis aetheroleum/Süßorangenschalenöl [PhEur 5.0] (das durch mechanische Bearbeitung ohne Erhitzen aus der frischen Fruchtschale erhaltene ätherische Öl); *Citrus limon* (L.) BURM. f.: Zitrone (Frucht), Limonis aetheroleum/Citronenöl [PhEur 5.0] (das durch mechanische Bearbeitung ohne Erhitzen aus der frischen Fruchtschale erhaltene ätherische Öl); *Citrus deliciosa* TEN.: Mandarine (Frucht); *Citrus x paradisi* MACF.: Grapefruit (Frucht); *Citrus maxima* (BURM.) MERR.: Pampelmuse (Frucht); *Fortunella margarita* (LOUR.) SWINGLE: Kumquat, Zwergpomeranze (Frucht); *Pilocarpus jaborandi* HOLMES und andere *Pilocarpus*-Arten: Pilocarpinnitrat [PhEur 5.0] (Imidazolalkaloid aus den Blättern).

Ordnung: Ericales

Diese völlig neu umgrenzte Ordnung ist zwar morphologisch sehr heterogen, ihre Monophylie wird aber durch DNA-Sequenzanalysen überzeugend belegt. Sie umfasst 23 Familien, zu denen außer den **Ericaceae** und zwei weiteren Familien, die in den vorwiegend auf morphologischen Merkmalen basierenden traditionellen Systemen bereits zu den Ericales gerechnet wurden, auch die Familien der bisher als eigene Ordnungen geführten Primulales (z. B. **Primulaceae**), Theales (z. B. **Theaceae, Actinidiaceae**) und Ebenales (z. B. **Ebenaceae, Sapotaceae, Styracaceae**) sowie die bisher an verschiedenen Stellen des Angiospermensystems eingeordneten Familien Sarraceniaceae, Balsaminaceae, Fouquieriaceae und Polemoniaceae gehören.

Arznei- und Nutzpflanzen der **Ericaceae** sind *Arctostaphylos uva-ursi* (L.) SPRENG., die Stammpflanze von Uvae ursi folium/Bärentraubenblätter [PhEur 5.0] (getrocknete Laubblätter) und mehrere Arten der Gattung *Vaccinium*: *Vaccinium myrtillus* L. ist die Stammpflanze von Myrtilli fructus siccus/Getrocknete Heidelbeeren [PhEur 5.0] (getrocknete, reife Früchte) und Myrtilli fructus recens/Frische Heidelbeeren [PhEur 5.0] (frische oder gefriergetrocknete, reife Früchte); die frischen Früchte werden auch als Obst verzehrt oder zur Herstellung von Säften, Konfitüren und anderen Lebensmitteln verwendet. In ähnlicher Weise verwendet man die Früchte der Kulturheidelbeere, *Vaccinium corymbosum* L. Die Früchte von *Vaccinium vitis-idaea* L. (Preiselbeeren) werden nicht roh verzehrt, sondern zur Herstellung von Kompott oder Konfitüren verwendet.

Durch Einschneiden der Stämme der zu den **Styracaceae** gehörenden *Styrax tonkinensis* (PIERRE) CRAIB ex HARTWICH gewinnt man das Harz Benzoe tonkinensis/Siam-Benzoe [PhEur 5.2]. Zu den **Ebenaceae** gehört *Diospyros kaki* L. f., deren Früchte (Kakipflaume, Persimone) als Obst verzehrt werden. Aus dem Milchsaft der Stämme oder Blätter von *Palaquium gutta* (HOOK.) BAILL. und anderen **Sapotaceae** wird Guttapercha, ein *trans*-Polyisopren, gewonnen, das nach dem Vulkanisieren als Isoliermaterial für die Umhüllung von Unterseekabeln und zur Herstellung von Treibriemen, Golfbällen oder Kaugummi verarbeitet wird. Zu den **Theaceae** gehört *Camellia sinensis* (L.) O. KUNTZE, deren coffeinhaltige, unfermentierte (grüner Tee) oder fermentierte (schwarzer Tee), getrocknete Blätter nach dem Aufbrühen mit Wasser als anregendes Getränk genossen werden. *Actinidia chinensis* PLANCH., deren Früchte (Kiwifrucht) als Obst verzehrt werden, gehört zu den **Actinidiaceae**.

Familie: Primulaceae

Blütenformel:

$$* \ K(5) \ [C(5) \ A5] \ G(\underline{5})$$

Allgemeines: Die Familie ist vorwiegend in temperierten Gebieten – häufig in Gebirgen – der Nordhemisphäre verbreitet. Sie umfasst 13 Gattungen mit insgesamt etwa 600 Arten.

DNA-Sequenzanalysen haben gezeigt, dass die Primulaceae und die nahe verwandten Familien Myrsinaceae und Theophrastaceae in der traditionellen Umgrenzung paraphyletisch sind. Deshalb wurden die Primulaceae auf eine Kerngruppe von 13 Gattungen, zu denen *Primula, Cortusa, Androsace* und *Soldanella* gehören, beschränkt. Von den übrigen Gattungen wurde eine (*Samolus*) in die Theophrastaceae und der Rest (z. B. *Lysimachia, Cyclamen, Anagallis, Trientalis*) in die Myrsinaceae einbezogen.

Morphologie: Die Primulaceae sind ausdauernde, selten einjährige **Kräuter** mit meist ungeteilten und häufig grundständigen Blättern. Die **radiären Blüten** sind in der Regel **5-zählig**. Der verwachsenblättrige Kelch bleibt häufig bis zur Fruchtreife erhalten. Die **Kronblätter** sind in der Regel zu einer kurzen bis sehr langen Kronröhre **verwachsen**. Die in **einem Kreis** angeordneten **Staubblätter** stehen **epipetal** (vor den Kronblättern) und sind mit der Kronröhre verwachsen. Aus dem **oberständigen, coenokarp-parakarpen Fruchtknoten** mit **zentraler Placentarsäule** entwickeln sich **Kapselfrüchte**.

Inhaltsstoffe: Triterpensaponine wie das Primulasaponin aus den Wurzeln von *Primula elatior* und *P. veris* sind in der Familie weit verbreitet. Sie gelten als Wirkstoffe der Primelwurzel.

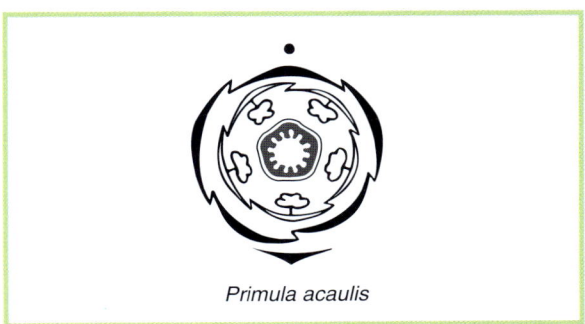

Primula acaulis

Abb. 12.69 Blütendiagramm von *Primula acaulis*

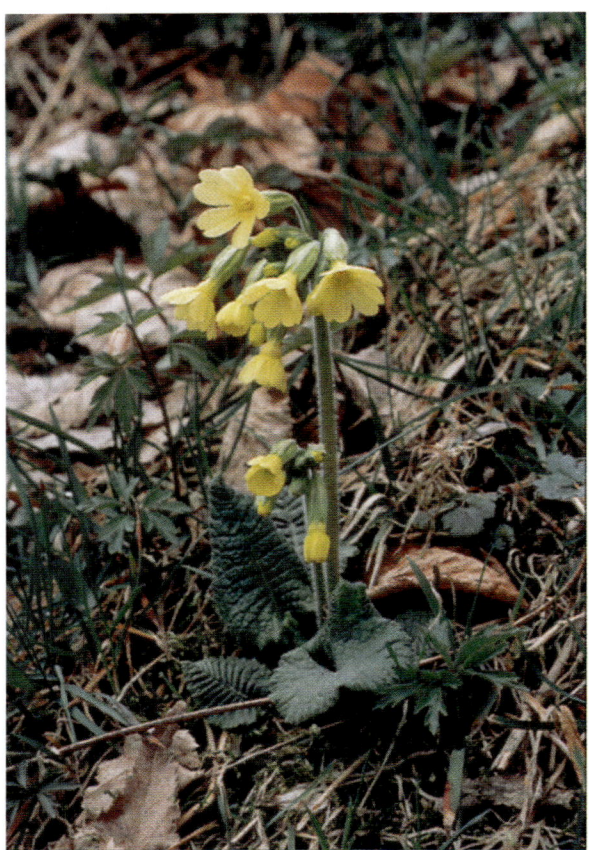

Abb. 12.70 *Primula elatior*

Arzneipflanzen: *Primula veris* L., *Primula elatior* (L.) HILL.: Primulae radix/Primelwurzel [PhEur 5.0] (getrockneter Wurzelstock mit Wurzeln).

Überordnung: Lamianae

Sequenzanalysen von Chloroplasten- und Kerngenen vieler repräsentativer Arten sprechen für die Monophylie dieser Überordnung. Es gibt aber auch einige morphologische Merkmale, welche die Lamianae von ihrer Schwestergruppe, der Überordnung Campanulanae, unterscheiden. So besitzen die meisten Lamianae **gegenständige Blätter**, einen **oberständigen Fruchtknoten** (hypogyne Blüten), **mit der Kronröhre verwachsene Staubblatt-Filamente** und **kapselartige oder in Teilfrüchte zerfallende Früchte**.

Die Lamianae umfassen die Ordnungen Garryales, **Solanales**, **Gentianales** und **Lamiales** sowie vier Familien, deren genaue Stellung innerhalb der Lamianae noch nicht geklärt ist (**Boraginaceae**, Vahliaceae, Icacinaceae, Oncothecaceae). Zu den **Boraginaceae** gehören *Pulmonaria officinalis* L., die Stammpflanze von Pulmonariae herba/Lungenkraut [DAB 2006] (getrockne-

tes Kraut) und *Borago officinalis* L., die Stammpflanze von Boraginis officinalis oleum raffinatum/Raffiniertes Borretschöl [PhEur 5.1] (aus den Samen durch Pressung oder Extraktion und anschließende Reinigung gewonnenes fettes Öl mit relativ hohem Gehalt (17-27 %) an γ-Linolensäure).

Ordnung: Solanales

Die Monophylie der Ordnung wird durch DNA-Sequenzanalysen bestätigt. Gemeinsame morphologische Merkmale der Solanales sind die – im Gegensatz zu den meisten Lamianae – in der Regel wechselständigen Blätter und die in der Knospe meist deutlich gefalteten Kronblätter (plicate Knospenlage). **Iridoide** fehlen, stattdessen kommen häufig **Alkaloide** unterschiedlicher Typen vor.

Die Ordnung umfasst die **Solanaceae**, die Convolvulaceae und drei kleinere Familien.

Familie: Solanaceae

Blütenformeln:

$$* \; K(5) \; [C(5) \; A5] \; G(\underline{2})$$
$$\searrow \; K(5) \; [C(5) \; A5] \; G(\underline{2})$$

Allgemeines: Die Familie ist fast kosmopolitisch verbreitet mit einem Schwerpunkt in Südamerika. Sie umfasst etwa 92 Gattungen mit insgesamt etwa 2300 Arten.

Morphologie: Sträucher, Bäume, Lianen oder Kräuter mit **internem Phloem** und in der Regel **wechselständigen**, einfachen, seltener tief geteilten oder zusammengesetzten **Blättern**. Die meist **radiären**, seltener schräg zygomorphen Blüten sind meist 5-zählig. **Kelch und Krone** sind **verwachsenblättrig**. Das **Androeceum** ist meist **fünfzählig** und **mit der Krone verwachsen**. Der **coenokarp-synkarpe**, **oberständige**, meist **zweikarpellige**, seltener mehrkarpellige **Fruchtknoten** ist in der Regel schräg zur Mediane (diagonal) gestellt und entwickelt sich meist zu einer **Kapselfrucht** oder **Beere**.

Inhaltsstoffe: In bestimmten Sippen der Familie kommen Tropanalkaloide (z. B. (*S*)-Hyoscyamin in *Atropa*-, *Datura*- und *Hyoscyamus*-Arten), nikotinartige Alkaloide (z. B. Nicotin in *Nicotiana*-Arten), Steroidalkaloide (z. B. Soladulcidin-Glykoside in *Solanum*- und *Lycopersicon*-Arten) oder stickstoffhaltige Scharfstoffe (z. B. Capsaicin in *Capsicum*-Arten) vor.

Arzneipflanzen, Nutzpflanzen: *Atropa bella-donna* L.: Belladonnae folium/Belladonnablätter [PhEur 5.0] (getrocknete Blätter oder getrocknete Blätter mit blühen-

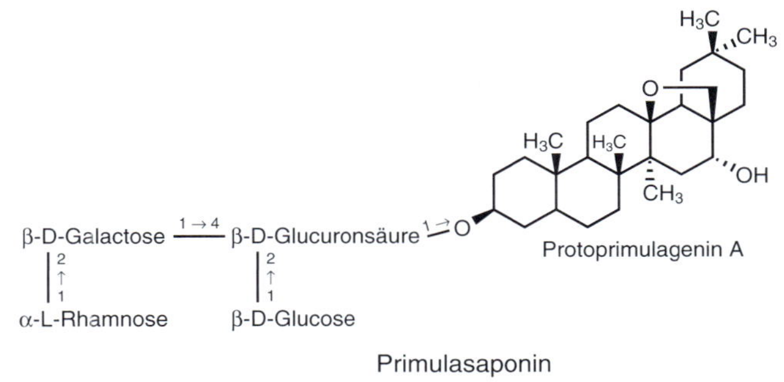

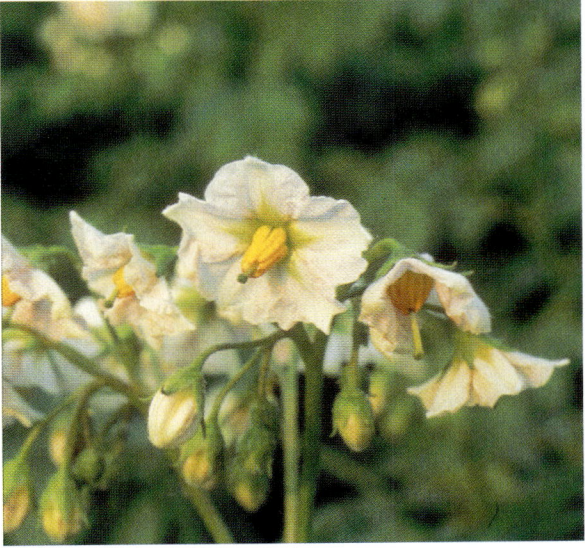

β-D-Galactose $\xrightarrow{1 \to 4}$ β-D-Glucuronsäure $1 \rightleftharpoons$ O
| 2
| ↑
| 1
α-L-Rhamnose

β-D-Glucose
| 2
| ↑
| 1

Protoprimulagenin A

Primulasaponin

Abb. 12.71 Primulasaponin, ein Triterpensaponin aus *Primula*-Arten

den und gelegentlich Früchte tragenden Zweigspitzen); *Capsicum annuum* L. var. *minimum* (MILLER) HEISER und kleinfrüchtige Varietäten von *Capsicum frutescens* L. liefern Capsici fructus/Cayennepfeffer [PhEur 5.0] (getrocknete, reife Früchte). Die durch den hohen Gehalt an Capsaicin sehr scharf schmeckenden Früchte werden auch als Gewürz (Chillies, Gewürzpaprika) verwendet. Die größeren und weniger scharf schmeckenden Früchte von *Capsicum annuum* L. var. *grossum* (L.) SENDTN. werden als Gemüse (Gemüsepaprika) verzehrt. *Datura stramonium* L.: Stramonii folium/Stramoniumblätter [PhEur 5.0] (getrocknete Blätter oder getrocknete Blätter mit blühenden und gelegentlich Früchte tragenden Zweigspitzen); *Hyoscyamus niger* L.: Hyoscyamus niger ad praeparationes homoeopathicas/Bilsenkraut für homöopathische Zubereitungen [PhEur 5.2] (frische ganze Pflanze, zur Blütezeit gesammelt). Die Tropanalkaloide Hyoscyamini sulfas/Hyoscyaminsulfat [PhEur 5.3] und Atropinum/Atropin [PhEur 5.0] werden aus den oberirdischen Teilen von *A. bella-donna* oder *Hyoscyamus*-Arten gewonnen. Die Blätter von *Nicotiana tabacum* L. werden zur Herstellung von Tabak verwendet. Man kann aus ihnen auch das Alkaloid Nicotinum/Nicotin [PhEur 5.0] gewinnen. Die Sprossknollen von *Solanum tuberosum* L., die als Gemüse (Kartoffel) verzehrt werden, dienen

auch als Ausgangsprodukt für die Gewinnung von Solani amylum/Kartoffelstärke [PhEur 5.0].
Die Frucht von *Lycopersicon esculentum* MILL. (Tomate) wird als Gemüse verzehrt. Die Frucht von *Solanum melongena* L. (Aubergine) wird ebenfalls als Gemüse verwendet. Die vom aufgeblasenen, sich nach der Blüte vergrößernden Kelch umgebene Frucht von *Physalis peruviana* L. (Kapstachelbeere) wird als Obst verzehrt.

Ordnung: Gentianales

Die Monophylie der Ordnung wurde nicht nur durch DNA-Sequenzvergleiche nachgewiesen, sondern sie wird auch durch gemeinsame morphologische Merkmale gestützt. Zu diesen gehören – manchmal zu Nebenblattlinien reduzierte – **Nebenblätter** (fehlen in der Regel bei den Gentianaceae), dicke Schleim oder Harz abscheidende **Drüsenhaare** (Kolleteren) auf der Oberseite der Nebenblätter oder der Blattstiele sowie das

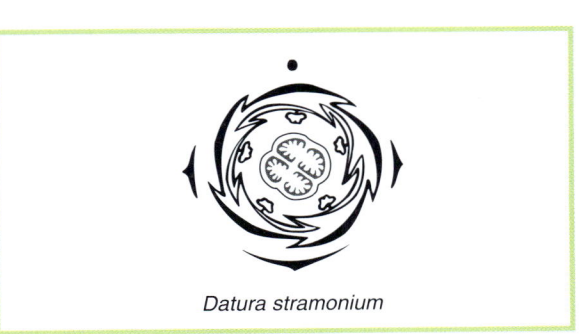

Datura stramonium

Abb. 12.72 Blütendiagramm von *Datura stramonium*

Abb. 12.73 *Solanum tuberosum*. Blütenstand

12 Samenpflanzen

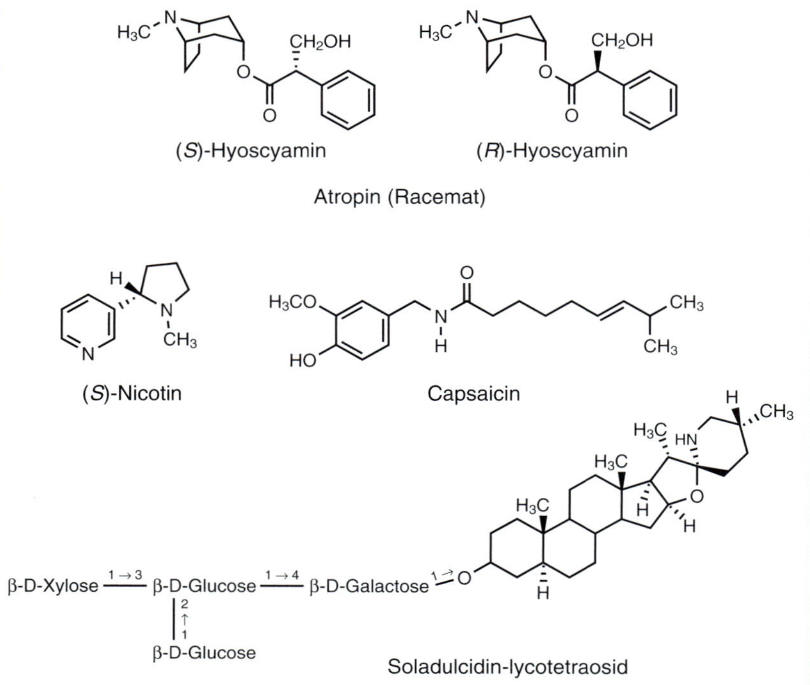

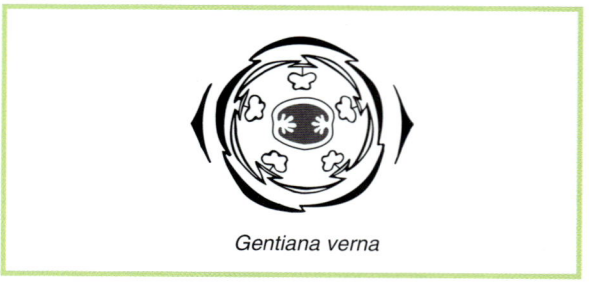

(S)-Hyoscyamin   (R)-Hyoscyamin

Atropin (Racemat)

(S)-Nicotin   Capsaicin

β-D-Xylose $\xrightarrow{1 \rightarrow 3}$ β-D-Glucose $\xrightarrow{1 \rightarrow 4}$ β-D-Galactose $\xrightarrow{1 \rightarrow}$ O

β-D-Glucose

Soladulcidin-lycotetraosid

Abb. 12.74 Alkaloide und ein Amid aus Solanaceae

Vorkommen von **internem** (intraxylärem) **Phloem** (fehlt bei den Rubiaceae). Iridoide sind als Bestandteile von **Indolalkaloiden**, aber auch als **Iridoid-** oder **Secoiridoidglykoside** in der Ordnung weit verbreitet.

Die Ordnung umfasst die **Gentianaceae, Apocynaceae (einschließlich Asclepiadaceae)**, Gelsemiaceae, **Loganiaceae** s.str. und die **Rubiaceae**. Zu den **Loganiaceae** gehört die Gattung *Strychnos*. Aus *Strychnos nux-vomica* L. werden die iridoiden Tryptophanalkaloide Strychnin (Ausgangsmaterial für die Synthese von Alcuronium) und Brucin (Reagenz PhEur 5.0) gewonnen. Aus den Wurzeln, Zweigen oder Blättern südamerikanischer *Strychnos*-Arten, z.B. *Strychnos toxifera* SCHOMB. ex BENTH. und *Strychnos castelnaei* WEDD. wird das Loganiaceen-Curare (Calebassen-Curare) gewonnen, das von den Indianern des Amazonasgebiets als Pfeilgift verwendet wird.

Morphologie: Die Gentianaceae sind in der Regel **Kräuter,** seltener Sträucher oder kleine Bäume. Die meist nebenblattlosen und gegenständigen Blätter sind einfach und ganzrandig. Das Perianth und das Androeceum der **radiären Blüten** ist in der Regel 5-zählig oder 4-zählig, seltener 6- bis 12-zählig. Die Kelchblätter sind meist, die **Kronblätter** immer zu einer mehr oder weniger ausgeprägten Röhre **verwachsen.** Die in **einem Kreis** angeordneten **Staubblätter** sind **mit der Kronröhre verwachsen.** Das Gynoeceum besteht aus **zwei Karpellen.** Aus dem **oberständigen,** meist **coenokarp-parakarpen Fruchtknoten** entwickelt sich in der Regel eine septizide **Kapsel.**

Inhaltsstoffe: Iridoidglykoside und vor allem **Secoiridoidglykoside** sind in der Familie weit verbreitet. Acy-

Familie: Gentianaceae

Blütenformeln:

- * K(4) [C(4) A4] G(2̲)
- * K(5) [C(5) A5] G(2̲)
- * K(6) → (12) [C(6) → (12) A6 → 12] G(2̲)

Allgemeines: Die Familie ist kosmopolitisch, in den Tropen vor allem im Gebirge, verbreitet. Sie umfasst 78 Gattungen mit insgesamt etwa 1225 Arten.

Gentiana verna

Abb. 12.75 Blütendiagramm von *Gentiana verna*

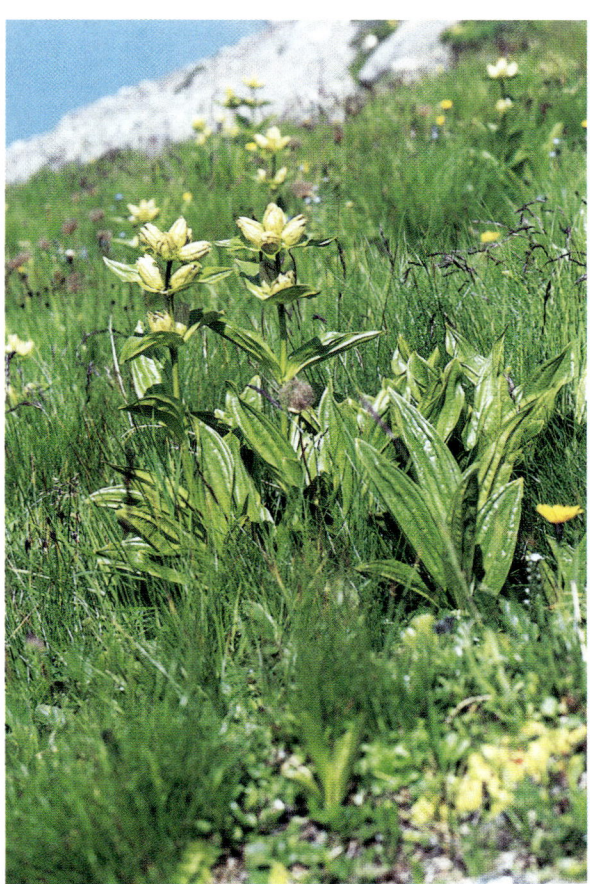

Abb. 12.76 *Gentiana punctata*. Sterile Blattrosetten und blütentragende Pflanzen

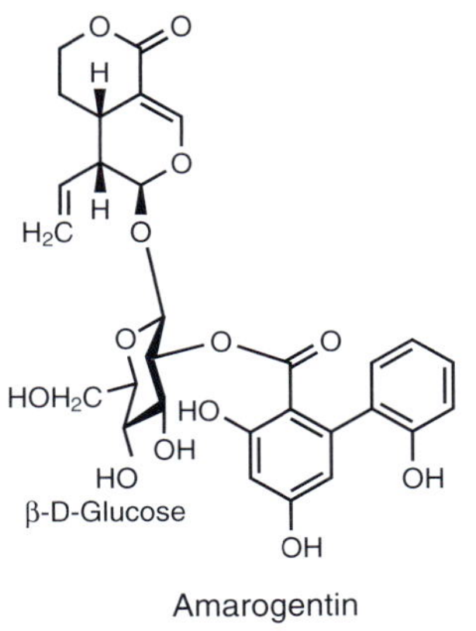

Amarogentin

Abb. 12.77 Amarogentin, ein Secoiridoid-Glykosid aus *Gentiana*-Arten

lierte Secoiridoidglykoside, z. B. das in *Gentiana lutea* vorkommende Amarogentin, gelten wegen ihres stark bitteren Geschmacks als Wirkstoffe der bei Magenbeschwerden verwendeten Gentianaceae-Drogen.

Arzneipflanzen: *Centaurium erythraea* RAFN (Synonyme: *Centaurium minus* MOENCH, *Centaurium umbellatum* GILIB., *Erythraea centaurium* (L.) PERS.): Centaurii herba/Tausendgüldenkraut [PhEur 5.0] (getrocknete, oberirdische Teile blühender Pflanzen); *Gentiana lutea* L.: Gentianae radix/Enzianwurzel [PhEur 5.0] (getrocknete, unterirdische Organe).

> Familie: Apocynaceae (einschließlich Asclepiadaceae)

Blütenformel:

* K(5) [C(5) A5] G(2̲)

Allgemeines: Kladistische Untersuchungen mit molekularen und morphologischen Merkmalen haben gezeigt, dass die Apocynaceae in der traditionellen Umgrenzung paraphyletisch sind. Nur unter Einschluss der früher als eigene Familie geführten **Asclepiadaceae** bilden sie eine monophyletische Gruppe. Man bezieht daher die Asclepiadaceae in die Familie Apocynaceae ein.
Die Apocynaceae sind überwiegend in den Tropen und Subtropen verbreitet. Nur wenige Arten kommen in temperierten Gebieten vor. Sie umfassen nach dem Einschluss der Asclepiadaceae etwa 355 Gattungen mit insgesamt etwa 3700 Arten.

Morphologie: Viele Apocynaceae sind **Lianen,** aber auch Bäume, Sträucher, Kräuter oder Sukkulenten kommen in der Familie vor. **Internes Phloem** (= intraxyläres Phloem) und Milchsaft in **ungegliederten Milchröhren** ist in der Regel vorhanden. Die meist gegenständigen Blätter sind einfach und ganzrandig. Das Perianth und das Androeceum der **radiären Blüten** sind in der Regel 5-zählig, seltener 4-zählig. Der verwachsenblättrige Kelch ist meist tief geteilt. Die **Kronblätter** sind zu einer meist zylindrischen oder trichterförmigen Röhre **verwachsen.** Die in **einem Kreis** angeordneten **Staubblätter** sind **mit der Kronröhre verwachsen.** Die **Antheren** sind häufig nach innen geneigt oder **mit dem oberen,** verbreiterten und stark modifizierten **Teil des Griffels (Griffelkopf) verbunden.** Das **oberständige Gynoeceum** besteht aus **zwei Karpellen, die häufig nur an der Basis und im Bereich des Griffels miteinander verwachsen** sind. Aus solchen fast chorikarpen Fruchtknoten entwickeln sich meist **zwei balgartige Teilfrüchte,** die sich durch einen Längsriss an der

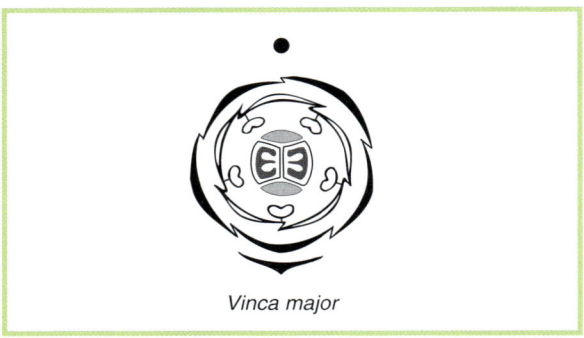

Abb. 12.78 Blütendiagramm von *Vinca major*

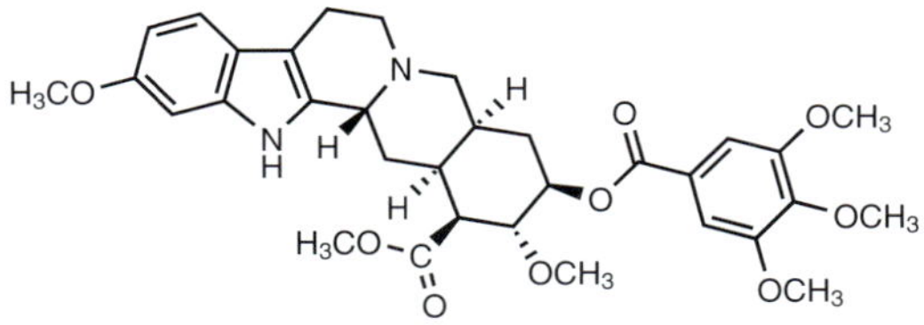

Verwachsungsnaht des Karpells öffnen. Seltener sind die Teilfrüchte fleischig. Es kommen aber auch fleischige Schließfrüchte (Beeren und Steinfrüchte) vor, die aus beiden Karpellen eines vollständig verwachsenen, coenokarpen Fruchtknotens entstehen.

Inhaltsstoffe: Das Vorkommen von **iridoiden Indolalkaloiden** (z. B. Reserpin), **Iridoidglykosiden** (z. B. Theviridosid) und Secoiridoidglykosiden einerseits und

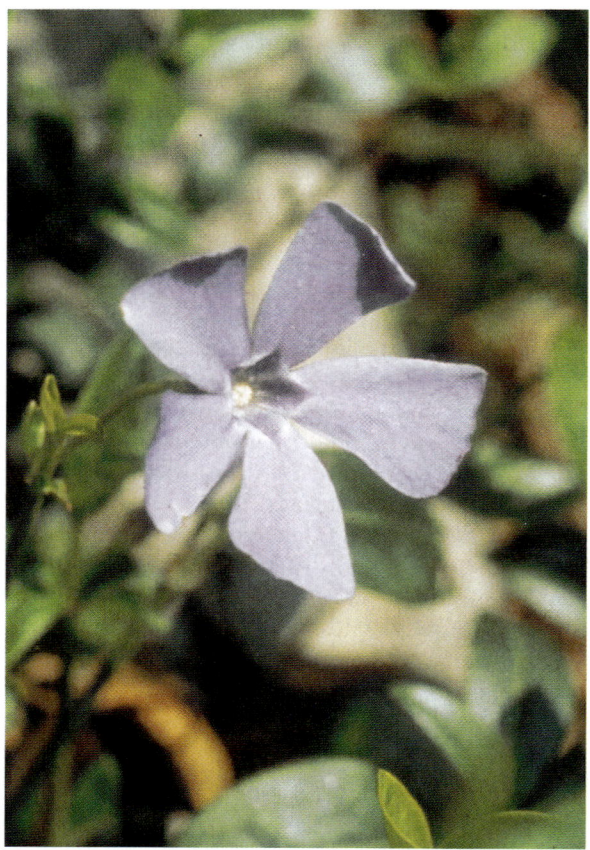

Abb. 12.79 *Vinca minor.* Blüte

Abb. 12.80 **Reserpin,** ein Indolalkaloid aus *Rauvolfia*-Arten

Cardenoliden (z. B. Ouabain), Steroidalkaloiden und anderen Steroiden andererseits ist in diesem Verwandtschaftskreis von erheblicher taxonomischer Bedeutung. Jede der beiden Stoffgruppen kommt nur in bestimmten Gattungen vor, die auch aufgrund morphologischer Merkmale als nahe verwandt angesehen werden.

Arzneipflanzen: *Catharanthus roseus* (L.) G. DON: Vinblastini sulfas/Vinblastinsulfat und Vincristini sulfas/Vincristinsulfat [PhEur 5.0] (aus den Blättern gewonnene iridoide Indolalkaloide); *Rauvolfia serpentina* (L.) BENTH. ex KURZ: Rauwolfiae radix/Rauwolfiawurzel [DAB 2006] (getrocknete Wurzeln) und Reserpinum/Reserpin [PhEur 5.0] (aus den Wurzeln von *R. serpentina* oder aus anderen *Rauvolfia*-Arten gewonnenes iridoides Indolalkaloid); *Strophanthus gratus* (WALL. et HOOK. ex BENTH.) BAILL. oder *Acokanthera ouabaio* POISS.: Ouabain [PhEur 5.0] (aus den Samen von *S. gratus* oder dem Holz von *A. ouabaio* gewonnenes Cardenolidglykosid).

▍ *Familie: Rubiaceae*

Blütenformeln:

* K4 [C(4) A4] G($\overline{2}$)
* K5 [C(5) A5] G($\overline{2}$)

Allgemeines: Die Familie ist kosmopolitisch verbreitet mit Schwerpunkten in tropischen und warmen Gebieten. Sie umfasst 630 Gattungen mit insgesamt etwa 10 400 Arten.

Morphologie: Bäume, Sträucher oder Lianen, seltener Kräuter (*Galium, Asperula*) mit gegenständigen, einfachen und **meist ganzrandigen Blättern.** Nebenblätter (Stipel) in der Regel mit dem jeweils benachbarten Nebenblatt des gegenüber stehenden Blattes verwachsen **(Interpetiolarstipel).** Jede Interpetiolarstipel kann zu 1, 2, 3 oder selten mehr laubblattartigen Abschnitten umgestaltet sein und dadurch einen 4-zähligen, 6-zähligen, 8-zähligen oder mehrzähligen **Blattquirl vortäu-**

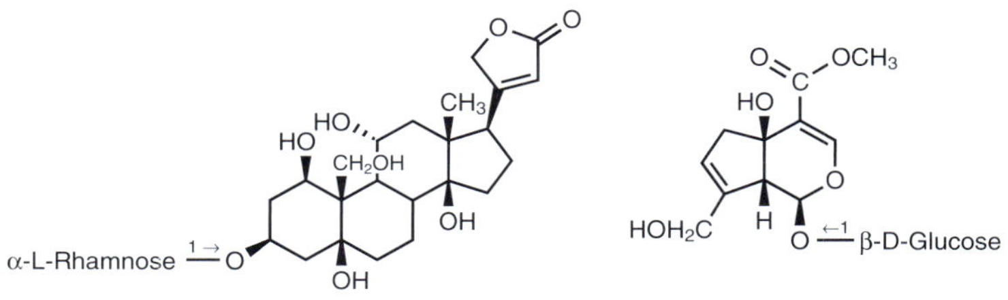

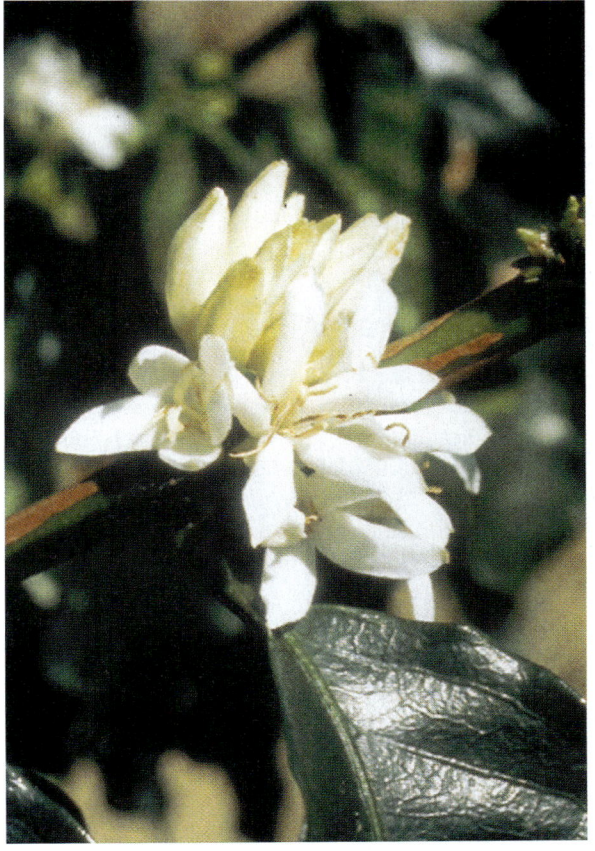

Abb. 12.81 Ein Cardenolid und ein C$_{10}$-Iridoidglykosid aus Apocynaceae

Ouabain (g-Strophanthin)   Theviridosid

schen (*Galium, Asperula*). Die echten Laubblätter (Oberblätter) sind in solchen Fällen daran zu erkennen, dass nur in ihren Blattachseln Seitentriebe entstehen können. Der Kelch der in der Regel 4-zähligen oder 5-zähligen **radiären Blüten** ist meist klein und häufig kaum erkennbar. Die **verwachsenblättrige Krone** ist meist trichterförmig, glockenförmig oder stieltellerförmig und **mit den Filamenten** des einzigen Staubblattkreises **verwachsen**. Im Gegensatz zu den meisten Arten der Lamianae ist der zweikarpellige **Fruchtknoten unterständig**. Als Früchte kommen **Spaltfrüchte** (*Galium, Asperula*), **Kapseln** (*Cinchona*), **Steinfrüchte** (*Coffea*) oder Beeren vor.

Inhaltsstoffe: Iridoidglykoside (z.B. Asperulosid) sind in der Familie weit verbreitet. In bestimmten Sippen werden aus Tryptophan und Secoiridoiden entstandene **Indolalkaloide** (z.B. Yohimbin) oder **Chinolin-Alkaloide** (z.B. Chinin), seltener aus Tyrosin und Secoiridoiden entstandene **Isochinolin-Alkaloide** (z.B. Emetin) oder Coffein und andere **Xanthinderivate** akkumuliert.

Arzneipflanzen, Nutzpflanzen: *Cephaelis acuminata* Karst., *Cephaelis ipecacuanha* (Brot.) A. Rich.: Ipecacuanhae radix/Ipecacuanhawurzel [PhEur 5.0] (getrocknete unterirdische Organe) und Emetini hydrochloridum/Emetinhydrochlorid [PhEur 5.0] (aus

Ipecacuanhawurzel gewonnenes Isochinolinalkaloid); Varietäten und Hybriden von *Cinchona pubescens* Vahl (Syn.: *Cinchona succirubra* Pav. ex Klotzsch), *Cinchona calisaya* Weddell, *Cinchona ledgeriana* Moens ex Trimen: Cinchonae cortex/Chinarinde [PhEur 5.0] (getrocknete Rinde), Chinini hydrochloridum/Chininhydrochlorid und Chinini sulfas/Chininsulfat [PhEur 5.0] (aus Chinarinde gewonnene Chinolinalkaloid-Salze); *Coffea arabica* L. (Bergkaffee, arabischer Kaffee), *Coffea canephora* Pierre ex Froehner (Robustakaffee) und Coffea liberica Bull ex Hiern

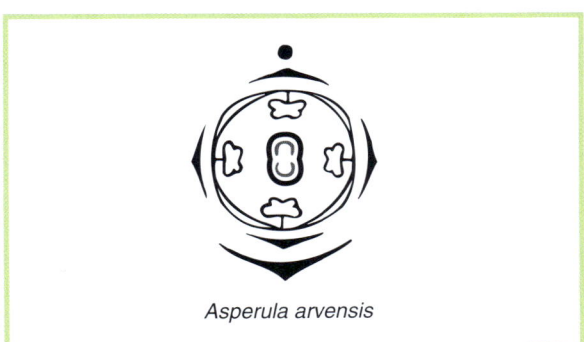

Asperula arvensis

Abb. 12.82 Blütendiagramm von *Asperula arvensis*

Abb. 12.83 *Coffea arabica.* Blütenstand

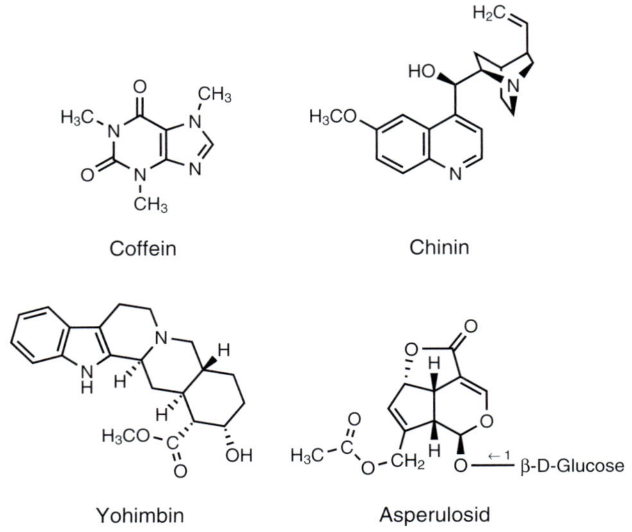

Coffein

Chinin

Yohimbin

Asperulosid

Abb. 12.84 Alkaloide und ein C10-Iridoidglykosid aus Rubiaceae

liefern Kaffee: Von den kirschenähnlichen Steinfrüchten (Kaffeekirschen), die normalerweise zwei Steinkerne enthalten, wird das Fruchtfleisch entfernt; die Steinkerne werden dann vom Endokarp (Hornschale) und der Samenschale (Silberhäutchen) befreit, so dass aus jeder Frucht zwei Samenkerne freigelegt werden, die im wesentlichen aus Endosperm und einem sehr kleinen Embryo bestehen. Die coffeinhaltigen Samenkerne (Kaffeebohnen) werden vor dem Verbrauch geröstet. Ein Aufguss aus den gerösteten und gemahlenen „Kaffeebohnen" wird als anregendes Getränk genossen.

Ordnung: Lamiales

Die Phylogenie der Familien, die man traditionell zu den Lamiales und den **Scrophulariales** gerechnet hat, ist in den letzten Jahren – vorwiegend durch Sequenzvergleiche von Chloroplastengenen – intensiv untersucht worden. Wie das Dendrogramm (Abb. 12.85) zeigt, gibt es keinen Hinweis auf monophyletische Gruppen, die auch nur annähernd der traditionellen Umgrenzung dieser beiden Ordnungen entsprechen. Man fasst daher die Familien beider Ordnungen zu einer gemeinsamen Ordnung **Lamiales** zusammen. Typische, wenn auch nicht bei allen Lamiales vorkommende morphologische Merkmale sind **zygomorphe Blüten** mit **vier oder zwei Staubblättern**. **Iridoidglykoside** kommen in fast allen Familien der Lamiales vor. Ausnahmen sind z. B. die Gesneriaceae, Teile der Lamiaceae (Unterfamilie Nepetoideae) und der Plantaginaceae s. l.

Die DNA-Sequenzvergleiche haben auch gezeigt, dass viele Familien dieses Verwandtschaftskreises, besonders die **Scrophulariaceae**, die **Lamiaceae** und die **Verbenaceae**, in der traditionellen Umgrenzung paraphyletisch oder polyphyletisch waren. Sie wurden daher durch Ausschluss von Gattungen oder durch Aufnahme von Gattungen aus anderen Familien neu umgrenzt, so dass sie nun jeweils eine monophyletische Sippe umfassen. Die Lamiales umfassen also die neu umgrenzten **Lamiaceae**, Verbenaceae, **Scrophulariaceae** s. str. (einschließlich Buddlejaceae und Myoporaceae), Orobanchaceae (einschließlich eines Teils der Scrophulariaceae s. l.), **Plantaginaceae** s. l. (einschließlich Globulariaceae, Hippuridaceae, Callitrichaceae und eines Teils der Scrophulariaceae s. l.), die weitgehend unverändert gebliebenen **Oleaceae**, **Pedaliaceae**, Lentibulariaceae, Acanthaceae und Bignoniaceae, sowie einige weitere Familien.

Zu den **Oleaceae** gehört *Olea europaea* L., die Stammpflanze von Oleae folium/Olivenblätter [PhEur 5.0] (getrocknete Blätter), Olivae oleum virginale/Natives Olivenöl und Olivae oleum raffinatum/Raffiniertes Olivenöl [PhEur 5.4] (aus den Steinfrüchten gewonnenes natives bzw. gereinigtes fettes Öl) sowie *Fraxinus excelsior* L. und *Fraxinus oxyphylla* M. BIEB., die Stammpflanzen von Fraxini folium/Eschenblätter [PhEur 5.0] (getrocknete Laubblätter). Zu den **Pedaliaceae** gehören *Harpagophytum procumbens* DC. und *Harpagophytum zeyheri* DECNE., die Stammpflanzen von Harpagophyti radix/Teufelskrallenwurzel [PhEur 5.4] (getrocknete, knollenförmig verdickte sekundäre Wurzeln) sowie *Sesamum indicum* L., aus deren reifen Samen durch Pressung oder Extraktion und anschlie-

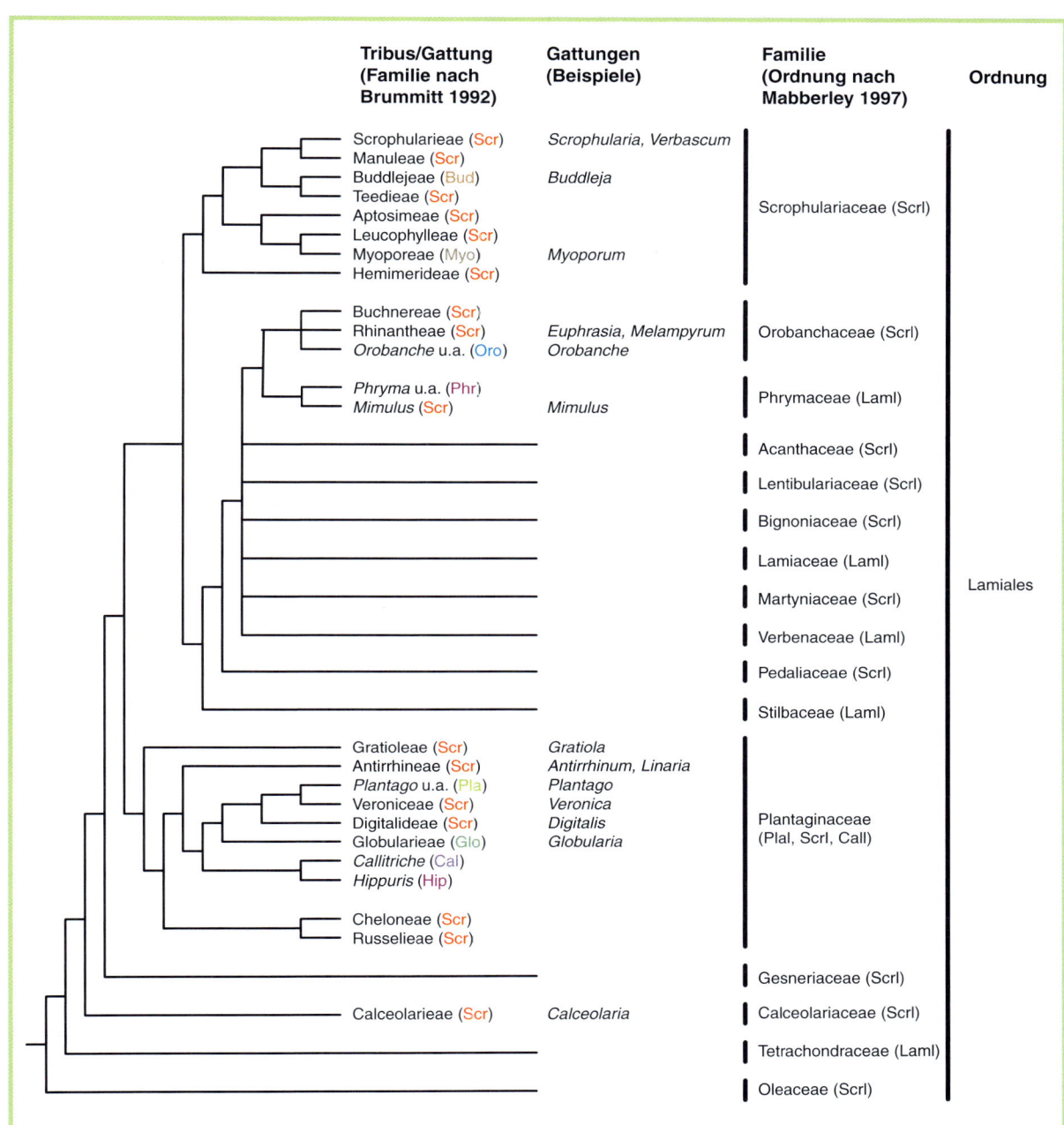

Abb. 12.85 Phylogenie der Lamiales. Das Dendrogramm basiert auf Sequenzvergleichen mehrerer Chloroplasten- und Kerngene (nach B. Oxelman et al. (2005) Taxon 54: 411-425; R. G. Olmstead et al. (2001) Am. J. Bot. 88: 348-368; D. C. Albach et al. (2005) Am. J. Bot. 92: 297-315). Die in Klammern stehenden Abkürzungen hinter den Gattungsnamen geben die traditionelle Zuordnung zu Familien (nach R. K. Brummitt: Vascular Plant Families and Genera, Royal Botanic Gardens , Kew 1992) an: Bud = Buddlejaceae; Cal = Callitrichaceae; Hip = Hippuridaceae; Lam = Lamiaceae; Myo = Myoporaceae; Oro = Orobanchacae; Phr = Phrymaceae; Pla = Plantaginaceae; Scr = Scrophulariaceae; Ver = Verbenaceae. Die Abkürzungen hinter den Familiennamen kennzeichnen die traditionelle Zuordnung zu Ordnungen (nach D. J. Mabberley: The Plant Book, Cambridge 1997): Call = Callitrichales; Laml = Lamiales; Plal = Plantaginales; Scrl = Scrophulariales

ßende Reinigung Sesami oleum raffinatum/Raffiniertes Sesamöl [PhEur 5.0] gewonnen wird.

▌ *Familie: Scrophulariaceae (s.str.)*

Blütenformeln:

↓ K(5→4) [C(5→4) A5/4/2] G(2̲)

Allgemeines: Die Scrophulariaceae sind von der Neugliederung der Lamiales besonders betroffen. Von den früher zu dieser Familie gehörenden Gattungen wurden diejenigen, die halbparasitische, chlorophyllhaltige, krautige Arten umfassen (z. B. *Pedicularis, Melampyrum* und *Euphrasia*), in die Familie **Orobanchaceae** überführt, zu der bisher nur chlorophylllose parasitische Arten gehörten. Der größte Teil der restlichen Gattungen, z. B. *Veronica, Linaria, Chelone, Antirrhinum* und *Digitalis*, wurde ebenfalls aus den Scrophulariaceae ausgeschlossen und wird nun in die **Plantaginaceae** einbezogen. Daher verbleiben von den ursprünglich etwa 200 Gattungen der Scrophulariaceae nur noch 24, darunter *Verbascum* und *Scrophularia*, in dieser Familie. Zusätzlich wurden die Gattungen der lange Zeit als eigenständige Familie geführten Myoporaceae und der aus den Loganiaceae ausgegliederten und zunächst ebenfalls als eigenständige Familie geführten Buddlejaceae aufgenommen.

Diese neu umgrenzten Scrophulariaceae umfassen etwa 35 Gattungen mit insgesamt etwa 1550 Arten. Sie haben ihren Verbreitungsschwerpunkt auf der Südhemisphäre; nur die Arten der Gattungen *Scrophularia* und *Verbascum* sind überwiegend in den temperierten Gebieten der Nordhemisphäre beheimatet.

Morphologie: Die Scrophulariaceae sind in der Regel Kräuter mit einfachen, **wechselständigen oder gegenständigen Blättern**. Die meist **zygomorphen**, seltener fast radiären **Blüten** besitzen eine 5-zählige oder 4-zählige, **verwachsenblättrige Blütenhülle**. Der Kelch ist häufig tief gespalten, die **Krone** ist häufig **zweilippig**.

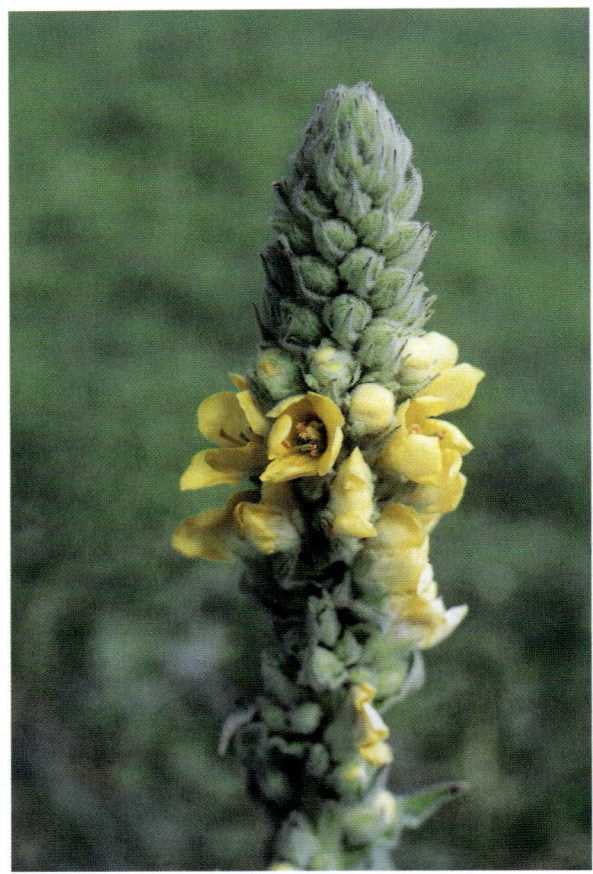

Abb. 12.87 *Verbascum thapsus*. Blütenstand

Das 5-zählige oder **4-zählige**, selten 2-zählige **Androeceum** ist mit der Krone verwachsen. Der oberständige, zweikarpellige Fruchtknoten entwickelt sich meist zu einer **Kapselfrucht**, seltener zu einer Steinfrucht oder zu einer Bruchfrucht, die in fleischige Teilfrüchte zerfällt.

Inhaltsstoffe: **Iridoidglykoside**, z. B. Catalpol und Catalpolderivate, sind in der Familie weit verbreitet.

Arzneipflanzen: *Verbascum thapsus* L., *Verbascum densiflorum* BERTOL., *Verbascum phlomoides* L.: Verbasci

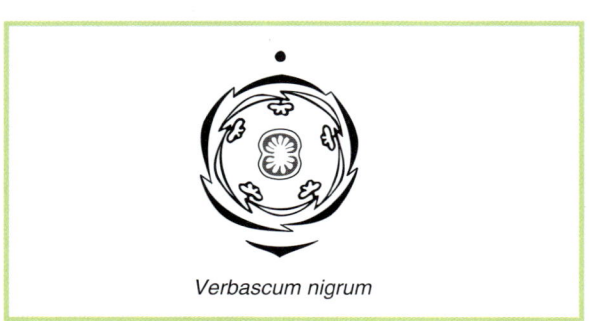

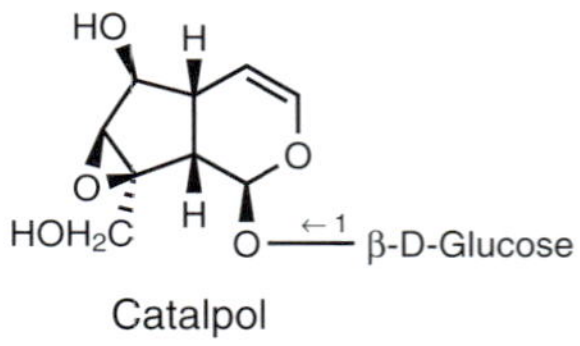

Verbascum nigrum

Abb. 12.86 **Blütendiagramm von** *Verbascum nigrum*

Abb. 12.88 **Catalpol,** ein C_9-Iridoidglykosid aus Scrophulariaceae

flos/Königskerzenblüten (Wollblumen) [PhEur 5.0] (getrocknete Kronblätter mit angewachsenen Staubblättern).

| *Familie: Plantaginaceae*

Blütenformeln:

↓ K(5) [C(5) A4] G($\underline{2}$)
↓ K(5→4) [C(5→4) A2] G($\underline{2}$) [*Veronica*]
↓ K(4) [C(4) A4] G($\underline{2}$) [*Plantago*]

Allgemeines: Auch die Plantaginaceae sind stark von der Neugliederung der Lamiales betroffen: Die früher nur die Gattung *Plantago* (260 Arten) und zwei kleinere Gattungen umfassende Familie wurde auf Grund von DNA-Sequenzvergleichen (s. Abb. 12.85) mit den **Hippuridaceae**, **Callitrichaceae**, **Globulariaceae** und den aus den **Scrophulariaceae** übernommenen Gattungen, z. B. *Antirrhinum* (Antirrhineae), *Chelone* (Cheloneae), *Digitalis* (Digitalideae), *Gratiola* (Gratioleae), *Veronica* (Veroniceae) zu einer Familie zusammengefasst, die nach den Regeln der botanischen Nomenklatur als **Plantaginaceae** zu bezeichnen ist. Diese neu umgrenzte Familie umfasst 114 Gattungen mit insgesamt etwa 2100 Arten, die nahezu kosmopolitisch verbreitet sind.

Morphologie: In der Regel Kräuter, seltener Sträucher oder Bäume mit einfachen, **wechselständigen oder gegenständigen Blättern.** Die meist **zygomorphen Blüten** besitzen eine 5-zählige oder 4-zählige, verwachsenblättrige Blütenhülle. Der Kelch ist häufig tief gespalten, die **Krone** ist **häufig zweilippig.** Das **4-zählige** (*Digitalis, Linaria* und viele andere Gattungen) **oder 2-zählige** (*Veronica*) **Androeceum** ist mit der Krone verwachsen. Der oberständige, zweikarpellige Fruchtknoten entwickelt sich meist zu einer **Kapselfrucht.**

Inhaltsstoffe: Iridoidglykoside, z. B. Antirrhinosid, sind in der Familie weit verbreitet. In der Gattung *Digitalis* kommen **Cardenolide** vor.

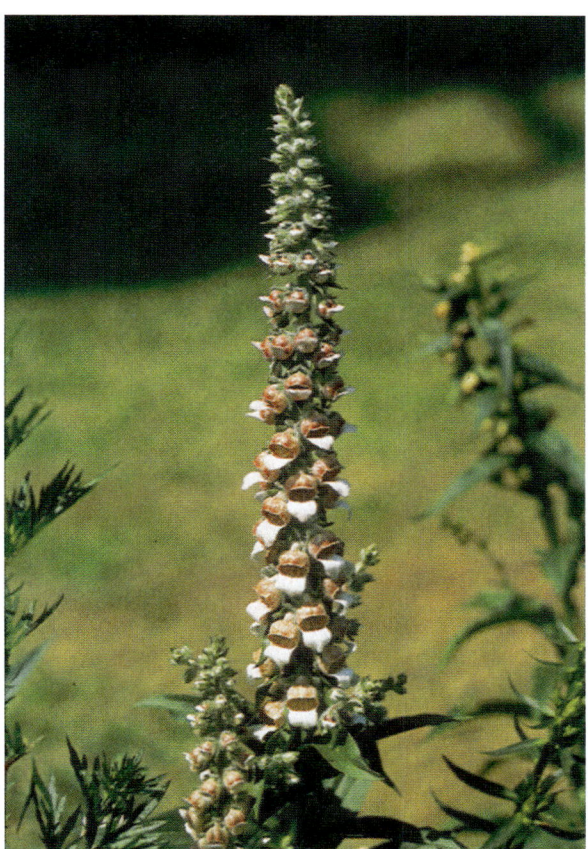

Abb. 12.90 ***Digitalis lanata.*** Blütenstand

Arzneipflanzen: *Digitalis purpurea* L.: Digitalis purpureae folium/Digitalis-purpurea-Blätter [PhEur 5.0] (getrocknete Blätter) und das aus den frischen oder getrockneten Blättern gewonnene Cardenolidglykosid Digitoxinum/Digitoxin [PhEur 5.0]; aus den Blättern von *Digitalis lanata* EHRH. gewinnt man das Cardenolidglykosid Digoxinum/Digoxin [PhEur 5.0]; *Plantago afra* L. (Synonym: *Plantago psyllium* L.) und *Plantago indica* L. (Synonym: *Plantago arenaria* WALDST. et KIT.): Psyllii semen/Flohsamen [PhEur 5.0] (getrocknete reife Samen); *Plantago ovata* FORSSK.: Plantaginis ovatae semen/Indische Flohsamen (getrocknete reife Samen) und Plantaginis ovatae semeninis tegumentum (Episperm und angrenzende kollabierte Schichten des Samens) [PhEur 5.0]; *Plantago lanceolata* L.: Plantaginis lanceolatae herba/Spitzwegerichkraut [PhEur 5.0] (getrocknete Blätter und Blütenschäfte).

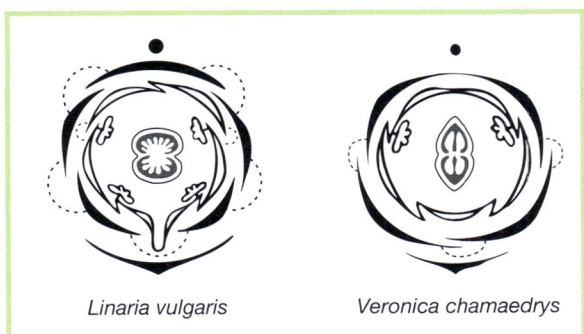

Linaria vulgaris   *Veronica chamaedrys*

Abb. 12.89 **Blütendiagramme von Plantaginaceae**

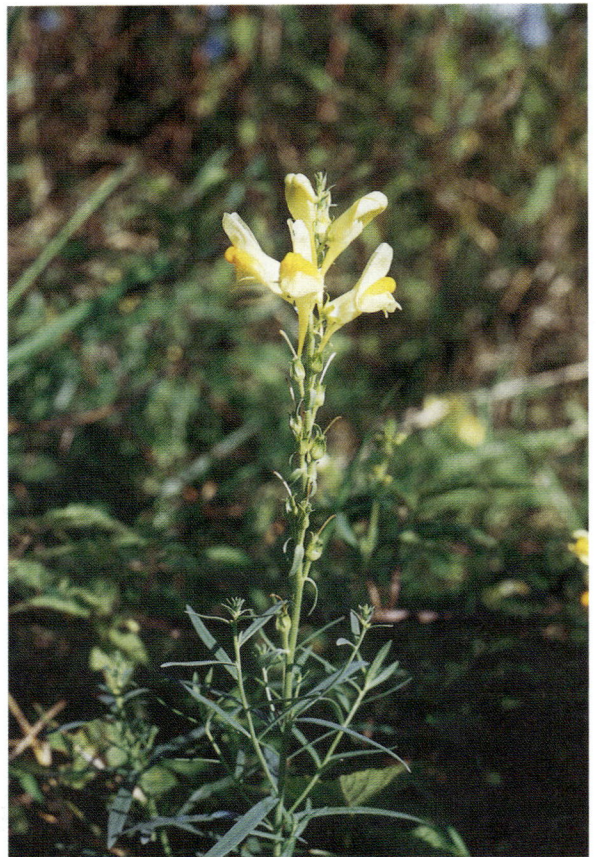

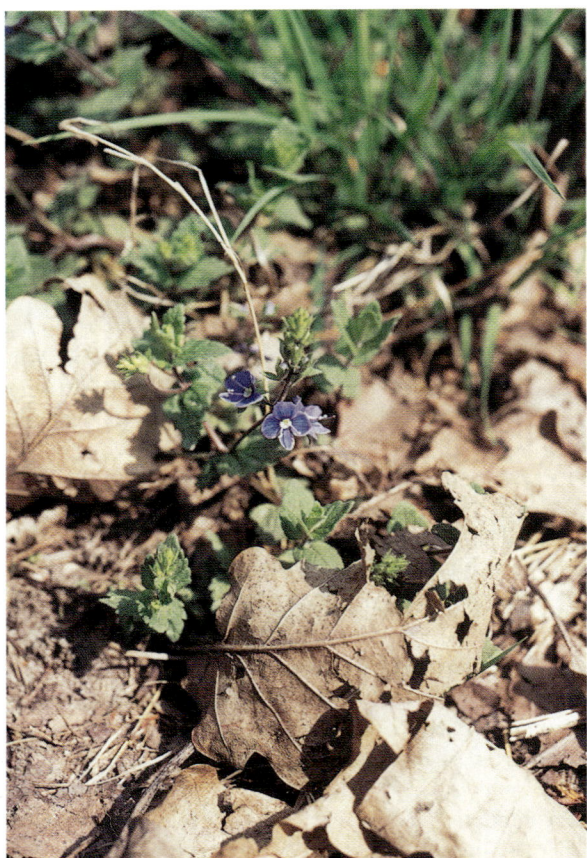

Abb. 12.91 *Linaria vulgaris.* Oberer Teil der Sproßachse mit Blütenstand

Abb. 12.92 *Veronica chamaedrys*

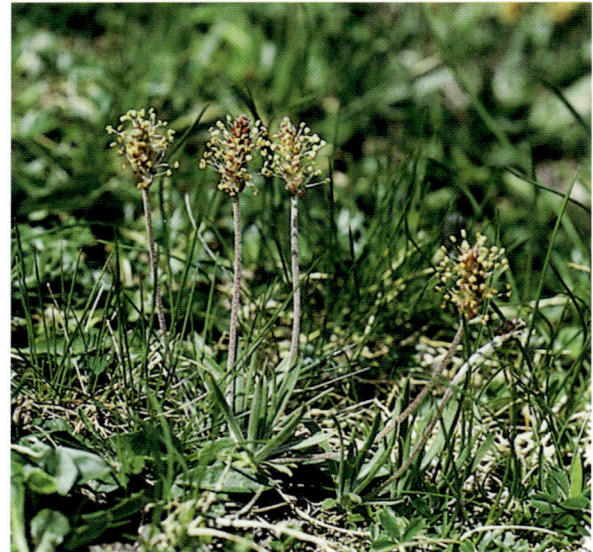

Abb. 12.93 *Plantago alpina*

| Familie: Lamiaceae (Labiatae)

Blütenformeln:

↓ K(5) [C(5) A4] G(2)
↓ K(5) [C(5) A2] G(2)

Allgemeines: Auch die Lamiaceae sind von der Neugliederung der Lamiales betroffen. Die Familie wurde um 36 Gattungen, die man aus den Verbenaceae ausgeschlossen hat, erweitert. Die Familie Verbenaceae umfasst jetzt nur noch die ehemalige Unterfamilie Verbenoideae, zu der z. B. die Gattungen *Verbena*, *Lantana* und *Lippia* gehören. Zu den neu in die Lamiaceae aufgenommenen Taxa gehören z. B. die Gattungen *Vitex*, *Tectona*, *Callicarpa*, *Clerodendrum* und *Caryopteris* sowie die Unterfamilie Chloanthoideae mit überwiegend in Australien beheimateten Arten. Die neu umgrenzten Lamiaceae umfassen 236 Gattungen mit insgesamt etwa 7170 Arten. Sie sind kosmopolitisch verbreitet mit Schwerpunkten im Mittelmeerraum und Zentralasien.

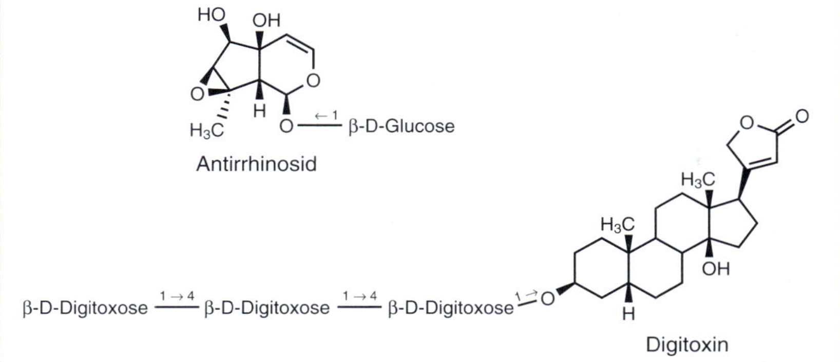

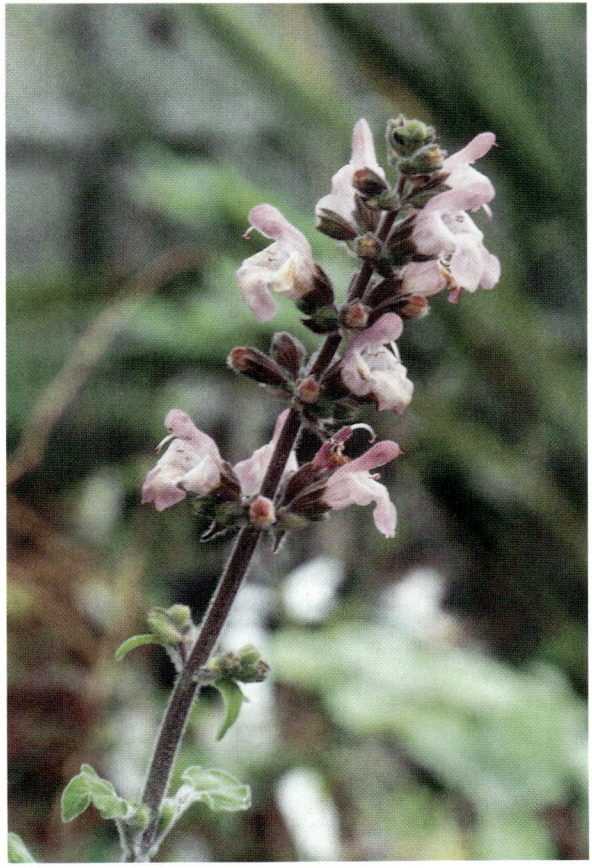

Abb. 12.94 **Inhaltsstoffe von Plantaginaceae**

Morphologie: Lamiaceae sind Sträucher oder Kräuter, seltener Bäume, mit häufig **vierkantigen Sprossachsen** und meist einfachen, fast immer **gegenständigen Blättern.** Mehrzellige **Drüsenschuppen** mit **ätherischem Öl** kommen häufig vor. Die überwiegend **zygomorphen Blüten** besitzen in der Regel eine 5-zählige, verwachsenblättrige Blütenhülle. Die **Krone** ist **häufig zweilippig.** Das in der Regel **4-zählige oder 2-zählige** (z.B. bei *Rosmarinus-* und *Salvia*-Arten), seltener 5-8-zählige **Androeceum** ist mit der Krone verwachsen. Der **oberständige, zweikarpellige Fruchtknoten** ist häufig durch die eine „falsche Scheidewand" bildenden Karpellränder in **vier Fächer** (Klausen) geteilt; bei vielen Arten ist er schon zur Blütezeit tief vierteilig und der Griffel ist zwischen die Fächer eingesenkt (gynobasisch). Die Früchte sind häufig **Bruchfrüchte,** die in vier einsamige Teilfrüchte (Merikarpien) zerfallen. Es kommen aber auch nicht zerfallende (z.B. bei *Vitex- und Callicarpa*-Arten) oder zerfallende (z.B. bei *Clerodendrum*-Arten) Steinfrüchte vor.

Inhaltsstoffe: Iridoidglykoside und **ätherisches Öl** sind in der Familie weit verbreitet. In der Regel akkumulieren bestimmte Sippen jedoch nur jeweils eine der beiden Stoffgruppen: Vertreter der Unterfamilie **Nepetoi-**

deae (z.B. *Lavandula-, Melissa-, Mentha-, Ocimum-, Origanum-, Orthosiphon-, Rosmarinus-, Salvia-* und *Thymus*-Arten) akkumulieren in der Regel **ätherisches Öl,** aber nur selten (z.B. *Nepeta-* und *Satureja-Arten*) Iridoidglykoside; Vertreter der **Ajugoideae** (z.B. *Ajuga-* und *Teucrium*-Arten), **Lamioideae** (z.B. *Lamium*-Arten) und anderer Unterfamilien akkumulieren in der

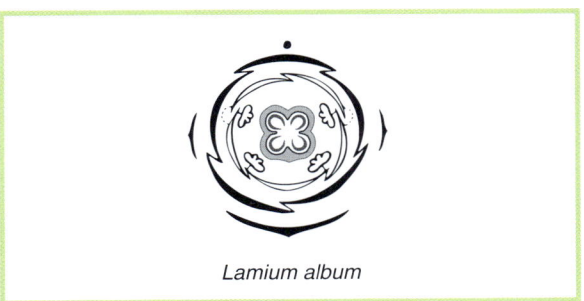

Lamium album

Abb. 12.95 **Blütendiagramm von *Lamium album***

Abb. 12.96 ***Salvia triloba.*** Blütenstand

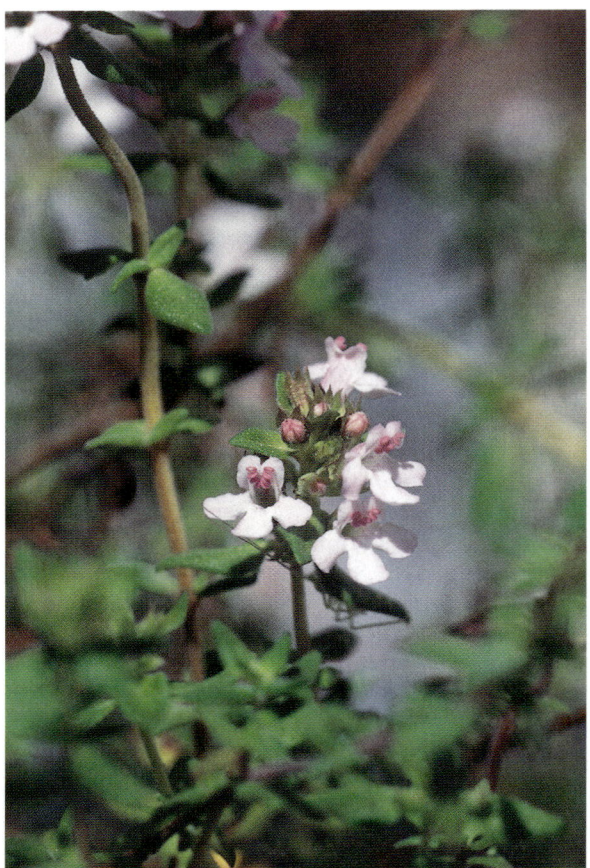

Abb. 12.97 *Thymus vulgaris*. Blütenstand

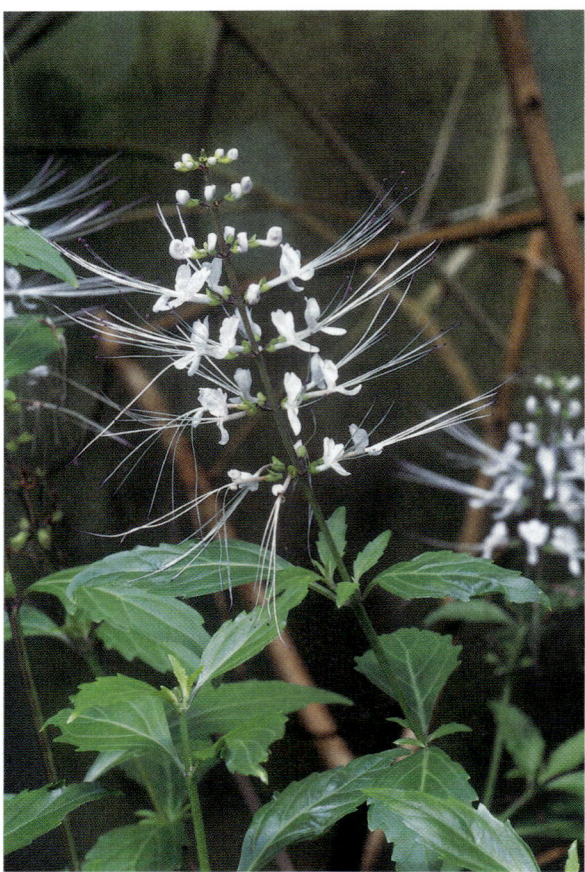

Abb. 12.98 *Orthosiphon stamineus*. Blütenstand

Regel **Iridoidglykoside,** aber nur selten größere Mengen von ätherischem Öl. Hauptkomponenten der ätherischen Öle sind meist Monoterpene, wie z.B. Menthol. Bei den Iridoiden überwiegen Glykoside von C_9-Iridoiden, wie z.B. Ajugol. In ähnlicher Weise sind verschiedene Typen von **Kaffeesäureestern** verteilt: Vertreter der Nepetoideae akkumulieren häufig Rosmarinsäure, während in den anderen Unterfamilien Esterglykoside, wie z.B. Verbascosid, verbreitet sind. Caffeoylchinasäuren, wie z.B. Chlorogensäure, kommen in der ganzen Familie vor.

Arzneipflanzen, Nutzpflanzen: *Ballota nigra* L.: Ballotae nigrae herba/ Schwarznesselkraut [PhEur 5.0] (getrocknete blühende Stängelspitzen); *Lavandula angustifolia* MILLER: Lavandulae aetheroleum/Lavendelöl [PhEur 5.3] (durch Wasserdampfdestillation aus den Blütenständen gewonnenes ätherisches Öl), Lavandulae flos/ Lavendelblüten [PhEur 5.0] (getrocknete Blüten); *Leonurus cardiaca* L.: Leonuri cardiacae herba/Herzgespannkraut [PhEur 5.0] (getrocknete blühende oberirdische Teile); *Marrubium vulgare* L.: Marrubii herba/

Andornkraut [PhEur 5.1] (zur Blütezeit gesammelte, getrocknete oberirdische Teile); *Melissa officinalis* L.: Melissae folium/Melissenblätter [PhEur 5.0] (getrocknete Laubblätter); *Mentha x piperita L.:* Menthae piperitae folium/Pfefferminzblätter [PhEur 5.0] (getrocknete Blätter), Menthae piperitae aetheroleum/Pfefferminzöl [PhEur 5.0] (aus frischen, blühenden oberirdischen Teilen); *Mentha canadensis* L. (Synonym: *Mentha arvensis* L. var. *piperascens* MALINV. ex HOLMES): Menthae arvensis aetheroleum partim mentholi depletum/ Minzöl [PhEur 5.2] (das durch Wasserdampfdestillati-

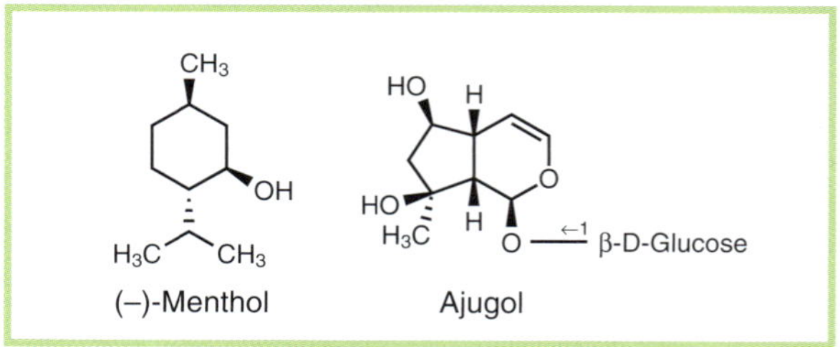

Abb. 12.99 Monoterpenoide Inhaltsstoffe von Lamiaceae

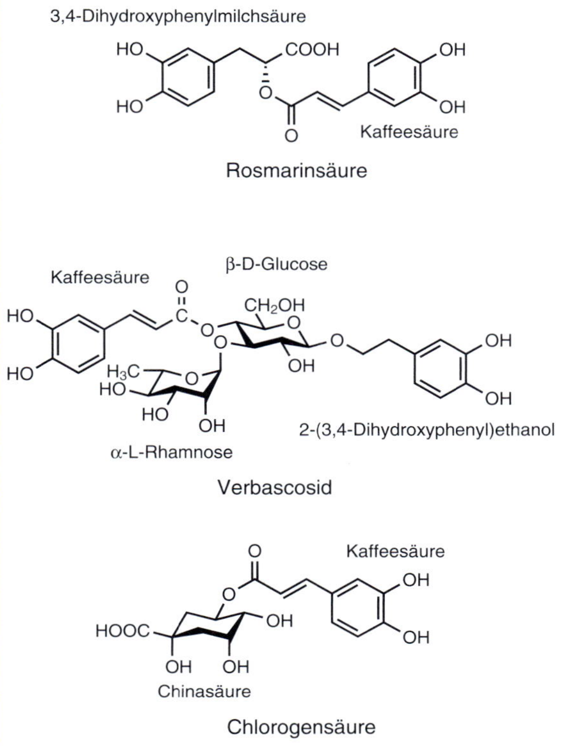

Abb. 12.100 Kaffeesäureester aus Lamiaceae

on aus den kurz vorher gesammelten, frischen, blühenden oberirdischen Teilen gewonnene ätherische Öl, aus dem die Hauptkomponente Menthol durch Kristallisation teilweise abgetrennt wurde) sowie Levomentholum/Menthol [PhEur 5.0] (aus Minzöl gewonnener Monoterpenalkohol); *Ocimum basilicum* L.: Basilikum (Kraut als Gewürz); *Origanum onites* L., *Origanum vulgare* L. ssp. *hirtum* (LINK.) IETSW.: Origani herba/Dostenkraut [PhEur 5.0] (von den Stängeln getrennte, getrocknete Blätter und Blüten); *Origanum majorana* L.: Majoran (Kraut als Gewürz); *Orthosiphon stamineus* BENTH. (Synonym: *Orthosiphon aristatus* MIQ.): Orthosiphonis folium/Orthosiphonblätter [PhEur 5.0] (getrocknete Laubblätter und Stängelspitzen); *Rosmarinus officinalis* L.: Rosmarini folium/Rosmarinblätter [PhEur 5.0] (getrocknete Laubblätter) und Rosmarini aetheroleum/Rosmarinöl [PhEur 5.0] (durch Wasserdampfdestillation aus den blühenden oberirdischen Teilen gewonnenes ätherisches Öl); *Salvia officinalis* L.: Salviae officinalis folium/Salbeiblätter [PhEur 5.0] (getrocknete Laubblätter); *Salvia fruticosa* MILL. (Synonym: *Salvia triloba* L. f.).: Salviae trilobae folium/Dreilappiger Salbei [PhEur 5.0] (getrocknete Laubblätter); *Salvia sclarea* L.: Salviae sclareae aetheroleum/Muska-

tellersalbeiöl [PhEur 5.0] (durch Wasserdampfdestillation aus frischen oder getrockneten blühenden Stängeln gewonnenes ätherisches Öl); *Thymus vulgaris* L., *Thymus zygis* L.: Thymi herba/Thymian [PhEur 5.4] (von den getrockneten Stängeln abgestreifte Blätter und Blüten) und Thymi aetheroleum/Thymianöl [PhEur 5.0] (durch Wasserdampfdestillation aus den frischen, blühenden oberirdischen Teilen gewonnenes ätherisches Öl); *Thymus serpyllum* L. s. l.: Serpylli herba/Quendelkraut [PhEur 5.0] (getrocknete, blühende oberirdische Teile); *Vitex agnus-castus* L.: Agni casti fructus/Mönchspfefferfrüchte [PhEur 5.4] (reife, getrocknete Früchte).

Überordnung: Campanulanae

Umfangreiche DNA-Sequenzanalysen sprechen für die Monophylie dieser Überordnung. Morphologische Merkmale, welche die Campanulanae von den Lamianae unterscheiden, sind die meist **wechselständigen Blätter**, der häufig **unterständige Fruchtknoten** (epigyne Blüten), die meist **freien Staubblatt-Filamente** und **die meist geschlossen bleibenden Früchte**.

Die Campanulanae umfassen die Ordnungen Aquifoliales, **Apiales** (Araliales), **Dipsacales** und **Asterales** sowie einige Familien, deren genaue Stellung innerhalb der Überordnung noch nicht geklärt ist.

Zu den **Aquifoliales** gehören die Aquifoliaceae mit der Gattung *Ilex* (Stechpalme). Die coffeinhaltigen gerösteten und getrockneten Blätter von *Ilex paraguariensis* ST. HILAIRE werden – vor allem in Südamerika – zur Zubereitung eines anregenden Getränks (Mate) verwendet.

Die **Dipsacales** umfassen die Familien **Adoxaceae**, **Caprifoliaceae**, Diervillaceae, Linnaeaceae, Morinaceae, Dipsacaceae und **Valerianaceae**. Die Ordnung ist intensiv taxonomisch untersucht worden. Während die Dipsacaceae und Valerianaceae weitgehend unverändert blieben, haben die DNA-Sequenzvergleiche zu einer tiefgreifenden Umgruppierung bei den **Caprifoliaceae** geführt. Diese Familie umfasst außer zwei kleineren, wenig bekannten Gattungen jetzt nur noch die Gattungen *Lonicera* (Heckenkirsche) und *Symphoricarpos* (Schneebeere). Die Gattungen *Sambucus* (Holunder) und *Viburnum* (Schneeball) gehören offenbar nicht zu den Caprifoliaceae; sie werden zusammen mit der Gattung *Adoxa* in die Familie **Adoxaceae** gestellt. Die übrigen Gattungen werden als eigene monophyletische Familien Diervillaceae (*Diervilla* und *Weigela*) und Linnaeaceae (*Linnaea*) geführt. Zu den **Valerianaceae** gehört *Valeriana officinalis* L., die Stammpflanze von Valerianae radix/Baldrianwurzel [PhEur 5.0] (getrocknete, aus Wurzelstock, Wurzeln und Ausläufern bestehende unterirdische Teile), und *Valerianella locusta* (L.) LA-TERR., deren Blätter als Salat (Feldsalat) verwendet werden.

Ordnung: Apiales

Die Monophylie der Apiales ist durch DNA-Sequenzanalysen gut belegt. Typische morphologische Merkmale sind die an der Basis meist zu einer den Stängel umfassenden **Blattscheide** verbreiterten Blattstiele und **freie Petalen**, die man allerdings auch bei einigen anderen Gruppen innerhalb der Asteridae findet. Häufig kommen mit **ätherischem Öl** oder Balsam gefüllte **schizogene Exkretgänge** vor. Iridoide sind nur in einigen kleineren Familien der Apiales (Aralidiaceae, Griselinaceae) nachgewiesen worden.

Die Ordnung umfasst die **Apiaceae**, die **Araliaceae** und fünf kleinere Familien, die – mit Ausnahme der Pittosporaceae – durch Ausgliederung einiger Gattungen aus den Cornaceae (Torricelliaceae, Griselinaceae), Icacinaceae (Pennantiaceae) und Araliaceae (Myodocarpaceae) entstanden sind. Zu den **Araliaceae** gehören *Eleutherococcus senticosus* (RUPR. et MAXIM.) MAXIM., die Stammpflanze von Eleutherococci radix/Taigawurzel [PhEur 5.0] (getrocknete unterirdische Teile), *Panax ginseng* C. A. MEYER, die Stammpflanze von Ginseng radix/Ginsengwurzel [PhEur 5.1] (getrocknete Wurzeln, als weißer Ginseng bezeichnet, oder mit Wasserdampf behandelte und dann getrocknete Wurzeln, als roter Ginseng bezeichnet) und *Hedera helix* L., die Stammpflanze von Hedera helix ad praeparationes homoeopathicas/Efeu für homoeopathische Zubereitungen [PhEur 5.2] (frische, junge, vollentwickelte aber noch nicht verholzte Zweige, die unmittelbar vor oder zu Beginn der Blütezeit geerntet wurden).

Familie: Apiaceae (Umbelliferae)

Blütenformel:

 * K5 C5 A5 G($\overline{2}$)

Allgemeines: Die Familie ist fast kosmopolitisch verbreitet mit Verbreitungsschwerpunkten in den nördlichen temperierten Gebieten und in tropischen Bergregionen. Sie umfasst etwa 410 Gattungen mit insgesamt etwa 3100 Arten.

Morphologie: Die meisten Apiaceae sind **Kräuter;** nur wenige Arten sind strauchig oder baumförmig. Alle Pflanzenteile enthalten **schizogene Exkreträume.** Die in der Regel **wechselständigen Blätter** sind meist **gefiedert oder fiederteilig,** nur selten gefingert oder ungeteilt. Als Blütenstände findet man in der Regel einfache

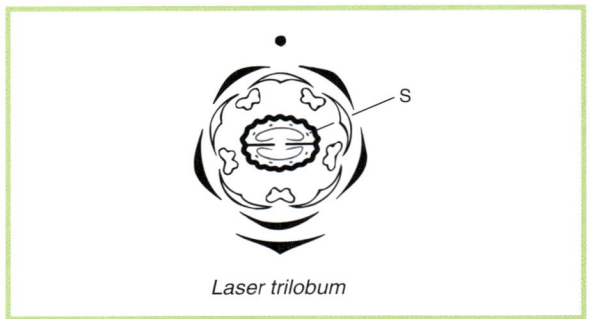

Abb. 12.101 Blütendiagramm von *Laser trilobum*; S: Sekretgang

oder zusammengesetzte **Dolden.** Die Blüten sind meist radiär, zygomorphe Blüten finden sich vor allem als Randblüten der Blütenstände. Die 5-zählige Blütenhülle ist in Kelch und Krone gegliedert; der Kelch ist meist zu sehr kleinen Lappen oder Zähnen reduziert; die freien Kronblätter sind meist im unteren Teil deutlich verschmälert (genagelt). Die **fünf** freien **Staubblätter** stehen vor den Kelchblättern (episepal). Der **unterständige zweikarpellige, coenokarpe Fruchtknoten** wird von einem scheibenförmigen Nektarium (**Diskus**) bedeckt, der mit den beiden Griffeln zu einem Griffelpolster (Stylopodium) verwachsen ist. Die Früchte sind meist **trockene Spaltfrüchte,** die bei der Reife in **zwei** geschlossen bleibende **Teilfrüchte** zerfallen. Die Fruchtwand der Teilfrüchte besitzt fünf mehr oder weniger stark vorspringende Hauptrippen, in denen je ein Leitbündel verläuft. Zwischen den Hauptrippen können Nebenrippen ausgebildet sein. Unter den Nebenrippen

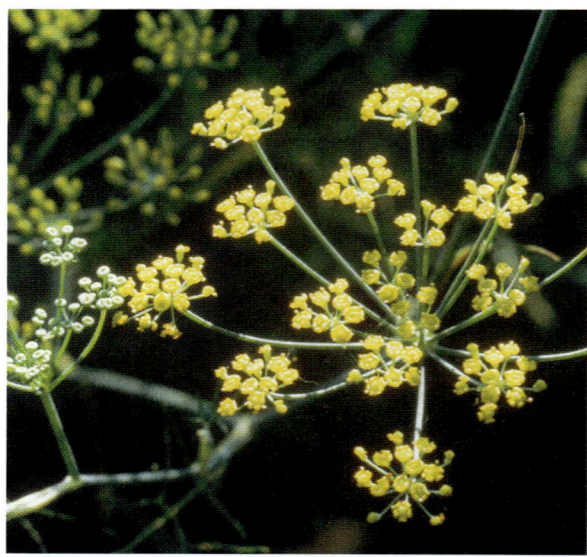

Abb. 12.102 *Foeniculum vulgare* var. *vulgare*. Blütenstand

oder den Tälchen zwischen den Hauptrippen, seltener unter den Hauptrippen befindet sich in der Regel je ein **schizogener Exkretgang**. Häufig sind zwei weitere Exkretgänge unter der Fugenfläche lokalisiert.

Inhaltsstoffe: Für die pharmazeutische Verwendung und die Verwendung als Gewürz sind vor allem die in den Exkreträumen lokalisierten **ätherischen Öle** bedeutsam. Hauptkomponenten der arzneilich verwendeten ätherischen Öle sind meist **Monoterpene**, z. B. Carvon in Carvi aetheroleum, oder **Phenylpropane**, z. B. Anethol in Anisi aetheroleum. Außerdem kommen lipophile **Cumarinderivate**, z. B. das Furanocumarin Xanthotoxin in Angelicae radix, und **Polyine** (Polyacetylene), z. B. Cicutoxin in *Cicuta virosa* (Wasserschierling), vor. Sehr selten werden Alkaloide akkumuliert, z. B. das sehr giftige Coniin in *Conium maculatum* (Schierling).

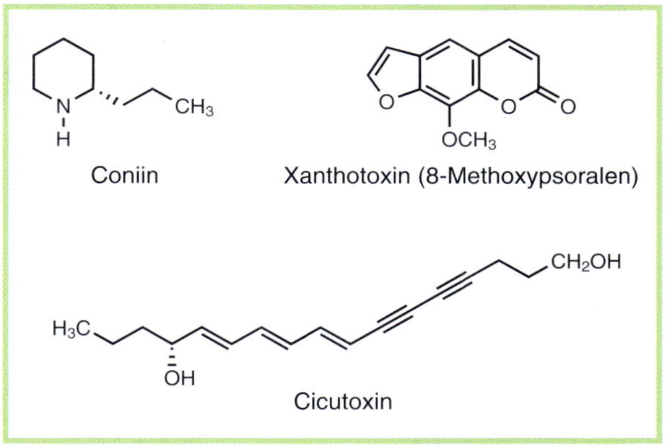

Arzneipflanzen: *Angelica archangelica* L.: Angelicae radix/Angelikawurzel [PhEur 5.0] (getrocknete Rhizome und Wurzeln); *Carum carvi* L.: Carvi fructus/Kümmel [PhEur 5.0] (getrocknete Teilfrüchte) und Carvi aetheroleum/Kümmelöl [PhEur 5.3] (aus den trockenen Früchten durch Wasserdampfdestillation gewonnenes ätherisches Öl); *Centella asiatica* (L.) Urban: Centellae asiaticae herba/Asiatisches Wassernabelkraut [PhEur 5.0] (getrocknete oberirdische Teile); *Coriandrum sativum* L.: Coriandri fructus/Koriander [PhEur 5.0] (getrocknete Früchte) und Coriandri aetheroleum/Korianderöl [PhEur 5.0] (aus den Früchten durch Wasserdampfdestillation gewonnenes ätherisches Öl); *Foeniculum vulgare* Mill. ssp. *vulgare* var. *vulgare*: Foeniculi amari fructus/Bitterer Fenchel [PhEur 5.0] (getrocknete Früchte und Teilfrüchte) sowie Foeniculi amari fructus aetheroleum/Bitterfenchelöl [PhEur 5.0] (aus den reifen Früchten durch Wasserdampfdestillation gewonnenes ätherisches Öl); *Foeniculum vulgare* Mill. ssp. *vulgare* var. *dulce* (Mill.) Thellung: Foeniculi dulcis fructus/Süßer Fenchel [PhEur 5.0] (getrocknete Früchte und Teilfrüchte); *Levisticum officinale* Koch: Levistici radix/Liebstöckelwurzel [PhEur 5.0]

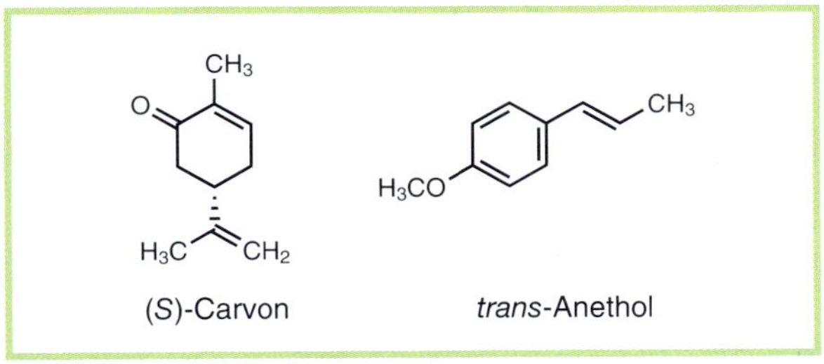

Abb. 12.103 **Inhaltsstoffe von ätherischen Ölen einiger Apiaceae**

Abb. 12.104 **Toxische Inhaltsstoffe einiger Apiaceae**

(getrocknete Rhizome und Wurzeln); *Pimpinella anisum* L.: Anisi fructus/Anis [PhEur 5.0] (getrocknete Früchte), Anisi aetheroleum/Anisöl [PhEur 5.0] (aus den trockenen, reifen Früchten durch Wasserdampfdestillation gewonnenes ätherisches Öl).

Giftpflanzen: *Cicuta virosa* L. (Wasserschierling): Alle frischen Pflanzenteile enthalten hochgiftige Polyine, z. B. Cicutoxin; *Conium maculatum* L. (Schierling): Alle Pflanzenteile enthalten hochgiftige Piperidinalkaloide, z. B. Coniin. *Heracleum sphondylium* L. (Wiesen-Bärenklau) und *Heracleum montegazzianum* Somm. et Lev. (Riesenbärenklau): Die Früchte, bei *H. montegazzianum* und einigen Unterarten von *H. sphondylium* auch die Blätter, Stängel und die Wurzeln, enthalten phototoxische Furanocumarine, z. B. Xanthotoxin, die bei Kontakt mit der Haut und anschließender Belichtung schwere Hautentzündungen (Photodermatitis) hervorrufen.

Nutzpflanzen: *Anethum graveolens* L.: Dill (Blätter); *Apium graveolens* L.: Knollensellerie (Sprossrübe), Bleichsellerie (Blattstiel); *Daucus carota* L.: Mohrrübe, Karotte (Wurzel); *Petroselinum crispum* (Mill.) Nym. ex A. W. Hill: Petersilie (Blätter, Wurzel).

Ordnung: Asterales

Die Ansichten über die Umgrenzung der Asterales, einer der artenreichsten Ordnungen der Angiospermae, und ihre Gliederung in Familien haben sich in den letzten vierzig Jahren mehrfach geändert. Erst mit der Einführung molekularer Methoden begann sich die Taxonomie dieser Ordnung zu stabilisieren. Die Monophylie der Asterales in ihrer heutigen Umgrenzung ist durch phylogenetische Analysen von Datensätzen aus morphologischen und chemischen Merkmalen sowie Nu-

12 Samenpflanzen

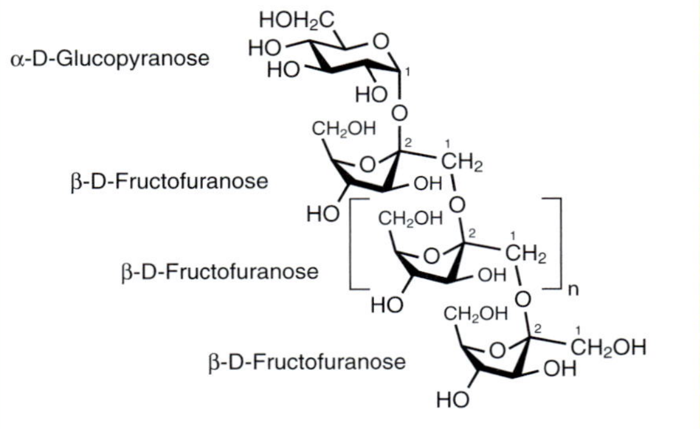

α-D-Glucopyranose

β-D-Fructofuranose

β-D-Fructofuranose

β-D-Fructofuranose

Inulin

Abb. 12.105 Inulin

kleotidsequenzen von drei Chloroplastengenen gut belegt. Man kennt aber nur ein morphologisches Merkmal, das die gesamte Ordnung charakterisiert. Das ist die klappige (valvate) Knospenlage der Kronblätter. Sie kommt bei fast allen Asterales (Ausnahme: einigen Stylidiaceae) vor, tritt allerdings auch außerhalb der Asterales, z.B. bei den Apiales, auf. Nicht bei allen, aber immerhin bei den drei größten Familien der Asterales (Asteraceae, Campanulaceae, Goodeniaceae) und den nächsten Verwandten der Asteraceae, den Calyceraceae, findet man eine **sekundäre Pollenpräsentation:** Der Pollen wird den Bestäubern nicht auf der geöffneten Anthere präsentiert sondern auf anderen Blütenteilen. Die Staubblätter bilden entweder nur in der Knospe oder auch bei geöffneter Blüte eine Röhre, in die sie den Pollen abgeben; anschließend wird der Pollen durch den wachsenden Griffel aus der Röhre gepumpt oder gefegt und **an der Öffnung der Röhre oder an der Außenseite des Griffels** präsentiert.

Die meisten Asterales speichern **Inulin,** ein aus Fructoseeinheiten und einer endständigen Glucoseeinheit aufgebautes Polysaccharid, anstelle von Stärke als Reservekohlenhydrat. **Iridoide** kommen in einigen kleineren Familien (Menyanthaceae, Goodeniaceae), nicht aber in den Campanulaceae und Asteraceae vor.

Man rechnet 11 Familien zu den Asterales: Außer den schon länger für nahe miteinander verwandt gehaltenen **Asteraceae,** Stylidiaceae, Goodeniaceae, Calyceraceae, Campanulaceae (einschließlich Lobeliaceae) und Pentaphragmataceae gehören dazu die früher zu den Gentianales gerechneten **Menyanthaceae** sowie vier Familien, die durch Ausgliederung einiger Gattungen aus den Saxifragaceae, Cornaceae, Aquifoliaceae und Caprifoliaceae entstanden sind. Zu den **Menyanthaceae** gehört *Menyanthes trifoliata* L., die Stammpflanze von Menyanthidis trifoliatae folium/Bitterkleeblätter [PhEur 5.0] (getrocknete Blätter).

Familie: Asteraceae (Compositae)

Blütenformeln:

* [C(5) A(5)] G($\overline{2}$) Röhrenblüten
↓ [C(5) A(5)] G($\overline{2}$) Zungenblüten

Allgemeines: Die kosmopolitisch verbreitete Familie umfasst etwa 1535 Gattungen mit insgesamt etwa 23 000 Arten. Damit ist sie – nach den Orchidaceae – die zweitgrößte Familie der Blütenpflanzen. Eine konsistente Gliederung dieser riesigen Familie in Unterfamilien und Tribus zu erstellen, wird noch einige Zeit dauern. Sequenzvergleiche von Chloroplasten-Genen und die Neubewertung morphologischer Merkmale haben jedoch schon zur Klärung vieler Gliederungsprobleme entscheidend beigetragen. So ist man sich weitgehend einig, dass sowohl die redefinierte Unterfamilie **Asteroideae** als auch die 1992 erstmals definierte, nur südamerikanische Arten umfassende Unterfamilie **Bernadesioideae** monophyletisch sind, während die früher auch als eigenständige Familie (Cichoriaceae) geführte Unterfamilie Cichorioideae in ihrer traditionellen Umgrenzung paraphyletisch ist (Abb. 12.107). Die paraphyletischen Cichorioideae s.l. werden daher in die enger gefasste monophyletische Unterfamilie **Cichorioideae s.str.,** die ebenfalls monophyletischen Unterfamilien **Carduoideae** und Corymbioideae sowie eine paraphyletische Restgruppe („Mutisieae") gegliedert.

Morphologie: Kräuter, Sträucher oder Bäume mit meist **wechselständigen,** seltener gegenständigen, einfachen oder zusammengesetzten **Blättern** ohne Nebenblätter. Die Blüten stehen in meist mehrblütigen bis vielblütigen Blütenständen auf einem flachen (**Körbchen**) oder konischen bis zylindrischen (**Köpfchen**) Blütenstandsboden, der von kelchblattartigen Hochblättern (**Hüllkelch,** Involucrum) umgeben ist. Der **Blütenstand** erhält dadurch das Aussehen und die Funktion einer Einzelblüte und wird deshalb zu den

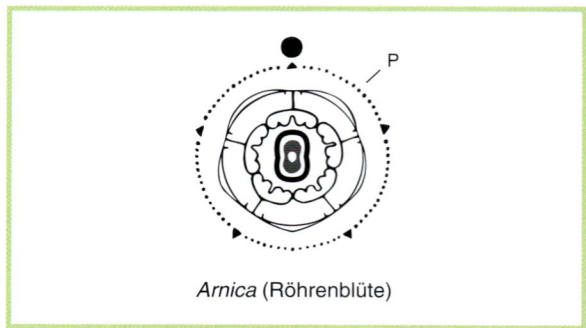

Abb. 12.106 Blütendiagramm einer Röhrenblüte von *Arnica*-Arten. P: Pappus

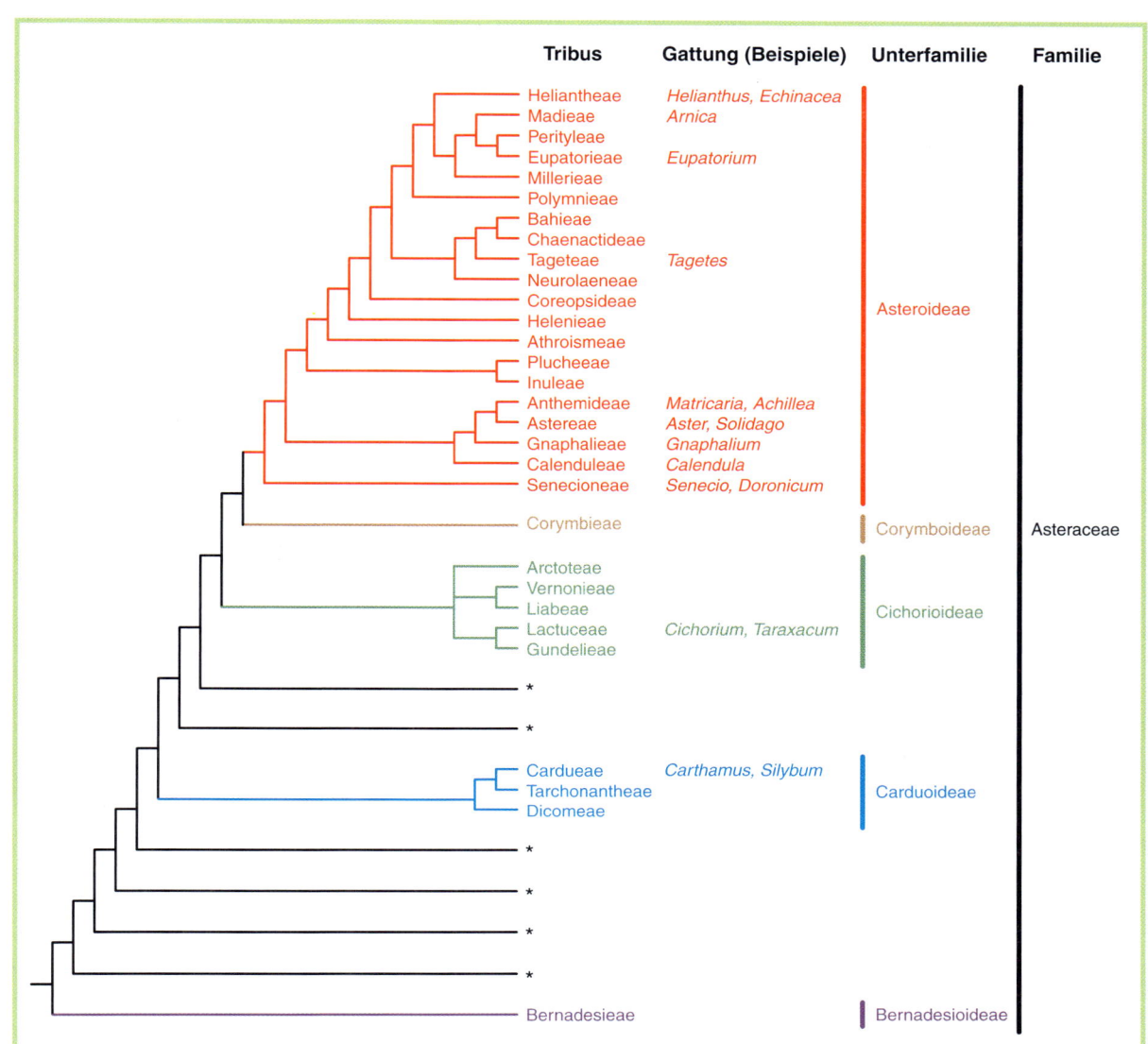

Abb. 12.107 Phylogenie der Asteraceae. Das Dendrogramm basiert auf Sequenzvergleichen mehrerer Chloroplastengene (Nach J. L. Panero und V. A. Funk (2002) Proc. Biol. Soc. Washington 115: 909-922). * „Mutisieae" (paraphyletisch); jede der mit * bezeichneten monophyletischen Sippen wird auch als eigene Unterfamilie geführt.

Pseudanthien gerechnet. Die Ähnlichkeit mit einer Einzelblüte wird häufig noch dadurch verstärkt, dass sich die **Randblüten** eines solchen Blütenstandes durch Größe, Farbe, Form oder Geschlecht von den inneren Blüten (**Scheibenblüten**) unterscheiden. Bei den Asteraceae kommen zwei verschiedene Blütentypen vor: Die 5-zähligen **Röhrenblüten** sind **radiär;** ihre Kronblätter sind teilweise oder fast vollständig zu einer Röhre verwachsen, die dann je nach Verwandtschaftskreis fünf kurze, relativ breite (z. B. *Matricaria, Arnica* und andere Asteroideae) oder fünf längere schmale Kronlappen (z. B. *Silybum, Carduus* und andere Carduoi-

deae) trägt. Die ebenfalls 5-zähligen **Zungenblüten** sind **zygomorph;** der kurze röhrenförmige Teil trägt einen einseitig verlängerten bandförmigen Kronlappen. Dieser Kronlappen, die **Zunge,** ist bei einlippigen Zungenblüten aus allen **fünf Kronblättern** aufgebaut (z. B. *Taraxacum* und andere Cichorioideae aus der Tribus Lactuceae); bei zweilippigen Zungenblüten besteht die Zunge meist aus **drei Kronblattabschnitten** und die restlichen zwei Kronblattabschnitte sind sehr kurz oder fehlen völlig (bei den Asteroideae, einigen Cichorioideae und vielen Mutisieae). Ein Köpfchen oder Körbchen kann beide Blütentypen (z. B. *Arnica, Matri-*

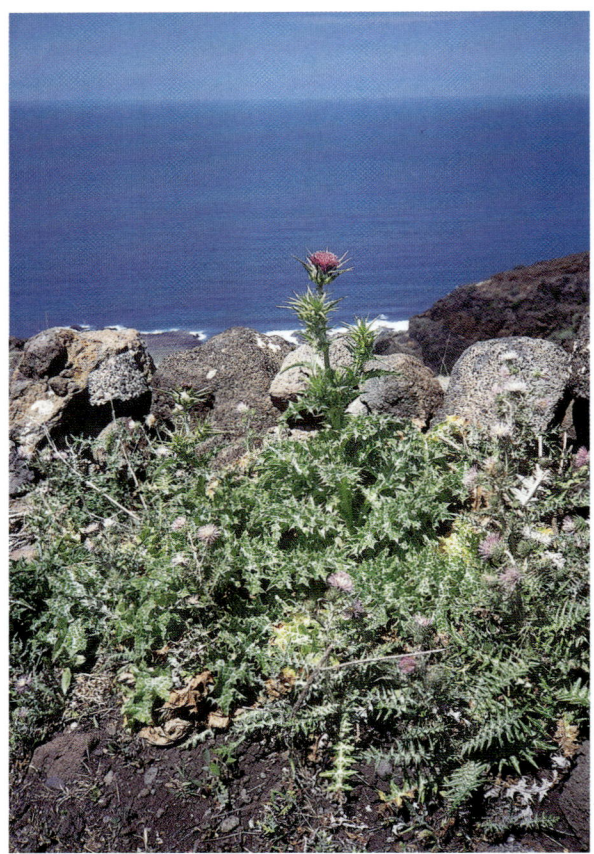

Abb. 12.108 *Silybum marianum*

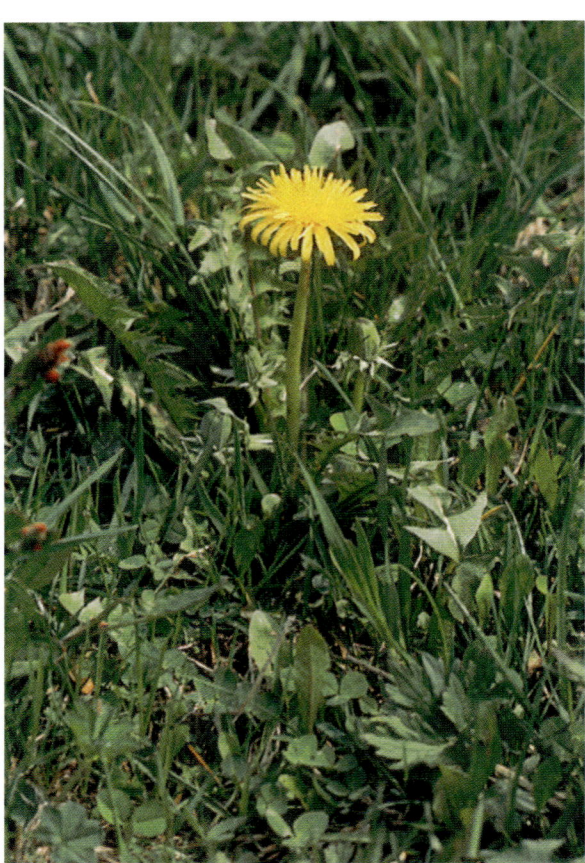

Abb. 12.109 *Taraxacum officinale*

caria und andere Asteroideae), nur **Röhrenblüten** (z. B. *Silybum, Carduus* und andere Carduoideae), oder nur **Zungenblüten** (z. B. *Cichorium, Taraxacum*) enthalten. Die **Antheren** der fünf mit der Kronröhre verwachsenen Staubblätter sind zu einer **Röhre** vereinigt, in die der Pollen abgegeben wird. Zu diesem Zeitpunkt liegen die Griffeläste derselben Blüte noch aneinander und die Narben können noch nicht bestäubt werden (Proterandrie); die Griffelspitze befindet sich am unteren Ende der Antherenröhre. Durch Verlängerung des Griffels oder durch Verkürzung der Staubblatt-Filamente schiebt dann das außen behaarte Griffelende den **Pollen aus der Röhre** heraus; danach lösen sich die Griffeläste voneinander und geben die auf der Innenseite befindlichen Narben frei. Durch diesen Mechanismus wird der blüteneigene Pollen den bestäubenden Insekten präsentiert und gleichzeitig die Fremdbestäubung gefördert. Der **zweikarpellige, unterständige Fruchtknoten** entwickelt sich zu einer einsamigen **Nussfrucht**, die auch als **Achäne** bezeichnet wird, da Fruchtwand und Samenschale miteinander verwachsen sind. Der Kelch ist zur Blütezeit unscheinbar oder fehlt völlig. Zur Zeit

der Fruchtreife entwickelt er sich häufig zu einem aus Schuppen, Borsten oder Haaren bestehenden **Pappus**, der zur Verbreitung der Früchte dient.

Inhaltsstoffe: Inulin (s. Asterales), **Polyine** (=Polyacetylene), z. B. die Spiroketalenolether-polyine in *Matricaria chamomilla* und *Tanacetum parthenium*, **Sesquiterpenlactone**, z. B. Artabsin in *Artemisia absinthium*, die häufig einen bitteren Geschmack haben, und **ätherische Öle**, die in Drüsenhaaren oder schizogenen Exkretbehältern akkumuliert werden, sind in der Familie weit verbreitet. Hauptkomponenten der ätherischen Öle sind meist **Sesquiterpene**, z. B. Bisabolol in Kamillenblüten, oder **Monoterpene**, z. B. Isothujon in Wermutkraut. Bei einem Teil der Cichorioideae (z. B. *Taraxacum, Cichorium* und den anderen Gattungen der Tribus Lactuceae) kommt **Milchsaft** in gegliederten Milchröhren vor.

Arzneipflanzen, Nutzpflanzen: Carduoideae: *Silybum marianum* (L.) GAERTN.: Silybi marianae fructus/Mariendistelfrüchte [PhEur 5.0] (reife, vom Pappus be-

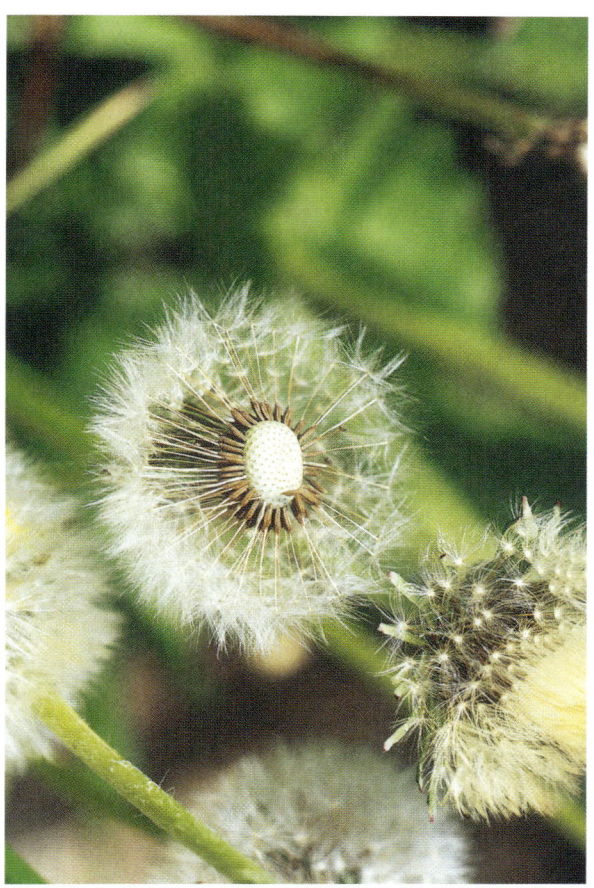

Abb. 12.110 *Taraxacum officinale*. Früchte mit Pappus

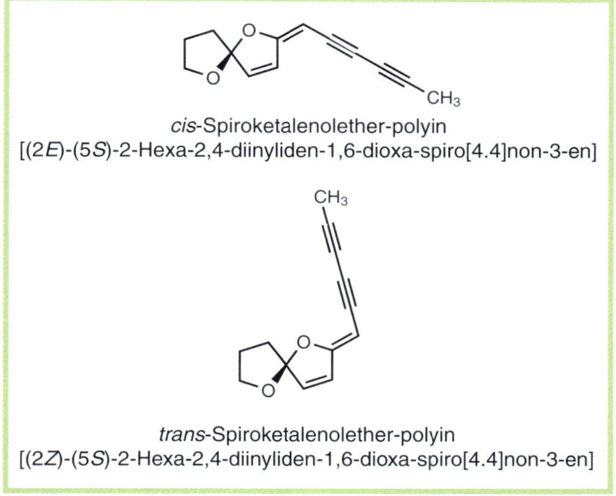

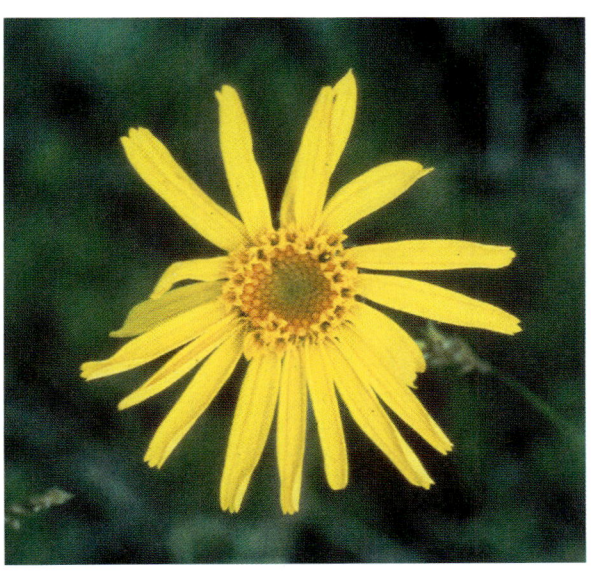

Abb. 12.111 *Arnica montana*. Blütenstand

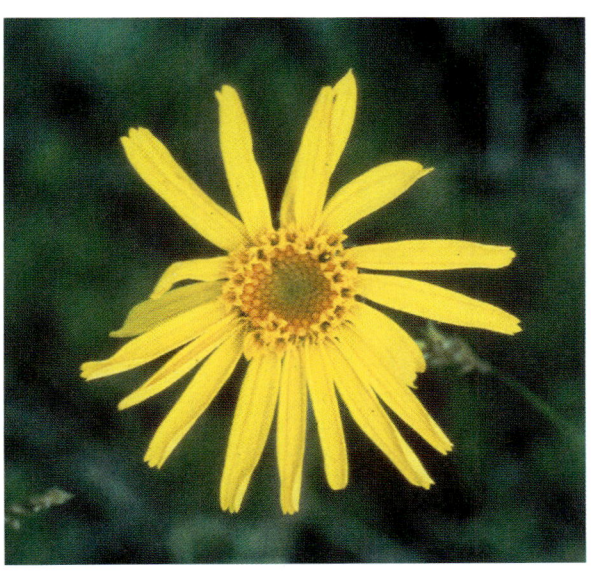

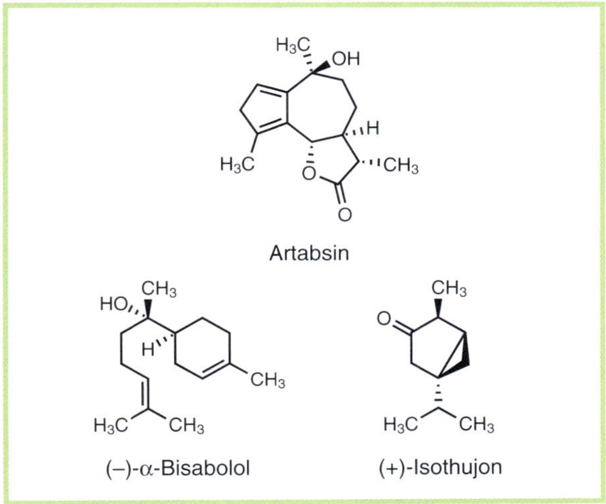

cis-Spiroketalenolether-polyin
[(2*E*)-(5*S*)-2-Hexa-2,4-diinyliden-1,6-dioxa-spiro[4.4]non-3-en]

trans-Spiroketalenolether-polyin
[(2*Z*)-(5*S*)-2-Hexa-2,4-diinyliden-1,6-dioxa-spiro[4.4]non-3-en]

Abb. 12.112 Polyine aus Asteraceae

freite Früchte); *Carthamus tinctorius* L. und deren Hybriden: Carthami oleum raffinatum/Raffiniertes Färberdistelöl [PhEur 5.0] (aus den Samen durch Pressung und/oder Extraktion mit anschließender Reinigung gewonnenes fettes Öl); *Cynara scolymus* L.: Artischocke (Blütenstandsboden als Gemüse).

Cichorioideae s.str.: *Cichorium intybus* L.: Chicorée (gestauchte beblätterte Seitensprosse); *Cichorium endivia* L.: Winterendivie (Blätter als Salat); *Lactuca sativa* L.: Kopfsalat (gestauchter beblätterter Spross der var. *capitata* L.), Schnittsalat, „Eichenlaubsalat", „Lollo Rossa", „Lollo Bionda" (Blätter der var. *crispa* L.), Sommerendivie oder Römischer Salat (Blätter der var. *longifolia* LAM.).

Artabsin

(−)-α-Bisabolol

(+)-Isothujon

Abb. 12.113 Sesquiterpene und ein Monoterpen aus Asteraceae

12 Samenpflanzen

Asteroideae: *Achillea millefolium* L.: Millefolii herba/ Schafgarbenkraut [PhEur 5.0] (getrocknete blühende Triebspitzen); *Arnica montana* L.: Arnicae flos/Arnikablüten [PhEur 5.0] (ganze oder teilweise zerfallene, getrocknete Blütenstände); *Artemisia absinthium* L.: Absinthii herba/Wermutkraut [PhEur 5.0] (getrocknete basale Laubblätter und/oder getrocknete zur Blütezeit gesammelte obere Sprossteile und Laubblätter); *Calendula officinalis* L. (gefülltblütige, kultivierte Varietät): Calendulae flos/Ringelblumenblüten [PhEur 5.0] (völlig entfaltete, getrocknete und vom Blütenstandsboden befreite Einzelblüten); *Chamaemelum nobile* (L.) ALL. [Synonym: *Anthemis nobilis* L.] (gefülltblütige, kultivierte Varietät): Chamomillae romanae flos/Römische Kamille [PhEur 5.0] (getrocknete Blütenköpfchen); *Echinacea pallida* NUTT.: Echinaceae pallidae radix/ Blasser-Sonnenhut-Wurzel [PhEur 5.2] (getrocknete unterirdische Teile); *Echinacea angustifolia* DC.: Echinaceae angustifoliae radix/Schmalblättriger-Sonnenhut-Wurzel [PhEur 5.2] (getrocknete unterirdische

Teile); *Helianthus annuus* L.: Helianthi annui oleum raffinatum/Raffiniertes Sonnenblumenöl [PhEur 5.0] (aus den Samen durch mechanisches Auspressen oder Extraktion und anschließende Reinigung gewonnenes fettes Öl); *Matricaria recutita* L. [Syn. *Chamomilla recutita* (L.) RAUSCHERT]: Matricariae flos/Kamillenblüten [PhEur 5.1] (getrocknete Blütenköpfchen), Matricariae aetheroleum/Kamillenöl [PhEur 5.1] (aus frischen oder getrockneten Blütenköpfchen oder blühenden Triebspitzen durch Wasserdampfdestillation gewonnenes, blaues ätherisches Öl); *Solidago gigantea* AIT., *Solidago canadensis* L., deren Varietäten oder Hybriden: Solidaginis herba/Goldrutenkraut [PhEur 5.2] (getrocknete, blühende oberirdische Teile); *Solidago virgaurea* L.: Solidaginis virgaureae herba/Echtes Goldrutenkraut [PhEur 5.3] (getrocknete, blühende oberirdische Teile); *Tanacetum parthenium* (L.) SCHULTZ-BIP.: Tanaceti parthenii herba/Mutterkraut [PhEur 5.0] (getrocknete oberirdische Teile).

Stichwortverzeichnis

Die Autoren

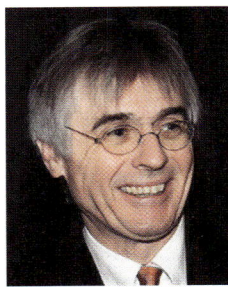

Theodor Dingermann

Studium der Pharmazie in Erlangen. 1980 Promotion in der Arbeitsgruppe Biochemie an der Universität Erlangen-Nürnberg unter Leitung von Professor Helga Kersten. Forschungsaufenthalt an der Yale University, 1987 Habilitation in Erlangen-Nürnberg. Seit 1990 Lehrstuhlinhaber für Pharmazeutische Biologie der Goethe-Universität Frankfurt am Main. Forschungsschwerpunkte: Monoklonale Antikörper und chromosomale Translokationen

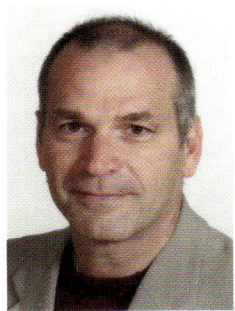

Wolfgang Kreis

Studium der Biologie in Stuttgart-Hohenheim. 1987 Promotion an der Universität Tübingen unter Leitung von Professor Ernst Reinhard, 1991 Habilitation. Forschungsaufenthalte in Indien und den Niederlanden. 1993 Professor für Analytik Biogener Arzneistoffe an der Universität Halle-Wittenberg (Lehrstuhl Prof. Martin Luckner) und seit 1994 Lehrstuhlinhaber für Pharmazeutische Biologie an der Universität Erlangen-Nürnberg. Forschungsschwerpunkte: Pflanzliche Zell- und Gewebekulturen, Biosynthese der Herzglykoside, Enzyme in pflanzlichen Drogen und Zubereitungen.

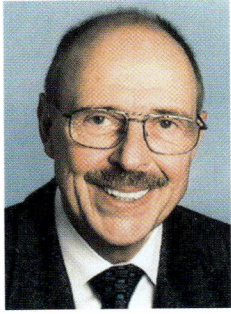

Horst Rimpler

Studium der Pharmazie in Berlin. 1964 Promotion am Institut für Pharmakognosie der Freien Universität Berlin unter der Leitung von Prof. Rudolf Hänsel.1971 Professor am Institut für Pharmakognosie und Phytochemie der FU Berlin. 1976 Übernahme der Professur für Pharmazeutische Biologie an der Universität Freiburg. Seit 2000 emeritiert. Forschungsschwerpunkte: Struktur und Verbreitung von Iridoiden. Phytochemische Untersuchungen von gerbstoffhaltigen Arzneipflanzen.

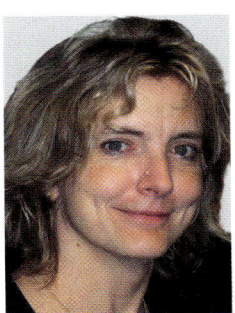

Ilse Zündorf

Studium der Biologie in Erlangen. Forschungsaufenthalt an der University of Kentucky, Lexington, USA. 1995 Promotion am Institut für Pharmazeutische Biologie der Uni Frankfurt; seit 1995 Akademische Rätin am Institut für Pharmazeutische Biologie der Uni Frankfurt. Forschungsschwerpunkt: Monoklonale Antikörper